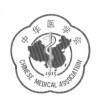

中国医学发展系列研究报告

麻醉学进展

【2020】

中 华 医 学 会　编著

黄宇光　邓小明　主编

U0302298

中华医学电子音像出版社
CHINESE MEDICAL MULTIMEDIA PRESS

北　京

图书在版编目（CIP）数据

麻醉学进展. 2020 / 黄宇光，邓小明主编. —北京：中华医学电子音像出版社，2021.10
（中国医学发展系列研究报告）
ISBN 978-7-83005-363-5

Ⅰ. ①麻… Ⅱ. ①黄… ②邓… Ⅲ. ①麻醉学 - 进展 - 中国 -2020 Ⅳ. ① R614

中国版本图书馆 CIP 数据核字（2021）第 176823 号

麻醉学进展（2020）
MAZUI XUE JINZHAN（2020）

主　　编：黄宇光　邓小明
策划编辑：裴　燕
责任编辑：周寇扣
校　　对：张　娟
责任印刷：李振坤
出版发行：中华医学电子音像出版社
通信地址：北京市西城区东河沿街 69 号中华医学会 610 室
邮　　编：100052
E - mail：cma-cmc@cma.org.cn
购书热线：010-51322677
经　　销：新华书店
印　　刷：廊坊祥丰印刷有限公司
开　　本：889 mm×1194 mm　1/16
印　　张：28.75
字　　数：720 千字
版　　次：2021 年 10 月第 1 版　　2021 年 10 月第 1 次印刷
定　　价：150.00 元

内 容 简 介

本书为"中国医学发展系列研究报告"丛书之一,旨在记录中国麻醉学领域的创新发展和学科建设,以期对该专业后续发展起到良好的指导和推动作用。本书全面、详细地总结与记载了中华医学会麻醉学分会 2020 年度工作进展,包括各学组工作及专科学术进展、学术会议与交流及中国麻醉学教育与培训等,并就新型冠状病毒肺炎疫情防控予以详实介绍和记录。重点从中国麻醉学者 2020 年在 PubMed 及中文核心学术期刊发表的逾 8000 篇论文中,精选 15% 编撰成一年回顾,包括危重症麻醉医学、疼痛与麻醉医学、麻醉药物和麻醉方法研究进展、麻醉安全与麻醉并发症、围术期器官保护研究进展、港澳台地区研究进展及其他研究进展等,并就其中 130 篇文摘予以精心评述,多角度、全方位地反映了中国麻醉学科与麻醉学者 2020 年以来在医、教、研等方面的诸多业绩,汇聚了国内麻醉学者在"新理论、新技术、新疗法和新观念"上的洞见,既持续追踪反映我国麻醉学研究热点与进展,也及时总结本学科所取得的成绩。本书可作为麻醉学及相关专业从业者的临床和科研指导用书,也可供卫生管理人员参考。

中国医学发展系列研究报告
麻醉学进展（2020）
编委会

林育南　罗偲丹　金培培　周　璐　周柏伟　屈　伸　赵　瑾
赵广超　赵秉诚　赵鑫鑫　胡敬娟　秦　超　贾　真　钱　玥
徐亚军　郭向阳　凌晓敏　涂梦云　黄　捷　黄文芳　黄诗倩
崔　凡　梁　鹏　彭　科　董海龙　韩　光　雷　翀　雷少青
鲍　捷　樊　泽　戴茹萍　魏　珂　魏　恺

序

习近平总书记指出："没有全民健康，就没有全面小康。"医疗卫生事业关系着亿万人民的健康，关系着千家万户的幸福。随着经济社会快速发展和人民生活水平的提高，我国城乡居民的健康需求明显增加，加快医药卫生体制改革、推进健康中国建设已成为国家战略。中华医学会作为党和政府联系广大医学科技工作者的桥梁和纽带，秉承"爱国为民、崇尚学术、弘扬医德、竭诚服务"的百年魂和价值理念，在新的百年将增强使命感和责任感，当好"医改"主力军、健康中国建设的推动者，发挥专业技术优势，紧紧抓住国家实施创新驱动发展战略的重大契机，促进医学科技领域创新发展，为医药卫生事业发展提供有力的科技支撑。

服务于政府、服务于社会、服务于会员是中华医学会的责任所在。我们从加强自身能力建设入手，努力把学会打造成为国家医学科技的高端智库和重要决策咨询机构；实施"品牌学术会议""精品期刊和图书""优秀科技成果评选与推广"三大精品战略，成为医学科技创新和交流的重要平台，推动医学科技创新发展；发挥专科分会的作用，形成相互协同的研究网络，推动医学整合和转化，促进医疗行业协调发展；积极开展医学科普和健康促进活动，扩大科普宣传和医学教育覆盖面，服务于社会大众，惠及人民群众。为了更好地发挥三个服务功能，我们在总结经验的基础上，策划了记录中国医学创新发展和学科建设的系列丛书《中国医学发展系列研究报告》。丛书将充分发挥中华医学会88个专科分会专家们的聪明才智、创新精神，科学归纳、系统总结、定期或不定期出版各个学科的重要科研成果、学术研究进展、临床实践经验、学术交流动态、专科组织建设、医学人才培养、医学科学普及等，以期对医学各专业后续发展起到良好的指导和推动作用，促进整个医学科技和卫生事业发展。学会要求相关专科分会以高度的责任感、使命感和饱满的热情认真组织、积极配合、有计划地完成丛书的编写工作。

本着"把论文写在祖国大地上，把科技成果应用在实现现代化的伟大事业中"的崇高使命，《中国医学发展系列研究报告》丛书中的每一位作者，所列举的每一项研究，都是来自"祖国的大地"、来自他们的原创成果。该书及时、准确、全面地反映了中华医学会各专科分会的现状，系统回顾和梳理了各专科医务工作者在一定时间段内取得的工作业绩、学科发展的成绩与进步，内容丰富、资料翔实，是一套实用性强、信息密集的工具书。我相信，《中国医学发展系列研究报告》丛书的出版，让广大医务工作者既可以迅速把握我国医学各专业蓬勃发展的脉搏，又能在阅读学习过程中不断思考，产生新的观念与新的见解，启迪新的研究，收获新的成果。

　　《中国医学发展系列研究报告》丛书付梓之际，我谨代表中华医学会向全国医务工作者表示深深的敬意！也祝愿《中国医学发展系列研究报告》丛书成为一套医学同道交口称赞、口碑远播的经典丛书。

　　百年追梦，不忘初心，继续前行。中华医学会愿意与全国千百万医疗界同仁一道，为深化医疗卫生体制改革、推进健康中国建设共同努力！

中华医学会会长

2017 年 8 月

前　言

总有一些年份会在历史的年轮上烙下深深的印记。2020 年注定是我国历史上不平凡的一年。2020 年初，新型冠状病毒肺炎（corona virus disease 2019，COVID-19）疫情来袭，在党中央和各级政府的坚强领导下，全国人民以极大的决心和艰辛的付出取得了抗疫的战略性胜利。麻醉学科第一时间派出近千名一线医护人员驰援武汉。麻醉学科众多专家在临床一线抗疫的同时，及时总结临床经验，制定相关指南或专家共识，并在国内外诸多麻醉学专业期刊发表，为抗击 COVID-19 提供了中国方案。

中华医学会麻醉学分会组织编写的《麻醉学进展》系列自 2016 年起每年出版一部，已成为"中国医学发展系列研究报告"丛书的重要组成部分。按照中华医学会领导的统一布置和指示，本着客观记录并反映全国麻醉同道工作的初衷，中华医学会麻醉学分会第十三届委员会组织编写了《麻醉学进展（2018）》《麻醉学进展（2019—2020）》以继续展示全国麻醉同道所取得的成绩。"中国医学发展系列研究报告"丛书获得国家卫生健康委员会宣传司 2019 年、2020 年"委管出版单位主题宣传优秀作品"。

2020 年 PubMed 共收录我国麻醉学者各类论文 4968 篇（含国际合作），较 2019 年增加 1077 篇；在国内核心期刊上发表近 4000 篇论文。2021 年 4 月 24 日，中华医学会麻醉学分会在上海市启动了《麻醉学进展（2020）》编写工作，确定了本书编写的组织结构、章节内容及分工、编写要求与进度安排。本书编写采取执行编委负责制，编委会通过制定严格的文献检索策略，按照统一的文献纳入和排除标准筛选文献。

本书第一章系统梳理了中华医学会麻醉学分会 2020 年度工作进展，第二章介绍中华医学会麻醉学分会第十三届委员会各学组工作和专科学术进展。第三章着重对麻醉科在新型冠状病毒肺炎疫情防控持续挑战下进行回顾和思考。本着优中选优的原则，本书编委和编者从纳入本书编写范围的全部论文中，精选约 15% 的论文写入本书第四章至第十一章年度回顾。最后，在反复品读入选论文基础上，精选本领域内具有较高水平的优秀论著（约 5%），共形成 130 篇精选文摘和评述，就入选研究的先进性、科学性及实用性，与国内外研究的差距和今后研究方向等进行了言简意赅的精准点评。

本书作为"中华医学发展系列研究报告"丛书《麻醉学进展》系列的第六部，以学科进展的形式客观记录了中国麻醉学发展现状，多角度、全方位地反映了中国麻醉学者 2020 年度的诸多工作业绩。付梓印刷之际，我们要感谢孜孜不倦奋战在医、教、研一线和基层的中国麻醉从业人员，正是他们的辛勤付出与智慧凝聚，成为本书撰写的"源头活水"。谨此，特别感谢中华医学会李国勤书记和饶克勤副会长的关心与悉心指导，以及中华医学电子音像出版社的编辑们，是他们辛苦但高效的工作，让本书在短时间内圆满完成编辑、出版并与读者见面。

中华医学会麻醉学分会大力倡导"安全麻醉、学术麻醉、品质麻醉、人文麻醉"，统筹推进学术创新与发展，不断促进麻醉学科整体水平的提升，"以人为本，一起强大"。伴随着中国麻醉学科的健康快速成长，经过一代又一代中国麻醉人的辛勤努力和传承创新，中国麻醉学科的成就已经得到友邻学科和世界麻醉同行的瞩目和认可。我们坚信，《麻醉学进展》系列图书的编著、出版将会一直追踪我国麻醉学研究的热点与进展，成为总结中国麻醉学科发展业绩的忠实记录者。

我国麻醉学科的发展正处于一个大有可为的历史机遇期。机遇与挑战并存，但机遇大于挑战。麻醉学专业将成为现代医学发展过程中举足轻重的支撑性平台学科。在党和国家的关心和支持下，一系列政策文件正在落实，推进麻醉医疗服务能力的建设与提高。麻醉学科正在践行新发展理念、新发展格局，进入全新发展阶段。只要全体同仁齐心协力，重在作为，一定会实现高质量的快速发展，以更加崭新的面貌谱写新时代麻醉学科的新篇章。

黄宇光　邓小明

2021 年 7 月 26 日

目　录

第一章　中华医学会麻醉学分会工作进展

第一节　党领导下中国麻醉医疗事业的发展

2021 年，中国共产党成立 100 周年。"百年征程波澜壮阔，百年初心历久弥坚。"在中国共产党的领导下，特别是在中华人民共和国成立以来，中国麻醉医疗事业也取得了一个又一个巨大的成就，为老百姓的健康福祉作出重要贡献，得到全社会的尊重和国内外同行的认可。

党的十八大以来，党中央从维护全民健康和实现长远发展出发，在深化医药卫生体制改革不断取得新进展的基础上，提出"全面推进健康中国建设"的新目标、新方向。党的十九大以来，国家卫生健康委员会（简称国家卫健委）等多部委先后发布了《关于医疗机构麻醉科门诊和护理单元设置管理工作的通知》（国卫办医函〔2017〕1191 号）、《关于加强和完善麻醉医疗服务的意见》（国卫医发〔2018〕21 号，以下简称"21 号文件"）、《关于印发紧缺人才培训项目和县级医院骨干专科医师培训项目培训大纲的通知》（国卫继教继发〔2018〕44 号）、《关于开展分娩镇痛试点工作的通知》（国卫办医函〔2018〕1009 号）、《国家卫生健康委办公厅关于印发麻醉学科医疗服务能力建设指南（试行）的通知》（国卫办医函〔2019〕884 号以下简称"884 号文件"）共 5 项文件，为中国麻醉医疗事业进入新发展阶段、贯彻新发展理念、构建新发展格局及推动医疗卫生事业高质量发展指明了方向。

一、中国麻醉医疗事业的新发展阶段

中国麻醉医疗事业经历了从无到有、从小到大、从"辅助"到"支柱"的发展历程。1937 年中国抗日战争爆发，在中国共产党的领导下，抗日战争取得了伟大胜利。抗战期间，伟大的国际主义战士白求恩于 1938 年初率领医疗队来到中国延安，不久赴晋察冀边区工作。白求恩大夫在接受当时新加坡《星洲日报》特派记者的采访时，谈到了缺医少药的问题："做手术，缺少麻醉剂、镇痛药……"。在这样极度艰苦的条件下，在多次战伤手术中，白求恩大夫既做麻醉，又做手术，尽可能减轻战士们的伤痛。

1949 年中华人民共和国成立，中国麻醉医疗事业真正开始萌芽。吴珏（上海）、尚德延（兰州、北京）、谢荣（北京）先后从国外学习麻醉学后归国，成为新中国麻醉医疗事业的开拓者。自抗美援朝战场归来的赵俊、谢荣及罗来葵一起开始在北京协和医院从事麻醉医疗工作。此后，还有李杏芳（上海）、谭蕙英（北京）、王源昶（天津）等也相继回国从事麻醉医疗工作。在前辈们的不断开拓下，

建立了一个又一个麻醉科专业组，培养了一批又一批麻醉学人才。

1989 年 5 月 3 日，卫生部对麻醉学科的建设与发展出台了里程碑式的"12 号文件"，即《关于将麻醉科改为临床科室的通知》（卫医字〔89〕第 12 号），自此麻醉科由医技科室改为临床科室，并明确了麻醉科的业务范围，"由临床麻醉逐步扩大到急救、心肺脑复苏、疼痛的研究及治疗等"。随着麻醉学科的整体发展与亚专业建设，进而推动了危重症救治、疼痛诊疗、体外循环和生命支持、输血和血液保护、日间手术、加速术后康复等领域的开拓与成长。

2018 年 8 月 8 日，国家卫健委等七部委联合发布了推动麻醉医疗事业跨越式发展的"21 号文件"，该文件的发布是为了贯彻落实《国务院办公厅关于印发全国医疗卫生服务体系规划纲要（2015—2020 年）的通知》（国办发〔2015〕14 号）精神，缓解我国麻醉医师短缺的问题，加强麻醉人才队伍建设及推动医疗服务高质量发展。

习近平总书记在党的十九大报告中强调"我们既要全面建成小康社会、实现第一个百年奋斗目标，又要乘势而上开启全面建设社会主义现代化国家新征程，向第二个百年奋斗目标进军"。这标志着我国卫生健康事业进入新的发展阶段。中国麻醉医疗事业也将迎来历史性跨越的新阶段。至 2020 年底，我国麻醉医师的数量已突破 9 万人，年手术量已突破 6000 万例，围术期麻醉相关死亡率低于 1/10 万。在党和国家的高度重视和国家卫健委相关文件的支持下，全国已经建立了 913 家分娩镇痛试点基地，全国各医疗机构的分娩镇痛比例大幅度提升，这些数据充分说明麻醉学科已成为保障医疗机构综合能力的重要临床专科和支撑平台。

在党和国家的全面引导和殷切期望下，中国麻醉医疗事业突飞猛进。在新的发展阶段，麻醉学科要继续坚持以问题和需求为导向，加强对麻醉医师的培养和麻醉队伍的建设。随着麻醉与镇痛服务领域不断拓展，为满足麻醉医疗服务新需求，为让人民群众享有更高质量和更加舒适的医疗服务，麻醉工作者将一如既往，持之以恒为建设中国麻醉医疗事业奋斗终身。

二、中国麻醉医疗事业的新发展理念

在中国麻醉医疗事业的发展历程中，中华医学会麻醉学分会、中国医师协会麻醉学医师分会、国家麻醉专业质控中心等组织的建立，从学科建设、医疗安全、人文关怀及交流协作等方面，不断凝练与提升了麻醉学科的发展理念。2003 年抗击"非典"疫情、2008 年汶川大地震抗震救灾、2020 年抗击新型冠状病毒肺炎（corona virus disease 2019，COVID-19，简称新冠肺炎）疫情的紧要时刻，以及在国家援藏、援疆、援蒙、援青、援非等一系列重要的国内外医疗援助任务中，麻醉学科始终是一支靠得住、信得过、顶得上、打得赢的队伍。也正是在一次又一次的考验和锤炼中，充分领会到中国共产党的"人民至上、生命至上"的崇高理念。

从 2009 年开始，中华医学会麻醉学分会先后提出了"麻醉学科发展的五大愿景""住院医师规范化培训人才战略""从麻醉学走向围术期医学"等学科建设目标。2018 年，中华医学会麻醉学分会提出要努力践行"以人为本，一起强大"的学科发展理念，并且提出了"安全麻醉、学术麻醉、品质麻醉、人文麻醉"的学科发展导向，更加注重传承牵手、协作创新。

（一）"安全麻醉"是底线

2011年，国家卫生和计划生育委员会成立了麻醉等首批6个专科国家级质控中心，国家麻醉专业质控中心成立；2018年，西藏自治区麻醉与手术室质控中心成立，实现了全国省级麻醉质控中心全覆盖。由国家质控中心与省级质控中心构建的麻醉医疗服务质量管理体系，为麻醉医疗平台的安全、高效、规范、顺畅运行提供了有力的保障。

（二）"学术麻醉"是创新

中国麻醉医疗事业的学术创新要始终站在共同构建人类命运共同体的高度，围绕"人人享有健康"这一全人类共同愿景贡献力量。2018年《中华麻醉学杂志》刊发了题为"麻醉学亟待解决的十大科学问题"一文，文章从对麻醉学发展具有重大影响的理论问题、与麻醉学相关的人类生命和健康具有重要影响的临床问题和技术问题、具有跨学科研究的特性共三个方面出发，归纳出目前及今后一段时间麻醉学科需要重点关注并深入研究的科学问题。

（三）"品质麻醉"是高度

习近平同志在党的十九大报告中指出，中国特色社会主义进入了新时代，我国社会主要矛盾已经转化为"人民日益增长的美好生活需要和不平衡不充分的发展之间的矛盾"。因此，满足广大患者对舒适化医疗的刚性需求是新发展阶段对"品质麻醉"的新要求。

（四）"人文麻醉"是温度

2005年，中国医师协会麻醉学医师分会成立，在贯彻中国医师协会"服务、协调、自律、维权、监督、管理"的宗旨基础上，中国医师协会麻醉学医师分会牵头调研了全国麻醉医疗人力资源现状和麻醉医师职业耗竭现状，并采取了一系列积极改进的措施。同时，从患者人文关怀与就医感受等方面出发，努力提升患者就医的可及性和满意度。

理念是行动的先导，一定的发展实践都是由一定的发展理念来引领的。发展理念是否正确，从根本上决定着发展成效乃至成败。在新发展阶段，中国麻醉医疗事业的新发展理念必须坚持以人民为中心的发展思想，坚持发展为了人民、发展依靠人民、发展成果由人民共享。"凝心聚力，一起强大"的学科发展理念和"安全麻醉、学术麻醉、品质麻醉、人文麻醉"的学科发展导向正是本着"人民至上、生命至上"的治国理念，指引中国麻醉医疗事业构建新发展格局。

三、中国麻醉医疗事业的新发展格局

加快构建以国内大循环为主体，国内、国际双循环相互促进的新发展格局是《中共中央关于制定国民经济和社会发展第十四个五年规划和二〇三五年远景目标的建议》提出的一项关系我国发展全局的重大战略任务，需要从全局高度准确把握和积极推进。构建中国麻醉医疗事业的新发展格局，其本质也是实现中国麻醉学科高水平的自立自强、自主创新，因此，构建麻醉医疗事业的新发展格局要从以下四个方面重点入手。

（一）加强和完善麻醉医疗服务能力，加快推进麻醉科参与的围术期多学科团队合作新模式

构建麻醉医疗事业的新发展格局必须牢牢把握新机遇，麻醉学科在保障住院患者手术麻醉的基础上，不断提升服务能力，开拓服务领域，目前已经覆盖了日间手术、加速康复外科（enhanced recovery after surgery，ERAS）、无痛诊疗、分娩镇痛、急慢性疼痛诊疗、重症医学、体外循环等亚专业领域。尤其是从 2012 年开始，随着 ERAS 理念的引入与推广，麻醉学科在推动 ERAS 策略实施、日间手术开展等方面发挥了重要的作用。"21 号文件"和"884 号文件"等 5 项重要文件给麻醉学科带来了历史性发展机遇的同时，麻醉学科也面临着供需矛盾的艰巨挑战。麻醉学科要以"功成不必在我"的精神境界和"功成必定有我"的历史担当，积极参与到围术期多学科协作（multi disciplinary team，MDT）诊疗模式中，本着"以人民为中心，一切为了患者"的宗旨，迎难而上、主动作为，努力在危机中育新机、于变局中开新局。

（二）加快推进麻醉学科高水平人才队伍建设

麻醉学科的优势资源分布不均衡，区域差异较大，优质麻醉医疗资源扩容，逐步实现"均质化"发展的全覆盖是构建新发展格局中一个艰巨的任务。自 2000 年开始，麻醉学科在国内开始推动住院医师规范化培训制度；2014 年，国家卫生和计划生育委员会建立全国住院医师规范化培训制度。截至 2020 年底，全国共有 43 家医院的麻醉科荣获了首批"全国重点麻醉学住院医师规范化培训基地"的称号，中国医师培训学院麻醉学分院的申报工作已经完成并进入审批阶段。在"十四五"及今后一段时间内，围绕住院医师规范化培训和专科医师培训，制订培训方案，优化培训模式，整合培训资源，扩大培训规模，同心协力，各施所长，必将使麻醉学科人才培养得到长期良性的发展与积极的进步。

（三）提升自主创新能力、突破关键核心技术

截至 2020 年底，中国大陆麻醉学科在国际期刊发表的学术论文数量已突破 1000 篇/年，在全世界各个国家和地区中排第二名。麻醉学科诊疗技术的进步将直接促进临床医疗质量和医疗水平的整体提升而惠及广大手术患者，这在很大程度上取决于科研创新。因此，全面、系统地梳理麻醉学涉及的基础和临床的科学问题，攻克麻醉学领域与生命健康直接相关的重大疾病和技术难题，提高我国麻醉学科整体科学研究自主创新能力，突破关键核心"卡脖子"技术难题，缩小与国际发达国家的差距甚至实现赶超，都具有重要的战略意义。

（四）坚持并不断加强党建引领，弘扬优良传统

党组织对麻醉学科的发展发挥了重要的政治引领、思想引领及组织保障作用。因此，中国麻醉医疗事业的发展必须切实履行"一岗双责"，将党的工作与业务工作同部署、同落实、同检查、同考核，加强政治思想学习，发挥好党员的先锋带头作用。

党的十九届五中全会提出了到 2035 年"建成健康中国"的远景目标，对"十四五"时期全面推进健康中国建设、实施积极应对人口老龄化国家战略作出明确部署。中国麻醉医疗事业的发展与百姓就医的安全、舒适息息相关；麻醉学科的建设和发展更是"实施健康中国战略"的关键一环。"胸怀千秋伟业，恰是百年风华。"在党的领导下，在各级行政部门的支持和引领下，中国麻醉医疗事业正努力前行、责任担当，准确把握新发展阶段，深入贯彻新发展理念，加快构建新发展格局，推动"十四五"时期医疗卫生事业高质量发展，为构建人类卫生健康共同体、"建成健康中国"的远景目标、满足人民群众对美好生活的向往贡献力量。

（黄宇光　申　乐）

第二节　问题导向和需求导向推动我国麻醉学科技创新与高质量发展

2021 年 5 月 28 日至 30 日，中国科学院第二十次院士大会、中国工程院第十五次院士大会、中国科协第十次全国代表大会在北京人民大会堂隆重召开（图 1-1）。两院院士和来自全国各地、各学科的 1300 余名科技工作者共同参加本次盛会。经中华医学会麻醉学分会推荐，中华医学会麻醉学分会全国委员兼副秘书长、北京协和医院麻醉科副主任申乐作为麻醉学科技工作者代表参加了这次盛会，

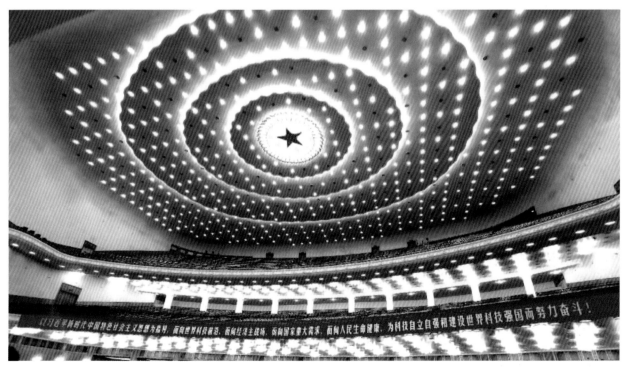

图 1-1　中国科学院第二十次院士大会、中国工程院第十五次院士大会、中国科协第十次全国代表大会在北京人民大会堂隆重召开（人民大会堂会场横幅"以习近平新时代中国特色社会主义思想为指导，面向世界科技前沿，面向经济主战场，面向国家重大需求，面向人民生命健康，为科技自立自强和建设世界科技强国而努力奋斗！"）（摄影：申乐）

认真学习领会党和国家领导人的重要讲话精神，参加了中国科协第十届全国委员会委员的民主选举，聆听了钟南山院士和戚发轫院士的精彩报告。

2021 年 5 月 28 日，中共中央总书记、国家主席、中央军委主席习近平出席大会并发表重要讲话强调，坚持把科技自立自强作为国家发展的战略支撑，立足新发展阶段、贯彻新发展理念、构建新发展格局、推动高质量发展，面向世界科技前沿、面向经济主战场、面向国家重大需求、面向人民生命健康，深入实施科教兴国战略、人才强国战略、创新驱动发展战略，把握大势、抢占先机，直面问题、迎难而上，完善国家创新体系，加快建设科技强国，实现高水平科技自立自强。

一、会议重要讲话精神

习近平总书记在两院院士大会，中国科协第十次全国代表大会的重要讲话主要阐述了以下三个方面。

（一）我国科技创新取得的六个历史性成就

1. 基础研究和原始创新取得重要进展。
2. 战略高技术领域取得新跨越。
3. 高端产业取得新突破。
4. 科技在新冠肺炎疫情防控中发挥了重要作用。
5. 民生科技领域取得显著成效。
6. 国防科技创新取得重大成就。

（二）当前形势对我国科技工作提出的五个要求

1. 加强原创性、引领性科技攻关，坚决打赢关键核心技术攻坚战。
2. 强化国家战略科技力量，提升国家创新体系整体效能。
3. 推进科技体制改革，形成支持全面创新的基础制度。
4. 构建开放创新生态，参与全球科技治理。
5. 激发各类人才创新活力，建设全球人才高地。

（三）给院士们的四点希望

1. 希望广大院士做胸怀祖国、服务人民的表率。
2. 希望广大院士做追求真理、勇攀高峰的表率。
3. 希望广大院士做坚守学术道德、严谨治学的表率。
4. 希望广大院士做甘为人梯、奖掖后学的表率。

在第二次和第三次全体会议上，中共中央政治局常委、国务院总理李克强的重要讲话与中共中央政治局常委、中央书记处书记王沪宁代表党中央的致词分别对增强科技创新对经济社会发展的引领带动作用和科技工作者要当好科技自立自强的排头兵进行了深入的阐述。

二、麻醉学科面临的问题导向与需求导向

作为一名麻醉学科技工作者，申乐教授（图1-2）学习总书记重要讲话的同时，深入思考了在新发展阶段，麻醉学科如何继续坚持以问题和需求为导向，推动科技创新，解决"卡脖子"难题，不断拓展和提升麻醉与镇痛医疗服务，不断满足和解决麻醉医疗服务新需求，让人民群众享有更高质量、更加舒适的医疗服务。

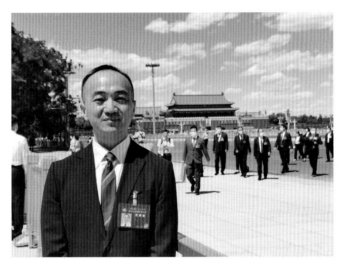

图1-2　申乐教授与中国科学技术协会十大代表一起步入人民大会堂（摄影：薛华丹）

习近平总书记指出，要在事关发展全局和国家安全的基础核心领域，瞄准人工智能、量子信息、集成电路、先进制造、生命健康、脑科学、生物育种、空天科技、深地深海等前沿领域，前瞻部署一批战略性、储备性技术研发项目，瞄准未来科技和产业发展的制高点。结合麻醉学科的发展现状和未来，针对我国麻醉学科技创新与高质量发展，麻醉学科技工作者们需要重点做好以下4个领域。

领域一：打通科技创新的"最后一公里"，加快科技创新成果的转化应用，让人民群众更早、更好地享受到科技创新的"红利"。

领域二：加强高水平、高质量科研创新合作，加强多学科协作，加强中西、医体、医养等融合，利用举国体制优势，协同转化创新。

领域三：以脑科学的基础研究为动力，推动麻醉学科研原始创新，从根本上解决麻醉药物、技术、设备的"卡脖子"问题。

领域四：以人工智能转化研究为依托，优化麻醉人力资源调配，改进麻醉医疗服务模式，为麻醉学科技工作者"减负"，培养麻醉医学科学家，实现弯道超车。

本次大会是在"两个一百年"奋斗目标的历史交汇点、开启全面建设社会主义现代化国家新征程的重要时刻，共商推进我国科技创新发展大计的一次盛会。每一名麻醉学科技工作者都要以

总书记重要讲话精神为方向，立足新发展阶段、贯彻新发展理念、构建新发展格局、推动高质量发展，以保障人民生命健康为己任，直面问题、迎难而上，为实现我国麻醉学科高水平科技自立自强而努力奋斗！

（申　乐）

第三节　2020 年中国麻醉学科十项重点工作进展

2020 年面对突如其来的 COVID-19 疫情，全国麻醉医护人员召之即来，身先士卒，发挥自身专业优势，冲锋陷阵，成为抗疫四大专业之一，赢得了人民群众的尊敬和厚爱。这一年，中国麻醉学科在"凝心聚力，一起强大（Together & Stronger）"的发展理念引领下，围绕"安全麻醉、学术麻醉、品质麻醉、人文麻醉"学科发展导向，团结全国麻醉同道，共同推进了学科建设的十项重点工作，为麻醉学学科发展擘画了新的蓝图。

按照中华医学会的要求，中华医学会麻醉学分会深入学习贯彻党的十九届五中全会精神和习近平总书记在科学家座谈会上的重要讲话精神，为推动中国麻醉学科在"十四五"时期继续高质量快速发展，准确把握新的发展阶段，深入贯彻新的发展理念，加快构建新的发展格局。努力开好局，起好步，推进麻醉学学科的健康发展。

一、以国家文件为导向，不断提升麻醉学科医疗服务能力建设

2017 年 12 月至 2019 年 12 月，国家卫生健康委员会（简称国家卫健委）等《国家卫生计生委办公厅关于医疗机构麻醉科门诊和护理单元设置管理工作的通知》（国卫办医函〔2017〕1191 号）、《关于印发加强和完善麻醉医疗服务意见的通知》（国卫医发〔2018〕21 号）、《关于印发紧缺人才培训项目和县级医院骨干专科医师培训项目培训大纲的通知》（国卫继教继发〔2018〕44 号）、《关于开展分娩镇痛试点工作的通知》（国卫办医函〔2018〕1009 号）、《国家卫生健康委办公厅关于印发麻醉科医疗服务能力建设指南（试行）的通知》（国卫办医函〔2019〕884 号）先后发布。这 5 项国家文件基于全社会对麻醉学科医疗服务能力的刚性需求，对麻醉学科建设、人才培养、业务范畴等提出了要求。2020 年 8 月 8 日，中华医学会麻醉学分会、中国医师协会麻醉学医师分会、中国心胸血管麻醉学会等 10 个全国性麻醉学术团体共同发出倡议：完善麻醉学科内涵，提升医疗服务能力，旨在加速推进"全面加强麻醉医疗服务能力建设"。中国麻醉学科正在以自身学科发展的踏实脚步为推进《"健康中国 2030"规划纲要》的行稳致远贡献更大的力量。

二、抗击新冠肺炎疫情，努力做好疫情防控和复工复产

COVID-19 疫情暴发，近千名中国麻醉学医护同道在各地抗疫医疗队中义无反顾、冲锋在前，为

取得疫情防控的全面胜利奠定了坚实基础。中华医学会麻醉学分会、中国医师协会麻醉学医师分会、国家麻醉专业质控中心等学术组织先后发布了十余部相关"规范""建议"及"专家共识"，在指导全国麻醉医护同道规范防护、稳定心态、有序复工等方面起到了积极的引领和推动作用。通过搭建答疑平台和心理呵护平台等方式，为全国同道答疑解惑，为一线"战友"排解心结。

中国麻醉学科的经验也为全球范围内抗击疫情提供了及时有效的参考和借鉴，针对疫情防控和患者救治的高水平文章，发表在国内、外麻醉专业顶级杂志，如 *Anesthesiology*、*British Journal of Anaesthesia*、*Journal of Clinical Anesthesia*、《中华麻醉学杂志》、《临床麻醉学杂志》及《国际麻醉学与复苏杂志》等，许多文章被国内外学者大量引用和借鉴，为国内外麻醉同道抗击 COVID-19 疫情提供了中国方案，起到重要的实际指导作用。在 2020 年 3 月底国务院新闻办公室新闻发布会上，国家卫生健康委员会马晓伟主任特别强调了重症医学科、感染科、呼吸科和麻醉科专业人员在疫情防控中所发挥的重要作用，麻醉学科作为四个主要学科之一所作出的贡献得到了高度肯定。

三、医疗机构麻醉科二级诊疗科目设置暨麻醉医师执业范围界定工作

1989 年 5 月，卫生部"12 号文件"正式将麻醉学科确立为临床二级学科；1994 年 9 月 5 日，原卫生部制定的《医疗机构诊疗科目名录》中，首批将麻醉科确立为医疗机构一级诊疗科目（编号：26）；自 1999 年 5 月《中华人民共和国执业医师法》颁布施行以来，全国各省级卫生行政部门注册的执业医师中，18 个省份注册的执业范围为"外科专业（麻醉）"，8 个省份的注册范围为"麻醉专业"，其余省份注册的执业范围为"外科专业"。为进一步推进麻醉科二级诊疗科目设置工作，统一全国麻醉科医师执业范围，中华医学会麻醉学分会、中国医师协会麻醉学医师分会、国家麻醉专业质控中心等牵头组织相关专家，积极配合国家卫生健康委等行政管理部门，先后于 2020 年 9 月、2021 年 1 月提交了申请报告和调研报告。医疗机构麻醉科二级诊疗科目的设置和全国麻醉医师执业范围的统一界定，对于麻醉科的规范化建设将起到重要推进作用，也将有利于各级医院临床工作顺利开展。

四、新版国家麻醉专业质控指标修订上报，质控工作有序开展

2020 年 3 月，经过多次征求意见和修订，《麻醉专业医疗质量控制指标（2020 年修订试行）》正式上报国家卫健委，并于 2020 年 11 月根据国家卫健委相关修改意见修订后再次上报。新版质控指标涵盖了生命体征类指标、麻醉科结构管理指标、麻醉科过程管理指标、麻醉科并发症相关指标等四大类共 40 项指标。在 2020 年度国家卫健委医政医管局全国质控中心评估报告中，麻醉专业 5 个省级质控中心即江苏省、浙江省、江西省、河南省及甘肃省荣获 2020 年度"表现突出的省级质控中心"的称号。2021 年，国家麻醉专业质控中心将积极配合国家卫健委，争取使新版麻醉质控指标早日正式发布，同时和各省级麻醉专业质控中心组织培训，宣贯落实新版麻醉专业医疗质量控制指标。

五、中国麻醉学者在新一届世界麻醉学会联盟理事会和专业委员会中占据 5 席

2020 年 9 月 21 日，世界麻醉医师协会联盟（World Federation of Societies of Anaesthesiologists，WFSA）进行换届选举，全球 115 个国家和地区麻醉学会的 303 位麻醉学专家参加了网上投票选举。中华医学会麻醉学分会黄宇光主任委员成功连任新一届 WFSA 常务理事。米卫东副主任委员、方向明常委、李师阳常委及陈向东常委成功当选 WFSA 新一届专业委员会委员。WFSA 新一届（2020—2024 年）理事会共有 14 位常务理事，代表着来自全世界各国麻醉学会的专家，中国麻醉学科专家在 WFSA 理事会和各专业委员会中的任职，表明中华医学会麻醉学分会（CSA）在国际麻醉事务中正发挥着重要而积极的作用。

六、持续推进全国分娩镇痛试点工作

深入贯彻落实国家卫健委相关文件精神，在全国 913 家分娩镇痛试点单位不断提升分娩镇痛服务能力，提高分娩镇痛率的安全有效性，加强分娩镇痛专业人员培训，完善分娩镇痛专项收费。为了大力推进分娩镇痛工作，中国麻醉学科的相关专家在全国范围内开展分娩镇痛技术培训、推动建立分娩镇痛试点单位及积极推进收费项目落地。随着各地对于分娩镇痛收费问题和试点医院激励政策的不懈努力，全国各地的分娩镇痛率必将稳步提高。

七、筹建中国医师培训学院麻醉学分院，推进住培与专培体系的建设与完善

目前，从国家层面已经明确规定，麻醉学专业设有全国住院医师规范化培训基地，并设立了 5 个专科培训基地，包括儿科麻醉、产科麻醉、成人胸心麻醉、疼痛医学及麻醉危重症。全国麻醉住院医师规范化培训和专科培训基地采用"3＋2"的模式。在 2020 年 10 月召开的"全国住院医师规范化培训高峰论坛及医师学院工作会议"上，黄宇光教授、严敏教授、章放香教授荣获全国"优秀专业基地科主任"荣誉称号。截至 2020 年底，全国共有 43 家医院麻醉科荣获了首批"全国重点麻醉学住院医师规范化培训基地"的称号，中国医师培训学院麻醉学分院的申报工作已经完成并进入审批阶段，其中儿科麻醉专培工作成绩显著；疼痛、产科麻醉、成人胸心麻醉、重症麻醉等专科培训基地正在积极申报和建设中。

八、持续推动学术创新，推进指南和专家共识更新修订工作

2020 年，中国麻醉学科的科研水平稳步提高，国家自然科学基金和国家重点研发项目中继续呈现稳步增长的趋势；在 PubMed 收录的杂志发表论文超过 5000 篇，较 2019 年发表论文数量增加 29%。2019 年底启动的《中国麻醉学指南与专家共识（2020 版）》《中国麻醉学快捷指南（2020 版）》

更新修订工作，共收到 52 项共识指南，其中修定 26 项，新制定 26 项，计划于 2021 年 6 月出版。中国医学发展系列研究报告《麻醉学进展（2020）》编写工作于 2021 年 1 月正式启动。

九、中华医学会麻醉学分会与外科学分会联合编写 2021 年版《加速康复外科中国专家共识暨路径管理指南》

由中华医学会外科学分会和中华医学会麻醉学分会共同编写的《加速康复外科中国专家共识及临床路径指南（2018）》发表 3 年来，随着加速康复外科理念的推广和相关临床研究的深入，加速康复外科领域又涌现了许多新理念和新进展。为使指南与时俱进、展现最新研究成果并切实指导临床实践，2020 年 12 月，中华医学会外科学分会主任委员赵玉沛院士和中华医学会麻醉学分会主任委员黄宇光教授联合发起了《加速康复外科中国专家共识及临床路径指南（2021）》更新启动及专家讨论会。新版共识指南重点针对肝胆、结直肠、胃及胰腺手术 4 个专业方向组织编写，将为今后临床加速康复外科的行稳致远明确新目标、开始新起点。

十、麻醉专业与整形美容外科专业联合制定《医疗整形美容麻醉安全规范》

2019 年 11 月 30 日，中国整形美容协会麻醉与镇静镇痛分会正式成立，宗旨是更好地助力我国整形美容行业的健康发展。2020 年上半年，在中国整形美容协会麻醉与镇静镇痛分会、中华医学会麻醉学分会、国家麻醉专业质控中心、国家整形美容外科专业质控中心等的共同组织下，我国首部《医疗整形美容麻醉安全规范》的编写工作正式启动。经过多次线上专家讨论会和交叉学科互审工作，《医疗整形美容麻醉安全规范》于 2021 年 1 月 23 日正式定稿，并提交国家卫健委、中国整形美容协会进行审批。国家麻醉专业质控中心和国家整形美容外科专业质控中心的紧密合作也开启了多学科交叉互补共同加强医疗安全、提升医疗质量的先河。

2021 年是中国共产党成立 100 周年，是"十四五"规划开局之年，也是全面建成小康社会、开启全面建设社会主义现代化国家新征程的关键之年。麻醉学科将不断完善学科建设，夯实人才培养，提升服务能力，开拓服务领域，为现代医学发展和老百姓的健康福祉作出更大贡献。

（黄宇光　李天佐　申　乐）

第四节　完善麻醉学科内涵　提升医疗服务能力

自 1989 年 5 月，卫生部"12 号文件"正式将麻醉学科确立为临床二级学科以来，麻醉学科的发展取得了长足的进步，为现代医学发展和老百姓的健康福祉作出了重要贡献，得到了国内外同行和全社会的高度认可。党的十九大明确指出：目前社会的主要矛盾是人民日益增长的美好生活需要和不平衡不充分的发展之间的矛盾。而现今广大患者对舒适化医疗的刚性需求和麻醉医疗服务能力不足之间的矛盾已经成为医疗领域乃至社会上关注的热点问题。

2018 年 8 月 8 日，国家卫健委联合七部委发布了《关于加强和完善麻醉医疗服务的意见》（国卫医发〔2018〕21 号）文件。2019 年 12 月，国家卫健委又发布了《关于印发麻醉科医疗服务能力建设指南（试行）的通知》（国卫办医函〔2019〕884 号）文件。在这一系列国家政策的支持和指导下，全国各地持续宣贯和落实文件精神，以此为契机，有效推动了麻醉学科的发展。

麻醉学科在保障住院患者手术麻醉的基础上，不断提升服务能力，开拓服务领域，目前已经覆盖了日间手术、加速康复外科、无痛诊疗、分娩镇痛、急慢性疼痛诊疗、重症医学、体外循环等亚专业领域。"21 号文件"和"884 号文件"给麻醉学科带来了历史性发展机遇的同时，麻醉学科也面临着供需矛盾的艰巨挑战。

2020 年是极不平凡的一年，全国人民万众一心抗击 COVID-19 疫情。全国医疗人员包括麻醉同道冲锋陷阵、奋勇当先、抗击疫情，弘扬了广大医者"人民至上、生命至上"的崇高精神。麻醉学科经受住了疫情的考验，彰显了职业担当，从中也引发了对学科未来发展更深层次的思考。在"十四五"规划纲要开局之年，抓住机遇、科学谋划、加速发展，这是时代赋予麻醉人迫在眉睫的历史责任。这一重任需要全国近 10 万名麻醉从业人员同心协力、汇聚智慧、攻坚克难，需要全国上下共同发声、共同行动、共谋发展。

2020 年 8 月 8 日，中华医学会麻醉学分会、中国医师协会麻醉学医师分会、中国心胸血管麻醉学会、中国非公立医疗机构协会麻醉专业委员会、中国高等教育学会医学教育专业委员会、中国中西医结合学会麻醉专业委员会、中国抗癌协会肿瘤麻醉与镇痛专业委员会、中国整形美容协会麻醉与镇静镇痛分会、中华口腔医学会口腔麻醉学专业委员会、中国医疗保健国际交流促进会区域麻醉与疼痛医学分会共 10 个全国性麻醉学术团体共同发出倡议。

（一）在全国范围内大规模开展广泛宣传、深入学习、有效贯彻落实"21 号文件"和"884 号文件"精神的系列活动。

（二）各医疗机构麻醉科、各医学院校麻醉学系、各麻醉学术团体在抗疫和复工复产的同时，对标对表落实文件精神。对标找差距、补短板，对表定规划、抓落实，切实有效地加速推进各地麻醉学科发展。

（三）各医疗机构麻醉科、各医学院校麻醉学系、各麻醉学术团体需将文件的要求纳入"十四五"发展规划中，针对麻醉医师培养和队伍建设、扩大麻醉医疗服务领域，制定 2020 年、2030 年、2035 年麻醉学科发展规划和目标。

（四）全国各麻醉学术团体将一如既往地大力支持各省市麻醉学术团体的相关工作，形成全国麻醉"一盘棋"的整体联动机制，以人为本，关注基层，关注临床，关注护理，携手友邻学科共同努力，加速提升麻醉学科的整体服务能力。

（五）各麻醉学术团体应积极整合资源、加强协作，主动加强与当地各级行政管理部门的沟通，在扩大麻醉医疗服务领域，创新推广镇痛服务，满足麻醉医疗服务新需求的同时，从人力资源、医师培训、规范制定、物价调整、薪酬待遇等方面积极争取政策支持。

（六）各麻醉学术团体根据麻醉学科人才培养的要求，围绕住院医师规范化培训和专科医师培训，发挥专科麻醉特长，制订培训方案，优化培训模式，整合培训资源，扩大培训规模，同心协力，各施所长，为麻醉学科人才梯队建设作出应有的努力和贡献。

（七）各医疗机构麻醉科主任和学科带头人当以更高的历史责任感、使命感，从本科室做起，从本医院做起，优化科室管理，主动扩大麻醉医疗服务领域，积极营造和谐向上的科室文化和氛围，切实关爱麻醉从业人员的身心健康，努力提升患者的就医品质，努力做好"安全麻醉、学术麻醉、品质麻醉、人文麻醉"。

（八）全国广大麻醉从业人员要积极行动起来，从日常工作做起，积极学习、宣贯、落实文件精神。人人为我，我为人人。人人担起学科发展重担，人人为学科发展作贡献。

加强麻醉医疗服务能力建设是社会和民众的迫切需求，加速推进麻醉学科的发展是麻醉人共同的心声，这有赖于政策的支持，更依靠近10万名麻醉同仁的共同努力。全国麻醉医护同道坚信，在党和国家相关政策的引领下，在社会各界的大力支持下，麻醉学科一定能乘东风，行远航，以自身学科发展的踏实脚步为推进《"健康中国2030"规划纲要》的行稳致远贡献更大的力量。

（黄宇光　米卫东　李天佐　申　乐）

第二章　中华医学会麻醉学分会各学组工作及专科学术进展

第一节　麻醉质量管理学组

一、2020年学组工作总结

中华医学会麻醉学分会麻醉质量管理学组在2020年中，从麻醉质控、疫情防控及标准制定等多方面全面展开学组工作，多次召开学组工作会议，并推进工作成果的推出，取得了一系列进展。具体工作内容总结如下。

（一）在疫情防控工作中充分发挥麻醉质量管理指导作用

"疫情防控，质控担当。"面对突如其来的COVID 19疫情，麻醉质量管理学组充分发挥带头作用，第一时间通过中华医学会麻醉学分会平台发布《致全国麻醉科主任的一封信》《新型冠状病毒肺炎疫情期间常规手术麻醉管理和防控流程建议》等文件，带领全国麻醉同仁积极参与疫情防控。麻醉质量管理学组成员分别在所在地区和科室积极指导或参与COVID-19应急预案、诊疗方案、手术麻醉流程管理等相关文件的制订，指导科室在疫情期间安全有效地进行临床工作。

学组成员和所在科室有多位麻醉同仁投身抗击COVID-19一线临床工作中，在危急时刻逆行而上，积极抗疫。青海红十字医院王学军教授作为青海省唯一一名逆行武汉参加"武汉保卫战"的麻醉医师（援鄂42天），获得2020年全国卫生健康系统新冠肺炎疫情防控工作先进个人、2020年中国医师协会麻醉学医师分会（CAA）抗疫"醉"感动麻醉人、中国心胸血管麻醉学会"抗疫贡献奖"，并荣立个人三等功。华中科技大学同济医学院附属协和医院王洁教授在亲身投入抗击疫情一线工作的同时，还不忘对宝贵临床资料进行总结，在SCI期刊上发表了2篇关于COVID-19患者的评估和预后方面的文章，与更多麻醉同仁分享经验。

（二）修订《麻醉专业医疗质量控制指标》和《麻醉科质量控制专家共识》

在各地积极推广麻醉质控指标的过程中，部分指标的定义存在一定争议，现有的2015版17项麻醉质控指标颁布已满5年，已不能反映全部麻醉专业的质量情况。2019年，受国家卫生健康委员会医政医管局的委托，麻醉质量管理学组协助国家麻醉专业质控中心开展了麻醉质控指标的修订工作，在 2020 年继续征集意见，并于 2020 年 7 月正式在中华医学会麻醉学分会官网和官微同步推送修订后的《麻醉专业医疗质量控制指标（2020 年修订试行）》（以下称 2020 版麻醉质控指标）。2020 版麻醉质控指标将麻醉质控指标分为生命体征类、麻醉科结构管理、麻醉科过程管理、麻醉科并发症相关共四大类 40 项内容，详细地对每种麻醉质控指标的定义、计算公式及意义进行说明。2020 版麻醉质控指标对我国麻醉质量控制工作进行了规范化指导。

同时，国家麻醉专业质控中心联合麻醉质量管理学组，共同对《麻醉科质量控制专家共识》进行了更新。该共识从软件、硬件等多个方面对麻醉质控工作的开展提出了建议，是基层医疗机构开展麻醉质控工作的重要依据。同时，为了提升整形美容专业麻醉质量，上海交通大学医学院附属第九人民医院姜虹教授接受委托牵头完成了《整形美容手术麻醉安全规范专家意见》，希望能对近年来屡屡发生严重致死性医疗事故的整形美容专业的麻醉质量予以提升。

（三）制订椎管内分娩镇痛质控管理指标

随着现代医学的发展和舒适化医疗理念的深入，《关于印发加强和完善麻醉医疗服务意见的通知》（国家医发〔2018〕21 号）的精神逐步落实，而分娩镇痛需求逐渐增加，应用日趋广泛。2017—2019 年，我国椎管内分娩镇痛率已从 27.7% 上升至 48.4%。为了建立健全分娩镇痛相关质量体系建设，加强监管，由中华医学会麻醉学分会麻醉质量管理学组牵头，北京和睦家医院刘薇教授执笔，制定了《分娩镇痛质控方案》，并于 2020 年 8 月 12 日召开视频工作会议，对其内容进行讨论和完善。《分娩镇痛质控方案》从结构管理指标、过程管理指标、结局和并发症管理指标这 3 个方面，提出将分娩镇痛应用率、分娩镇痛患者中转剖宫产率、硬脊膜穿刺后头痛（postdural puncture headache，PDPH）发生率及患者满意度等指标作为分娩镇痛质控指标，进一步规范分娩镇痛相关诊疗行为，提升产妇分娩镇痛水平，提高围生期椎管内分娩镇痛医疗服务质量。最终版本将通过中华医学会麻醉学分会官网、微信公众号及相关杂志发布。

（四）以学术质控为基石，助力围术期医疗质量持续改进

《麻醉安全与质控》杂志以"提升麻醉安全与质控，促进麻醉学向围术期医学发展"为宗旨，立足于引进、传播、总结先进的质量控制理念，积极追踪麻醉安全与质控前沿和研究热点，探索先进质控理念的有效落实，为全国麻醉质量控制提供交流平台。麻醉质量管理学组依托《麻醉安全与质控》杂志，鼓励学组成员在杂志中展示工作成绩，并发布学组工作动态、质控方法、质控案例、经验分享及质控论著等，将工作成果与更多的麻醉同仁分享。2020 年，COVID-19 疫情的发生是对我国医疗体系建设的一次重大考验，尤其对麻醉学科的建设和发展产生了深远的影响。《麻醉安全与质控》通过学术质控助力围术期质量提升，开设 COVID-19 疫情防控专栏，邀请相关领域专家第一时间对问题进行专项解答，抢时优先出版 COVID-19 疫情防控的专家共识和指导意见及质控文章 30 余篇，实现科研成果快速共享，为疫情防控下麻醉科的有序开展工作作出了积极贡献。

（五）继续麻醉质量管理专业人才培养

因受 COVID-19 疫情影响，原计划于 2020 年进行的线下"飞行"检查和质控项目培训均暂停开

展，但线上的相关培训仍按计划进行了 2 场，每场上线人数为 80 余人。2020 年，由学组成员共同翻译完成的《围术期麻醉质量与安全》一书的课程培训工作仍在进行。在麻醉质量管理学组与国家麻醉专业质控中心共同搭建的官方网络课程平台上，增加了 8 个相关课程培训视频，并完善相关培训内容。同时，麻醉质量管理学组联合 ERAS 学组（筹）共同举办多个麻醉质量管理相关会议，如 2020年 8 月召开的"中华医学会麻醉学分会麻醉质量管理学组和 ERAS 学组（筹）视频工作研讨会"和 2020 年 11 月召开的"麻醉质控管理与 ERAS 管理大会"等。在特殊时期，麻醉质量管理学组克服困难，通过各种方式继续麻醉质量管理专业人才的培养。

二、麻醉质量管理学术进展

（一）加强医学生和住院医师的围术期患者安全和医疗质量课程体系建设

2020 年，北京协和医院麻醉科张雪等医师对围术期麻醉科上报的不良事件进行系统回顾，并建立了围术期不良事件数据库。在此基础上，北京协和医院麻醉科黄宇光教授、申乐教授等专家指导临床博士后，分别完成了椎管内吗啡瘙痒和术后环杓关节脱位的医疗不良事件分析，该项目达到了医疗质量管理培训和科研培训的双赢目标。然而，目前国内对于围术期患者安全和医疗质量管理的模式，从安全意识到行业文化，围术期患者安全至上（patient safety is our priority）的理念和实践尚难令人满意。2015 年 7 月，美国毕业后医学教育认证委员会（ACGME）和美国麻醉委员会（ABA）联合发布的麻醉里程碑项目（the anesthesiology milestone project）中，对于麻醉住院医师临床胜任力的培养专门设置了患者安全和质量改进（patient safety and quality improvement）版块。为了进一步提升医学本科生和住院医师规范化培训阶段对围术期患者安全和医疗质量管理的意识，2020 年北京协和医院麻醉科黄宇光教授和申乐教授牵头北京高等教育"本科教学改革创新项目"和"北京协和医学院教学改革项目"，围绕"本科 - 住培（临床博士后）一体化围术期患者安全与医疗质量提升课程体系建设"，对医学本科生和住院医师进行质量管理的专业培训，构建麻醉质量管理的知识体系。目前项目进展顺利，已完成教材、教案、课件等的各项准备。

（二）麻醉相关患者安全不良事件总结分析

患者安全不良事件上报是一种重要的提高患者安全的质量管理方式，应归纳总结不良事件中丰富的病例数据资源和宝贵临床经验，并用于信息反馈和系统性指导临床工作。我国已建立部分不良事件上报系统，然而对不良事件数据的分析和利用尚需进一步细化和完善。申乐教授团队对北京协和医院自不良事件上报系统建立以来近 11 年的所有麻醉相关不良事件进行了整理和数据分析，对麻醉相关不良事件的组成和风险分级进行总结，并对全身麻醉后非计划二次插管的数据进行进一步分析发现，高龄、高美国麻醉医师协会（ASA）分级、高容量负荷及头颈胸部手术等是非计划二次插管的危险因素。此外，申乐教授团队还在前期环杓关节脱位不良事件研究结论的基础上，带领中华医学会麻醉学分会制定了《术后环杓关节脱位防治专家共识》并发表于《临床麻醉学杂志》，将总结分析不良事件得出的经验用于指导临床工作。

（三）高龄和高危患者术中个体化严格血压调控方案

近年来，很多研究表明，术中长时间低血压和剧烈的血压波动可导致脏器灌注不足，增加术后30 d死亡率并导致重要脏器功能不全。术中精细化的血压管理可能是高龄和高危患者围术期快速康复的重要举措。陈果教授团队开展随机对照临床试验探讨术中个体化严格血压调控是否可改善高龄和特殊患者预后。方案包括术中患者收缩压严格控制，针对前负荷、后负荷、心肌收缩力及心率调控，维持个体化收缩压（systolic blood pressure，SBP）目标：SBP＝5/9× 基础 SBP＋40。全身麻醉下接受非心脏手术（手术时间≥2 h）的患者，术中严格的个体化血压控制可能减少高龄和高危患者术后7 d内心、脑、肾功能损伤，脓毒血症及非致死性心搏骤停发生率，达到改善预后的目的。

（四）推进正颌外科手术的加速康复外科研究

围术期医疗质量是医院管理的核心内容之一，加速康复外科（ERAS）理念完美的契合了围术期医疗质量管理的关键点，即通过采取的综合措施提高诊疗行为过程质量，促进患者恢复，提高治疗效果，改善患者医疗体验及提高医疗服务质量。近年来 ERAS 在众多学科获得了快速推广，但是 ERAS 在口腔颌面外科的相关研究较少。张惠教授团队应用科学的项目管理方法开展了"以患者为中心，多科室协作推进正颌 ERAS"质量提升项目。该项目通过对正颌手术全流程优化，制定了正颌 ERAS 临床路径，探索了以神经阻滞为主的去阿片化的术后镇痛模式，有效减少了正颌患者术后并发症，大幅度缩短了正颌手术患者住院时间，帮助正颌手术患者舒适地完成了治疗。该项目成功开展的最大贡献在于，为已开展 ERAS 的医院提供清晰的推进思路和能有效复制且可快速推广的方法，帮助更多的患者安全、舒适地度过围术期。

（张　雪　李天佐）

第二节　产科麻醉学组

一、2020 年学组工作总结

2020 年是不寻常的一年，COVID-19 疫情防控工作中，全国医护人员本着"人民至上、生命至上"的理念，一直坚守在疫情防控的第一线，弘扬职业精神、忘我工作，全力保护人民群众的生命安康。中华医学会麻醉学分会大力倡导"安全麻醉、学术麻醉、品质麻醉、人文麻醉"。确保广大患者"安全"和"舒适化医疗"是我们的崇高使命和首要任务。

2020 年，产科麻醉学组仍致力于促进全国知名麻醉专家与世界知名麻醉专家在产科麻醉学术领域的交流与合作，通过多途径举办线上会议为我国从事产科麻醉相关工作的麻醉医师搭建一个相互学习、相互交流的学术平台，以求进一步提升我国产科麻醉临床技术和科研水平。为更好地开展产科麻醉相关工作，现将 2020 年的主要工作情况总结如下。

（一）《中国分娩镇痛专家共识（2020）》的更新

为确保母婴安全，提高分娩镇痛质量，实现分娩镇痛的临床规范化操作和管理，中华医学会麻醉学分会产科麻醉学组组织专家撰写了《中国分娩镇痛专家共识（2020）》（以下简称《共识》）。2020年5月30日，《共识》定稿会以视频会议的方式召开。产科麻醉学组组长李师阳主持了会议，多位来自全国分娩镇痛领域的知名专家参加了会议。会议当天，首先由刘志强教授代表执笔专家对该《共识》做了全面介绍。随后，李师阳教授和全体专家针对《共识》各章节的内容进行了逐一讨论，各位专家积极发表观点和修改意见。经过广泛而热烈的探讨，与会专家一致认为，经反复讨论修改后的《共识》，内容丰富全面，基本反映了国内分娩镇痛的最新知识和理念，希望对我国麻醉医师规范合理开展分娩镇痛起到良好推动作用。

（二）《中国产科麻醉专家共识（2020）》的更新

随着产科临床麻醉和研究的不断发展，为满足广大麻醉医务人员的工作需求，中华医学会麻醉学分会产科麻醉学组组织国内产科麻醉领域的相关专家，结合我国国情并仔细评价相关证据，撰写了《中国产科麻醉专家共识（2020）》。

2020年5月31日上午，《中国产科麻醉专家共识（2020）》线上定稿会成功召开。会议由产科麻醉学组组长李师阳主持，浙江大学医学院附属妇产科医院陈新忠院长代表执笔专家详尽介绍了《中国产科麻醉专家共识（2020）》的内容。会议上专家们踊跃发言，热烈讨论，秉承严谨认真的态度，仔细审核内容，对药物剂量、操作技术等诸多方面提出了许多真知灼见并取得了广泛共识。

从初稿到定稿，各位专家逐字逐句地斟酌，经过几个月的反复讨论和修正，终于圆满完成该共识的更新。《中国产科麻醉专家共识（2020）》的正式发布推进了产科麻醉的规范化，改善了医疗服务质量和安全性，造福广大患者。

（三）举办线上"产科麻醉月月谈"项目

为进一步规范产科麻醉和分娩镇痛相关诊疗行为，提高围生期医疗服务质量，也为了能够给我国从事产科麻醉相关工作的麻醉医师搭建一个相互学习、相互交流的学术平台，产科麻醉学组于2020年8月开始举办线上"产科麻醉月月谈"项目。该项目汇集了近年产科麻醉在基础研究和临床应用方面的最新进展，每月举办一期，每一期都设有特定专题，并针对专题邀请到国内知名专家学者进行针对性的学术报告，从不同方面进行学术讲座。4期会议累计观看高达20 287人次，这是产科学组首次以网络直播形式进行的系列培训授课，会后收到线上观众们对培训课程的反馈好评如潮。

产科麻醉是麻醉学科中最重要的亚专科之一，高龄产妇数量增多对产科麻醉提出更大的挑战。中华医学会麻醉学分会产科麻醉学组十分关注产科麻醉热点及其相关问题，特此开设产科麻醉规范化管理研讨会项目，为麻醉同道提供更多相互学习、相互交流的学术平台。2021年该项目将会开设更多元的交流方式，创造更多对话基层的机会，携手全国的麻醉同道，一起推动产科麻醉进一步的发展。

（四）成功举办产科麻醉学组视频工作研讨会

在疫情防控工作常态化的形势下，中华医学会麻醉学分会倡导各专业学组开展线上学术交流，2020年10月18日产科麻醉学组成功举办了"2020年产科麻醉学组视频工作研讨会"。会议邀请了多位国内外知名产科麻醉专家，会议就产科麻醉和分娩镇痛专业领域的新理论、新知识、新技术、新方法进行内容丰富、全面的深度交流和探讨。为麻醉同道搭建了一个相互学习和交流的学术平台。

（五）展望

通过对2020年学组工作进行总结，学组将加强对分娩镇痛推广和对学术会议的宣传工作，不断巩固分娩镇痛推广工作的成果，为继续规范产科麻醉和促进分娩镇痛普及营造良好气氛。

尽管面临诸多困难和挑战，产科麻醉学组作为专业的学术组织，有责任也有信心，按照黄宇光主任委员"一起强大"的要求，积极配合中华医学会麻醉学分会第十三届委员会的工作规划，充分借助国家当前对麻醉学科的重视，利用各个平台大力推广分娩镇痛，努力推进全国各个区域产科麻醉事业的发展，带动广大麻醉同道一起成长，一起强大。

二、产科麻醉学术进展

回顾2020年产科麻醉工作取得的成绩，无论在前沿技术还是临床治疗方法，产科麻醉都有新突破。产科麻醉一直大力提倡人文化医疗服务，打造"优质产科麻醉"特色服务，在分娩镇痛、超声引导下可视化椎管内麻醉、产时手术与胎儿镜手术、产科危重症麻醉和抢救，以及产科球囊阻滞技术等方面均为孕产妇提供专业的医疗技术，让患者体会到医学的温暖与关怀。

（一）分娩镇痛

大多数产妇追求自然分娩，但又有所顾虑。产科麻醉界大力提倡绿色分娩，力争通过分娩期的镇痛，为产妇提供愉悦积极的分娩体验，带给她们全方位呵护。长期以来，如何在母婴安全的前提下，使产妇清醒地接受无痛苦的分娩一直是产科和麻醉医学追求的目标，几代产科麻醉人不辞艰辛，执着追求，终于使得分娩镇痛逐渐被大众所知晓，分娩镇痛的开展也取得了长足的进步，向"除人类之病痛，助健康之完美"更近了一步。2020年，围绕"无痛分娩"这一共同目标，产科麻醉人积极推进分娩镇痛进程，足迹遍布全国，组织讲座培训一线临床医师，举办公益活动帮助大众建立正确的分娩观念，开展临床研究，探寻适合中国产妇的分娩镇痛方法。编撰中国产科麻醉事业的发展历程，向国人展现中国产科麻醉人的心胸和情怀，饱含产科麻醉人的努力和心血。

2020年，产科麻醉团队发起的"分娩镇痛基层行"公益活动转为线上开展，扶植多地区多家基层医院开展分娩镇痛。通过学术交流、床边临床实践指导等形式，改变目前高剖宫产率和低分娩镇痛率的现状，让产妇真正享受无痛分娩。一些国内知名产科麻醉专家们还依托地理位置优势在全国综合性麻醉学术会议中推广分娩镇痛并为同道答疑解惑，前往我国分娩镇痛开展较弱的地区推广普及分娩镇痛知识和技能，身体力行的媒体宣传＋寓教于乐的孕妇培训＋大力落实的"快乐产房"等活动使得镇痛分娩在祖国各地"播种开花"。

（二）超声引导下可视化椎管内麻醉

椎管内麻醉是多数产科麻醉的最优选择，传统的产科椎管内麻醉无可视化技术支持，主要通过操作者扪诊产妇体表骨性解剖标志进行穿刺定位，麻醉操作的难易程度与产妇本身解剖标志的清楚程度相关，操作成功率与操作者经验密切相关，存在一定的失败率。孕妇到妊娠后期可能有肥胖、解剖标志不明显、摆置屈髋屈膝位不标准的特点。在解剖定位困难的产妇中，错误的穿刺间隙、反复穿刺尝试及延长操作时间均会增加椎管内麻醉并发症风险，因此，如何快速、准确、舒适地进行椎管内麻醉成了产科麻醉医师的难题。

近年来，随着高分辨便携式超声的广泛使用，临床大量研究证实了其在椎管内麻醉中应用的可行性和有效性。与传统方法相比，高分辨便携式超声能够准确定位椎间隙和穿刺深度，减少穿刺次数及提高穿刺成功率，提高了产科麻醉的质量，增加了患者的满意度和舒适性。更为重要的是，高分辨便携式超声可减少产科椎管内麻醉穿刺相关的并发症，如穿破硬膜、穿刺针或导管误入血管、空气栓塞或硬膜外气体、脊髓损伤、脊神经根损伤及导管打折等。超声是目前应用最广泛、方便的可视化技术，超声的辅助（穿刺前扫描或实时超声）有利于麻醉医师清楚了解到产妇深部的解剖结构，并帮助麻醉医师在穿刺过程中做出正确判断。

另外，超声技术在产科特殊人群的麻醉也有非常广泛的应用前景，如在肥胖、可能存在穿刺困难的产妇中，超声技术显著提高了椎管内神经阻滞的成功率，并降低了产妇椎管内麻醉的风险。与传统方法相比，在产科超声的运用不仅提高了穿刺准确率，而且更利于脊椎麻醉（俗称：腰麻）的成功穿刺。除了在肥胖产妇中显示出极大优点外，超声在解剖结构异常或硬膜外穿刺困难的产妇中也表现出明显的优势。

随着高分辨便携式超声的广泛运用和肥胖孕产妇的增加，超声在产科椎管内麻醉的运用必定日益普及，产科麻醉医师对超声技术的掌握也势在必行，降低超声运用的成本、对麻醉医师规范化技术训练是超声未来能够广泛运用于临床的基础。

（三）产时手术与胎儿镜手术

妊娠期胎儿的问题越来越多见，已引起围产学界的高度重视。产科麻醉对该领域的研究积累了丰富的经验和技术，在国内外处于先进水平。产科麻醉人积极为此类孕妇提供专业的指导，保障母婴健康。胎儿镜是一种羊膜腔镜，是一种十分精密的光学纤维内镜，这项检查可以直接观察到胎儿体表，并进行一系列简单的操作，且产妇在手术进行的过程中并不会感受到十分强烈的痛感。未来我们还需要加强广大对妊娠合并胎儿各系统疾病的研究，进一步提高对妊娠合并胎儿疾病的诊治及管理水平，降低围生期孕产妇和胎儿死亡率及出生缺陷率，确保母婴安全与健康。

（四）危重症产科麻醉与抢救

妊娠合并中枢神经系统疾病，如脑血管病、感染、癫痫及肿瘤等疾病的发病率逐年上升，对此类高危妊娠患者的认识和管理亟待加强。危重症产科的麻醉与抢救是产科麻醉最具挑战性的医疗领域，最能体现麻醉团队的配合能力。在围术期综合运用各项有创和无创循环监测手段，严密监测剖宫产手术特定的血流动力学变化，能够切实提高围术期抢救成功率。开展对重度肺高压产妇肺动脉导管和经食管心脏超声结合动态评估技术，能够为围术期血管活性药物给药速度和给药总量提供指导，并对有效循环容量做出精准评估，最终达到合理判断、及时调整、精准用药。产科麻醉组的目标是成为拥有高超技术、丰富临床经验的专业团队，挽救每一位产科危重症患者，并将为此付出全部努力。

（五）产科球囊阻滞技术

产后出血是产后严重并发症之一，是我国孕产妇的首位死亡原因，也是导致全球孕产妇死亡的重要原因。该疾病来势凶猛，患者在短时间内血压迅速下降，可导致休克，如不及时纠正，常导致弥散性血管内凝血。产科球囊阻滞技术控制凶险性前置胎盘合并胎盘置入者剖宫产术可有效控制出血，可挽救患者生命并为产妇保留子宫。如何减少产后出血的发生，降低孕产妇死亡率，一直是产科工作者不懈的追求目标。目前，国内外关于治疗产后出血的指南中均提出采用产科球囊阻滞技术，尤其是在阴道分娩后发生的产后大出血。产科球囊阻滞技术是一种有效的、简便的抢救和治疗产后大出血的手段，可降低由产后大出血引起的产妇死亡率。

（六）小结

回顾 2020 年，随着现代医学科学的发展，医学诊断治疗仪器设备的不断更新进步，产科麻醉学作为临床医学的辅助学科对产科临床治疗和学术研究发挥着越来越不可磨灭的作用。展望未来，希望在新的一年里，产科麻醉能够更加紧紧围绕"以人为本，精准麻醉"的方针开展工作，努力创建关注安全、关爱生命的良好氛围。我们坚信在新的一年里，在国家政策的领导下，产科麻醉会按照规划好的方向和目标继续努力前进，取得更大的成绩，更好地为广大孕产妇服务。

（韩　光　李师阳）

第三节　加速康复外科学组（筹）

一、2020 年学组工作总结

ERAS 学组（筹）成立于 2018 年 11 月，作为中华医学会麻醉学分会最年轻的学组之一，ERAS 学组（筹）团结向上、不断进取，秉承"安全麻醉、学术麻醉、品质麻醉、人文麻醉"4 个麻醉的理念。2020 年，在黄宇光主任的带领下，举办了丰富多彩的各种类型的学术研讨活动和学术交流活动，不断深化 ERAS 的科普和基层推广，并如期出版了《腹腔镜手术麻醉管理：ERAS 临床实践》，促进了全国范围推进 ERAS 麻醉围术期管理理念和实践的进程，为加快国际 ERAS 相关领域深度交流奠定了基础。具体内容如下。

（一）2020年度学术主题——围术期体温保护

体温是患者的五大生命体征之一，体温保护是 ERAS 一项重要内容，也是 ERAS 学组（筹）2020 年度的学术核心。2020 年 6 月 16 日由中华医学会麻醉学分会 ERAS 学组（筹）和北京协和医院麻醉科主办的"低体温预测 APP 对围术期患者低体温风险预测价值的评价"视频工作会议成功召开。会议聚焦术中低体温与 ERAS 研究进展，着力改进手术患者低体温相关问题，就体温保护临床经验、科研新思路及收费标准化等问题进行深入讨论。2020 年 8 月 12 日，ERAS 学组（筹）和麻醉质量管理学组共同召开视频工作会议。会议以围术期体温保护为主要内容，涵盖体温保护的最新进展、心胸外科体温保护及 ERAS 等内容，学术气氛浓郁而热烈。2 次会议对持续性改进体温保护，促进围术期体温管理在我国更好发展，推进 ERAS 各项麻醉策略的开展具有重要推动作用。

（二）2020年度学术重点——组织编写重磅专业图书

由中华医学会麻醉学分会 ERAS 学组（筹）组织编写，北京协和医院黄宇光教授、复旦大学附属中山医院薛张纲教授担任主编，《腹腔镜手术麻醉管理：ERAS 临床实践》于 2020 年 8 月由上海科学技术出版社出版发行。本书由国内普通外科、呼吸内科、肾脏内科、妇产科、儿科、麻醉及疼痛管理科等领域的临床专家联合编写，内容凝聚多学科资源，从 ERAS 和腹腔镜手术的发展历史开始，阐述了 ERAS 在腹腔镜手术围术期的应用，包括术前各项指标评估、术前准备、麻醉方式和药物选择，气道管理流程，液体管理策略，以及术后疼痛、恶心和呕吐防范措施等。同时，本书还提供了包括胃肠外科、肝胆外科、胰腺外科、泌尿外科、妇科、减肥手术等多种临床典型腹腔镜手术的实际 ERAS 管理案例，从多个角度对围术期 ERAS 实施中的评估、诊疗及管理进行讨论，内容贴近临床需求，注重分享实践经验。相信本书将有助于为手术相关科室医护专业人员提供切实可行的参考、指导和建议，帮助读者完成从 ERAS 理论到实践的转换，促进 ERAS 诊疗路径在临床的推进和普及。

（三）2020年度工作亮点——大数据为向导，推进 ERAS 信息化

学组共同牵头的"ERAS EXPLORE"APP 上线 2 年余，实现了飞越成长，可根据不同医院定制 ERAS 实施路径程序。临床医师可实时了解多学科 ERAS 路径的进度和执行率，完成多学科整体路径分析报告。同时，该 APP 设置"ERAS"指南荟萃、围术期热点专家讨论等内容，极大地方便了临床医师学习和更新 ERAS 领域国内外前沿知识。随着"ERAS EXPLORE"APP 的影响力越来越大，学组也不断扩充 APP 的内涵，患者端可实时查阅本人 ERAS 方案和进展，拓展预康复模块，为 ERAS 临床工作开展提供极大便利。

学组骨干空军军医大学西京医院聂煌教授参与建立西京医院加速康复外科数字化医院示范病房，该数字化医疗病房以患者为中心、融合了加速康复外科的理念，通过可穿戴的医疗设备与物联网应用平台关联，实现大数据管理和深入分析。郑州大学附属郑州中心医院储勤军教授开创性成立疼痛虚拟病房（virtual pain unit，VPU），已申请了国家发明专利并获受理。VPU 可实现与病房病历信息共享，

对患者进行双向管理，使患者术后疼痛得到更加及时有效的控制，同时建立急性疼痛的数据库，有利于疼痛管理的质量控制和科学研究。以上 2 所医院的麻醉科为在大数据信息化时代下拓展 ERAS 发展，促进 ERAS 迈向更高更广的发展平台，提供了宝贵的经验和有益探索。

（四）2020 年度基层发展——精准帮扶、整体提高

ERAS 学组（筹）以各省市地区的麻醉学组和各个"ERAS 规范化培训及示范基地"为依托，坚持面向基层的原则，多次组织精干力量进入基层医院，包括对 ERAS 理念不甚了解的区县级医院帮扶带教，传经送宝，培训基层医院的骨干力量。在疫情特殊时期，学组成员的下基层活动采用线上与线下结合的方式，灵活开展，特别是还深入到了我国麻醉事业发展相对落后的西部地区，如新疆维吾尔自治区人民医院陈刚教授主持的国家健康扶贫项目《多学科合作路径化管理在腹部外科中的应用与推广》；学组学术秘书北京协和医院麻醉科刘子嘉医师在西藏自治区人民医院援藏期间组织了"快速康复外科系列讲座"（共 7 讲）并完成 ERAS 教学相关课题 2 项；新疆医科大学附属肿瘤医院孟馥芬教授组织的新疆医学会加速康复外科专委会巡讲等，真正践行了中华医学会麻醉学分会"以人为本，一起强大"的目标。

（五）2020 年度学术成果——ERAS 科研启航与应用创新

ERAS 在国内相关的科研基础较为薄弱，但学组成员积极创新，2020 年度在国际 SCI 杂志和国内核心期刊共发表相关论文 20 余篇，主要围绕围术期镇痛、预康复、围术期血液保护、体温保护、心脏外科 ERAS、神经外科 ERAS、围术期禁食水及 ERAS 教学等内容。重庆医科大学附属第一医院闵苏教授开创加速康复基础操和加速康复专科操，可有效保持患者围术期脏器功能储备能力、提升抗脆弱力、减低并发症风险，已获得国家版权著作权认证，发布以来，媒体点击量超过 50 万次。ERAS 学组副组长中国人民解放军北部战区总医院张铁铮教授所在的手术麻醉团队开展的"ERAS 理念下机器人辅助胸外科手术围术期护理关键技术研究与推广应用"获辽宁省科技进步奖三等奖。

二、ERAS 在麻醉方面的学术进展

（一）围术期体温保护——融合新技术优化管理

学组组长北京协和医院黄宇光教授等组织牵头的全国多中心围术期低体温调查研究覆盖全国 28 家医院，进行了 3132 例有效病例的调查，发现围术期低体温总体发生率高达 44.3%。该研究总结低体温发生的危险因素及其与术后不良结局的关系，根据手术低体温发生相关风险建立了预测模型，将其开发为手机 APP 应用并申请专利，为低体温危险因素筛查和提前干预提供了循证医学的证据。此外，新型无线电子温度计术中监测核心体温的精准度和准确性已得到证实，为通过连续监测（无线技术、手机应用 APP）实现体温数据流的连贯性提供了更广阔的临床应用思路。目前，国家麻醉质控中心在 2020 年修订的麻醉质控核心指标中也特别添加了低体温防控的相关指标。

（二）ERAS 术前管理——预康复促进患者快速恢复

预康复是 ERAS 的重要内容，正在逐渐成为医疗和科研的热点。北京协和医院麻醉科对预康复管理进行有益探索，初步证实了家庭 2 周多模式的预防方案在胸腔镜肺叶切除术的可行性和有效性。为胸腔镜肺叶切除术设计了以患者为中心的多联预康复处方，包含有氧运动、无氧阻抗、呼吸锻炼、营养支持及心理优化，并对运动的持续时间、形式及地点进行了优化，以最大程度提高预康复方案的可行性和依从性，提升卫生经济学效益，也利于今后的全面推广。预康复是一门多学科的学问，在锻炼内容、持续时间、频率、强度、提高依从性的方法等细节上还需要不断优化改进。学组也期望今后通过开展多中心前瞻性研究，以术后住院时间、发病率、死亡率及长期预后为主要终点，以确定预康复对当前"标准医疗评估指标"的可能影响，或可成为其作为指南建议的循证医学依据。

（三）ERAS 多模式镇痛在腹腔镜结直肠癌根治术中的应用

近年来，结直肠癌已成为严重威胁人民健康的疾病，但腹腔镜结直肠癌术后理想的镇痛方式至今仍然没有明确的定论。复旦大学附属肿瘤医院缪长虹、徐亚军教授团队对连续双侧腹横肌平面阻滞在腹腔镜结直肠癌患者中的安全性、有效性进行一系列研究。研究结果显示，连续腹横肌平面阻滞可以提供持续有效的术后镇痛；与硬膜外术后自控镇痛相比，连续腹横肌平面阻滞可明显缩短术后导尿管留置时间，且患者术后恶心、呕吐、下肢运动感觉障碍等不良反应的发生率更低；同时减少了阿片类药物的应用，调节围术期应激反应，促进术后肠道功能恢复，缩短了住院日，对肿瘤患者远期预后有着积极作用。以上研究成果发表于国际外科学权威杂志 *British Journal of Surgery*。

（四）ERAS 在神经外科领域的应用

神经外科麻醉在 ERAS 的各项管理措施中强调麻醉方式、呼吸管理及容量管理。神经外科以往的麻醉方式多采用全身麻醉复合神经阻滞或局部浸润麻醉，减少中、长效阿片类药物的用量，尤其适用于神经电生理监测手术及术中唤醒麻醉。在完善的镇痛情况下，避免深麻醉，从而减少麻醉对机体自身调节机制、代偿能力的影响，达到围术期循环、呼吸、颅内压及内环境的平稳，患者从而能快速康复；呼吸管理方面，术中采用保护性肺通气手段，术后尽早拔除气管导管、达到预防呼吸系统并发症的目的；容量管理方面，在保证灌注的前提下降低颅内压。重视血管活性药的早期使用，尽量维持液体出入量的"零平衡"。为了提高工作效率、改善医疗质量，神经外科 ERAS 多学科协作融合 ERAS 病房的建设将会是管理患者的一个发展方向。

（五）ERAS 在心脏外科的应用 —— 微创手术经导管主动脉瓣置换术

随着微创心脏外科的发展，在微创结构性心脏病领域的应用越来越多，如经导管主动脉瓣置换术（transcatheter aortic valve replacement，TAVR），经导管二尖瓣、三尖瓣、肺动脉瓣介入治疗；经导管先天性心脏病介入治疗；经导管左心耳封堵术、瓣膜周漏类疾病介入治疗等。微创心脏外科为 ERAS 的实施奠定了基础，针对目前国内开展较多的 TAVR 手术，很多医学中心从开展早期的心脏手术管理策略，如大剂量阿片类药物，逐步过渡到快通道麻醉为主的 ERAS 策略。中国的 TAVR 技术逐步成熟后，由学组骨干四川大学华西医院梁鹏教授牵头，在经心尖入路经导管主动脉瓣置换术（transapical transcatheter aortic valve replacement，TA-TAVR）领域实施推广 ERAS 策略，并总结和分析该院全身麻醉下 TA-TAVR 的 266 例患者发现，手术室拔管可在接受 TA-TAVR 的患者中安全地实施，不会增加术后并发症发生率、死亡率或再插管率，且手术室拔管可以显著降低患者的 ICU 停留时间、住院时间及减少住院费用。

（刘子嘉　徐亚军　屈　伸　梁　鹏　黄宇光）

第四节　创伤与急诊麻醉学组（筹）

一、2020 年学组工作总结

严重创伤是人群最主要的致死致残原因之一。由于创伤与急诊患者的病情复杂多样、术前准备时间有限等因素，使得急诊手术围术期死亡率较择期手术高 2～3 倍。麻醉医师可通过加强创伤与急诊麻醉的围术期管理，减少围术期并发症的发生。回顾 2020 年度学术工作，创伤与急诊麻醉学组（筹）在中华医学会和中华医学会麻醉学分会的领导下，积极组织学术讲座和人员培训，在创伤与急诊麻醉技术提高和知识更新推广方面做出了一定成绩，现就 2020 年工作情况总结如下。

（一）学组的架构与分工

在学组工作分工方面，学组组长马虹教授统筹安排，精心谋划部署，认真制订方案，全力落实行动，给出各项工作的方向和指导意见，确保学组工作高效有序地开展；学组副组长薛纪秀教授负责学术会议的组织与学术交流，促进学术推广；魏新川教授负责基层医院人员培训，以提升基层医师创伤与急诊麻醉相关知识；刘存明教授负责全国各地培训基地的建设；顾小萍教授负责技术规范的制定与推广。学术秘书辅助各位组长、副组长进行学组工作开展与资源协调。学组成员工作分配合理，优势互补，为学组顺利开展各项工作及会议提供了强有力的人员保障。

（二）举办线上联合研讨会

2020 年，COVID-19 疫情肆虐，医务人员第一时间冲在防疫第一线。在 COVID-19 防控常态化的情况下，我们的工作时间和工作流程都发生了不同程度的改变。疫情期间创伤与急诊患者的治疗对麻醉医师提出了更加严格的要求。

创伤与急诊麻醉学组（筹）和危重症学组的工作研讨会采取线上直播的形式联合举办。会议由中华医学会麻醉学分会主任委员黄宇光教授致辞，对于危重症学组和创伤与急诊麻醉学组（筹）的联合工作研讨会予以支持和肯定。之后，创伤与急诊麻醉学组（筹）组长马虹教授和危重症学组组长方向明教授分别致辞。

会议当天，由美国华人麻醉医学会的曹锡清教授进行了"恶性高热防治"的专题讲座。从恶性高热的病理生理机制切入，着重强调了丹曲林在恶性高热抢救过程中不可替代的作用和丹曲林的正确使用方法。为提高恶性高热患者抢救成功率，详细讲述了恶性高热抢救过程的计划和演练。对临床工作中恶性高热的预防、早期发现和治疗起到了积极作用。

本次会议由刘存明教授、王俊教授、顾小萍教授及龚亚红教授主持。首都医科大学宣武医院麻醉科薛纪秀教授提供了一个老年肠梗阻患者的病例讨论，患者并发脓毒血症，存在多种合并症，拟行外科手术治疗。病例讨论高度还原了实际的处理过程，对术前准备、麻醉评估、手术管理、术后转归等进行了详细讲述。围绕此病例，王东信教授、方向明教授、黄文起教授及薛张纲教授分别进行知识专题讲座。王东信教授讲授的内容为"合并脓毒症患者围术期脑保护策略与术后认知障碍预防"，他指出老年患者本身即为术后认知障碍高发群体，合并脓毒血症会加剧认知功能损害，对于这类患者的麻醉评估和管理要求更为精细。方向明教授的讲座题目为"合并脓毒血症患者围术期炎症调控与术后转归"，方教授从炎症通路水平对炎症的调控进行研究，分析炎症反应对术后转归的影响。黄文起教授讲授了"围术期器官有效灌注目标和处理策略"，他指出器官的灌注是维持器官正常生理功能的前提，在麻醉状态下器官灌注可能会有不同程度的减弱，学会如何正确地处理对保护器官功能至关重要。薛张纲教授讲授的题目是"急性肠梗阻伴脓毒血症患者的麻醉前评估"，他在详细讲解肠梗阻患者病理生理改变的基础上，针对前述病例麻醉评估过程中的多学科会诊意见进行了逐条解析。

最后马虹教授对本次研讨会的学术内容给予高度肯定，希望大家能够保持初心，稳步推进学组工作，努力推动创伤与急诊麻醉临床工作均质化，同时提高学组的科研学术内涵，最终更好地服务于临床患者。

（三）创伤与急诊麻醉培训项目

2020 年 11 月 6 日至 8 日，创伤与急诊麻醉培训项目与辽宁省医学会麻醉学分会学术年会同期举办，学术讲座分为线上和线下两部分。会议邀请到了黄宇光教授、邓小明教授、刘进教授、熊利泽教授、姚尚龙教授、俞卫锋教授、米卫东教授、王天龙教授及马虹教授。各位专家就临床工作中的热点和难点问题共同深入探讨，内容涵盖学科建设、临床思维培养、重症监测、围术期镇痛与 ERAS、气道管理、心血管麻醉及可视化技术等。专题讲座内容高屋建瓴，积极推动了麻醉学科建设和发展，提升了麻醉医疗安全和管理质量。在辽宁省内专家学术报告和病例讨论板块中，张铁铮教授、赵平教授、宋涛教授、裴凌教授、吴秀英教授、刁玉刚教授、肖昭扬教授、尚游教授、黄泽清教授就术中低血压、妊娠期高血压、疼痛学科的建设和发展、老年及危重症心血管麻醉等临床麻醉中的常见问题进行了精辟透彻、详尽生动的讲解。

在薛张纲教授主持的病例讨论环节，分别讨论了 1 例多发创伤患者的麻醉管理、1 例羊水栓塞心搏骤停患者的麻醉抢救与管理及 1 例 100 多岁老年患者右半结肠切除术的麻醉管理。这 3 例经典的疑难危重患者，麻醉管理难度大，对麻醉医师要求高，不仅需要过硬的专业知识与临床技能，更需要临危不惧的勇气和担当。在薛张纲教授举重若轻、深入浅出、鞭辟入里的精彩点评下，大家受益匪浅，对以后的临床工作有重要的指导意义。

同期举行围术期超声应用 workshop 技能培训班，由谭文斐教授、曹学照教授主持，林惠华教授和江伟教授进行麻醉超声技能讲座，内容涵盖超声引导下的神经阻滞麻醉、心脏超声及危重症超声等。以期加强学员对超声技术的掌握，扩展基层医院临床中超声技术的应用范围。培训班还针对血流动力学评估和心肺状态的评估进行了讲解，加强超声在全身各系统应用的概念，使学员对重症超声的应用流程有基本的了解。参会学员在林惠华教授、吴滨阳教授、崔湧教授、谭文斐教授、曹学照教授等专家的指导下进行"手把手教学"和"真人模特操作"培训，使理论和实践相结合，进一步推广了超声技术在创伤与急诊麻醉中的应用，着力推动了基层医院"麻醉可视化技术"的发展。

二、创伤与急诊麻醉学术进展

（一）区域阻滞技术的应用

作为多模式镇痛的一部分，区域阻滞技术的应用对创伤患者有益。无论是作为手术室外的镇痛技术，还是作为手术中的麻醉技术，超声的应用降低了神经阻滞麻醉过程中神经损伤的概率，因此，在创伤患者的院前急救和院外治疗中，麻醉医师所擅长的超声引导下神经阻滞技术可能带来益处。但是区域神经阻滞技术在手术室外的应用受到多种限制，一篇针对法国重症监护病房（intensive care unit，ICU）的调查结果显示，对于胸部外伤的患者，尽管医师认为硬膜外麻醉和椎旁神经阻滞技术对于这类患者的病情有益，但考虑到技术经验和禁忌证等问题，区域阻滞在临床上的实施相对较少，目前尚未广泛应用。

（二）创伤与认知功能

目前，导致围术期神经认知障碍的危险因素尚无明确定论，患者本身因素、疾病因素、麻醉因素、手术因素均可能对神经认知产生影响。在动物实验中发现，相对于麻醉时间的长短，手术创伤的严重程度对神经认知功能的影响更大。在临床试验中，创伤患者常被排除在神经认知障碍的研究范围之外。但麻醉医师须意识到，创伤急症手术患者发生术后谵妄和认知功能障碍的风险高。一项研究发现，麻醉过程中监测熵指数和手术体积描记指数（surgical pleth index，SPI）可降低急诊手术后即刻发生神经认知障碍的风险，对临床创伤患者的麻醉管理有一定指导作用。

（王　俊　马　虹）

第五节　骨科麻醉学组（筹）

一、2020 年学组工作总结

2020 年，在党和政府的领导下，全国人民团结一心，众志成城，严格落实各项防控举措，使 COVID-19 疫情得到了有效控制，为全球疫情防控和人类社会的健康发展提供了中国模式和成功经验。在与新型冠状病毒（severe acute respiratory syndrome coronavirus 2，SARS-CoV-2）"长期共舞"、抗疫常态化的新形势下，在中华医学会麻醉学分会的直接领导下，骨科麻醉学组（筹）统筹兼顾，有序推进和开展学组的各项工作。

（一）"线上"抗疫与"现场"抗疫同行

骨科麻醉学组（筹）继续以省级学组为依托，各单位积极派遣骨干人员支援现场抗疫，同时还通过线上视频会议、微信等形式不断更新 COVID-19 的防控和诊疗相关信息，学习和分享抗疫经验。学组组长郭向阳教授带领北京市骨科麻醉学组，共同参加京津冀 COVID-19 麻醉科感染防控培训及效果调研，牵头撰写《麻醉科防治新型冠状病毒肺炎工作建议》、参与制定《新冠肺炎疫情期间常规手术麻醉管理和防控流程建议》。贵州省人民医院麻醉科章放香教授（学组副组长）制定了《新冠肺炎诊疗方案以及围术期应急预案、处置流程、管理规范》，主持新华大健康《坚守抗疫"醉"前线》全国直播；线上线下多次开展新冠肺炎感染/疑似感染患者手术流程培训模拟演练；开展了 8 家医联体 700 多人共同参与的围绕"疫情期间日间手术及预住院患者的评估"线上学术视频会议。

实战出真知，实践与理论、科研并行。郭向阳教授等专家参与撰写的《新冠病毒感染患者的围术期管理》发表于 *Anesthesiology*，另有 COVID-19 相关文章发表于《中华麻醉学杂志》。学组委员中南大学湘雅医学院戴茹萍教授组织湖南省麻醉学专业委员会举办 COVID-19 相关会议 2 次，在 *Anesthesiology* 发表论文 1 篇，发表科普论文和报道 20 篇，以骨科麻醉学组名义担任主要撰写专家制定了《新冠病毒肺炎防控期间有序开展择期手术麻醉预案管理》。2020 年 2 月 1 日，学组委员舒海华教授发表了针对麻醉科手术室的《应对新型冠状病毒肺炎日常工作及生活规则指引（第一版）》，并参与制定广东省疑似/确诊新冠病毒肺炎手术患者的相关麻醉护理制度和流程。2020 年，舒海华教授发表 COVID-19 相关 SCI 论文 2 篇，中文文章 3 篇。

（二）骨科麻醉学术会议

1. 举办中华医学会麻醉学分会骨科麻醉学组（筹）全国年会 本次老年骨科麻醉论坛由河北医科大学第三医院王秀丽教授负责筹备并致欢迎辞，多位专家依次奉献精彩的专题讲座：新形势下骨科麻醉未来的发展愿景；骨科术后慢性疼痛与麻醉管理对策；抗凝患者区域麻醉与镇痛专家共识；老年骨科患者围术期神经保护策略及脑功能监测减少术后谵妄发生率等热点问题。

2. 各省级学组将学术会议和"帮扶"有机结合 各省级骨科学组积极响应国家卫健委"医改强基层"的号召，不遗余力地推进中华医学会"人才培养千人计划"和"送教下基层"项目，将线上学术会议和现场培训教学网络直播相结合，以点带面，高质高效地完成基层帮扶，收到了良好的效果和广泛的赞誉。

在 2020 年北京市麻醉年会期间，北京市骨科麻醉学组积极参与"老年、小儿与骨科麻醉"版块内容。依托北京市麻醉质控中心"垂直、层级、模块化网络"，视频会议及微信平台等多措并举，市、区质控中心、医疗机构及麻醉科四级联动，全员参与、全面启动围术期疫情防控体系及长效机制建设，明确提出分区、分级、精准施策、科学防控。及时出台了围术期麻醉科复工复产工作流程和指引，为围术期麻醉安全体系建设和质量持续改进积累了经验。2020 年 2 月 18 日骨科麻醉学组（筹）全员参加北京市麻醉质控中心牵头的麻醉科防控 COVID-19 疫情、保障医疗秩序质控工作视频会议。2 月 24 日参加"京津冀三地麻醉质控中心暨京津冀麻醉协同发展常设机构 COVID-19 感控培训周"，围绕"如何加强麻醉科感控体系建设，着力完善感控长效机制"展开讨论。依托北京市麻醉质控中心开展帮扶活动，分别与东城区、西城区、平谷区及延庆区相关医院进行交流和研讨，对区麻醉质控中心进行工作指导。

3. 参与多个骨科麻醉相关学术会议　学组成员参与了在广东省举办的"ERAS 骨科麻醉论坛""首届华南精准麻醉医学高峰论坛""骨科 ERAS 实施阶段性汇报""超声引导神经阻滞 Workshop 专项培训""围术期麻醉、护理和超声应用主题帮扶活动"及"佛山南海区麻醉年会"教学授课等；还参与了贵州省举办的包括龙里县、赫章县、罗甸县、安顺市、盘州市、镇宁县等十余家基层人民医院在内的网络学术会议，由沿河土家族自治县人民医院承办的"骨科麻醉围术期麻醉与镇痛优化管理培训班"，以及在六盘水市、都匀市等举办的"一路黔行"麻醉质控会议、病例分享等；学组成员也参与了广西壮族自治区举办的"党旗引导，百名学会专家走基层"活动，惠及桂平市、平南县、金秀瑶族自治县、横州市、上思县、河池等众多基层县医院。提高基层医院的医疗水平，我们才能"一起强大"！

（三）专家共识的编写和更新

2020 年，骨科麻醉学组（筹）在郭向阳组长的统筹安排下，共完成 3 项专家共识的修订更新工作：《应用抗凝或抗血小板药物患者接受区域麻醉与镇痛管理的专家共识》；《中国防治恶性高热专家共识》；《气压止血带在四肢手术中应用的专家共识》。

（四）恶性高热的防治工作

在《中国防治恶性高热专家共识》修订更新同时，郭向阳教授一直致力推进的恶性高热特效药——丹曲林国产化的工作获得重大进展。目前，国产注射用丹曲林已获批应用于临床。

为建立并优化我国恶性高热急救体系，2020 年 12 月 29 日在线上召开了"中国恶性高热防治专家共识及国产注射用丹曲林临床使用研讨会"。本次会议邀请了国内麻醉学界著名专家，全国各省（直辖市、自治区）麻醉质控中心主任，以及医政、药政管理、卫生法学及药品研发等领域专家共同参会。国家麻醉质控中心主任、中华医学会麻醉学分会主任委员黄宇光教授致辞并强调了建立国内恶性高热救治体系、提高救治水平的重要性和必要性。北京市临床麻醉质量控制和改进中心主任、中华医学会麻醉学分会常委兼骨科麻醉学组组长郭向阳教授介绍了国内恶性高热现状、抢救流程及综合治疗措施，并建议有需求的医院应在国家相关法律法规及医院药事管理的框架下，正常采购备药，同时建立紧急采购预案，结合物理降温、纠正内环境紊乱、血液净化、生命体征支持等相关综合救治措施，全面提高我国围术期恶性高热的救治水平。药物研发专家重点介绍了国产注射用丹曲林的研发过程、适应证及临床使用注意事项等。

针对丹曲林上市后的临床使用，医政管理专家建议，鉴于恶性高热的特殊性和国产丹曲林的药理学特点，各级卫生主管部门应督导本辖区麻醉质控中心，针对辖区内各医疗机构的具体情况，探索切实可行的急救用药方案；药政管理专家建议，我国三级甲等医院和区域医疗中心医院应根据具体临床需求及医院药事管理规定，将国产注射用丹曲林归入医院药事管理体系和麻醉科抢救药品目录，由临床麻醉质量控制和改进中心及药学质量控制和改进中心联合管理；卫生法学专家强调，在国产注射用丹曲林已投入临床使用的前提下，有需求的医疗机构应尽快建立常规备药、紧急购药预案及运行机制，以有效规避医疗风险。

与会专家一致认为，根据我国目前的国情，国产丹曲林应在各级政府的主导下，以专家为主体，联合制药企业和配送机构等社会力量，建立并不断完善具有中国特色的恶性高热急救体系，为生命保驾，为健康护航。

二、骨科麻醉学术进展

2020 年度在国内学术期刊共发表骨科麻醉相关研究论文 540 余篇，主要围绕外周神经阻滞药物的组合优化、不同入路及阻滞方法，麻醉相关 ERAS 方案优化等方面展开研究。

（一）神经阻滞中罗哌卡因不同浓度、不同辅助药物的探讨

王明山等比较了不同浓度（0.25%、0.375% 及 0.55%）罗哌卡因 20 ml 行肌间沟臂丛神经阻滞用于全身麻醉肩关节镜手术患者的效果，结果发现，浓度为 0.25% 罗哌卡因的效果最佳。何开华等比较了不同浓度（0.25% 和 0.33%）罗哌卡因 30 ml 复合 1 μg/kg 右美托咪定行前路腰方肌阻滞用于全身麻醉全髋关节置换术患者，该研究结果发现，浓度为 0.25% 罗哌卡因的效果最佳。姚尚龙等发现，静脉注射地塞米松 0.1 mg/kg 复合右美托咪定 1 μg/kg 能优化肩关节患者臂丛神经阻滞的术后镇痛效果，减轻围术期应激反应。

（二）不同神经阻滞方法的探讨

张兰等比较了臂丛上干阻滞和肌间沟臂丛神经阻滞用于全身麻醉肩关节手术患者的效果，结果发现，臂丛上干阻滞用于全身麻醉肩关节患者不仅能提供更好的围术期镇痛，还可以降低膈肌麻痹的风险。柳垂亮等发现超声引导下收肌管入路一针四点法神经阻滞用于全膝关节置换术后镇痛效果优于收肌管联合后入路坐骨神经阻滞。而对于老年股骨近端防旋髓内针内固定术患者，王庚等发现，与腹股沟韧带下髂筋膜间隙阻滞比较，超声引导下腹股沟韧带上髂筋膜间隙阻滞起效更快，股外侧皮神经阻滞效果更好。王春光等的研究表明，收肌管阻滞联合膝关节周围局部浸润麻醉可减轻全膝关节置换术患者术后炎症反应。刘英志等的研究发现，膝关节囊后间隙阻滞－收肌管阻滞联合全身麻醉用于膝关节置换术，术后股四头肌肌力和术后恢复满意度的评分升高，术后足下垂发生率降低，术后住院时间和首次下床活动时间缩短。

（三）脊柱手术相关研究

脊柱手术相关研究相对较少。徐冠华等在脊柱手术患者，通过术中躯体感觉诱发电位（somatosensory evoked potential，SEP）监测，多普勒超声仪测定双下肢腘静脉血流速度、检测下肢深静脉血栓形成（deep venous thrombosis，DVT）情况，并测定血浆 D 二聚体浓度。该研究结果表明，脊柱手术中躯体感觉诱发电位作为脊髓电生理监测的同时可有效预防脊椎手术患者下肢 DVT 的发生。张建敏等通过回顾性队列研究，探讨了肺保护性通气策略对脊柱侧弯矫形术患儿

术后肺部并发症的影响。该研究结果发现，与传统机械通气策略相比，低潮气量联合呼气末正压（positive end expiratory pressure，PEEP）的肺保护性通气策略可降低脊柱侧弯矫形术患儿术后肺部并发症的风险，有助于改善预后。

（四）老年患者髋部骨折手术麻醉 ERAS 优化策略

老年髋部骨折手术麻醉关注度最高。在麻醉方法选择上，宋学敏等回顾性分析了 500 余例髋关节置换术的患者，该研究结果发现，蛛网膜下腔阻滞可以改善术后转归，加速术后康复进程。在术后镇痛方面，邓立琴等在单侧腰麻基础上，联合髂筋膜间隙阻滞有助于缓解老年髋部骨折患者的围术期疼痛，改善患者术后睡眠，减少并发症的发生。张加强等的研究认为，髋关节囊周围神经阻滞用于蛛网膜下腔阻滞髋关节置换术老年患者的镇痛效果优于髂筋膜间隙神经阻滞。柳垂亮等的研究认为，超声引导下髋关节囊周神经丛阻滞和腹股沟上髂筋膜间隙阻滞对股骨颈骨折患者术前摆放侧卧位时均有良好的镇痛效果，髋关节囊周神经丛阻滞的超声成像时间更短，起效更快，患者的满意度更高。由此可见，髋关节囊周神经丛阻滞逐渐引起学者们的重视。在术后转归方面，老年术后认知功能障碍（postoperative cognitive dysfunction，POCD）和谵妄也是大家非常重视的。李炜等的研究表明，超声引导下髂筋膜间隙穿刺置管，并给予罗哌卡因术后自控镇痛，可减少全髋关节置换术老年患者术后谵妄的发生。张析哲等的研究发现，全身麻醉下行全髋置换术的老年患者，术前 30 min 给予氟比洛芬酯 $1 \sim 1.5$ mg/kg 可明显降低老年全髋关节置换术患者术后神经认知障碍的发生率，其机制与降低炎症因子白介素（interleukin，IL）-6 和趋化因子 CXCL13 浓度有关。依达拉奉是一种脑保护剂（自由基清除剂），谢海辉等将其用于椎管内麻醉下的老年髋关节置换术患者，发现它可减轻炎症反应，改善老年患者的远期认知功能。

2020 年 5 月，贵州省人民医院章放香教授完成了贵州首例人工全髋关节置换日间手术，患者术后次日便可下床行走，并在 48 h 内出院。标志着贵州省骨科麻醉与关节外科微创手术技术团队实施的 ERAS 达到国内先进水平。广东省人民医院舒海华教授（中华医学会麻醉学分会委员）在高龄髋部骨折手术患者 ERAS 麻醉策略方面耕耘了多年，根据临床经验总结了以下 5 个方面的优化策略：①重视术前评估和准备，细心术前宣教，优化术前禁饮、禁食策略，和骨科医护团队建立微信群及时沟通，特别是接台手术患者；②以区域阻滞麻醉为主，合理选择神经阻滞入路，并重视操作前的镇静镇痛和操作中的细节问题；③优化局麻药配伍，超声及刺激器双重引导，避免反复穿刺；④重视术中管理，个体化补液输血方案；⑤完善术后镇痛和术后随访。

2020 年，骨科麻醉学组共完成 3 项专家共识的修订更新工作，其中《气压止血带在四肢手术中应用的专家共识》为首次编写，为广大麻醉工作者提供了有力的理论支持。各省级学组在发表学术论文的同时，还参与了一些书籍的翻译或编写工作，如邓立琴教授参与编译《麻省总医院术后监护管理手册》，杭州市红十字会医院参编了《脊柱结核外科治疗学》等。虽然受疫情影响，国际学术交流机会减少，但新技术的引进仍在努力进行中，如温州医科大学附属第二医院 & 育英儿童医院引进日本产的新式一次性神经阻滞针（绝缘电极封闭针 Type CCR），该针与原有的阻滞针相比，在超声下显影更加清楚，这将使超声引导的神经阻滞技术更加安全和精准。

千磨万击还坚劲，任尔东西南北风。总之，无论抗疫斗争持续多久，骨科麻醉学组（筹）都将坚决听从党和国家号召，在中华医学会麻醉学分会的坚强领导下，扎扎实实地做好自己的工作，为麻醉学向围术期医学的发展作出自己的贡献。

（陈绍辉　郭向阳）

第六节　老年麻醉学组（筹）

一、2020年学组工作总结

老年麻醉学组（筹）秉承中华医学会麻醉学分会"一起强大"的理念，以老年麻醉区域培训中心、老年麻醉培训基地及省级老年麻醉学组为依托，以网络云平台和继续教育项目为主要形式，服务基层，开展老年麻醉专业培训、知识更新及病例讨论。同时发布多部中文版专家共识和英文版专家共识，完成国内麻醉学杂志"老年麻醉专刊"栏目的组稿工作，积极推进老年患者麻醉与围术期管理的规范化发展，更新专业知识，推广新技术。

（一）强化区域培训中心和培训基地建设，积极开展精准扶贫工作

在全国分2批次建立48家老年麻醉培训基地并追踪考核，成立4家区域培训中心和12个省级老年麻醉学组，以上述机构为依托，以点带面地进行覆盖基层的老年麻醉知识更新和技能培训。2020年，各中心/基地共开展下基层活动7场次，累计培训基层麻醉医师1000余人，给基层医院"传经送宝"。各省级老年麻醉学组开展了"老年患者的麻醉管理与快速外科康复新进展学习班""老年患者围术期麻醉管理培训班""老年麻醉高峰论坛"，省级年会"老年麻醉专场""老年临床麻醉病例竞赛""老年围术期麻醉管理研讨会"等一系列线上或线下培训，2020年累计开展12场次培训，累计培训人数达7000余人。省级老年麻醉学组还开展了义诊活动，给乡村老年人送去健康保障。

（二）继续推进国家级继续医学教育项目和一系列老年麻醉相关课程蓬勃发展

2020年，因受疫情影响，连续举办6年的国家级继续医学教育项目——老年麻醉临床技术新进展培训班【2020-04-11-213（国）】改为网络授课的形式开展。该项目邀请专家学者就老年麻醉领域的常见临床问题，与学员进行了丰富多彩的讲座、病例讨论及在线探讨，每期线上观看讨论人数超500人。

老年麻醉学组还开展了蛇牌学院"老年患者麻醉管理与围术期管理系列课程"，在6期的课程中，分别针对围术期如何降低麻醉对老年患者的健康影响及相关措施做了充分的探讨和分析，培训学员累计达4000余人，学员们讨论热烈、收获颇多。

（三）利用网络云平台开展"老年麻醉与围术期管理"病例云查房项目

每月举办1～2期"老年患者麻醉与围术期管理"病例云查房项目，以"互联互动促诊疗，麻醉老年护康健"为宗旨，集中研讨近年来在老年患者麻醉与围术期管理领域取得的最新研究进展，并结

合实战临床病例进行多学科协作（MDT）和知识讲解，以期共同推动老年患者围术期临床实践和诊治水平的不断提高，促进老年患者术后快速康复。2020年共举办8期，平均每期线上医师播放量超2.5万人次，医院集体点播量每期约10家，业内专家均予以充分肯定。云查房项目依托于网络云平台，受众广泛，参与形式灵活，深受基层麻醉医师好评。

（四）积极组织高质量老年麻醉学术交流

2020年中华医学会麻醉学分会老年麻醉学组（筹）学术年会为以线上为主、线下为辅的形式进行。学术活动的版块设计仍然沿用"以病例为引导的panel discussion"形式，以"急危重症患者麻醉下重症诊疗与术后转归"为主题，分为2个版块，每个版块分别用1例老年疑难危重患者的麻醉实例引出在该类患者围术期管理中的知识更新与管理要点。该学术活动秉承老年麻醉学组一贯的理念，推广老年麻醉与围术期管理领域的前沿知识，推动老年麻醉的规范化发展。

（五）撰写老年麻醉相关专家共识，推行标准与规范

2020年，老年麻醉学组撰写英文版专家共识一部——《中国老年患者围术期脑健康多学科专家共识（英文版）》概览和述评，发表于 *Chinese Medical Journal*；同时刊行了英文单行本。结合新的循证医学证据，在《中国老年患者围术期麻醉管理指导意见（2014版）》基础上，老年麻醉学组撰写的《中国老年患者围术期麻醉管理指导意见（2020版）》分为4期连载于《中华医学杂志》。老年麻醉学组与骨科麻醉学组联合制定《中国老年患者膝关节手术围术期麻醉管理指导意见（2020版）》，并发表在《中华医学杂志》上。针对COVID-19疫情，老年麻醉学组领衔发布的《新型冠状病毒肺炎老年患者麻醉管理与感染控制建议》发表于《中华麻醉学杂志》。老年麻醉学组计划于2021年开展一系列共识为导向的专家共识宣讲活动，让专家共识既来源于临床，又能够走进每位麻醉医师的临床实践，最终更好地服务于中国老年患者。

（六）组织期刊老年麻醉专刊稿件，推广高质量临床研究

2020年，老年麻醉学组（筹）共完成《临床麻醉学杂志》"高龄患者相关的临床研究"专刊组稿工作和《中华医学杂志》"老年患者围术期脑功能监测与术后转归"专刊组稿工作，推动国内老年患者麻醉相关高质量临床研究。

二、老年麻醉学术进展

2020年COVID-19疫情的突然袭来，对我国乃至全世界的医疗卫生体系都是严峻挑战，学组全体单位成员响应党和国家号召，积极投身医疗和科研工作，在相关学术领域也取得优异成绩。

（一）临床科研领域

1. 超声引导下的神经阻滞在围术期的应用研究　王东信教授团队开展的一项随机对照研究证实，多平面单次胸椎旁神经阻滞可减少乳腺癌患者术后6个月慢性疼痛的发生率，并提供良好的术后早期

镇痛效果。另一项随机对照研究发现，在多模式镇痛的背景下，超声引导单次股三角区域阻滞对全膝关节置换术的镇痛效果优于收肌管阻滞。此外，王东信教授团队的一项荟萃分析显示，右美托咪定作为股神经阻滞的佐剂时可以提高镇痛效果，延长镇痛时间并减少阿片类药物的额外消耗，但升高了低血压的发生风险。徐桂萍教授团队研究结果显示，采用超声引导下胸腰筋膜平面阻滞可缓解老年患者椎体后凸成形术术后疼痛并改善细胞免疫功能。此外，徐桂萍教授团队通过研究提出，*OPRM1A118G*基因多态性是导致腰椎减压术患者术后阿片类药物用量个体差异性的遗传因素之一。龙波教授团队在胸腔镜手术后采用前锯肌阻滞可强化镇痛效果，并减少术后早期额外镇痛药的使用。梅伟教授团队的一项随机对照研究探讨了横突间隙旁正中短轴扫描（paramedian transverse scan through the intertransverse space，PMTS-ITS）方法结合神经刺激在腰丛神经阻滞中的应用价值，该研究结果表明，相比单独的神经刺激，超声引导辅以神经刺激能更快达到感觉神经完全阻滞，提高穿刺成功率。梅伟教授团队的另一项回顾性分析显示，超声引导 L_5/S_1 蛛网膜下腔阻滞用于老年患者髋部手术可操作性好、麻醉效果确切且血流动力学平稳。王天龙教授团队研究发现，在蛛网膜下腔穿刺时，患者采取侧卧位，并将头、胸部抬高 30° 的穿刺体位，可显著提高穿刺成功率，并降低患者不适感。

2. 推进临床新技术和新管理模式的应用 王天龙教授团队应用多学科协作对高龄骨科患者进行围术期全程管理并评价其应用效果，研究结果显示，多学科协作组术后严重并发症发生率显著降低，住院时间缩短。梅伟教授团队通过研究发现，Nottingham 量化评分＞5 分的髋部骨折老年患者，术后并发症发生率较高，总住院时间延长，且预后较差。因此，运用 Nottingham 评分进行危险因素识别并提前给予有效干预是改善患者预后的重要策略。在气道管理方面，清醒开颅手术中保持镇静患者的气道通畅性仍然具有挑战性。邓萌教授团队通过研究发现，在中度镇静下行术中唤醒神经外科手术的患者中，实施经鼻会厌下 - 声门上插管的方式较传统的鼻咽通气道能更有效地保持上呼吸道通畅。孙志荣教授团队探索了 VDO 视频喉镜在甲状腺手术神经监测气管插管定位中的应用价值，相比 Macintosh 直接喉镜，VDO 视频喉镜显著提高了插管成功率。魏来教授团队发现经皮穴位电刺激双侧足三里、三阴交、内关及曲池穴，能抑制开腹肝叶切除术患者肝门阻断后肝转氨酶、高迁移率族蛋白 B1（HMGB1）和肿瘤坏死因子 -α（tumor necrosis factor-α，TNF-α）的升高。徐桂萍教授等采用 FloTrac/Vigileo 监测系统的目标导向液体治疗提升了肥胖患者术后康复质量。此外，王天龙教授团队探索到顺式阿曲库铵用于喉罩插管的半数有效剂量（median effective dose，ED_{50}）为 26.5 μg/kg。

3. 重视围术期认知障碍的评估、监测和预防 王天龙教授团队采用静息状态功能磁共振成像（rs-fMRI）观察在晚期膝关节骨性关节炎的老年患者中，全膝置换术（total knee arthroplasty，TKA）术后的早期阶段出现了重要脑区的功能改变，研究结果将为进一步的科学探索提供基础，为相应防治策略的制定提供靶点。该团队还探讨了右美托咪定的使用对老年髋部骨折患者术后谵妄及促炎指标的影响，研究结果提示，右美托咪定可降低第 1 天术后谵妄的发生率。王东信教授团队的队列研究证实，采用蒙特利尔认知评估量表（Montreal cognitive assessment，MoCA）将"MoCA 术后评分低于术前评分 2 分即可诊断为神经认知功能恢复延迟"作为评价老年患者神经认知功能恢复延迟的标准，具有最佳的特异性和敏感性。王东信教授的另一项前瞻性队列研究发现，在麻醉后监护病房（post anesthesia care unit，PACU）发生过苏醒期谵妄的老年患者，其术后谵妄的发生率将会上升。此外，该团队证实了中文版 3 分钟谵妄诊断量表（3D-CAM）对 ICU 患者谵妄的诊断具有明确的可靠性和准确性，为术后谵妄患者的快速、准确诊断起到积极作用。欧阳文教授团队研究提示，口服益生菌可预防老年患者非心脏手术后的认知功能障碍，机制可能与限制周围炎症和应激反应相关。孙志荣教授研究团队发现在结肠癌根治手术中采用右美托咪定联合硬膜外阻滞能有效减轻患者术后疼痛，并改善术后早期认知功能障碍和促进患者康复。李茜教授团队运用荟萃分析研究围术期脑电监测和脑氧监测对神经认识障碍的影响，该研究结果发现，围术期使用脑电监测和（或）脑氧监测仪可降低术后神经认识功能障碍的发生。

（二）基础研究领域

1. 心肌、肝脏缺血再灌注损伤的相关机制研究　徐桂萍教授团队发现白藜芦醇预处理可减轻糖尿病大鼠心肌缺血。再灌注损伤中的机制可能与激活核因子 E2 相关因子 2（nuclear factor-erythroid 2-related factor 2，Nrf2）有关，大鼠心肌缺血再灌注（ischemia-reperfusion，I/R）后沉默信息调节因子 1（silence infor-mation regulator 1，SIRT1）/Nrf2 信号通路作为内源性保护机制被激活，白藜芦醇可能通过上调 SIRT1 的表达进而激活 Nrf2/ 血红素氧合酶 -1（HO-1）信号通路，减轻氧化应激发挥保护作用。魏来教授团队揭示了电针"肝俞""阳陵泉"对大鼠肝脏缺血再灌注损伤的保护作用可能是通过抑制 HMGB1 从胞核向胞质移位和释放、下调相关炎症因子表达来发挥的。李茜教授等在衰老等诱因构建的射血分数保留的心力衰竭（heart failure with preserved ejection fraction，HFpEF）动物模型心肌组织，以及 HFpEF 临床患者血浆中均发现线粒体蛋白过度乙酰化导致适配蛋白 ASC 转位到线粒体，促进 Nod 样受体蛋白 3（Nod-like receptor protein 3，NLRP3）炎症小体组装。提升酮体 β 羟丁酸（β-hydroxybutyric acid，β-OHB）水平，可保护心肌细胞线粒体功能，抑制 NLRP3 炎症小体诱导的纤维化，改善 HFpEF 病理表型。

2. 脑保护的相关机制研究　低温是心搏骤停（cardiac arrest，CA）后全脑缺血（GI）的重要保护方法，但低温在大脑不同区域的作用机制尚未完全阐明。王天龙教授团队利用正电子发射断层成像（PET）和磁共振成像（MRI）研究了大鼠低温全脑缺血和常温全脑缺血模型中的脑内代谢变化节点，并利用弥散张量成像（diffusion tensor imaging，DTI）各向异性分数构建了低温全脑缺血和常温全脑缺血的白质网络。该研究发现，在接受低温治疗的大鼠中前额叶 - 丘脑环路维持功能完整性，并在低温脑保护中发挥重要作用。王天龙教授团队还发现羟考酮可通过抑制星形胶质细胞核因子 κB（nuclear factor-κb，NF-κB）信号通路减轻神经炎症，靶向针对星形细胞 NF-κB 介导的炎症反应可能是治疗神经炎症损伤疾病的有效策略。

（三）积极参与新冠肺炎的防治研究

魏来教授团队通过 DGI 数据库（Drug-Gene Interaction database，DGIdb）挖掘相关生物信息学数据，探索 COVID-19 防治的潜在靶点和治疗药物。徐桂萍教授团队调研分析了 COVID-19 疫情对急性肠梗阻病因及诊治的影响。王东信教授团队进行的一项回顾性研究发现，入院时血液中更高的中性粒细胞计数和更低的淋巴细胞计数是 COVID-19 患者由重型进展为危重型的独立预测因子。

（李　茜　肖　玮　王天龙）

第七节　麻醉生理与生命科学学组（筹）

一、2020 年学组工作总结

第十三届麻醉生理与生命科学学组（筹）（以下简称学组）于 2018 年 12 月筹建完成。学组在中华医学会和中华医学会麻醉学分会的部署领导下，坚持"积极响应和密切配合国家七部委 21 号文件及国家卫生健康委出台的相关政策；推动麻醉基础和生命科学研究的进展，并积极实现临床转化，回答麻醉学领域的基本科学问题；发挥全组人员的智慧和力量，整合资源，联合推进；坚持科学性、可行性和可推广原则"等指导原则，并根据制定的 2020 年度工作计划开展了如下工作。

（一）学组工作会议和学术年会

受 COVID-19 疫情的影响，学组工作会议和学组年会于 2020 年 9 月 26 日同期线上举行。讨论的主要议题包括：学组下一步工作计划、如何加强麻醉医师基础和临床研究培训、加大科研产出、学组总体发展方向规划及学组成员工作任务分工等。

本次会议为广大麻醉同道，尤其是基层医师和青年朋友们提供更多学科理念，促进学术交流。会议内容在设计上创新了会议形式，紧密结合临床，围绕围术期神经科学问题，从相关的神经生物学基础和相关机制、最近的基础和临床研究进展，到通过循证医学手段形成最新的临床指南、多学科交叉融合从不同的专家视角看待围术期的神经学科问题，最终以病例的形式回顾最新的研究进展，从如何影响临床实践的角度进行专家组的讨论总结，形成最终结论，指导相关的临床决策。

会议邀请到神经科学领域的知名专家学者，包括厦门大学特聘教授、国家杰出青年科学基金、教育部新世纪优秀人才获得者张杰教授；南京鼓楼医院麻醉科副主任、中华医学会麻醉学分会常务委员顾小萍教授；复旦大学医学院神经病学研究所常务副所长郁金泰教授；同济大学医学院麻醉与脑功能研究所常务副所长、上海市第十人民医院精神心理科主任申远教授组成讲座专家团队。由西京医院副院长、中华医学会麻醉学分会常务委员、学组组长董海龙；中华医学会麻醉学分会副主任委员、首都医科大学宣武医院麻醉科主任王天龙；徐州医科大学副校长、教育部长江学者特聘教授获得者曹君利；中华医学会麻醉学分会神经外科麻醉学组副组长、北京天坛医院麻醉科主任韩如泉；中华医学会麻醉学分会临床及转化医学研究学组副组长、北京大学第一医院麻醉科主任王东信组成讨论专家团队。会议由学组的副组长温州医科大学科技处处长曹红；青海大学附属医院麻醉科主任贾珍；西安交通大学第二附属医院（西北医院）副院长张蓬勃；安徽医科大学第二附属医院副院长张野担任主持。

会议主要讨论了近年来麻醉药物和麻醉与脑关系；麻醉药物对患者神经系统的影响；积极研究和探讨如何进行个体化用药；本次会议搭建一个多学科沟通交流的平台，也是一次对多学科交叉融合讨论的尝试。各位讲座专家从各自的研究领域和学科方向的角度，分别从神经内科、精神心理及麻醉学等方面谈论了对以上问题的思考，并就各自研究领域的最新进展与听众进行了分享。

学组组长董海龙对会议进行总结：根据最新的麻醉和神经认知领域研究进展，以及将来的研究方向是了解神经损伤发生的环路机制、神经免疫内分泌在神经损伤发生过程中的作用，以及如何减轻、减弱麻醉因素对神经系统的影响等问题，应该整合资源形成联合研究组织，进行长远的基础和临床研究，发挥自身优势，解答其中关键性的问题并形成标志性成果。希望今后能推动麻醉与脑关键科学问题的研究进展，为中国的脑科学计划贡献力量，为相关领域的同仁提供思考和借鉴。

（二）专家论坛

2020年，专家论坛的形式有所改变。西京医院创新性地组织了2期住院医师思维训练营。住院医师规范化培训的目标是培养住院医师的"六大核心胜任力"，通过系统化、科学化的临床思维训练有效提升知识技能、患者照护和沟通合作能力，同时对职业素养、终生学习及教学能力亦有良好的促进作用。训练营邀请美国耶鲁大学孟令忠教授和美国威克森林大学童传耀教授作为培训导师和考官，于2020年6月和9月，分别就"足月妊娠合并前置胎盘的剖宫产麻醉"和"一例垂体瘤手术的麻醉"2个病例与住院医师一起探讨了产科麻醉和神经外科麻醉的关键点。通过网络实时在线直播的形式，以问题为基础，从实际出发，帮助临床医师理论联系实际，解决知识碎片化问题，真正将知识转化为解决问题的能力。希望能成为将来临床医师培训的新模式。

（三）组织临床和基础研究培训班

2020年度，由学组统一协调举办了4场科研和技术培训班，分别于2020年4月23—24日、6月27日、9月1—3日及11月8日举行，达到提升麻醉研究人员科研能力的目的。鉴于疫情防控需要，会议采用线上为主，线上、线下相结合的形式开展，每场在线观看人数均突破万人。

其中2期培训在国内麻醉界和研究生群体中引起巨大反响，培训班邀请了国内外知名临床和循证医学研究领域专家、四川大学华西医院、西京医院有丰富临床研究经验的教授及从事一线科研工作的老师，聚焦临床研究中的常见问题，从临床麻醉医师开展临床研究的切实需求出发，为实现提升麻醉研究人员科研能力的目的，从临床研究问题的提出入手，对临床研究的全流程进行了深入的讲解。重点围绕临床研究问题的提出、临床研究方案的撰写、伦理审查和统计分析的注意事项、不同研究课题研究方法的选择及不同类型临床研究在实施中应注意的问题等方面展开，并围绕麻醉和围术期领域新的热点问题进行了探讨和文献解读。

另外2期分别为神经科学研究技术培训、SCI论文撰写和国家自然科学基金申报的培训。培训班邀请了国内外知名神经科学领域专家、西京医院麻醉与围术期医学科从事一线科研工作的老师，重点围绕麻醉与神经科学的科研思路、科学问题进行授课，并围绕神经科学前沿研究技术、神经环路研究方法、SCI论文写作、慢性疼痛研究方法及脑电分析等技术进行操作演示和培训。培训专家对神经科学研究的前沿技术进行知识讲座，对临床研究开展和实施过程中可能遇到的问题进行详细而深入的讲解。

（四）构建多专业共同参与的麻醉与生命科学专家联盟

麻醉生理与生命科学学组（筹）成立目标是集中麻醉领域的专家和研究者，以患者为中心、从临床发现问题、提出问题，通过基础研究人员的深入研究，再将其科研成果快速转向临床应用，以提高围术期麻醉的质量和水平。本学组的工作重心将围绕全身麻醉的机制、麻醉与睡眠、围术期器官保护主题，针对临床麻醉实践中新技术、新进展开展研究，通过会议和继续医学教育项目提供平台，对麻醉基础和临床疑难问题的国内外研究进展进行交流，并在此基础上达成共识，形成指导意见，从而促进麻醉基础与临床研究工作的开展。

围术期麻醉管理是麻醉医师经常面临的难点之一，单纯由麻醉或手术引起的围术期死亡率已经大幅降低，但部分危急重症和老年患者围术期易并发多种并发症，如出现术后低心排血量综合征、呼吸系统、神经系统及肾脏等多脏器功能衰竭是如今麻醉医师面临的最重要挑战及迫切需要解决的问题。如何更好地保护此类手术患者围术期心脏、脑及脊髓等重要脏器的功能是提高患者生存率、改善生活质量、减少家庭和社会压力的核心问题。

在麻醉研究领域，还有许多问题尚待解决。在麻醉学研究人员的共同努力下，我国麻醉基础和临床研究实力有了巨大的提升。如果能与其他学科展开密切的合作，整合资源，形成优势互补，实现资源共享将为中国麻醉研究领域的发展发挥重要的推动作用。因此，构建多专业共同参与的麻醉与生命科学专家联盟，对优势力量进行整合和开展课题合作研究势在必行。

（五）规范化临床研究体系，鼓励多中心合作

通过开展临床研究解决临床问题并帮助制定临床决策是必然趋势。目前中国外科年手术量居世界前列，拥有大量的病例资源。但临床研究的开展在国际上相对落后，如何有效地利用现有的病例资源优势开展规范化的临床研究是我们需要努力的方向。学组拟在学组成员单位推动建立规范化临床研究体系，包括形成稳定的临床研究协调（CRC）参与、第三方审查，建立数据安全和监测委员会（DSMB）及多中心研究的协作等机制。2020 年在学组组长单位和成员单位通力协作，已开展 6 项国内多中心研究。相信这些研究成果能为我国麻醉和围术期医学管理提供高等级的循证医学证据。

二、麻醉生理与生命科学学术进展

对学科领域研究进展的回顾和综述有助于理清目前存在的问题，为将来研究指明方向。在学组组长董海龙的组织下，学组从麻醉相关安全问题和围术期患者转归，改善手术患者预后的围术期管理策略，重症患者管理策略优化等角度综述了麻醉学领域的临床研究进展；从神经环路角度综述了全身麻醉药物发挥作用的分子和环路机制相关基础研究进展。麻醉学已经向围术期医学转变，麻醉医师不仅要关注手术期患者的安全，更重要的是在围术期积极主动作为，改善患者的长期转归和生活质量。对全身麻醉药物作用机制的深入探索、对患者疾病状态下病理生理改变的深度认识、对围术期优化管理策略临床获益的效应研究将进一步提升麻醉学临床实践的质量。

（一）麻醉相关的安全和围术期患者转归

世界卫生组织（World Health Organization，WHO）关于患者安全最新版统计资料（2019 年 9 月 13 日更新）显示，不安全的临床诊疗造成的不良事件是世界十大死亡和残疾原因之一，因此患者安

全应成为全球卫生优先事项。近年来，与麻醉相关的患者死亡率已极大降低（从 1940 年的每 1000 例手术 1 例死亡到目前每 10 万例手术 2.3 例），麻醉学科已经从着眼于降低死亡率发展至改善患者围术期安全和促进患者长期的功能、认知及神经心理健康恢复。

麻醉深度对手术患者的近期预后及远期转归的影响是麻醉学领域近年来关注的重点问题。系列观察性研究和队列研究结果提示，对于危重症手术患者，麻醉过深可能会影响手术患者的转归，甚至增加术后死亡率。但麻醉过深和术后死亡率的因果关系缺乏随机对照研究的证实。在 Lancet 杂志上发表的 BALANCED 前瞻性随机对照研究纳入 6644 例 60 岁以上接受大手术的患者，比较浅麻醉［脑电双频指数（bispectral index，BIS）为 50］和深麻醉（BIS 为 35）对患者术后死亡率的影响。该结果显示，2 组患者在术后死亡率、住院时间及并发症发生率等指标的差异均无统计学意义。将该研究和以往类似研究聚合进行荟萃分析的结果也显示，以 BIS 或脑电监测界定麻醉深度（镇静深度的评估）与手术患者术后死亡率之间没有显著的相关性。将来的研究应该致力于评价深麻醉和低血压之间的相互关系及其对手术患者预后的影响，既体现了由脑电图或 BIS 监测的镇静深度，又体现了伤害性感受 - 抗伤害性感受之间的平衡。

对实体肿瘤患者来说，手术是治疗计划中最主要的组成部分。围术期的 3 个因素（手术应激、使用挥发性麻醉剂及使用阿片类药物）削弱了癌症患者手术后自身免疫力。这 3 个因素抑制患者内在的抗肿瘤能力从而影响肿瘤复发。区域麻醉技术可减轻手术应激反应，减轻疼痛强度，维持免疫监视作用，并减少可能损害机体免疫的药物（如阿片类药物）剂量，从理论上说使用区域麻醉应该能降低肿瘤患者手术后复发率，在 Lancet 上发表的一项随机对照研究纳入了 2132 例乳腺癌患者，比较区域麻醉 - 镇痛组（椎旁阻滞和丙泊酚）和全身麻醉联合阿片类药物组（七氟烷吸入麻醉＋阿片类药物）对患者乳腺癌复发的影响，该研究结果发现，采用这 2 种麻醉方式的患者术后肿瘤复发率的差异无统计学意义，2 组患者切口持续性疼痛和疼痛频率及严重程度均不受麻醉方式的影响。虽然此研究仍存在一定的局限性，与大多数肿瘤切除手术的常规持续时间相比，研究组的平均手术时间短，分配到全身麻醉联合阿片类药物组的患者在围术期接受的阿片类药物量相对较少，且吸入性全身麻醉的暴露时间相对较短。但是该研究仍然给我们临床实践提供了高等级证据，其证实不同的麻醉方案选择对肿瘤患者预后的差异无统计学意义。

以往的观察性研究和荟萃分析结果提示，与静脉麻醉药相比，吸入麻醉药具有心脏保护效应。美国心脏协会和欧洲心脏病协会的指南甚至建议在对心脏手术患者实施麻醉时，应该考虑到吸入麻醉药对心脏手术患者术后生存率的益处。但吸入麻醉药的临床获益并没有在随机对照研究中获得确证。在 NEJM 上发表的 Myriad 临床试验拟纳入 10 600 例接受冠状动脉旁路移植术患者，对比使用吸入麻醉药的静吸复合麻醉和全凭静脉麻醉对患者术后 1 年全因死亡率的影响。试验进展至中期纳入 5400 例患者时，发现吸入麻醉药物并无显著的生存优势，因而中止研究。但该研究为我们提供了高等级的临床医学证据，证明在研究使用这 2 种方案下，吸入麻醉药并无显著的临床获益，对于心脏手术患者，不同的麻醉方案不会导致显著的生存差异。

以上 3 项临床研究均为国际多中心临床研究，均有中国研究中心参与其中，提供了中国的人群资料证据，这是中国麻醉领域临床研究国际化的标志和体现，相信今后中国研究中心将越来越多地组织或参与多中心国际研究，为临床麻醉实践提供高等级的循证医学证据。

（二）改善手术患者预后的围术期管理策略

现代麻醉技术已经日臻完善，麻醉安全大幅度提升，麻醉相关死亡率已经大幅度下降，但是麻醉领域的研究者始终致力于探索进一步改善患者预后的围术期管理方案和策略。安徽医科大学第二附属医院开展的一项单中心研究纳入 150 例年龄为 65～80 岁接受髋关节置换手术患者。观察术中不同血压水平对术后谵妄的影响，研究结果已发表于 *J Clin Anesth*。研究将患者随机分成血压控制在基线值以下 10%～20% 组（D 组）、基线值以下 10% 以内（M 组）及基线值以上 10%（H 组）共 3 组，首要结局指标为术后 1～3 d 谵妄的发生率。该研究结果发现 H 组患者术后第一天谵妄的发生率（4%）显著低于其他两组（D 组：22%；M 组 16%），H 组患者苏醒期躁动的发生率也显著下降，同时 PACU 停留时间和住院时间明显缩短。这一临床益处可能与增加术中局部脑氧水平有关。

（三）重症患者管理策略优化

2020 年，关于重症患者管理的研究进展较大，临床专家们积极地探索了改善重症患者预后的临床管理策略。以往的研究发现，对于机械通气的重症患者，减轻镇静程度可缩短机械通气时间和 ICU 停留时间，发表于 *NEJM* 上的一项研究比较了不镇静和轻度镇静对患者预后的影响，该研究结果发现，2 组患者在机械通气时间、ICU 停留时间及 90 d 死亡率的差异无统计学意义。基于最新的循证医学证据，在 *Intensive Care Med* 上发表的重症医学快速使用指南（ICM-RPG）发布了推荐和建议：目前的证据不支持对任何严重程度的急性呼吸窘迫综合征（acute respiratory distress syndrome，ARDS）成人患者早期常规使用神经肌肉阻滞剂（neuromuscular blocking agents，NMBA）输注。避免对使用较轻镇静策略的通气患者持续输注 NMBA。然而，对于需要深度镇静进行肺保护性通气或俯卧位患者，持续输注 NMBA 48 h 是一个合理的选择。

神经调节辅助通气（neurally adjusted ventilatory assist，NAVA）通过获取膈肌的电活动，并将该电活动信号反馈给呼吸机，从而辅助患者呼吸，使辅助通气与患者呼吸驱动同步并成比例。在 *Intensive Care Medicine* 上发表的一项多中心随机对照研究中，NAVIATOR 协作组提出假说认为对急性呼吸衰竭（acute respiratory failure，ARF）患者给予 NAVA 与传统的肺保护性机械通气相比可以减少机械通气时间和降低死亡率。研究纳入 306 例气管插管通气≤5 d，预期机械通气时间≥72 h 可自主呼吸的急性呼吸衰竭患者，随机进入肺保护性机械通气组（对照组）或肺保护性机械通气联合 NAVA 组（NAVA 组）。首要观察指标是 28 d 内无机械通气天数。该研究结果发现，NAVA 组 28 d 内无机械通气时间高于对照组（22 d *vs.* 18 d），出院时 NAVA 组患者死亡率为 25.5%，对照组为 30.7%，2 组间患者死亡率的差异无统计学意义。

（四）全身麻醉药物的作用机制研究

近年来，有关全身麻醉药物发挥作用的神经环路研究进一步将分子层面的研究与全身麻醉下的无意识状态结合起来，目前，国内外许多麻醉学和神经生物学领域的科学家致力于全身麻醉机制相关的分子及神经环路的研究。

脑内多种神经递质系统的兴奋－抑制变化是全身麻醉药物发挥作用的重要机制。学组组长董海龙团队通过构建转基因大鼠模型结合光遗传学技术，证实外侧下丘脑食欲素能神经元向基底前脑及脑干蓝斑区域的神经投射，共同介导其促进麻醉苏醒的作用，进一步证实食欲素能神经元参与的神经网络是全身麻醉状态向觉醒状态转换的重要机制。同时，遵义医科大学喻田教授团队发现激活基底前脑胆碱能神经元可以显著降低小鼠对全身麻醉药物异氟烷及丙泊酚的敏感性，并加速麻醉觉醒过程，研究结论表明基底前脑胆碱能神经元的抑制与全身麻醉药物引起的意识消失相关；喻田教授团队还发现，脑干腹侧导水管周围灰质的多巴胺能神经元参与调控全身麻醉，全身麻醉药物异氟烷可以通过作用于该群神经元上的 γ- 氨基丁酸 A 型（gamma-aminobutyric acid type A，GABA$_A$）受体产生麻醉效应。上海科技大学胡霁教授团队发现右美托咪定可以通过激活肾上腺素 α$_2$ 受体抑制钾离子电流，进而激活中脑腹侧被盖区的多巴胺能神经元，并结合化学遗传学及脑电记录技术揭示这一现象可能是右美托咪定镇静可被快速唤醒的潜在机制。该研究结果为深入研究食欲素、乙酰胆碱、多巴胺等多种神经递质在全身麻醉中的作用提供了新的方向。

此外，华中科技大学同济医学院梅伟教授团队研究表明，节律中枢视交叉上核也对七氟烷麻醉具有调节作用，单色蓝光刺激可通过激活视交叉上核和相关觉醒核团，降低麻醉期间的爆发性抑制率并缩短七氟烷麻醉觉醒时间。同样地，夜间持续性光暴露也可减低小鼠七氟烷麻醉的爆发性抑制率，这提示一些保守的光敏感的神经环路在全身麻醉中可能也发挥着重要作用。此外，梅伟教授团队还发现昼夜节律也会影响全身麻醉深度，夜间相小鼠七氟烷麻醉的最小肺泡浓度高于白昼相，而觉醒时间短于白昼相，而损毁脑干蓝斑区去甲肾上腺素能神经元可以逆转这种麻醉深度的昼夜差异。

细胞膜上的离子通道参与了神经元兴奋性的调节是全身麻醉药物作用的重要分子靶点。上海交通大学医学院附属瑞金医院于布为教授团队通过数学建模，发现高剂量丙泊酚可以通过加速电压敏感型钠离子通道向失活态转换，进而抑制丘脑-皮质神经网络参与全身麻醉药物的作用。此外，四川大学华西医院周诚教授团队利用离体膜片钳技术观察到，亚麻醉浓度的异氟烷增强钠离子漏电流电导，而麻醉浓度的异氟烷则显著抑制电压敏感型钠离子通道，降低动作电位幅值，这种对于钠离子漏电流的易化作用可能参与了异氟烷对神经元兴奋性的双向调控作用，以及诱导期的过度兴奋状态；周诚教授团队还发现额顶叶皮质线粒体功能障碍和氧化应激水平增加可介导老年小鼠麻醉敏感性增高的效应。除此之外，复旦大学华山医院王英伟教授团队在研究中发现，T 型钙离子通道参与了麻醉后过度兴奋行为的产生，而增强七氟烷抑制效应可能是老年大鼠不发生麻醉后过度兴奋的机制之一。

（雷　翀　李　敖　董海龙）

第八节　门诊麻醉及 PACU 学组（筹）

一、2020 年学组工作总结

第十三届门诊麻醉及 PACU 学组（筹）秉承中华医学会麻醉学分会"从麻醉学走向围术期医学"之理念，以省级学组和日间手术试点工作为依托，开展门诊、PACU 及手术室外麻醉专业培训和学术指导，不断强化基层医师能力培训，推广新理论、培训新技术。在此基础上，大力加强多学科合作，以实现均质化门诊、PACU 及手术室外麻醉安全质量控制体系建设。具体工作内容如下。

（一）强化省级学组和培训基地建设，试验开展精准扶贫工作

在全国相继成立近 10 个省级门诊、PACU 及手术室外麻醉学组，推荐了 133 个日间手术试点病种并追踪考核。根据国家卫健委以基层为重点、强基层及"十三五"规划中提升我国县级医院综合能力的要求，实施中华医学会"基层医生人才培养千人计划"项目，本届中华医学会门诊麻醉及 PACU 学组（筹）以各省级门诊、PACU 及手术室外麻醉学组为依托，多次组织全国委员参加省级麻醉学年会门诊、PACU 及手术室外麻醉板块及医师培训；同时各省级学组多次组织精干力量进入基层医院，特别是对区县级医院帮扶带教，传授新技术、新理念，并定期分批次培训基层医院骨干力量。各基层单位分批选派人员定期到试点基地接受专业理念及前沿技术培训。逐步形成门诊、PACU 及手术室外麻醉以大型三级甲等医院为龙头、区县级医院为重点的"垂直、层级、双向、持续改进"的高质量发展模式，为完善国家医疗卫生体系的软硬件建设做出了积极的努力。

2020 年，门诊麻醉及 PACU 学组（筹）共举办各种形式的培训班 40 余次。为推进日间手术和舒适化医疗的开展，在学组副组长吕蕴琦教授带领下，郑州大学第一附属医院麻醉科派驻 2 名医师对县医院进行为期半年对口帮扶，就学科新进展进行讲解，对住院医师进行理论教学和临床指导，填补县级医院超声在围术期的使用和全身麻醉下气管镜诊疗的技术空白，并开展了"门诊镇静技术为患儿提供精确、有效、舒适的治疗"及"开展超声引导下穿刺和治疗的舒适治疗"新技术。南京大学医学院附属鼓楼医院、中国人民解放军北部战区总医院等单位日间手术中心隶属于麻醉科，集中式管理的日间手术模式管理制度、诊疗流程、病历管理、医保报销政策同步推进，信息化管理对临床麻醉系统进行开发，增加日间手术预约、手术排程、信息记录、术后随访等信息自动化管理。以上管理模式得到了国家卫健委卫生发展中心、中国日间手术合作联盟、省级卫健委、医保局的大力支持。带动了当地日间手术发展，缓解了医院床位紧张，百姓看病难、看病贵的实际问题。

（二）高质量完成大型学术会议门诊、PACU 及手术室外麻醉学术会议交流

门诊麻醉及 PACU 学组（筹）坚持"面向基层、引领临床"的原则，利用可明显缩短患者住院时间、加快床位周转、降低院内感染及提高医疗资源使用效率的优势，以保证日间手术患者的安全问题。在大型学术会议中，围绕日间手术的疫情防控、学科建设及新技术新药物的应用，积极推进日间手术与门诊手术的规范化管理、气道管理和新药物的应用，对复工复产无痛内镜的工作要点、无痛胃肠镜麻醉管理规范、非手术室麻醉气道安全管理等为切入点，组织大型现场多学科专家面对面研讨会，了解外科专业领域的最新理念，也得到不同亚专业麻醉同道的大力支持并引发了共鸣。不仅落实了 ERAS 理念，还拓展了学科发展的空间，探索了学科发展新模式。

（三）开展对外交流

门诊麻醉及 PACU 学组（筹）从成立伊始，就把加强国际交流与合作作为学组的主要建设目标

之一，并将这一目标作为学组的工作任务。各省级门诊、PACU 及手术室外麻醉学组积极根据自身条件选择切实可行的对外交流方式，全面系统地开展门诊、PACU 及手术室外麻醉学组的国际交流。分别邀请美国日间手术学会主席、国际日间手术学会前主席 Beverly K. Philip 教授进行"后"疫情时代恢复和维持日间手术的多专业路线图——美国视角学术交流，美国路易维尔大学学术顾问院长黄佳鹏教授就"围术期心搏骤停最新进展"最新理念学术交流和梅德史塔华盛顿医疗中心术后快速康复科联合主任黄锡清教授进行日间手术可能并发症防治的学术交流等。

（四）开展多中心研究

学组 3 年工作计划明确提出了开展多中心研究的立项。多项随机、多中心、平行对照的大型临床研究已启动并在进行之中，例如，纳布啡应用于无痛胃肠镜 / 人工流产 / 宫腔镜手术的多中心临床研究、日间全身麻醉下口腔治疗对儿童神经发育的影响、苯磺酸瑞马唑仑联合阿芬太尼用于纤维支气管镜检查的效果观察、注射用甲苯磺酸瑞马唑仑镇静 / 麻醉效果及安全性评估等。其中，南京大学医学院附属鼓楼医院马正良教授牵头的 1 项多中心研究"在接受无痛结肠镜检查患者中评估丙泊酚分别复合纳布啡和芬太尼的有效性及舒适性"；郑州大学第一附属医院吕蕴琦教授牵头的 2 项单中心研究"阿芬太尼在消化内镜中的应用研究"和"胃镜喉罩在胃镜治疗中的应用"等研究正在进行中。

（五）组织期刊、专著编写工作

由曾因明、黄宇光、邓小明教授主审，马正良和兰青教授主编，由人民卫生出版社联合策划出版的《麻醉科临床路径》的分篇节《日间手术麻醉临床路径》《镇静镇痛及麻醉下的纤支镜诊疗临床路径》《镇静镇痛及麻醉下的妇产科门诊诊疗临床路径》《镇静镇痛及麻醉下的消化内科诊疗临床路径》《麻醉后监护室（PACU）管理临床路径（规范及核心监护技术）》等正在按计划推进，对我国门诊、PACU 及手术室外麻醉学的进步起到了积极的推动作用。同时由于布为教授担任总主编，中国医师协会麻醉学医师分会（CAA）和上海交通大学出版社联合策划出版的《精确麻醉丛书》分册《门诊及手术室外精确麻醉》由马正良教授和杨立群教授主编，目前编写框架和章节已经确定，正在按计划推进。

（六）新技术、新理念的推广及普及

各省市地区积极推进日间手术与门诊手术的规范化管理、气道管理及新药物的应用，获得良好反响。如门诊镇静技术、超声引导下穿刺及治疗的舒适治疗等技术在全国多家医院推广和应用，为患者提供了精确、有效、舒适的诊疗，提高了患者满意度。同时还开展公众业务，通过传统媒体、网络等方法向医务人员和普通民众开展关于日间手术的知识拓展，如中国麻醉周主题科普宣传和无痛诊疗的电视节目。从麻醉角度就日间手术、手术室外麻醉诊疗等内容进行了科普宣传，发放宣传资料，开展接诊咨询，加大日间手术的麻醉宣教，更进一步促进日间手术的开展。2020 年，中南大学湘雅三医院阎雪彬教授自主开发并申请了日间手术信息管理平台软件著作权，建立了从预约到随访一体化日间手术信息平台，为患者和医师提供了方便。

二、全球新冠肺炎疫情期间学组工作情况

据不完全统计，门诊麻醉及 PACU 学组（筹）全国委员所在单位中有近 20 家麻醉科共派遣近百名医师、近 200 名护士参与 COVID-19 一线抗疫工作。在中华医学会麻醉学分会的统一领导下，门诊麻醉及 PACU 学组（筹）在第一时间组织门诊、PACU 及手术室外麻醉学组全国委员及其所在科室积极参加网络视频会议，努力学习 COVID-19 疫情防控相关知识，认真听取各位专家的心得与经验，制订抗击 COVID-19 疫情期间麻醉科手术工作流程，并迅速出台抗击 COVID-19 疫情麻醉相关感染控制实践指南和疫情期间手术麻醉管理流程，为疫情期间麻醉学科如何发挥好作用，以及做好科室感染控制工作起到了积极有效的推动作用。

在抗疫工作中，门诊麻醉及 PACU 学组（筹）全体委员恪尽职守，冲锋在前，化危为机，完善学科体系建设。学组委员山东齐鲁医院麻醉科吴剑波教授和中国医科大学附属第一医院麻醉科孙喜家教授身先士卒，战斗在抗疫一线，不仅坚持全员在线学习，还结合专家指南建议并根据自己科室的实际情况，修改完善本科室工作规程，建立适合自己医院和科室的感染控制体系流程，并将其转变为长效机制，参与前线防疫流程制订、医院 COVID-19 防控手册编写。线上、线下开展 COVID-19 感染 / 疑似感染患者手术流程培训模拟演练和培训。

三、门诊、PACU 及手术室外麻醉学术进展

2020 年度，门诊麻醉及 PACU 学组（筹）成员在国内学术期刊共发表研究论文 100 余篇，主要围绕 ERAS、门诊镇静技术舒适化诊疗、超声引导下穿刺和治疗、日间手术麻醉方案优化、体温保护管理、日间手术与门诊手术的规范化管理以及气道管理和新药物的应用等方面，分享了国内相关研究团队的临床经验。

（一）大力推广加速康复外科理念在门诊、PACU 及手术室外手术的应用

黄宇光教授牵头，从加速康复外科理念看日间手术，明显缩短患者住院时间，使患者更为安全地度过围术期。该理念有助于我们更好地了解日间手术围术期管理过程中的临床实践方法和管理路径，对指导临床医师如何安全地开展日间手术具有重要指导价值。"舒适内镜、一路同行"北部战区总医院 2020 年联合消化内镜室，以多学科团队协作模式优化 ERAS 方案，并将门诊镇静技术贯彻于整个围术期，得到患者很高的满意度，值得推广。郑州大学第一附属医院吕蕴琦教授牵头应用非手术室麻醉气道安全管理方案联合内镜喉罩，显著减少了患者围术期不良反应，切实践行 ERAS 理念，促进了日间手术多维度发展。

（二）超声引导下镇痛技术的拓展应用

疼痛是导致日间手术患者延迟出院、转为住院的重要因素之一，做好日间手术的术后镇痛对

患者具有重要作用。日间手术患者可通过非阿片类镇痛药联合应用区域麻醉技术达到疼痛控制的目的。对于疝修补术患者和其他日间手术患者，可通过超声引导下腹横筋膜阻滞减少全身麻醉镇痛药的用量，从而减少不良反应。马正良教授团队对超声引导下腹横筋膜阻滞用于老年疝气修补术患者的安全性、有效性等进行一系列研究，研究结果显示，超声引导下镇痛技术用于该类手术能更好地稳定术中循环功能，可显著减轻术中应激反应，减少术中全身麻醉药的用量，明显缩短住院时间。

（三）优化丙泊酚复合纳布啡和芬太尼输注方案

丙泊酚作为一种短效麻醉镇静药，是围术期镇静的常规药物，但丙泊酚用量过大会引起一定的血流动力学波动，合理的通过药物的配伍减少麻醉带来的不良反应，保障患者的麻醉安全一直是临床麻醉工作关注的重点。马正良教授团队借鉴国际相关研究进展，针对门诊无痛结肠镜检查患者的研究结果表明，丙泊酚复合纳布啡麻醉效果优于丙泊酚复合芬太尼的麻醉效果，该方法对机体的呼吸循环抑制轻、麻醉效果平稳，术后苏醒快，更适应于无痛结肠镜检查，保障患者麻醉的安全性，此优化的给药方案值得在临床实践中进一步验证并推广。

（四）术后恶心呕吐防治管理方案

术后恶心呕吐（postoperative nausea and vomiting，PONV）发生率较高，在高风险人群中可达50%～80%，严重影响了患者的舒适感和恢复的速度。严重PONV可导致伤口裂开、切口疝形成、吸入性肺炎，水、电解质和酸碱平衡紊乱，使日间手术患者口服药物、食物困难，延长了住院时间，因此提前做好预防措施，提高围术期麻醉管理质量至关重要。马正良教授团队针对老年患者胃肠道手术PONV的危险因素进行回顾性分析发现，老年患者胃肠道手术PONV的发生与围术期多因素相关。维持血流动力学平稳、避免术中低血压的发生，术中避免吸入性麻醉药的使用可能是改善患者PONV的重要措施之一。

（五）健康教育、虚拟现实技术在日间手术中的应用

手术创伤导致患者严重生理和心理应激，影响手术疗效和预后。术前健康教育可减轻患者心理应激、提高患者治疗依从性及术后自护意识。江南大学附属医院开展的三维视听联动健康教育模式在妇科择期手术患者术前教育中的应用，在提高患者对健康教育内容的理解和记忆、降低手术治疗风险、促进术后康复方面有积极意义。虚拟现实（virtual reality，VR）技术不仅能够缓解结肠镜检查患者疼痛和焦虑情绪，在VR技术的应用中，患者的注意力能够得到有效分散，借助于VR眼镜的沉浸体验可避免患者将过度的精神集中在结肠镜检查上，进而降低了患者对疼痛的感受性，缓解焦虑情绪。因此，注重患者健康教育和虚拟现实技术的应用，可实现门诊、PACU及手术室外麻醉患者的舒适化医疗。

（孙玉娥　钱　玥　马正良）

第九节　五官科麻醉学组（筹）

一、2020 年学组工作总结

2020 年，中华医学会麻醉学分会五官科麻醉学组（筹）作为筹备学组，按照学会章程和要求，积极参与学会组织的各类学术活动，在学组名誉组长李天佐，学组组长王月兰，学组副组长李文献、王古岩、麻伟青及张诗海带领下，积极开展学组专业学术活动。2020 年五官科麻醉学组（筹）主要工作总结如下。

（一）五官科麻醉学组学术年会（线上）成功举办

2020 年 7 月 17—18 日，五官科麻醉学组学术年会在线上召开，由中华医学会麻醉学分会常务委员、五官科麻醉学组（筹）组长、山东省医学会麻醉学分会主任委员王月兰教授牵头主办，山东第一医科大学第一附属医院承办。会议期间 5.6 万人次在线观看会议直播。学组副组长、云南省医学会麻醉学分会主任委员、解放军联勤保障部队 920 医院麻醉科主任麻伟青教授做了"耳鼻咽喉手术区域阻滞镇痛策略"的精彩讲座；学组副组长、北京同仁医院副院长、麻醉科主任王古岩教授分享了"鼻内镜手术的循环与气道管理策略"的经验；学组副组长、复旦大学附属眼耳鼻喉科医院麻醉科主任李文献教授介绍了"窒息氧合技术在气道管理中的应用"的内容。

（二）开展 All-in-one 全景气道课程

2020 年，李文献教授开展 All-in-one 全景气道课程。开设课程 5 个版块，25 次主题授课，累计超过 50 学时，共招收学员 67 人次，来自全国 23 个地区、32 家医院的麻醉科医师加入其中，开创了国内线上、线下融合式麻醉技能培训的先河，并获批"CAA 气道管理技能提升项目（云课堂）"。

二、五官科麻醉学术进展

（一）鼻内镜手术的麻醉进展

1. 鼻内镜手术特点　鼻内空间狭小，鼻黏膜血供丰富，鼻内镜手术术中持续渗血常会导致内镜下视野不清，妨碍手术操作。因此，减少术中出血、减少术后疼痛及术后并发症、加速患者手术后恢复是目前关注的热点问题。

2. 麻醉方法选择　近期的系统评价研究了不同麻醉方法对术中出血的影响，研究结果显示，全静脉麻醉的术中出血量和术野评分明显优于吸入麻醉，但是亚组分析时发现，当未使用瑞芬太尼时，全静脉麻醉的术野评分、术中出血量及视觉模拟评分法（visual analogue scale，VAS）与吸入麻醉相比并无明显区别。全静脉麻醉是否更适用于鼻内镜手术仍需要更具说服力的证据来支持。选择丙泊酚麻醉时，患者术后 6 h 的恢复质量明显优于地氟烷，且丙泊酚全静脉麻醉较七氟烷静吸复合麻醉对老年患者术后早期认知功能的影响更小。

3. 麻醉药物的选择　与其他阿片类药物比较，术中使用瑞芬太尼更有利鼻内镜手术患者的术后恢复，尤其是需要快速恢复的日间手术和短小手术。右美托咪定用于鼻内镜手术时，可以明显减少术中出血、改善手术视野及缩短手术时间，在术中血压控制和术后疼痛评分方面比瑞芬太尼更有优势，其缺点是术后恢复时间可能比使用瑞芬太尼延迟。

4. 术中循环管理策略　一项调查研究显示，鼻内镜手术有 50% 以上的病例术中平均动脉压控制在 60～70 mmHg，只有 23% 的病例术中平均动脉压降至 60 mmHg 以下。鼻内镜手术时，适度控制性降压，维持平均动脉压（mean arterial pressure，MAP）在 60～70 mmHg，可满足大部分术野需求。应尽量避免为追求清晰的视野而过度降低血压，避免因心率偏快导致心排血量增加、进而增加局部组织灌注，因为其不利于静脉血回流。全身麻醉中使用瑞芬太尼、丙泊酚及右美托咪定等药物能降低心排血量，如能满足鼻内镜手术的循环管理要求，则不需额外使用血管扩张剂。北京同仁医院的一项随机对照研究表明，头高 15° 的体位可以明显减少鼻内镜手术术中出血、改善手术视野。应用氨甲环酸可减少术中出血、改善手术视野，且不增加术后不良事件的发生率。术前蝶腭神经节阻滞可以减少术中出血，降低术后疼痛及恶心呕吐的发生率，并促进术后的恢复。

（二）喉罩在鼻内镜手术麻醉的应用进展

北京同仁医院奚春花等的一项回顾性研究总结了 6572 例鼻内镜手术使用喉罩的病例，其中 97.8% 的病例成功采用可弯喉罩维持术中通气。术中因喉罩通气不良改为气管插管的病例为 0.7%；呼吸道并发症的发生率为 0.85%，主要表现为喉痉挛和支气管痉挛，因此该研究结论认为，可弯喉罩用于鼻内镜手术有效且安全。北京同仁医院另一项大样本回顾性分析研究了在鼻内镜手术时喉罩型号的选择，该研究结果显示，按照体重选择的喉罩与实际应用的喉罩型号符合率在成年男性中只有 72.75%，女性为 78.13%，20% 以上的病例应用了不同于传统方法选择的喉罩型号。在综合考虑性别、年龄及体重因素重新建立回归模型后，预测喉罩型号的成功率在成年男性中可达到 82.4%，可作为临床选择喉罩型号的参考。由于术中头位改变或麻醉变浅会导致喉罩移位，发生通气不良或漏气，此时需暂停手术寻找原因，加深麻醉、重新调整喉罩位置或更换气管插管，避免因密封不严导致误吸。

（三）成人阻塞性睡眠呼吸暂停患者围术期管理

目前对成人阻塞性睡眠呼吸暂停（obstructive sleep apnea，OSA）患者围术期管理缺乏精准设计的高质量研究，OSA 患者的术前诊断与准备、术中及术后管理均缺乏足够的重视与经验，导致 80%～95% 的围术期漏诊率，甚至可能造成严重不良后果。在一项针对术中氯胺酮对 OSA 患者手术后恢复影响的病例对照研究中，共纳入 574 例被诊断为 OSA 且体重指数（BMI）>30 kg/m² 的全身麻醉患者（287 例接受氯胺酮治疗组，287 例为对照组），该研究结果显示，低剂量和高剂量的氯胺酮均无降低疼痛评分和减少术后阿片类药物使用的预期益处。Wong 等研究发现，STOP-BANG 问卷预测的 OSA 与高危手术队列中较高的术后并发症发生率无关。另外一项大型追踪试验也发现，与非 OSA

患者相比，OSA 患者在术后并发症或死亡率方面的差异无统计学意义。

综上所述，采用 STOP-BANG 问卷术前评估对围术期的管理仍然具有重要意义，我们应该重视对高危患者的干预与预防措施，避免不良事件的发生。OSA 患者术后镇痛易采用神经阻滞等多模式镇痛，重视拔管后呼吸抑制和再插管评估，而对术前已使用无创通气者建议推迟拔除气管导管。

（四）眼科麻醉进展

眼科手术后的疼痛程度常被低估，如后段手术、角膜/青光眼手术、眼球摘除术，以及眶减压手术等，术后疼痛剧烈，术后疼痛的管理也不充分。最近的多项研究均显示，手术时间过长、术前焦虑、先天性小眼球是眼科术后疼痛的危险因素，需特别关注此类手术患者的术后疼痛。

美国眼科医师协会的一项专家共识中提倡对眼科手术类型进行分类，尽量减少阿片类的药物使用，眼科术后疼痛的处理首选多模式镇痛。如采用对乙酰氨基酚（静脉或口服），非甾体抗炎药物及眼球区域阻滞。一项调查发现，采用此专家共识后，眼科手术后的阿片类药物使用量减少，阿片类药物相关并发症的发生率也显著降低。最近的一项研究也显示，采用经内眦入路的球周阻滞，可以明显降低眶减压术后疼痛程度，达到术后去阿片类药物的效果。

（五）小儿气道异物麻醉的临床研究进展

近年来，不少研究均提出多层螺旋 CT 及气道三维重建技术在检测气道异物的位置、大小及形状方面优于传统的胸部 X 线检查。小儿气道异物取出术麻醉方式的选择取决于异物的性质、位置、留存时间、患儿的病情和全身情况、外科团队的操作技术及麻醉医师的经验判断。一项基于 2019 年 4 月以前的 7 项随机对照研究，总计 473 例患儿的荟萃分析提示，七氟烷复合丙泊酚输注是小儿异物取出术安全有效的麻醉方式。

右美托咪定具有镇静、镇痛及降低气道反应性等特点，在小儿气道异物取出术中的应用实践越来越多。2 项研究不同药物组合用于保留自主呼吸的气道管理方式在患儿气道异物取出术中的效果及安全性，分别观察了 86 例和 100 例气道异物患儿，研究结果均显示，瑞芬太尼复合右美托咪定麻醉能更有效地维持术中血流动力学稳定，降低不良事件发生风险，在临床应用中的安全性更高。

综上所述，小儿气道异物的病情多变，麻醉医师需要根据术中情况灵活应变，选择合适的麻醉药物和通气方式，并对术中可能发生的危急事件做好应对准备，从而减少并发症的发生和降低死亡率。

（乔　晖　孙永涛　甘晓亮　王古岩　王月兰）

第三章　麻醉科在新型冠状病毒肺炎疫情持续挑战下的回顾和思考

自 COVID-19 疫情暴发以来，麻醉医师不仅在紧急气道管理、围术期麻醉管理及危重患者的救治工作中发挥了重要作用，在相关的基础和临床研究中也取得了重要进展，本章对麻醉学领域在 COVID-19 疫情中取得的学术进展总结如下。

一、新型冠状病毒肺炎疫情下关于麻醉科管理和感染控制的建议

为应对 COVID-19 疫情，中华医学会麻醉学分会（CSA）和中国医师协会麻醉学医师分会（CAA）的专家组迅速发布《新型冠状病毒肺炎危重型患者气管插管术的专家建议（1.0 版）》[1]《新型冠状病毒肺炎疫情期间常规手术麻醉管理和防控流程建议》[2]《新型冠状病毒肺炎防控期间小儿麻醉相关规范》[3]《新型冠状病毒肺炎流行期间心血管手术患者的麻醉管理策略》[4]《新型冠状病毒肺炎流行期间产科麻醉的指导建议》[5]《新型冠状病毒肺炎老年患者麻醉管理与感染控制建议》[6]《新型冠状病毒肺炎疫情期间无痛诊疗技术的麻醉规范》[7] 等数部管理建议，对于指导全国麻醉同道安全科学、规范有序地开展手术患者的麻醉管理、危重症患者的救治及 COVID-19 感染控制工作具有重要价值。

二、中国麻醉医师抗击疫情学术创新

中国麻醉学者在 *Anesthesiology* 发表 COVID-19 专题文章 4 篇，详细介绍了中国麻醉科医师在抗击疫情过程中所取得的临床经验[8-11]。Chen 等[8] 的文章介绍了 CSA 和 CAA 应对 COVID-19 感染病例的安全医疗管理规范和感染预防方案，内容包括：COVID-19 的病理学、流行病学特点、临床表现与治疗；COVID-19 的感染预防；对疑似或确诊病例护理的围术期注意事项（包括门诊术前评估、急诊手术患者的术前准备、专用手术间的麻醉管理、麻醉后相关设备护理及医疗垃圾的处理）；手术室外疑似或确诊 COVID-19 病例实施紧急气管插管的注意事项；对护理疑似或确诊 COVID-19 病例后的麻醉科医务人员的隔离观察标准等。Meng 等[9] 的文章介绍了为 COVID-19 危重症患者实施气管插管和通气的管理策略，内容包括：不同高危呼吸道传染疾病（COVID-19、MERS、SARS）的人口学特点、COVID-19 疫情期间插管和有创通气的需求情况、气管插管标准、气管插管及通气期间增加的感染风险与感控措施、气管插管和拔管注意事项、机械通气患者的肺保护策略［俯卧位通气、PEEP、体外膜氧合（extracorporeal membrane oxygenator，ECMO）等］。Zhang 等[10] 的文章介绍了中国麻醉学界抗击疫情所做的工作，内容包括：COVID-19 感染、发病率及死亡率概述、麻醉医师在疫情中的

作用（参与危急重症护理，重点是气道管理、氧疗、通气支持、血流动力学管理及镇静和镇痛）、国际与中国麻醉学界联合努力、中国麻醉学界学术组织和中国民间组织所做的工作及从疫情中总结的经验教训和未来工作中应重视的内容。Zhu 等 [11] 的文章介绍了武汉方舱医院的建立与管理，内容包括：COVID-19 临时性专科医院建立的目的与意义、建立及管理临时性专科医院的障碍及相应策略、所取得的成果等。

在麻醉学国际权威期刊 *British Journal of Anesthesia* 上，中国麻醉学者发表论著 2 篇、综述 1 篇及通信文章数篇 [12-15]。Yao 等 [12] 的文章中，国际气道管理专家小组对来自中国湖北省武汉市 2 个中心的 202 例紧急气管插管病例进行数据分析和结果讨论，并制定了针对 COVID-19 患者气管插管管理的共识建议。该研究证实了医护人员进行气管插管操作时施行三级防护的有效性（医护人员感染率为 0）和必要性，并阐述了为 COVID-19 患者实施气管插管的详细计划（诱导药物、气管插管策略等）、并发症的防治（低氧血症、低血压、心搏骤停及气胸）、COVID-19 重症患者死亡率。Zhong 等 [13] 的一项回顾性、单中心、观察性队列研究，介绍了 49 例经影像学确诊为 COVID-19 的剖宫产术或下肢手术脊椎麻醉患者的围术期临床特征和相应麻醉医师的感染情况。该研究结果表明，49 例 COVID-19 患者术前均需补充氧气，均行脊椎麻醉（罗哌卡因 0.75%），术后无患者发展为重症 COVID-19。该研究表明，对于 COVID-19 患者实施脊椎麻醉具有安全有效性；44 名麻醉医师中，37 名佩戴三级防护装备的麻醉医师中有 1 名（2.7%）感染了 COVID-19，而使用一级防护装备的麻醉医师中有 4 名（57.1%）感染了 COVID-19（相对风险降低 95.3%，95%CI 63.7～99.4，$P < 0.01$）。该研究的结论是，三级个人防护装备有利于降低接触轻症 COVID-19 手术患者的麻醉医师的感染风险。Zheng 等 [14] 系统检索了五大数据库（EMBASE，MEDLINE，PubMed，Scopus，Web of Science）相关文献并对 COVID-19 流行期间在武汉同济医院接受剖宫产手术的 166 例妇女进行了回顾性队列分析。该研究结果表明，术后确诊为 COVID-19 的择期手术患者较手术前被诊断出的死亡率更高；急诊手术、大手术、较差的术前条件及恶性肿瘤手术与较高的 30 d 死亡率有关。该文章强调对择期术前怀疑 COVID-19 的患者应进行病毒检测；对于可疑或确诊 COVID-19 的患者，医护人员需采取三级防护措施。Xia 等 [15] 报道了 1 例脊椎麻醉下感染 COVID-19 的产妇成功行急诊剖宫产术。Sun 等 [16] 报道了 3 例围生期 COVID-19 女性有 3 种不同的产妇和新生儿结局，2 例婴儿被诊断为 COVID-19。该报告强调了 COVID-19 病毒存在垂直传播的风险，并建议进行更系统的调查以确定是否存在垂直传播。Sun 等 [17] 提出，在决定 COVID-19 患者的麻醉策略时，须考虑到神经轴麻醉对神经系统可能产生的不良影响。对于有明显中枢或外周神经系统症状的患者，全身麻醉可能是一种可以接受的选择。Liu 等 [18] 一项关于 COVID-19 患者气管插管时个人防护用品的横断面调查证实，在对 COVID-19 患者实施气管插管时，三级个人防护装备（N95 面罩、护目镜、面罩和防护服等）有利于降低医护人员感染的风险。Zheng 等 [19] 回顾了华中科技大学同济医学院附属同济医院某分院电子病历提供的 1792 例 COVID-19 患者住院人口学和临床数据，该研究结果证实了高龄和男性是需要呼吸支持和住院时间延长的高危因素。Wei 等 [20] 的研究结论表明，丙泊酚可能通过增强血管紧张素转化酶 2 的表达对 COVID-19 患者的血管内皮细胞产生保护作用和增加脂筏的表观大小和数量发挥抗病毒作用。

Anesthesia & Analgesia 期刊邀请 CSA 主任委员黄宇光分享中国抗疫经验，中国麻醉学者在该期刊上发表论文 2 篇 [21, 22]。Gong 等 [21] 的文章参考国家卫生健康委员会和 CSA 发布的指南和建议，对

COVID-19 大流行期间创伤和急诊手术病例的麻醉管理提出建议，内容包括：COVID-19 流行期间术前评估和术前准备评估、人员分配和感染预防措施、术前准备、急诊和创伤手术的麻醉管理（麻醉方法的选择，麻醉诱导与气管插管，麻醉监护，液体管理，呼吸管理，气管拔管，预防栓塞，术后疼痛管理，术后恶心呕吐的预防和治疗）及术后监测等。该文章为疫情期间急诊手术的精准感控和创伤患者的精细化管理提供了详尽而全面的建议。Chen 等 [22] 的文章分享了中国的第一手抗疫实践经验和观点，从医护人员的防护出发，基于 COVID-19 疫情的不同阶段，介绍了医务工作者防护级别的改进和与他们感染相关的风险因素。另外，中国麻醉学者在 *Journal of Clinical Anesthesia* 发表数篇 COVID-19 相关文章。Zhang 等 [23] 的一项关于为 COVID-19 患者插管后获得性感染的回顾性研究发现，为 COVID-19 患者进行气管插管的医疗提供者的 COVID-19 感染率为 1.56%～4.37%。Su 等 [24] 一项关于武汉地区住院 COVID-19 成人糖尿病患者病死率预测模型的回顾性研究发现，活化部分凝血活酶时间（APTT）、白细胞计数、乳酸脱氢酶和血尿素氮等变量与住院成人糖尿病合并 COVID-19 患者的死亡率相关。Luo 等 [25] 的一项关于 COVID-19 危重患者的气管插管、死亡率及危险因素的前瞻性研究表明，76% 的 COVID-19 危重患者在行非复苏插管和机械通气支持后死亡，这可能与死亡率、合并症及机械通气开始时的病情严重程度有关。Huang 等 [26] 和 Xuan 等 [27] 的 2 篇文章分别分享了 3 例和 5 例 COVID-19 危重患者 ECMO 治疗的临床特点及转归，上述研究均表明，早期提供 ECMO 支持可能对患者更有利，而 ECMO 对终末期患者的疗效有限。Ni 等 [28] 的一项回顾性研究表明了 COVID-19 大流行期间同种异体血液供应不足的情况下，癌症大手术的急性等容血液稀释的安全有效性。Tao 等 [29] 报道了一例确诊为 COVID-19 的老年患者在紧急插管期间出现心搏骤停，提示插管前动脉低血压（收缩压＜90 mmHg）、插管前低氧血症、没有预氧合、年龄＞75 岁是气管插管相关心搏骤停的主要预测因素。Chen 等 [30] 的一项单中心回顾性研究表明，俯卧位通气是延长 COVID-19 插管和机械通气患者生存时间的一种可行且安全的治疗方法。此外，严重的 ARDS 也与患者不良生存结局相关。Wu 等 [31] 的文章则关注感染 COVID-19 病毒的麻醉医师在康复后焦虑情绪持续存在的问题，并提供有用的信息和免费访问项目来帮助相关人员应对焦虑。

三、国内新型冠状病毒肺炎患者危重症管理总结

Wang 等的 [32] 一项回顾性单中心病例系列研究发表在 *JAMA*，该研究观察并分析了 2020 年 1 月 1 日至 1 月 28 日武汉大学中南医院 138 例 COVID-19 住院患者的临床特点，该研究结果发现，26% 的患者因并发症转至 ICU，4.3% 的患者最终死亡；41% 的患者可能存在院内感染；淋巴细胞减少、凝血酶原时间延长、乳酸脱氢酶升高与 COVID-19 感染密切相关；与非 ICU 住院患者（n ＝102）相比，ICU 住院患者的年龄更大（中位年龄 66 岁 *vs.* 51 岁），患有潜在合并症可能性更高（72.2% *vs.* 37.3%），更容易出现呼吸困难（63.9% *vs.* 19.6%）和厌食（66.7% *vs.* 30.4%）。*Lancet Respir Med* 发表了 Yang 等 [33] 的一项临床回顾性、观察性研究，该研究收集并分析了武汉金银潭医院 52 例 COVID-19 重症患者的人口学数据、症状、化验值、合并症、治疗及临床结果，该研究结果发现，32 名（61.5%）患者在 28 d 时死亡，非存活者从入住 ICU 到死亡的中位时间为 7 d（*IQR* 3～11）；与存活者相比，非存活者年龄更大（64.6 岁 *vs.* 51.9 岁），患 ARDS 可能性更高

［26（81%）*vs.* 9（45%）］，接受有创或无创机械通气可能性更高［30（94%）*vs.* 7（35%）］。Xu 等[34]的一项多中心回顾性研究观察了 239 例 COVID-19 危重患者临床病程并对其 60 d 死亡率预测因素进行分析。该研究证实 COVID-19 危重患者合并疾病常见、死亡率高（61.5%），年龄＞65 岁、ICU 入院时血小板减少、ARDS 及急性肾损伤（acute kidney injury，AKI）是 60 d 死亡率的独立预测因素。Yu 等[35] 采用多中心前瞻性观察研究方法，对武汉市 16 家医院 19 个 ICU 收治的 226 例 COVID-19 患者人口学资料、临床特征、生命体征、并发症、实验室检查及临床治疗进行研究。研究结果显示，155 例（68.6%）患者有至少 1 种合并疾病，序贯器官衰竭评分为 4 分（2～8 分）；大多数患者存在器官功能损害；85 例（37.6%）接受有创机械通气，其中 14 例（6.2%）同时接受 ECMO 治疗，20 例（8.8%）接受无创机械通气，24 例（10.6%）接受连续性肾脏替代治疗；87 例（38.5%）患者死亡。该研究表明，COVID-19 危重患者严重并发症的发生率高，需接受强化治疗手段，这给医院的重症监护资源带来了巨大的压力。

由中国科学院武汉病毒研究所、武汉金银潭医院、华中科技大学等多单位合作，Shu 等[36] 在 *Immunity* 发表题为《血浆蛋白质组学鉴定 COVID-19 的生物标志物和发病机制》（Plasma Proteomics Identify Biomarkers and Pathogenesis of COVID-19）的研究论文。该研究基于自主开发的机器学习模型，对一群经历不同症状的 COVID-19 患者进行血浆蛋白质组学分析，其中包括死亡和从轻度或严重症状中恢复的幸存者，描述了宿主对 COVID-19 的反应，并确定了 11 种可以作为生物标志物的宿主蛋白和 1 组生物标志物组合。上述血浆蛋白变化与疾病进程有明显的相关性，可以单独或联合作为临床生物标志物进一步开发，以密切监测和评估 COVID-19 的发展。该研究提供了 COVID-19 病毒生物标志物的宝贵信息，以及进一步研究 COVID-19 的发病机制和潜在的治疗靶点的重要资源。

四、后疫情时代的麻醉实践

CSA 主任委员黄宇光教授组织专家组撰写了《新型冠状病毒肺炎防控疫情后期有序开展择期手术的麻醉预案管理》[37]，该文章全面阐述了整个围术期医护人员的防护流程与操作规范，为麻醉界医护人员开展择期手术时提供参考。通过本次疫情防控工作，疫情常态化防控已成为麻醉科的日常工作，麻醉科应高度重视感染控制体系建设，加强麻醉医师的重症管理能力，拓展手术室外舒适化诊疗工作。

（黄诗倩　徐军美　陈向东）

参 考 文 献

[1] 中华医学会麻醉学分会气道管理学组. 新型冠状病毒肺炎危重型患者气管插管术的专家建议（1.0 版）. 中华麻醉学杂志，2020，40（3）：287-290.

[2] 中国医师协会麻醉学医师分会，中华医学会麻醉学分会. 新型冠状病毒肺炎疫情期间常规手术麻醉管理和防控流程建议. 麻醉安全与质控，2020，4（1）：9-11.

[3] 俞卫锋，黄宇光. 新型冠状病毒肺炎防控期间小儿麻醉相关规范［EB/OL］.（2020-02-25）［2021-07-26］. http://www.csahq.cn/guide/detail_1048.html.

[4] 中华医学会麻醉学分会心胸麻醉学组，中华医学会麻醉学分会青年委员会. 新型冠状病毒肺炎流行期间心血管手术患者的麻醉管理策略. 中华麻醉学杂志，2020，40（11）：1283-1286.

[5] 中华医学会麻醉学分会产科学组，中华医学会麻醉学分会青年委员会. 新型冠状病毒肺炎流行期间产科麻醉的指导建议. 中华麻醉学杂志，2020，40（3）：275-280.

[6] 王天龙，黄宇光，陈向东，等. 新型冠状病毒肺炎老年患者麻醉管理与感染控制建议. 中华麻醉学杂志，2020，40（3）：271-274.

[7] 中华医学会麻醉学分会青年委员会. 新型冠状病毒肺炎疫情期间无痛诊疗技术的麻醉规范. 临床麻醉学杂志，2020，36（4）：398-400.

[8] Chen X, Liu Y, Gong Y, et al. Perioperative management of patients infected with the novel coronavirus: recommendation from the joint task force of the Chinese society of anesthesiology and the Chinese association of anesthesiologists. Anesthesiology, 2020, 132 (6): 1307-1316.

[9] Meng L, Qiu H, Wan L, et al. Intubation and ventilation amid the COVID-19 outbreak: Wuhan's experience. Anesthesiology, 2020, 132 (6): 1317-1332.

[10] Zhang HF, Bo L, Lin Y, et al. Response of Chinese anesthesiologists to the COVID-19 outbreak. Anesthesiology, 2020, 132 (6): 1333-1338.

[11] Zhu W, Wang Y, Xiao K, et al. Establishing and managing a temporary coronavirus disease 2019 specialty hospital in Wuhan, China. Anesthesiology, 2020, 132 (6): 1339-1345.

[12] Yao W, Wang T, Jiang B, et al. Emergency tracheal intubation in 202 patients with COVID-19 in Wuhan, China: lessons learnt and international expert recommendations. Br J Anaesth, 2020, 125 (1): e28-e37.

[13] Zhong Q, Liu YY, Luo Q, et al. Spinal anaesthesia for patients with coronavirus disease 2019 and possible transmission rates in anaesthetists: retrospective, single-centre, observational cohort study. Br J Anaesth, 2020, 124 (6): 670-675.

[14] Zheng H, Hebert HL, Chatziperi A, et al. Perioperative management of patients with suspected or confirmed COVID-19: review and recommendations for perioperative management from a retrospective cohort study. Br J Anaesth, 2020, 125 (6): 895-911.

[15] Xia H, Zhao S, Wu Z, et al. Emergency Caesarean delivery in a patient with confirmed COVID-19 under spinal anaesthesia. Br J Anaesth, 2020, 124 (5): e216-e218.

[16] Sun M, Xu G, Yang Y, et al. Evidence of mother-to-newborn infection with COVID-19. Br J Anaesth, 2020, 125 (2): e245-e247.

[17] Sun X, Liu Y, Mei W. Safety considerations for neuraxial anaesthesia in parturients with COVID-19. Br J Anaesth, 2020, 125 (3): e313-e314.

[18] Liu Z, Wu Z, Zhao H, et al. Personal protective equipment during tracheal intubation in patients with COVID-19 in China: a cross-sectional survey. Br J Anaesth, 2020, 125 (5): e420-e422.

[19] Zheng H, Tan J, Zhang X, et al. Impact of sex and age on respiratory support and length of hospital stay among 1792 patients with COVID-19 in Wuhan, China. Br J Anaesth, 2020, 125 (4): e378-e380.

[20] Wei P, Zheng Q, Ye H, et al. Putative antiviral effects of propofol in COVID-19. Br J Anaesth. 2021, 126 (5): e188-e191.

[21] Gong Y, Cao X, Mei W, et al. Anesthesia considerations and infection precautions for trauma and acute care cases during the COVID-19 pandemic: recommendations from a task force of the Chinese society of anesthesiology. Anesth Analg, 2020, 131 (2): 326-334.

[22] Chen W, Huang Y. To protect health care workers better, to save more lives with COVID-19. Anesth Analg, 2020, 131 (1): 97-101.

[23] Zhang J, Sun M, Li N, et al. Acquired infection after intubating patients with COVID-19: A retrospective pilot study. J Clin Anesth, 2020, 67: 110006.

[24] Su M, Yuan J, Peng J, et al. Clinical prediction model for mortality of adult diabetes inpatients with COVID-19 in Wuhan, China: A retrospective pilot study. J Clin Anesth, 2020, 66: 109927.

[25] Luo M, Cao S, Wei L, et al. Intubation, mortality, and risk factors in critically ill COVID-19 patients: A pilot study. J Clin Anesth, 2020, 67: 110039.

[26] Huang S, Xia H, Wu Z, et al. Clinical data of early COVID-19 cases receiving extracorporeal membrane oxygenation in Wuhan, China. J Clin Anesth. 2021, 68: 110044.

[27] Xuan W, Chen C, Jiang X, et al. Clinical characteristics and outcomes of five critical COVID-19 patients treated with extracorporeal membrane oxygenation in Leishenshan Hospital in Wuhan. J Clin Anesth, 2020, 67: 110033.

[28] Ni Y, Xu Z J, Zhang Z F, et al. Acute normovolemic hemodilution for major cancer surgeries during the COVID-19 pandemic: A beacon of hope. J Clin Anesth, 2020, 65: 109871.

[29] Tao K M, Hu Y, Zhu X F, et al. Cardiac arrest during emergency intubation in an elderly patient with confirmed coronavirus disease 2019. J Clin Anesth, 2020, 66: 109951.

[30] Chen Y, Zhang J, Feng H, et al. Prone positioning in intubated and mechanically ventilated patients with SARS-CoV-2. J Clin Anesth. 2021, 71: 110258.

[31] Wu J, Chen X, Yao S, et al. Anxiety persists after recovery from acquired COVID-19 in anaesthesiologists. J Clin Anesth, 2020, 67: 109984.

[32] Wang D, Hu B, Hu C, et al. Clinical characteristics of 138 hospitalized patients with 2019 novel coronavirus-infected pneumonia in Wuhan, China. JAMA, 2020, 323 (11): 1061-1069.

[33] Yang X, Yu Y, Xu J, et al. Clinical course and outcomes of critically ill patients with SARS-CoV-2 pneumonia in Wuhan, China: a single-centered, retrospective, observational study. Lancet Respir Med, 2020, 8 (5): 475-481.

[34] Xu J, Yang X, Yang L, et al. Clinical course and predictors of 60-day mortality in 239 critically ill patients with COVID-19: a multicenter retrospective study from Wuhan, China. Crit Care, 2020, 24 (1): 394.

[35] Yu Y, Xu D, Fu S, et al. Patients with COVID-19 in 19 ICUs in Wuhan, China: a cross-sectional study. Crit Care, 2020, 24 (1): 219.

[36] Shu T, Ning W, Wu D, et al. Plasma proteomics identify biomarkers and pathogenesis of COVID-19. Immunity, 2020, 53 (5): 1108-1122.

[37] 中华医学会麻醉学分会骨科麻醉学组，中华医学会麻醉学分会青年委员会. 新型冠状病毒肺炎防控疫情后期有序开展择期手术的麻醉预案管理，麻醉安全与质控，2020，4（3）：125-130.

第四章　危重症麻醉医学研究进展

第一节　危重症麻醉医学基础研究

2020 年中国麻醉学者共发表危重症麻醉医学基础研究 Pubmed 收录英文论文 63 篇，中文核心期刊论文近 170 篇，涉及危重症发生机制、脓毒症发生机制和防治、脂多糖（lipopolysaccharide，LPS）介导的脓毒症和组织器官损伤、肺损伤的发生机制和防治、危重症肿瘤相关和危重症相关动物模型及实验方法等多个方面。

一、危重症发生机制和防治研究

危重症是指病情严重、多变且有威胁生命的危急情况存在的临床征象，患者多伴有一个或多个器官功能不全或衰竭。2020 年我国麻醉学者针对危重症发生和防治的研究取得了优异的成果。

在脑保护方面，Liu[1]、李艺[2]、周洁洁[3] 等探讨了心肺脑复苏后神经功能保护及其可能的机制。Liu 等[1] 发现应用肝素进行抗凝治疗可明显改善脑缺血的预后，包括改善神经功能、预防脑的形态学和免疫组化损伤，同时显著提高心肺复苏的成功率。此外，肝素治疗可显著抑制窒息性心搏骤停模型诱导的 CD40、NF-κB 及缺氧诱导因子（hypoxia-inducible factor，HIF）-1α 的上调。李艺等[2] 发现，心搏骤停复苏施行低温治疗后快速复温可导致大鼠神经元溶酶体功能障碍、自噬流受损，神经元损伤增加；而慢速复温过程中自噬激活，神经元损伤减少。周洁洁等[3] 进一步探索冷诱导 RNA 结合蛋白（cold inducible RNA-binding protein，CIRP）对浅低温治疗心搏骤停大鼠海马神经元的影响，并证实下调海马 CIRP 的表达，将削弱浅低温对心搏骤停大鼠神经元的保护作用，其机制可能与线粒体分裂有关。2020 年也有多名学者针对脑血管意外后脑组织保护和潜在机制展开大量研究工作。常盼等[4] 发现血管钠肽对小鼠脑出血损伤具有重要的神经保护作用，并阐述其潜在的机制是通过抑制氧化应激和内质网应激的过度激活，进而改善小鼠神经功能和水肿程度。丁俊云等[5] 则证实了 κ 阿片受体激动剂 salvinorin A（SA）通过上调肺腺癌转移相关转录因子 1（metastasis-associated lung adenocarcinoma transcript 1，MALAT1）的表达，减轻缺血性脑卒中后脑血管内皮细胞线粒体的损伤，减轻人脑微血管内皮细胞（human brain microvascular endothelial cell，HBMEC）的氧化应激反应及减轻脑卒中后血脑屏障的渗透增加，具有保护脑卒中后脑功能的作用。彭承旭等[6] 发现右美托咪定能够降低蛛网膜下腔出血大鼠的早期脑损伤程度，降低大鼠的炎症反应状态和 Nod 样受体蛋白 3（Nod-like receptor protein 3，NLRP3）水平。此外，在失血性休克复苏大鼠脑组织中，夏洁等[7] 发现瑞芬太尼可以通过激活和调控胞外信号调节激酶（extracellular signal-regulated kinase，ERK）信号通路减轻氧化应激损伤。孙帅等[8]建立了原位肝移植术大鼠脑损伤模型，发现瘦素能够减轻原位肝移植术大鼠脑损伤，其机制与抑制海马细胞焦亡有关。黎仕焕等[9]同样发现，在颅脑损伤（traumatic brain injury，TBI）大鼠模型中，右美托咪定联合靶向温度管理可有效降低 P2X_7 受体浓度，下调 TNF-α 和 IL-1β 炎症水平，提高反义缺氧诱导因子 -1α（antisense hypoxia inducible factor-1α，aHIF-1α）表达水平，对 TBI 大鼠具有治疗作用。

在心肺功能保护方面，Ma[10]、Yang[11]、高顺恒[12]及赵芳[13]等团队针对危及生命的肺动脉高压（pulmonary hypertention，PH）进行了深入的研究。Ma 等[10]通过 GEO 数据库的 2 个基因芯片进行数据挖掘，发现 SMC4、TOP2A、SMC2、KIF11、KIF23、ANLN、ARHGAP11A、SMC3、SMC6 及 RAD50 可能参与 PH 的发病机制，而其表达差异进一步通过实时荧光定量聚合酶链反应（quantitative reverse transcriptase PCR，qRT-PCR）得到证实。Yang 等[11]则建立小鼠肺动脉高压模型，通过基因芯片筛选到 MIR-212-3p，并发现其表达的降低可能是肺动脉高压患者发生右心功能障碍的生物标志物。高顺恒等[12]发现，正常大鼠肺动脉环和肠系膜动脉环对肾上腺素、去甲肾上腺素、甲氧明均产生收缩反应，但肺动脉环较肠系膜动脉环收缩功能弱。在低氧性肺动脉高压模型中，肺动脉对肾上腺素、去甲肾上腺素及甲氧明产生收缩反应，且较正常肺动脉环反应性和最大收缩张力更强。肾上腺素、去甲肾上腺素对肺动脉环的反应性和最大收缩张力相似，而与肾上腺素、去甲肾上腺素相比，甲氧明对肺动脉的收缩作用较弱。赵芳等[13]构建了妊娠合并肺动脉高压的大鼠模型，研究结果显示，17β- 雌二醇干预可显著降低妊娠合并肺动脉高压大鼠肺动脉压力，其干预作用在妊娠中期更明显，且能在一定程度上延缓肺微动脉中膜增厚。不同干预时间对右心肥厚指数影响不大。在心肌保护方面，王萌等[14]证实布托啡诺通过微小 RNA 1-3p（miR-1-3p）介导上调连接子蛋白 43（Cx43）表达而改善大鼠缺血性心律失常。而王石等[15]探讨 Apelin-13 在心搏骤停中的潜在机制，发现 Apelin-13 可解救布比卡因诱导的大鼠心搏骤停，其机制可能与激活 ERK1/ERK2 通路蛋白磷酸化有关。此外，王子丹等[16]展开了不同机械通气水平对 ARDS 右心功能影响的动物实验研究，并发现跨肺压和肺顺应性能更好体现 ARDS 肺复张有效性，具有良好协同性。呼气末正压（PEEP）增加，右心收缩功能三尖瓣环收缩期位移（tricuspid annular plane systolic excursion，TAPSE）最早受影响，每搏输出量（stroke volume，SV）代偿性增加，但 PEEP 继续增加会致 TAPSE 和 SV 变小，肺内血流分布在改善肺泡氧合方面更重要。

在肾保护方面，杜洁娟等[17]通过腹腔注射构建百草枯建立急性肾损伤模型，研究结果显示，右美托咪定在百草枯中毒急性肾损伤大鼠的应用，能抑制 TNF-α 和 NF-κB 表达，抑制 AMP 活化蛋白激酶（AMP-activated protein kinase，AMPK）/Keap-1 信号通路的激活，从而促进改善大鼠的肾功能和肾组织病理状况。刘本铨等[18]的研究则证实了 IL-4 参与急性肾损伤小鼠肾纤维化的过程，其机制可能与调节巨噬细胞 M2 极化有关。陈莉等[19]的研究选择横纹肌溶解所致急性肾损伤患者 60 例，研究结果显示，盐酸戊乙奎醚可以调控横纹肌溶解所致急性肾损伤的炎症反应，因此可改善患者预后。

在肝保护方面，周琴等[20]证实阿魏酸对刀豆蛋白 A 诱导的免疫性肝损伤有保护作用，其机制可能是抑制 CD4+T 淋巴细胞的活化和细胞因子的释放，减轻炎症及肝组织的凋亡。拜云虎等[21]则观察 C57 小鼠急性肝损伤中线粒体自噬相关蛋白 PTEN 诱导的假定激酶 1（PTEN induced putative kinase 1，PINK1）/ 帕金森病蛋白（Parkin）表达的变化，发现急性肝损伤状态下 PINK1/Parkin 在 mRNA 和蛋白水平表达升高，且其表达量随着肝损伤的缓解而表达水平降低，提示 PINK1/Parkin 可能对于治疗急性肝损伤具有重要意义。

在肠保护方面，夏艳萍等[22]发现富氢水能调节感染性休克大鼠肠系膜上动脉血管反应性，缓解肠系膜损伤，该作用可能与激活 RhoA/Rho 信号通路调节钙敏感性有关。张红涛等[23]则发现右美托咪定可改善创伤性颅脑损伤小鼠肠道屏障功能障碍，其机制与激活核因子 e2 相关因子 2/ 血红素氧合酶 -1（Nrf2/HO-1）信号通路有关。

此外，中国学者在危重症的其他研究领域也有突破性进展。Kang 等[24]探讨红细胞介导的内质网应激对失血性休克巨噬细胞的保护作用，该研究结果表明，Toll 样受体 9（Toll-like receptor，TLR9）通过 TLR9-cGAS-STING-IFN 信号通路调控失血性休克小鼠巨噬细胞内质网应激。TLR9 表达增加可增强巨噬细胞活性，减少细胞凋亡，增强炎症和免疫反应，这有可能成为失血性休克的治疗靶点。雍辉等[25]针对机械通气所致的膈肌功能障碍进行研究，发现机械通气可以引起 PINK1/Parkin 介导的线粒体自噬发生改变，并引起膈肌功能障碍和萎缩。

二、脓毒症发生机制及防治研究

脓毒症（sepsis）是机体为应对感染触发的系统性反应失调，可引起多个器官功能障碍甚至死亡。脓毒症可以在多种临床疾病的病程中出现，是重症患者的首要死亡原因。近年来，尽管对这种临床综合征的病理生理学认识不断深入，血流动力学监测工具和复苏措施也有了很大的进步，但脓毒症仍然是危重患者死亡的主要原因之一，严重威胁着患者的生命健康。2020 年，对脓毒症的研究取得了较大的突破，多项研究发表在重症医学和相关领域高水平期刊上。

脓毒症是一个涉及大量局部和全身性反应的复杂病理过程，其病程迅速而凶险，预后恶劣。由于其发病涉及诸多环节，给脓毒症的治疗带来了极大的困难和挑战。目前，进行的针对各个环节多种干预治疗的研究，尽管在动物实验中已取得满意的结果，但遗憾的是迄今没有一项实验成果能够通过Ⅲ期临床研究，脓毒症的治疗亟待新的研究理论和策略。

随着对脓毒症研究的不断深入，多种新的治疗策略被不断提出。近年来中医药在危重症患者中的作用越来越受到重视，尤其是在对 COVID-19 诊疗期间，发挥了重要作用，有效降低了重症患者的死亡率[26]。Hou 等[27]的研究结果显示，槐果碱（sophocarpine）通过抑制 NLRP3 炎症小体降低感染性肝损伤。槐果碱是一种药用单体，是从传统草药苦参（sophora flavescens）中提取的重要生物碱之一。进一步研究的结论表明，槐果碱可以通过自噬介导 NLRP3 的降解，降低脓毒症引起的肝细胞中 NLRP3 炎症小体的活化，减轻肝损伤。肠屏障功能障碍是脓毒症进展过程中重要的触发因素。黄芪甲苷（astragaloside Ⅳ，AS-Ⅳ）可通过抑制 RhoA/NLRP3 炎症小体信号通路减轻脓毒症诱导的肠屏障功能障碍，进而发挥保护作用。Xie 等[28]采用盲肠结扎穿孔术（cecal ligation and puncture，CLP）诱导小鼠脓毒症，静脉注射 3 mg/kg 的 AS-Ⅳ观察其对脓毒症小鼠的保护作用。该研究结果显示，AS-Ⅳ可有效抑制细胞因子释放和 I-FABP 分泌，促进肠中紧密连接的表达，降低肠屏障通透性，显著提高模型小鼠的存活率。AS-Ⅳ通过抑制 RhoA/NLRP3 炎症小体信号通路，保护肠上皮免于脓毒症诱导的屏障功能障碍。上述研究结论表明，在脓毒症过程中，NLRP3 被激活并介导肝组织和肠组织损伤，而中药的有效成分可显著抑制 NLRP3 的活化，减轻脓毒症诱导的肝组织和肠组织损伤。Wang

等[29] 的研究表明，中药补骨脂衍生物补骨脂酚（BAK）预处理可抑制脓毒症诱导的肾脏中 NF-κB 和 p38 丝裂原活化蛋白激酶（p38 mitogen-activated protein kinase，p38 MAPK）信号通路的激活，显著降低 CLP 诱导脓毒症模型小鼠的细菌负荷、炎症水平及肾脏氧化应激，减轻脓毒症小鼠的肾组织损伤，降低小鼠死亡率。Zhang 等[30] 的研究结论表明，6- 姜辣通过抑制丝裂原活化蛋白激酶（mitogenactivated protein kinase，MAPK）信号通路减少巨噬细胞焦亡，降低血清中 IL-1β 的释放，改善脓毒症模型小鼠的生存率。此外，Song 等[31] 的研究结论表明，东莨菪碱可通过改善大鼠体内微循环延长脓毒症休克大鼠的存活时间。该研究结果表明，经东莨菪碱预干预后，脓毒症引起的小动脉血流减少明显被抑制，小动脉和小静脉平均直径的变化减少。

由于脓毒症的病理生理学进程涉及多个病理生理学过程，给脓毒症患者的治疗带来较大的困难和挑战。Zhang 等[32] 采用线粒体移植方法探索脓毒症治疗的新方法，研究表明线粒体移植显著提高脓毒症小鼠的存活率，这与线粒体移植后小鼠体内细菌负荷降低、全身炎症减弱及器官损伤的减轻有关。该研究针对脾脏样本进行微阵列分析、通路分析显示，在多菌性脓毒症中，炎症反应、补体和凝血级联反应，以及排斥反应相关的基因表达均发生显著变化。线粒体移植和补充可减少全身炎症水平和器官损伤，增强细菌清除能力，提高脓毒症患者的生存率。因此，线粒体移植可能是降低脓毒症相关死亡率的有效辅助治疗。Yan 等[33] 探讨了线粒体移植对脓毒症后小胶质细胞极化和神经保护的影响，该研究采用脂多糖 γ 干扰素（interferon-gamma，IFN-γ）和 IL-4/IL-13 诱导 BV2 小胶质细胞不同表型。观察到 IL-4/IL-13 刺激的小胶质细胞线粒体含量增多和功能增强。在体外共培养实验中，线粒体移植通过增强小胶质细胞从 M1 表型到 M2 表型的极化和抑制小胶质细胞释放炎症因子发挥神经保护作用。研究人员首先对小鼠进行 CLP 造模，然后在侧脑室内注射外源性线粒体，研究结果显示，在 CLP 造模 24 h 后，线粒体移植诱导了小胶质细胞 M2 反应，而非 M1 反应。该研究结论表明，线粒体移植促进了小胶质细胞的极性转化，改善了脓毒症患者的认知功能障碍。该研究证明了外源性线粒体移植治疗的潜在应用，这可能是治疗脓毒症相关性脑功能障碍的潜在治疗方式。

氢气（H₂）是一种新型的医用气体分子，近年来被广泛应用于各种疾病的治疗，有学者研究了氢气在脓毒症模型中的作用。Chen 等[34] 研究表明，氢气通过调节自噬和内质网应激之间的交互而发挥降低脓毒症器官损伤和功能障碍的作用。该研究结果显示，氢气通过激活自噬减轻内质网应激，减轻脓毒症引起的全身性炎症反应和器官损伤。关于氢气在脓毒症的研究，一般多聚焦于脓毒症相关性脑病（sepsis-associated encephalopathy，SAE）。SAE 会导致一系列的脑损伤和长期的、潜在不可逆的认知功能障碍，与患者发病率和死亡率的增加密切相关。Jiang 等[35] 的研究结果显示，H₂ 可提高脓毒症模型小鼠的生存率，减轻认知障碍及海马组织损伤，降低脑组织中 TNF-α、IL-6、高迁移率族蛋白 B1（HMGB1）、Nrf2、HO-1、胶质附着蛋白 -1（ZO-1）和闭合蛋白（Occludin）的水平。该研究结论表明，2% H₂ 可以通过抑制氧化应激、炎症反应及降低脓毒症诱导的血脑屏障损伤来抑制脓毒症小鼠的脑损伤，从而改善了小鼠的认知功能。Xie 等[36] 基于 iTRAQ 的定量蛋白质组学分析吸入 2%H₂ 对脓毒症小鼠脑损伤的治疗作用。该研究对 5317 种蛋白质进行了定量，其中 39 种与 H₂ 的保护机制有关。此外，H₂ 可以调节免疫系统和凝血系统。蛋白质印迹法结果显示，H₂ 通过下调 SMAD4、DPYS、PTGDS 的蛋白表达水平和上调 CUL4A 的表达水平来降低脓毒症小鼠的 SAE。以上研究结果为了解 H₂ 对 SAE 发挥保护作用的机制提供了理论依据，并有助于 H₂ 在脓毒症患者中的临床应用。Xie 等[37]

的研究结论表明，H_2 通过抑制小胶质细胞内 Nrf2 介导的 NLRP3 通路减轻脑组织中炎症水平，神经元凋亡及线粒体功能障碍，从而改善脓毒症相关性脑病。Zhuang 等[38] 的研究结论表明，H_2 通过哺乳动物雷帕霉素靶蛋白（mammalian target of rapamycin，mTOR）自噬依赖途径调节小胶质细胞的极化，从而减轻脓毒症诱导的神经炎症。

脓毒症过程中适应性免疫也逐渐引起研究人员的注意，Lou 等[39] 探讨了靶向淋巴细胞活化基因 3（*LAG-3*）逆转 T 淋巴细胞功能障碍，改善小鼠多微生物脓毒症的生存的研究。LAG-3 是免疫检查点分子之一，对 T 细胞反应产生负调节作用。该研究结果表明，LAG-3 在 $CD4^+$/$CD8^+$ T 细胞、$CD19^+$ B 细胞、自然杀伤（natural killer，NK）细胞、$CD4^+$ $CD25^+$ T 细胞及树突状细胞（dendritic cell，DC）上上调。*LAG-3* 基因敲除和抗 LAG-3 抗体均对 CLP 小鼠的存活率，血液/腹膜细菌清除率有积极影响。在抗 LAG-3 抗体治疗的小鼠中，细胞因子水平降低和 T 细胞凋亡明显减少。体外应用抗 LAG-3 抗体可降低诱导的 T 细胞凋亡，同时改善 IFN-γ 的分泌和 T 细胞增殖。该研究结论表明，阻断 LAG-3 可保护 CLP 小鼠免于脓毒症相关的免疫功能障碍，这可能成为脓毒症治疗的新靶点。此外，Xu 等[40] 的研究结论表明，CXCL4 可通过调控信号转导及转录激活因子 5（signal transduction and activator of transcription 5，STAT5）/叉头翼状螺旋转录因子（FOXP3）通路促进小鼠脓毒症模型中 $CD4^+$ $CD25^+$ $FOXP3^+$ 调节性 T 细胞的产生，有效降低脓毒症模型小鼠的器官损伤，提高脓毒症模型小鼠的生存率。

在防治脓毒症所致的器官功能障碍方面的研究也取得了长足的进步，尤其是在脓毒症相关性心肌损伤和脑损伤方面。在脓毒症期间，心脏是受影响最严重的器官之一。Mitsugumin-53（MG53）的心脏保护功能引起了研究人员的关注。Han 等[41] 的研究表明，在 CLP 后 18 h，大鼠心肌中 MG53 和 PPARα 的表达急剧下降。与假手术组相比，CLP 组大鼠的心脏功能明显降低，这与心肌破坏、氧化应激指标和炎症细胞因子上调及过度的心肌细胞凋亡有关。补充 MG53 重组蛋白（rhMG53）可通过上调 PPARα 提高模型大鼠的存活率、改善心功能，减少氧化应激和炎症反应，以及减少心肌细胞凋亡。Wang 等[42] 的研究结论表明，右美托咪定可减轻脓毒症引起的心肌铁死亡和脓毒症心脏损伤。此外，Zhang 等[43] 的研究结果表明，H_2 对脓毒症小鼠心肌线粒体功能的保护作用。以上研究为脓毒症相关的心脏损伤的防治提供了新的策略和理论依据。

随着抗生素和生命支持疗法的发展，近年来脓毒症的死亡率一直在下降。然而，脓毒症相关性脑病（脓毒症的常见并发症）的发生率仍然很高，几乎没有有效的疗法可以治疗。Zhong 等[44] 的研究表明，丙酮酸乙酯治疗可显著减轻 CLP 引起的认知能力下降，小胶质细胞活化和神经发生受损。此外，丙酮酸乙酯显著降低了脓毒症模型小鼠海马中的 NLRP3 水平，并抑制了 NLRP3 炎症小体在小胶质细胞中诱导的 IL-1β 裂解。NLRP3 和 ASC 缺失表现出类似的抗 SAE 的保护作用。与 CLP 模型中的野生（wild type，WT）小鼠相比，丙酮酸乙酯显著改善了 *Nlrp3*[-/-] 和 *Asc*[-/-] 小鼠的认知功能和脑病理改变。此外，丙酮酸乙酯在 *Nlrp3*[-/-] 和 *Asc*[-/-] 小鼠中对 SAE 没有额外保护作用。其研究结论提示，丙酮酸乙酯通过抑制 NLRP3 炎症小体对 SAE 发挥保护作用。

在脓毒症相关脑病小鼠模型中，*CXCR5* 基因敲除减弱了 CLP 诱导的记忆和学习缺陷，并部分逆转了 CLP 对神经元数量和海马组织 IL-1β、IL-6 表达的影响。Shen 等[45] 的研究结果显示，*CXCR5* 敲除可以减轻脓毒症诱导的 SAE 小鼠海马神经发生缺陷和认知功能障碍。Ji 等[46] 的研究结论表明，脓毒症通过多巴胺 4 受体机制破坏海马小白蛋白间神经元介导的抑制网络，从而导致认知障碍，但应用多巴胺 4 受体激动剂 RO-10-5824 治疗能够逆转大多数此类认知功能异常。

脓毒症相关性脑病的预防和治疗在临床上仍然具有挑战性。Li 等 [47] 的研究表明，小剂量左旋多巴（L-DA）可改善脓毒症小鼠的神经炎症和长期认知功能障碍，脓毒症的早期阶段给予 L-DA 可以改善存活的脓毒症小鼠的学习和记忆能力。与 CLP 模型中学习和记忆的改善相对应，L-DA 可限制神经炎症，改善神经可塑性，逆转脓毒症引起的海马多巴胺水平降低，但 L-DA 对存活率和体重的恢复则没有明显影响。其研究结论表明，L-DA 通过多巴胺 D1 受体和多巴胺 D2 受体预防和治疗脓毒症相关性脑病，多巴胺 D1 受体有望成为抗神经炎症的潜在目标。Li 等 [48] 的研究探讨了重组人脑利钠肽（rhBNP）对脓毒症相关性脑病小鼠的治疗作用，该研究结论表明，给予 50 μg/kg 的 rhBNP 可以显著改善 CLP 诱导的脓毒症小鼠的 14 d 存活率，并减轻认知功能障碍和焦虑。rhBNP 治疗可显著降低 CLP 小鼠大脑中的形态学改变，同时还可通过抑制 Toll 样受体 4（Toll-like receptor，TLR4）-NF-κB 途径来降低海马中炎症细胞因子的水平。该研究结论表明，rhBNP 可能是治疗脓毒症相关性脑病有前途的药物。

此外，针对肝损伤和肾损伤的研究也取得可一定的进展。Wu 等 [49] 的研究表明，选择性的 α7-nAchR 激动剂 GTS-21 可以调节小鼠自噬改善脓毒症诱导的肝损伤。Wang 等 [50] 的研究结果显示，miR-22-3p 通过靶向 PTEN 抑制脓毒症诱导的急性肾损伤。Ying 等 [51] 的研究结论表明，川芎嗪通过下调肾脏 NMDAR1 的表达及其通过抑制胱天蛋白酶 3（caspase-3）的抗凋亡作用，发挥对小鼠脓毒症相关性急性肾损伤的保护作用。

三、脂多糖介导的脓毒症及其对组织、器官损伤的研究

脂多糖是引起脓毒症的重要致病因子之一。随着从整体、器官、细胞、分子及基因水平进行的多层次综合性研究，对炎症介质或细胞间信号通路调控机制的深入了解，通过认识脓毒症的发生机制和干预措施，为防治脂多糖介导的脓毒症及组织、器官损伤提供新的思路和依据。

（一）脂多糖诱导的肺损伤

陈祝桂等 [52] 的研究通过采用不同浓度脂多糖处理 A549 细胞诱导急性肺损伤（acute lung injury，ALI）模型，结果发现浓度为 10～50 mg/L 脂多糖处理 A549 细胞可诱导肺上皮细胞坏死性凋亡和线粒体自噬。该研究结论表明，建立脓毒症急性肺损伤细胞模型较合适的脂多糖浓度可能为 10～50 mg/L。

孙梦等 [53] 研究发现，细胞外组蛋白可进一步加重脂多糖诱导的肺泡巨噬细胞损伤。体外培养小鼠肺泡巨噬细胞株（MH-S）并传代，取融合生长至 80% 时的细胞进行实验，用 1 mg/L 的脂多糖刺激细胞 3 h 后以 50 mg/L 的外源性组蛋白分别刺激细胞 3 h、6 h、12 h、24 h（LPS＋组蛋白 3 h 组、6 h 组、12 h 组、24 h 组），并设磷酸盐缓冲液（PBS）对照组（PBS 组）、脂多糖单独刺激组（LPS 组）、外源性组蛋白单独刺激组（组蛋白组）及肝素预处理组蛋白组（肝素＋LPS＋组蛋白组），检测乳酸脱氢酶（LDH）和炎症因子表达、细胞内 K^+ 浓度、钾离子通道蛋白（TWIK2）、炎症小体（NLRP3）及凋亡相关斑点样蛋白（ASC）的表达。该研究结果显示，与 LPS 组比较，加用外源性组蛋白处理后 LDH 和炎症因子水平显著升高，当组蛋白刺激时间为 3 h 时达到峰值。在 LPS＋组蛋白组 NLRP3、

ASC 及 TWIK2 蛋白均明显上调，而肝素预处理后上述蛋白表达均明显下调，另外，LPS＋组蛋白组细胞内 K^+ 浓度较 LPS 组明显下降；与 LPS＋组蛋白组比较，给予肝素预处理后 K^+ 浓度明显上升。研究结论表明，细胞外组蛋白可致肺泡巨噬细胞炎症损伤，其作用机制可能与细胞外组蛋白激活 TWIK2 通道促进 K^+ 外流从而活化 NLRP3 有关。

血红素氧合酶 -1（heme oxygenase-1，HO-1）是一种可以保护器官、组织和细胞免受各种刺激引起的病理损害的高度保守的蛋白。王全等[54]在体实验研究发现 HO-1 可介导烟酰胺腺嘌呤二核苷酸（nicotinamide adenine dinucleotide，NAD）表达减轻大鼠内毒素急性肺损伤。该研究采用大鼠尾静脉缓慢注射脂多糖方式诱导大鼠内毒素急性肺损伤模型，用随机数字表法将雄性 SD 大鼠分为 4 组，即对照组（C 组）、内毒素急性肺损伤组（L 组）、HO-1 激动剂 Hemin＋内毒素急性肺损伤组（H 组）及 HO-1 阻滞剂 ZnPP-IX＋内毒素急性肺损伤组（Z 组），观察肺组织病理学结果、肺湿 / 干比、肺组织中 NAD 含量及 HO-1 含量。该研究结果显示，与 L 组比较，H 组肺湿 / 干比明显降低，肺组织 NAD 含量、HO-1 蛋白含量明显升高，肺组织病理损伤减轻；Z 组肺湿 / 干比明显升高，肺组织 NAD 含量、HO-1 蛋白含量明显降低，肺组织病理损伤加重。宋晓等[55]的一项体外实验结果显示，在脂多糖诱导大鼠急性肺损伤时 HO-1/CO 信号通路可抑制线粒体分裂发挥内源性保护作用。胡欣欣等[56]的研究结果显示，HO-1 在脂多糖致大鼠肺泡巨噬细胞凋亡中起到内源性保护的作用机制可能和内质网应激有关。

Shang 等[57]通过建立脂多糖诱导肺泡上皮细胞模型来体外模拟急性呼吸窘迫综合征（ARDS）炎症，以进一步研究 miR-27a-3p 在 ARDS 中的作用。将 miR-27a-3p 模拟物、抑制剂或 FOXO3 过表达质粒转染到细胞中，然后评估 miR-27a-3p 和 FOXO3 对细胞活力和凋亡的影响及细胞中的活性氧（reactive oxygen species，ROS）和烟酰胺腺嘌呤二核苷酸磷酸（nicotinamide adenine dinucleotide phosphate，NADPH）的活性。该研究结果发现，MiR-27a-3p 靶向 FOXO3，可通过抑制 NAPDH/ROS 活化来减轻脂多糖诱导的肺泡上皮细胞的炎症和细胞凋亡。

兰江丽等[58]的研究探讨了骨髓间充质干细胞（BMSC）对脓毒症新生大鼠肺损伤的影响及其机制。方法是 SD 大鼠腹腔注射脂多糖的方式诱导脓毒症模型，将大鼠随机分为对照组、脓毒症组及脓毒症 BMSC 预处理组，观察肺湿 / 干比、肺组织病理学改变、血清及支气管肺泡灌洗液（bronchoalveolar lavage fluid，BALF）中炎症细胞因子 IL-1β、IL-6 和 TNF-α 水平、肺组织中肿瘤坏死因子受体 1（tumor necrosis factor receptor 1，TNFR1）、血管细胞黏附分子 1（vascular cell adhesion molecule 1，VCAM-1）、NF-κB/p65 mRNA 及蛋白表达水平。该研究结果显示，与脓毒症组相比，脓毒症 BMSC 预处理组大鼠肺组织的病理学改变减轻，血清和 BALF 中炎症因子水平、肺组织 TNFR1 表达水平相对增多、VCAM-1 及 NF-κB/p65 的表达水平相对减少。该研究结论表明，骨髓间充质干细胞可能通过上调 TNFR1，下调 VCAM-1 和 NF-κB/p65 的表达以减轻炎症反应，进一步减轻脓毒症新生大鼠肺损伤。

曾悦翔等[59]研究探讨了右美托咪定（DEX）对脂多糖诱导的大鼠 II 型肺泡上皮细胞（AT-II）NF-κB 及水通道蛋白 5（aquaporin 5，AQP-5）的影响。原代培养大鼠 AT-II 细胞，建立脂多糖诱导急性肺损伤细胞模型，将实验分为对照组、脂多糖组、LPS＋DEX（0.1 ng/ml、1 ng/ml、10 ng/ml）组，观察 AT-II 细胞存活率、细胞上清液中 LDH 的含量、NF-κB 及 AQP-5 的 mRNA 和蛋白表达水平。该研究结果显示，右美托咪定剂量为 0.1～10 ng/ml 可浓度依赖性提高细胞的存活率，减少 LDH 的释放，抑制脂多糖诱导的 AT-Ⅱ 细胞中 NF-κB 的活化，上调 AQP-5 的表达。该研究结论表明，右美托咪定对脂多糖所致 AT-Ⅱ 细胞损伤具有一定保护作用，其作用机制可能与下调 NF-κB 表达和上调 AQP-5 表达有关。赵诗雯等[60]的研究结论表明，右美托咪定预处理可通过抑制 NLRP3 炎症小体活性减轻脂多糖诱导的大鼠急性肺损伤。

（二）脂多糖诱导的脑损伤

给动物注射脂多糖可导致败血症休克的类似表现，称为内毒素休克，细菌内毒素休克可引起一定程度的颅脑炎症性损伤。脂多糖可能通过引起神经炎症影响中枢神经系统，进而导致脑损伤和功能障碍。

孙磊等[61]的研究探索了右美托咪定对脂多糖诱导的脑内炎症损伤的神经保护作用及其机制。方法是采用脂多糖诱导建立免疫炎症损伤小鼠模型，将小鼠分为对照组、脂多糖组及右美托咪定组，检测大脑皮质的病理变化、大脑皮质中 TNF-α 和 IL-1β 含量及 MAPK/NF-κB p65 信号通路相关蛋白的表达。该研究结果显示，与脂多糖组比较，右美托咪定组大脑皮质的病理性损伤变化减轻，大脑皮质中 TNF-α、IL-1β 含量显著降低，小鼠大脑皮质中 p-P38MAPK/P38MAPK 和 NF-κB 的蛋白表达水平明显降低，进一步说明右美托咪定通过抑制脂多糖诱导炎症损伤后 TNF-α 和 IL-1β 的表达水平，抑制 MAPK/NF-κB 信号通路的激活减轻炎症反应来发挥神经保护作用。

张春芳等[62]研究了右美托咪定预处理对脓毒症相关性脑病大鼠中枢和外周炎症反应的保护作用。该研究结果发现，右美托咪定预处理可改善脂多糖注射大鼠中枢和外周炎症改变，其作用机制可能与调节 NF-κB/IκB 通路有关。

李伟等[63]进行了右美托咪定对感染性休克大鼠的脑保护作用研究。将 SD 大鼠腹腔注射脂多糖构建感染性休克大鼠模型，随机分为对照组、脂多糖组、右美托咪定组，检测大鼠海马体 TNF-α 和 IL-6 的表达量，观察大鼠海马区锥体细胞病理程度，以及海马体匀浆液中细胞凋亡情况、大鼠海马区域中 NF-κB 的表达量。该研究结果显示，与脂多糖组相比，右美托咪定组大鼠海马体匀浆液中的 TNF-α 和 IL-6 含量增加，大鼠海马区锥体细胞病理程度和细胞凋亡率显著降低，另外，右美托咪定能够显著降低脂多糖诱导后大鼠海马区中 NF-κB 的表达量。该研究结论表明，右美托咪定可能通过抑制 NF-κB 活化来发挥对感染性休克大鼠的脑保护作用。

张占琴等[64]探讨了脂联素对脂多糖诱导脓毒症小鼠脑损伤的保护作用。采用数字表法将健康雄性 C57BL/6 小鼠随机分为 4 组，即空白对照组（CON 组）、脂联素对照组（APN 组）、脓毒症模型组（LPS 组）及脂联素干预组（LPS＋APN 组），观察小鼠的行为学变化、海马病理形态学改变，检测海马线粒体 ROS、丙二醛（malondialdehyde，MDA）、超氧化物歧化酶（superoxide dismutase，SOD）的表达，检测海马 Bcl-2、Bax、cleaved caspase-3 蛋白表达。该研究结果显示，LPS 组小鼠的学习记忆能力较 CON 组和 APN 组明显下降，使用脂联素干预后小鼠学习记忆能力有所改善；LPS 组小鼠海马神经元结构遭到破坏，海马线粒体 ROS 和 MDA 的含量增加、SOD 水平降低，Bcl-2、Bax、cleaved caspase-3 蛋白表达水平增加。使用脂联素干预后神经元结构紊乱减轻，线粒体相关的氧化应激和凋亡水平降低。从而得出结论，线粒体损伤诱导的氧化应激和凋亡可能参与了脓毒症小鼠脑损伤，脂联素可能通过抑制线粒体损伤相关的氧化应激和凋亡来发挥神经保护和改善认知作用。

Wang 等[65]研究发现，突触 GTPase 激活蛋白 1 pSynGAP1 干扰介导的海马振荡网络损伤可能在脓毒症幸存者的长期神经行为异常中起关键作用。

Zhang 等[66]探讨了电针对脂多糖诱导的大鼠抑郁样行为的影响及其潜在机制。通过连续 7 d 对 Wistar 大鼠腹腔注射脂多糖，建立抑郁样行为模型。将大鼠随机分为对照组、模型组及电针治疗组，使用开放视野测试（OFT），强迫游泳测试（FST）及蔗糖偏爱测试（SPT）来评估类似抑郁样行为，检测血清和海马体中 IL-1β、IL-6 及 TNF-α 的水平，海马体中 5- 羟色胺（5-hydroxytryptamine，5-HT）、犬尿氨酸（Kyn）及喹啉酸（Quin）的水平，以及 N- 甲基 -D- 天冬氨酸受体（N-methyl-D-aspartate receptor，NMDAR）蛋白和 mRNA 的表达。该研究结果表明，电针治疗可抵抗脂多糖引起的抑郁样行为，其相关机制可能与抑制炎症反应，调节 IDO 介导的色氨酸降解途径和抑制 NR2B 活化有关。

Huang 等[67]研究结果表明，川芎嗪治疗脓毒症与其可保护血脑屏障，抑制炎症反应和一氧化二氮系统有关。这项研究揭示了，川芎嗪在脓毒症相关性脑病中的保护作用，为在临床上防治脓毒症这一致命疾病提供一种新的治疗途径。

（三）脂多糖诱导的肾损伤

杨慧芳等[68]研究了右美托咪定对脓毒症大鼠肾功能和血清炎症因子的影响。采用 SD 大鼠静脉注射脂多糖方式诱导脓毒症模型，将 SD 大鼠随机分为空白组、模型组及右美托咪定组，观察血清肌酐（Scr）、血尿素氮（BUN）水平，血清 TNF-α、IL-6、IL-1β 水平及肾组织病理改变情况。该研究结果显示，相比于模型组，右美托咪定组 Scr、BUN 水平、血清 TNF-α、IL-6、IL-1β 均明显降低，肾脏组织病理损伤也明显减轻，进一步表明右美托咪定保护脓毒症大鼠肾功能的作用可能与下调血清炎症因子表达水平有关。

Ni 等[69]探讨了右美托咪定预处理对败血症诱导大鼠急性肾损伤和 miR-146a 表达水平的影响。通过尾静脉注射脂多糖建立 SAKI 模型，将小鼠随机分为对照组、模型组及右美托咪定预处理组。研究结果发现，右美托咪定可以改善急性肾损伤大鼠的氧化应激和炎症反应，降低肾脏损伤的严重程度，并上调 miR-146a 的表达水平。

吴伟芳等[70]也进一步探讨了右美托咪定改善脓毒症小鼠急性肾损伤的作用机制。通过往小鼠腹腔注射脂多糖方式制备脓毒症诱发急性肾损伤模型，将小鼠随机分为正常组、模型组及右美托咪定实验组，检测血清髓过氧化物酶（myeloperoxidase，MPO）和半胱氨酸蛋白酶抑制剂 C（cystatin C，Cys-C）的浓度，肾组织中的肝细胞生长因子（hepatocyte growth factor，HGF）、细胞间质表皮转化因子（c-Met）和蛋白激酶 B（Akt）基因表达水平。结果显示，右美托咪定实验组明显降低血清中 MPO、Cys-C 浓度，肾组织中 HGF、c-Met、Akt 的基因表达也明显下调。与模型组相比，右美托咪定改善脓毒症小鼠急性肾损伤，这可能与下调 HGF/c-Met/Akt 通路有关。

Li 等[71]研究发现，HO-1/PINK1 可抑制炎症反应和氧化应激，以及调节线粒体融合 / 裂变以抑制细胞凋亡，从而减轻脂多糖诱导的大鼠急性肾损伤。

Feng 等[72]探讨了长链非编码 RNA（long noncoding RNA，lncRNA）富核丰富转录本 1（NEAT1）在脓毒症诱导的急性肾损伤中的功能和机制，通过用脂多糖处理人肾小管上皮细胞系 HK-2 细胞建立脓毒症导致的急性肾损伤模型。该研究结果发现，在脓毒症患者和脂多糖刺激的 HK-2 细胞中，NEAT1 表达上调，而 miR-22-3p 表达下调。脂多糖可诱导 HK-2 细胞凋亡、自噬及炎症反应。*NEAT1* 基因敲减可减轻脂多糖诱导的 HK-2 细胞损伤。此外，NEAT1 靶向 miR-22-3p/NF-κB 通路调控脂多糖诱导的细胞损伤。

（四）其他关于脂多糖介导脓毒症的研究

Zhou 等 [73] 探讨了 miR-103a-3p/FBXW7 轴在脂多糖所致小鼠脓毒症性肝损伤中的作用。通过建立脂多糖诱导的脓毒症性肝损伤模型，使小鼠脓毒症肝中 miR-103a-3p 升高，通过干扰 miR-103a-3p，观察小鼠 Bax 和 Bcl-2 水平，TNF-α，IL-1β，IL-6 等炎症因子及过氧化氢酶（catalase，CAT）、超氧化物歧化酶（SOD）和谷胱甘肽（glutathione，GSH）等抗氧化酶的表达水平。另外，通过使用 TargetScan 生物信息学分析，预测 miR-103a-3P 的下游靶点是 FBXW7，并分别使 FBXW7 过表达和敲除 *FBXW7* 来进行验证。该研究结果表明，FBXW7 是 miR-103a-3P 的下游靶点，通过干扰 miR-103a-3p 或过表达 FBXW7，可抑制细胞凋亡、炎症及氧化反应，进而改善脂多糖诱导的脓毒症性肝损伤。

李媛莉等 [74] 研究了 miR-9 在脓毒症大鼠心肌组织中的表达及其对脂多糖诱导的大鼠心肌细胞炎症因子分泌的影响和机制。该研究结果发现，miR-9 在脓毒症大鼠心肌组织中高表达，下调其表达可以抑制脂多糖诱导大鼠心肌细胞炎症因子的分泌，其作用机制与抑制 NF-κB 信号激活有关。

Xu 等 [75] 研究小分子环状 GMP-AMP 合成酶对脂多糖诱导的脓毒症小鼠的保护作用。通过注射脂多糖建立小鼠脓毒症模型，随后给予环状 GMP-AMP 合成酶处理，在注射脂多糖后 24 h 检测小鼠的心功能、炎症因子及氧化应激的变化。该研究结果发现，环状 GMP-AMP 合成酶可显著提高脓毒症小鼠的心功能，并明显减轻脓毒症小鼠心脏的炎症反应、氧化应激反应及细胞凋亡。

杨春秀等 [76] 探讨 CpG 寡聚脱氧核苷酸（CpG ODN）对脂多糖诱导的巨噬细胞增殖与迁移能力的影响及机制。该研究结果发现，CpG ODN 可通过 c-Jun 氨基端激酶（c-Jun N-terminal kinase，JNK）与胞外信号调节激酶（ERK）途径协同促进脂多糖诱导的巨噬细胞增殖和迁移并促进环加氧酶 2（cyclo-oxygenase，COX2）、单核细胞趋化蛋白 1（monocyte chemoattractant protein 1，MCP-1）的转录。

刘安鹏等 [77] 探讨了大麻素 2 型受体（CB2R）在脂多糖诱导小鼠巨噬细胞焦亡中的作用。采用随机数字表法将小鼠巨噬细胞系 RAW264.7 细胞分为 3 组，即对照组（C 组）、脂多糖组（LPS 组）及 CB2R 激动剂 HU308 组（HU308 组）。检测 NLRP3、caspase-1、caspase-11、消皮素 D（GSDMD）的 mRNA 和蛋白表达，并检测培养液 IL-18 和 IL-1β 的浓度。该研究结果发现，与 LPS 组比较，HU308 组 NLRP3、caspase-1、caspase-11、GSDMD 及其 C 末端（GSDMD-C）表达下调，GSDMD-C/GSDMD 比值降低，培养液 IL-18 和 IL-1β 浓度降低，因此得出结论，大麻素 2 型受体参与了脂多糖诱导巨噬细胞焦亡的过程。

王慧星等 [78] 探讨缺氧诱导因子 -1α（HIF-1α）在氢抑制脂多糖诱导小鼠巨噬细胞炎症反应中的作用。该研究结果发现，HIF-1α 介导细胞自噬激活参与了氢抑制脂多糖诱导小鼠巨噬细胞炎症反应的过程。

韦金丽等 [79] 应用代谢组学方法研究右美托咪定预处理脂多糖诱导的巨噬细胞炎症模型代谢

物的变化，探讨其抗炎机制可能性代谢途径。该研究结果显示，与对照组相比，右美托咪定干预后筛选出甜菜碱、胆碱、乳酸、谷氨酰胺、蛋氨酸、S- 腺苷 L- 甲硫氨酸、磷脂酰甘油、磷脂酰胆碱、瓜氨酸、脯氨酸、二磷酸腺苷（ADP）、环磷酸腺苷（cAMP）、丙酮酸等 22 种差异代谢物。代谢组学方法显示，右美托咪定预处理炎症细胞特征性代谢物分子为右美托咪定抗炎生物机制奠定基础。

胡远等[80]研究探索了依托咪酯对脂多糖诱导肝巨噬细胞炎症反应和对 NLRP3/IL-1β 通路的影响。用 SD 大鼠分离和培养肝巨噬细胞，并将细胞随机分为空白组、模型组、对照组及低、高浓度实验组。检测肝巨噬细胞中极化基因的表达水平，肝巨噬细胞 NLRP3 小体相关蛋白表达，细胞培养上清液中 IL-1β 和 TNF-α 水平。结果发现依托咪酯可剂量依赖性地抑制肝巨噬细胞引发的炎性反应，其机制可能与抑制 NLRP3/IL-1β 通路激活有关。Zhong 等[81]发现常山酮能抑制脂多糖诱导的人脐静脉内皮细胞（HUVECs）功能障碍和单核细胞黏附作用。

何锐等[82]探讨了甘油对脓毒症小鼠肠黏膜屏障功能的保护作用。用 CLP 建立脓毒症模型，将小鼠随机分为假手术组、假手术＋口服甘油组、脓毒症模型组、脓毒症＋口服甘油组共 4 组。观察小肠黏膜病理损伤，测定二胺氧化酶（DAO）和肠型脂肪酸结合蛋白（FABP2）血浆浓度，检测肠黏膜通透性，检测肠黏膜水通道蛋白 3（AQP3）mRNA 及蛋白表达。该研究结果发现，口服甘油治疗可部分改善脓毒症诱导的肠黏膜损伤。

Chang 等[83]探究了丙泊酚和右美托咪定镇静对脂多糖诱导的脓毒症小鼠胃肠功能的影响。将脂多糖诱导的脓毒症小鼠按不同镇静方式分为 10% 脂肪乳组、丙泊酚组、生理盐水组及右美托咪定组，在镇静后对小鼠进行镇静 / 麻醉评分和生命体征检测，并在 15 min 和 24 h 后检测小鼠胃排空、小肠转运、结肠动力学、胃肠转运及全肠道转运功能。该研究结果发现，使用右美托咪定进行深度镇静时，会显著抑制脓毒症小鼠的胃肠蠕动，24 h 后该作用消失，而丙泊酚无此作用。研究结论提示丙泊酚和右美托咪定均可用于脓毒症患者，但右美托咪定应慎用于患心脏病或肠梗阻的患者。

Liu 等[84]的研究探讨了神经调节蛋白 -1β（neuregulin-1β，NRG-1β）的应用对脓毒症膈肌收缩性和疼痛活动的影响。该研究结果发现，NRG-1β 可以通过 PI3K/Akt 途径改善脓毒症大鼠膈肌中的炎症浸润、氧化损伤及细胞凋亡水平，预防脓毒症期间的膈肌功能和疼痛活性，为今后防治脓毒症性膈肌功能障碍（SIDD）提供了新的思路。

Yong 等[85]研究了长链非编码 RNA（lncRNA）MALAT1 在脓毒症发生发展中的作用。通过建立脂多糖致脓毒症小鼠体内模型和体外细胞模型，在骨骼肌组织中发现高表达的 lncRNA MALAT1 和低表达的乳腺癌易感基因 1（BRCA1）。同时通过 RNA 荧光原位杂交、放射免疫沉淀试验（radio immunoprecipitation test，RIP）等测定，证明了 lncRNA MALAT1 和 zeste 同源物 2（EZH2）可以在骨骼肌细胞中彼此相互作用。在体内和体外实验中，改变 lncRNA MALAT1 的表达以检测血清炎症因子和骨骼肌细胞凋亡水平。另外，沉默 lncRNA MALAT1 使血清 IL-6、IL-8、TNF-α 水平降低、中性粒细胞迁移、骨骼肌细胞凋亡及 Akt-1 磷酸化。同时，根据既往文献及数据库支持，验证 MALAT1、EZH2、Akt-1 及 BRCA1 的相互关系。结果表明，lncRNA MALAT1 与 EZH2 相互作用，刺激 Akt-1 磷酸化和降低 BRCA1 表达，从而加重脓毒症的进展。

四、肺损伤的机制和防治研究

急性肺损伤（ALI）和急性呼吸窘迫综合征（ARDS）是机体在严重感染、休克、创伤等情况下，肺泡上皮细胞和毛细血管内皮损伤，进而引起弥漫性肺间质和肺泡水肿，导致进行性低氧血症和呼吸窘迫等临床表现的综合征。ALI/ARDS 属于临床常见的急危重症，其发病机制复杂，治疗难度大，死亡率高达 40%。2020 年，ALI/ARDS 的发病机制和防治仍是医学领域的研究热点，国内学者在这一领域的研究也取得一定的突破，多项成果发表在重症医学和相关领域高水平期刊上。

（一）肺损伤机制研究

机械通气相关性肺损伤（ventilation-associated lung injury，VALI）是机械通气时常见的并发症，其机制主要包括气压伤、容量伤、不张伤及生物伤。前三者在临床呼吸机运用中较常见，但生物伤发生的确切机制尚未明确。张晓等[86]研究大鼠机械通气相关性肺损伤时蛋白激酶Cδ（protein kinase，PKCδ）与细胞焦亡的关系。选取清洁级健康成年雄性 SD 大鼠 36 只，随机分为 3 组（$n=12$），即对照组（C 组）、机械通气相关性肺损伤组（VALI 组）及 PKCδ 特异性抑制剂 KAI 9803 组（K 组）。气管插管术后 VALI 组气管内注射 200 μl 磷酸缓冲盐溶液，K 组气管内注射 KAI 9803 200 μg/kg，行机械通气 4 h（潮气量为 40 ml/kg，通气频率为 60 次/分，吸呼气时间比为 1:1，吸入氧浓度为 21%，呼气末正压为 0）。于机械通气结束时采集股动脉血样，进行动脉血气分析并记录动脉血氧分压（arterial partial pressure of oxygen，PaO_2）。通气结束后麻醉处死大鼠，取其肺组织，制备支气管肺泡灌洗液（BALF），光镜下观察肺组织病理学结果并行肺损伤评分，计算肺湿/干比，采用考马斯亮蓝法测定 BALF 总蛋白浓度，采用酶联免疫吸附试验（enzyme linked immunosorbent assay，ELISA）测定 BALF IL-18 和 IL-1β 的浓度，分别采用蛋白质印迹法和 qRT-PCR 法测定肺组织 PKCδ、gasdermin D-N 端片段（GSDMD-N）及其 mRNA 的表达。该研究结果显示，与 C 组比较，VALI 组和 K 组肺损伤评分和肺湿/干比升高，PaO_2 降低，BALF 总蛋白、IL-18 及 IL-1β 浓度升高，肺组织 PKCδ、GSDMD-N 及其 mRNA 表达上调（$P<0.01$）；与 VALI 组比较，K 组肺损伤评分和肺湿/干比降低，PaO_2 升高，BALF 总蛋白、IL-18 及 IL-1β 浓度降低，肺组织 PKCδ、GSDMD-N 及其 mRNA 表达下调（$P<0.05$ 或 $P<0.01$）。因此得出结论，PKCδ 通过介导细胞焦亡参与大鼠机械通气相关性肺损伤的病理生理过程。此外，张晓等[87]还研究了 PKCδ 在大鼠机械通气相关性肺损伤中的作用。该研究结果发现，PKCδ 参与大鼠机械通气相关性肺损伤的过程与抑制 NLRC4 表达有关。

自噬作为程序性细胞死亡，有利于细胞正常功能的运行和稳态的维持。自噬是一个复杂的生物过程，涉及多个步骤，每个步骤都由特定基因协调，越来越多的证据表明，自噬对于控制炎症反应至关重要。ALI 引起的炎症反应已被报道涉及自噬表达的一系列改变。Fu 等[88]研究了富氢盐水（HRS）对脂多糖诱导的 ALI 大鼠模型的保护作用及其与自噬调控和 mTOR/TFEB 信号通路的关系。在体内，建立脂多糖诱导的 ALI 大鼠模型；在体外，用脂多糖处理 ALI 的 HPMEC 模型。该研究结果显示，富氢盐水在体内体外均能减弱脂多糖诱导的 ALI 和细胞凋亡。富氢盐水在脂多糖诱导的 ALI 模型中减弱炎症反应，抑制细胞凋亡，诱导和激活自噬，并下调 mTOR/TFEB 信号通路。自噬抑制剂可以阻断富氢盐水的保护作用。而且，在脂多糖诱导的模型中，mTOR 激活剂逆转富氢盐水保护，mTOR 抑制剂可增强富氢盐水保护，富氢盐水通过 mTOR/TFEB 信号通路激活自噬。研究结果证实，通过抑制 mTOR/TFEB 信号通路调节细胞凋亡，富氢盐水对脂多糖诱导的 ALI 具有保护作用。Liu 等[89]研究大麻素 2 型受体（CB2R）在脓毒症中的作用及其潜在机制。CLP 诱导的脓毒症小鼠后，使用 CB2R 特异性激动剂 HU308 治疗可以减轻肺病理性损伤，降低炎症细胞因子水平并增强自噬相关基因的表达。在脂多糖处理后，在 RAW264.7 巨噬细胞中获得了类似的结果。此外，HU308 的作用可以在体内和体外被自噬阻滞剂 3-MA 阻断。因此得出结论，CB2R 能减少与自噬增强相关的炎症因子，可作为脓毒性肺损伤的保护靶点。

微 RNA（microRNA，miRNA）是一种非编码基因调控因子，参与调控机体的各种生理和病理过程，包括脓毒症 ALI 和 VALI。Yang 等[90]对 miR-129-5p 在脓毒症诱导的 ALI 发展中的作用机制进行研究。采用 CLP 处理小鼠和脂多糖处理小鼠肺泡上皮细胞系（MLE）-12 细胞建立脓毒症 ALI 模型。发现在 CLP 模型和脂多糖处理的 MLE-12 细胞中，miR-129-5p 的表达降低。过表达 miR-129-5p 可减弱 CLP 诱导的炎症反应、细胞凋亡、肺湿 / 干比及髓过氧化物酶活性。此外，体外实验中，添加 miR-129-5p 可提高细胞活力，抑制细胞凋亡及炎症反应。HMGB1 作为 miR-129-5p 的靶点减轻了脂多糖处理的 MLE-12 细胞中 miR-129-5p 介导的损伤抑制。从而得出结论，miR-129-5p 通过降低 HMGB1 的表达来保护脓毒症诱导的急性肺损伤。Ding 等[91]探讨 miR-128-3p 和 MAPK14 在脓毒症小鼠右美托咪定治疗急性肺损伤中的作用。将 SPF 级 C57BL/6 小鼠分为 8 组，观察各组肺组织病理变化、肺湿 / 干比、PaO_2、二氧化碳分压（partial pressure of carbon dioxide，$PaCO_2$）、MDA、SOD、MPO 水平及血清炎症因子水平。采用双荧光素酶报告基因法检测 miR-128-3p 与 MAPK14 的靶向关系，采用定量聚合酶链反应（quantitative PCR，qPCR）和蛋白质印迹法检测 miR-128-3p 和 MAPK14 的表达。该研究结果表明，与正常组比较，其他各组 MDA、MPO、炎症因子水平及 MAPK14 表达水平均降低，SOD 含量和 miR-128-3p 表达水平均显著降低（均 $P<0.05$）。与模型组比较，右美托咪定组和 miR-128-3p mimic 组 MDA、MPO、炎症因子含量显著降低，SOD 含量显著升高，而 oe-MAPK14 组则相反（均 $P<0.05$）。与右美托咪定组相比，miR-128-3p mimic＋DEX 组各项指标均有显著改善（均 $P<0.05$）。与 miR-128-3p mimic 组相比，miR-128-3p mimic＋oe-MAPK14 组所有指标均恶化（均 $P<0.05$）。从而得出结论，右美托咪定与 oe-MAPK14 联用阻断了右美托咪定对脓毒症小鼠急性肺损伤的保护作用。miR-128-3p 可以进一步增强右美托咪定靶向抑制 MAPK14 表达对脓毒症小鼠 ALI 的影响。

李爱梅等[92]探究右美托咪定（DEX）对炎性反应和 miR-223-3p/NLRP3 轴的影响。将 60 只成年健康 6 周龄 SPF 级雄性 SD 大鼠随机分为 5 组（$n=12$）：对照组（NC 组）、模型组（M 组）、低（L-DEX 组）、中（M-DEX 组）、高（H-DEX 组）剂量 DEX 组。L-DEX 组、M-DEX 组、H-DEX 组在机械通气中分别以静脉滴注 0.5 μg/（kg·h）、2.5 μg/（kg·h）、5.0 μg/（kg·h）右美托咪定并于 4 h 末处死。研究发现，与 M 组比较，L-DEX 组、M-DEX 组、H-DEX 组大鼠肺通透指数（lung permeability index，LPI）、肺湿 / 干比、NLRP3 mRNA（4.04±0.38、2.12±0.32、1.98±0.25）及 NLRP3 蛋白（0.92±0.11、0.58±0.06、0.39±0.02）、caspase-1 蛋白、IL-1β、IL-18 水平依次降

低（M 组 NLRP3 mRNA 为 5.47±0.62，NLRP3 为 1.31±0.27），miR-223-3p 水平依次升高（均 $P<0.05$）。从而得出结论，右美托咪定可能通过上调 miR-223-3p 表达，下调 NLRP3、caspase-1 蛋白及下游炎症因子表达，与 miR-223-3p/NLRP3 轴密切相关，减轻大鼠 VALI 及炎症反应。安静等[93]发现依托咪酯能够通过增加 miR-146a 的含量调节 TLR4 通路对内毒素急性肺损伤小鼠炎症反应有保护作用。

随着人类基因组计划的不断深入，生命科学和计算机科学的迅猛发展，生物信息学近年来受到医学界的高度关注。Ma 等[94]应用生物信息学和动物模型来鉴定 ARDS 的核心基因和潜在的相应通路。通过对与 ARDS 相关的转录数据集进行差异表达基因分析、功能富集分析及受试者操作特征曲线（简称 ROC 曲线）分析，鉴定 ARDS 的核心基因。通过细胞实验进一步探讨核心基因对肺屏障功能损伤的影响。采用动物模型验证核心基因在 ARDS 生物信号通路中的作用。经生物信息学分析，确定了 *IL-1β* 为 ARDS 的核心基因。细胞实验表明，上调的 IL-1β 可通过 IL-1β-HER2/HER3 轴降低 claudin18 的表达，导致肺屏障的功能损害，最终促进了 ARDS 的发生发展，以上结果同样在动物模型中得到了验证。从而得出结论，IL-1β 通过调节 IL-1β-HER2/HER3 轴促进 ARDS 的发生发展。这些发现加深了对 ARDS 病理机制的认识，也揭示了生物信息分析在 ALI/ARDS 研究中的价值。

2 型免疫功能障碍可导致失血性休克（hemorrhagic shock，HS）和创伤后的 ALI，甚至死亡。2 组先天淋巴样细胞（group 2 innate lymphoid cell，ILC2）在 2 型免疫应答的调节中发挥重要作用。Zhang 等[95]研究晚期糖基化终末产物受体（RAGE）诱导的 ILC2s 扩张在 HS 所致急性肺损伤中的作用。先检测 HS 患者和健康对照者血液中的 2 型免疫反应标志物。利用小鼠 HS 模型，确定 HMGB1 受体 RAGE 信号通路在 ILC2 增殖、存活及功能调控中的作用。同时评估 ILC2 在诱导 2 型免疫功能障碍中的作用。该研究结果发现，HS 患者循环中的 ILC2 的数量明显增加，且与患者 2 型免疫反应标志物的增加相关。动物研究表明，HMGB1 通过 RAGE 的作用促进 ILC2 增殖和减少 ILC2 死亡，从而诱导 ILC2 在肺中的积累。ILC2 的扩增导致肺中 2 型细胞因子的分泌和嗜酸性粒细胞的浸润，两者均有助于 HS 后发生肺损伤。最终得出结论，HMGB1-RAGE 信号通路在调节 ILC2 生物学功能中起关键作用，其加重了 HS 后的肺部炎症。

（二）肺损伤防治研究

目前尚无针对 ALI/ARDS 的治疗方案，药物治疗仍是综合性治疗的一种重要手段。2020 年药物治疗研究仍以临床麻醉常见药物为主，关于中药方面的研究较少，但有少量中医电针疗法的研究。

关于右美托咪定对 ALI/ARDS 的保护作用的研究仍最受麻醉医师青睐。王华等[96]观察右美托咪定对 VALI 时小窝蛋白 -1（Cav-1）表达的影响。30 只 SD 大鼠随机分为对照组（C 组）、VALI 组（V 组）、右美托咪定预注射＋VALI 组（DV 组）。200 μg 右美托咪定溶解于 40 ml 生理盐水中配制成 5 μg/ml 右美托咪定注射液；DV 组大鼠按 1 ml/kg 经股静脉注射右美托咪定注射液；C 组、V 组注射等量的生理盐水；然后 DV 组以 1 ml/（kg·h）的速率持续静脉泵注右美托咪定注射液；C 组、V 组以相同速率持续静脉泵注生理盐水。20 min 后麻醉大鼠行气管插管术；C 组保留自主呼吸，V 组、DV 组给予机械通气（设置通气频率为 40 次 / 分、潮气量为 40 ml/kg、吸呼气时间比为 1∶1、吸入气中的氧浓度分数为 21%）制备模型，4 h 后处死大鼠取右肺组织，行左肺灌洗。结果显示，与 C 组比较，V 组、

DV 组肺损伤定量评价指标（IQA）、肺湿 / 干比，BALF 中 clara 细胞分泌蛋白 16（CC-16）、TNF-α、IL-1β、IL-6 浓度，Toll 样受体 4（TLR4）、NF-κB 蛋白及 mRNA 相对表达量均明显升高（均 $P<0.05$），Cav-1 蛋白和 mRNA 相对表达量均明显降低（均 $P<0.05$）；与 V 组比较，DV 组 IQA、肺湿 / 干比、CC-16、TNF-α、IL-1β、IL-6 浓度、TLR4、NF-κB 蛋白及 mRNA 相对表达量均明显下降（均 $P<0.05$），Cav-1 蛋白和 mRNA 相对表达量均明显升高（均 $P<0.05$）。因而得出结论，右美托咪定能减轻大鼠 VALI 程度，其机制可能与上调 Cav-1 表达有关。陈小萍等[97] 研究右美托咪定对小鼠 VALI 时 NLRP3 炎症小体活性的影响。研究者将体重 25～30 g，2～3 月龄的 SPF 级雄性 C57BL/6J 小鼠 84 只，随机分为 3 组（$n=28$），即对照组（C 组）、VALI 组及右美托咪定组（D 组）。C 组保留自主呼吸，VALI 组和 D 组给予机械通气 4 h。D 组于气管插管前静脉输注右美托咪定负荷剂量 1.0 μg/kg（持续 20 min），并以 1.0 μg/（kg·h）的速率维持 4 h。于气管插管前、机械通气 1 h、2 h、4 h（T1～T4）时，经股动脉采集血样测定 PaO₂。T4 时每组取 8 只小鼠，处死后取肺组织，制备 BALF。各组剩余 20 只小鼠用于观察 24 h 生存情况。该研究结果显示，与 C 组比较，VALI 组和 D 组 T3、T4 时 PaO₂ 降低，24 h 生存率降低，肺损伤评分、肺湿 / 干比、BALF 总蛋白浓度、IL-1β 及 IL-18 浓度升高，肺组织 NLRP3、ASC、caspase-1、IL-1β mRNA 和 IL-18 mRNA 表达上调（$P<0.05$）；与 VALI 组比较，D 组 24 h 生存率升高，肺损伤评分、肺湿 / 干比、BALF 总蛋白浓度、IL-1β、IL-18 浓度降低，肺组织 NLRP3、ASC、caspase-1、IL-1βmRNA 及 IL-18 mRNA 表达下调（$P<0.05$）。因此得出结论，右美托咪定减轻小鼠 VALI 时炎症反应的机制可能与其抑制 NLRP3 炎症小体活性有关。张本旺等[98] 探讨了胆碱能抗炎通路在右美托咪定抑制 VALI 及 VALI 时 NLRP3 炎症小体激活中的作用。研究结果显示，右美托咪定通过抑制 NLRP3 炎症小体的激活减轻大鼠机械通气相关性肺损伤，其作用机制与胆碱能抗炎通路有关。瞿敏等[99] 观察右美托咪定对 VALI 大鼠 ERK/ 钠钾 ATP 酶（Na⁺-K⁺-ATPase）信号通路的影响。采用清洁级健康雄性 SD 大鼠 48 只随机分为 4 组（$n=12$），即对照组（C 组）、VALI 组（V 组）、右美托咪定组（D 组）及右美托咪定＋育亨宾（α₂ 肾上腺素受体拮抗剂）组（DY 组）。C 组不行机械通气，自主呼吸空气 4 h；V 组给予机械通气（通气频率为 40 次 / 分，潮气量为 40 ml/kg，吸呼气时间比为 1∶1，呼气末正压为 0，FiO₂ 为 21%）4 h；D 组机械通气前 20 min 静脉输注右美托咪定 5.0 μg/kg，机械通气期间以 5.0 μg/（kg·h）的速率静脉输注，DY 组给予右美托咪定前 10 min 时静脉注射育亨宾 0.1 mg/kg，其余处理同 D 组。研究结果显示，与 C 组比较，V 组与 DY 组肺组织 LPI 和肺湿 / 干比升高，肺泡内液体清除率（AFC）降低，磷酸化 ERK（p-ERK）表达上调，Na⁺-K⁺-ATPase 表达下调（$P<0.05$），D 组上述指标差异无统计学意义（$P>0.05$）；与 V 组比较，D 组肺组织 LPI 和肺湿 / 干比降低，AFC 升高，p-ERK 表达下调，Na⁺-K⁺-ATPase 表达上调（$P<0.05$），肺组织病理学损伤减轻，DY 组上述指标差异无统计学意义（$P>0.05$）；与 D 组比较，DY 组肺组织 LPI 和肺湿 / 干比升高，AFC 降低，p-ERK 表达上调，Na⁺-K⁺-ATPase 表达下调（$P<0.05$），肺组织病理学损伤加重。因此得出结论，右美托咪定减轻大鼠 VALI 的机制可能与激动 α₂ 肾上腺素受体、抑制 ERK/Na⁺-K⁺-ATPase 信号通路有关。

此外，临床麻醉中常用的七氟烷、地氟烷、瑞芬太尼、帕瑞昔布钠等对 ALI/ARDS 的保护作用也受到国内麻醉医师的重视。Liang 等[100] 研究脂肪间充质干细胞（ADSCs）联合七氟烷对脓毒症 ALI 的影响。研究者将雄性 SD 大鼠随机分为 5 组，即假手术组（Ⅰ组），CLP 后机械通气组（Ⅱ组），CLP 加 0.5 MAC 七氟烷组（Ⅲ组），CLP 加静脉内注射 5～10^6 ADSCs（Ⅳ组），以及 CLP 加七氟烷和 ADSCs（Ⅴ组）。研究结果发现，与Ⅰ组比较，Ⅱ组大鼠的 TNF-α、转化生长因子（transforming growth factor-β1，TGF-β1）、IL-1β、IL-6 显著增高，上皮细胞钠通道表达水平、Na/K-ATPase 酶活性及肺泡液清除率显著降低。而 ADSCs 的干预可以改善以上参数，七氟烷的加入则进一步增强了这些效果。研究结论是 ADSCs 和七氟烷联合治疗在预防 ALI 方面优于 ADSCs 或单独七氟烷治疗，可能是通过旁分泌或全身产生角质细胞生长因子和通过抗炎特性改善肺泡液的清除来实现。Wang 等[101] 发现地氟烷预处理对脓毒症 ALI 有保护作用。分别制备脂多糖诱导的脓毒症 ALI 大鼠模型，体外培养大鼠肺间充质干细胞（MSC）模型，再进行地氟烷预处理或抑制剂 S31-201 培养。该研究结果发现，造模后脂多糖诱导大鼠肺损伤组 IL-6、IL-1β 及 TNF-α 的表达水平上调（$P<0.05$），细胞凋亡率上升（$P<0.05$），p-JAK2 和 p-STAT3 蛋白表达上调（$P<0.05$）。而地氟烷预处理可以减轻脂多糖诱导的肺损伤，下调 IL-6、IL-1β 及 TNF-α 的表达水平（$P<0.05$），减少细胞凋亡（$P<0.05$），下调 p-JAK2 和 p-STAT3 蛋白水平（$P<0.05$）。在体外实验中，脂多糖诱导 MSCs 凋亡率增加（$P<0.05$）和 p-STAT3 蛋白表达上调（$P<0.05$）。地氟烷预处理和 S31-201 抑制剂培养均能降低细胞凋亡率（$P<0.05$）并下调 p-STAT3 蛋白水平（$P<0.05$）。因此得出结论，地氟烷预处理可以减轻大鼠脓毒症诱发的 ALI，这可能与抑制 STAT3 通路蛋白表达有关。刘宇等[102] 研究瑞芬太尼对脂多糖诱导的 ALI 大鼠氧自由基、炎症因子及肺纤维化的影响。研究者选取 75 只 3 周龄 SD 大鼠，随机选取 60 只制成 ALI 模型，并分为模型组（Endotoxin）、低剂量瑞芬太尼组（REM 0.2）、中剂量瑞芬太尼组（REM 0.6）及高剂量瑞芬太尼组（REM 1.2），分别以 0.2 μg/（kg·min）、0.6 μg/（kg·min）、1.2 μg/（kg·min）的速率静脉输注瑞芬太尼，模型组静脉输注与高剂量实验组等量的生理盐水，另将 15 只大鼠设为空白对照组（Control）。该研究结果提示，与空白对照组相比，模型组大鼠 caspase-3 mRNA、caspase-3 蛋白表达、肺损伤评分、肺湿 / 干比、ROS、LDH、MDA、TNF-α、IL-6、IL-1β 及 α-SMA 表达水平显著升高（$P<0.05$），SOD 水平显著降低（$P<0.05$）；与模型组相比，使用瑞芬太尼处理的各组大鼠 caspase-3 mRNA、caspase-3 蛋白表达、肺损伤评分、肺组织肺湿 / 干比值、ROS、LDH、MDA、TNF-α、IL-6、IL-1β 及 α-SMA 表达水平显著降低（$P<0.05$），SOD 水平显著升高（$P<0.05$），且在本实验剂量范围内呈剂量依赖性。从而得出结论，瑞芬太尼可以通过抑制氧化应激反应和炎症反应来抑制肺组织细胞的凋亡，减轻大鼠因内毒素诱导的 ALI。张超锋等[103] 评价帕瑞昔布钠对 VALI 小鼠肺泡巨噬细胞表型转化的影响。将 SPF 级健康成年雄性 C57BL/6J 小鼠 45 只随机分为 3 组（$n=15$），即假手术组（S 组）、VALI 组（V 组）及帕瑞昔布钠组（P 组）。小鼠腹腔注射脂多糖 20 ng，2 h 后采用机械通气 4 h（潮气量为 30 ml/kg，通气频率为 70 次 / 分，吸呼气时间比为 1：2，吸入气氧浓度为 21%，呼气末正压为 0）制备小鼠 VALI 模型。P 组机械通气前 1 h 静脉注射帕瑞昔布钠 30 mg/kg。于机械通气 4 h 时处死小鼠。该研究结果显示，与 S 组比较，V 组和 P 组肺损伤评分、肺湿 / 干比、BALF IL-6、IL-10 及 TNF-α 浓度、一氧化氮合酶（iNOS）、精氨酸酶 1（Arg-1）、肺泡巨噬细胞磷酸化酪氨酸激酶 2（p-JAK2）及信号转导与转录激活因子 3（p-STAT-3）表达水平升高（$P<0.05$）；与 V 组比较，P 组 BALF IL-10 浓度、Arg-1、p-JAK2 和 p-STAT-3 表达水平升高，肺损伤评分、肺湿 / 干比比值、BALF 中 IL-6、TNF-α 浓度及 iNOS 表达水平降低（$P<0.05$）。研究结论表明，帕瑞昔布钠通过促进肺泡巨噬细胞由 M1 型向 M2 型转化，抑制炎症反应，从而减轻

小鼠 VALI，这可能与活化 JAK2/STAT-3 信号通路有关。

Maresin1 是一种新型的内源性二十二碳六烯酸（DHA）衍生脂质介质，具有抗炎和促进炎症消退的双重作用。Wang 等[104]采用 CLP 建立脓毒症肺损伤模型，研究 Maresin1 对脓毒症肺损伤的保护作用和机制。研究者将 32 只 6～8 周龄的雄性 C57 小鼠随机分为假手术组（sham 组）、盲肠结扎穿孔术组（CLP 组）、低剂量 Maresin1 干预组（LD-Maresin1 组）及高剂量 Maresin1 干预组（HD-Maresin1 组）。术后 1 h，HD-Maresin1 组和 LD-Maresin1 组分别经尾静脉给予 Maresin1 1 ng 和 0.5 ng。Sham 组和 CLP 组通过尾静脉注射等量生理盐水（200 μl）。手术 24 h 后处死小鼠，收集肺组织和 BALF。此外，研究者也做了生存分析，将另外 32 只小鼠随机分组（$n=8$），按上述方法处理，每 24 小时观察并记录每组小鼠死亡的数量，共观察 7 d，计算观察期间的死亡率。结果发现，与 sham 组比较，CLP 组、LD-Maresin1 组和 HD-Maresin1 组肺部组织病理损伤加重和肺部功能降低，BALF 中 IL-1β、TNF-α、IL-6 及 MPO 含量升高，中性粒细胞浸润增加；与 CLP 组比较，LD-Maresin1 组和 HD-Maresin1 组肺部的病理损伤减轻和肺部功能改善，BALF 中 IL-1β、TNF-α、IL-6 及 MPO 含量降低，中性粒细胞浸润减少，且呈剂量依赖性。生存分析提示 Maresin1 的干预可以显著提高生存率，且 Maresin1 的剂量越大其保护作用越明显。进一步研究发现，Maresin1 可抑制 JAK2、STAT3、p38 MAPK 和 p65-NF-κB 的磷酸化。因此，研究得出结论，Maresin1 通过抑制过度炎症反应来保护脓毒症相关的肺损伤，其机制可能与抑制 JAK2/STAT3 和激活 MAPK/NF-κB 信号通路相关。Xia 等[105]的研究同样发现在脓毒症诱导的 ALI 中，Maresin1 可以显著抑制并促进炎症反应的消退，从而减轻肺损伤和改善肺功能。其研究分组及 Maresin1 的用量与 Wang 等的研究类似，但研究的机制有所不同。该研究发现 Maresin1 的这些积极作用与其在脓毒症早期调节 Th17/Treg 平衡的功能密切相关。Maresin1 至少部分通过 STAT3/RORγt 和 STAT5/Foxp3 信号通路调控 Th17 和 Treg。王强等[106]发现 Maresin1 能有效抑制脂多糖诱导的 ALI 小鼠模型的炎性反应，并介导多种抗氧化酶保护肺组织免于损伤，其作用机制可能与 Nrf2 的激活密切相关。

姜黄素是从中药姜黄根茎中提取的酚类化合物，具有广泛的抗氧化、抗炎、抗肿瘤等活性。秦臻等[107]探讨姜黄素对脂多糖（LPS）诱导 ALI 的保护作用和相关机制。将 24 只 SD 大鼠随机分为对照组、LPS 组及 LPS＋姜黄素组，每组 8 只。该研究结果显示，LPS 组氧分压显著低于对照组（$P<0.05$），而肺湿/干比、肺病理评分、TNF-α、IL-6、MCP-1、TLR4、HMGB1 表达水平显著高于对照组（$P<0.05$）；LPS＋姜黄素组的氧分压高于 LPS 组（$P<0.05$），肺干湿重比、肺病理评分、TNF-α、IL-6、MCP-1、TLR4 及 HMGB1 表达水平显著低于 LPS 组（$P<0.05$）。研究结论表明，姜黄素可能通过抑制 TLR4/HMGB1 通路，降低肺炎症反应程度来发挥保护脂多糖诱导急性肺损伤作用。邹海波等[108]研究姜黄素后处理对大鼠肢体缺血再灌注肺损伤的影响。选取成年雄性 SD 大鼠 60 只，随机分成 3 组（$n=20$），即假手术组（Sham 组）、缺血再灌注组（I/R 组）、缺血再灌注＋姜黄素（Cur）后处理组（I/R＋Cur 组）。采用夹闭股动脉 2 h 再灌注 3 h 制备肢体缺血再灌注肺损伤模型。在大鼠肢体缺血后 2 h，I/R＋Cur 组经腹腔注射姜黄素 200 mg/kg，其余各组以等量生理盐水替代。于再灌注 3 h 时经颈动脉取血，行动脉血气分析，随后处死大鼠。该研究结果显示，与 Sham 组比较，I/R 组苏木精－伊红染色（hematoxylin and eosin staining，HE 染色）切片可以看到肺泡内炎症介质浸润，肺泡膜增厚，肺间质充血水肿，视野内可见局限性肺不张等炎性改变，肺损伤评分和肺

湿/干比升高，PaO_2 降低，同时 TLR4 蛋白和 NF-κB p65 mRNA 的表达及 TNF-α 和 IL-1β 的含量升高（$P<0.05$）；与 I/R 组比较，I/R＋Cur 组肺泡间质充血水肿和肺泡膜增厚程度减轻，炎性细胞减少，视野内未见肺不张等病理改变，同时，肺损伤评分和肺湿/干比降低，PaO_2 升高。TLR4 蛋白和 NF-κB p65 mRNA 表达及 TNF-α 和 IL-1β 含量下降（$P<0.05$）。因此得出结论，姜黄素后处理可减轻大鼠肢体缺血再灌注时肺损伤，其作用机制可能与抑制 TLR4/NF-κB 信号通路相关，通过减少炎症因子 TNF-α 和 IL-1β 的释放发挥肺保护作用。

此外，电针疗法对 ALI 的治疗作用也得到了国内学者的重视。王爱群等[109]发现穴位电针刺激可降低烫伤 ALI 大鼠炎症指标水平，具有抗肺损伤作用。王丽等[110]发现电针刺激肺俞穴和足三里穴可减轻兔肢体缺血再灌注诱发的肺损伤，其机制可能与抑制内质网应激诱导和减轻肺泡上皮细胞凋亡有关。

五、危重症肿瘤相关、危重症相关动物模型及实验方法研究

尽管肿瘤治疗取得了重大进展，肿瘤仍旧是发病和致死的主要原因。外科摘除手术是治疗大多数实体瘤的主要方法。越来越多的证据表明，麻醉药影响术后患者的长期预后尤其是肿瘤复发率，然而，麻醉药物对肿瘤生长和转移的作用尚不明确。2020 年麻醉药和镇痛药物对不同种类的肿瘤细胞所产生的生物学影响及其可能的机制被进一步揭示。构建动物模型对疾病机制进行深入研究具有重要的科研和临床应用价值，一个可靠、重复性强的动物模型能够为临床和基础研究提供稳定的实验输出平台。因此，改进危重症相关动物模型和实验方法可提高基础实验研究的可靠性，便于更准确、更低成本地去进行危重症相关治疗的临床试验研究。2020 年度危重症动物模型和实验方法的研究增多，各种实验模型相继出现，主要包括急性肺损伤体内、外实验模型、脑损伤动物模型、肺体外循环肺损伤模型、大鼠体外循环心脏不停跳模型等的建立，为实验研究合理选用模型提供参考。

2020 年与肿瘤有关的麻醉药研究最多的为丙泊酚。丙泊酚是一种谷氨酸拮抗剂，在临床上常用于在危重患者护理中，具有诱导、维持麻醉及镇静的作用，也是肿瘤切除时最常用的静脉麻醉剂。丙泊酚除了具有多种麻醉优势外，还有多种非麻醉作用，其中包括抗肿瘤作用。李娜等[111]研究丙泊酚对结直肠癌细胞恶性表型的影响及其炎症机制。培养对数生长期人结肠癌细胞 SW620，用 0、10 μmol/L、50 μmol/L、100 μmol/L 丙泊酚处理 SW620 48 h 分别作为对照组和低、中、高 3 个浓度作为实验组。通过 CCK-8 实验检测细胞增殖能力，蛋白质印迹法检测 TNF-α 和 IL-1β 蛋白水平，qRT-PCR 实验检测 TNF-α 和 IL-1β 的基因表达水平，该研究结果表明，丙泊酚可抑制结直肠癌细胞的恶性增殖，同时下调 IL-1β 和 TNF-α 的表达，以及抑制炎症反应。梁冰等[112]探讨丙泊酚对人结肠癌细胞株 SW480 侵袭、迁移的作用，其研究结果显示，与空白对照组相比，丙泊酚处理组细胞株 SW480 的 LDH 活性显著升高（$P<0.05$），细胞增殖、迁移、侵袭能力及 p-JAK2 和 p-STAT3 的表达均显著下降（均 $P<0.05$），并且发现丙泊酚能够通过抑制 JAK2/STAT3 信号通路而抑制人结肠癌细胞的增殖和转移。此外，文放放等[113]观察丙泊酚对乳腺癌细胞 MCF-7 增殖和侵袭的影响，并探讨其作用分子机制，其研究结果显示，丙泊酚通过上调乳腺癌 MCF-7 细胞中 miR-133a 表达，靶向抑制表皮生长因子受体（epidermal growth factor receptor，EGFR）、CD147、基质金属蛋白

酶 -9（MMP-9）、基质金属蛋白酶 -2（MMP-2），发挥抑制细胞增殖和侵袭的作用。另外，崔鹏等 [114] 的研究发现丙泊酚可上调 miR-204 表达，而 miR-204 通过靶向作用于 MMP-9，抑制乳腺癌细胞 MDA-MB-231 的侵袭、迁移和上皮 - 间质转化（epithelial-mesenchymal transition，EMT）。伍璀等 [115] 探讨丙泊酚对 miR-93-5p 和人乳腺癌细胞 MDA-MB-231 增殖及其侵袭的影响，其研究结果表明，丙泊酚可能通过下调 miR-93-5p 表达，抑制乳腺癌细胞 MDA-MB-231 增殖、侵袭能力发挥抗肿瘤作用。周龙媛等 [116] 探讨丙泊酚对肝癌细胞增殖、凋亡的影响，其实验结果说明，丙泊酚可抑制肝癌细胞的增殖，促进其凋亡，其机制可能与 TLR2 相关。方晓华等 [117] 探讨丙泊酚对肾癌 786-O 细胞肿瘤干样特性和运动能力的影响，其实验数据表明，丙泊酚通过抑制 Wnt/β-catenin 通路降低肾癌 786-O 细胞增殖、侵袭、细胞上皮 - 间质转化及干样特性能力。白建云等 [118] 探讨丙泊酚通过表皮生长因子受体（EGFR）/p38 信号通路诱导胃癌细胞周期阻滞和相关机制，其研究结果显示，丙泊酚在胃癌细胞中的应用能阻滞细胞周期，抑制 EGFR 和 p38 蛋白的表达，从而抑制细胞增殖与侵袭，且其具有剂量依赖性。高虹等 [119] 探讨丙泊酚对人食管鳞癌细胞系 KYSE150 侵袭和迁移的影响及其机制，该研究结果发现，丙泊酚可浓度依赖性地抑制 KYSE150 细胞侵袭、迁移及细胞中 HMGB1 蛋白的表达，并促进 miR-218 的表达（$P < 0.05$）。双荧光素酶报告基因实验证实 HMGB1 是 miR-218 的靶基因，miR-218 可负向调控 HMGB1 蛋白的表达（$P < 0.05$）。下调 miR-218 表达可逆转丙泊酚对 KYSE150 细胞侵袭和迁移的抑制作用（$P < 0.05$）；同时上调 HMGB1 表达可逆转丙泊酚对 KYSE150 细胞侵袭和迁移的抑制作用（$P < 0.05$）。因此得出结论，丙泊酚抑制食管鳞癌 KYSE150 细胞侵袭和迁移，其作用机制可能与 miR-218 靶向调控 HMGB1 有关。

右美托咪定是一种高度选择性的 α_2 肾上腺素受体激动药，具有镇静、镇痛及稳定心血管的作用，在抗炎、抗氧化及抗凋亡中起至关重要的作用，2020 年对其在肿瘤中的作用也进一步得到了研究证实。刘维鹏等 [120] 的研究表明右美托咪定通过调控 p38MAPK/NF-κB 通路影响卵巢癌细胞免疫功能。王晓微等 [121] 探讨右美托咪定对胰腺癌细胞增殖、凋亡的影响及其可能作用机制，该研究发现用不同浓度的右美托咪定处理后，细胞抑制率、细胞凋亡率、miR-526b-3p、p21 及 B 淋巴细胞瘤 -2 相关蛋白（Bax）的表达水平显著高于对照组，且呈明显的浓度依赖性；双荧光素酶报告实验和蛋白质印迹法证实 miR-526b-3p 与钙结合蛋白 A4（S100A4）存在靶向结合关系，且 miR-526b-3p 可负性调控 S100A4 的表达；miR-526b-3p 过表达或干扰 S100A4 表达后细胞抑制率、细胞凋亡率及 p21、Bax 的表达水平显著升高（$P < 0.05$），细胞周期蛋白 1（CyclinD1）、B 淋巴细胞瘤 -2（Bcl-2）的表达水平显著降低（$P < 0.05$）；抑制 miR-526b-3p 表达可逆转右美托咪定对 Capan-1 细胞增殖与凋亡的作用。因此得出结论，右美托咪定可通过调控 miR-526b-3p/S100A4 表达抑制胰腺癌细胞增殖并诱导细胞凋亡。

依托咪酯是一种催眠性静脉全身麻醉药（咪唑类衍生物），由于其安全性高，是麻醉诱导常用的药物之一，2020 年度对依托咪酯在肿瘤中的作用也取得了一定进展。陈明明等 [122] 探究依托咪酯通过调节 Hippo 信号通路对鼻咽癌 CNE-1 和 HNE-1 细胞侵袭和迁移的作用。通过 3-（4, 5- 二甲基噻唑 -2）-2, 5- 二苯基四氮唑溴盐〔3-（4, 5-Dimethylthiazol-2-yl）-2, 5-diphenyltetrazolium bromide，MTT〕法检测细胞活性，划痕实验检测细胞迁移能力，Transwell 实验检测细胞侵袭，蛋白质印迹法分析检测 p-MST、p-LATS、p-YAP、MST、LATS、YAP 蛋白表达水平。该研究结果显示，选择依托咪酯

10 μg/ml、20 μg/ml、40 μg/ml 和药物作用时间 24 h 做后续实验。高浓度的依托咪酯减少鼻咽癌 CNE-1 和 HNE-1 细胞迁移率和侵袭能力，上调 p-MST/MST、p-LATS/LATS、p-YAP/YAP 蛋白表达（$P<0.01$）。加入 Hippo 信号通路抑制剂逆转依托咪酯对鼻咽癌 CNE-1 和 HNE-1 细胞迁移和侵袭作用。因此，依托咪酯通过调节 Hippo 信号通路抑制鼻咽癌 CNE-1 和 HNE-1 细胞的侵袭和迁移。此外，王冬梅等[123]的研究发现，依托咪酯通过调控 miR-211-5p/ROBO1 的表达抑制胃癌细胞增殖、迁移及侵袭。

罗哌卡因是一种临床上常用的局部麻醉药，既往大量报道显示，罗哌卡因对癌症具有一定的治疗作用，且其安全性令人满意。2020 年进一步对依托咪酯在肿瘤中的作用进行了研究。赖晓红等[124]探讨盐酸罗哌卡因对低氧诱导的肺癌细胞生长和转移能力的影响。其研究结果表明，盐酸罗哌卡因抑制低氧诱导肺癌细胞的增殖和转移，促进细胞凋亡，此作用可能与调控 HIF-1α 有关。此外，刘蕾等[125]探讨了罗哌卡因对乳腺癌细胞增殖和凋亡的影响及其作用机制，该研究结果发现，罗哌卡因处理的乳腺癌细胞 MCF-7 中，细胞存活率降低，细胞凋亡率升高，cleaved caspase-3、miR-142-3p 表达水平升高，MARCH7 表达水平降低，以上差异均有统计学意义（均 $P<0.05$）。高表达 miR-142-3p 或低表达 MARCH7 后，cyclin D1 表达水平降低，cleaved caspase-3 表达水平升高，MCF-7 细胞凋亡率不断升高，且存活率不断降低，以上差异均有统计学意义（均 $P<0.05$）。miR-142-3p 靶向调控 MARCH7，低表达 miR-142-3p 可逆转罗哌卡因对乳腺癌细胞 MCF-7 增殖抑制和凋亡促进作用，低表达 MARCH7 可部分逆转低表达 miR-142-3p 对罗哌卡因处理的乳腺癌细胞 MCF-7 增殖和凋亡的影响，因此得出结论，罗哌卡因可抑制乳腺癌细胞增殖，促进细胞凋亡，其机制可能与 miR-142-3p 和 MARCH7 有关。另外，洪勇等[126]的研究发现罗哌卡因可抑制人胃癌 MGC-803 细胞增殖和迁移，其机制可能与抑制 c-MYC 信号通路的激活有关。

普鲁卡因（procaine，PCA）是一种局部麻醉药，但在许多疾病的临床治疗中有广泛的应用，如呼吸科、妇产科、皮肤科、神经科疾病及恶性肿瘤等，2020 年对其在肿瘤中的研究也取得了优秀成果。其中，曾凯辉等[127]探讨普鲁卡因（PCA）及 CXC 趋化因子受体 7（CXCR7）对膀胱癌细胞活力、迁移和侵袭的影响及潜在的作用机制，用不同浓度 PCA 处理人膀胱癌 RT4 细胞，并将细胞分为 PBS 组（无 PCA 处理）、PCA 组（4 mmol/L PCA 处理）、si-Con 组（siRNA 阴性对照）、si-CXCR7 组（CXCR7 siRNA）、PCA＋pcDNA 组（4 mmol/L PCA 处理并转染 pcDNA）、PCA＋pcDNA-CXCR7 组（4 mmol/L PCA 处理并转染 pcDNACXCR7），siRNA 和 pcDNA 均用脂质体法转染至 RT4 细胞。其研究结果显示，相较于 PBS 组，不同浓度 PCA 处理后 RT4 细胞的活力、迁移能力及侵袭能力显著降低（$P<0.05$），PCA 组 RT4 细胞中 CXCR7 的 mRNA 和蛋白表达水平显著降低（$P<0.05$）。相较于 si-Con 组，si-CXCR7 组 RT4 细胞中 CXCR7 的 mRNA 和蛋白表达水平显著降低，且细胞的活力、迁移能力及侵袭能力显著降低（$P<0.05$）；相较于 PCA＋pcDNA 组，PCA＋pcDNA-CXCR7 组 RT4 细胞中 CXCR7 的 mRNA 和蛋白表达水平显著升高，且细胞的活力、迁移能力及侵袭能力显著提高（$P<0.05$）。相较于 PBS 组，PCA 组的 p-Akt 和 p-STAT3 蛋白水平显著降低；相较于 PCA＋pcDNA 组，PCA＋pcDNA-CXCR7 组的 p-Akt 和 p-STAT3 蛋白水平显著升高（$P<0.05$）。Akt 和 STAT3 的蛋白水平在各组间的差异无统计学意义。因此，研究者得出结论，PCA 可能通过抑制 CXCR7 的表达抑制膀胱癌细胞的活力、迁移及侵袭；过表达 CXCR7 可逆转 PCA 的作用，其机制可能与 Akt/STAT3 信号通路有关。另外，余晖等[128]的研究表明普鲁卡因抑制转染性别决定区 Y-box 蛋白 2（sex-determining region Y-box protein，SOX2）表达抑制肾癌 786-O 细胞增殖并促进细胞凋亡，普鲁卡因对肾癌具有潜在抑制作用。马宝丰等[129]探讨普鲁卡因对乳腺癌细胞 MCF-7 增殖、迁移和侵袭的影响及其作用机制，研究结果表明，普鲁卡因能够抑制乳腺癌细胞 MCF-7 的增殖、迁移及侵袭能力，其机制可能与调控 miR-15a-5p/ 磷脂酰肌激 -3- 激酶（PI3K）-AKT3 途径有关。

利多卡因是局部麻醉药和抗心律失常药，临床上利多卡因主要用于局部麻醉，但其非麻醉作用越来越引起人们的关注，2020 年对利多卡因在肿瘤中的研究取得了一些进展。何家璇等[130]探讨局部麻醉药（利多卡因和布比卡因）对人甲状腺癌细胞凋亡的影响及其作用机制，该研究结果发现，利多卡因和布比卡因可诱导人甲状腺癌细胞生存抑制和凋亡，其机制与 MAPK 通路激活有关。另外，赵铤等[131]探讨利多卡因对肝癌细胞凋亡、迁移和侵袭的影响及其机制，结果显示，与对照组相比，0.01 mmol/L、0.1 mmol/L、1 mmol/L 利多卡因使细胞凋亡率升高，Bax 蛋白表达量（$P<0.05$）增加，Bcl-2 蛋白水平降低（$P<0.05$）。0.1 mmol/L 利多卡因明显降低迁移细胞数、侵袭细胞数及 MMP-2 蛋白表达量（$P<0.05$），升高 E-cadherin 蛋白水平和 miR-15a-5p 表达量（$P<0.05$）。过表达 miR-15a-5p 增加细胞凋亡率、Bax 及 E-cadherin 蛋白表达量（$P<0.05$），减少迁移细胞数、侵袭细胞数、Bcl-2 及 MMP-2 蛋白表达量（$P<0.05$）。因此得出结论，利多卡因通过调控 miR-15a-5p 表达抑制肝癌细胞迁移和侵袭，并诱导细胞凋亡。

作为临床常用麻醉药普鲁卡因的衍生物，氯普鲁卡因也称纳噻卡因，是一种氨基酯类局部麻醉药，半衰期非常短。除了应用于临床麻醉外，氯普鲁卡因已被报道可以抑制肿瘤的发生发展。程栋等[132]探索氯普鲁卡因对肺癌细胞增殖和迁移侵袭的影响及其分子机制，该研究结果表明，氯普鲁卡因可能通过调控 lnc RNA EZR-AS1 的表达，从而抑制肺癌细胞的增殖、迁移及侵袭。

布比卡因是一种手术经常用到的麻醉药，这种药物主要用于浸润麻醉或阻滞传导麻醉。鹿素青等[133]探讨布比卡因对肺癌细胞增殖、迁移和侵袭的影响及其机制。该研究结果显示，与对照组比较，随着布比卡因浓度增加，细胞增殖抑制率显著升高，细胞迁移和侵袭数量显著降低；且 miR-381-3p 表达水平显著升高，HERC4 mRNA 和蛋白表达水平显著降低（均 $P<0.05$）。双荧光素酶报告基因检测实验和蛋白质印迹法显示，miR-381-3p 靶向负调控 HERC4 的表达。过表达 miR-381-3p 或抑制 HERC4 表达均可抑制肺癌细胞的增殖、迁移及侵袭，而下调 miR-381-3p 表达可逆转布比卡因对肺癌细胞增殖、迁移及侵袭的抑制作用。因此得出结论，布比卡因可抑制肺癌细胞的增殖、迁移及侵袭，其机制可能与调控 miR-381-3p/HERC4 的表达有关。

盐酸罗哌卡因镇痛效果优良、作用时间长、毒性小，是目前临床广泛应用的局部麻醉药，赖晓红等[134]的研究表明，盐酸罗哌卡因可抑制体外培养人肺腺癌 A549 细胞的生长和转移，此作用可能与调控 HIF-1α 有关。

盐酸羟考酮是一种半合成的蒂巴因衍生物，属于麻醉药物，可明显减轻肿瘤患者的疼痛感。在肿瘤方面，张秀双等[135]的研究证实，盐酸羟考酮通过负向调控 LncRNA LINC01857 而抑制子宫颈癌细胞 Siha 增殖、迁移及侵袭。与此同时，王喜军等[136]观察盐酸氢吗啡酮对人胃癌 MGC-803、SGC-7901 及 AGS 细胞增殖活性的影响，该研究结果显示，盐酸氢吗啡酮可以抑制胃癌 MGC-803、SGC-7901 或 AGS 细胞的生长增殖。

目前，针对帕瑞昔布的研究多集中在不同术后疼痛缓解和镇静效果方面，而与肿瘤患者预后相关的研究较少。张继珂等[137]的研究证实，帕瑞昔布可以通过不同机制调控肝癌细胞系 HepG2 和 QGY-7703 的存活，通过下调 c-myc、cyclin D1 及 mcl-1 蛋白表达促进 HepG2 细胞凋亡并抑制增殖，以及通过下调 mcl-1 蛋白表达水平促进 QGY-7703 细胞凋亡。2 种细胞中只有 HepG2 呈现出药物剂量依赖性，且 HepG2 细胞较 QGY-7703 细胞对帕瑞昔布更为敏感。

咪达唑仑（midazolam，MID）作为一种麻醉药可降低肺癌患者术后并发症，改善患者神经系统功能。邓大立等[138]以胃癌 HGC-27 细胞为研究对象，采用不同浓度的 MID 处理，采用细胞增殖 / 毒性检测试剂盒（CCK-8）检测细胞增殖；流式细胞仪检测细胞的凋亡；qRT-PCR 检测 miR-137 的表达量；miR-137mimics 转染至 HGC-27 细胞，采用上述方法检测细胞增殖和凋亡；蛋白质印迹法检测细胞周期蛋白 D1（cyclinD1）、活化的含半胱氨酸的天冬氨酸蛋白水解酶 3（C-caspase-3）蛋白表达。该研究结果显示，咪达唑仑可降低细胞存活率、升高细胞凋亡率、促进 miR-137 及 C-caspase-3 的表达（$P<0.05$）；miR-137 过表达可降低细胞存活率、升高细胞凋亡率、抑制 cyclinD1 表达及促进 C-caspase-3 表达（$P<0.05$）；抑制 miR-137 的表达可减弱咪达唑仑对 HGC-27 细胞增殖和凋亡的作用。因此其得出结论，咪达唑仑通过上调 miR-137 的表达抑制胃癌细胞增殖和促进细胞凋亡。

芬太尼适用于各种疼痛及外科、妇科等手术后和手术过程中的镇痛，可与麻醉药合用，作为麻醉辅助用药。周晶等[139]的研究数据表明，芬太尼通过激活 Wnt3a/β-catenin 信号通路促进乳腺癌细胞干细胞特性。舒芬太尼作为镇痛药其亲脂性约为芬太尼的 2 倍，更易通过血脑屏障，与血浆蛋白结合率较芬太尼高。舒芬太尼不仅镇痛强度更大，且作用持续时间长。韩威利等[140]探讨舒芬太尼对肝癌细胞增殖、迁移、侵袭及凋亡的影响，该研究结果表明，舒芬太尼通过上调 miR-495 抑制肝癌细胞增殖、侵袭及迁移，促进细胞凋亡，其机制与抑制 Wnt/β-catenin 信号通路活化有关。

七氟烷是一种氟类吸入型麻醉药，具有过程平稳、诱导迅速、血气分配系数低及麻醉深度容易调节等特点。臧婷等[141]采用不同浓度的七氟烷处理肺癌细胞系 A549，探讨与分析七氟烷预处理对肺癌细胞凋亡和增殖的影响，研究结果表明，七氟烷预处理能抑制肺癌细胞的 SDF-1/CXCR7 信号通路，从而促进细胞凋亡及抑制细胞增殖、转移与侵袭。

2020 年有关多巴胺受体对不同类型肿瘤发生发展影响的报道增多。严俨等[142]探讨多巴胺受体 4 在肝细胞癌组织和癌旁组织的表达，分析其表达情况与肝癌术后患者预后相关临床病理因素的关系和预后意义；探讨多巴胺受体 4 激动剂 PD-168077 和阻滞剂 L-745870 对肝癌细胞增殖、迁移及侵袭的影响，并分析其可能的机制。该研究结果发现，多巴胺受体 4 高表达的患者预后较好，其有可能成为预测肝癌术后患者预后的分子标志物和肝癌治疗的潜在靶点。

丙戊酸是一种临床上广泛应用的抗癫痫药，也是一种组蛋白去乙酰化酶抑制剂。在肿瘤治疗方面，目前的热点主要是将丙戊酸与化疗药物联用来提高化疗的抗肿瘤效果，但是，将丙戊酸与何种化疗药物联用能够更加有效地抑制肿瘤的演进则缺乏相关研究。孙洁等[143]研究发现丙戊酸可有效抑制胃癌细胞的增殖和迁移，其机制可能与 GSK3β/β-catenin 信号轴的抑制和 EMT 进程的逆转有关。

气管软化症严重影响患者生命和生活质量，急需对治疗方法进行进一步的研究。目前，国内尚无成功建立比格犬气管软化模型的报道。刘文豪等[144]建立一种模拟气管软化症的比格犬实验动物模型。选取体重为 12～15 kg 的 12～18 月龄健康雄性比格犬 6 只，麻醉后取仰卧位，切开颈部皮肤，游离气管。将软骨环与气管壁分离，连续剥除 6 个软骨环，检查黏膜破损情况，逐层缝合伤口，完成手术。拟通过剥除不同范围的软骨环来模拟不同严重程度气管软化症。将比格犬分为 2 组，每组 3 只：轻度气管软化（mild tracheomalacia，MTM）组在软骨环两侧靠近气管膜部分，保留部分软骨；重度气管软化（severe tracheomalacia，STM）组尽可能剥除所有软骨。该研究结果显示，MTM 组在拔除气管插管后，动物虽然出现喘息和咳嗽症状，但仍可存活，2 周后处死动物，取标本做病理检查；STM组在拔除气管插管后实验动物均出现严重的窒息情况，于术后 1 h 内死亡。术后气管镜显示，MTM组犬在吸气状态下气管塌陷，但可保持一定的通畅度；STM 组气管在吸气状态下完全塌陷。术后侧位 X 线片显示，MTM 组软骨环剥离段气道直径减小，未完全塌陷；STM 组软骨剥离段气管完全塌陷。病理标本显示，MTM 组软骨环部分切除，有软骨残留，软骨环剥除段气管软化明显；STM 组软骨环大部分被剥除，仅残留少量软骨。最终得出结论，通过控制剥除犬气管软骨环的范围，能够模拟临床不同程度的气管软化症状，建立可重复的动物模型。该方法为气管软化症的治疗和转化研究提供了一种简单、易重复、标准化的大动物模型。

彭桂林等[145]构建肺移植心死亡猪动物模型，揭示体外肺灌注技术在肺损伤修复中的作用。将巴马小型猪随机分为供体组和受体组，每组各 8 只，供体组再随机分为实验组（即体外肺灌注组）和对照组各 4 只，通过气管插管后脱氧的办法诱导缺氧并导致心死亡，实验组获取供体猪肺后经低温保存 10 h 后取出，连接管道并建立体外肺灌注系统，监测氧合指数、气道压力、肺血管阻力、肺顺应性及左心房压力等指标了解灌注效果并最终移植到受体猪中，评价体外肺灌注技术对供体肺的修复作用。运用 t 检验、Kruskal-Wallis 检验、χ^2 检验完成统计学分析。根据其研究数据得出结论，该方法可构建出重复性强的体外肺灌注心死亡猪动物模型。

体外循环（extracorporeal circulation，ECC）技术目前已经成为心胸外科手术的重要辅助措施，但体外循环时间过长的心脏手术术后死亡率和并发症的发生率仍较高。因此，建立模拟临床 ECC 过程的动物实验模型显得尤为重要。韩悦等[146]寻找建立 ECC 模型既简便安全又利于术后行为学检测的穿刺方法。将 20 只体重为 350～400 g 无菌级雄性成年 SD 大鼠腹腔注射麻醉 2% 戊巴比妥钠，右下肢隐动脉穿刺监测血压，右下肢大隐静脉穿刺用于给药和补液，左下肢动脉穿刺灌注，经右颈内静脉穿刺引流，术中连续监测心率、心电图、血氧饱和度、血压及肛温。转流流量维持在 100～120 ml/（kg·min），转流中根据血气分析结果调整离子和酸碱紊乱，ECC 转流时长为 60 min。其研究结果显示，共 18 只大鼠成活，存活大鼠术后 1 d 均可进行 Morris 水迷宫实验。从而得出结论，此种方法的改良对大鼠创伤小，操作简单，成功率较高，可用于术后行为学检测，是研究 ECC 后全身炎症反应导致的术后认知功能障碍和各脏器保护策略的良好的实验模型。与此同时，刘科宇等[147]建立心脏不停跳大鼠单肺心肺转流术（cardiopul-monary bypass，CPB）肺损伤模型，为研究 CPB 肺损伤的发病机制和保护措施提供实验平台。将健康成年 SD 大鼠 24 只随机分为单纯开胸组（T 组）、单纯 CPB 组（C 组）及缺血再灌注组（I/R 组），每组 8 只。T 组仅开胸，C 组开胸后建立 CPB，I/R 组建立 CPB 期间行左肺缺血再灌注损伤。在 CPB 前（T1）、开放左肺门即刻（T2）及实验结束时（T3）行动脉血气分析，记录红细胞比容（hematocrit，Hct）、血乳酸（lactate，Lac）及肺功能的变化。实验结束时，检测血清 TNF-α 和 IL-1β 的含量；剪取左肺组织，观察左肺组织的病理变化。该研究结果显示，体外循环后红细胞比容下降（$P<0.05$）。与 T 组比较，实验结束时 C 组和I/R 组肺功能下降，血乳酸和肺损伤评分较 T 组高（$P<0.05$）；上述变化在 I/R 组中最为突出。I/R

组中血液和肺组织的 IL-1β、TNF-α 含量最多（$P<0.05$）。根据以上结果得出结论，该自创实验动物模型的成功建立能模拟临床体外循环肺损伤的病理生理变化，对体外循环肺保护相关研究有着积极的推动作用。

体外心肺复苏（extracorporeal cardiopulmonary resuscitation，ECPR）支持是指在体外膜氧合技术支持下的心肺复苏（cardiopulmonary resuscitation，CPR），即在心搏骤停患者复苏期间开始体外心肺转流。建立稳定可重复且易于操作的 ECPR 实验动物模型，对于 ECPR 技术的进一步发展及其在临床的应用具有重要的意义。于洁等[148]建立大鼠体外膜氧合（extracorporeal membrane oxygenation，ECMO）辅助下的 ECPR 模型。选取 8 只健康成年雄性 SD 大鼠，经尾动脉和右颈外静脉插管建立 ECMO，窒息法致大鼠心搏骤停，随后在 ECMO 辅助下对大鼠进行心肺复苏，转机 1 h，监测呼吸、血流动力学及血气的指标。该研究结果显示，在 ECMO 的辅助下成功对窒息致心搏骤停大鼠进行了心肺复苏，成功率为 87.5%，其呼吸、血流动力学稳定，血气分析结果良好，模型建立成功。因此得出结论，该模型运行稳定，成本低廉，可用于研究 ECPR 相关器官保护。

缺氧缺血性脑损伤是因脑组织氧供部分或完全不足、脑血流量减少或暂停引起的一种脑损伤。为了更好地研究其发病机制和寻找更有效的治疗方法，构建稳定可靠的脑损伤动物模型显得十分重要。但相关研究报道中模型构建条件不一，目前还尚未有统一的稳定模型构建标准。王莉等[149]探讨不同缺氧时间对单侧颈总动脉结扎新生大鼠脑损伤的影响。将 7 d 龄 SD 大鼠 48 只随机分为假手术组和缺氧缺血组。缺氧缺血组双线结扎左侧颈总动脉并剪断，根据缺氧时间将缺氧缺血组再分为缺氧1.5 h 组、缺氧 2 h 组及缺氧 2.5 h 组。术后恢复 1 h 后置于 38℃密闭低氧箱中，并通入 $8\%O_2+92\%N_2$混合气体。采用 2，3，4- 氯化三苯基四氮唑（TTC）染色评价脑梗死体积，通过激光散斑血流成像系统监测局部脑血流变化，采用苏木素 - 伊红染色法观察大脑的病理形态学改变。研究结果显示，缺氧 2.5 h 时制备的模型脑损伤程度比较稳定，且成功率高，为进一步研究缺氧缺血性脑损伤的机制提供了可靠的动物模型。

冠状动脉旁路移植术（coronary artery bypass grafting，CABG）是治疗冠状动脉粥样硬化性心脏病特别是三支血管病变的重要手段，然而，其围术期并发症严重影响了手术的效果。急性肾损伤是CABG 术后的严重并发症之一，其发生率高，可使患者短期和长期死亡率升高。目前针对 CABG 手术相关急性肾损伤尚无有效治疗方法。Liu 等[150]通过多元回归分析提出了一个风险预测模型，包括年龄、体重指数、术前高血压、肾小球滤过率估算值（estimated glomerular fifiltration rate，eGFR）、体外循环时间及术后低心排血量综合征。考虑到术后急性肾损伤与心脏手术后住院时间、费用、发病率及死亡率的增加显著相关，其研究结果具有潜在的临床意义。

（刘　建　闫征征　胡敬娟　赵秉诚　张文娟　张喜洋　刘克玄）

参 考 文 献

[1] Liu W, Wang Y, Zhou X, et al. The effect of prophylactic anticoagulation with heparin on the brain cells of sprague-dawley rats in a cardiopulmonary-cerebral resuscitation model. Evid Based Complement Alternat Med, 2020, 2020:

8430746.

[2] 李艺，胡月，孙大伟，等. 低温治疗后不同复温速率对心搏骤停复苏大鼠神经元自噬的影响. 上海交通大学学报（医学版），2020，40（11）：1454-1460.

[3] 周洁洁，李娟，张洁，等. 冷诱导 RNA 结合蛋白对浅低温治疗心跳骤停大鼠海马神经元及线粒体损伤的影响. 医学研究生学报，2020，33（7）：689-695.

[4] 常盼，朱萧玲，于军，等. 血管钠肽缓解小鼠脑出血后神经功能缺损评分和脑水肿程度及其作用机制. 山西医科大学学报，2020，51（12）：1360-1365.

[5] 丁俊云，陈维英，王震虹，等. salvinorin A 上调 MALAT1 表达减轻缺血性脑卒中大鼠的脑血管内皮损伤. 国际麻醉学与复苏杂志，2020，41（12）：1124-1130.

[6] 彭承旭，向红，金涛，等. 右美托咪定通过下调 NLRP3 炎性小体的表达减轻蛛网膜下腔出血大鼠早期脑损伤的机制研究. 河北医学，2020，26（2）：201-205.

[7] 夏洁，刘丽，陈燕. ERK 信号通路在瑞芬太尼减轻失血性休克复苏大鼠脑组织的氧化应激损伤的作用. 脑与神经疾病杂志，2020，28（12）：762-768.

[8] 孙帅，刘艳萍，杨光辉，等. 瘦素对原位肝移植术大鼠脑损伤时海马细胞焦亡的影响. 中华麻醉学杂志，2020，40（3）：312-315.

[9] 黎仕焕，李繁，黄奕第，等. 右美托咪定联合靶向温度管理对创伤性脑损伤大鼠海马组织 P2X 7 受体及 aHIF-1α 表达的影响. 国际麻醉学与复苏杂志，2020，41（4）：326-330.

[10] Ma Y, Chen SS, Feng YY, et al. Identification of novel biomarkers involved in pulmonary arterial hypertension based on multiple-microarray analysis. Biosci Rep, 2020, 40 (9): BSR20202346.

[11] Yang Y, Li R, Cao Y, et al. Plasma MIR-212-3p as a biomarker for acute right heart failure with pulmonary artery hypertension. Ann Transl Med, 2020, 8 (23): 1571.

[12] 高顺恒，吴梦溪，王志萍. 肾上腺素、去甲肾上腺素以及甲氧明对低氧性肺动脉高压模型大鼠肺动脉张力的影响. 国际麻醉学与复苏杂志，2020，41（10）：929-932.

[13] 赵芳，梁翠，蔡成惠，等. 17-β 雌二醇干预对妊娠合并肺高压大鼠肺循环的影响. 心肺血管病杂志，2020，39（8）：1006-1010.

[14] 王萌，马洪军，高玉华，等. 布托啡诺通过微小 RNA-1-3p（miR-1-3p）上调连接子蛋白 43（Cx43）通路减轻 SD 大鼠缺血性心律失常. 细胞与分子免疫学杂志，2020，36（11）：990-995.

[15] 王石，何玉婷，陈郑洁，等. Apelin-13 通过激活 ERK1/2 通路复苏布比卡因诱导的心脏停搏. 温州医科大学学报，2020，50（6）：444-448.

[16] 王子丹，李荣，李俊芳，等. 不同机械通气水平对急性呼吸窘迫综合征右心功能影响的动物实验研究. 中华急诊医学杂志，2020，29（3）：365-372.

[17] 杜洁娟，汲媛美，刘婷婷. 右美托咪定对百草枯中毒急性肾损伤大鼠 TNF-α 和 NF-κB 表达的影响. 临床和实验医学杂志，2020，19（23）：2484-2487.

[18] 刘本铨，黄姜菊，梁桦，等. IL-4 在急性肾损伤小鼠肾纤维化中的作用. 中华麻醉学杂志，2020，40（8）：1006-1009.

[19] 陈莉，谭红保，龙立红，等. 盐酸戊乙奎醚对横纹肌溶解所致急性肾损伤炎症因子影响. 中国中西医结合

肾病杂志，2020，21（2）：133-135.

[20] 周琴，马莉，蒋序杰，等. 阿魏酸对刀豆蛋白 A 诱导的小鼠免疫性肝损伤的保护作用. 基因组学与应用生物学，2020，39（4）：1852-1858.

[21] 拜云虎，吴菲菲，孔二亮，等. 急性肝损伤时肝脏内 Pink1/Parkin 的表达变化及意义. 现代生物医学进展 2020，20（9）：1648-1651，1630.

[22] 夏艳萍，张全意，徐颖臻，等. 富氢水激活 RhoA/Rho 信号通路调节钙敏感性改善感染性休克大鼠肠系膜血管反应性. 解剖科学进展，2020，26（6）：718-721.

[23] 张红涛，何中壹，刘玲玲，等. 右美托咪定对创伤性颅脑损伤小鼠肠道屏障功能的影响及 Nrf2/HO-1 信号通路在其中的作用. 中华麻醉学杂志，2020，40（1）：111-115.

[24] Kang YQ, Yuan XH, Li ZZ, et al. Antishock characteristics of erythrocyte-mediated endoplasmic reticulum stress in macrophages in severe hemorrhagic shock environment based on tlr9-cgas-sting-ifn signal axis. Cell Transplant, 2020, 29: 963689720950218.

[25] 雍辉，刘力，魏继承. PINK1/parkin 介导的线粒体自噬在机械通气导致的膈肌功能障碍中的作用. 重庆医科大学学报，2020，45（12）：1787-1793.

[26] Guan W, Lan W, Zhang J, et al. COVID-19: Antiviral agents, antibody development and traditional chinese medicine. Virol Sin, 2020, 35 (6): 685-698.

[27] Hou N, Dai X, Lu W, et al. Sophocarpine attenuates septic liver injury through suppression of the NLRP3 inflammasome via autophagy-mediated degradation. Exp Ther Med, 2020, 20 (6): 249.

[28] Xie S, Yang T, Wang Z, et al. Astragaloside Ⅳ attenuates sepsis-induced intestinal barrier dysfunction via suppressing RhoA/NLRP3 inflammasome signaling. Int Immunopharmacol, 2020, 78: 106066.

[29] Wang J, Luo M, Shen J, et al. Bakuchiol from Psoralea corylifolia L. Ameliorates acute kidney injury and improves survival in experimental polymicrobial sepsis. Int Immunopharmacol, 2020, 89 (Pt A): 107000.

[30] Zhang FL, Zhou BW, Yan ZZ, et al. 6-Gingerol attenuates macrophages pyroptosis via the inhibition of MAPK signaling pathways and predicts a good prognosis in sepsis. Cytokine, 2020, 125: 154854.

[31] Song L, Chu R, Cao Z. The effects of scopolamine on the survival time and microcirculation of septic shock rats. Eur J Pharm Sci, 2020, 141: 105062.

[32] Zhang Z, Yan C, Miao J, et al. Muscle-derived mitochondrial transplantation reduces inflammation, enhances bacterial clearance, and improves survival in sepsis. Shock, 2020, 56 (1): 108-118.

[33] Yan C, Ma Z, Ma H, et al. Mitochondrial transplantation attenuates brain dysfunction in sepsis by driving microglial M2 polarization. Mol Neurobiol, 2020, 57 (9): 3875-3890.

[34] Chen HG, Han HZ, Li Y, et al. Hydrogen alleviated organ injury and dysfunction in sepsis: The role of cross-talk between autophagy and endoplasmic reticulum stress: Experimental research. Int Immunopharmacol, 2020, 78: 106049.

[35] Jiang Y, Zhang K, Yu Y, et al. Molecular hydrogen alleviates brain injury and cognitive impairment in a chronic sequelae model of murine polymicrobial sepsis. Exp Brain Res, 2020, 238 (12): 2897-2908.

[36] Xie K, Lian N, Kan Y, et al. iTRAQ-based quantitative proteomic analysis of the therapeutic effects of 2% hydrogen gas inhalation on brain injury in septic mice. Brain Res, 2020, 1746: 147003.

[37]　Xie K, Zhang Y, Wang Y, et al. Hydrogen attenuates sepsis-associated encephalopathy by NRF2 mediated NLRP3 pathway inactivation. Inflamm Res, 2020, 69 (7): 697-710.

[38]　Zhuang X, Yu Y, Jiang Y, et al. Molecular hydrogen attenuates sepsis-induced neuroinflammation through regulation of microglia polarization through an mTOR-autophagy-dependent pathway. Int Immunopharmacol, 2020, 81: 106287.

[39]　Lou JS, Wang JF, Fei MM, et al. Targeting lymphocyte activation gene 3 to reverse T-lymphocyte dysfunction and improve survival in murine polymicrobial sepsis. J Infect Dis, 2020, 222 (6): 1051-1061.

[40]　Xu T, Zhao J, Wang X, et al. CXCL4 promoted the production of $CD4^+CD25^+FOXP3^+$ treg cells in mouse sepsis model through regulating STAT5/FOXP3 pathway. Autoimmunity, 2020, 53 (5): 289-296.

[41]　Han X, Chen D, Liufu N, et al. MG53 protects against sepsis-induced myocardial dysfunction by upregulating peroxisome proliferator-activated receptor-alpha. Oxid Med Cell Longev, 2020, 2020: 7413693.

[42]　Wang C, Yuan W, Hu A, et al. Dexmedetomidine alleviated sepsisinduced myocardial ferroptosis and septic heart injury. Mol Med Rep, 2020, 2020 (22): 175-184.

[43]　Zhang Y, Dong A, Xie K, et al. Protective effects of hydrogen on myocardial mitochondrial functions in septic mice. Biomed Res Int, 2020, 2020: 1568209.

[44]　Zhong X, Xie L, Yang X, et al. Ethyl pyruvate protects against sepsis-associated encephalopathy through inhibiting the NLRP3 inflammasome. Mol Med, 2020, 26 (1): 55.

[45]　Shen Y, Jing L, Zhang Y, et al. CXCR5 knockdown attenuates hippocampal neurogenesis deficits and cognitive impairment in a mouse model of sepsis-associated encephalopathy. Neuroscience, 2020, 433: 212-220.

[46]　Ji M, Li S, Zhang L, et al. Sepsis induced cognitive impairments by disrupting hippocampal parvalbumin interneuron-mediated inhibitory network via a D4-receptor mechanism. Aging (Albany NY), 2020, 12 (12): 2471-2484.

[47]　Li F, Zhang B, Duan S, et al. Small dose of L-dopa/Benserazide hydrochloride improved sepsis-induced neuroinflammation and long-term cognitive dysfunction in sepsis mice. Brain Res, 2020, 1737: 146780.

[48]　Li N, Zhang EF, Zhang J, et al. Therapeutic effects of recombinant human brain natriuretic peptide on sepsis-associated encephalopathy in mice. Int Immunopharmacol, 2020, 81: 106280.

[49]　Wu XJ, Yan XT, Yang XM, et al. GTS-21 ameliorates polymicrobial sepsis-induced hepatic injury by modulating autophagy through alpha7nAchRs in mice. Cytokine, 2020, 128: 155019.

[50]　Wang XD, Wang Y, Kong MJ, et al. MiR-22-3p suppresses sepsis-induced acute kidney injury by targeting PTEN. Biosci Rep, 2020, 40 (6): 128.

[51]　Ying J, Wu J, Zhang Y, et al. Ligustrazine suppresses renal NMDAR1 and caspase-3 expressions in a mouse model of sepsis-associated acute kidney injury. Mol Cell Biochem, 2020, 464 (1-2): 73-81.

[52]　陈祝桂，彭志勇，张智豪，等. 不同浓度脂多糖对脓毒症急性肺损伤肺上皮细胞坏死性凋亡和线粒体自噬的影响. 中华实用诊断与治疗杂志，2020，34（4）：330-333.

[53]　孙梦，江雪梅，金杨，等. 细胞外组蛋白通过激活 TWIK2-NLRP3 通路参与脂多糖诱导的肺泡巨噬细胞损伤. 中华危重病急救医学，2020，32（2）：194-198.

[54]　王全，史佳，吴建华，等. 血红素氧合酶 -1 介导 NAD 表达在大鼠内毒素急性肺损伤中的作用. 临床麻醉学杂志，2020，36（3）：275-278.

[55] 宋晓，史佳，吴丽丽，等. LPS 攻击大鼠 II 型肺泡上皮细胞时 HO-1/CO 信号通路与线粒体分裂的关系. 中华麻醉学杂志，2020，40（1）：95-98.

[56] 胡欣欣，宫丽荣，史佳，等. HO-1 在 LPS 致大鼠肺泡巨噬细胞凋亡中的内源性保护作用：与内质网应激的关系. 中华麻醉学杂志，2020，40（6）：752-755.

[57] Shang J, Wang L, Tan L, et al. MiR-27a-3p overexpression mitigates inflammation and apoptosis of lipopolysaccharides-induced alveolar epithelial cells by targeting FOXO$_3$ and suppressing the activation of NAPDH/ROS. Biochem Biophys Res Commun, 2020, 533 (4): 723-731.

[58] 兰江丽，梁秋梅，冯继峰，等. 骨髓间充质干细胞对脓毒症新生大鼠肺损伤的影响及其机制. 广西医学，2020，42（7）：841-845.

[59] 曾悦翔，文益云，杨金凤，等. 右美托咪定对 LPS 诱导大鼠肺泡 II 型上皮细胞 NF-κB 及 AQP-5 表达的影响. 肿瘤药学，2020，10（2）：191-195，213.

[60] 赵诗雯，张宗泽. 右美托咪定预处理抑制 NLRP3 炎性体活性减轻脂多糖诱导的大鼠急性肺损伤. 武汉大学学报（医学版），2020，41（4）：578-582.

[61] 孙磊，朱琛，侯清武，等. 右美托咪定对脂多糖诱导脑内炎症小鼠 MAPK/NF-κB 信号通路的影响. 中国临床神经科学，2020，28（3）：253-258.

[62] 张春芳，邹平洋，苏娜，等. 右美托咪定预处理对脓毒症相关性脑病大鼠中枢及外周炎性反应的保护作用. 山西医科大学学报，2020，51（5）：418-422.

[63] 李伟，鲁宁杰，杨丽绢，等. 右美托咪定对感染性休克大鼠的脑保护作用研究. 脑与神经疾病杂志，2020，28（4）：199-203.

[64] 张占琴，王强. 脂联素对脓毒症小鼠脑损伤的保护作用及机制. 医学研究杂志，49（5）：41-45，52.

[65] Wang Y, Wei H, Tong J, et al. pSynGAP1 disturbance-mediated hippocampal oscillation network impairment might contribute to long-term neurobehavioral abnormities in sepsis survivors. Aging, 2020, 12 (22): 23146-23164.

[66] Zhang K, Liu R, Gao Y, et al. Electroacupuncture relieves LPS-Induced depression-like behaviour in rats through IDO-mediated tryptophan-degrading pathway. Neuropsychiatr Dis Treat, 2020, 16: 2257-2266.

[67] Huang ZS, Xie DQ, Xu LJ, et al. Tetramethylpyrazine ameliorates lipopolysaccharide-induced sepsis in rats via protecting blood-brain barrier, impairing inflammation and nitrous oxide systems. Front Pharmacol, 2020, 1: 562084.

[68] 杨慧芳，罗颖，赵莉. 右美托咪定对脓毒症大鼠肾功能及血清炎症因子的影响. 中国临床药理学与治疗学，2020，25（8）：857-861.

[69] Ni J, He J, Kang L, et al. Effects of dexmedetomidine pretreatment on rats with sepsis-induced acute kidney injury and miR-146a expression. Cell Mol Biol, 2020, 66 (2): 93-98.

[70] 吴伟芳，黄燕愉，张晓丹，等. 右美托咪定改善脓毒症小鼠急性肾损伤的作用机制研究. 中国临床药理学杂志，2020，36（21）：3477-3480.

[71] Li HB, Zhang XZ, Sun Y, et al. HO-1/PINK1 regulated mitochondrial fusion/fission to inhibit pyroptosis and attenuate septic acute kidney injury. Biomed Res Int. 2020, 2020: 2148706.

[72] Feng Y, Liu J, Wu R, et al. NEAT1 aggravates sepsis-induced acute kidney injury by sponging miR-22-3p. Open Med (Wars), 2020, 15 (1): 333-342.

[73] Zhou YP, Xia Q. Inhibition of miR-103a-3p suppresses lipopolysaccharide-induced sepsis and liver injury by regulating FBXW7 expression. Cell Biol Int, 2020, 44 (9): 1798-1810.

[74] 李媛莉，赵继波，张三明. 下调 miR-9 对 LPS 诱导的大鼠心肌细胞炎症因子分泌的影响和机制. 分子诊断与治疗杂志，2020，12（6）：822-826.

[75] Xu Q, Xiong H, Zhu W, et al. Small molecule inhibition of cyclic GMP-AMP synthase ameliorates sepsis-induced cardiac dysfunction in mice. Life Sci, 2020, 260: 118315.

[76] 杨春秀，屈已白，闫征征. CpG 寡聚脱氧核苷酸（CpG ODN）协同促进脂多糖诱导的小鼠巨噬细胞增殖与迁移. 细胞与分子免疫学杂志，2020，36（3）：198-204.

[77] 刘安鹏，李祯，张彬，等. 大麻素 2 型受体在脂多糖诱导小鼠巨噬细胞焦亡中的作用. 中华麻醉学杂志，2020，40（1）：103-106.

[78] 王慧星，韩晨阳，陈红光，等. HIF-1α 在氢抑制脂多糖诱导小鼠巨噬细胞炎症反应中的作用. 中华麻醉学杂志，2020，40（7）：881-884.

[79] 韦金丽，余术宜，唐秀能，等. 右美托咪啶预处理脂多糖诱导的巨噬细胞代谢物研究. 中国药师，2020，23（4）：629-634.

[80] 胡远，陈立建. 依托咪酯对脂多糖诱导 Kupffer 炎症反应及核苷酸结合寡聚化结构域样受体蛋白 3/ 白细胞介素 -1β 通路的影响. 中国临床药理学杂志，2020，36（2）：185-188.

[81] Zhong M, Zhang X, Shi X, et al. Halofuginone inhibits LPS-induced attachment of monocytes to HUVECs. Int Immunopharmacol, 2020, 87: 106753.

[82] 何锐，朱烨柯，滕文彬，等. 甘油可能通过水通道蛋白 3 减轻脓毒症小鼠肠黏膜屏障损伤. 基础医学与临床，2020，40（5）：655-661.

[83] Chang H, Li S, Li Y, et al. Effect of sedation with dexmedetomidine or propofol on gastrointestinal motility in lipopolysaccharide-induced endotoxemic mice. BMC Anesthesiol, 2020, 20 (1): 227.

[84] Liu H, Weng XJ, Yao JY, et al. Neuregulin-1beta protects the rat diaphragm during sepsis against oxidative stress and inflammation by activating the pi3k/akt pathway. Oxid Med Cell Longev, 2020, 2020: 1720961.

[85] Yong H, Wu G, Chen J, et al. lncRNA MALAT1 accelerates skeletal muscle cell apoptosis and inflammatory response in sepsis by decreasing BRCA1 expression by recruiting EZH2. Mol Ther Nucleic Acids, 2020, 19: 97-108.

[86] 张晓，宋作艳，李秋杰，等. 大鼠机械通气相关性肺损伤时蛋白激酶 Cδ 与细胞焦亡的关系. 中华麻醉学杂志，2020，40（5）：581-584.

[87] 张晓，陈令楠，李秋杰，等. PKC-δ 在大鼠机械通气相关性肺损伤中的作用：与 NLRC4 的关系. 中华麻醉学杂志，2020，40（4）：486-489.

[88] Fu ZL, Zhang Z, Wu XY, et al. Hydrogen ich saline inhibits lipopolysaccharide induced acute lung injury and endothelial dysfunction by regulating autophagy through mtor/tfeb signaling pathway. Biomed Res Int, 2020, 2020: 9121894.

[89] Liu AP, Yuan QH, Zhang B, et al. Cannabinoid receptor 2 activation alleviates septic lung injury by promoting autophagy via inhibition of inflammatory mediator release. Cell Signal, 2020, 69: 109556.

[90] Yang P, Xiong W, Chen XX, et al. Overexpression of miR-129-5p mitigates sepsis-induced acute lung injury by targeting high mobility group box 1. J Surg Res, 2020, 256: 23-30.

[91] Ding L, Gao X, Yu SH, et al. miR-128-3p enhances the protective effect of dexmedetomidine on acute lung injury in septic mice by targeted inhibition of MAPK14. J Bioenerg Biomembr, 2020, 52 (4): 237-245.

[92] 李爱梅, 田海涛, 尹秋稳, 等. 基于 miR-223-3p/NLRP3 轴研究右美托咪定对机械通气肺损伤大鼠炎性反应的影响. 中华全科医学, 2020, 18（11）: 1834-1837, 1888.

[93] 安静, 张睿, 刘晓乐. 依托咪酯通过 miR-146a 调节 TLR4 通路对内毒素急性肺损伤小鼠炎症反应的保护作用研究. 中国免疫学杂志, 2020, 36（2）: 159-163.

[94] Ma XH, Yu X, Zhou Q. The IL1β-HER2-CLDN18/CLDN4 axis mediates lung barrier damage in ARDS. Aging (Albany NY), 2020, 12 (4): 3249-3265.

[95] Zhang K, Jin Y, Lai DM, et al. RAGE-induced ILC2 expansion in acute lung injury due to haemorrhagic shock. Thorax, 2020, 75 (3): 209-219.

[96] 王华, 孟志鹏, 宋鹏涛, 等. 右美托咪定对大鼠机械通气相关肺损伤时小窝蛋白 -1 表达的影响. 浙江医学, 2020, 42（12）: 1237-1241.

[97] 陈小萍, 葛亚丽, 黄天丰, 等. 右美托咪定对小鼠呼吸机相关性肺损伤时 NLRP3 炎症小体活性的影响. 中华麻醉学杂志, 2020, 2020（1）: 56-60.

[98] 张本旺, 侯欣位, 于春锐, 等. 右美托咪定对大鼠机械通气肺损伤的作用及机制. 青岛大学学报（医学版）, 2020, 56（6）: 704-709.

[99] 瞿敏, 孙文波, 姚忠岩, 等. 右美托咪定对机械通气相关性肺损伤大鼠肺组织 ERK/Na$^+$-K$^+$-ATPase 信号通路的影响. 中华麻醉学杂志, 2020, 40（6）: 687-690.

[100] Liang ZD, Zhou H, Tang RR, et al. Autologous transplantation of adipose-derived stromal cells combined with sevoflurane ameliorates acute lung injury induced by cecal ligation and puncture in rats. Sci Rep, 2020, 10 (1): 13760.

[101] Wang C, Liu N, Yang HT. Desflurane pretreatment can reduce sepsis-evoked lung injury in rats via inhibiting STAT3 pathway. J Biol Regul Homeost Agents, 2020, 34 (3): 935-942.

[102] 刘宇, 李耀, 万永灵. 瑞芬太尼对内毒素诱导的急性肺损伤大鼠氧自由基、炎症因子及肺纤维化的影响. 中国免疫学杂志, 2020, 36（9）: 1086-1090.

[103] 张超锋, 柴小青, 王迪, 等. 帕瑞昔布钠对呼吸机相关性肺损伤小鼠肺泡巨噬细胞表型转化的影响. 中华麻醉学杂志, 2020, 4（3）: 369-372.

[104] Wang FQ, Wang M, Wang JX, et al. Maresin1 ameliorates sepsis-associated lung injury by inhibiting the activation of the JAK2/STAT3 and MAPK/ NF-κB signaling pathways. Microb Pathog, 2020, 148: 104468.

[105] Xia HF, Wang FQ, Wang M, et al. Maresin1 ameliorates acute lung injury induced by sepsis through regulating Th17/Treg balanceLife Sci, 2020, 1 (254): 117773.

[106] 王强, 林飞, 胡召锟, 等. MaR1 治疗脂多糖诱导的小鼠急性肺损伤的应用价值研究. 广西医科大学学报, 2020, 37（5）: 832-836.

[107] 秦臻, 汪勃, 谭赵霞, 等. 姜黄素抑制 TLR4/HMGB1 通路保护脂多糖诱导急性肺损伤的作用. 中国胸心血管外科临床杂志, 2020, 27（6）: 685-688.

[108] 邹海波, 孙晓峰. 姜黄素后处理对大鼠肢体缺血再灌注肺损伤的影响. 沈阳药科大学学报, 2020, 37

（8）：707-711.

[109] 王爱群，殷文慧，曹拓，等. 穴位电针刺激对烫伤致大鼠急性肺损伤炎症指标的影响. 广州中医药大学学报，2020，37（11）：2134-2139.

[110] 王丽，宫丽荣，练毅，等. 电针刺对兔肢体缺血再灌注诱发肺损伤内质网应激的影响. 中国中西医结合外科杂志，2020，26（5）：833-837.

[111] 李娜，齐庆岭，史绍蕭. 丙泊酚对结直肠癌细胞恶性表型的影响及其炎症机制研究. 中国临床药理学杂志，2020，36（5）：544-546.

[112] 梁冰，董铁立. 丙泊酚对结肠癌细胞侵袭迁移及 Janus 激酶 2/ 信号转导与转录激活子 3 信号通路的影响. 中南大学学报（医学版），2020，45（3）：290-296.

[113] 文放放，李熊刚，梁红涛. 丙泊酚通过上调 miR-133a 抑制乳腺癌细胞增殖和侵袭的机制研究. 河北医药，2020，42（17）：2594-2597.

[114] 崔鹏，胡杰，王晓飞，等. 丙泊酚通过上调 miR-204 对乳腺癌 MDA-MB-231 细胞侵袭迁移和上皮间充质转化的影响. 中国免疫学杂志，2020，36（17）：2100-2104.

[115] 伍璀，牛瑞斌，叶枫，等. 丙泊酚下调 miR-93-5p 表达对乳腺癌 MDA-MB-231 细胞增殖、侵袭的影响. 中国药师，2020，23（6）：1053-1058.

[116] 周龙媛，何慧娟，蔡畅，等. 丙泊酚调控 Toll 样受体 2 基因抑制肝癌增殖及促进细胞凋亡的机制研究. 中国临床药理学杂志，2020，36（3）：278-281.

[117] 方晓华，雷震，杨晶晶，等. 异丙酚调控 Wnt/β-catenin 通路对肾癌 786-O 细胞肿瘤干样特性及运动能力的影响. 广西医科大学学报，2020，37（12）：2153-2158.

[118] 白建云，贺峰，徐珍，等. 异丙酚通过 EGFR/p38 信号通路诱导胃癌细胞周期阻滞及相关机制研究. 临床和实验医学杂志，2020，19（23）：2501-2504.

[119] 高虹，金慧，刘春芝，等. 异丙酚通过 miR-218 抑制人食管鳞癌细胞系 KYSE150 的侵袭和迁移. 基础医学与临床，2020，40（1）：97-104.

[120] 刘维鹏，刘杨，党庆庆，等. 右美托咪定对 p38MAPK/NF-κB 通路介导的卵巢癌细胞免疫功能的影响. 川北医学院学报，2020，35（5）：866-871.

[121] 王晓微，侯俊德，王志刚，等. 右美托咪定调控 miR-526b-3p/S100A4 表达影响胰腺癌细胞增殖及凋亡的机制研究. 中国药师，2020，23（8）：1519-1524.

[122] 陈明明，李克寒，刘相乐，等. 依托咪酯通过调节 Hippo 信号通路抑制鼻咽癌细胞 CNE-1 和 HNE-1 的侵袭迁移. 广东药科大学学报，2020，36（6）：840-846.

[123] 王冬梅，徐碧钰，杨涛，等. 依托咪酯通过调控 miR-211-5p/ROBO1 的表达抑制胃癌细胞增殖、迁移和侵袭的机制研究. 中国药学杂志，2020，55（20）：1686-1695.

[124] 赖晓红，杨承祥，刘洪珍，等. 盐酸罗哌卡因对低氧诱导的肺癌细胞生长和转移能力的影响. 重庆医学，2020，49（20）：3337-3341.

[125] 刘蕾，许岩磊，曹霞，等. 罗哌卡因通过调控 miR-142-3p/MARCH7 基因表达影响乳腺癌细胞的增殖和凋亡. 中国妇幼保健，2020，35（23）：4588-4593.

[126] 洪勇，周民伟，徐化交. 罗哌卡因经原癌基因信号通路抑制胃癌细胞增殖和迁移的机制. 东南国防医药，

2020，22（5）：456-460.

[127] 曾凯辉，吕慧莹，罗金泰，等. 普鲁卡因调控 CXCR7 并影响 AKT 和 STAT3 信号通路从而抑制膀胱癌细胞活力、迁移和侵袭. 中国病理生理杂志，2020，36（4）：612-618.

[128] 余晖，宋辉琼，程江霞，等. 普鲁卡因调节 SOX2 对肾癌细胞增殖与凋亡的影响及其机制研究. 医学研究生学报，2020，33（11）：1152-1156.

[129] 马宝丰，李铁成，徐芳. 普鲁卡因通过 miR-15a-5p/PI3K-AKT3 途径调控乳腺癌细胞增殖、迁移和侵袭的机制. 中国老年学杂志，2020，40（3）：610-614.

[130] 何家璇，白洁，李伟. 局部麻醉剂通过丝裂原活化蛋白激酶途径诱导人甲状腺癌细胞凋亡. 临床和实验医学杂志，2020，19（3）：263-267.

[131] 赵铤，赵全丰，丁汉琳. 利多卡因调控 miR-15a-5p 对肝癌细胞生物学功能的影响及其机制. 西部医学，2020，32（7）：980-985.

[132] 程栋，韦玲，刘焕. 氯普鲁卡因通过调控 lncRNA EZR-AS1 表达对肺癌细胞增殖和迁移侵袭的影响. 临床肺科杂志，2020，25（12）：1889-1894.

[133] 鹿素青，秦志祥，牛香兰. 布比卡因通过调控 miR-381-3p/HERC4 表达抑制肺癌细胞增殖、迁移和侵袭. 中华生物医学工程杂志，2020（1）：31-32.

[134] 赖晓红，杨承祥，刘洪珍，等. 盐酸罗哌卡因对低氧诱导的肺癌细胞生长和转移能力的影响. 重庆医学，2020，49（20）：3337-3341.

[135] 张秀双，徐铭军，车向明，等. 盐酸羟考酮负调控 LncRNA LINC01857 抑制宫颈癌细胞 Siha 增殖、迁移及侵袭. 分子诊断与治疗杂志，2020，12（10）：1392-1396.

[136] 王喜军，韦松里，陆思施，等. 盐酸氢吗啡酮对胃癌细胞增殖活性的影响. 中华实验外科杂志，2020，37（7）：1245-1247

[137] 张继珂，王振雷. 帕瑞昔布对肝癌细胞凋亡及增殖的影响. 新乡医学院学报，2020，37（8）：713-719.

[138] 邓大立，孙丽杰，陈丽娟. 咪达唑仑上调 miR-137 影响胃癌细胞的增殖、凋亡的机制研究. 中国药师，2020，23（8）：1514-1518.

[139] 周晶，崔金花，张乙，等. 芬太尼通过 Wnt3a/β- 连环蛋白信号通路促进乳腺癌细胞干细胞特性的研究. 中国医师进修杂志，2020，43（7）：624-628.

[140] 韩威利，王凯，李明勇，等. 舒芬太尼调控微小 RNA-495 影响肝癌细胞的增殖、侵袭迁移和凋亡. 中华实验外科杂志，2020，37（4）：658-662.

[141] 臧婷，王晓毅，李紫薇，等. 七氟烷预处理对肺癌细胞凋亡与增殖的影响及机制分析. 现代生物医学进展，2020，20（8）：1416-1419.

[142] 严俨，张红英，潘家浩，等. 多巴胺受体 4 对肝癌细胞增殖转移的影响及预后. 中山大学学报（医学科学版），2020，41（5）：669-680.

[143] 孙洁，朴俊杰，秦云植，等. 丙戊酸通过 GSK3β/β-catenin 信号轴抑制胃癌细胞的增殖和迁移. 中国药理学通报，2020，36（3）：386-393.

[144] 刘文豪，郑开福，王磊，等. 比格犬气管软化模型建立. 中国胸心血管外科临床杂志，2020，27（7）：824-829.

[145] 彭桂林，杨超，崔伟学，等. 肺移植体外肺灌注心死亡猪动物模型的构建. 中华实验外科杂志，2020，37（8）：1541-1543.

[146] 韩悦，刁玉刚，宋丹丹，等. 无血预充大鼠体外循环心脏不停跳模型的改进. 中国体外循环杂志，2020，18（3）：179-182.

[147] 刘科宇，张红，何苗，等. 心脏不停跳大鼠单肺体外循环肺损伤模型的建立. 中国现代医学杂志，2020，30（3）：16-21.

[148] 于洁，薛平菲，陈书弘，等. 大鼠体外心肺复苏模型的建立与评价. 中国体外循环杂志，2020，18（1）：44-47.

[149] 王莉，肖婷婷，曹相玫，等. 不同缺氧时间对单侧颈总动脉结扎新生大鼠脑损伤的影响. 神经解剖学杂志，2020，36（5）：525-530.

[150] Liu S, Xue F, Zheng L, et al. Development of a risk prediction model for acute kidney injury after coronary artery bypass grafting: methodological issues. Int Urol Nephrol, 2020, 52 (4): 803-804.

第二节　危重症麻醉医学临床研究

一、监测

（一）超声指导下的容量监测

在围术期血流动力学监测方面，超声技术的发展成为临床研究的热点。以超声技术为基础的围术期容量监测，逐渐成为目标导向血流动力学治疗的重要手段之一。

陈晓芳等[1] 观察了全身麻醉下接受手术的 90 例高龄患者，分别在术前、术中、手术结束前、麻醉结束前及麻醉结束后使用超声测定下腔静脉内径呼吸变异度（respiratory variability index of inferior vena cava，IVC-RVI），分析其与平均动脉压（mean arterial pressure，MAP）和中心静脉压（central venous pressure，CVP）的关系。该研究结果显示，术中 1 h 患者 IVC-RVI 与 MAP 和 CVP 呈负相关；IVC-RVI 预测术中低血压的敏感性为 88.5%，特异性为 79.2%。下腔静脉内径随呼吸的变异度在评估围术期患者容量负荷和指导输液方面可能有较好的应用价值。

王宁等[2] 的荟萃分析显示，不同部位动脉血流峰值流速变异度（ΔVpeak）也可用于评估危重症患者的容量状态。该荟萃分析共纳入 15 篇研究，涉及肱动脉、颈动脉、主动脉及其他动脉的 ΔVpeak。该研究结果显示，该指标可以用于评估危重患者的容量反应性，其中颈动脉 ΔVpeak 诊断价值最高，其敏感性为 87%，特异性 85%。颈动脉较肱动脉处于近心端，其反应血液流速变化更准确。而相较于主动脉，颈动脉更加表浅，易于获得准确超声图像数据。

（二）脑氧饱和度监测

对麻醉状态下的大脑进行氧供需平衡监测成为麻醉领域当前和未来的重要发展方向。很多研究分析了使用近红外光谱无创脑氧饱和度（SctO$_2$）监测技术对患者术后认知功能恢复的影响。

梁月影等[3]的观察性研究纳入了210例术前有轻度认知功能障碍、拟行腰椎手术的老年患者，通过围术期简易精神状态检查表（mini-mental state examination，MMSE）和蒙特利尔认知评估量表（Montreal cognitive assessment，MoCA）评估患者围术期神经认知功能障碍（perioperative neurocognitive dysfunction，PND）的发生情况。该研究结果显示，发生术后神经认知功能障碍的患者术中和苏醒期的SctO$_2$偏低；术中SctO$_2$较基础值下降的最大百分数（SctO$_2$ max%）的临界值为13.74%，预测PND的曲线下面积（area under the curve，AUC）为0.907，敏感性和特异性分别为88.9%和88.5%。因此得出结论，轻度认知功能障碍老年患者腰椎手术术中SctO$_2$ max%＞13.74%可以作为预测PND发生的指标。崔凡等[4]对128例接受单肺通气的胸外科手术患者的病例对照研究也得到了类似的结论。该研究分别在术前和术后3 d使用MoCA评估认知功能，当术后MoCA评分较术前下降≥2分时诊断为PND。该研究结果显示，单肺通气期间SctO$_2$最低值是发生PND的独立危险因素。上述2项研究结果均表明老年患者脑组织对缺氧的耐受性下降，在氧供需失调的情况下更易发生神经系统的损害。但术中SctO$_2$监测能否减少术后神经认知障碍发生和SctO$_2$的安全范围还需前瞻性研究进一步证实。

王玲等[5]的随机对照研究评估了脑氧饱和度监测在指导术中控制性降压的应用。该研究纳入120例合并高血压的脊柱手术老年患者，术中采用七氟烷＋瑞芬太尼维持麻醉并控制性降压，必要时复合硝普钠＋艾司洛尔。试验组降压时以局部脑氧饱和度（regional cerebral oxygen saturation，rScO$_2$）维持在64±3或rScO$_2$下降≤基础值10%及术野渗血量适度减少为目标；对照组以平均动脉压（MAP）降低程度≥基础值30%及术野渗血量适度减少为目标。该研究结果显示，试验组术中出血量更少，而术后包括谵妄在内的并发症发生率更低、患者康复更快。因此得出结论，在rScO$_2$监测下实施个体化降压可保障脑灌注，减少大脑缺血缺氧发生。

二、肺保护研究

高危患者术后发生肺部并发症是导致不良预后的主要原因之一。采取措施降低肺部并发症发生率有助于改善预后。肺保护性通气策略目前越来越被广泛接受。李海等[6]对104例腹部手术老年患者进行了随机对照研究，试验组采用肺保护性通气策略（潮气量为6 ml/kg、呼气末正压为5 cmH$_2$O，每30 min进行1次肺复张），对照组采用传统通气策略（潮气量为10 ml/kg）。该研究结果显示，采用肺保护性通气策略患者术后氧合指数更高、改良临床肺部感染评分更低。因此得出结论，保护性通气策略有助于改善老年患者术后肺功能恢复。

富马酸氯马斯汀是第二代H$_1$受体拮抗剂，用于治疗组胺引起的过敏反应。此外，研究发现其还具有抗炎作用。何云等[7]观察了富马酸氯马斯汀联合肺保护性通气对胃肠急危重症开腹手术患者的肺保护作用，将纳入的72例胃肠急危重症开腹手术患者的随机分为对照组（$n=35$）和观察组（$n=37$），对照组仅采用肺保护性通气，观察组于麻醉诱导前肌内注射富马酸氯马斯汀注射液2 mg并联合肺保护性通气。该研究结果显示，观察组的患者术毕呼吸力学和氧合功能更好，术后急性肺损伤、急性呼吸窘迫综合征（ARDS）及多器官功能障碍综合征（multiple organ dysfunction syndrome，MODS）的发生率更低。

星状神经节阻滞也被用于单肺通气患者。陈炜等[8]的研究纳入了60例在单肺通气下行胸外科手术的老年患者，随机实施通气侧星状神经节阻滞或对照处理。该研究结果显示，接受星状神经节阻滞的患者在单肺通气期间的肺内分流更少、氧合功能更好。原因可能是通气侧交感神经节阻滞后肺血管扩张和肺血流量增加，从而在一定程度上降低肺内分流。

三、围术期管理

实施器官保护策略和围术期综合干预，可降低术后并发症发生率和改善患者术后恢复[9]。

（一）多模式镇痛

完善的围术期多模式镇痛是减少术后应激反应和加速康复的重要措施。王君婷等[10]的研究将60例老年髋关节手术患者分为3组，分别实施全身麻醉（G组：气管插管及静吸复合麻醉）、周围神经阻滞联合喉罩全身麻醉（NL组：腰丛＋坐骨神经阻滞，喉罩静吸复合麻醉）、周围神经阻滞联合基础麻醉［NS组：腰丛＋坐骨神经阻滞，右美托咪定0.5 μg/（kg·h）镇静］。该研究结果显示，针对老年患者髋部手术，神经阻滞联合基础麻醉可以获得更好的镇痛效果，明显提早了患者术后进食时间，促进了患者术后早期的临床恢复。

右美托咪定复合局部麻醉药用于外周神经阻滞可改善术后镇痛效果。Zhao等[11]的荟萃分析共纳入9项随机对照研究共580名患者，比较了右美托咪定复合局部麻醉药用于股神经阻滞的效果。该研究结果显示，与空白对照组相比，右美托咪定复合局部麻醉药阻滞组术后12 h、24 h、48 h的疼痛评分显著减低，镇痛持续时间延长了7.23 h，阿片类药物消耗减少了12.13 mg，但会增加低血压的发生率。马燕等[12]的随机对照研究纳入了60例老年结直肠癌根治术患者，分别在麻醉前实施右美托咪定复合罗哌卡因双侧腹横肌平面阻滞，或者单纯罗哌卡因双侧腹横肌平面阻滞。该研究结果显示，右美托咪定复合罗哌卡因组恢复质量评分和睡眠评分更高，吗啡消耗量明显降低，术后首次补救镇痛时间显著延长。因此，局部麻醉药复合右美托咪定用于外周神经阻滞通过改善术后镇痛和睡眠以促进老年患者术后康复。

对于大手术患者，外周神经阻滞可能通过改善镇痛效果而减轻应激和炎症反应程度，改善术后免疫功能。周园等[13]的回顾性病例对照研究纳入了100例肺癌手术患者，比较椎旁神经阻滞复合全身麻醉与单纯全身麻醉的效果。该研究结果显示，接受椎旁阻滞复合全身麻醉的患者术后4 h、12 h疼痛评分更低，术后4 h的皮质醇、TNF-α及IL-6等炎症因子水平更低。研究结论表明，复合椎旁神经阻滞可改善肺癌手术患者的术后应激指标。曲鹰等[14]随机对照研究纳入了90例腹腔镜胃癌根治术患者，分为右美托咪定组（D组）、腰方肌阻滞组（Q组）及右美托咪定复合双侧腰方肌阻滞（QLB）组（DQ组），每组各30例。在全身麻醉诱导前，D组静注右美托咪定负荷量0.5 μg/kg（15 min），然后给予维持量0.3 μg/（kg·h），手术结束前30 min时停药。Q组实施双侧QLB阻滞；DQ组采用D组和Q组的方法实施。术毕3组均给予患者自控静脉镇痛（patient-controlled intravenous analgesia，PCIA）。该研究结果显示，右美托咪定复合腰方肌阻滞组术后疼痛评分更低，阿片类药物用量更少，恶心呕吐等发生率更低；同时，患者术后 CD3$^+$、CD4$^+$ 含量、CD4$^+$/CD8$^+$ 比值及 NK 细胞水平下降程度较轻。肿瘤免疫的主要方式为细胞免疫，当 CD3$^+$、CD4$^+$ 及 CD4$^+$/CD8$^+$ 比值降低时，细胞免疫受抑制。该结果说明右美托咪定复合腰方肌阻滞可能改善患者术后的免疫功能。

Lin 等[15] 的随机对照研究纳入了 218 例乳腺癌手术患者，随机接受全身麻醉复合椎旁阻滞（T$_{2\sim5}$ 水平多节段单次胸椎旁阻滞）或单纯全身麻醉。该研究结果显示，复合椎旁神经阻滞镇痛不仅改善早期镇痛效果，还可以减少术后 6 个月慢性疼痛的发生［试验组术后慢性疼痛发生率（12.5%）显著低于对照组（24%）］，并减少了术后 6～12 个月的神经病理性疼痛发生率，这可能有利于提高肿瘤患者远期生活质量。

（二）围术期并发症的早期干预

腹腔感染是外科危重症患者围术期常见的并发症之一。腹腔内念珠菌感染是侵袭性念珠菌病的主要类型，在外科重症监护室患者中死亡率很高。Yan 等[16] 对外科监护室 82 例腹腔念珠菌感染患者的回顾性队列研究发现，早期控制病源和适当的抗真菌治疗均可降低患者 30 d 死亡风险，且这 2 种方法的保护作用是相加的。

肺部并发症严重威胁外科手术患者预后。ARDS 的治疗一直是围术期专家们研究的热点之一。既往的研究显示，肺复张可以降低 ARDS 患者死亡率和改善氧合。但近年来的研究似乎对这种方法有了争议。Cui 等[17] 对肺复张治疗 ARDS 的临床研究进行了荟萃分析，包括 10 项随机对照试验、共 3025 例危重症患者。该研究结果显示，肺复张并不能显著降低 ARDS 患者的死亡率，但可以缩短住院时间。由于多数研究存在多种干预措施暴露，故对该结果持谨慎态度。Hua 等[18] 对另一种尚未明确的治疗方法——神经肌肉阻滞剂的疗效进行了荟萃分析，包括 6 项随机对照研究、共计 1557 例患者。该研究结果显示，神经肌肉阻滞剂应用可降低中重度 ARDS 患者 21～28 d 死亡率和气压伤，改善 48 h 氧合，但对重症监护病房死亡率和 90 d 死亡率无明显影响。

四、预后评估

脓毒症是威胁外科重症患者预后的常见病因。近期的一些临床研究致力于寻找可以判断脓毒症患者预后的预测因子。Wang 等[19] 探索了 presepsin 作为脓毒症的生物标志物的作用。该研究将 142 例重症监护病房老年患者分为非感染组、感染组及脓毒症组 3 组，分别于入住 ICU 的第 1 天、第 3 天、第 7 天采集血清。该研究结果显示，脓毒症患者第 1 天、第 3 天的 presepsin 水平显著升高；其诊断脓毒症的曲线下面积（AUC）与降钙素原相当，但高于 C 反应蛋白（C-reactive protein，CRP）和 IL-6。生存曲线显示术后第 3 天血清 presepsin 水平对患者 30 d 死亡率具有显著的预测价值，但并不优于其他标志物。最终得出结论，脓毒症患者血清中 presepsin 的水平可作为早期诊断的生物标志物。中性粒细胞百分比 / 白蛋白比值（NPAR）被用作评估炎性相关预后的标志物。Gong 等[20] 的回顾性研究纳入了 2166 例重症脓毒症或脓毒症休克患者，分析发现高水平的 NPAR 与 30 d、90 d 和 365 d 全因死亡率的风险增加相关，是判断脓毒症患者预后的重要预测因子。NPAR 还可用于预测急性肾损伤患者的预后。Wang 等[21] 的回顾性分析发现，在合并急性肾损伤的危重症患者中，NPAR 升高与全因死亡率风险增加相关。Chen 等[22]的一项荟萃分析纳入了 15 项针对重症患者（主要是脓毒症患者）的队列研究，分析发现中心静脉压升高与死亡率升高和急性肾损伤发生风险增加相关。

急性肾损伤是另一个关注重点。Cheng 等[23]对 MIMIC-Ⅲ数据库的分析纳入了 11 573 例合并急性肾损伤的重症患者，矫正混杂因素后发现，血清阴离子间隙增加伴随 30 d、90 d、365 d 全因死亡风险的明显增加。Zhou 等[24]的回顾性队列研究纳入 74 284 例非心脏手术患者，该研究结果发现，术前血清高密度脂蛋白浓度与非心脏手术后急性肾损伤发生密切相关，即血清高密度脂蛋白＜1.03 mmol/L（血清高密度脂蛋白＞1.03 mmol/L 作为参考值）与术后急性肾损伤风险增加相关。谢旻等[25]的回顾性队列研究将急性肾损伤患者根据诊断依据分为因血清肌酐升高确诊组和因少尿确诊组，该研究结果发现，因血清肌酐升高而诊断为急性肾损伤的患者术后住院时间、ICU 停留时间、术后机械通气时间更长，医疗费用更高。多因素回归分析显示，术后急性肾损伤患者血清肌酐升高是住院死亡的独立危险因素。

围术期管理可能影响肿瘤患者的远期预后。Huang 等[26]的回顾性队列研究纳入了 676 例肺癌手术患者，根据术中循环状况将患者分为仅有高血压组、既有高血压又有低血压组、既无高血压也无低血压组、仅有低血压组，分析术中血压波动与远期存活的关系。经过多因素 Cox 比例风险模型校正混杂因素后，该研究结果发现，术中低血压与术后总生存期明显缩短相关。因此术中血压管理与术后远期存活的关系值得大家关注。

（崔 凡 王东信）

参 考 文 献

[1] 陈晓芳，冯海妹，王涛，等. 超声测量下腔静脉参数对高龄患者术中容量治疗的指导价值. 中国现代手术学杂志，2020，24（5）：379-384.

[2] 王宁，宋伟，王岩，等. 动脉血流峰值流速变异度评价危重症患者容量反应状态的 Meta 分析. 临床超声医学杂志，2020，22（4）：270-274.

[3] 梁月影，王红艳，王海云，等. 术中脑氧饱和度对轻度认知功能障碍老年患者术后神经认知功能障碍的预测价值. 中华医学杂志，2020，100（41）：3224-3229.

[4] 崔凡，赵伟，穆东亮. 组织氧饱和度与单肺通气患者术后认知功能障碍的关联. 中华医学杂志，2020，100（41）：3218-3223.

[5] 王玲，李晓征，于文刚，等. 局部脑氧饱和度指导控制性降压对合并高血压的老年脊柱手术患者出血量及术后康复的影响. 中华医学杂志，2020，100（41）：3230-3234.

[6] 李海，于晖，刘真，等. 肺保护性通气策略对老年患者全身麻醉腹部手术后肺内氧合的影响. 中华老年医学杂志，2020，39（12）：1434-1438.

[7] 何云，柯剑娟. 富马酸氯马斯汀联合肺保护性通气对胃肠急危重症开腹手术患者的肺保护作用. 重庆医学，2020，49（16）：146-149.

[8]　陈炜，周煦燕，姜黎珊，等. 超声引导下星状神经节阻滞对单肺通气老年患者肺内分流和氧合及术后认知功能的影响. 实用医学杂志，2020，36（24）：3390-3393.

[9]　于布为，薛庆生. 麻醉学科的未来：应该是麻醉与急危重症抢救科. 上海医学，2020，43（2）：9-10.

[10]　王君婷，刘山业，袁维秀. 不同麻醉方式对老年髋部骨折患者术中生命体征和术后恢复的影响. 中华老年多器官疾病杂志，2020，19（12）：904-909.

[11]　Zhao ZF, Du L, Wang DX. Effects of dexmedetomidine as a perineural adjuvant for femoral nerve block: A systematic review and meta-analysis. PLoS ONE, 2020, 15 (10): e0240561.

[12]　马燕，李仲然，马开喜，等. 右美托咪定复合罗哌卡因腹横肌平面阻滞对老年患者结直肠癌根治术后早期恢复质量的影响. 临床麻醉学杂志，2020，36（2）：148-151.

[13]　周园，陈海燕. 不同麻醉方法对肺癌患者血流动力学及免疫功能的影响. 实用临床医药杂志，2020，24（2）：13-16.

[14]　曲鹰，刘东义，冯昌. 右美托咪定复合腰方肌阻滞对腹腔镜胃癌根治术患者术后镇痛及免疫功能的影响. 中国现代普通外科进展，2020，32（2）：130-133.

[15]　Lin ZM, Li MH, Zhang F, et al. Thoracic paravertebral blockade reduces chronic postsurgical pain in breast cancer patients: a randomized controlled trial. Pain Med, 2020, 21 (12): 3539-3547.

[16]　Yan T, Li S L, Ou H L, et al. Appropriate source control and antifungal therapy are associated with improved survival in critically ill surgical patients with intra-abdominal candidiasis. World J Surg, 2020, 44 (5): 1459-1469.

[17]　Cui Y, Cao R, Wang Y, et al. Lung recruitment maneuvers for ards patients: a systematic review and meta-analysis. Respiration, 2019, 99 (3): 264-276.

[18]　Hua YS, Ou XF, Li Q, et al. Neuromuscular blockers in the acute respiratory distress syndrome: A meta-analysis. PLoS ONE, 2020, 15 (1): e0227664.

[19]　Wang S, Ruan WQ, Yu Z, et al. Validity of presepsin for the diagnosis and prognosis of sepsis in elderly patients admitted to the Intensive Care Unit. Minerva Anestesiol, 2020, 86 (11): 1170-1179.

[20]　Gong Y, D Li, Cheng B, et al. Increased neutrophil percentage-to-albumin ratio is associated with all-cause mortality in patients with severe sepsis or septic shock. Epidemiology and Infection, 2020, 148: 1-27.

[21]　Wang B, Li DW, Cheng BH, et al. The neutrophil percentage-to-albumin ratio is associated with all-cause mortality in critically ill patients with acute kidney injury. Biomed Res Int, 2020, 2020 (1): 1-9.

[22]　Chen CY, Zhou Y, Wang P, et al. Elevated central venous pressure is associated with increased mortality and acute kidney injury in critically ill patients: a meta-analysis. Critical Care, 2020, 24 (1): 80.

[23]　Cheng B, Li D, Gong Y, et al. Serum anion gap predicts all-cause mortality in critically ill patients with acute kidney injury: analysis of the MIMIC-Ⅲ database. Dis Markers, 2020, 2020 (8): 1-10.

[24]　Zhou Y, Yang HY, Zhang HL, et al. High-density lipoprotein cholesterol concentration and acute kidney injury after noncardiac surgery. BMC Nephrology, 2020, 21 (1): 149.

[25]　谢旻，李楠，乔虹，等. 非心脏术后急性肾损伤危重患者血清肌酐升高与近期预后的相关性. 中华医学杂志，2020，100（42）：3285-3290.

[26]　Huang WW, Zhu WZ, Mu DL, et al. Intraoperative hypotension is associated with shortened overall survival after lung cancer surgery. BMC Anesthesiology, 2020, 20 (1): 160.

第五章 疼痛与麻醉学研究进展

第一节 疼痛医学基础研究

一、发病机制研究

神经病理性疼痛病因复杂，神经元、胶质细胞及免疫细胞都参与了其病程的发生和维持，但其根本原因是躯体感觉神经受损所致，主要表现为自发性疼痛、痛觉过敏、痛觉超敏等症状。2020 年神经病理性疼痛研究的热点主要集中在离子通道表达、外周或中枢敏化及胶质细胞活化等方面。

（一）神经病理性疼痛机制研究

背根神经节区域刺激（ganglion field stimulation，GFS）对缓解动物神经病理性疼痛有效，但其机制尚未确定。Chao 等 [1]* 通过 GFS 刺激胫神经损伤大鼠的腰背根神经，以单体记录的方式分析从外周至中枢传递过程中不同传导速度的神经纤维对动作电位（action potential，AP）的影响。在 C 型传导纤维中，GFS（20 Hz）形成的 APs 在 20 s 后逐渐减弱，在 Aβ 中持续不变，而在 Aδ 中呈现中间模式。电刺激坐骨神经和点状机械刺激感受野（无毛皮肤）所产生的外周电活动在 C 型、Aδ 亚群纤维中 20 s 内被 GFS 完全阻断，而 Aβ 受影响最小。胫神经损伤（tibial nerve injury，TNI）动物模型中，点状机械刺激诱发 APs 阈值降低，而 GFS 导致的 APs 改变则可被逆转至正常，该研究结果表明，C 型纤维参与了损伤后的机械和热敏反应，而非 Aβ 纤维。该研究结论提示，电刺激伤害感受处的神经节可阻断 AP 串的传入。

背根神经节电刺激是一种治疗慢性神经病理性疼痛的有效手段，但其作用机制尚不清楚。Yu 等 [2]* 通过背根神经节电刺激或脊髓刺激的方法，以患有创伤性神经病变（如胫神经损伤）或骨关节炎的大鼠为研究对象，测试大鼠疼痛相关的自反行为、功能及情感性特征。该研究结果表明，在神经损伤的大鼠模型中，相对于单次刺激 L₄、L₅ 神经节，多水平刺激的 L₄ 和 L₅ 神经节可显著降低大鼠伤害性机械刺激的超敏反应，但单次 L₄、L₅ 及多水平 L₄ 和 L₅ 神经节电刺激也可诱发大鼠的自发性疼痛样行为。骨关节炎大鼠多节段 L₃、L₄ 神经节电刺激则更能降低膝关节运动的敏感性，且对 L₃、L₄ 神经节单次刺激、多水平 L₃ 和 L₄ 的神经节电刺激也显示出镇痛作用。以上结果表明，背根神经节电刺激是治疗神经病变和骨性关节炎大鼠疼痛的有效方法。

背根神经节（dorsal root ganglion，DRG）中的电压门控钠通道 1.8（NaV1.8）与慢性炎症和神经病理性疼痛的发生发展相关，但在临床前研究和临床试验中如何有效干预 NaV1.8 尚不清楚。Li 等 [3]

观察在 DRG 神经元中转录因子 4（TCF4）的过表达是否可通过抑制转录 V1.8 的方式预防慢性疼痛的发展。研究结果表明，TCF4 可与电压门控钠通道 α 亚基 10A（SCN10A）的增强子相互作用，转录抑制 SCN10A 启动子的转录。在炎症疼痛模型和坐骨神经分支选择性损伤（spared nerve injury，SNI）的神经性疼痛模型中，通过鞘内使用腺相关病毒（adeno-associated virus，AAV）上调 TCF4 的表达后，发现高表达的 TCF4 可显著抑制 NaV1.8 的表达，并延缓大鼠痛觉过敏；而钙成像实验也进一步证实 TCF4 是预防弗氏完全佐剂（Freund′s complete adjuvant，FCA）和 SNI 模型中神经元过度兴奋的重要分子，以上结果表明，TCF4 靶向可抑制 NaV1.8 的表达，这个可成为治疗慢性炎症和神经性病变的新策略。

Sigma-1 受体（σ1R）在初级感觉神经元（PSNs）中高度表达，而 σ1R 和 σ1R 结合免疫球蛋白（BiP）在 SNI 模型中也被观察到在同侧腰椎 DRG 处表达上调，Shin 等 [4] 观察了抑制不同节段水平 PSNs 中 σ1R 的表达对神经性疼痛的影响。通过重组腺相关病毒（recombinant adeno-associated virus，rAAV）设计一种靶向 σ1R 发夹 RNA 的 shRNA，将其注入 L$_4$/L$_5$ DRGs 后可诱导 σ1R 的下调（但不影响 BiP 的表达），并能缓解 SNI 诱导的机械和热超敏反应。而全细胞的电流钳记录表明敲低 σ1R 可抑制神经元兴奋性，提示抑制 σ1R 可通过逆转神经元的过度兴奋减轻疼痛。以上结果表明，σ1R 在调节 PSNs 伤害感受功能中的关键作用，而神经损伤引起 PSNs 中 σ1R 的活性升高可能是导致神经性疼痛的驱动因素。

脊髓神经炎引起的中枢敏化可发展成神经病理性疼痛。MAPK 的激活与脊髓神经炎的发生发展密切相关。Gui 等 [5] 观察了视网膜 X 受体激动剂 bexarotene（bex）对慢性压迫性神经损伤（chronic constriction injury，CCI）所致神经病理性疼痛中 MAPKs 信号的影响。研究结果表明，bex 可显著缓解 CCI 所致大鼠的痛觉过敏，并可抑制 MAPKs（p38MAPK、ERK1/ERK2、JNK）活化和炎症细胞因子（IL-1β、TNF-α、IL-6）的表达。另外，bex 还可逆转 CCI 诱导的同侧脊髓小胶质细胞的活化，并上调脊髓 MKP-1 的表达，以上作用可被 MKP-1 抑制剂 BCI 逆转。研究结论表明，bex 可通过上调 CCI 大鼠模型中脊髓 MKP-1 的表达和抑制 MAPKs 的激活的方式缓解动物的神经病理性疼痛。

富集在大脑中的小 GTPase Ras 同源物（Rheb）通过激活雷帕霉素（mTOR）的靶蛋白信号调节细胞增殖和细胞周期。Ma 等 [6] 研究了 Rheb/mTORC1 信号在神经病理性疼痛中的作用。在 CCI 模型中，脊髓 Rheb 表达上调，mTOR、S6 及 4-E-BP1 磷酸化，而通过雷帕霉素阻断 mTORC1 信号则可缓解神经病理性疼痛，恢复吗啡的镇痛效果。免疫荧光显示，CCI 模型中 Rheb 和 pS6 共表达于神经元，Rheb 基因敲除小鼠则表现出与 CCI 相似的行为表型。在脊髓切片记录中，CCI 增加了表达 HCN 通道神经元的放电频率，雷帕霉素抑制 mTORC1 信号可逆转脊髓神经元活性，研究结论表明，表达上调的 Rheb/mTORC1 在神经病理性疼痛的脊髓敏化中发挥着重要作用。

超保守区域转录子是一类新型的长链非编码 RNA，参与了哺乳类动物多种生物进化过程，但目前对其在疼痛调节中的作用知之甚少。Zhang 等 [7]* 发现在 CCI 的神经病理性疼痛模型中，脊髓超保守区转录子 uc. 153 的表达水平显著增加。脊髓 uc. 153 的敲除可预防和逆转慢性压迫性损伤引起的疼痛和脊髓神经元的敏化，而过表达脊髓 uc. 153 则可逆转上述表现，其机制可能与 uc. 153 负向调控 pre-miR-182-5p 的方式有关，研究结论表明，uc. 153 在疼痛调节中发挥着重要作用，为治疗神经病理性疼痛提供了新靶点。

　　周围神经损伤诱发的脊髓小胶质细胞增生可导致神经病理性疼痛。AURKA、AURKB 及 AURKC 是促进细胞增殖的关键节点，但它们在小胶质细胞中的作用尚未阐明。Shen 等 [8] 探讨了 AURKA 在脊髓小胶质细胞增生和神经病理性疼痛中的作用和成药可能性，该研究结果证实，AURKB 在幼鼠体内过度表达可引起脊髓小胶质增生和痛觉过敏，而敲低 AURKB 可抑制小胶质细胞增生，并减轻 CCI 引起的神经病理性疼痛。RNA 测序数据则进一步显示，敲除 AURKB 可下调与 CCI 大鼠脊髓小胶质细胞增生和神经病理性疼痛相关信号的关键基因。另外，动物鞘内给予 AURKB 抑制剂 AZD1152-HQPA，则可显著减轻 CCI 诱导的疼痛。研究结论表明，AURKB 在脊髓小胶质增生和神经病理性疼痛中发挥关键作用，敲除 AURKB 可能是治疗周围神经损伤后神经病理性疼痛的有效方法。

　　躯体感觉通路中的神经损伤可能导致神经病理性疼痛，而体感通路的长期兴奋性突触传递增强易形成神经病理性疼痛。胱天蛋白酶 3（caspase 3，Casp3）在海马中发挥着非凋亡作用，它参与了调节 α- 氨基 -3- 羟基 -5- 甲基 -4- 异噁唑丙酸受体（AMPAR）亚基的内化作用，但 Casp3-AMPAR 相互作用是否参与神经损伤后外周痛觉超敏反应尚不清楚。Wang 等 [9]* 证实神经损伤抑制长时程抑制（long-term depression，LTD）和下调前扣带回皮质（anterior cingulate cortex，ACC）Casp3 的表达。干扰 Casp3 与 AMPAR 亚基之间的相互作用或抑制 ACC 中 Casp3 活性可抑制 LTD 发生，引起外周超敏反应。Casp3 过表达可恢复 LTD，抑制神经损伤后的外周超敏反应，因此 Casp3 通过调节 LTD 的方式参与了神经病理性疼痛的发生。

　　早期研究表明集落刺激因子 1（colony stimulating factor 1，CSF1）是影响中枢神经系统炎症和神经病理性疼痛发生和维持的重要因素，但其潜在机制尚不清楚。Liu 等 [10] 证实了脊神经结扎（spinal nerve ligation，SNL）大鼠同侧背角处活化的星形胶质细胞 CSF1 表达增加，而抑制 CSF1 表达可减轻背角的神经炎症、抑制神经元过度兴奋及谷氨酸能受体亚基上调，改善 SNL 诱导的疼痛行为。另外，研究还发现 SNL 手术后同侧背角表达降低的 miR-214-3p 可直接与 CSF1 mRNA 的 3'-UTR 结合，并负调控 CSF1 的表达；鞘内使用 miR-214-3p 模拟物可逆转 CSF1 的过表达和星形胶质细胞过度活化，抑制 SNL 诱导的 IL-6 表达和大鼠的疼痛行为。而抑制脊髓 miR-214-3p 的表达可增加星形胶质细胞的反应性，促进 CSF1 和 IL-6 的产生，并诱导大鼠发生痛觉过敏。此外，SNL 诱导 DNA 甲基转移酶 3a（DNMT3a）的表达水平与 miR-214-3p 启动子甲基化程度有关，使用 DNMT 抑制剂 zebularine 可显著降低 miR-214-3p 启动子中的胞嘧啶甲基化，它可导致 miR-214-3p 的表达增加并降低同侧背角中 CSF1 的含量，抑制 IL-6 的产生和疼痛的发生。总之，研究结论表明 DNMT3a 通过 miR-214-3p 抑制促进了星形胶质细胞中 CSF1 的产生，诱导 SNL 模型大鼠产生神经炎症反应和发生疼痛。

　　神经病理性疼痛与脊髓背角神经胶质细胞的持续激活和炎症细胞因子的产生有关。NF-κB 是一个广泛表达的蛋白家族，被认为是自身免疫平衡的关键。Miao 等 [11] 检测了 NF-κB p65 在 CCI 引起的神经病理性疼痛中的功能及其机制。其结果表明，NF-κB p65 和 HDAC2 在 CCI 大鼠脊髓背角处表达上调，而 miR-183 表达下调。NF-κB p65 与 HDAC2 启动子结合后促进 HDAC2 的表达，而高表达的 HDAC2 可通过组蛋白 H4 的去乙酰化抑制 miR-183 表达（miR-183 负调控 TXNIP 基因）。总之，研究结论表明，NF-κB p65 通过上调 HDAC2 的方式抑制 miR-183 的表达，并通过激活 TXNIP-NLRP3 炎症体轴进一步诱导炎症反应，从而加重 CCI 大鼠的神经病理性疼痛。

　　脊髓小胶质细胞在神经病理性疼痛发生和维持中的功能尚不清楚，Wang 等 [12] 研究了神经性病理性疼痛中 Pellino1（Peli1）的功能及其与脊髓小胶质细胞相互作用的关系。该研究结果表明，CCI 模型可诱导脊髓背侧小胶质细胞大量表达 Peli1，而高表达的 Peli1 可促进 MAPK 的磷酸化和 NF-κB 的激活，产生大量的炎症细胞因子并使脊髓小胶质细胞活化。另外，CCI 同侧脊髓中 Peli1 还能进一步促进 K63 关联的 TRAF6 泛素化，而小胶质细胞中的 Peli1 则可显著促进脂多糖刺激后的炎症反应。该研究结论表明，脊髓中 Peli1 是导致神经病理性疼痛发生的重要因子，其分子机制主要与 Peli1 依赖性的脊髓小胶质细胞活化、MAPK/NF-κB 信号激活及炎症细胞因子的产生有关。

活化的星形胶质细胞在慢性术后疼痛（chronic post surgical pain, CPSP）发挥着重要作用。最近有研究表明，反应性星形胶质细胞分为 A1 表型和 A2 表型，但它们在慢性术后疼痛中的确切作用仍然未知。Li 等 [13]* 主要研究了脊髓 A1 表型星形胶质细胞和 A2 表型星形胶质细胞的作用及其在慢性术后疼痛中的角色。该研究结果发现，在皮肤 / 肌肉切开和回缩（skin/muscle incision and retraction, SMIR）早期脊髓中小胶质细胞被激活，IL-1α、TNF-α 及补体成分 1q（C1q）表达水平均增加。在 SMIR 之后第 14 天，脊髓星形胶质细胞也被激活，以 A1 表型星形胶质细胞较多，A2 表型星形胶质细胞较少。鞘内注射米诺环素可缓解 SMIR 引起的机械性痛觉超敏，促进 A1/A2 表型星形胶质细胞的比例恢复。SMIR 可抑制 CXCR7 和 PI3K/Akt 信号通路，但米诺环素可逆转上述改变。此外，鞘内注射 AMD3100（CXCR7 激动剂）也可缓解 SMIR 诱导的机械性痛觉超敏，恢复 A1/A2 表型星形胶质细胞的比例，并激活 PI3K/Akt 信号通路，效果与米诺环素的作用相似，但鞘内注射 AMD3100 并没有增强米诺环素的镇痛作用。另外，LY294002（一种特殊的 PI3K 抑制剂）抑制米诺环素和 AMD3100 产生的镇痛作用，并影响 A1/A2 星形胶质细胞比例的恢复。研究结论表明，活化的小胶质细胞通过抑制 CXCR7/PI3K/Akt 信号通路的方式诱导脊髓星形胶质细胞向 A1 表型转化，从而促进 A1 表型星形胶质细胞转化为 A2 表型星形胶质细胞，这可能是预防 CPSP 的一种新策略。

有研究表明慢性疼痛的发病机制与神经免疫的相互作用和血脊髓屏障（BSCB）破坏有关。Li 等 [14] 通过 CCI 神经病理性疼痛模型，分析其对 C-X-C 基序趋化因子 10（CXCL10）/CXCR3 的表达、血脊髓屏障（blood spinal cord barrier, BSCB）通透性及免疫细胞从外周循环迁移到脊髓的影响。其研究结果证实，CCI 模型中脊髓神经元处出现 CXCR3 表达增加、CXCL10/CXCR3 被活化、BSCB 受损及动物痛觉过敏的现象，而 BSCB 的破坏则导致外周循环 T 细胞迁移到脊髓。进一步研究发现，鞘内注射抗 CXCL10 抗体不仅可减轻 CCI 引起的痛觉过敏，而且还可降低 BSCB 通透性，研究结论表明，CXCL10 是保持 BSCB 完整性的关键调节剂，而 T 细胞的迁移则可能与神经病理性疼痛相关的神经免疫相互作用有关。

肠道微生物群已成为神经炎症的重要参与者。CCI 是一种常用的神经病理性疼痛模型，其多伴有 T 细胞介导的免疫反应。Ding 等 [15] 的研究旨在检查肠道微生物群是否影响 CCI 神经病理性疼痛和与 T 细胞免疫的关系。研究结果证实，动物口服抗生素导致的肠道微生物群变化可抑制 CCI 神经病理性疼痛的发展，并引起 IFN-γ 刺激产生 Th1 细胞和 Foxp3$^+$ 调节性 T 细胞百分比发生改变，其研究结论表明，肠道菌群的变化具有促使 T 细胞从促炎向抗炎性免疫谱倾斜的特性。此外，研究还发现，耗竭的 Foxp3$^+$ 调节性 T 细胞可逆转肠道菌群改变所致神经病理性疼痛的保护作用，以及脊髓中 IFN-γ 刺激 Th1 细胞增加的效应。研究结论表明，肠道微生物群可通过影响促炎和抗炎 T 细胞的比例调控 CCI 神经病理性疼痛。

疼痛是急性胰腺炎（acute pancreatitis，AP）最重要的临床特征之一，但其具体机制尚不清楚。Xue 等[16]证实 AP 可引起一氧化氮（NO）分泌增加，并促进疼痛因子的表达。AP 动物模型背根神经节处的 NO 可激活 NF-κB 通路，但 NF-κB 对 NO 的表达无影响。另外，抑制 NF-κB 可促进 kappa 阿片受体（KOR）的表达，但 NF-κB 在 KOR 活化后表达不变。动物行为学实验显示，NO 可增加小鼠的疼痛行为，而 NO 清除剂、NF-κB 抑制剂或 KOR 激动剂可减轻小鼠的疼痛反应，研究结论表明，iNOS/NO/NF-κB/KOR 信号可能是引起 AP 疼痛的关键机制。

内脏痛敏和躯体痛敏反应机制尚不清楚。Gao 等[17]在 Pirt-GCaMP6s 小鼠体内进行钙成像检查，测量 DRG 神经元对内脏和躯体刺激的反应。结肠内滴入 2，4，6- 三硝基苯磺酸（TNBS）诱导结肠炎，第 7 天 L_6 DRG 神经元对结直肠扩张反应的百分率高于对照组，但结直肠扩张未激活 L_4 DRG 神经元。TNBS 处理小鼠的 Evans 蓝外渗量明显高于对照组，并在下背部皮肤和后足分别出现由 L_6 DRG 神经元和 L_4 DRG 神经元介导机械性超敏反应，提示结肠炎症在同节段和异节段的躯体区域均可引起机械性超敏反应。更为重要的是，TNBS 诱导后第 7 天，受外界刺激而激活的 L_4 DRG 神经元的百分比和 L_6 DRG 神经元钙反应均高于对照组。结肠内注射辣椒素引起的内脏刺激也增加了 Evans 蓝在后足爪和下背部皮肤的外渗，显著增加了 L_4 DRG 神经元对后足爪捏缩反应的百分比和 L_6 DRG 神经元对下背毛刷刺激的反应。研究结论表明，TNBS 诱导的结肠炎和辣椒素诱导的内脏刺激可使 L_6 DRG 神经元对结直肠和躯体的外界刺激产生敏化，同时也增加了不接受结直肠输入 L_4 DRG 神经元的兴奋性。

Tang 等[18]的研究旨在揭示神经病理性疼痛 DRG 背侧差异性表达的基因（DEGs），从而为神经病理性疼痛诊断和治疗提供特异和有意义的靶点。其研究方法包括 GSE89224 的下载、DEG 的筛选及 DEG 功能富集分析和 R ggplot2 构建。使用 STRING 数据库构建蛋白质 - 蛋白质相互作用（PPI）网络，并在 Cytoscape 软件中予以检验。从 TarBase 和 mirTarBase 数据库中筛选靶向 DEG 的 miRNA，在 ENCODE 数据库中预测靶向 DEG 的转录因子，两者均使用 NetworkAnayst 平台进行可视化分析。最后，基于以上两者构建完整 miRNA- 转录因子（transcription factor，TF）网络，然后用 Cytoscape 进行分析。筛选出 80 个 DEG，其中仅 Vstm2b 和 Htr3a 表达下调，另 78 个基因上调。SNI 手术 5 d 后，通过 qRT-PCR 验证 DRG 组织中的前 5 个 DEG（Npy、Atf3、Gpr151、Sprr1a 和 Cckbr），发现 Npy、Atf3、Sprr1a 的表达显著增加，而 Gpr151 和 Cckbr 则呈现小幅度上升。而后对所有 DEGs 进行功能分析，利用基因本体学技术选取其中 58 个生物代谢过程，再通过 KEGG 分析筛选出 11 条信号通路。在 PPI 网络分析发现 Atf3、Jun、Timp 及 Npy 有更高连通度。因此，结合各种生物信息学推测 Npy 和 Atf3 可能是治疗神经病理性疼痛靶点，而通过 miRNA-TF 调控网络分析，mmu-mir-16-5p 和转录因子（MEF2A）可能与神经性疼痛的发病过程有关。

（二）骨癌痛机制研究

骨癌痛是一项具有挑战性的临床问题，因为传统的治疗方法并不能完全缓解骨癌痛。膜联蛋白 A3（annexin A3，ANXA3）在脊髓小胶质细胞中高表达，在骨癌痛中的表达上调，但其在骨癌痛发展和维持过程中的作用及其分子机制尚不清楚。Zhang 等[19]*以骨癌痛肺转移的小鼠为模型，在诱导前 14 d 和诱导后 7 d 鞘内注射腺苷相关病毒 shANXA3（AAV-shANXA3），通过测量机械缩足反应阈值、热刺激缩足反应潜伏期及自发性后肢抬高来评估相关疼痛行为。进一步用慢病毒（LV-shANXA3）下调小胶质细胞 N9 中 ANXA3 蛋白的表达，测定 ANXA3、缺氧诱导因子 -1α（HIF-1α）、血管内皮生长因子（vascular endothelial growth factor，VEGF）的表达水平及 ANXA3 调控的 HIF-1α 转录活性。该研究结果表明，小胶质细胞中存在 ANXA3 的表达，且在骨癌痛中的表达明显增加。敲低 ANXA3 可缓解小鼠的疼痛，敲除 ANXA3 可显著降低 HIF-1α 和 VEGF 在体内外的表达水平，而过表达 HIF-1α 或 VEGF 可阻断 AAV-shANXA3 对骨癌痛的影响。在 N9 细胞中敲低 ANXA3 可显著降低共培养神经元中 p-PKC 蛋白的表达，而 ANXA3 过表达可显著提高 293T 细胞的 HIF-1α 转录活性。研究结论表明，小胶质细胞 ANXA3 可通过抑制 HIF-1α/VEGF 信号通路缓解骨癌痛。

血脊髓屏障（BSCB）的破坏引起的炎症可导致疼痛过敏，由活化的小胶质细胞和星形胶质细胞产生的炎症细胞因子可引起 BSCB 损伤。Wang 等[20] 主要研究骨癌痛模型中 BSCB 是否受损，研究 JWH015［（2- 甲基 -1- 丙基 -1H-indol-3-yl）-1-naphthalenylmethanone］，以及一种选择性大麻素 2 型受体（CB2R）激动剂，在骨癌痛模型中保持 BSCB 完整性方面的潜在作用和机制。该研究结果表明，鞘内单次注射 JWH015 可减轻疼痛超敏反应和对 BSCB 的损伤，抑制小胶质细胞和星形胶质细胞活化，并可部分恢复 ZO-1 和 claudin-5 表达，其也可降低炎症细胞因子 IL-1β、TNF-α 和酶 MMP9 的表达，但上述作用可被 CB2R 选择性拮抗剂 AM630［（6-iodo-2-methyl-1-（2-morpholinoethyl）-1H-indol-3-yl（4- 甲氧基苯基甲酮）］所抑制。研究结论表明，JWH015 可通过抑制胶质细胞活化的方式减轻神经炎症并维持骨癌痛小鼠模型中 BSCB 的完整性和渗透性，这对揭示 JWH015 对骨癌痛的作用机制和探索靶向 BSCB 控制骨癌痛提供了一个新的视角。

（三）偏头痛机制研究

大量研究表明阻断外周降钙素基因相关肽（CGRP）和垂体腺苷酸环化酶激活多肽（PACAP）信号通路可预防偏头痛，降低头痛频率。为探讨偏头痛反复发作是否改变了三叉神经节处神经元 CGRP 和 PACAP 信号的强度，Guo 等[21] 比较了正常和慢性偏头痛样状态下对 CGRP 和 PACAP（CGRP-R 和 PACAP-R）呈阳性反应的三叉神经节神经元数目。在慢性偏头痛小鼠模型中，硝酸甘油反复给药显著增加非背根神经节中 CGRP-R 和 PACAP-R 神经元的数量。在表达内源性 αCGRP 的三叉神经节神经元中，硝酸甘油反复给药导致对 CGRP 和 PACAP（CGRP-R）均有反应的神经元数量增加 7 倍。这些神经元大多数是无髓鞘的 C 纤维伤害感受器。该研究结果表明，三叉神经节伤害感受器中大部分 CGRP 信号可能通过自分泌的形式实现，而慢性偏头痛条件下 CGRP 和 PACAP 信号可促进内源性 αCGRP 的释放。CGRP-R 和 PACAP-R 三叉神经节神经元在创伤后头痛的小鼠模型中的数量增加。低剂量的 IL-2 治疗可完全逆转小鼠慢性偏头痛和创伤后头痛模型相关行为，同时抑制了 CGRP-R 和 PACAP-R 三叉神经节神经元数量。总之，结论表明，治疗慢性偏头痛和创伤后头痛，通过抑制三叉神经节神经元中的 CGRP 和 PACAP 信号可能比靶向单个信号更有效。

早期研究表明，许多促炎免疫细胞参与了头痛的发生，鉴于调节性 T 细胞（Treg）在维持免疫稳态的重要作用，Zhang 等[22]* 的研究拟通过构建慢性偏头痛小鼠模型观察 Treg 对头痛的治疗作用。

用低剂量 IL-2 处理小鼠以扩增和激活内源性 Treg，其不仅抑制了硝酸甘油诱导持续敏化，也完全逆转了硝酸甘油重复给药所导致的特定面部皮肤超敏反应。该研究结果表明，低剂量 IL-2 的效用与小鼠性别和 / 或品系无关，也不会影响小鼠对外界伤害性刺激的反应，反复使用不会导致耐受，但低剂量 IL-2 的治疗作用可因 Treg 耗竭而失效，也可因 Treg 的过继性免疫输入而恢复。此外，用低剂量 IL-2 治疗轻度颅脑损伤后 1～7 d 的小鼠，可有效预防和逆转与急性或慢性创伤性头痛有关的异常行为。而在药物过度使用所致头痛模型中，低剂量 IL-2 完全逆转了反复给药苏氨曲坦引起的皮肤超敏反应。该研究结论表明，低剂量 IL-2 是一种不同于现有预防多发性头痛的药物，具有一定的应用前景。

（四）触觉与瘙痒机制研究

触觉和瘙痒感对于唤起防御和情绪反应至关重要，轻触觉可能诱发不愉快的瘙痒感，但脊髓内触觉－瘙痒转换的神经机制仍不清楚。Chen 等 [23]* 报道表达 Tachykinin2–Cre（Tac2Cre）的脊髓间神经元直接接受 Aβ 低阈值机械感受器（LTMR）输入，并与胃泌素释放肽受体（GRPR）神经元形成单突触连接。敲除或抑制 GRPR 神经元可显著减轻机械性瘙痒，但对急性化学性瘙痒和有害触觉信息无影响。在小鼠慢性干性皮肤瘙痒模型中，化学遗传学抑制可消除 Tac2Cre 神经元的表达。与其一致的是，GRPR 神经元（对传递化学瘙痒必不可少）的消融也可抑制机械性瘙痒。以上结果表明，无害触摸和化学瘙痒信息共同汇聚在 GRPR 神经元上，映射出一个可将无害触摸转化为刺激瘙痒信息的新回路。

（五）帕金森病机制研究

疼痛是帕金森病（Parkinson disease，PD）的一种常见症状，但发病机制尚不清楚。受丘脑底核（STN）调控的基底神经节与痛觉的形成有关，Luan 等 [24]* 的研究拟证实丘脑底核是否可通过调节基底神经节的方式参与帕金森病疼痛的发生过程。实验建立了单边大脑黑质多巴胺能神经元中度损伤的帕金森病小鼠模型。在帕金森病组小鼠中，丘脑底核神经元的光遗传学抑制可逆转痛觉过敏，而在对照组小鼠中，丘脑底核的过度活跃引起痛觉过敏。该研究进一步证明，丘脑底核通过投射黑质网状部（SNr）和内部神经的苍白球段（GPi）/腹侧苍白球段（VP）调节热痛阈和机械痛阈。对 STN-GPi/STN-VP 和 STN-SNr 投射的光遗传学抑制可不同程度地升高帕金森病组小鼠的机械痛阈和热痛阈。从而得出结论，在生理和帕金森病的情况下，丘脑底核及其分支投射在疼痛过程中起着重要的调节作用，而抑制单个丘脑底核投射可能是一种缓解帕金森病不同疼痛表型的治疗策略。

（六）慢性疼痛和认知功能机制研究

认知障碍是慢性疼痛最常见的并发症之一，中枢神经系统主要兴奋性神经递质和谷氨酸能系统的改变可能影响认知功能和疼痛感觉通路。Xiong 等 [25] 采用神经损伤的方式建立了慢性疼痛模型，并探讨了慢性疼痛导致认知改变的机制。通过新客体识别实验发现，保留性周围神经损伤大鼠由于存在识别缺陷而出现机械性超敏反应。而磁共振显示，海马谷氨酸浓度明显下降。全细胞记录则显示，谷氨酸能突触传递减少，提示与高频刺激谢弗侧支传入引起的海马长时程增强不足有关。超高效液相色谱法显示，保留性神经损伤大鼠海马 D- 丝氨酸水平降低，而 D- 丝氨酸治疗可恢复突触可塑性和认知功能障碍，给予 D- 丝氨酸也可增加兴奋性突触的减少。以上结果提示，慢性疼痛对与认知功能相关的突触可塑性具有关键性的调控作用。

Xia 等[26]通过构建 CCI 诱导的神经性疼痛模型，研究慢性疼痛相关记忆障碍的回路和分子机制。研究结果表明，慢性神经性疼痛损害了空间记忆，且减少齿状回神经发生，而新生小鼠齿状回神经发生减少使疼痛对小鼠空间记忆的形成产生影响。进一步研究还发现，腹侧被盖区的多巴胺能投射需要脑源性神经营养因子，而该投射过程通过化学遗传的激活或失活等方法可缓解或模拟海马神经介导疼痛相关的记忆损害。另外，研究还发现，给予小剂量（无缓解疼痛作用）的氯胺酮，可改善慢性疼痛对空间记忆形成的损伤作用，其机制可能与改善脑源性神经营养因子介导的齿状回神经发生有关。以上结果为慢性疼痛和记忆形成缺陷之间的联系提供了一种新的环路，对慢性疼痛相关的学习缺陷和记忆障碍的治疗提供新的选择。

（梅　伟　张志发）

参 考 文 献

[1]* Chao D, Zhang Z, Mecca CM, et al. Analgesic dorsal root ganglionic field stimulation blocks conduction of afferent impulse trains selectively in nociceptive sensory afferents. Pain, 2020, 161 (12): 2872-2886.

[2]* Yu G, Segel I, Zhang Z, et al. Dorsal root ganglion stimulation alleviates pain-related behaviors in rats with nerve injury and osteoarthritis. Anesthesiology, 2020, 133 (2): 408-425.

[3] Li N, Liu B, Wu W, et al. Upregulation of transcription factor 4 downregulates Na (V) 1. 8 expression in DRG neurons and prevents the development of rat inflammatory and neuropathic hypersensitivity. Exp Neurol, 2020, 327: 113240.

[4] Shin SM, Wang F, Qiu C, et al. Sigma-1 receptor activity in primary sensory neurons is a critical driver of neuropathic pain. Gene Ther, 2020, doi: 10. 1038/s41434-020-0157-5.

[5] Gui Y, Duan S, Xiao L, et al. Bexarotent attenuated chronic constriction injury-induced spinal neuroinflammation and neuropathic pain by targeting mitogen-activated protein kinase phosphatase-1. J Pain, 2020, 21 (11-12): 1149-1159.

[6] Ma X, Du W, Wang W, et al. Persistent Rheb-induced mTORC1 activation in spinal cord neurons induces hypersensitivity in neuropathic pain. Cell Death Dis, 2020, 11 (9): 747.

[7]* Zhang C, Peng Y, Wang Y, et al. Transcribed ultraconserved noncoding RNA uc. 153 is a new player in neuropathic pain. Pain, 2020, 161 (8): 1744-1754.

[8] Shen Y, Ding Z, Ma S, et al. Targeting aurora kinase B alleviates spinal microgliosis and neuropathic pain in a rat model of peripheral nerve injury. J Neurochem, 2020, 152 (1): 72-91.

[9]* Wang YJ, Liu MG, Wang JH, et al. Restoration of cingulate long-term depression by enhancing non-apoptotic caspase 3 alleviates peripheral pain hypersensitivity, Cell Rep, 2020, 33 (6): 108369.

[10] Liu L, Xu D, Wang T, et al. Epigenetic reduction of miR-214-3p upregulates astrocytic colony-stimulating factor-1 and

contributes to neuropathic pain induced by nerve injury. Pain, 2020, 161 (1): 96-108.

[11]　Miao J, Zhou X, Ji T, et al. NF-κB p65-dependent transcriptional regulation of histone deacetylase 2 contributes to the chronic constriction injury-induced neuropathic pain via the microRNA-183/TXNIP/NLRP3 axis. J Neuroinflammation, 2020, 17 (1): 225.

[12]　Wang L, Yin C, Liu T, et al. Pellino1 regulates neuropathic pain as well as microglial activation through the regulation of MAPK/NF-κB signaling in the spinal cord. J Neuroinflammation, 2020, 17 (1): 83.

[13]* Li T, Liu T, Chen X, et al. Microglia induce the transformation of A1/A2 reactive astrocytes via the CXCR7/PI3K/Akt pathway in chronic post-surgical pain. J Neuroinflammation, 2020, 17 (1): 211.

[14]　Li HL, Huang Y, Zhou YL, et al. C-X-C motif chemokine 10 contributes to the development of neuropathic pain by increasing the permeability of the blood-spinal cord barrier. Front Immunol, 2020, 11: 477.

[15]　Ding W, You Z, Chen Q, et al. Gut microbiota influences neuropathic pain through modulating proinflammatory and anti-inflammatory t cells. Anesth Analg, 2020, 132 (4): 1146-1155.

[16]　Xue M, Han L, Qian W, et al. Nitric oxide stimulates acute pancreatitis pain via activating the NF-κB signaling pathway and inhibiting the kappa opioid receptor. Oxid Med Cell Longev, 2020, 2020: 9230958.

[17]　Gao X, Han S, Huang Q, et al. Calcium imaging in population of dorsal root ganglion neurons unravels novel mechanisms of visceral pain sensitization and referred somatic hypersensitivity. Pain, 2020, 162 (4): 1068-1081.

[18]　Tang S, Jing H, Huang Z, et al. Identification of key candidate genes in neuropathic pain by integrated bioinformatic analysis. J Cell Biochem, 2020, 121 (2): 1635-1648.

[19]* Zhang Z, Deng M, Huang J, et al. Microglial annexin A3 downregulation alleviates bone cancer-induced pain through inhibiting the Hif-1α/vascular endothelial growth factor signaling pathway. Pain, 2020, 161 (12): 2750-2762.

[20]　Wang C, Xu K, Wang Y, et al. Spinal cannabinoid receptor 2 activation reduces hypersensitivity associated with bone cancer pain and improves the integrity of the blood-spinal cord barrier. Reg Anesth Pain Med, 2020, 45 (10): 783-791.

[21]　Guo ZH, Czerpaniak K, Zhang JT, et al. Increase in trigeminal ganglion neurons that respond to both CGRP and PACAP in mouse models of chronic migraine and post-traumatic headache. Pain, 2020, 162 (5): 1483-1499.

[22]* Zhang J, Czerpaniak K, Huang L, et al. Low-dose interleukin-2 reverses behavioral sensitization in multiple mouse models of headache disorders. Pain, 2020, 161 (6): 1381-1398.

[23]* Chen S, Gao XF, Zhou Y, et al. A spinal neural circuitry for converting touch to itch sensation. Nat Commun, 2020, 11 (1): 5074.

[24]* Luan Y, Tang D, Wu H, et al. Reversal of hyperactive subthalamic circuits differentially mitigates pain hypersensitivity phenotypes in parkinsonian mice. Proc Natl Acad Sci USA, 2020, 117 (18): 10045-10054.

[25]　Xiong B, Zhang W, Zhang L, et al. Hippocampal glutamatergic synapses impairment mediated novel-object recognition dysfunction in rats with neuropathic pain. Pain, 2020, 161 (8): 1824-1836.

[26]　Xia SH, Hu SW, Ge DG, et al. Chronic pain impairs memory formation via disruption of neurogenesis mediated by mesohippocampal brain-derived neurotrophic factor signaling. Biol Psychiatry, 2020, 88 (8): 597-610.

二、治疗机制研究

（一）神经病理性疼痛

外周神经损伤后初级感觉神经元兴奋性增加，可引起痛觉过敏和痛觉异常。背根神经节区域刺激（GFS）可以使神经损伤相关的临床疼痛和动物模型的神经病理性疼痛得到有效缓解，但其作用机制尚未明确。Chao 等[1] 通过对假手术大鼠和胫神经损伤（TNI）大鼠体内腰椎背根神经节的（由传导速度定义的）不同神经纤维单个神经元的记录，观察了 GFS 对动作电位（APs）从外周向中枢传导的影响。GFS（20 Hz）导致 C 纤维中动作电位的传导在 20 s 内逐渐减弱，而 GFS 诱导的 Aβ 活性持续不减，在 Aδ 纤维中的传导介于两者之间。背根神经节电刺激在 20 s 内可完全阻断 C 纤维由坐骨神经电刺激和感受区域（无毛皮肤）的点状机械刺激产生的外周神经元电活动，对 Aβ 纤维的影响最小，Aδ 纤维的部分亚群被阻断。TNI 模型 von Frey 点状机械刺激诱导动作电位放电的阈值降低，GFS 时其阈值恢复正常。这些结果也表明，C 纤维，而非 Aβ 纤维，主要参与损伤后机械痛敏和热痛敏。背根神经节电刺激可阻断 C 纤维的动作电位传入，缓解神经病理性疼痛症状。

GFS 是临床应用的一种神经调节镇痛方法，因为缺乏确切有效的动物模型，所以其机制尚未清楚。Yu 等[2] 假设 GFS 能有效减少慢性疼痛模型中的疼痛样行为。他们对创伤性神经病变（胫神经损伤）组、膝关节内碘乙酸单钠诱发的骨关节炎组和 naïve 组 3 组大鼠进行 GFS 或脊髓刺激，再通过测试一系列疼痛相关的反射性、功能性及情感行为来评估镇痛效果。该研究结果发现，对神经损伤大鼠进行 L_4 和 L_5 多节段 GFS，比 L_4 或 L_5 单节段 GFS 更显著降低神经损伤大鼠对有害机械刺激的敏感性。通过条件性位置偏好评估自发疼痛样行为发现，3 组神经损伤大鼠的自发疼痛样行为在进行 GFS 时均减轻。在骨性关节炎大鼠模型中，L_3 和 L_4 多节段 GFS 比 L_3 或 L_4 单节段 GFS 更显著降低膝关节运动的敏感性。条件性位置偏好显示，3 组骨关节炎大鼠的自发疼痛样行为在进行 GFS 时均减轻。因此得出结论，GFS 对外周神经病来源的神经病理性和骨关节炎大鼠疼痛模型有效，证明了 GFS 在无安慰剂的环境下的有效性，以及该模型可作为一个合适的机制研究模型。

神经炎症在神经性疼痛的发展和维持中起着至关重要的作用。骨髓间充质干细胞（BMSCs）可以通过分泌多种生物活性分子，如 TNF-α、刺激基因 6 蛋白（TSG-6）等来抑制神经性疼痛，并具有有效的免疫调节和免疫抑制特性。Yang 等[3] 发现鞘内注射 BMSCs 可改善 CCI 引起的机械性异常性疼痛和热痛觉过敏，还可抑制 CCI 诱导的脊髓组织中神经炎症。当沉默 TSG-6 表达时，BMSCs 的镇痛作用和抗炎特性减弱。该研究还发现，BMSCs 通过分泌 TSG-6 抑制同侧脊髓背角中 TLR2/MyD88/NF-κB 通路的激活，同时还证明了鞘内注射外源性重组 TSG-6 可有效减轻 CCI 诱导的神经性疼痛。此外，体外实验表明，BMSCs 和 TSG-6 下调 TLR2/MyD88/NF-κB 信号，并减少特定 TLR2 激动剂 Pam3CSK4 处理的原代小胶质细胞炎症细胞因子，如 IL-1β、IL-6 及 TNF-α 的分泌。

认知障碍是与慢性疼痛相关的最常见并发症之一。近 20% 的慢性疼痛患者患有认知障碍，这可能严重影响患者的生活质量。中枢神经系统中主要兴奋性神经递质的水平和谷氨酸能系统的改变可能会影响认知功能和疼痛感觉通路。

Xiong 等[4] 采用了选择性神经损伤模型模拟慢性疼痛的进展，并研究慢性疼痛导致认知障碍的潜在机制。在行为水平上，采用新物体识别测试，观察到周围神经损伤大鼠的机械超敏反应。磁共振显示，海马谷氨酸浓度显著下降，全细胞膜片钳显示谷氨酸能突触传递减少。这与谢弗侧支传入神经的高频刺激引起的海马长时程增强不足有关。超高效液相色谱法显示，选择性神经损伤的大鼠海马中 D-丝氨酸水平较低，且 D-丝氨酸治疗可以恢复突触可塑性和认知功能障碍。通过输注 D-丝氨酸可改善兴奋性突触减少。这些发现表明，慢性疼痛对与认知功能相关的突触可塑性具有关键性影响，并且可能为慢性疼痛条件下认知障碍的发展建立一个新的目标。

Shen 等[5] 的研究首次发现极光激酶家族中的极光激酶 B（AURKB）在大鼠脊髓小胶质细胞活化和神经病理性疼痛中有着重要作用，提示 AURKB 可能是治疗神经病理性疼痛的有效靶点。且该研究首次给出了敲低 AURKB 后，脊髓的全基因转录组差异表达谱，可为该领域研究提供丰富的基因谱信息。此外，目前已有的基础研究中所发现治疗神经病理性疼痛的靶点能向临床治疗转化的非常有限，而该研究在 SD 大鼠上验证了 AURKB 的特异性抑制剂 AZD1152（Ⅲ期临床试验药物）对神经病理性疼痛治疗的有效性，提示 AURKB 可作为有效的治疗新靶点供临床应用转化。

Rheb 是小 GTP 结合蛋白 Ras 家族的成员之一，广泛表达于中枢神经系统，并且可以激活 mTOR，从而调节机体的蛋白质翻译和细胞生长过程。Ma 等[6] 研究了 Rheb 介导的 mTORC1 信号在慢性神经病理性疼痛中的作用，发现 CCI 可诱导脊髓背角 Rheb 的表达和 mTOR、S6 及 4-EBP1 的磷酸化；雷帕霉素抑制 mTORC1 通路可缓解 CCI 小鼠的神经痛，同时恢复吗啡在耐受小鼠中的镇痛效应。免疫荧光法结果显示，CCI 诱导脊髓背角 Rheb 的表达与 S6 共定位。而过表达 Rheb 的小鼠表现出与 CCI 相似的行为表现。脊髓电生理结果显示，CCI 增加了 HCN 阳性神经元的放电频率；雷帕霉素抑制 mTORC1 可以逆转 CCI 小鼠脊髓神经元的活性。综上所述，慢性神经病理性疼痛可诱导小鼠脊髓背角 Rheb 的表达，进而激活 mTORC1 信号通路，脊髓 Rheb-mTORC1 信号在神经病理性疼痛的脊髓敏化调控中发挥重要的作用；mTORC1 通路抑制剂雷帕霉素有望延伸其新的应用领域，成为临床治疗神经病理性疼痛的辅助用药。

（二）癌痛

Zhang 等[7] 将 Lewis 肺癌细胞注入成年 C57BL/6 雄性小鼠右后肢股骨中建立骨癌痛模型，采用腺苷相关病毒（AAV-shANXA3）和慢病毒（LV-shANXA3）转染法分别敲低脊髓和小胶质细胞系 N9 细胞中 ANXA3 蛋白表达，观察脊髓 ANXA3 对骨癌痛疼痛建立与维持的影响。通过在体实验和离体实验检测 ANXA3 对 HIF-1α 和 VEGF 表达的调控及对神经元活性的影响，从而探究脊髓小胶质细胞 ANXA3 参与骨癌痛疼痛维持的分子机制。研究结果显示，在正常小鼠与骨癌痛小鼠脊髓中，ANXA3 主要表达于小胶质细胞。脊髓 ANXA3 蛋白和 mRNA 表达水平于建模后 7～21 d 逐渐升高；于建模前第 14 天鞘内注射 AAV-shANXA3 敲低脊髓 ANXA3 表达可缓解骨癌建模组小鼠导致的疼痛。于建模后第 7 天鞘内注射 AAV-shANXA3 敲低脊髓 ANXA3 表达可缓解已经形成的骨癌痛，同时脊髓 HIF-1α 和 VEGF 表达水平显著降低。过表达脊髓 HIF-1α 和 VEGF 均可阻断 AAV-shANXA3 缓解骨癌痛的作用。利用慢病毒 LV-shANXA3 转染法敲低 N9 细胞 ANXA3 表达后，其 HIF-1α 和 VEGF 表达水平显著降低；敲低 N9 细胞 ANXA3 表达可显著减少与其共培养的神经元中 p-PKC 蛋白表达水平。在

293T 细胞中过表达 ANXA3 可显著增强 HIF-1α 转录活性。因此，下调小胶质细胞 ANXA3 通过抑制 HIF-1α/VEGF 信号通路缓解骨癌痛，ANXA3 可能是骨癌痛临床转化治疗的新靶点。

癌症的有效治疗并不能有效缓解癌痛，在许多情况下反而会加重疼痛。然而，很少有研究同时关注癌症治疗和疼痛缓解，Zhang 等[8] 将罗哌卡因加载到具有靶向肿瘤活性的脂质体中，将罗哌卡因和营养剥夺联合疗法的细胞毒性在 B16 和 HeLa 细胞中进行测试。此外，运用在坐骨神经附近接种黑色素瘤诱导小鼠癌痛的模型，评估罗哌卡因联合疗法抑制癌症和缓解疼痛的效果。其研究结果显示，罗哌卡因和载有罗哌卡因的脂质体（Rop-DPRL）会破坏自噬降解。Rop-DPRL 的重复给药和热量限制（CR）可以有效地抑制肿瘤的发展。此外，Rop-DPRL 可在短时间内以其自身的镇痛能力缓解癌痛，而 Rop-DPRL 的重复给药和 CR 通过降低晚期癌症小鼠的 VEGF-A 水平持续缓解癌痛。Rop-DPRL 和 CR 对 STAT3 在 Tyr705 和 Ser727 处磷酸化的双重抑制有助于减少 VEGF-A。Rop-DPRL 和营养剥夺的联合治疗可同时抑制癌症生长并缓解癌痛。

Hou 等[9] 探索了骨癌痛大鼠脊髓内异常表达的 lncRNA 和 mRNA，以期发现骨癌痛的潜在治疗靶点。通过对大鼠胫骨内接种 Walker256 细胞构建骨癌痛模型，并对患侧脊髓进行转录组测序以获得 lncRNA 和 mRNA 的转录谱，发现了 1220 个差异表达的 mRNA（1171 个上调，49 个下调）以及 323 个差异表达的 lncRNA（246 个上调，77 个下调）。其中，通过 RT-PCR 验证了 10 个差异表达的 mRNA（5 个上调，5 个下调）和 10 个差异表达的 lncRNA（5 个上调，5 个下调）。并对差异表达的 mRNA 和 lncRNA 进行了 GO 和 KEGG 富集分析，发现其较多富集于炎症及免疫相关过程和通路。最后，通过构建共表达网络和 ceRNA 网络探讨了差异 lncRNA 对差异 mRNA 可能的调控关系。

（三）术后疼痛

激活的星形胶质细胞在慢性术后疼痛（CPSP）中发挥重要作用，反应性星形胶质细胞可分为 A1 和 A2 表型，Li 等[10] 探讨了脊髓 A1 和 A2 星形胶质细胞在慢性术后疼痛中的作用及相关机制。使用皮肤 / 肌肉切开和回缩（SMIR）模型建立大鼠 CPSP 模型，SMIR 模型早期脊髓小胶质细胞被激活，IL-1α、TNF-α 和补体成分 1q 升高。SMIR 后第 14 天，脊髓星形胶质细胞也被激活，其中主要是 A1 表型，而 A2 表型较少。鞘内注射米诺环素（一种非特异性小胶质细胞抑制剂）减轻了 SMIR 诱发的机械性异常性疼痛，并恢复了 A1/A2 表型星形胶质细胞的比例。SMIR 模型 CXCR7 和 PI3K/Akt 信号的表达降低，而米诺环素治疗后表达升高。此外，鞘内注射 AMD3100（一种 CXCR7 激动剂）可缓解 SMIR 诱导的机械性痛觉超敏，使 A1/A2 表型星形胶质细胞的比例恢复，并激活 PI3K/Akt 信号通路，产生类似于米诺环素的作用。而鞘内注射 AMD3100 并没有增加米诺环素的镇痛作用。最后，LY294002（特异性 PI3K 抑制剂）抑制 SMIR 后米诺环素和 AMD3100 诱导的镇痛作用及 A1/A2 表型星形胶质细胞转化。因此，小胶质细胞可能通过 CXCR7/PI3K/Akt 通路诱导 A1/A2 表型星形胶质细胞转化，从而介导慢性术后疼痛。

瑞芬太尼临床上常用于围术期镇痛，但可能会引起术后痛觉过敏。Qi 等[11] 检测了氯胺酮对瑞芬太尼诱导的术后痛觉过敏（RIPH）小鼠模型"第一躯体感觉区（SI）区域的钙 / 钙调素依赖性蛋白激酶 Ⅱα（CaMKⅡα）和 N- 甲基 -D- 天冬氨酸（NMDA）受体亚单位 NR2B 的可能影响。在术中给予瑞芬太尼前后，分别用机械刺激缩足反应阈值（paw withdrawal mechanical threshold，PWMT）和热刺激缩足反射潜伏期（paw withdrawal thermal latency，PWTL），评估机械异常性疼痛和热痛觉过敏。手术前，小鼠鞘内注射以下药物：氯胺酮、NMDA、BayK8644（CaMKⅡ激活剂）及KN93（CaMKⅡ抑制剂）。采用免疫荧光检测激活的CaMKⅡα，磷酸化的CaMKⅡα（p-CaMKⅡα）的解剖位置和表达。采用蛋白质印迹法评估SI区p-CaMKⅡα和NMDAR的表达水平。瑞芬太尼在给药后0.5 h、2 h、5 h时降低了PWMT和PWTL，并增加了SI区p-CaMKⅡα的表达。氯胺酮升高PWMT和延长PWTL，逆转p-CaMKⅡα上调。BayK8644和NMDA均可逆转氯胺酮的作用，降低PWMT和缩短PWTL，并上调p-CaMKⅡα的表达。相反，KN93通过减少痛觉过敏和下调p-CaMKⅡα表达来增强氯胺酮的作用。这些结果表明，氯胺酮通过抑制小鼠海马结构内CaMKⅡα和NMDA受体的磷酸化来逆转痛觉过敏效应。

（四）炎性疼痛

椎间盘退变（IDD）是导致腰痛的主要因素，炎症和疼痛之间存在密切的关系。雌激素可以影响炎症，并可能在椎间盘退变和疼痛中发挥关键作用。P物质（SP）可以调节椎间盘（IVD）中促炎症细胞因子的表达。Song 等[12]探讨P物质在雌激素在椎间盘退变中的潜在作用。他们将9周龄的C57BL/6雌性小鼠分为4组：假手术（sham）组、卵巢切除（OVX）组、卵巢切除加雌激素替代治疗（ERT）（OVX＋E2）组，以及卵巢切除、ERT加神经激肽1受体（NK1R）激动剂（OVX＋E2＋G）组。记录血清E2、体重及子宫重量。卵巢切除术后髓核细胞（NP）细胞TNF-α、IL-1β、IL-6、P物质、*NK1R*基因和蛋白表达较假手术组显著增加。ERT可以扭转这些影响。雌激素替代治疗对于卵巢切除小鼠的椎间盘退变发挥抗炎和抗痛觉过敏的作用。NK1R激动剂可显著抑制雌激素诱导的炎症细胞因子TNF-α、IL-1β及IL-6。P物质可能是雌激素调节椎间盘退变促炎因子的介质。雌激素可能通过直接影响炎症细胞因子水平和调节P物质影响炎症因子的释放。

（五）吗啡耐受

阿片类药物（如吗啡）作为临床上疼痛治疗的第三阶梯经典镇痛药物，发挥着比较理想的强效镇痛作用。但是，长期使用吗啡可导致机体产生对镇痛药物的耐受，严重地限制了吗啡等阿片类药物的长期应用。以往研究发现，应用伊马替尼可通过阻断血小板衍生生长因子受体β亚型（PDGFRβ）逆转吗啡耐受的形成，具体机制尚未阐明。由于热休克蛋白27（HSP27）在细胞迁移过程中受到PDGFRβ调控，且神经系统中HSP27参与了神经炎症反应过程，因此，Li 等[13]采用多种抑制剂和慢病毒干扰技术，通过行为学和分子生物学检测方法，探讨了脊髓背角HSP27在吗啡耐受的作用及其与PDGFRβ的关系。研究结果显示，长期注射吗啡可增加脊髓背角HSP27表达和磷酸化活性增强，从而干扰HSP27的表达缓解吗啡耐受的形成，应用伊马替尼拮抗PDGFRβ可抑制慢性吗啡耐受过程中HSP27的激活。为进一步证实PDGFRβ激活对HSP27的影响，该研究通过鞘内给予外源性PDGF-BB特异性激活PDGFRβ，在脊髓背角同样观察到HSP27的表达增加及活性增强。在随后的研究中发现，长期注射吗啡后激活的PI3K/Akt和p38 MAPK信号通路可被PDGFRβ拮抗剂所抑制，而阻断这2条通路均可下调HSP27的活性。综上所述，该研究证实了吗啡耐受形成过程中脊髓背角PDGFRβ通过PI3K/Akt和p38 MAPK信号通路对HSP27的调控作用，此发现对于慢性吗啡耐受的防治提供了一种全新策略。

TLR4 和 P2X7 受体（P2X7R）是神经炎症的重要调节因子，且参与吗啡耐受的形成。近年来研究发现，NLRP3 炎症小体在小胶质细胞介导的神经炎症中起着重要作用，但其在吗啡耐受形成中的作用及激活机制尚未完全清楚。Wang 等[14] 使用 *NLRP3* 基因敲除鼠评估了 NLRP3 炎症小体在吗啡耐受中的作用。使用 *TLR4* 基因敲除鼠和 P2X7R 特异性拮抗剂 A438079，观察 TLR4 和 P2X7R 在慢性吗啡诱导的 NLRP3 炎症小体激活中的作用。在实验中采用鞘内连续吗啡注射（15 μg，1 次 / 天，连续 7 d）法，建立小鼠吗啡耐受模型，采用甩尾实验进行行为学评估，采用蛋白质印迹法和免疫荧光进行定量比较。研究结果显示，NLRP3 蛋白在吗啡耐受模型中表达显著增加，敲除 *NLRP3* 可减缓吗啡耐受的形成，并抑制反复吗啡注射诱导的脊髓小胶质细胞活化；*TLR4* 基因敲除减缓吗啡耐受形成和脊髓上调 NLRP3 蛋白水平；P2X7R 特异性抑制剂 A438079 同样可延缓吗啡耐受，并抑制反复吗啡治疗诱导的脊髓 NLRP3 蛋白水平的上调。此外，NLRP3、TLR4 及 P2X7R 在脊髓中均与小胶质细胞标志物 Iba1 共同定位。因此，脊髓小胶质细胞中的 NLRP3 炎症小体在吗啡耐受中起重要作用，在吗啡诱导的耐受过程中，TLR4 和 P2X7R 均为 NLRP3 炎症小体的激活的重要调节因子，这为吗啡耐受的靶向治疗提供了新的视角。

（六）化疗诱发的神经病理性疼痛

化疗诱发神经病理性疼痛是癌症治疗的常见剂量限制性不良作用，但其潜在机制仍不清楚。Deng 等[15] 通过使用全基因组表达谱芯片和基因本体分析等方法发现腹腔注射奥沙利铂大鼠第 10 天脊髓背角中序列特异性 DNA 结合蛋白 HOXA6 表达上调。通过干扰小 RNA（siRNA）对奥沙利铂处理大鼠进行干预可敲低 HOXA6 表达水平，并可减轻机械痛敏。简化重亚硫酸氢盐测序结果显示，奥沙利铂可降低 SOX10 启动子的甲基化水平，但不影响 HOXA6 的甲基化水平。奥沙利铂处理可增加大鼠脊髓背角 TET1 的表达，通过 siRNA 敲低 TET1 表达可阻止 SOX10 的启动子去甲基化，下调 HOXA6 和 SOX10 的表达。更重要的是，鞘内应用 SOX10 siRNA 可逆转由奥沙利铂引起 SOX10 的表达上调，改善奥沙利铂诱导的机械性痛敏，并下调了 HOXA6 的表达。在正常大鼠的脊髓内显微注射 AAV-SOX10-EGFP 来高表达 SOX10，可引起正常大鼠的机械性痛敏，并上调脊髓背角 HOXA6 的表达。此外，染色质免疫共沉淀试验结果显示，奥沙利铂增加转录因子 SOX10 与 HOXA6 启动子区域的结合。这些数据表明，TET1 介导的 SOX10 启动子区去甲基化介导了 HOXA6 的表达上调，是奥沙利铂诱导神经病理性疼痛的一个重要机制。

神经病理性疼痛包括起始阶段和维持阶段，每个阶段都有不同的病理生理过程。了解这 2 个阶段的突触可塑性和分子事件有助于探索神经病理性疼痛的精准治疗策略，Chen 等[16] 发现，在紫杉醇诱导的神经病理性疼痛的起始阶段，脊髓背角的树突棘密度增加，而在维持阶段，树突棘成熟率增加，增加的 srGAP3 促进了起始阶段的树突棘发芽。在维持阶段，srGAP3 减少引发的 Rac1 活性上调，促进了肌动蛋白聚合和树突棘成熟，从而促进神经病理性疼痛的持续。在起始阶段敲低 srGAP3 或在维持阶段抑制 Rac1 可减轻神经病理性疼痛。起始期 srGAP3 和维持期 Rac1 的联合干预对神经病理性疼痛显示出更好的镇痛效果。本研究阐明了 srGAP3 和 Rac1 在神经病理性疼痛 2 个阶段的树突棘可塑性中的作用，为神经病理性疼痛的不同阶段提供了治疗策略。

（七）慢性缺血后疼痛

脊髓 NMDA 受体，尤其是其 NR2B 亚基，在神经性疼痛中起关键作用。然而，外周 NMDA 受体在神经性疼痛中的作用尚未清楚。Xu 等[17] 用 NMDA 或 NR2B 特异性拮抗剂艾芬地尔处理培养的人角质形成细胞、HaCaT 细胞，并在 24 h 使用蛋白质印迹法评估总 NR2B 及磷酸化 NR2B 的水平。再使用慢性缺血后疼痛（chronic post-ischemia pain，CPIP）模型，将 NMDA 或艾芬地尔皮下注射到雄性大鼠的后爪中，通过测量机械和热退缩阈值来评估伤害性行为。在缺血后第 1 天（疼痛开始）、第 2 天、第 6 天、第 10 天及第 14 天（疼痛的发展和维持）的 6 h、12 h、18 h 及 24 h，分析了 NR2B 在角质形成细胞上的表达和磷酸化。通过免疫荧光法和蛋白印迹法评估表皮和背根神经节（DRG）中外周致敏相关蛋白 NF-κB、胞外信号调节激酶（ERK）及 IL-1β 的水平。通过免疫荧光法研究与中枢致敏相关的 C-fos 诱导，以及脊髓后角（SDH）中的星形胶质细胞和小胶质细胞的激活。NMDA 上调 HaCaT 细胞上的 NR2B 的磷酸化。NMDA 可加强 CPIP 诱导的机械性痛敏和热痛敏，而艾芬地尔可减轻此作用。CPIP 导致后爪角化细胞中 NR2B 的早期上调（在 24 h 时达到峰值）和 NR2B 的晚期磷酸化（在 14 d 时达峰值）。CPIP 导致 NF-κB 和 ERK 的上调和磷酸化，以及同侧皮肤和 DRG 中 IL-1β 的产生增加。SDH 中 CPIP 相关的 c-fos 诱导在缺血后从急性期持续到慢性期，而小胶质细胞和星形胶质细胞活化仅在慢性期观察到。这些 CPIP 诱导的变化也被艾芬地尔在后爪皮下给药所抑制。因此，该研究结果揭示了角化细胞 NR2B 在 CPIP 诱导的外周和中枢伤害敏化中的作用。

（邹望远　陈　旦）

参 考 文 献

[1] Chao DM, Zhang ZY, Mecca C, et al. Analgesic dorsal root ganglionic field stimulation blocks conduction of afferent impulse trains selectively in nociceptive sensory afferents. Pain, 2020, 161 (12): 2872-2886.

[2] Yu G, Segel I, Zhang Z, et al. Dorsal root ganglion stimulation alleviates pain-related behaviors in rats with nerve injury and osteoarthritis. Anesthesiology, 2020, 133 (2) : 408-425.

[3] Yang H, Wu L, Deng H, et al. Anti-inflammatory protein TSG-6 secreted by bone marrow mesenchymal stem cells attenuates neuropathic pain by inhibiting the TLR2/MyD88/NF-κB signaling pathway in spinal microglia. J Neuroinflammation, 2020, 17 (1): 154.

[4] Xiong B, Zhang W, Zhang L, et al. Hippocampal glutamatergic synapses impairment mediated novel-object recognition dysfunction in rats with neuropathic pain. Pain, 2020, 161 (8): 1824-1836.

[5] Shen Y, Ding Z, Ma S, et al. Targeting aurora kinase B alleviates spinal microgliosis and neuropathic pain in a rat model of peripheral nerve injury. J Neurochem, 2020, 152 (1): 72-91.

[6] Ma X, Du W, Wang W, et al. Persistent Rheb-induced mTORC1 activation in spinal cord neurons induces hypersensitivity in neuropathic pain. Cell Death Dis, 2020, 11 (9): 747.

[7] Zhang Z, Deng M, Huang J, et al. Microglial annexin A3 downregulation alleviates bone cancer-induced pain

through inhibiting the Hif-1α/vascular endothelial growth factor signaling pathway. Pain, 2020, 161 (12): 2750-2762.

[8] Zhang J, Zhu S, Tan Q, et al. Combination therapy with ropivacaine-loaded liposomes and nutrient deprivation for simultaneous cancer therapy and cancer pain relief. Theranostics, 2020, 10 (11): 4885-4899.

[9] Hou X, Weng Y, Guo Q, et al. Transcriptomic analysis of long noncoding RNAs and mRNAs expression profiles in the spinal cord of bone cancer pain rats. Mol Brain, 2020, 13 (1): 47.

[10] Li T, Liu T, Chen X, et al. Microglia induce the transformation of A1/A2 reactive astrocytes via the CXCR7/PI3K/Akt pathway in chronic post-surgical pain. J Neuroinflammation, 2020, 17 (1): 211.

[11] Qi F, Liu T, Zhang X, et al. Ketamine reduces remifentanil-induced postoperative hyperalgesia mediated by CaMK Ⅱ - NMDAR in the primary somatosensory cerebral cortex region in mice. Neuropharmacology, 2020, 162: 107783.

[12] Song XX, Jin LY, Li XF, et al. Substance P mediates estrogen modulation proinflammatory cytokines release in intervertebral disc. Inflammation, 2021, 44 (2): 506-517.

[13] Li Z, Peng X, Jia X, et al. Spinal heat shock protein 27 participates in PDGFRβ-mediated morphine tolerance through PI3K/Akt and p38 MAPK signalling pathways. Br J Pharmacol, 2020, 177 (22): 5046-5062.

[14] Wang H, Zhang Y, Ma X, et al. Spinal TLR4/P2X7 receptor-dependent NLRP3 inflammasome activation contributes to the development of tolerance to morphine-induced antinociception. J Inflamm Res, 2020, 13: 571-582.

[15] Deng J, Ding HH, Long JL, et al. Oxaliplatin-induced neuropathic pain involves HOXA6 via a TET1-dependent demethylation of the SOX10 promoter. Int J Cancer, 2020, 147 (9): 2503-2514.

[16] Chen Z, Zhang S, Nie B, et al. Distinct roles of srGAP3-Rac1 in the initiation and maintenance phases of neuropathic pain induced by paclitaxel. J Physiol, 2020, 598 (12): 2415-2430.

[17] Xu X, Tao X, Huang P, et al. N-methyl-d-aspartate receptor subunit 2B on keratinocyte mediates peripheral and central sensitization in chronic post-ischemic pain in male rats. Brain Behav Immun, 2020, 87: 579-590.

第二节　疼痛医学临床研究

疼痛是一种与实际或潜在组织损伤相关的感觉、情感、认知及社会维度的痛苦体验。疼痛治疗一直是麻醉医师十分关注的问题。满意的术后镇痛可改善患者预后，促进术后短期和长期恢复。控制不佳的术后疼痛可引起交感神经兴奋，导致一系列有害的生理反应，并可能发生慢性持续性疼痛，严重影响患者的生活质量。本节从术后疼痛管理、镇痛药物、分娩镇痛、顽固性疼痛（如三叉神经痛、带状疱疹后遗神经痛）等方面简单介绍 2020 年度疼痛医学临床研究的新进展。

一、术后疼痛管理新进展

舒芬太尼复合右美托咪定（dexmedetomidine，Dex）和氟比洛芬酯是术后常用的静脉镇痛方案。Li 等[1] 的回顾性研究分析了 390 例行开放胃肠肿瘤手术的患者，探讨体重指数（body mass index，BMI）对术后患者自控静脉镇痛（patient-controlled intravenous analgesia，PCIA）的影响。术后均应用舒芬太尼 2 μg/kg＋右美托咪定 200 μg＋氟比洛芬酯 400 mg＋甲氧氯普胺（胃复安）60 mg，以生理盐水配置 200 ml 行 PCIA。根据 BMI 不同，患者被分为 6 组：A 组（BMI＜18.5 kg/m²，29 例），B 组（18.5 kg/m²≤BMI＜22 kg/m²，124 例），C 组（22 kg/m²≤BMI＜24 kg/m²，99 例），D 组（24 kg/m²≤BMI＜26 kg/m²，69 例），E 组（26 kg/m²≤BMI＜28 kg/m²，46 例）及 F 组（BMI≥28 kg/m²，23 例）；比较 6 组患者围术期镇痛药的使用情况、术后视觉模拟评分法（VAS）评分及不良反应。该研究结果发现，在使用相同 PCIA 的情况下，BMI＜18.5 kg/m² 的患者在术后第一天镇痛效果较差，呕吐发生率较高，提示这些患者的术后镇痛有待改善。

Lee 等[2] 的回顾性研究比较了应用舒芬太尼行术后 PCIA 时，不同背景剂量输注的镇痛效果、患者自控镇痛（patient-controlled analgesia，PCA）的使用情况及不良事件。该研究纳入 322 例符合条件的术后舒芬太尼 PCIA 患者；根据背景输注剂量不同，被分为 2 ml/h、1 ml/h 及 0.5 ml/h 3 组；主要终点是 PCA 的按压总次数和有效按压次数，记录与舒芬太尼 PCIA 相关的不良事件，采用数字模拟量表（numerical rating scale，NRS）评估患者术后疼痛的强度。该研究结果发现，3 组的 PCA 按压总次数、有效按压次数、PCA 总量及患者 NRS 评分有明显差异；通过成对比较后发现，2 ml/h 组和 0.5 ml/h 组的 PCA 按压总次数、有效次数及 PCA 总量的差异有统计学意义；不良事件组间差异无统计学意义。该研究认为在术后 24 h 内，较小的舒芬太尼背景剂量输注需要更多的 PCA 总量，而且较小背景剂量组的 NRS 评分更高，需进一步研究以优化舒芬太尼 PCIA 的基础输注剂量。

术后睡眠障碍会对术后疼痛和术后康复产生不良影响。经皮穴位电刺激（transcutaneous electrical acupoint stimulation，TEAS）作为一种非药物镇痛技术，其镇痛机制尚不清楚，镇痛效能也存在争议。Song 等[3] 的前瞻性、随机、对照研究纳入了 85 例接受择期电视辅助胸腔镜手术的患者，研究 TEAS 对患者睡眠质量和术后疼痛的影响。该研究把患者随机分为 TEAS 组和对照组，TEAS 组分别在手术前一晚、手术结束时、术后第二晚和第三晚睡前，行 30 min 的 TEAS 治疗；术前一晚刺激双侧神门穴和内关穴，手术结束时、术后第二晚和第三晚睡前刺激双侧神门穴、内关穴、足三里和合谷穴。使用便携式睡眠监测器监测手术前两晚、术后第一晚和术后第三晚的睡眠质量。使用 VAS 评分评估手术后的疼痛强度，雅典失眠量表（Athens insomnia scale，AIS）评估主观睡眠质量。研究结果显示，与对照组相比，TEAS 组除手术前第二日晚外，在其他每个时间点的 AIS 评分均较低，睡眠效率较高；在术前一日晚、术后第一晚和术后第三晚 TEAS 组患者每个睡眠阶段的比例明显增高；TEAS 组患者在术后 2 h、4 h、6 h 的 VAS 评分明显降低。对照组恶心、呕吐及头晕的发生率明显高于 TEAS 组。该研究结论表明，电视辅助胸腔镜手术后患者通常存在睡眠障碍，如各睡眠阶段分布减少、睡眠效率降低、AIS 评分较高等。围术期进行 TEAS 治疗可提高患者睡眠质量，改善术后镇痛效果，减轻术后并发症。

局部浸润麻醉具有并发症少、对患者生理干扰小的优点，是缓解术后疼痛的重要措施。Wang 等[4] 探讨了引流管处罗哌卡因局部浸润对乳房切除术后患者疼痛的影响。这项前瞻性、随机、对照研究，把 74 例全身麻醉下行单侧乳房切除术患者随机分为干预组和对照组，每组 37 例。2 组在引流管位置分别给予 0.5% 罗哌卡因 10 ml 和生理盐水 10 ml 行局部浸润麻醉，记录患者在 PACU 时，术后 6 h、

12 h、24 h、36 h 的 VAS 评分，以及术后恶心呕吐发生率、术后镇痛和止吐需求、慢性疼痛发生率及恢复质量。研究结果显示，干预组患者在 PACU 时和术后 6 h、12 h、24 h 的疼痛强度明显低于对照组，且对照组术后镇痛需求明显较多；在恢复质量方面，干预组明显优于对照组。研究结论表明，在引流管部位行罗哌卡因局部浸润可降低乳房切除术后急性疼痛的程度，并且提高患者的康复质量。

二、疼痛药物研究进展

羟考酮可有效治疗术后早期疼痛，尤其是腹部手术产生的内脏痛。因手术方式和多模式镇痛的方式不同，羟考酮的用量亦有不同。Yu 等[5] 对 4 种不同手术方式术后镇痛时羟考酮的半数有效量（median effective dose, ED_{50}）进行评估。该研究共纳入 113 例术后患者，其中行腹腔镜子宫切除术和经腹子宫肌瘤切除术患者各 28 例，行经腹子宫切除术患者 27 例，行腹腔镜子宫肌瘤切除术患者 30 例。研究使用 Dixon 设计的顺序分配，4 种手术类型同时进行试验。在缝合切口时均给予罗哌卡因局部浸润；在手术结束前 30 min 静脉注射 0.1 mg/kg 羟考酮，按照镇痛不充分后剂量相对增加 10%、镇痛充分后剂量相对减少 10% 的规则进行了一系列试验，记录羟考酮注射后患者的心率和平均动脉压。该研究结果表明，切口行罗哌卡因局部浸润麻醉后，腹腔镜子宫切除术、经腹子宫切除术、腹腔镜子宫肌瘤切除术及经腹子宫肌瘤切除术后估计的羟考酮 ED_{50}（$95\%CI$）分别为 0.060 mg/kg（0.053～0.068）、0.079 mg/kg（0.072～0.086）、0.060 mg/kg（0.051～0.071）及 0.092 mg/kg（0.086～0.098），可见腹腔镜手术和经腹手术所需羟考酮的 ED_{50} 不同。无论何种手术类型，单次静脉注射羟考酮后，平均动脉压和心率短时间内均会下降，但在可接受范围内。

羟考酮是术后 PCIA 的常用药物，根据其药理特点，它更适合无背景剂量输注。Dang 等[6] 比较了全身麻醉妇科肿瘤术后羟考酮和舒芬太尼用于术后过渡镇痛和 PCIA 的效果和不良反应。这项前瞻性、随机、双盲研究把择期妇科肿瘤手术的患者随机分为 4 组，即 S 组（舒芬太尼过渡镇痛和舒芬太尼 PCIA）、OS 组（羟考酮过渡镇痛和舒芬太尼 PCIA）、SO 组（舒芬太尼过渡镇痛和羟考酮 PCIA）及 O 组（羟考酮过渡镇痛和羟考酮 PCIA），记录患者休息和咳嗽时的 NRS 评分、PCIA 中阿片类药物累计消耗量及患者满意度。研究结果显示，OS 组和 O 组患者术后意识恢复和拔管时间较短；SO 组和 O 组 PCIA 中累计阿片类药物的消耗量显著低于 S 组和 OS 组；O 组患者在休息和咳嗽时 NRS 评分较低，术后 3 h、24 h 和 48 h 的患者满意度较高；SO 组和 O 组患者肠道恢复、首次进食及首次运动时间明显缩短。该研究结论表明，羟考酮和舒芬太尼均能提供充足的术后镇痛。与舒芬太尼比较，无背景输注的羟考酮可减少阿片药物消耗，促进患者术后恢复。

氯胺酮是术中使用的经典静脉麻醉药之一，小剂量使用即可增强术后镇痛作用，其在术后镇痛中发挥的作用一直被广泛讨论。Bi 等[7] 的一荟萃分析评估了乳腺手术后使用氯胺酮的短期、长期的益处和安全性。该研究纳入了 13 项随机对照试验的 1182 例患者，将氯胺酮静脉给药与安慰剂对照组相比较，或将胸椎旁神经阻滞时丁哌卡因和氯胺酮联合应用与丁哌卡因单独应用相比较。主要结果是术后疼痛强度，次要结果包括术后 24 h 内阿片类药物累计消耗量、氯胺酮对乳房切除术后疼痛综合征，以及术后抑郁的影响和相关不良事件。结果显示，氯胺酮静脉注射和胸椎旁神经阻滞均可有效减轻术后 24 h 内伤口疼痛的强度，明显减少术后 24 h 内阿片类药物的消耗量，未增加胃肠道和中枢神经系统不良事件的风险。该研究结论表明，氯胺酮是乳腺手术后安全有效的多模式镇痛药物，而且就长期而言，氯胺酮有利于预防术后抑郁和乳房切除术后疼痛综合征。

切口局部浸润麻醉是常用的术后镇痛方法，但传统的局部麻醉药作用时长有限，丁哌卡因脂质体因镇痛时间延长，有一定的应用前景。Zhou 等[8] 评估了全髋关节置换术后，丁哌卡因脂质体切口局部浸润术后镇痛的有效性。这项荟萃分析纳入了 13 项研究的 62 582 例患者。研究结果表明，与传统的丁哌卡因相比，丁哌卡因脂质体组术后 48 h 内阿片类药物消耗量明显减少，住院时间明显缩短。2 组术后 24 h 和 48 h 的疼痛评分、恶心发生率无显著差异。可见丁哌卡因脂质体在减少术后阿片类药物消耗量和缩短住院时间方面具一定优势。

日间手术的术后疼痛会影响患者满意度和离院时间。Guan 等[9] 对比评估了纳布啡与曲马多治疗日间手术后疼痛的有效性和安全性。这项多中心、随机、双盲对照研究纳入了 492 例日间手术后中度至重度疼痛（VAS 评分＞3 分）的患者，并将其随机分为试验组（$n=248$）和对照组（$n=244$），分别静脉注射 0.2 mg/kg 纳布啡和 2 mg/kg 曲马多行术后镇痛，疼痛强度比给药前降低 25% 以上视为镇痛有效；比较给药前（基线，T1）、给药后 30 min（T2）、2 h（T3）、4 h（T4）及 6 h（T5）患者的静息 VAS 评分和生命体征，记录相关不良事件。研究结果显示，在 T2～T5 时，试验组的 VAS 评分低于对照组；在 T2 和 T3 时，试验组的有效镇痛率明显高于对照组；2 组的不良事件和生命体征在各时点无显著差异。该研究认为纳布啡可为日间手术后患者提供安全有效的术后镇痛。

剖宫产术后充分有效的镇痛对改善产褥期产妇和新生儿的结局至关重要。Sun 等[10] 比较了纳布啡与舒芬太尼用于剖宫产术后 PCIA 的效果。该研究把 84 例椎管内麻醉下行择期剖宫产术的患者随机分为纳布啡组和舒芬太尼组，每组 42 例，比较 2 组的疼痛评分、PCIA 药物消耗、满意度及相关的不良事件。研究结果显示，术后 6 h、12 h、24 h 纳布啡组静息疼痛评分和宫缩痛评分均低于舒芬太尼组；术后 6 h 和 12 h 患者改为坐位时的疼痛评分，纳布啡组低于舒芬太尼组；2 组之间 PCIA 药物消耗无显著差异；纳布啡组的患者满意度高于舒芬太尼组。2 组的不良事件无显著差异。研究结论表明，纳布啡的 PCIA 可为剖宫产术后患者提供更好的镇痛效果，其患者满意度高于舒芬太尼。

Zeng 等[11] 探讨了妇科恶性肿瘤患者开腹手术后，罗哌卡因联合右美托咪定（Dex）行超声引导下双侧腹横肌平面阻滞（transversus abdominis plane block，TAPB）的镇痛效果，并确定 Dex 作为罗哌卡因佐剂的适当临床剂量。该研究根据 TAPB 用药不同把患者随机分为 R 组（0.3% 罗哌卡因）、RD1 组（罗哌卡因和 0.5 μg/kg Dex）、RD2 组（罗哌卡因和 1 μg/kg Dex）及 RD3 组（罗哌卡因和 2 μg/kg Dex）。术毕行 TAPB 后，4 组患者均行 PCIA。记录 NRS 评分、Ramsay 镇静（RSS）评分、首次 PCIA 需求时间、羟考酮用量、罗哌卡因的血浆浓度、术后并发症，以及不良事件的发生率和患者满意度。研究结果显示，术后 24 h R 组与所有 RD 组的术后静息 NRS 评分存在显著差异，且 RD3 组的 NRS 评分明显低于其他组；术后 2 h 各 RD 组的 RSS 评分均明显高于 R 组，术后 4 h RD3 组的 RSS 评分明显高于其他各组。与 RD2、RD1 及 R 组相比，RD3 组的首次 PCIA 需求时间明显延长。术后 24 h 和 48 h，RD 组阿片类药物累计消耗量显著低于 R 组。罗哌卡因的血浆浓度在 4 组之间差异无统计学意义。各组在术后恶心呕吐、心动过缓及低血压方面无显著差异。所有 RD 组的患者满意度均高于 R 组。与其他组相比，RD3 组因过度镇静使患者在 PACU 停留时间较长。研究结论表明，0.5～

2.0 μg/kg Dex 联合 0.3% 罗哌卡因行 TAPB 是妇科恶性肿瘤开腹术后安全有效的镇痛措施。

Liu 等[12] 探讨氢吗啡酮联合舒芬太尼用于肝细胞癌术后 PCIA 的安全性和效果，及其对血清免疫因子的影响。这一回顾性分析把 385 例行腹腔镜下肝切除术的患者分为 2 组，对照组 180 例，镇痛泵中用药为舒芬太尼 2 μg/kg＋托烷司琼 5 mg；试验组 205 例，镇痛泵中用药为舒芬太尼 2 μg/kg＋托烷司琼 5 mg＋氢吗啡酮 5 mg，2 组药物均用生理盐水稀释至 100 ml，负荷剂量均为 5 ml，连续输注剂量为 2 ml/h，单次按压量为 2 ml。比较术后 12 h、24 h 的 VAS 评分、数字镇静评分及术后 24 h 患者满意度评分。检测患者外周血 CD3$^+$、CD4$^+$、CD8$^+$ 淋巴细胞和 NK 细胞水平。记录术后住院时间、第一次排气时间、第一次排便时间、第一次下床活动时间及不良反应。研究结果显示，试验组术后 24 h 患者满意度评分明显高于对照组，2 组均未出现严重不良反应。研究结论表明，氢吗啡酮联合舒芬太尼行术后 PCIA 可为患者提供安全有效的镇痛，提高免疫因子水平，增强患者康复能力。

三、分娩镇痛研究进展

随着分娩镇痛在中国的广泛开展，如何在不影响产程和母婴结局的前提下获得更佳的镇痛效果是麻醉医师需要关注的问题。在经阴道分娩的第一产程，产妇的疼痛主要由子宫收缩（内脏痛）引起，羟考酮是 μ 和 κ 阿片受体激动药，在减轻内脏痛方面有明显的优势。Zhong 等[13] 研究了罗哌卡因中加入羟考酮对硬膜外分娩镇痛的影响。该研究将 80 例初产妇随机分为 2 组：A 组硬膜外镇痛给予 0.2 mg/ml 羟考酮＋0.1% 罗哌卡因；C 组硬膜外腔仅给予 0.1% 罗哌卡因。比较 2 组镇痛的起效时间和持续时间、产程持续时间、分娩结局、镇痛效果、Bromage 评分、血压、心率及新生儿 Apgar 评分，并记录相关的不良反应。该研究结果显示，A 组在镇痛后 2 h 和 4 h，以及宫口开全时的 VAS 评分明显低于 C 组，A 组的镇痛起效时间明显短于 C 组，A 组的镇痛持续时间明显长于 C 组；2 组的产程持续时间、分娩结局、Bromage 评分、新生儿 Apgar 评分及脐动脉 pH 无差别，但 A 组瘙痒的发生率高于 C 组。研究结论表明，硬膜外羟考酮可缩短分娩镇痛起效时间，明显延长镇痛持续时间，不影响产程和分娩结局，不增加新生儿相关的不良反应，但可能会增加产妇瘙痒的发生率。

有许多研究探讨在椎管内分娩镇痛时加入局部麻醉药佐剂以改善镇痛效果，虽然多数佐剂是超说明书用药，其安全性和作用机制尚未完全明确，但仍是研究的热点。Li 等[14] 研究了 Dex 和舒芬太尼联合作为罗哌卡因硬膜外分娩镇痛佐剂的镇痛效果。该研究将 108 例接受硬膜外分娩镇痛的产妇随机分为 3 组：RD 组硬膜外镇痛采用 0.1% 罗哌卡因＋0.5 μg/ml Dex，RS 组采用 0.1% 罗哌卡因＋0.5 μg/ml 舒芬太尼，RDS 组采用 0.1% 罗哌卡因＋0.25 μg/ml Dex＋0.25 μg/ml 舒芬太尼。10 ml 负荷剂量后，患者行自控硬膜外镇痛维持。记录 VAS 评分、起效时间、罗哌卡因用量、运动神经阻滞及不良反应。该研究结果显示，与 RD 组和 RS 组相比，RDS 组镇痛药物起效更快，并且罗哌卡因的需求量明显较少。RDS 组和 RS 组的运动阻滞明显低于 RD 组，RDS 组和 RD 组的瘙痒发生率低于 RS 组。该研究结论表明，与使用 0.5 μg/ml 舒芬太尼或 0.5 μg/ml Dex 相比，联合使用 0.25 μg/ml Dex 和 0.25 μg/ml 舒芬太尼作为 0.1% 罗哌卡因的佐剂用于硬膜外分娩镇痛具有更好的镇痛效果。

近年来，对传统椎管内阻滞分娩镇痛技术的利弊争论逐渐成为产科麻醉的热点问题，硬脊膜穿破硬膜外阻滞技术开始引起人们关注，这是一种类似于脊椎麻醉－硬膜外联合的椎管内阻滞新技术，其特有的优势可能更适用于分娩镇痛，国外已越来越关注该技术在分娩镇痛中的应用。卢园园等[15]探讨了硬脊膜穿破硬膜外阻滞技术在分娩镇痛时对母婴的影响。该研究把拟行分娩镇痛的健康初产妇随机分为硬膜外镇痛组（P组）和硬脊膜穿破硬膜外镇痛组（D组），每组50例。硬膜外腔穿刺成功后，P组向头侧行硬膜外置管4 cm，D组用27号脊椎麻醉穿刺针刺破硬脊膜到达蛛网膜下腔（确定标准：有脑脊液流出），然后拔掉穿刺针，同P组一样行硬膜外置管。1%利多卡因3 ml试验剂量后，2组均给予0.1%罗哌卡因＋0.25 μg/ml舒芬太尼行硬膜外分娩镇痛。评定注药前、注药后30 min内每次宫缩时，以及注药后30 min、60 min、90 min和停止用药时的VAS评分。记录各产程情况、分娩方式、缩宫素使用增加病例数、2组产妇PCA有效按压次数、舒芬太尼和罗哌卡因用量、镇痛并发症及新生儿情况等。该研究结果显示，2组产妇产程、分娩方式及镇痛并发症（恶心呕吐、瘙痒、分娩后头痛、Bromage评分）差异均无统计学意义；2组胎儿胎心减速发生率及新生儿Aprar评分的差异均无统计学意义。P组PCA有效按压次数、舒芬太尼用量、罗哌卡因用量及缩宫素使用增加率均明显高于D组。P组在镇痛后前4次宫缩的VAS评分均显著高于D组；P组在镇痛90 min、停药时的VAS评分也明显高于D组。研究结论表明，与传统硬膜外技术相比，采用硬脊膜穿破硬膜外阻滞技术行分娩镇痛能提供快速、有效的镇痛效果，镇痛药物用量少，且对母婴无不良影响。

既往研究显示，椎管内分娩镇痛的产妇产时发热的发生率高于非椎管内镇痛的产妇，但发热的原因及机制并不明确。Li等[16]研究了硬膜外Dex对分娩镇痛期间产妇体温、疼痛评分及不良反应的影响。该研究把600例足月初产妇随机分为Dex组和对照组，每组300例。Dex组给予0.1%罗哌卡因＋0.5 μg/ml Dex行硬膜外镇痛，而对照组仅给予0.1%罗哌卡因。记录产妇体温、VAS评分、Ramsay镇静评分、血压、心率及不良反应。该研究结果显示，Dex组产时发热的发生率低于C组（4.1% vs. 8.7%，$P=0.024$）；子宫口从3 cm至扩张到10 cm期间，Dex组VAS评分低于C组，Dex组的心率低于C组，而血压无差别。2组产程过程中不良事件发生率无差别。研究结论表明，硬膜外Dex可降低产时发热的发生率，减轻分娩疼痛，且不增加不良事件。

四、其他镇痛技术研究进展

Gao等[17]评估了半月神经节周围经皮臭氧注射（ozone injection around gasserian ganglion，OIAGG）治疗三叉神经痛的有效性和安全性。这项多中心、回顾性研究共纳入103例受试者，在C型臂X射线引导下，将浓度为30 μg/ml的臭氧－氧气混合气体注入半月神经节周围区域。在治疗前、治疗后，以及术后6个月、1年、2年用VAS评分和巴罗神经学研究所（Barrow Neurological Institute，BNI）疼痛强度量表进行的疼痛评估。BNI评级为Ⅰ～Ⅲa级视为成功镇痛。结果显示，治疗后，以及术后6个月、1年、2年疼痛缓解率分别为88.35%、86.87%、84.46%及83.30%。每个观察时间点的VAS评分与术前水平有显著差异。逻辑回归分析显示，既往神经损伤对治疗结果有明显影响。治疗期间或治疗后均未发现明显并发症或不良反应。该研究认为OIAGG治疗三叉神经痛安全有效。

虽然经皮脉冲射频（pulsed radiofrequency，PRF）治疗三叉神经痛的不良反应很少，但其镇痛效果尚无法完全明确。三叉神经痛患者对半月神经节PRF治疗的反应各不相同。Ren等[18]探讨了CT引导下经皮PRF对特发性三叉神经痛患者镇痛效果的预测因素。该研究筛查了CT引导下半月神节经皮 PRF 治疗无效的特发性三叉神经痛患者，阳性定义为 NRS 评分比基线降低≥50%。人口统计学和其他治疗前临床数据通过逻辑回归分析来确定阳性反应的预测因子。该研究结果显示，102 例特发性三叉神经痛患者中，57 例患者（55.9%）在 1 年后对治疗有积极反应。二元逻辑回归分析显示，之前用类固醇和局部麻醉药行三叉神经外周支神经阻滞的阳性反应是 PRF 治疗的有效独立预测因子（OR 3.685；95%CI 1.583～8.577，P=0.002）。研究结论表明，先前对三叉神经外周支神经阻滞有积极反应的患者，PRF 可能有更好的疗效。

PRF 是一种微创、可重复应用且不会对目标组织造成不可逆损害的治疗手段。Jia 等[19]的多中心研究回顾性分析了 CT 引导 PRF 治疗特发性舌咽神经痛（glossopharyngeal neuralgia，GPN）的疗效和安全性。NRS 评分评估 PRF 治疗前后的疼痛强度，有效率定义为 NRS 评分降低超过 50% 的患者百分比。该研究结果显示，30 例在 CT 引导下接受 PRF 治疗的特发性 GPN 患者，其初始有效率为 93.3%；疼痛缓解满意的患者累计比例在 12 个月时为 93.3%，在 24 个月时为 89.6%，在 36 个月时为 85.3%，在 48 个月时为 79.6%，在 60 和 72 个月时为 73.0%，在 84、108 及 120 个月时为 54.8%。未发生严重的相关不良事件。研究结论表明，PRF 是治疗特发性 GPN 患者的有效且安全的方法，对于药物治疗反应不佳的患者，这种微创技术可供选择。

CT 引导下背根神经穿刺，尤其是 T_1～T_3 节段，由于椎板、横突及肋骨阻挡，往往难以到达靶点。因此，需要一种安全有效、成功率高的穿刺方法来指导医师的临床工作。Zhu 等[20]研究了肋横突入路穿刺脉冲射频治疗 T_1～T_3 带状疱疹神经痛的疗效。该研究回顾性分析了 44 例背根神经节脉冲射频治疗带状疱疹神经痛的患者，每例患者接受相同的手术方法，比较其手术时间、CT 拍摄次数、神经电生理监测，以及术前和术后第 1、4、8、12 周 NRS 评分，匹兹堡睡眠障碍指数、加巴喷丁胶囊及盐酸曲马多缓释片用量，记录手术并发症和带状疱疹后遗神经痛（postherpetic neuralgia，PHN）的发生率。该研究结果显示，T_1、T_2、T_3 肋横突入路穿刺成功率分别为 88.46%、90.68%、90.68%。患者术前 NRS 评分为 5.48±0.59，术后第 1、4、8、12 周 NRS 评分分别为 3、1、0、0。术前与术后 NRS 评分差异有统计学意义，无术中及术后并发症发生。2 例患者经标准治疗后出现 PHN，其发生率为 4.55%。研究结论表明，CT 引导下肋横突入路穿刺背根神经节治疗 T_1～T_3 带状疱疹神经痛的成功率高，而且安全有效。

PHN 是带状疱疹患者最常见的并发症之一。已发现遗传因素在各种临床疼痛症状中起一定作用。然而，人们对于基因变异对 PHN 易感性的影响仍知之甚少。Xing 等[21]的病例对照研究评估了疼痛通路基因的遗传变异是否与中国人群的 PHN 易感性相关。该研究纳入了 70 例 PHN 患者和 111 例未发生 PHN 的带状疱疹患者。在带状疱疹急性期，所有患者都根据需要接受了标准化抗病毒药物和镇痛药治疗。在所有患者中对 12 个基因（$IL1B$、$SCN9A$、$KCNK9$、$TRPV1$、$P2RX7$、$HTR1A$、$HTR2A$、$ADRB1$、$ADRB2$、$BDNF$、$COMT$ 及 $OPRM1$）中的 24 个候选基因多态性进行了基因分型。采用多变量逻辑回归分析以识别与 PHN 易感性相关的遗传变异，同时控制潜在的混杂因素。该研究结果表明，只有 $P2RX7$ 基因的变异与 PHN 易感性相关。$P2RX7$ rs7958311 AG 杂合基因型携带者在优势模型（OR 0.44，95%CI 0.21～0.77，P=0.005）和共显性模型（OR 0.44，95%CI 0.20～0.98，P=0.045）中的 PHN 风险降低。在隐性模型 $P2RX7$ rs7958311 GG 纯合子基因型与 PHN 的风险增加相关（OR 2.15，95%CI 1.01～4.56，P=0.046）。其他 23 个单核苷酸多态性与 PHN 易感性之间无明显关联。该研究结论表明，在中国人群中，嘌呤能受体 P2RX7 rs7958311 可能与 PHN 有关，但需要进一步的独立队列研究以验证这一结果。

周围神经病变的对症治疗有多种选择，但总体治疗效果仍不理想。Sun 等[22] 研究了连续腰椎交感神经阻滞对难治性糖尿病神经病变腰椎交感神经的影响。这项随机对照研究将 60 例难治性糖尿病神经病变患者随机分为 2 组，A 组在 CT 引导下用乙醇行交感神经松解治疗；B 组先在 CT 引导下置管行 4 周连续腰椎交感神经阻滞，然后行乙醇松解治疗，比较 2 组的镇痛效果、下肢微循环血流量、血浆炎症介质水平及相关并发症。研究结果显示，所有患者治疗后的 VAS 评分在不同评估时间点均较治疗前明显下降；组间分析显示，在治疗后的所有时间点，B 组患者的 VAS 评分均低于 A 组。在治疗后 1 d 和 7 d，所有患者的皮肤温度、毛细血管充盈时间及血氧饱和度水平较治疗前均显著改善，但 B 组患者改善更为明显。治疗后 7 d 时，所有患者的血浆炎症介质水平均比较治疗前更低，而且 B 组明显低于 A 组。研究结论表明，与单独使用交感神经神经松解术相比，连续腰椎交感神经阻滞联合乙醇神经松解治疗提供了更安全、更满意的发热镇痛效果。

对于门诊癌痛患者，可能由于医患沟通不充分而影响治疗效果。Peng 等[23] 研究了基于微信 App 的强化教育对门诊癌痛患者阿片类药物滴定治疗的影响。这项前瞻性、随机、对照研究把患者分为微信组和对照组，微信组患者通过微信接受强化教育，而对照组进行常规治疗。2 组均在基线和治疗 3 d 后以问卷形式评价效果，24 h 内 NRS 评分降至 3 分以下的患者数量为主要结果。研究结果显示，微信组患者的 24 h NRS 评分降至 3 分以下的比例明显高于对照组，并且微信组的患者满意度明显高于对照组。2 组在 72 h 时的 NRS 评分、癌症相关生存质量（quality of life，QOL）、焦虑、抑郁及睡眠无显著差别；2 组在便秘、恶心、呕吐、头晕、嗜睡、瘙痒、意识消失及死亡方面差异无统计学意义。研究结论表明，医师通过向门诊患者提供微信 App 进行强化教育，利于更充分的镇痛，提高了患者的满意度。

经皮穿刺微球囊压迫手术（percutaneous micro-balloon compression，PBC）和微血管减压术（microvascular decompression，MVD）是三叉神经痛的 2 种主要手术治疗方法，Ni 等[24] 比较了 PBC 与 MVD 治疗老年三叉神经痛的效果。该研究共纳入 30 例 PBC 手术患者（PBC 组）和 30 例 MVD 手术患者（MVD 组），比较 2 组患者的治疗效果、BNI 疼痛强度级别、炎症反应、并发症发生率和复发率。研究结果显示，PBC 组的总有效率为 93.33%，MVD 组的总有效率为 90.00%（$P > 0.05$）；PBC 组和 MVD 组术后疼痛缓解率分别为 90.00% 和 86.67%（$P < 0.05$）；2 组患者术后第 3、第 5 天 IL-1β、TNF-α、IL-6 水平较术前明显降低（$P < 0.05$）；PBC 组术后咀嚼肌无力、面部麻木并发症的发生率高于 MVD 组（$P < 0.05$）；单纯疱疹和角膜溃疡的发生率、复发率在 2 组间差异无统计学意义。因此，PBC 与 MVD 治疗老年三叉神经痛疗效确切，可改善患者术后疼痛预后，有效提高治愈率，减少炎症反应。对于一般情况较差且拒绝开颅治疗的患者，PBC 是一种微创、安全且有效的方法。

肌筋膜疼痛综合征（myofascial pain syndrome，MPS）的发病率很高，其病因学尚未明确，可能与肌筋膜触发点（myofascial triggerpoints，MTrPs）紧张带或结节相关。Jin 等[25] 研究了 MPS 患者体内 MTrPs 的病理生理学特征。他们对 MPS 患者的 MTrPs（MTrPs 组，$n = 29$）和健康对照（对照组，$n = 24$）进行斜方肌活检，行 HE 染色和 masson 染色形态学分析，使用一个蛋白质微阵列来探测受体型酪氨酸激酶（receptor tyrosine kinase，RTK）家族蛋白，进行 mRNA 和 lncRNA 的排序和分析，并且使用免疫组化和免疫印迹来检测 EphB 和 Rho 家族蛋白的表达。研究结果显示，异常收缩的肌节纤维变大变圆，却没有炎症反应和纤维化。lncRNA-mRNA 联合分析揭示了 MTrP 区域肌肉收缩信号通路的激活。在 RTK 家族蛋白中，相较于对照组水平，MTrPs 组有 15 个蛋白表现为磷酸化增加，2 个蛋白表现为 MTrP 区域中磷酸化降低，特别是 EphB1/EphB2 磷酸化作用在异常肌节的肌膜上有所增加。RhoA 和 Rac1 在异常肌节中会被激活，而 Cdc42 不会。研究结果表明，在没有炎症细胞浸润和纤维增生的情况下，EphB1/EphB2 和 RhoA/Rac1 也许能在 MTrPs 异常收缩肌节的病因学中发挥作用。

低温等离子射频消融是一种相对较新的技术，在神经病理性疼痛中具有广阔的应用前景。Wang 等[26] 评价了蝶腭神经节靶向低温等离子射频消融治疗难治性丛集性头痛的疗效和安全性。这项回顾性队列研究纳入了 75 例 CT 引导下蝶腭神经节靶向低温等离子射频消融术治疗的难治性丛集性头痛患者。研究结果显示，术后 3 个月，患者疼痛有效缓解率为 96%，其中 40（53.3）例患者完全缓解，32 例（42.7%）部分缓解，3 例（4%）未缓解；术后 2 年，患者疼痛有效缓解率高达 85.3%，29 例（38.6%）完全缓解，35 例（46.7%）部分缓解，11 例（14.7%）未缓解。该方法对偶发性和慢性丛集性头痛同样有效。研究观察到患者发生面部麻木、咬肌无力、面部感觉减退及脸颊血肿等并发症，但均较轻，并在 6 个月内消失。研究结论表明，CT 引导下低温等离子射频消融术是治疗难治性丛集性头痛有效且安全的方法，对非手术治疗无反应的患者，这种微创干预是一种可靠的选择。

骨关节炎是常见的肌肉骨骼疾病，一些动物实验和临床研究均显示体外冲击波疗法对骨关节炎有较好的疗效。Chen 等[27] 的荟萃分析系统评价了冲击波疗法治疗所有类型的骨关节炎的价值，并将其与其他传统疗法（尤其是传统中医疗法）进行比较。该研究检索了截至 2019 年 12 月 10 日，PubMed、Medline、Cochrane 对照试验注册中心、Web of Science、万方数据库及 VIP 数据库中冲击波疗法和治疗骨关节炎其他方法的随机对照试验。使用 RevMan 和 STATA 软件提取并分析 VAS 评分，以及西安大略和麦克马斯特大学骨关节炎指数，以评估疼痛缓解和功能改善的结果，同时记录不良反应以评估冲击波治疗的安全性。研究结果显示，与安慰剂、皮质类固醇、透明质酸、药物及超声相比，冲击波疗法可显著减轻患者疼痛，并改善功能。与运动疗法和艾灸相比，冲击波疗法亦有明显的功能改善，但与针刀手术相比差异无统计学意义。与富血小板血浆的治疗相比，冲击波疗法可明显减轻患者疼痛，但在功能改善方面，两者无差异。冲击波疗法和熏蒸疗法相比，两者在功能改善方面有差异，但在减轻患者疼痛方面无差异。所有研究均未发生严重不良反应。研究结论表明，体外冲击波疗法作为一种安全有效的无创疗法，可推荐用于骨关节炎的治疗，但推荐等级有待进一步研究讨论。

（申 乐 杨丽华 林育南）

参 考 文 献

[1] Li TT, Xiong LL, Huang J, et al. The effects of body mass index on the use of patient-controlled intravenous analgesia after open gastrointestinal tumor surgery: a retrospective analysis. J Pain Res, 2020, 22 (13): 2673-2684.

[2] Lee W, Gao X, Tang J, et al. Postoperative sufentanil intravenous patient-controlled analgesia within the first 24 hours: a

retrospective study. Ann Palliat Med, 2020, 9 (6): 3932-3937.

[3]　Song B, Chang Y, Li Y, et al. Effects of transcutaneous electrical acupoint stimulation on the postoperative sleep quality and pain of patients after video-assisted thoracoscopic surgery: a prospective, randomized controlled trial. Nat Sci Sleep, 2020, 27 (12): 809-819.

[4]　Wang B, Yan T, Kong X, et al. Ropivacaine infiltration analgesia of the drainage exit site enhanced analgesic effects after breast cancer surgery: a randomized controlled trial. BMC Anesthesiol, 2020, 20 (1): 257.

[5]　Yu W, Wu X, Liu L, et al. The median effective dose of one intravenous bolus of oxycodone for postoperative analgesia after myomectomy and hysterectomy with local ropivacaine wound infiltration: an up-down dose-finding study. Anesth Analg, 2020, 131 (5): 1599-1606.

[6]　Dang SJ, Li RL, Wang J, et al. Oxycodone vs sufentanil in patient-controlled intravenous analgesia after gynecological tumor operation: a randomized double-blind clinical trial. J Pain Res, 2020, 13 (5): 937-946.

[7]　Bi Y, Ye Y, Zhu Y, et al. The effect of ketamine on acute and chronic wound pain in patients undergoing breast surgery: a meta-analysis and systematic review. Pain Pract, 2021, 21 (3): 316-332.

[8]　Zhou SC, Liu BG, Wang ZH. Efficacy of liposomal bupivacaine vs. traditional anaesthetic infiltration for pain management in total hip arthroplasty: a systematic review and meta-analysis. Eur Rev Med Pharmacol Sci, 2020, 24 (21): 11305-11314.

[9]　Guan YJ, Wei L, Liao Q, et al. Pain management after ambulatory surgery: a prospective, multicenter, randomized, double-blinded parallel controlled trial comparing nalbuphine and tramadol. BMC Anesthesiol, 2020, 20 (1): 204.

[10]　Sun S, Guo Y, Wang T, et al. Analgesic effect comparison between nalbuphine and sufentanil for patient-controlled intravenous analgesia after cesarean section. Front Pharmacol, 2020, 11: 574493.

[11]　Zeng Y, Wen Y, Yang J, et al. Comparing post-operative analgesic effects of varying doses of dexmedetomidine as an adjuvant to ropivacaine for ultrasound-guided dual transversus abdominis plane block following laparotomy for gynecologic malignancies. Exp Ther Med, 2020, 20 (2): 860-867.

[12]　Liu J, Wang Y, Tang Y, et al. Clinical effect and safety evaluation of hydromorphone combined with sufentanil in patient-controlled intravenous analgesia for patients with hepatocellular cancer and its effect on serum immune factors. Oncol Lett, 2020, 20 (6): 296.

[13]　Zhong HY, Yang ZY, Zhang W, et al. Effects of adding oxycodone to ropivacaine on labor analgesia: a randomized controlled trial. Clin J Pain, 2020, 36 (2): 96-100.

[14]　Li G, Xiao Y, Qi X, et al. Combination of sufentanil, dexmedetomidine and ropivacaine to improve epidural labor analgesia effect: a randomized controlled trial. Exp Ther Med, 2020, 20 (1): 454-460.

[15]　卢园园，蔡嘉靖，金绍武，等. 硬脊膜穿破硬膜外阻滞在产妇分娩镇痛中的应用. 中华医学杂志, 2020, 100（5）: 363-373.

[16]　Li L, Yang Z, Zhang W. Epidural dexmedetomidine for prevention of intrapartum fever during labor analgesia: a randomized controlled trial. Pain Ther, 2021, 10 (1): 391-400.

[17]　Gao L, Chen RW, Williams JP, et al. Efficacy and safety of percutaneous ozone injection around gasserian ganglion for the treatment of trigeminal neuralgia: a multicenter retrospective study. J Pain Res, 2020, 13 (5): 927-936.

[18] Ren H, Zhao C, Jia Z, et al. Predictors of the analgesic efficacy of ct-guided percutaneous pulsed radiofrequency treatment of gasserian ganglion in patients with idiopathic trigeminal neuralgia. Pain Pract, 2020, 20 (8): 850-858.

[19] Jia Y, Shrestha N, Wang X, et al. The long-term outcome of ct-guided pulsed radiofrequency in the treatment of idiopathic glossopharyngeal neuralgia: a retrospective multi-center case series. J Pain Res, 2020, 13 (8): 2093-2102.

[20] Zhu J, Fei Y, Deng J, et al. Application and therapeutic effect of puncturing of the costal transverse process for pulsed radiofrequency treated t1-t3 herpes zoster neuralgia. J Pain Res, 2020, 13 (10): 2519-2527.

[21] Xing X, Bai Y, Sun K, et al. Identification of candidate genes associated with postherpetic neuralgia susceptibility. Pain Physician, 2020, 23 (3): E281-E288.

[22] Sun H, He M, Pang J, et al. Continuous lumbar sympathetic blockade enhances the effect of lumbar sympatholysis on refractory diabetic neuropathy: a randomized controlled trial. Diabetes Ther, 2020, 11 (11): 2647-2655.

[23] Peng Z, Li L, Chen Y, et al. WeChat app-based reinforced education improves the quality of opioid titration treatment of cancer-related pain in outpatients: a randomized control study. BMC Cancer, 2020, 20 (1): 852.

[24] Ni H, Wang Y, Chen X, et al. Outcomes of treatment for elderly patients with trigeminal neuralgia: percutaneous balloon compression versus microvascular decompression. J Craniofac Surg, 2020, 31 (7): e685-e688.

[25] Jin F, Guo Y, Wang Z, et al. The pathophysiological nature of sarcomeres in trigger points in patients with myofascial pain syndrome: a preliminary study. Eur J Pain, 2020, 24 (10): 1968-1978.

[26] Wang N, Dou Z, He L, et al. Sphenopalatine ganglion-targeted low-temperature plasma radiofrequency ablation in the treatment of refractory cluster headache. Wideochir Inne Tech Maloinwazyjne, 2020, 15 (2): 313-318.

[27] Chen L, Ye L, Liu H, et al. Extracorporeal shock wave therapy for the treatment of osteoarthritis: a systematic review and meta-analysis. Biomed Res Int, 2020, 2020 (3): 1907821.

第三节　疼痛与麻醉医学的内在联系与临床研究进展

2020 年度疼痛与麻醉学内在联系的相关研究主要围绕超前镇痛，术前睡眠质量与术后镇痛关系，慢性术后疼痛的发生率、影响及干预，右美托咪定的镇痛效应，患者自控镇痛在临床的应用，神经阻滞用于术后疼痛的效果、对慢性疼痛的干预，镇痛模式和药物的改进对术后疼痛的影响，基因多态性对术后疼痛的影响，痛觉过敏的临床干预和机制研究，镇痛伤害感觉指数监测的应用，术后恢复的影响因素和干预等领域展开。

一、超前镇痛在手术中的应用

Wang 等[1] 探究了单次低剂量鞘内注射吗啡（ITM）超前镇痛在多节段腰椎椎体间融合手术中的安全性和有效性。研究将 92 例择期行腰椎椎板切除（$L_3 \sim S_1$）和双节段融合术的患者随机分为试验组（ITM 组）和对照组（CON 组），ITM 组在全身麻醉诱导前 30 min 予以鞘内注射 0.2 mg 吗啡，CON 组则予以 2 ml 生理盐水皮肤浸润。观察 2 组术后静息疼痛和运动状态下的 VAS 评分、镇痛药消耗情况、患者术后满意度评分、不良反应、首次下床时间及住院时间。研究结果显示，ITM 组术后前 3 d 在静息状态和运动状态下的 VAS 评分明显低于 CON 组；ITM 组患者术后 3 d 的 PCIA 药物消耗剂量和补充镇痛的需求量均明显少于 CON 组；ITM 组整体住院满意度高于 CON 组；2 组患者在不良反应、住院时间及恢复独立行走能力所需时间方面差异无统计学意义。故该研究结论表明，ITM 超前镇痛可显著改善术后早期疼痛，减少术后患者自控静脉镇痛（patient-controlled intravenous analgesia，PCIA）消耗的同时并未增加相关不良反应。

Wu 等[2] 观察了羟考酮超前镇痛对儿童内镜下等离子全腺扁桃体切除术术后疼痛的影响。研究将 166 例扁桃体肥大的患儿随机分为舒芬太尼术后镇痛组（SPOA 组）、舒芬太尼超前镇痛组（SPEA＋SPOA 组）、羟考酮超前镇痛组（OPEA＋SPOA 组）。麻醉诱导前分别给予舒芬太尼 0.1 μg/kg（SPEA＋SPOA 组）或羟考酮 0.1 mg/kg（OPEA＋SPOA 组），各组术后均采用舒芬太尼持续镇痛。研究结果发现，SPOA 组和 SPEA＋SPOA 组术后血清 c-fos mRNA 水平显著升高（$P<0.05$）。SPOA 组术后血清 c-fos mRNA 水平高于 OPEA＋SPOA 组（$P=0.044$）。术后各组反应熵（RE）值均升高（$P<0.05$）。拔管时，SPOA 组 RE 值高于 SPEA＋SPOA 和 OPEA＋SPOA 组（$P<0.05$）。SPOA 组患儿麻醉苏醒谵妄（PAED）评分高于 OPEA＋SPOA 组（$P=0.045$）。SPOA 组患儿术后 24 h 儿童疼痛行为量表（the face，legs，activity，cry，consolability behavioral tool，FLACC）评分较术后 4 h 降低（$P=0.044$）。预测概率（Pk）值表明 RE 和血清 c-fos mRNA 水平是术后早期应激反应的定量预测因子。从而得出结论，亚镇痛剂量羟考酮（0.1 mg/kg）可减轻儿童内镜下等离子全腺扁桃体切除术术后疼痛。

Zhu[3] 研究了塞来昔布超前镇痛对接受髋关节镜手术（hip arthroscopy surgery，HAS）的股髋撞击症（femoroacetabular impingement，FAI）患者术后疼痛、患者总体评估（patients′ global assessment，PGA）及髋关节功能恢复的疗效，并与塞来昔布术后镇痛进行比较。将接受 HAS 的 100 例 FAI 患者随机分为超前镇痛组（$n=50$）和术后镇痛组（$n=50$），研究时长为 3 个月。使用 VAS 评分、PGA 评分、补救镇痛使用哌替啶的消耗量及 Harris 髋关节评分进行评估。与术后镇痛组相比，超前镇痛组在第 1 天（$P=0.036$）、第 2 天（$P=0.046$）及第 3 天（$P=0.046$）的 VAS 评分降低，而在术前（$P=0.587$）、第 7 天（$P=0.398$）、第 1 个月（$P=0.461$）及第 3 个月（$P=0.805$）的 VAS 评分相似。此外，在术后 3 d（$P=0.016$）内和术后 7 d（$P=0.033$）内，超前镇痛组补救用哌替啶的消耗量低于术后镇痛组。超前镇痛组的 PGA 评分在第 2 天（$P=0.030$）和第 3 天（$P=0.048$）时降低，而术前（$P=0.699$）、第 1 天（$P=0.699$）、第 7 天（$P=0.224$）、第 1 个月（$P=0.640$）及第 3 个月（$P=0.400$）与术后镇痛组相似。对于 Harris 髋关节评分，2 组在术前（$P=0.372$）、第 7 天（$P=0.366$）、第 1 个月（$P=0.466$）及第 3 个月（$P=0.658$）相似。研究结果表明，塞来昔布超前镇痛可减少术后短期疼痛，并降低术后短期 PGA 评分，但和术后镇痛相比，对接受 HAS 的 FAI 的患者长期髋关节功能的恢复无效。

Fu 等[4] 研究了超声引导下双侧腹直肌鞘阻滞（RSB）联合布托啡诺或舒芬太尼用于单切口腹腔镜胆囊切除术（SILC）患者围术期镇痛的效果，该研究为一项前瞻性、随机临床试验，共纳入 58 例患者，随机分为 2 组，均接受 RSB，给予患者布托啡诺 0.02 mg/kg（B 组）或舒芬太尼 0.1 μg/kg（S 组）用于超前镇痛，主要结局指标是术后 24 h 内要求镇痛补救的累计频数，次要结局指标是患者切口痛和内脏痛 NRS 评分、住院时间及术后不良事件的发生率。研究结果发现，S 组患者术后要求镇痛补救的频数高于 B 组（$P=0.021$）；B 组在术后 2 h、6 h、12 h 的内脏痛 NRS 评分均低于 S 组（$P<0.001$）；S 组患者术后恶心、呕吐的发生率显著高于 B 组；2 组其他结局指标间差异无统计学意义。该研究结论表明，布托啡诺比等效镇痛剂量的舒芬太尼对 SILC 术后内脏痛效果更佳。

二、术前睡眠质量与术后疼痛的关系

Yao 等[5] 研究了乳腺癌患者睡眠障碍、肠道微生物群及术后疼痛的关系。该研究为一项前瞻性、观察性试验。研究纳入 36 例接受乳腺癌手术的女性患者，采用匹兹堡睡眠质量指数量表（PSQI）评估术前睡眠障碍，将患者分为术前睡眠障碍组（SD 组）和无睡眠障碍组（nSD 组）。分别采用患者健康问卷抑郁自评量表（PHQ-9）和广泛性焦虑障碍量表（GAD-7）评估患者术前抑郁和焦虑症状，采用 16S rRNA 测序分析术前粪便样本，术后 24 h 采用数字分级法 NRS 评估患者静息时、运动时的疼痛峰值及平均值。研究结果发现，术前睡眠障碍与更严重的急性术后疼痛相关；从门水平上分析，SD 组患者肠道微生物群落中硬壁菌门的相对丰度较高（$P=0.021$），而拟杆菌门相对丰度较低（$P=0.013$）；从属水平上分析，SD 组患者肠道微生物群落中其氨基酸球菌属的相对丰度较高，而其他菌属的相对丰度较低；拟普雷沃菌属与术后 24 h 疼痛峰值呈显著负相关（$r-0.592$，$P<0.001$），但偏相关分析表明，若将术前睡眠质量作为控制变量，两者之间的关系并无统计学意义（$r-0.134$，$P=0.443$）；此外，脱硫弧菌属与患者术前焦虑症状呈显著负相关（$r-0.448$，$P=0.006$）。该研究结论表明，患者肠道微生物群的改变可能与睡眠与疼痛之间相互作用有关，调节肠道菌群可作为一种潜在的治疗术后疼痛的预防性措施。

Zhang 等[6] 的一项病例对照试验研究了行开胸心脏瓣膜手术的成人患者术前睡眠质量和术后痛觉过敏（HA）之间的关系。此研究纳入 214 例接受开胸心脏瓣膜手术的成人患者，采用 PSQI 评估术前睡眠质量，采用数字分级评分法（NRS）评估患者术后疼痛程度，将患者分为 HA 组（61 例）和非 HA 组（153 例），采用多元逻辑回归分析方法研究术前睡眠质量不佳的患者术后发生痛觉过敏的风险。研究结果发现，与非 HA 组相比，HA 组患者吸烟史、酗酒史占比较高、术中舒芬太尼的用量较多，气管导管通气时间较长；术前睡眠质量不佳与术后痛觉过敏风险增加独立相关（校正 OR 值为 2.66，95%CI 1.31～5.39，$P=0.007$）；依据吸烟史分层分析，术前睡眠质量不佳的非吸烟患者术后发生痛觉过敏风险更大（校正 OR 值为 3.40，95%CI 1.51～7.66，$P=0.003$），而在有吸烟史的患者中未发现该风险（校正 OR 值为 0.83，95%CI 0.14～4.75，$P=0.832$）。该研究结论表明，对无吸烟史且行开胸心脏瓣膜手术的成人患者而言，术前睡眠质量不佳是发生术后痛觉过敏的一个独立危险因素。

王红柏等[7] 研究评价了心脏手术患者术前长期睡眠障碍与术后痛觉过敏的关系。本研究纳入年龄≥18 岁在全身麻醉下行体外循环心脏瓣膜手术的 181 例患者（性别不限）。术前 1 d 采用 PSQI 问卷评估其最近 1 个月的睡眠质量，PSQI 评分＞5 分表明存在长期睡眠障碍。术后给予舒芬太尼镇痛。术后根据 NRS 评分将患者分为 2 组，即无痛觉过敏组（NHA 组，NRS 评分＜4 分）和痛觉过敏组（HA 组，NRS 评分≥4 分）。采用 Logistic 回归分析筛选术后痛觉过敏的危险因素。Logistic 回归分析显示，吸烟史和术前长期睡眠障碍是术后痛觉过敏的独立危险因素（$P<0.05$）。从而得出结论，术前长期睡眠障碍可能导致心脏手术患者术后痛觉过敏。

三、慢性术后疼痛的发生率、影响及干预

Wang 等[8] 研究了不同麻醉和镇痛方法对单端口视频辅助肺手术患者慢性术后疼痛（CPSP）发生率的影响，并探讨 CPSP 的影响因素。这是一项回顾性研究，共纳入 120 例于 2018 年 3 月至 6 月在中山医院接受选择性单端口视频辅助肺手术的患者。在术后第 1 天、第 2 天采用 VAS 评定疼痛程度。术后 3 个月和 6 个月进行电话随访，应用 NRS 评估。分析不同麻醉方式下急、慢性疼痛的发生率，并对 CPSP 的相关因素进行统计学分析。研究结果显示，在完成随访的 111 例患者中，不同麻醉和镇痛方法的患者术后急慢性疼痛发生率差异无统计学意义（$P > 0.05$）。术后 3 个月 CPSP 发生率为 29.7%，术后 6 个月 CPSP 发生率为 9.0%。术后 48 h 内疼痛程度是 CPSP 的危险因素［优势比（odds ratio，OR）2.39，$P < 0.05$］。研究结论表明，单端口视频辅助肺手术后 CPSP 的发生率较稳定，且明显低于常规开胸手术患者。不同麻醉和镇痛方法的影响下，CPSP 发生率无显著差异，积极有效地控制术后急性疼痛可降低 CPSP 的发生率。

Jin 等[9] 比较了全身麻醉下腹腔镜子宫切除术（LH 组）和经腹子宫切除术（AH 组）术后 3 个月、6 个月及 12 个月 CPSP 患病率和疼痛对患者日常生活（ADL）的影响。研究共纳入 406 例因良性病变行择期手术的患者，其中 LH 组 225 例，AH 组 181 例。其研究结果发现，术后 3 个月，LH 组 CPSP 的患病率为 20.9%，而 AH 组 CPSP 的患病率为 20.4%。术后 6 个月，LH 组和 AH 组术后疼痛发生率分别下降至 11.6% 和 9.4%。术后 12 个月，LH 组中 13 例患者（5.8%）、AH 组 11 例（6.1%）患者出现持续性疼痛。2 组术后 12 个月内 CPSP 患病率、静息和运动时的平均 VAS 评分的差异无统计学意义。子宫切除术后 CPSP 对患者 ADL 有负面作用。研究结论表明，接受 LH 和 AH 的患者术后 12 个月内 CPSP 患病率和疼痛程度的差异无统计学意义。随着时间的推移，术后慢性持续性疼痛的患病率呈下降趋势。

Liu 等[10] 为了探讨腹股沟疝 CPSP 的预测危险因素和保护因素，进行了一项回顾性观察性病例对照研究，2014—2015 年该研究纳入了在单一三级医疗中心行择期腹股沟疝修补术的成人患者共 236 例。从电子病历中收集术前和术后变量。本研究采取二元 Logistic 分析法确定 CPSP 与临床因素的相关性，建立 CPSP 风险模型。研究结果发现，CPSP 的发生率为 14.4%。双侧腹股沟疝修补术（OR 4.44，95%CI 1.62～12.17，$P = 0.004$）、术前疼痛（OR 2.57，95%CI 1.14～5.79，$P = 0.023$）、术前焦虑（OR 1.05，95%CI 1.01～1.09，$P = 0.018$）、术后 1 周急性疼痛（OR 1.4，95%CI 1.03～1.91）及麻醉诱导时给予小剂量氯胺酮（OR 0.42，95%CI 0.18～0.98，$P = 0.044$）是腹股沟疝修补术患者发生 CPSP 的危险因素，且麻醉诱导时给予小剂量氯胺酮是保护因素（OR 0.42，95%CI 0.18～0.98，$P = 0.044$）。该研究结论表明，双侧腹股沟疝修补术、术前疼痛、术前焦虑、术后 1 周急性疼痛是 CPSP 的独立危险因素，而麻醉诱导时给予小剂量氯胺酮是保护因素。

Yang 等[11] 观察比较了氯胺酮对 CPSP 与抑郁共病大鼠的影响。用开胸法诱导大鼠产生 CPSP，基于抑郁相关行为实验结果，采用层次聚类分析法筛选出抑郁样表型大鼠。随后，在大鼠腹腔注射氯胺酮（20 mg/kg），采用机械缩足阈值、冷痛觉过敏试验、糖水偏好试验、强迫游泳试验及旷场实验进行评价。检测大鼠炎症细胞因子（IL-1、IL-6、TNF-α、NF-κB）、氧化应激参数（超氧

化物歧化酶、丙二醛、谷胱甘肽、过氧化氢酶）及脑源性神经营养因子（brain-derived neurotrophic factor，BDNF）。研究结果表明，CPSP 与抑郁共病大鼠的海马组织中，IL-1、IL-6、TNF-α、NF-κB 及丙二醛水平显著升高，而超氧化物歧化酶、谷胱甘肽、过氧化氢酶及 BDNF 水平均大幅度降低。氯胺酮可减轻 CPSP 大鼠的抑郁，但不减轻痛觉过敏。此外，氯胺酮还可降低炎症细胞因子水平，抑制氧化应激及提高 BDNF 水平。该研究结论表明，氯胺酮可快速缓解 CPSP 导致的大鼠抑郁，其机制可能与减少炎症细胞因子、调节抑郁有关氧化应激参数及增加大鼠海马中 BDNF 水平有关。

四、右美托咪定的镇痛效应

Liu 等[12] 用随机对照试验探讨了髂筋膜室阻滞（fascia iliaca compartment block，FICB）联合右美托咪定在老年患者全髋关节置换术术后管理和炎症管理中的有效性。该研究纳入接受全髋关节置换术的老年患者共 119 例。将患者分为 3 组：对照组（常规全身麻醉）、FICB 组（术后加行 FICB）及联合组（术前行右美托咪定治疗，术后行髂筋膜室阻滞治疗）。ELISA 法检测血清中 IL-1β、IL-6 及 CRP 水平。分别于术后 12 h、24 h、48 h、72 h 进行 VAS 评分，并记录术后 48 h PCIA 的按压时间。采用 PSQI 评估术前和术后 1 个月的睡眠质量。研究结果显示，联合组患者术后 12 h、24 h、48 h、72 h 的 VAS 评分明显低于其他 2 组。此外，FICB 组各时间点的 VAS 评分均明显低于对照组。联合组 PCIA 按压次数也明显减少。术后 4 h、24 h、48 h、72 h，联合组的血清炎症因子水平和 PSQI 评分明显低于其他 2 组，而对照组 PSQI 的评分最高。3 组均无严重不良反应，以上差异有统计学意义。该研究结论表明，FICB 联合右美托咪定可减轻全髋关节置换术后术后疼痛，改善睡眠状况，降低血清炎症因子水平。

Mao 等[13] 研究了围术期右美托咪定输注对胸段食管癌患者侧开胸术后镇痛的影响。该研究为一项随机、双盲、安慰剂对照试验，研究纳入 62 例经侧开胸的胸段食管癌患者，患者随机接受右美托咪定辅助治疗［Dex 组：麻醉诱导前 10 min 静脉输注右美托咪定 0.5 μg/kg 作为负荷剂量，随后以 0.2～0.4 μg/（kg·h）持续输注直至手术结束，术后 5 d 持续输注 0.06 μg/（kg·h）］或等体积的生理盐水（生理盐水组）；急性术后镇痛采用舒芬太尼复合氟比洛芬酯的 PCIA；主要结局指标是术后 72 h 内的镇痛需求次数。研究结果发现，围术期应用右美托咪定在术后 72 h 内镇痛需求的次数并没有减少［DEX 组为（12.14±4.76）次，生理盐水组为（10.89±5.66）次；P＝0.367］；2 组术后镇痛药总剂量、术后疼痛、围术期炎症、血细胞计数、不良事件发生率、手术恢复情况（术后第 2 天和第 5 天使用手术恢复量表评估）、住院时间、住院费用、慢性疼痛的发生率或生活质量方面差异均无统计学意义上；但右美托咪定可减少术中阿片类药物的用量和改善术后睡眠质量。该研究结论表明，在基于阿片类药物的多模式麻醉方案中，围术期使用右美托咪定对胸段食管癌侧开胸术后的镇痛效果有限，但可减少阿片类药物的用量。

Hao 等[14] 研究了在应用罗哌卡因的局部浸润麻醉中加入右美托咪定对扁桃体切除和腺样体切除术患儿术后镇痛的影响。该研究为一项随机、双盲、对照的临床试验，研究纳入 120 例拟在全身麻醉联合局部浸润麻醉下行扁桃体切除和腺样体切除术的患儿，随机分为 DR 组（应用右美托咪定 1 μg/kg＋0.25% 罗哌卡因进行局部浸润麻醉）和 R 组（仅用 0.25% 罗哌卡因进行局部浸润麻醉），在术后 1 h、4 h、8 h、12 h、16 h、20 h 及 24 h，采用行为学评估量表（FLACC）记录疼痛评分，当疼痛评分 > 4 分时，给予镇痛补救，并记录首次镇痛补救的时间。研究结果显示，术后 8 h、16 h、20 h 及 24 h DR 组患儿的疼痛评分比 R 组低（$P<0.05$），DR 组首次镇痛补救的时间显著晚于 R 组（$P<0.001$）。该研究结论表明，在罗哌卡因的局部浸润麻醉中加入右美托咪定可有效提高对扁桃体切除术和腺样体切除术后镇痛效果并延长镇痛时间。

Tang 等[15] 研究了右美托咪定复合舒芬太尼用于 PCIA 对食管癌术后疼痛、炎症及谵妄的影响。该研究为一项随机对照临床试验，研究纳入 60 例接受联合胸腔镜－腹腔镜食管切除术（TLE）的食管癌患者，患者随机接受 1 μg/ml 舒芬太尼（S 组）或 2.5 μg/ml 右美托咪定复合 1 μg/ml 舒芬太尼（D 组）用于 PCIA，比较 2 组患者术后疼痛缓解情况、累计 PCA 用量、炎症标志物水平、术后谵妄（postoperative delirum，POD）及恢复情况。研究结果显示，右美托咪定复合舒芬太尼的方案显著降低了术后 1～48 h 患者静息时疼痛评分（NRSR）及咳嗽时疼痛评分（NRSC）的曲线下面积（$P=0$）；右美托咪定复合舒芬太尼的方案可显著降低血浆中 IL-6、TNF-α 的水平，提高 IL-10 水平（$P<0.0001$、$P=0.0003$ 及 $P=0.0345$），改善患者的术后谵妄程度和健康状况（$P=0.024$、$P<0.05$）；D 组未出现低血压、心动过缓、呼吸抑制或过度镇静的情况。该研究结论表明，对接受联合 TLE 的患者而言，应用右美托咪定复合舒芬太尼用于 PCIA，患者术后镇痛效果更佳、炎症反应更少、术后谵妄程度更低及健康状况更好。

Zhao 等[16] 研究了右美托咪定复合舒芬太尼用于 PCA 对老年患者 POD 和早期术后认知功能障碍（POCD）的影响及最佳剂量。该研究为一项单中心、前瞻性、随机、双盲、对照临床研究。研究纳入 416 例老年患者，根据 PCA 中应用右美托咪定的剂量随机分为 4 组（DEX 0 μg 组、DEX 100 μg 组、DEX 200 μg 组、DEX 400 μg 组），在术后第 1 天、第 2 天、第 3 天及第 7 天，分别采用意识模糊评估法（CAM）和简易精神状态检查表（MMSE）评估 POD 和早期 POCD。比较组间差异，并根据高危因素（年龄、教育程度、手术类型、手术部位）、镇静水平、术后疼痛程度及不良反应分层分析 4 组患者 POD 和早期 POCD 的发生率。研究结果表明，DEX 200 μg 组和 DEX 400 μg 组患者 POD 及术后第 7 天 POCD 的发生率显著低于 DEX 0 μg 组和 DEX 100 μg 组（$P<0.05$），且不增加不良反应的发生率；与 DEX 200 μg 组比，DEX 400 μg 组行开放手术的患者术后早期 POCD 的发生率显著降低（$P<0.05$）。

Bi 等[17] 探究了不同剂量的右美托咪定作为罗哌卡因的佐剂用于剖宫产脊椎麻醉（俗称腰麻）的效果，该研究随机分为 3 组，分别予以罗哌卡因 12.5 mg（R 组）、罗哌卡因 12.5 mg 联合右美托咪定 3 μg（RD3 组）及罗哌卡因 12.5 mg 联合右美托咪定 5 μg（RD5 组），探究各组的麻醉效果、术后镇痛、应激反应及新生儿预后。研究结果表明，RD3 组和 RD5 组感觉阻滞到 T_{10}、T_4 及最高阻滞平面的时间均显著短于 R 组，加用右美托咪定的 2 组患者其感觉阻滞平面下降 2 个节段和下降至 T_{10} 的时间均长于 R 组，其双下肢运动阻滞 Bromage 评分达 3 分的中位时间均短于 R 组，而 RD5 组双下肢运动阻滞 Bromage 评分恢复至 0 分的时间长于 R 组和 RD3 组；RD3 组和 RD5 组手术时内脏牵拉反应和腹肌松弛情况均优于 R 组；RD3 组和 RD5 组术后 12 h 患者的 VAS 评分、寒战发生率、术后 CRP、IL-6 及皮质醇浓度均低于 R 组。该研究结论表明，使用右美托咪定（3 μg 或 5 μg）作为罗哌卡因的佐剂用于剖宫产脊椎麻醉能显著加快感觉和运动阻滞的速度、延长感觉阻滞时间、抑制术中牵拉反应、减轻术后疼痛从而加强麻醉效果并能够抑制应激反应，但右美托咪定剂量为 5 μg 时会显著延长运动阻滞的时间，从而推荐应用右美托咪定的剂量为 3 μg。

刘慧芳等[18] 观察了右美托咪定复合舒芬太尼对瓣膜置换术患者术后镇痛和快速康复的情况。该研究选取了择期行瓣膜置换术患者共 60 例，年龄 45～65 岁，ASA 分级为 Ⅱ～Ⅲ 级，采用随机数字表法分为 2 组（$n=30$），即 S 组（舒芬太尼）和 D 组（右美托咪定＋舒芬太尼）。记录 2 组患者拔管后 4 h（T1）、8 h（T2）、12 h（T3）、24 h（T4）及 36 h（T5）的 VAS 评分，镇痛泵按压次数，并观察不良反应（恶心、呕吐、头晕、嗜睡）的发生率，记录各时间点 Ramsay 镇静评分、首次下床活动时间及住院时间，采用 PSQI 进行睡眠评分，记录患者术前、拔管后 48 h、出院前 PSQI 评分。研究结果显示，D 组在 T2～T5 的 VAS 评分低于 S 组（$P<0.05$），D 组 PCA 按压次数少于 S 组（$P<0.05$）。D 组在 T2～T4 的 Ramsay 镇静评分高于 S 组（$P<0.05$）。D 组发生恶心 1 例，头晕 1 例，2 组患者均没有出现嗜睡和呕吐。S 组不良反应发生率明显高于 D 组（$P<0.05$）。D 组首次下床活动时间早于 S 组，住院时间明显短于 S 组（$P<0.05$）。2 组患者术前 PSQI 评分差异无统计学意义，拔管后 48 h 和出院前 S 组 PSQI 评分明显低于 D 组（$P<0.05$）。研究结论提示，右美托咪定联合舒芬太尼用于瓣膜置换术患者术后镇痛，不良反应发生率低，镇痛、镇静效果良好，可促进患者快速康复，在心脏手术术后镇痛方面展示了广阔的应用前景。

Miao 等[19] 通过设计一项双盲随机对照试验，探讨了右美托咪定联合酮咯酸用于肺癌胸腔镜术术后非麻醉性镇痛的有效性和安全性，以及对炎症反应和免疫功能的影响。研究将 60 例拟行胸腔镜手术的患者随机分为以下 2 组，DEX 组［术中联合使用右美托咪定，术后给予右美托咪定 0.1 μg/（kg·h）联合酮咯酸 3 mg/kg 自控静脉镇痛］和 SUF 组（仅在术后 48 h 内使用舒芬太尼 1.5 μg/kg 联合酮咯酸 3 mg/kg 的自控静脉镇痛）。通过比较 2 组患者生命体征、术后 VAS 评分、Ramsay 镇静评分、患者自控镇痛按压次数、舒芬太尼及缓解药物的用量、并发症情况、炎症因子水平及免疫功能。研究结果显示，DEX 组术后 48 h 内的平均血压、平均心率及围术期舒芬太尼的用量较 SUF 组明显降低（$P<0.05$）。2 组患者在 VAS 评分、患者自控镇痛按压次数、缓解药用量方面的差异无统计学意义（$P>0.05$）。DEX 组术后恶心发生率明显低于 SUF 组（$P<0.05$）。DEX 组术后 24 h、48 h 的 IL-1β、IL-6 及 TNF-α 水平较 SUF 组明显降低，$CD4^+$ 和 $CD4^+/CD8^+$ 水平明显升高（$P<0.05$）。两组间 $CD8^+$ 和自然杀伤细胞水平差异无统计学意义（$P>0.05$）。研究结论表明，与基于舒芬太尼的肺癌胸腔镜术术后非麻醉性镇痛相比，术中联合使用右美托咪定，术后右美托咪联合酮咯酸进行术后非麻醉性镇痛的疗效和安全性佳，并减少了舒芬太尼的用量，降低了镇痛相关并发症，减轻了炎症反应和免疫抑制。

五、患者自控镇痛在临床的应用

Cai 等[20] 研究了曲马多复合布托啡诺用于患者自控静脉镇痛（patient-controlled intravenous analgesia，PCIA）对行再次剖宫产术产妇术后宫缩痛的影响。该研究为一项随机、对照、双盲研究。研究纳入 126 例拟在椎管内麻醉下行再次剖宫产术的产妇，术后镇痛随机采用曲马多复合布托啡诺的 PCIA（试验组）或曲马多复合舒芬太尼的 PCIA（对照组），评估患者术后 48 h 内的宫缩痛和切口痛、术后镇痛药物的用量、早期活动时间及住院时间。研究结果发现，再次剖宫产患者术后宫缩痛强度显著高于切口痛（$P<0.05$）；与对照组相比，试验组患者术后 6 h、12 h 静息时宫缩痛 VAS 评分显著降低，试验组患者术后 6 h、12 h、24 h 运动时宫缩痛 VAS 评分显著降低（$P<0.05$）；而 2 组在不同时间点切口痛的 VAS 评分差异无统计学意义（$P>0.05$）。该研究结论表明，与舒芬太尼相比，应用曲马多复合布托啡诺的 PCIA 对产妇术后镇痛效果更佳，且加速了产妇的术后康复，此方案可能成为再次剖宫产产妇理想的术后镇痛策略。

Gan J 等[21] 探讨了羟考酮用于 PCIA 对全髋关节置换术（total hip arthroplasty，THA）老年患者 POCD 的影响，将患者随机分为羟考酮组（O 组）和舒芬太尼组（S 组）。主要评价指标是 POCD 的发生率，根据 MMSE 和 MoCA 评分的变化进行诊断。次要评价指标包括血浆 S-100B 蛋白和神经元特异性烯醇化酶（neuron specific enolase，NSE）水平、术后镇痛药用量及不良反应发生率。结果结果表明，直到术后第 3 天，接受羟考酮治疗的患者 POCD 的发生率显著低于接受舒芬太尼治疗的患者。2 组患者的 MMSE 和 MoCA 评分均有不同程度的下降。O 组术后第 1 天、第 3 天、第 5 天、第 7 天的 MMSE 评分和术后第 1 天、第 3 天、第 5 天的 MoCA 评分均高于 S 组。O 组术后 4 h、8 h、12 h 血浆 S-100B 蛋白水平和术后 4 h、8 h、12 h、24 h 血浆 NSE 水平均低于 S 组。术后 2 d，2 组间的 PCIA 推注次数和镇痛药物消耗量相似。O 组术后恶心、呕吐及瘙痒的发生率明显较低。故老年患者在 THA 术后 PCIA 应用羟考酮可降低 POCD 的发生率、改善术后认知功能及减少不良反应。

胡志强等[22] 通过对 371 例接受择期胰十二指肠切除术患者进行研究，比较硬膜外镇痛（EDA）和患者自控静脉镇痛（PCIA）对胰十二指肠切除术后胃肠道并发症的影响。将患者随机分为 PCIA 组（$n=185$）和 EDA 组（$n=186$），PCIA 组患者接受全身麻醉和阿片类药物 PCIA，EDA 组患者接受全身麻醉和术中及术后硬膜外镇痛。主要结局指标包括术后 30 d 内出现胰瘘、胆汁泄漏、胃延迟排空、胃肠道出血及术后肠梗阻等。次要结局指标包括 30 d 死亡率、其他并发症、术后疼痛水平、术中和术后升压药治疗及液体替代。研究结果显示，最终纳入研究的 248 例患者（每组 124 例），PCIA 组的主要复合终点（61 例，49.2%）与 EDA 组的主要复合终点（57 例，46.0%）差异无统计学意义（优势比为 1.17，95%CI 0.71～1.95，$P=0.54$）；无论是主要结局指标，还是次要结局指标中的 30 d 死亡率、术后疼痛水平、术中和术后液体替代的差异均无统计学意义。与 PCIA 组相比，EDA 组患者在术后 4 d 体重增加更多，升压药用量更多。该研究结论表明，胰腺术后镇痛选择 PCIA 还是 EDA，不应基于胃肠道并发症，因为 2 种镇痛方法的有效性和安全性相似。

六、神经阻滞用于术后疼痛的效果

Chen 等[23] 研究了超声引导下肋间神经阻滞（ultrasound-guided intercostal nerve block，ICNB）、单点注射竖脊肌平面阻滞（erector spinae plane block，ESPB）和多点注射椎旁阻滞（paravertebral block，PVB）在胸腔镜手术术后的镇痛效果。将择期行胸腔镜肺部分切除术的患者随机分为 3 组（PVB 组、ICNB 组及 ESPB 组），比较术后 24 h 吗啡的累计消耗量，术后 0、2 h、4 h、8 h、24 h、48 h 休息时和咳嗽时的 VAS 评分，其他观察时间的吗啡累计用量和紧急镇痛需求量。研究结果显示，在术后 24 h 吗啡消耗量的中位数方面，PVB 组与 ESPB 组、PVB 组与 ICNB 组的差异均有统计学意义，但 ICNB

组与 ESPB 组的差异无统计学意义。PVB 组在术后 0、2 h、4 h、8 h 休息时和咳嗽时的 VAS 评分显著低于 ESPB 组，术后 8 h 的休息时和咳嗽时的 VAS 评分显著低于 ICNB 组。ICNB 组与 ESPB 组在各时间点的 VAS 评分差异均无统计学意义。所有组在休息时和咳嗽时的 VAS 评分中位数均较低（VAS 评分<4 分）。ESPB 组术后 48 h 内对紧急镇痛的需求量更多（PVB 组 vs. ICNB vs. ESPB 13% vs. 29% vs. 46% $P<0.05$）。故超声引导下多点注射 PVB 镇痛效果优于 ICNB 和单点注射 ESPB，ICNB 和单点注射 ESPB 对胸腔镜手术后疼痛的缓解效果相同。

Fu 等[24]研究了 ESPB 在肝切除术术后疼痛和恢复中的效果。该研究为一项随机、对照临床试验，研究纳入 60 例患者，随机分为应用罗哌卡因的 ESPB 组（$n=30$）及对照组（$n=30$），采用 VAS 评估患者静息时、运动时的疼痛程度，同时记录患者术后首次肛门排气时间、镇痛药物的剂量、术后早期并发症和不良反应、术后步行距离、下床活动时间及住院时间。研究结果发现，与对照组相比，ESPB 组患者术后 24 h 内静息时和运动时 VAS 评分显著降低，首次肛门排气时间和下床活动时间较早，镇痛药物的用量减少，术后恶心、呕吐、头痛发生率降低，术后步行距离较长、住院时间较短。该研究结论表明，应用罗哌卡因的竖脊肌平面阻滞能有效减轻肝切除术患者早期术后疼痛，并促进患者术后恢复。

Wang 等[25]研究了收肌管阻滞（ACB 组）和股三角阻滞（FTB 组）对全膝关节置换术术后镇痛及康复的影响。该研究为一项随机对照临床试验，共纳入 60 例初次接受单侧全膝关节置换术的患者，随机为 ACB 组和 FTB 组，主要结局指标为术后 8 h 患者主动屈膝时的疼痛评分，采用 VAS 评分评估各时间点的疼痛评分，评估股四头肌力量、吗啡用量、患者满意度及吗啡的不良反应。研究结果发现，ACB 组患者术后 8 h 和 24 h 静息时的 VAS 评分较 FTB 组低（$P<0.05$）；ACB 组患者术后在 4 h、8 h、24 h 及 48 h 主动屈膝时的 VAS 评分均低于 FTB 组（$P<0.05$）。ACB 组患者在术后 4 h、8 h 及 24 h 股四头肌力量优于 FTB 组（$P<0.05$）；ACB 组患者吗啡用量较 FTB 组少（$P<0.05$）；2 组患者满意度和不良反应发生率的差异均无统计学意义（$P>0.05$）。该研究结论表明，收肌管阻滞在术后镇痛效果、股四头肌力保持上更优于股三角阻滞；收肌管阻滞有利于术后早期功能恢复，符合加速康复外科理念，应在临床中推广。

Pan 等[26]研究了腹横肌平面阻滞（transversus abdominis plane block，TAPB）对结直肠手术 CPSP 的影响。该研究为一项回顾性队列研究，研究纳入 307 例在全身麻醉下行择期结直肠手术的患者，其中 128 例患者接受 TAPB 联合 PCIA（TP 组），179 例患者行术后 PCIA（P 组），主要结局指标是患者采用 NRS 进行术后 3 个月时的疼痛评分。研究结果发现，相较于 P 组，TP 组患者术后 24 h 静息时和运动时 NRS 评分显著降低（$P=0.003$）。两组间术后 48 h 的 NRS 评分差异无统计学意义，TP 组术后 3 个月运动时 NRS 评分低于 P 组（$P=0.0045$），而两组间术后 6 个月的 NRS 评分差异无统计学意义；在术后 3 个月和术后 6 个月，两组 CPSP 患病率差异均无统计学意义。该研究结论表明，TAPB 降低了结直肠手术患者术后 3 个月运动时的疼痛，但并未降低术后 3 个月和术后 6 个月慢性术后疼痛的患病率。

Yuan 等[27]研究了超声引导下腰方肌阻滞对髋关节镜术后镇痛的影响。该研究为一项随机对照双盲试验，研究纳入 80 例行择期髋关节镜手术的患者，随机分为腰方肌阻滞术组（Q 组）和对照组（C 组），记录患者离开 PACU，术后 4 h、8 h、12 h 及 24 h 患者自控镇痛的阿片类药物用量，以及静息时和运动时的 VAS 评分，同时记录 2 组的术后并发症。研究结果发现，Q 组患者术后 24 h 阿片类药物总用量显著低于 C 组，且在每个时间点的阿片类药物用量均显著低于 C 组。与 C 组相比，Q 组患者每个时间点的静息时和运动时的 VAS 评分均显著降低。该研究结论表明，在超声引导下腰方肌阻滞可减轻患者髋关节镜术后 24 h 内疼痛和减少阿片类药物的用量。

Chu 等[28]探究了超声引导下椎旁阻滞对胸腔镜辅助下肺叶切除术患者血浆基质金属蛋白酶 -9（matrix metalloproteinase-9，MMP-9）水平及术后疼痛的影响。研究纳入接受择期胸腔镜辅助肺叶切除术的患者，随机分为全身麻醉联合椎旁神经阻滞组（PVB/GA 组）和全身麻醉组（GA 组），记录了术后 1 h、4 h、24 h、48 h 静息状态和咳嗽状态的疼痛评分、血浆 MMP-9 水平、术后并发症及术后住院时间。研究结果显示，PVB/GA 组术后 4 h、24 h 静息状态的疼痛评分、术后 4 h 咳嗽状态的疼痛评分均低于 GA 组；PVB/GA 组患者手术结束时和术后 12 h 的血浆 MMP-9 水平明显降低；而 2 组术后并发症和住院时间未见明显差异。该研究结论表明，椎旁阻滞能显著减轻胸腔镜辅助下肺叶切除术患者术后疼痛程度和 MMP-9 水平，该技术有助于患者术后快速恢复，减少术后肿瘤复发。

Zhao 等[29]通过一项前瞻性非劣效性研究，评估了术前在 T_4 和 T_6 水平超声引导下行竖脊肌平面与椎旁阻滞对胸腔镜手术（VATS）患者术后镇痛效果的影响。研究共纳入 66 例计划在全身麻醉下接受 VATS 的患者。麻醉诱导前 30 min，患者随机接受超声引导 T_4、T_6 水平的竖脊肌平面阻滞（ESPB 组，$n=33$）或椎旁阻滞（PVB 组，$n=33$），2 组患者均使用 0.4% 的罗哌卡因 30 ml。术后连续输注氟比洛芬酯（8 mg/h），必要时静脉注射羟考酮（1 mg）作为镇痛缓解方式，锁定时间为 10 min。观察术后 48 h 羟考酮的消耗量。研究结果显示，2 组患者术后第 1 天和第 2 天的疼痛评分、羟考酮用量及恢复质量（quality of recovery，QoR）-15 差异无统计学意义。术后 48 h 内，ESPB 组羟考酮的按压次数为（7.9±8.7）次，PVB 组为（6.9±6.3）次。ESPB 组与 PVB 组 48 h 内羟考酮的按压差异数为 2（95%CI -1，5.6）。95%CI 的下限为-1，这是在预定义的非劣效性界值-10（Δ）内的。研究结论提示，VATS 术前应用超声引导下行竖脊肌平面阻滞，在疼痛评分、镇痛药物消耗、恢复质量等方面不劣于椎旁阻滞。

Yang 等[30]通过一项随机对照试验来评价椎旁阻滞联合帕瑞昔布在胸腔镜手术（VATS）中的疗效和安全性。该试验将 74 例患者随机分为 P 组（在麻醉诱导前超声引导下行椎旁阻滞联合帕瑞昔布）和对照组（仅在麻醉诱导前超声引导下行椎旁阻滞）。记录术后 48 h 咳嗽时的 VAS 评分、术后 1 h、4 h、8 h、12 h、24 h、48 h 舒芬太尼用量及镇静水平（LOS）、术中血流动力学水平、患者和外科医师的满意度评分、是否行补救措施、胸部引流管拔除时间、48 h 内下床活动时间、不良反应、患者住院总时间、炎症标志物、呼吸功能及术后慢性疼痛的发生率。研究结果显示，椎旁阻滞组术后 24 h 休息时和咳嗽时的 VAS 评分显著低于对照组（$P<0.05$）。七氟烷、瑞芬太尼及右美托咪定的用量显著比对照组少（$P<0.05$）。术后 48 h 内舒芬太尼用量、首次给药时间和抢救酮咯酸总剂量明显低于对照组（$P<0.05$）。术后第 1 天、第 3 天椎旁阻滞组的第一秒用力呼气量占用力肺活量的比值（FEV_1/FVC）明显高于对照组（$P<0.05$）。椎旁阻滞组胸引流管拔除时间明显缩短，且 48 h 内下床活动比例明显增加（$P<0.05$）。与对照组相比，椎旁阻滞组术后第 1 天、第 3 天促肾上腺皮质激素和皮质醇水平均明显降低（$P<0.05$）。以上结果提示，椎旁阻滞联合帕瑞昔布能更好

地缓解疼痛，减少舒芬太尼和酮咯酸的用量，减少血流动力学不稳定，降低手术相关的应激反应。但 2 组患者术后 3 个月和术后 6 个月慢性疼痛的发生率、除尿潴留外并发症的风险差异无统计学意义。

Sun 等[31] 的一项荟萃分析比较了胸壁神经阻滞联合全身麻醉和单独应用全身麻醉用于乳房切除术的镇痛效果，评估了患者在 PACU 和术后 24 h 的疼痛评分、术中和术后阿片类药物的消耗量、首次要求镇痛的时间、术后恶心呕吐及麻醉恢复室期间神经阻滞相关并发症的发生率。研究结果表明，与单独应用全身麻醉组相比，胸壁神经阻滞联合全身麻醉组在和术后 24 h 内患者的疼痛评分更低，阿片类药物的消耗量更少。术中阿片类药物的消耗量也更少，首次镇痛需求的时间延长，但患者术后恶心、呕吐和神经阻滞相关并发症的发生率差异无统计学意义。

王春光等[32] 通过试验表明收肌管阻滞联合膝关节周围局部浸润麻醉可减轻全膝关节置换术患者术后炎症反应。该研究共纳入 60 例择期行全膝关节置换术的患者，年龄为 54～76 岁，ASA 分级为 Ⅱ～Ⅲ 级。采用随机数字表法分为 2 组（$n=30$）：收肌管阻滞组（A 组）和收肌管阻滞联合膝关节周围局部浸润麻醉组（AL 组）。在行气管插管后，2 组均采用 0.5% 罗哌卡因 15 ml 行收肌管阻滞；AL 组在术中截骨完成后由术者行膝关节周围局部浸润麻醉。术毕患者自控收肌管阻滞镇痛（应用生理盐水将罗哌卡因 400 mg 稀释至 200 ml），背景输注速率为 5 ml/h，PCA 剂量为 5 ml，锁定时间为 30 min。当 VAS 评分＞4 分时，按压镇痛泵后 30 min 仍未缓解，则肌内注射盐酸哌替啶 100 mg 进行镇痛补救。分别于麻醉诱导前即刻（T0）、术后 24 h、48 h 及 72 h（T1～T3）采集外周静脉血标本，采用 ELISA 法检测血清 IL-6 和 IL-10 的浓度。分别于 T1～T3 时评定患肢肌力、记录术后 72 h 内患者满意度评分、镇痛补救率及不良反应的发生率。研究结果显示，与 A 组比较，AL 组术后各时点血清 IL-6 浓度均降低，血清 IL-10 浓度升高，术后患者满意度评分增加，镇痛补救率降低（$P<0.05$），术后患肢股四头肌肌力和不良反应发生率的差异无统计学意义（$P>0.05$）。

张建军等[33] 探讨了髂筋膜腔室阻滞（FICB）对全髋关节置换术老年患者术后谵妄的影响。共纳入了 102 例年龄≥65 岁，ASA 分级为 Ⅱ～Ⅲ 级，体重指数≤35 kg/m² 的择期脊椎－硬膜外麻醉下行单侧全髋关节置换术的老年患者。采用随机数字表法将其分为 2 组（$n=51$），即 FICB 组和 PCIA 组。FICB 组术后在超声引导下髂筋膜间隙穿刺，穿刺成功后注入 0.5% 罗哌卡因 30 ml 作为负荷剂量，然后接自控镇痛泵（0.25% 罗哌卡因用生理盐水稀释至 275 ml，背景输注速率为 5 ml/h，PCA 剂量为 0.5 ml，锁定时间为 15 min）；PCIA 组术后连接自控镇痛泵（芬太尼 10 μg/ml 用生理盐水稀释至 100 ml，背景输注速率为 2 ml/h，PCA 剂量为 1 ml，锁定时间为 10 min）。2 组均镇痛至术后 48 h，维持 VAS 评分≤4 分。当 VAS 评分＞4 分时，先按压镇痛泵，观察 10～20 min，若 VAS 评分仍＞4 分，则静脉注射氟比洛芬酯 50 mg 进行补救镇痛。采用混淆评估法评估术后 48 h 内谵妄的发生率。记录术后 48 h 内补救镇痛率、恶心呕吐、尿潴留、便秘及皮肤瘙痒的发生情况。分别于术前 24 h 和术后 24 h、48 h 测定血清 IL-6、IL-8、TNF-α 及 S100β 蛋白的浓度。该研究结果显示，与 PCIA 组比较，FICB 组术后谵妄发生率降低，术后 24 h 和 48 h 时血清 S100β 蛋白浓度降低（$P<0.05$），术后补救镇痛率、恶心呕吐、尿潴留、便秘及皮肤瘙痒的发生率降低，各时点血清 IL-6、IL-8 及 TNF-α 的浓度的差异无统计学意义（$P>0.05$）。研究结论提示，髂筋膜腔室阻滞可减少全髋关节置换术老年患者术后谵妄的发生。

七、镇痛模式和药物的改进对术后疼痛的影响

Wan 等[34] 研究了羟考酮复合氟比洛芬酯对结直肠癌根治术患者术后镇痛和免疫功能的影响。该研究为一项随机、对照临床试验，研究纳入 133 例行结直肠癌根治术患者，随机分为 OF 组或 SF 组。OF 组患者采用盐酸羟考酮 0.1 mg/kg＋氟比洛芬酯 3 mg/kg 用于术后镇痛；SF 组患者采用舒芬太尼 0.1 μg/kg＋氟比洛芬酯 3 mg/kg 用于术后镇痛；主要结局指标是患者术后不同时段的疼痛程度（采用 VAS 评估）。次要结局指标包括外周血中 $CD4^+$、$CD8^+$、NKT 细胞计数、血清 $TNF-\alpha$ 和 IL-6 水平、镇痛药的用量及不良反应发生率等。研究结果发现，2 组患者静息时的 VAS 评分差异无统计学意义，OF 组患者在术后 8 h、12 h 及 24 h 咳嗽时的 VAS 评分低于 SF 组患者；OF 组患者术后 12 h、24 h、48 h 及 72 h 的 $CD4^+$ 细胞计数和 $CD4^+/CD8^+$ 比值高于 SF 组患者；OF 组患者术后 48 h 和 72 h 的 $CD8^+$ 及 NKT 细胞计数高于 SF 组患者；OF 组患者术后 12 h、24 h、48 h 及 72 h 血清 $TNF-\alpha$ 和 IL-6 的水平低于 SF 组患者。此外，OF 组患者术后恶心、呕吐及瘙痒的发生率较低，首次肛门排气和排便时间较早。该研究结论表明，羟考酮复合氟比洛芬酯用于患者自控静脉镇痛可有效缓解术后疼痛，尤其是内脏痛，且有助于扭转结直肠癌根治术患者的免疫抑制状态。

Ren 等[35] 研究了术前服用美洛昔康和术后服用美洛昔康对接受 THA 的髋关节骨性关节炎（OA）患者的镇痛效果、患者满意度、耐受性及髋关节功能恢复的影响。该研究为一项随机对照研究，共纳入 132 例接受 THA 手术的髋关节骨性关节炎患者，以 1∶1 的比例随机分配至术后镇痛组（POST 组）和术前镇痛组（PRE 组），PRE 组患者术前 24 h 服用 15 mg 美洛昔康，术后 4 h、24 h、48 h 及 72 h 服用 7.5 mg 美洛昔康；POST 组患者术后 4 h 服用 15 mg 美洛昔康，术后 24 h、48 h 及 72 h 服用 7.5 mg 美洛昔康。此外，术后 96 h 内评估术后疼痛、PCA 用量、总体满意度及不良事件；术后 6 个月内进行 Harris 髋关节评分。研究结果发现，与 POST 组相比，PRE 组患者在术后 6 h、12 h、24 h 静息时的 VAS 评分和术后 6 h、12 h 被动运动时的 VAS 评分均有所降低；PRE 组患者的 PCA 追加量和 PCA 总用量均少于 POST 组；PRE 组患者在术后 24 h、48 h 及 72 h 的总体满意度高于 POST 组；2 组间术后 3 个月、6 个月的 Harris 髋关节评分的差异无统计学意义；2 组不良事件的发生率差异也无统计学意义。该研究结论表明，对接受 THA 的髋关节骨性关节炎患者而言，术前服用美洛昔康相较于术后服用美洛昔康镇痛效果更佳，且耐受性无差异。

Liu 等[36] 研究了术中追加舒芬太尼对腹腔镜子宫切除术患者术后疼痛、应激及炎症反应的影响。该研究为一项双盲、随机、安慰剂对照的临床试验，共纳入 40 例拟在全身麻醉下行腹腔镜子宫肌瘤切除术的女性患者，在手术结束前 1 h 随机接受舒芬太尼（试验组 20 例）或生理盐水（对照组 20 例），主要结局为患者术后 5 min、30 min、1 h 的疼痛程度，采用 VAS 评分进行评估，次要结局指标包括患者术后躁动（镇静和躁动评分即 SAS 评分）、应激激素水平（肾上腺素、去甲肾上腺素的浓度）、炎症因子水平（IL-6、IL-8 及 $TNF-\alpha$）及不良反应发生率（咳嗽、呼吸抑制、术后谵妄）。该研究结论表明，对于接受腹腔镜子宫肌瘤切除术的患者，在手术结束前 1 h 给予舒芬太尼显示出良好的镇痛和镇静效果，减轻了术后应激反应和炎症反应，降低了咳嗽的发生率，且不会延长麻醉复苏时间和增加不良反应。

Yu 等[37]研究了术中使用丙泊酚和吸入麻醉药缓解心脏手术术后持续性疼痛的效果比较。该研究为一项单中心、双组、患者及评价者设盲、随机对照临床试验。研究纳入 489 例经胸骨切开术行心脏手术的成人患者，随机分为全凭静脉麻醉组（n=244）和吸入麻醉组（n=245），主要结局是术后 3 个月、6 个月及 12 个月时疼痛的发生率（当 NRS 评分＞0 即可定义为疼痛），次要结局包括急性疼痛、术后 72 h 内服用阿片类药物及生活质量。研究结果发现，与吸入麻醉药相比，术中使用丙泊酚并未显著缓解术后 3 个月、6 个月、12 个月时的慢性疼痛。此外，2 组的急性疼痛评分、术后 72 h 内的吗啡当量消耗量及术后 3 个月、6 个月、12 个月的生活质量差异均无统计学意义。该研究结论表明，与吸入麻醉药相比，术中使用丙泊酚并不能减少心脏手术患者术后持续性疼痛。

Shi 等[38]研究了静脉注射利多卡因对腹腔镜结直肠手术后伤口疼痛和胃肠功能恢复的影响。这项荟萃分析纳入了 10 项随机临床试验（n=527）。研究结果显示，术后 2 h、4 h、12 h、24 h、48 h 静脉注射利多卡因可显著降低疼痛评分，静息状态 2 h、4 h、12 h 的疼痛评分亦显著降低，术后 24 h 内阿片类药物用量明显减少［加权均数差（weighted mean difference，WMD）−5.02（−9.34，−0.70），P=0.02］。利多卡因还可缩短了首次排气时间［WMD −10.15（−11.20，−9.10），P<0.000 01］、首次排便时间［WMD −10.27（−17.62，−2.92），P=0.006］、住院时间［WMD −1.05（−1.89，−0.21），P=0.01］，并减少了术后恶心和呕吐的发生率［HR 0.53（0.30，0.93），P=0.03］。而利多卡因对静息状态 24 h 和 48 h 的疼痛评分、恢复正常饮食时间及 CRPd 的水平没有影响。以上结果结论表明，围术期静脉注射利多卡因可以减轻腹腔镜结直肠手术患者的急性疼痛，减少术后镇痛需求，以及加速胃肠功能的恢复。

八、基因多态性对术后疼痛的影响

Zheng 等[39]观察了食管癌患者 P2RX7 基因 rs1718125 多态性与其术后疼痛和芬太尼用量的关系。该研究纳入 645 例中国汉族人群食管癌患者，采用聚合酶链反应（polymerase chain reaction，PCR）和直接测序完成患者的基因分型，将患者分为 GG 基因型、GA 基因型、AA 基因型 3 组，采用 VAS 评分评估患者在术后即刻（即全身麻醉苏醒时）、6 h、24 h 及 48 h 的疼痛程度，并统计患者术后 6 h、24 h 及 48 h 芬太尼的用量，组间比较患者术后疼痛和术后镇痛药物用量。研究结果发现，GA 基因型和 AA 基因型患者在术后即刻、6 h 及 24 h 的 VAS 评分显著低于 GG 基因型患者；术后 6 h、24 h，GG 基因型患者芬太尼用量显著高于 GA 基因型和 AA 基因型患者。该研究结论表明，P2RX7 基因 rs1718125 多态性与食管癌患者术后疼痛及芬太尼用量相关。

Xing 等[40]研究评估了基因突变与单孔胸腔镜术后镇痛不足之间的关系。研究将 198 例接受单孔 VATS 的中国患者进行 18 个涉及疼痛感知和调节的基因的 28 个单核苷酸多态性（single-nucleotide polymorphism，SNP）基因分型。通过术后综合评估确定，主要结果为术后第 1 天早上和晚上镇痛不足的发生率。采用多变量 Logistic 回归分析确定遗传变异与术后镇痛不足之间的关系。研究结果显示，术后镇痛不足发生率为 45.5%。在控制年龄和教育水平后，在编码电压门控钠通道的 3 个基因中的 4 个 SNP 中观察到与镇痛不足的相关性。有 rs33985936（SCN11A）、rs6795970（SCN10A）及 3312G＞T（SCN9A）小等位基因的患者发生镇痛不充分的风险增加。而携带 rs11709492（SCN11A）

次要等位基因的患者发生镇痛不足的风险更低。从而得出结论，SCN9A、SCN10A 及 SCN11A 的 SNP 在单孔胸腔镜术后镇痛效果不佳中起一定作用。

Fu 等[41]探究了中国汉族女性 *ADRA2A* 基因 rs1800035、rs201376588 及 rs775887911 核苷酸多态性与右美托咪定麻醉镇痛作用之间的关系。研究结果发现，野生型基因患者麻醉后疼痛阈值（pain threshold，PTh）和疼痛耐受阈值（pain tolerance threshold，PTTh）高于突变型基因患者（$P<0.05$）。野生型基因患者术后 VAS 评分低于突变型基因患者（$P<0.05$）。野生型基因患者术后 12 h 的 Ramsay 镇静评分显著高于突变型基因患者（$P<0.05$）。突变型基因患者术后 12 h、24 h 及 48 h 的皮质醇和血糖水平显著高于野生型基因患者（$P<0.05$）。野生型基因患者对手术的满意度高于突变型基因患者（$P<0.05$）。以上结果表明，*ADRA2A* 基因中 rs1800035、rs201376588 及 rs775887911 位点的基因突变降低了中国汉族女性剖宫产术中和术后的麻醉镇痛效果。具有突变型基因的女性患者术后可能需使用更大剂量的镇痛药。

柯雪茹等[42]分析了术前疼痛敏感性、术后镇痛及阿片类药物消耗与多巴胺受体 D2（dopamine receptor D2，DRD2）基因多态性的关系。研究选取 133 例择期行上腹部手术的患者于术前行试验性疼痛评估。通过压力测试仪逐渐以 1 kg/s 匀速递增的压力刺激 1 cm^2 固定测试区域（患者右前臂内侧腕横纹上 2 cm 处），记录压力痛阈（PPT）和压力耐痛阈（PTO）。采用 VAS 评估术后 6 h、12 h、24 h 及 48 h 的疼痛程度。采集患者外周血对 DRD2（rs6276、rs4274224）基因多态性进行分析。研究结果发现，术前不同 DRD2 rs6276 基因型患者 PPT 和 PTO 存在差异（$P<0.05$），其中 AA 基因型患者 PPT 和 PTO 显著低于 AG 和 GG 基因型，各基因型术前 PPT 和 PTO 与术后 VAS 评分呈负相关，患者术前 PPT 和 PTO 越高，术后疼痛程度越低。DRD2 rs4274224 不同基因型患者 PPT、PTO、术后疼痛评分、镇痛不全比例均无统计学意义（$P>0.05$）。研究结论表明，*DRD2rs6276* 基因多态性与疼痛敏感性有关，可能影响患者术后阿片镇痛的使用量。

Xu 等[43]探讨了儿茶酚胺氧位甲基转移酶（catechol-O-methyltransferase，COMT）基因多态性和血清 β- 内啡肽水平对维吾尔族及汉族民族间疼痛敏感性的影响。研究纳入维吾尔族和汉族健康受试者各 80 例，分别接受 6 种不同类型痛阈检测，包括钝性压痛觉阈、钝性压痛觉耐受阈、锐性压痛觉阈、锐性压痛觉耐受阈、电痛觉阈及电痛觉耐受阈。采集受试者外周血行 COMT 多态性基因检测和血清 β- 内啡肽水平测定。采用双变量相关分析和多元线性回归分析各基因型及血清 β- 内啡肽水平与不同类型痛阈间的相关性。研究结果发现，汉族和维吾尔族受试者在锐性压痛觉阈值、钝性压痛觉阈值、钝压痛觉耐受阈值、电痛觉耐受阈值、β- 内啡肽水平及 COMT rs4680、rs4633 多态性分布等方面存在差异。但 β- 内啡肽水平与 *COMT rs4680* 或 *rs4633* 基因型无相关性。预测健康个体痛阈较低者的指标，包括年龄、维吾尔族、女性、低体重指数、血清 β- 内啡肽水平低、携带 rs4680 AG 或 GG 基因型。研究结论表明，汉族与维吾尔族健康受试者疼痛敏感性差异具有统计学意义。COMT 基因多态性及血清 β- 内啡肽水平是导致种族间疼痛敏感性不同的重要因素。

Guo 等[44]研究了细胞因子的遗传多态性对肺癌根治术后患者自控静脉镇痛（PCIA）舒芬太尼用量的影响。该研究为一项前瞻性、观察性研究，共纳入 92 例在全凭静脉麻醉下行肺癌根治术、术后应用舒芬太尼 PCIA 的患者，术前采集外周血样 DNA，采用 iMLDRTM 多重单核苷酸多态性（SNP）分型技术检测 16 个相关 SNP 位点，采集患者的一般资料、手术和麻醉数据、术后静息时 VAS 评分、术后 PCIA 舒芬太尼的用量及阿片类药物的不良反应，分析细胞因子遗传多态性对舒芬太尼用量的影响。研究结果发现，*NF-κBIA* 基因 rs696 位点 TT 基因型的患者术后 48～72 h PCIA 舒芬太尼用量显著高于该位点为 CC 基因型（$P=0.023$）和 CT 基因型的患者（$P=0.025$）。该研究结论表明，细胞因子 NF-κBIA rs696 的遗传多态性可能影响肺癌根治术后 PCIA 舒芬太尼的用量，具体机制仍需进一步研究。

九、痛觉过敏的干预和机制研究

Ji 等[45]进行了右美托咪定在预防麻醉诱导时丙泊酚注射痛的荟萃分析，通过检索纳入了研究右美托咪定用于预防丙泊酚注射痛的随机对照临床试验，设立了 3 项研究比较：右美托咪定与生理盐水、利多卡因及氯胺酮的比较。研究发现，与生理盐水相比，右美托咪定可使更多的患者在注射丙泊酚时无疼痛［*RR* 0.26，95%*CI*（0.18，0.38），$P<0.000\ 010$］；与利多卡因相比，剂量<1 μg/kg 的右美托咪定在缓解丙泊酚注射痛方面未表现出优势［*RR* 1.28，95%*CI*（0.82，2.00），$P=0.04$］；右美托咪定在减轻丙泊酚注射痛方面的效果不如氯胺酮［*RR* 1.93，95%*CI*（1.51，2.47），$P<0.000\ 010$］；由于关于右美托咪定的不良反应报道很少，因而应用右美托咪定减轻丙泊酚注射痛具有安全性。该研究结论表明，尽管右美托咪定不如利多卡因和氯胺酮有效，但右美托咪定预处理可能是减轻丙泊酚注射痛的一个替代方法。

Hu 等[46]研究了纳布啡对腹腔镜胆囊切除术患者由瑞芬太尼诱发的痛觉过敏（remifentanil-induced hyperalgesia，RIH）的影响。该研究为一项前瞻性、随机、双盲临床试验。研究纳入 96 例拟行腹腔镜胆囊切除术的患者，随机分为以下 4 组，瑞芬太尼 0.4 μg/（kg·min）加纳布啡 0.2 mg/kg（HRNA 组），瑞芬太尼 0.4 μg/（kg·min）加生理盐水（HRSA 组），瑞芬太尼 0.1 μg/（kg·min）加纳布啡 0.2 mg/kg（LRNA 组）以及瑞芬太尼 0.1 μg/（kg·min）加生理盐水（LRSA 组），采用 Von Frey 针刺痛觉测试套件测量患者术后机械性痛觉过敏的疼痛阈值，并评估术后 48 h 内患者的疼痛程度（NRS 评分）、记录患者镇痛药物的使用量。研究结果发现，相较于其他 3 组，HRSA 组患者术后 24 h 前臂内侧的疼痛阈值（所有 $P<0.05$）、切口周围区域的疼痛阈值显著下降（所有 $P<0.000\ 1$）；HRNA 组的患者在 1 h、3 h、6 h 及 12 h 的 NRS 评分较 HRSA 组显著降低；HRSA 组患者术后首个 3 h 内和第二个 3 h 内舒芬太尼的用量显著高于 HRNA 组；LRSA 组患者术后首个 3 h 时及第二个 3 h 内舒芬太尼的用量在也显著高于 LRNA 组。该研究结论表明，预防性应用纳布啡可改善腹腔镜胆囊切除术患者由大剂量瑞芬太尼诱发的痛觉过敏。

Gao 等[47]研究了 Wnt3a/β-catenin 通路在 RIH 中的作用，研究发现，瑞芬太尼输注可诱导大鼠 β-catenin 和 Wnt3a 的过度表达。不同剂量的 Wnt3a 抑制剂 Iwp-2（60 μM、120 μM、180 μM）对大鼠热痛觉过敏和机械性痛觉过敏产生剂量依赖性抑制作用。NR2B 亚基拮抗剂 Ro25-6981 和 Iwp-2 均可降低大鼠腰髓 NMDA 受体中 NR2B 亚基的活化，增强 p-GSK-3β（Ser9）表达，减少 β-catenin、c-fos 及 NF-κB（$P<0.001$）的表达。与 Iwp-2 相比，Ro25-6981 在逆转痛觉过敏方面的益处更多，其热刺激缩足反射潜伏期的 AUC 值（$P=0.022$）和机械刺激缩足反应阈值的 AUC 值（$P=0.035$）更高。该研究结论表明，Wnt3a 抑制剂通过下调大鼠脊髓 NMDA 受体减轻瑞芬太尼诱发的痛觉过敏。

Wang 等[48] 将成年雄鼠予以输注瑞芬太尼［1 μg/（kg·min），持续作用 60 min］建立 RIH 模型，通过机械性缩足阈值和热缩足阈值进行评估。caspase-6 抑制剂、CCL21 中和抗体（抗 -CCL21）、选择性 CXCR3 拮抗剂 NBI-74330、重组 caspase-6 和 CCL21 研究 RIH 发病机制及对痛觉过敏的预防。采用 RT-qPCR 和蛋白质印迹法检测 caspase-6、CCL21 和 CXCR3 的表达。研究结果发现，成年雄鼠输注瑞芬太尼后出现机械性痛觉过敏和热痛觉过敏、脊髓 caspase-6 和 CCL21/CXCR3 的表达增加。中枢 caspase-6 抑制了 RIH 的发生和使脊髓 CCL21/CXCR3 水平的上调。鞘内注射抗 -CCL21 降低 RIH 的发生和脊髓 CXCR3 的表达。重组 caspase-6 诱发幼稚大鼠急性伤害性超敏反应，促进脊髓 CXCR3 的释放，但可通过应用抗 -CCL2 逆转。NBI-74330 减弱 RIH 和外源性 CCL21 引起的急性疼痛。以上结果表明，脊髓 caspase-6 介导 CCL21/CXCR3 上调在大鼠 RIH 发病机制中起重要作用。

Zhou 等[49] 研究了地佐辛在在瑞芬太尼诱发的术后痛觉过敏（remifentanil induced postoperative hyperalgesia，RIPH）中的作用机制，在小鼠切口皮下注射瑞芬太尼（40 μg/kg）以建立 RIPH 模型。使用仪器泵将瑞芬太尼和地佐辛（1.5 mg/kg、3.0 mg/kg、6.0 mg/kg）皮下泵注 30 min。采用 PWTL 和 PWMT 评价热痛觉过敏和机械性痛觉过敏。用蛋白质印迹法和免疫组织化学方法检测磷酸化钙调蛋白依赖性蛋白激酶 II α（p-CaMK II α）在体感皮质、海马及脊髓中的表达。研究结果显示，皮下注射瑞芬太尼增加了手术切口引起的术后疼痛，增加了 PWTL 和 PWMT。地佐辛可剂量依赖性地降低 RIPH 模型的 PWTL 和 PWMT。地佐辛抑制瑞芬太尼诱导的体感皮质、海马及脊髓 p-CaMK II α 表达上调，这些效应与其对行为的影响有关。地佐辛可通过抑制 p-CaMK II α 而抑制 RIPF。以上结果表明，地佐辛通过抑制钙 / 钙调蛋白依赖性蛋白激酶 II α（CaMK II α）的磷酸化减轻瑞芬太尼诱导的术后痛敏。

Li 等[50] 研究了瑞芬太尼对大鼠术后疼痛的影响和对脊髓前、上水平酸敏感离子通道 3（ASIC3）表达的影响。该研究将大鼠随机分为对照组、切口组、瑞芬太尼组及瑞芬太尼＋切口组。在足底切开前静脉输注瑞芬太尼 1 h，分别于切开前和切开后不同时间点测定 PWMT 和 PWTL，评价机械性痛觉过敏和热痛觉过敏。术后 48 h 处死大鼠，取背根神经节（DRG）、海马及下丘脑，用蛋白质印迹法检测 ASIC3 蛋白的表达。研究结果显示，瑞芬太尼在切口后 2～48 h 可引起明显的机械性痛觉过敏和热痛觉过敏。此外，瑞芬太尼暴露 48 h 后显著刺激大鼠背根神经节、海马及下丘脑 ASIC3 蛋白的表达。以上结果表明，瑞芬太尼诱导的痛敏伴随着背根节和棘上水平 ASIC3 表达的增加，提示 ASIC3 可能参与了由瑞芬太尼诱导的痛觉过敏。

付宝军等[51] 探究了脊髓 Pellino1（Peli1）在瑞芬太尼诱导的痛觉过敏中的作用和可能机制。采用 MWT 和 TWL 评价大鼠机械性痛觉过敏和热痛觉过敏. 采用蛋白质印迹法和 RT-PCR 法检测 Peli1、Iba1、神经胶质细胞原纤维酸性蛋白（glial fibrillary ocidic protein，GFAP）及 mRNA 表达；应用 ELISA 法检测 TNF-α、IL-6 及 IL-1β。研究结论表明，Peli1 参与瑞芬太尼诱发的痛觉过敏，其机制可能与脊髓小胶质细胞激活及其炎症反应有关。

王祯等[52] 探究了脊髓背角富含半胱氨酸的酸性分泌蛋白类似蛋白 1（SPARCL1）在瑞芬太尼诱发切口痛小鼠痛觉过敏形成中的作用。将 48 只 8～10 周龄，体重 18～22 g 的健康雄性 C57BL/6J 小鼠，采用随机数字表法分为 6 组（n＝8）：对照组（C 组）、切口痛组（I 组）、瑞芬太尼组（R 组）、切口痛＋瑞芬太尼组（I＋R 组）、切口痛＋瑞芬太尼组＋阴性对照 siRNA 组（I＋R＋N 组）及切

口痛＋瑞芬太尼＋SPARCL1-siRNA 组（I＋R＋S 组）。I＋R＋N 组和 I＋R＋S 组分别鞘内注射 1×
108 IFU/ml 阴性对照 siRNA 和 SPARCL1-siRNA 10 μl，C 组、I 组、R 组、I＋R 组鞘内注射生理盐水
10 μl，6 组均每天注射 1 次，连续注射 3 d，待稳定转染后，C 组和 I 组尾静脉注射生理盐水 0.1 ml，R
组、I＋R 组、I＋R＋N 组及 I＋R＋S 组尾静脉注射瑞芬太尼 10 μg/kg（用生理盐水稀释至 0.1 ml），6
组均连续注射 4 次，每次间隔 15 min。I 组、I＋R 组、I＋R＋N 组及 I＋R＋S 组于第 1 次尾静脉给药
后制备切口痛模型。分别于输注生理盐水或瑞芬太尼前 24 h（T0）、输注停止后 3 h、6 h、24 h 及 48 h
（T1～T4）时测定 MWT 和 TWL。于 T4 时测定痛阈后处死小鼠，取 $L_{4\sim6}$ 节段脊髓背角组织，分别采
用蛋白质印迹法和 qRT-PCR 法检测 SPARCL1 及其 mRNA 的表达水平。研究结果显示，与 C 组相比，
I＋R 组和 I＋R＋N 组在 T1～T4 时 MWT 降低和 TWL 缩短；I 组、R 组及 I＋R＋S 组在 T2～T4
时 MWT 降低和 TWL 缩短；R 组、I＋R 组、I＋R＋C 组脊髓背角 SPARCL1 及其 mRNA 表达上调
（$P<0.05$ 或 $P<0.01$）。与 I 组或 R 组比较，I＋R 组 MWT 降低和 TWL 缩短，脊髓背角 SPARCLI 及
其 mRNA 表达上调（$P<0.01$）。与 I＋R 组比较，I＋R＋S 组在 T1～T4 时 MWT 增加，TWL 延长，
脊髓背角 SPARCL1 及其 mRNA 表达下调（$P<0.05$ 或 $P<0.01$），I＋R＋C 组上述各指标差异无统计
学意义（$P>0.05$）。从而得出结论，SPARCLI 活性增强与瑞芬太尼诱发切口痛小鼠痛觉过敏的形成相关。

Wang 等[53] 探讨了瑞芬太尼致小鼠术后痛觉过敏的脊髓 Hevin 受体与 AMPA 受体的相关性。在
术后疼痛小鼠模型皮下注射瑞芬太尼［1.33 μg/（kg·min），持续 60 min］。Von Frey 和热板试验用于
评估机械性痛觉过敏和热痛觉过敏。采用 qRT-PCR 和蛋白质印迹法分析检测脊髓背角中 Hevin 基因
和蛋白质的表达及含 GluA1-AMPA 受体的膜转运。此外，在鞘内给予 Hevin-shrna、外源性 Hevin 和
NASPM（1-naphtylacetylspermine），以评估脊髓 Hevin 和 AMPA 受体之间的关系。研究结果显示，围
术期使用瑞芬太尼可加重和延长切口诱导的机械性痛觉过敏和热痛觉过敏。瑞芬太尼可增加脊髓
Hevin 的表达和 AMPA 受体的膜转运。此外，经过瑞芬太尼治疗后，脊髓 Hevin 的下调减轻了痛觉过
敏和 AMPA 受体的膜转运。同时，预先给予 NASPM 逆转了外源性 Hevin 诱导的首次接受实验小鼠
的自发疼痛和脊髓中含有 GluA1-AMPA 受体的膜传输。研究结论表明，脊髓 Hevin 通过调节 AMPA
受体的膜运输参与了瑞芬太尼诱导的术后痛觉过敏的维持。

Su 等[54] 研究了丙泊酚对大剂量瑞芬太尼引起的痛觉过敏的调节作用。该研究将 180 例腹腔镜胆
囊切除术患者随机分为七氟烷＋大剂量瑞芬太尼（sevoflurane＋high-dose remifentanil，SH）组、七氟
烷＋小剂量瑞芬太尼（sevoflurane＋low-dose remifentanil，SL）组及丙泊酚＋大剂量瑞芬太尼（propofol
＋high-dose remifentanil，PH）组（$n=60$）。静脉注射咪达唑仑后，SH 组和 SL 组分别用七氟烷和
瑞芬太尼诱导，PH 组用丙泊酚和瑞芬太尼诱导。麻醉维持期间，SH 组和 SL 组分别给予七氟烷
0.3 μg/（kg·min）和瑞芬太尼 0.1 μg/（kg·min），PH 组给予丙泊酚 0.3 μg/（kg·min）和瑞芬太尼
0.3 μg/（kg·min）。研究结果显示，3 组患者在苏醒时间、拔管时间、瑞芬太尼总用量的差异具有
统计学意义（$P<0.001$）。与 SL 组相比，SH 组术后 6 h、24 h 脐周机械性痛阈显著降低（$P<0.05$），
VAS 评分在术后 30 min、2 h、6 h 时显著升高（$P<0.05$）。PH 组在术后 6 h 和 24 h 的脐周机械阈值明
显高于 SH 组（$P<0.05$），在术后 30 min、2 h 和 6 h 的 VAS 评分显著低于 SH 组（$P<0.05$）。PH 组首
次使用患者自控静脉镇痛泵的时间明显晚于 SL 组（$P<0.05$）。PH 组和 SL 组舒芬太尼总用量明显低
于 SH 组（$P<0.05$）。PH 组和 SH 组的心动过缓和术后寒战发生率显著高于 SL 组（$P<0.05$）。以上

结果表明，丙泊酚静脉麻醉可缓解由大剂量瑞芬太尼复合七氟烷麻醉引起术后痛觉过敏。

Jiang 等[55]探讨了导水管周围灰质（PAG）中的 GPR30 受体和 GABA_A 受体亚基 α4、β1 及 δ 对雌性大鼠术前焦虑诱发的术后痛觉过敏的作用和机制。该研究采用连续单一刺激（SPS）诱导雌性大鼠术前焦虑，在足底切开术之前和之后评估 PWMT，分别局部显微注射 GPR30 选择性激动剂 G1 和拮抗剂 G15 至 PAG 中，通过蛋白质印迹法和免疫荧光检测 PAG 神经元中 GPR30、蛋白激酶 A（PKA）和 GABA_A 受体亚基 α4、β1 及 δ 的表达。行为学试验显示，S 组（接受 SPS 诱导）和 I 组（接受足底切开术）雌性大鼠的 PWMT 痛阈降低，S＋I 组（接受 SPS 诱导和足底切开术）大鼠 PWMT 下降幅度大于 S 组和 I 组；蛋白质印迹法结果显示，S＋I 组 GPR30、PKA 和 GABA_A 受体亚基 α4、β1 及 δ 亚基的表达显著上调；免疫荧光显示，S＋I 组 PAG 神经元同时出现 GPR30 和 GABAA α4、β1、δ 受体阳性表达；显微注射 G1 到 PAG 后，足底切口伤雌性大鼠持续表现出显著的痛觉过敏直到术后 48 h；显微注射 G15 可缓解受 SPS 和足底切口伤雌性大鼠的术后痛觉过敏；蛋白质印迹法结果表明，注射 G15 至 PAG 内可显著降低受连续单一刺激和足底切口伤雌性大鼠的 GPR30、PKA、GABA_A 受体亚基 α4、β1 及 δ 表达水平。该研究结论表明，PAG 中 GPR30-PKA-GABAA α4β1δ 信号通路促进雌性大鼠术前焦虑诱发的术后痛觉过敏，该机制可能为女性痛觉过敏提供一个新的潜在治疗靶点。

十、镇痛伤害感觉指数监测的应用

Xie 等[56]研究了镇痛伤害感觉指数（ANI）监测在无痛人工流产术中的应用。该研究为一项观察性研究，共纳入 98 例行无痛人工流产术的患者，术中采用 ANI 检测仪记录不同手术阶段（基线期、阴道窥器消毒、子宫探针检查、子宫颈扩张、真空吸刮、操作结束）的 ANI 数值，同时记录术中体动的发生，根据术中体动的发生将患者分为体动组（42 例）和非体动组（56 例）。研究结果发现，ANI 数值在伤害性刺激（即阴道镜消毒）开始后显著性下降，在操作完成后回到基线水平；多元逻辑回归分析显示，ANI 数值与术中体动的发生独立相关（OR 0.98，95%CI 0.96～1.00，P＜0.05）；ROC 曲线分析显示，ANI 数值在阴道窥器消毒、子宫探针检查及操作结束阶段对术中体动有适度的预测性。该研究结论表明，ANI 监测有可能成为无痛人工流产术患者术中伤害性刺激评估的一个潜在工具，ANI 数值与术中体动的发生相关。

闫琦等[57]探究了 ANI 是否可用于清醒受试者急性疼痛的客观评价，以及 ANI 与 VAS 评分的相关性。研究将 40 例受试者随机分为 2 组，用冷痛模型对受试者右前臂尺侧皮肤进行冷痛刺激，记录疼痛时 ANI 与 VAS 评分数值。研究结果发现，尽管在健康受试者中 ANI 与 VAS 评分存在一定程度的负相关，相关系数为－0.267，但目前 ANI 并不能取代 VAS 评分来准确评估疼痛的程度。

十一、术后恢复的影响因素及干预

Huang 等[58]研究了全身麻醉下行日间斜视矫正术术后不适的危险因素。该研究为一项横断面，共纳入 210 例在全身麻醉下行日间斜视矫正术的患者，记录并量化术后不适，包括恶心、呕吐、头晕及头痛，进行单变量和多变量 Logistic 回归分析，以探究与日间斜视矫正术术后不适相关的危险因素。研究结果发现，199 例患者（94.76%）术后出现轻度不适，其中 31 例恶心（14.76%）、11 例呕吐（5.24%）、60 例头晕（28.57%）、23 例头痛（10.95%）。多因素分析表明，女性、下直肌手术及下斜肌手术是术后呕吐的独立危险因素，轻度焦虑是术后头晕的独立危险因素。该研究结论表明，全身麻醉下行日间斜视矫正术患者术后常出现恶心和头晕，而女性、下直肌手术、轻度焦虑、下斜肌手术是术后不适的独立预测因素。

Pan 等[59] 研究了在行择期剖宫产的患者中实施加速康复外科（ERAS）理念对术后患者状态的影响。该研究为一项前瞻性随机对照试验，研究纳入 216 例行择期剖宫产术的患者，随机分为 ERAS 组和对照组，分别接受 ERAS 治疗和传统治疗。研究结果发现，与对照组相比，ERAS 组术中恶心、术后 24 h 静息时的 VAS 评分>3 分、术后 24 h 和 48 h 运动时 VAS 评分>3 分的患者显著减少；2 组在呕吐、寒战、低血压、术后恶心、瘙痒的发生率及额外镇痛需求方面的差异无统计学意义；2 组患者均未出现术后呕吐；根据 VAS 评分评定患者的满意度，ERAS 组的满意度显著高于对照组；2 组患者的总住院时间、术后住院时间及麻醉费用的差异无统计学意义；此外，ERAS 组的平均每日住院费用显著低于对照组。该研究结论表明，ERAS 治疗具有前景，可在行择期剖宫产的患者中广泛实施，有助于减少术后疼痛、术中恶心的发生率及平均住院费用，并提高患者的满意度。

十二、镇痛对抑郁状态的影响

Wang 等[60] 研究了不同剂量的艾司氯胺酮对伴有轻、中度抑郁症的子宫颈癌患者抑郁症状和术后疼痛的影响。该研究为一项随机、双盲、对照临床试验，研究纳入接受腹腔镜下改良根治性子宫切除术、伴有轻、中度抑郁症状的 417 例子宫颈癌患者，随机分为 4 组：对照组、氯胺酮组、大剂量艾司氯胺酮组及小剂量艾司氯胺酮组。采用 VAS 评分评估疼痛程度，采用汉密尔顿抑郁量表（HAMD-17）评估抑郁程度，同时检测了患者血清 BDNF、5- 羟色胺水平。研究结果发现，大剂量艾司氯胺酮组患者术后 1 d、3 d 的 VAS 评分和 HAMD-17 评分显著低于其他组，但小剂量艾司氯胺酮组和氯胺酮组之间的差异无统计学意义；大剂量艾司氯胺酮组患者术后 1 d、3 d 血清 BDNF、5- 羟色胺水平显著高于其他组患者。但术后 1 周，3 个治疗组（氯胺酮组、大剂量艾司氯胺酮组及小剂量艾司氯胺酮组）组间差异无统计学意义。该研究表明，在亚麻醉剂量下，0.5 mg/kg 或 0.25 mg/kg 的艾司氯胺酮均能改善子宫颈癌患者术后的短期抑郁和缓解疼痛，且效果优于同等剂量的氯胺酮。

Zhao 等[61] 研究了使用地佐辛术后镇痛对结直肠癌术后抑郁症状的影响。该研究为一项随机、对照、单中心、双盲临床试验，研究纳入 120 例接受结直肠癌手术的患者，患者随机接受舒芬太尼 1.3 μg/kg 复合地佐辛 1 mg/kg（地佐辛组）或单用舒芬太尼 2.3 μg/kg（对照组），用于术后 PCIA。主要结局指标是术后 2 d 贝克抑郁自评量表评分，次要结局指标包括贝克焦虑量表、睡眠质量恢复质量评分。研究结果发现，与对照组相比，地佐辛组患者术后 2 d 的抑郁评分较低（7.3 ± 3.4 vs. 9.9 ± 3.5，均值差为 2.6，95%CI 1.4～3.9，$P < 0.001$），术后当天（$P = 0.010$）和术后 1 d（$P < 0.001$）的夜间睡眠质量较好。2 组其他结局指标的差异不具有统计学意义。该研究结论表明，使用地佐辛的静脉镇痛可缓解接受结直肠癌手术患者的术后抑郁症状并改善睡眠质量。

十三、术中低温效应的神经检测

Wang 等[62]研究了低温效应是否反映在以下神经监测指标上：2 个催眠指数，意识指数和脑电双频指数及一种新的评估镇痛深度的伤害性指数。在此基础上，对深低温对患者的镇痛和催眠水平的影响进行了研究，探讨了意识指数和脑电双频指数这 2 项神经监测指标是否反映了深低温对患者的镇痛和催眠水平的影响。在这项临床试验中，对 39 例在低温下行体外循环冠状动脉旁路移植的冠状动脉粥样硬化性心脏病患者在全身麻醉期间进行监测。比较意识指数、脑电双频指数、伤害性指数在基础状态、体外循环期间及体外循环后不同时间点随温度的改变及其相关性。3 项神经监测指标与温度显著相关，其中伤害性指数和意识指数敏感性最高，提示这 2 项指标可作为体外循环诱导低温期间神经监测的重要手段。

（杨建军　魏　珂　戴茹萍）

参 考 文 献

[1] Wang Y, Guo X, Guo Z, et al. Preemptive analgesia with a single low dose of intrathecal morphine in multilevel posterior lumbar interbody fusion surgery: a double-blind, randomized, controlled trial. Spine J, 2020, 20 (7): 989-997.

[2] Wu J, Gui Q, Wang J, et al. Oxycodone preemptive analgesia after endoscopic plasma total adenotonsillectomy in children: A randomized controlled trial. Medicine (Baltimore), 2020, 99 (6): e19004.

[3] Zhu X. Efficacy of preemptive analgesia versus postoperative analgesia of celecoxib on postoperative pain, patients' global assessment and hip function recovery in femoroacetabular impingement patients underwent hip arthroscopy surgery. Inflammopharmacology, 2020, 28 (1): 131-137.

[4] Fu H, Zhong C, Fu Y, et al. Perioperative analgesic effects of preemptive ultrasound-guided rectus sheath block combined with butorphanol or sufentanil for single-Incision laparoscopic cholecystectomy: A prospective, randomized, clinical trial. J Pain Res, 2020, 13: 1193-1200.

[5] Yao ZW, Zhao BC, Yang X, et al. Relationships of sleep disturbance, intestinal microbiota, and postoperative pain in breast cancer patients: a prospective observational study. Sleep Breath, 2020, 25 (3): 1655-1664.

[6] Zhang Z, Wang H, Wang Y, et al. Risk of postoperative hyperalgesia in adult patients with preoperative poor sleep quality undergoing open-heart valve surgery. J Pain Res, 2020, 13: 2553-25560.

[7] 王红柏，张亮，晏馥霞，等. 心脏手术患者术前长期睡眠障碍与术后痛觉过敏的关系. 中华麻醉学杂志，2020，40（6）：660-663.

[8] Wang S, Li Y, Fei M, et al. Clinical analysis of the effects of different anesthesia and analgesia methods on chronic postsurgical pain in patients with uniportal video-assisted lung surgery. J Cardiothorac Vasc Anesth, 2020, 34 (4): 987-991.

[9] Jin J, Min S, Peng L, et al. No differences in the prevalence and intensity of chronic postsurgical pain between

laparoscopic hysterectomy and abdominal hysterectomy: A prospective study. J Pain Res, 2020, 13: 1-9.

[10] Liu Y, Zhou M, Zhu X, et al. Risk and protective factors for chronic pain following inguinal hernia repair: a retrospective study. J Anesth, 2020, 34 (3): 330-337.

[11] Yang Y, Song Y, Zhang X, et al. Ketamine relieves depression-like behaviors induced by chronic postsurgical pain in rats through anti-inflammatory, anti-oxidant effects and regulating BDNF expression. Psychopharmacology (Berl), 2020, 237 (6): 1657-1669.

[12] Liu X, Hu X, Li R, et al. Combination of post-fascia iliaca compartment block and dexmedetomidine in pain and inflammation control after total hip arthroplasty for elder patients: a randomized control study. J Orthop Surg Res, 2020, 15 (1): 42.

[13] Mao Y, Sun X, Si L, et al. Perioperative dexmedetomidine fails to improve postoperative analgesic consumption and postoperative recovery in patients undergoing lateral thoracotomy for thoracic esophageal cancer: a randomized, double-blind, placebo-controlled trial. Pain Res Manag, 2020, 2020: 4145893.

[14] Hao J, Wu Z, Luo Z, et al. Addition of dexmedetomidine to ropivacaine for local infiltration anaesthesia improves analgesic efficacy after tonsillectomy and adenoidectomy: A randomized controlled trial. Int J Pediatr Otorhinolaryngol, 2020, 137: 110168.

[15] Tang C, Hu Y, Zhang Z, et al. Dexmedetomidine with sufentanil in intravenous patient-controlled analgesia for relief from postoperative pain, inflammation and delirium after esophageal cancer surgery. Biosci Rep, 2020, 40 (5): BSR20193410.

[16] Zhao W, Hu Y, Chen H, et al. The effect and optimal dosage of dexmedetomidine plus sufentanil for postoperative analgesia in elderly patients with postoperative delirium and early postoperative cognitive dysfunction: A singlecenter, prospective, randomized, double-blind, controlled trial. Front Neurosci, 2020, 14: 549516.

[17] Bi YH, Wu JM, Zhang YZ, et al. Effect of different doses of intrathecal dexmedetomidine as an adjuvant combined with hyperbaric ropivacaine in patients undergoing cesarean section. Front Pharmacol, 2020, 11: 342.

[18] 刘慧芳，都义日. 右美托咪定复合舒芬太尼对瓣膜置换术病人术后镇痛及快速康复的观察. 中国疼痛医学杂志，2020，26（8）：635-638.

[19] Miao Z, Wu P, Wang J, et al. Whole-course application of dexmedetomidine combined with ketorolac in nonnarcotic postoperative analgesia for patients with lung cancer undergoing thoracoscopic surgery: A randomized control trial. Pain Physician, 2020, 23 (2): E185-E193.

[20] Cai Q, Gong H, Fan M, et al. The analgesic effect of tramadol combined with butorphanol on uterine cramping pain after repeat caesarean section: a randomized, controlled, double-blind study. J Anesth, 2020, 34 (6): 825-833.

[21] Gan J, Tu Q, Miao S, et al. Effects of oxycodone applied for patient-controlled analgesia on postoperative cognitive function in elderly patients undergoing total hip arthroplasty: a randomized controlled clinical trial. Aging Clin Exp Res, 2020, 32 (2): 329-337.

[22] 胡志强. 硬膜外镇痛和患者自控静脉镇痛对胰十二指肠切除术后胃肠道并发症的影响：一项随机临床试验，中华医学杂志，2020，100（33）：2600.

[23] Chen N, Qiao Q, Chen R, et al. The effect of ultrasound-guided intercostal nerve block, single-injection erector spinae plane block and multiple-injection paravertebral block on postoperative analgesia in thoracoscopic surgery: A

randomized, double-blinded, clinical trial. J Clin Anesth, 2020, 59: 106-111.

[24] Fu J, Zhang G, Qiu Y. Erector spinae plane block for postoperative pain and recovery in hepatectomy: A randomized controlled trial. Medicine (Baltimore), 2020, 99 (41): e22251.

[25] Wang CG, Ding YL, Wang YY, et al. Comparison of adductor canal block and femoral triangle block for total knee arthroplasty. Clin J Pain, 2020, 36 (7): 558-561.

[26] Pan ZY, Hu ZH, Zhang F, et al. The effect of transversus abdominis plane block on the chronic pain after colorectal surgery: a retrospective cohort study. BMC Anesthesiol, 2020, 20 (1): 116.

[27] Yuan L, Zhang Y, Xu C, et al. Postoperative analgesia and opioid use following hip arthroscopy with ultrasoundguided quadratus lumborum block: a randomized controlled double-blind trial. J Int Med Res, 2020, 48 (5): 300060520920996.

[28] Chu H, Dong H, Wang Y, et al. Effects of ultrasound-guided paravertebral block on MMP-9 and postoperative pain in patients undergoing VATS lobectomy: a randomized, controlled clinical trial. BMC Anesthesiol, 2020, 20 (1): 59.

[29] Zhao H, Xin L, Feng Y. The effect of preoperative erector spinae plane vs. paravertebral blocks on patient-controlled oxycodone consumption after video-assisted thoracic surgery: A prospective randomized, blinded, non-inferiority study. J Clin Anesth, 2020, 62: 109737.

[30] Yang J, Hao Z, Li W, et al. The efficacy and safety of paravertebral block combined with parecoxib during videoassisted thoracic surgery: A randomized controlled trial. J Pain Res, 2020, 13: 355-366.

[31] Sun Q, Liu S, Wu H, et al. Clinical analgesic efficacy of pectoral nerve block in patients undergoing breast cancer surgery: A systematic review and meta-analysis. Medicine (Baltimore), 2020, 99 (14): e19614.

[32] 王春光, 张志强, 马文海, 等. 收肌管阻滞联合膝关节周围局部浸润麻醉对全膝关节置换术病人术后炎症反应的影响. 中华麻醉学杂志, 2020, 40 (7): 783-786.

[33] 张建军, 牛国翁, 王馨悦, 等. 髂筋膜间隙阻滞对全髋关节置换术老年患者术后谵妄的影响. 中华麻醉学杂志, 2020, 40 (6): 655-659.

[34] Wan Z, Chu C, Zhou R, et al. Effects of oxycodone combined with flurbiprofen axetil on postoperative analgesia and immune function in patients undergoing radical resection of colorectal cancer. Clin Pharmacol Drug Dev, 2021, 10 (3): 251-259.

[35] Ren L, Meng L, Yan H, et al. Preoperative meloxicam versus postoperative meloxicam for pain control, patients' satisfaction and function recovery in hip osteoarthritis patients who receive total hip arthroplasty: a randomized, controlled study. Inflammopharmacology, 2020, 28 (4): 831-838.

[36] Liu L, Li B, Cao Q, et al. Effects of additional intraoperative administration of sufentanil on postoperative pain, stress and inflammatory responses in patients undergoing laparoscopic myomectomy: A double-blind, randomized, Placebo-Controlled Trial. J Pain Res, 2020, 13: 2187-2195.

[37] Yu H, Xu Z, Dai S H, et al. The effect of propofol versus volatile anesthetics on persistent pain after cardiac surgery: a randomized controlled trial. J Cardiothorac Vasc Anesth, 2020, 35 (8): 2438-2446.

[38] Shi W, Zhang YH, Jing WW, et al. The effects of intravenous lidocaine on wound pain and gastrointestinal function recovery after laparoscopic colorectal surgery. Int Wound J, 2020, 17 (2): 351-362.

[39] Zheng C, Wang J, Xie S. P2RX7 gene rs1718125 polymorphism is related with postoperative pain and fentanyl intake in

esophageal cancer patients. Pharmgenomics Pers Med, 2020, 13: 585-589.

[40] Xing X, Bai Y, Sun K, et al. Single nucleotide polymorphisms associated with postoperative inadequate analgesia after single-port VATS in Chinese population. BMC Anesthesiol, 2020, 20 (1): 38.

[41] Fu Z, Hu B, Ma T, et al. Effect of ADRA2A gene polymorphisms on the anesthetic and analgesic effects of dexmedetomidine in Chinese Han women with cesarean section. Exp Ther Med, 2020, 19 (4): 2415-2426.

[42] 柯雪茹，雷波，王明春，等．DRD2 基因多态性对汉族病人术后阿片药物镇痛剂量的影响．中国疼痛医学杂志，2020，26（8）：625-629.

[43] Xu F, Yin J, Xiong E, et al. COMT gene variants and beta-endorphin levels contribute to ethnic differences in experimental pain sensitivity. Mol Pain, 2020, 16: 1744806920908474.

[44] Guo J, Yuan F, Yang Y, et al. Genetic polymorphisms of cytokines might affect postoperative sufentanil dosage for analgesia in patients. J Pain Res, 2020, 13: 1461-1470.

[45] Ji L, Sun W, Lan Y, et al. Dexmedetomidine for prevention of propofol injection pain upon induction of anesthesia: a meta-analysis. Eur J Clin Pharmacol, 2020, 76 (8): 1103-1110.

[46] Hu J, Chen S, Zhu M, et al. Preemptive nalbuphine attenuates remifentanil-induced postoperative hyperalgesia after laparoscopic cholecystectomy: A prospective randomized double-blind clinical trial. J Pain Res, 2020, 13: 1915-1924.

[47] Gao Y, Zhou S, Pan Y, et al. Wnt3a inhibitor attenuates remifentanil-induced hyperalgesia via downregulating spinal NMDA receptor in Rats. J Pain Res, 2020, 13: 1049-1058.

[48] Wang C, Li Q, Jia Z, et al. Spinal caspase-6 contributes to remifentanil-induced hyperalgesia via regulating CCL21/CXCR3 pathway in rats. Neurosci Lett, 2020, 721: 134802.

[49] Zhou J, Qi F, Hu Z, et al. Dezocine attenuates the remifentanil-induced postoperative hyperalgesia by inhibition of phosphorylation of CaMKalpha. Eur J Pharmacol, 2020, 869: 172882.

[50] Li T, Gao C, Shu S, et al. Acid-sensing ion channel 3 expression is increased in dorsal root ganglion, hippocampus and hypothalamus in remifentanil-induced hyperalgesia in rats. Neurosci Lett, 2020, 721: 134631.

[51] 付宝军，姜静静，黄玉琼，等．脊髓 Pellino1 在瑞芬太尼诱导的大鼠痛觉过敏中的作用及机制．中国疼痛医学杂志，2020，26（12）：30-37.

[52] 王祯，张麟临，陶玉竹，等．脊髓背角 SPARCL1 在瑞芬太尼诱发切口痛小鼠痛觉过敏形成中的作用．中华麻醉学杂志，2020，40（6）：664-668.

[53] Wang Z, Tao Y, Song C, et al. Spinal hevin mediates membrane trafficking of GluA1-containing AMPA receptors in remifentanil-induced postoperative hyperalgesia in mice. Neurosci Lett, 2020, 722: 134855.

[54] Su X, Zhu W, Tian Y, et al. Regulatory effects of propofol on high-dose remifentanil-induced hyperalgesia. Physiol Res, 2020, 69 (1): 157-164.

[55] Jiang M, Sun Y, Lei Y, et al. GPR30 receptor promotes preoperative anxiety-induced postoperative hyperalgesia by up-regulating GABA$_A$-alpha4beta1delta subunits in periaqueductal gray in female rats. BMC Anesthesiol, 2020, 20 (1): 93.

[56] Xie H, Chen W, Liu J, et al. Changes of analgesia/nociception index under different surgical steps in abortion under general anesthesia: a prospective clinical study. J Clin Anesth, 2020, 66: 109898.

[57] 闫琦，安海燕，冯艺．健康志愿者清醒时疼痛程度与镇痛伤害感受指数相关性研究．中国疼痛医学杂志，

2020, 26 (3): 185-190.

[58] Huang J, Lin J, Xiong Y, et al. Risk factors associated with postoperative discomfort after ambulatory strabismus surgery under general anesthesia. J Pain Res, 2020, 13: 947-953.

[59] Pan J, Hei Z, Li L, et al. The advantage of implementation of enhanced recovery after surgery (ERAS) in acute pain management during elective cesarean delivery: A prospective randomized controlled trial. Ther Clin Risk Manag, 2020, 16: 369-378.

[60] Wang J, Wang Y, Xu X, et al. Use of various doses of S-ketamine in treatment of depression and pain in cervical carcinoma patients with mild/moderate depression after laparoscopic total hysterectomy. Med Sci Monit, 2020, 26: e922028.

[61] Zhao P, Wu Z, Li C, et al. Postoperative analgesia using dezocine alleviates depressive symptoms after colorectal cancer surgery: A randomized, controlled, double-blind trial. PLoS One, 2020, 15 (5): e0233412.

[62] Wang X, Zhang J, Feng K, et al. The effect of hypothermia during cardiopulmonary bypass on three electro-encephalographic indices assessing analgesia and hypnosis during anesthesia: consciousness index, nociception index, and bispectral index. Perfusion, 2020, 35 (2): 154-162.

第六章　麻醉药理研究进展

第一节　全身麻醉机制

2020 年度，中国学者在全身麻醉机制研究领域共发表论文 50 余篇，主要内容包括全身麻醉药物作用的分子及环路机制、全身麻醉药物作用下脑电特征变化、全身麻醉药物作用下功能连接影像、全身麻醉药物作用下基因多态性变化等。

一、全身麻醉药物作用的分子和环路机制

（一）丙泊酚

丙泊酚是临床常用的麻醉药物，目前认为其主要作用位点是脑内神经元 γ- 氨基丁酸 A 型（$GABA_A$）受体，然而该受体在脑内表达广泛，因此，丙泊酚介导镇静效应的确切环路机制，仍有待阐明。基底前脑（basal forebrain，BF）是位于上行觉醒调节环路中的一个腹侧脑区，主要包含 γ- 氨基丁酸（gamma-aminobutyric acid，GABA）、谷氨酸（glutamic acid，Glu）、乙酰胆碱（acetylcholine，Ach）等类型神经元，近年来，其已被证实在麻醉 - 觉醒意识状态转换调控中扮演重要角色。Liu 等 [1] 研究发现，在丙泊酚诱导时基底前脑区神经元钙活性广泛抑制，而觉醒时显著升高。非特异性损毁基底前脑区可显著延长大鼠丙泊酚麻醉后翻正反射的恢复时间，增加额叶皮质 δ 波能量。应用药理学方法在基底前脑脑区注射 $GABA_A$ 受体激动剂 muscimol 可使丙泊酚麻醉觉醒时间延长，同时额叶皮质 δ 波能量增加，γ 波能量降低；相反应用 $GABA_A$ 受体拮抗剂 gabazine 后，可使丙泊酚麻醉觉醒时间缩短，而额叶皮质 δ 波能量降低。该研究证明了基底前脑区 $GABA_A$ 受体参与丙泊酚麻醉及觉醒状态的调节。

除 GABA 系统外，基底前脑区胆碱能神经递质系统在意识状态调控中也发挥重要作用，而基底前脑区胆碱能神经元对麻醉后的意识水平是否同样具备调节效应，仍未得到证实。Luo 等 [2] 应用 ChAT-IRES-Cre 转基因动物体系及遗传学调控、钙成像等技术研究发现，异氟烷和丙泊酚麻醉均可使基底前脑区胆碱能神经元活性显著降低，且与意识状态变化相关。特异性损毁基底前脑区胆碱能神经元后显著缩短麻醉潜伏期，脑电 δ 波能量增加，β 波能量降低。而应用化学遗传学方法特异性增加基底前脑区胆碱能神经元兴奋性，可显著降低脑电 δ 波能量，延长麻醉诱导时间，加速觉醒时间。此外，光遗传学方法激活基底前脑区胆碱能神经元可降低麻醉药物敏感性，但无法介导麻醉小鼠显著的苏醒行为。该研究提示，基底前脑区胆碱能神经元功能对于全身麻醉药物介导无意识状态具有明确的

调控作用。

除基底前脑区外，脑内还有多种富集 GABA 能神经元的重要脑区参与了意识状态的转换过程，如丘脑网状核（TRN）等。丘脑网状核富含大量小清蛋白（parvalbumin，Pv）阳性的 GABA 能神经元，并通过电突触和化学突触构成相互投射，其中电突触传递皮质丘脑和丘脑皮质环路的突触可塑性调控中发挥重要功能，并参与意识形成与转换。Zhang 等[3] 就丙泊酚对丘脑网状核区 Pv 神经元电突触功能影响做相关研究，并证实 100 μM 丙泊酚显著降低丘脑网状核区 Pv 神经元间电突触强度，且这一效应由 GABA_B 受体介导，而非 GABA_A 受体。同时这一效应亦可被腺苷酸环化酶抑制剂及蛋白激酶 A（protein kinase A，PKA）选择性抑制剂阻断，即与腺苷酸环化酶 -cAMP-PKA 通路相关。

（二）氯胺酮

氯胺酮是经典的分离麻醉药。近年来，氯胺酮被证实有显著的快速抗抑郁作用，其在亚麻醉剂量下，对中枢神经系统的调节作用得到精神疾病诊疗领域的广泛关注。以往观点认为，氯胺酮作为非竞争性 N- 甲基 -D- 天冬氨酸（N-methyl-D-aspartate，NMDA）受体拮抗剂，通过增强内侧前额叶皮质（mPFC）神经元兴奋性，发挥快速抗抑郁作用，然而，其具体机制仍有待阐明。在电活动水平，Yin 等[4] 研究发现，氯胺酮可以浓度依赖地抑制 S1 区神经元瞬时外向钾电流（IA）和延迟整合钾电流（IK）。100 μM 和 300 μM 氯胺酮可诱导 V1/V2 区神经元浓度依赖的超极化，并抑制延迟整合钾电流，但对瞬时外向钾电流无影响。Zhang 等[5] 发现，低剂量氯胺酮增加 mPFC 区锥体神经元活动和兴奋 / 抑制比，且伴随中间神经元活动减少。同时发现氯胺酮可增加兴奋性突触传递，并可能与 mPFC 区 GABA 系统功能完整性变化有关。该研究提示，亚麻醉剂量氯胺酮所具备的抗抑郁效应，同 mPFC 区抑制性 GABA 神经递质系统活动变化有关。

在分子水平，Zhang 等[6] 研究证实氯胺酮可使大脑皮质 CRMP2 蛋白表达显著增加，且 CRMP 蛋白在 Thr514 和 Ser522 位点的磷酸化水平显著降低。过表达 CRMP2 可促进皮质神经元和树突棘生长。尽管氯胺酮可以使树突野复杂度增高，树突棘密度增加，但其占位大小并无显著变化。此外，CRMP2 蛋白 Ser522 位点突变后，仍可对神经突起产生类似的抑制效应，并被氯胺酮所逆转。此外，神经元 CRMP2 蛋白 Ser522 位点突变后显著抑制 mEPSCs 的频率和幅值，且同样可被氯胺酮所逆转。上述研究充分证实，氯胺酮对皮质神经元发育和树突棘生长具有调节作用。

（三）七氟烷

七氟烷是目前临床应用最为广泛的麻醉药物之一。但是，近年来针对七氟烷对发育阶段的儿童手术患者是否绝对安全，尤其是术后远期的影响，仍存在较大争议。目前认为七氟烷通过调节 GABA 受体功能，介导麻醉效应并改变皮层神经元兴奋 - 抑制平衡，可能对早期发育大脑有重要影响。Zhao 等[7] 对孕 14.5 d 大鼠实施 3 h 的 3.0% 浓度七氟烷暴露后，观察子代大鼠神经发育，发现七氟烷麻醉可使 Pv 阳性神经元数量显著增加，GABA 转运体囊泡 GABA 转运体（vesicular GABA transporter，VGAT）和 GAD67 酶，以及 GABA 递质表达增加，同时谷氨酸转运体 1（VGLUT1）表达和 mPFC 区 Glu 神经元数量均显著降低。此外，Golgi 染色结果显示，锥体神经元胞体萎缩、树突缩短、分支减少及树突棘密度降低，且在电生理水平呈现兴奋性降低，微小兴奋性突触后电流

（mIPSC）频率幅值增加等现象。

除了术后认知和智力发育，麻醉后的过度兴奋状态（PAHBs）一直是小儿麻醉研究领域的关键问题，也是全身麻醉机制破解的重要突破口。Shen 等 [8] 研究发现，年轻的幼鼠（出生后 9～11 d）比年长的幼鼠（出生后 16～18 d）PAHBs 的发生率更高。PAHBs 发生时，年轻幼鼠前额叶皮质 θ 振荡（4～8 Hz）的功率谱显著增强，而年长幼鼠前额叶皮质 θ 振荡的功率谱无明显变化。应用 T 型 Ca 离子通道阻滞剂可显著降低 θ 振荡功率和 PAHBs 发生率。此外，丘脑内侧背核神经元 T 型 Ca 离子通道对七氟烷的敏感性随着年龄的增长而增加，且亚麻醉剂量的七氟烷暴露（1%）可通过除极 GABA 能神经元激活 T 型 Ca 离子通道。上述研究结论表明，脑内 T 型 Ca 离子通道参与麻醉后过度兴奋状态的产生和脑电活动变化。七氟烷麻醉通过调节神经元兴奋抑制稳态，可能对发育阶段的大脑有潜在的过度兴奋损伤。

（四）异氟烷

尽管近年来研究已经证实异氟烷使用存在一定不良反应，且逐步被七氟烷、地氟烷等其他吸入类麻醉药物取代，但其依旧是发展中国家常用的麻醉药之一。因此，阐明异氟烷的药物作用方式仍有显著的科学意义。

以往异氟烷麻醉作用机制研究多集中于麻醉药物对神经递质受体和离子通道的调节作用，而全身麻醉对全脑能量代谢功能的影响，是否也参与全身麻醉药物起效和麻醉 - 觉醒状态转换的过程，尚未得到证实。Fan 等 [9]* 研究发现，糖原作为星形胶质细胞存储并向神经元供能的重要物质，在异氟烷麻醉后其含量显著升高，但糖原代谢的 2 种关键酶（即糖原合酶和糖原磷酸化酶）活性均增加。应用糖原磷酸化酶拮抗剂 DAB 阻止糖原分解，可显著增加异氟烷麻醉后脑电 δ 波能量，并延长觉醒时间。此外，上调脑糖原磷酸化酶基因 Pygb 后，异氟烷麻醉诱导时间显著延长，觉醒时间缩短及脑电 δ 波比例降低。该研究首次证实，脑内糖原代谢参与麻醉 - 觉醒意识调节，从全新角度为麻醉深度调控提供靶点。

异氟烷麻醉药物的双向调控作用一直是全身麻醉机制领域关注的重点。Ou 等 [10]* 证实，亚麻醉剂量异氟烷可引起海马 CA3 区锥体神经元自发放电频率增加，而麻醉浓度的异氟烷则可抑制 CA3 放电频率。低浓度异氟烷使静息膜电位（resting membrane potential，RMP）除极，增加 NALCN 通道电导，但轻度抑制电压门控钠通道（Nav）电流。麻醉浓度的异氟烷则可引起静息膜电位超极化，并抑制 Nav 电流和动作电位幅值。敲除 NALCN 基因可显著消除低浓度异氟烷介导的躁动反应，提示异氟烷麻醉可能通过增强 NALCN 功能，双向调控神经元兴奋性，从而在麻醉诱导阶段介导躁动发生。

二、全身麻醉药物作用下脑电特征变化

目前，脑电信号与全身麻醉引起意识状态改变之间的关系已得到深入解析，据此衍生出的脑电监测设备，如 BIS、Narcotrend 等已广泛应用于临床麻醉深度监测与管理中。因此，通过脑电活动的变化判读各类因素对麻醉药物作用效果的影响是可靠的观察手段。

Gu 等 [11] 通过开展随机、双盲队列研究，探究应用不同剂量右美托咪定对丙泊酚诱导麻醉药物用

量的影响，结果发现，在麻醉前使用 0.5 μg/kg 的右美托咪定或 1.0 μg/kg 的右美托咪定泵注 10 min 均可减少丙泊酚诱导所需用量，且后一方案所需丙泊酚的用量更少。提前给予右美托咪定可使 BIS 值在丙泊酚诱导意识消失时处于更高水平。Fang 等[12] 研究发现，睡眠剥夺可显著缩短丙泊酚麻醉诱导大鼠意识丧失的时间，延长恢复时间，同时显著升高脑电 δ 波能量，并认为这一效应与皮质 GABA$_A$ 受体 β3 亚基表达升高有关。预估麻醉敏感性是实施精准麻醉的前提条件，Zhang 等[13] 就这一问题应用皮质脑电观测麻醉前顶枕叶功能连接强度以预估丙泊酚麻醉的敏感性，结果发现，患者麻醉前顶枕叶 α 波功能连接强度越低，丙泊酚麻醉诱导时间越短，即麻醉敏感性更高。

除了应用常规脑电信号记录方法探究麻醉药物作用特征外，麻醉研究者仍在不断开发新的观测手段与算法，用来识别麻醉药物作用下大脑神经电活动变化，推动意识构成神经基础解析的不断发展。现有麻醉介导意识消失的机制研究多局限于头皮脑电图的宏观层面，以及局部场电位和神经发放的微观层面，在皮质尺度观察麻醉介导信息整合和皮质连接的介观层面变化仍有待揭示。Liang 等[14]* 通过分析手术患者在丙泊酚诱导期间皮质脑电图数据，构建了一种新的脑电信息测量方法，即 "纯正排序互信息"，用以分析不同脑区（额叶、顶叶和颞叶区域内，以及颞叶和顶叶区域之间）皮质脑电跨电极耦合随电极距离变化的特点，并通过整合聚类系数、路径长度及节点效率等指标，揭示麻醉过程中皮质神经网络在节点和全局水平上的变化。研究发现，在皮质全域，无论是在清醒还是在无意识状态，纯正排序互信息和纯正连接占比会随着电极距离增加而减少。从清醒状态到无意识状态时，皮质网络节点指标（节点聚类系数和节点效率）逐步下降。相反，与清醒状态相比，在早期无意识状态下（从意识丧失到意识丧失后 200 s 内），整体皮质网络指标略有增加。上述研究表明，纯正排序互信息反映了丙泊酚诱导的皮质尺度大脑活动变化，意识丧失与信息整合模式的重分布有关，在皮质介观尺度上，丙泊酚麻醉导致信息在全脑范围传递能力下降，但局部功能网络分离度增加，即孤岛化活动特征。

针药平衡麻醉是我国中医理论特色与围术期医学理念结合的重要实践成果，在以往研究中已明确针刺具有减少麻醉药物用量和减轻术后恶心呕吐等作用。然而，针药平衡麻醉是否具备独立镇静效果，其相应神经机制均有待阐明。Yan 等[15] 研究发现，应用经皮穴位电刺激（transcutaneous acupoint electrical stimulation，TAES）方法刺激双侧足三里、神门、三阴交后，可引起 BIS 值显著降低，表明 TAES 可诱导镇静状态。频谱分析表明，TAES 期间可使脑电 α 波能量减少，δ 波能量增加，排列熵降低，同时伴随全脑功能连接强度显著降低。该研究首次证实，TAES 具备独立镇静能力，且从脑电角度证明 TAES 产生的镇静效应与意识关联脑功能状态密切相关。

三、全身麻醉药物作用下功能连接影像

大脑清醒意识状态的维持有赖于各局部神经功能网络在全脑广域范围的活动整合。因此，应用功能磁共振影像技术（functional magnetic resonance imaging，fMRI）所采集的全脑功能连接信号，可作为衡量意识状态的候选生物标志，然而，具体的功能影像学特征与意识状态的关联仍有待明确。Tanabe 等[16] 应用该技术分别采集了 9 例健康志愿者自然睡眠、麻醉状态，以及 21 例神经疾病患者和 14 只实验大鼠的全脑功能连接影像数据。结果发现，在清醒 – 非快速眼动（non-rapid eye movement，

NREM）睡眠组，清醒－丙泊酚麻醉组，清醒－失神发作组，大鼠低剂量麻醉－高剂量麻醉组功能连接强度对比中，全脑信号幅值均显著降低。同时，健康志愿者在 NREM 睡眠 3 期特征性地出现感觉神经网络与注意神经网络的失耦现象，而全身麻醉和失神发作期间则表现出全脑主要神经功能网络连接分离的特点。上述研究证实，全脑不同神经功能模块间时域相关性变化可用于粗略划分大脑的有意识和无意识状态，而全局网络和局部信号之间的关联度特征则可用以定义并量化特定的无意识状态。

此外，麻醉引起的大脑功能连接变化特征也与采用的麻醉方式，以及特定麻醉方式所依托的神经递质系统和神经环路密切相关。Liu 等 [17] 应用静息态功能磁共振影像（rs-fMRI）方法对比单独使用异氟烷麻醉、异氟烷合并右美托咪定麻醉等不同麻醉方式对老年 Wistar 大鼠大脑功能连接的影响，发现相较于异氟烷合并右美托咪定麻醉，单独使用异氟烷麻醉可引起大脑后部功能连接增强而大脑中部功能连接降低。Chen 等 [18] 则发现应用腺苷 A2A 受体激动剂 CGS21680 可在显著延长丙泊酚麻醉后意识消失时间，同时抑制伏隔核－中缝背核、伏隔核－扣带回的功能连接强度，给予 A2A 受体高选择性拮抗剂 SCH58261 则可显著缩短丙泊酚麻醉后意识消失时间，升高伏隔核－中缝背核、伏隔核－扣带回的功能连接强度。

四、全身麻醉药物作用下基因多态性变化

基因多态性对全身麻醉药物作用的影响一直是麻醉领域的重点研究问题。通过观察基因多态性对不同类型麻醉药敏感性的影响，不仅对破解全身麻醉药物作用机制具有积极意义，同时极大推动个体化精准麻醉的发展。Chen 等 [19] 应用 MALDI-TOF MassARRAY 方法观察了 161 例七氟烷麻醉患者的 18 个候选基因，明确了 66 个单核苷酸多态性（single nucleotide polymorphism，SNP）位点，并在随后的队列研究中纳入 265 例七氟烷麻醉患者，评估其差异性。结果显示，*GRIN1 rs28681971*，*rs79901440*，*CHRNA7 rs72713539* 三个基因的多态性与七氟烷介导意识消失时间密切相关。结合 2 项队列研究结果验证发现，*GRIN1* 基因 rs28681971 位 C 碱基携带者，以及 rs79901440 位点 T 碱基携带者需要更长的诱导时间。上述证据表明，*GRIN1* 基因多态性与七氟烷介导意识消失有关，*GRIN1* 的基因型检测可作为新的有效的生物标志物用于七氟烷诱导麻醉决策。

此外，利用基因组学的分析方法可以从转录层面观察麻醉药物对细胞生物活性、功能等的影像，并识别产生影响的重要分子通路，对全身麻醉机制的破解和围术期神经功能并发症相关发病机制的解析具有重要意义。Chen 等 [20] 从 GEO 数据库中提取出 755 个差异基因，分别利用 GO、KEGG 等富集分析方法、蛋白质相互作用，miRNA-mRNA 调控网络分析等生物信息学分析方法对比观察异氟烷麻醉起效权重基因，筛选出 *HMBOX1*、*CSNK2A1*、*PNN*、*SRRM1*、*PRPF40A*、*APCNTRK1*、*MAPK1*、*hsa-miR-16-5p*、*hsa-miR-424-5p*、*hsa-miR-497-5p*、*hsa-miR-17-5p* 共 11 个可能参与到异氟烷全身麻醉过程的关键权重基因及 miRNA。Wang 等 [21] 采用全转录组芯片技术系统观察了七氟烷麻醉后老年大鼠海马基因转录变化。通过 GO 和 KEGG 富集分析方法筛选出七氟烷麻醉后 631 个上调基因和 183 个下调基因，鉴定出 44 个生物过程集、16 个分子功能集及 18 个细胞组分，并对相关基因进行定量聚合酶链反应（qPCR）验证。结果显示，氧化应激、代谢、衰

老及神经退行性变是七氟烷麻醉后变化最剧烈的生物过程。在此基础上，证实线粒体和氧化应激相关的 Hifs-Prkcd-Akt-Nfe2l2-Sod1 信号、多种代谢信号（Scd2、Scap-Hmgcs2、Aldh18a1-Glul 及 Igf1r）及衰老和神经退行性变相关信号（Spidr-Ercc4-Cdkn1a-Pmaip1 和 Map1lc3b）通路在七氟烷麻醉后发生剧烈变化。上述结果为从遗传水平理解围术期神经认知功能障碍（PND）等疾病提供重要帮助。

（赵广超　董海龙）

参 考 文 献

[1]　Liu C, Shi F, Fu B, et al. GABA (A) receptors in the basal forebrain mediates emergence from propofol anaesthesia in rats. Int J Neurosci, 2020, 11: 1-13.

[2]　Luo TY, Cai S, Qin ZX, et al. Basal forebrain cholinergic activity modulates isoflurane and propofol anesthesia. Front Neurosci, 2020, 14: 559077.

[3]　Zhang Y, Liu C, Zhang L, et al. Effects of propofol on electrical synaptic strength in coupling reticular thalamic GABAergic parvalbumin-expressing neurons. Front Neurosci, 2020, 14: 364.

[4]　Yin J, Fu B, Zhang Y, et al. Effect of ketamine on voltage-gated potassium channels in rat primary sensory cortex pyramidal neurons. Neuroreport, 2020, 31 (8): 583-589.

[5]　Zhang B, Yang X, Ye L, et al. Ketamine activated glutamatergic neurotransmission by GABAergic disinhibition in the medial prefrontal cortex. Neuropharmacology, 2020, 31: 108382.

[6]　Zhang Z, Zhang J, Li J, et al. Ketamine regulates phosphorylation of CRMP2 to mediate dendritic spine plasticity. J Mol Neurosci, 2020, 70 (3): 353-364.

[7]　Zhao T, Chen Y, Sun Z, et al. Prenatal sevoflurane exposure causes neuronal excitatory/inhibitory imbalance in the prefrontal cortex and neurofunctional abnormality in rats. Neurobiol Dis, 2020, 146: 105121.

[8]　Shen FY, Lim BG, Wen W, et al. Role of t-type calcium channels in generating hyperexcitatory behaviors during emergence from sevoflurane anesthesia in neonatal rats. Neurosci Bull, 2020, 36 (5): 519-529.

[9]*　Fan Z, Zhang Z, Zhao S, et al. Dynamic variations in brain glycogen are involved in modulating isoflurane anesthesia in mice. Neurosci Bull, 2020, 36 (12): 1513-1523.

[10]*　Ou M, Zhao W, Liu J, et al.The general anesthetic isoflurane bilaterally modulates neuronal excitability. iScience, 2020, 23 (1): 100760.

[11]　Gu Y, Yang F, Zhang Y, et al. The effects of different doses of dexmedetomidine on the requirements for propofol for loss of consciousness in patients monitored via the bispectral index: a double-blind, placebo-controlled trial, BMC Anesthesiol, 2020, 20 (1): 96.

[12]　Fang S, Dai J, Guo W, Ma T. Effect of sleep deprivation on general anesthesia in rats. Int J Burns Trauma, 2020, 10 (3): 47-54.

[13]　Zhang Y, Wang Y, Yan F, et al. Influence of pre-anesthesia dynamic frontal-parietal communication on individual

susceptibility to propofol. Clin Neurophysiol, 2020, 131 (11): 2566-2577.

[14]* Liang Z, Cheng L, Shao S, et al. Information integration and mesoscopic cortical connectivity during propofol anesthesia. Anesthesiology, 2020, 132 (3): 504-524.

[15] Yan F, Song D, Dong Z, et al. Alternation of eeg characteristics during transcutaneous acupoint electrical stimulation-induced sedation. clin eeg neurosc, 2020, 1: 1550059420976303.

[16] Tanabe S, Huang Z, Zhang J, et al. Altered global brain signal during physiologic, pharmacologic, and pathologic states of unconsciousness in humans and rats. Anesthesiology, 2020, 132 (6): 1392-1406.

[17] Liu Y, Fu HQ, Wu Y, et al. Influence of three different anesthesia protocols on aged rat brain: a resting-state functional magnetic resonance imaging study. Chin Med J (Engl), 2020, 134 (3): 344-352.

[18] Chen L, Li S, Zhou Y, et al. Neuronal mechanisms of adenosine A (2A) receptors in the loss of consciousness induced by propofol general anesthesia with functional magnetic resonance imaging. J Neurochem, 2021, 156 (6): 1020-1032.

[19] Chen MH, Ouyang W, Xia YH, et al. Association between well-characterized gene polymorphisms and the hypnosis response caused by sevoflurane-induced anaesthesia. J Clin Pharm Ther, 2020, 45 (6): 1442-1451.

[20] Chen Y, Zhou ZF, Wang Y. Prediction and analysis of weighted genes in isoflurane induced general anesthesia based on network analysis. Int J Neurosci, 2020, 130 (6): 610-620.

[21] Wang Y, Qian M, Qu Y, et al. Genome-wide screen of the hippocampus in aged rats identifies mitochondria, metabolism and aging processes implicated in sevoflurane anesthesia. Front Aging Neurosci, 2020, 12: 122.

第二节　静脉麻醉药

一、临床研究

2020 年有关静脉麻醉药的临床研究主要涉及右美托咪定、丙泊酚、纳布啡、氯胺酮等药物在围术期及有创检查中的应用效果观察。

（一）右美托咪定

新的研究发现，右美托咪定可用于治疗慢性顽固性失眠。An 等[1]* 借鉴患者自控镇痛（PCA）的思路，采用自控模式应用右美托咪定调节患者睡眠，即患者控制睡眠（patient-controlled sleep，PCSL），在完成试验的 15 例患者中有 12 例患者在治疗后睡眠质量得到立即改善，其中 7 例患者在之后的随访中睡眠质量得到持续改善，且未出现耐受性和躯体依赖性，研究结果提示，右美托咪定＋自控式睡眠治疗模式有可能成为一种有效的治疗慢性顽固性失眠的方法。Cai 等[2] 进行的一项回顾性研究发现，术中使用右美托咪定可显著改善老年患者术后首夜睡眠质量。术中使用右美托咪定的患者睡眠障碍程度（$P<0.001$）和严重睡眠障碍发生率（$P<0.001$）均低于术中未使用右美托咪定的患者。其结果显示，低剂量右美托咪定组患者睡眠障碍的发生率最低，其次为高剂量右美托咪定组和非右美托咪定组。低剂量 $0.1\sim0.2$ μg/（kg·h）右美托咪定对睡眠质量有改善作用。

右美托咪定可减少和预防苏醒期躁动，减少术后谵妄和镇痛操作，减轻术后疼痛及降低术后恶心呕吐的发生率。苏醒期躁动是儿童全身麻醉手术中最常见、最棘手的术后并发症之一。右美托咪定具有理想的镇静作用，可减少术前焦虑，促进麻醉顺利诱导，目前已广泛应用于儿科手术。Yang 等[3]进行的一项荟萃分析纳入了 33 项研究，共 2549 例患者，该研究发现，与生理盐水相比，右美托咪定显著降低了患者苏醒期躁动的发生率、降低了术后恶心呕吐发生率及紧急镇痛需求率。Rao[4] 等进行的一项回顾性荟萃分析纳入 58 项随机对照试验和 5 项病例对照试验，共 7714 例患者。该研究发现，与安慰剂、咪达唑仑及阿片类药物相比，右美托咪定显著降低了儿童患者麻醉后苏醒期躁动或谵妄的发生率。然而，与丙泊酚和氯胺酮相比，右美托咪定并没有表现出这种优势。Ming 等[5]进行的一项荟萃分析中发现，成年患者行非心脏手术时应用右美托咪定可显著降低术后谵妄的发生率。Wang 等[6]进行的一项随机双盲对照试验显示，剖宫产手术应用右美托咪定和术后应用镇痛泵复合右美托咪定可显著减少恶心。Li 等[7] 进行的一项随机对照研究发现，将右美托咪定用于儿童斜视手术，可显著减少术中眼心反射和术后恶心呕吐，且不会延长拔管时间和苏醒期。Qiu 等[8]* 进行的一项随机对照研究，共纳入 223 例接受电惊厥治疗的患者，右美托咪定组在电惊厥治疗前给予 0.5 μg/kg 右美托咪定，而对照组给予同等剂量的生理盐水。结果显示，对照组患者术后谵妄的发生率为 67.9%，右美托咪定组患者术后谵妄的发生率为 44.1%，2 组差异具有统计学意义。右美托咪定组在电惊厥治疗术后谵妄发生率明显低于对照组，但 2 组癫痫发作持续时间和恢复时间的差异无统计学意义。该研究结果证实，右美托咪定预处理可显著降低电惊厥治疗术后谵妄的发生率，且无呼吸抑制作用。右美托咪定可作为预防电惊厥治疗术后谵妄的有效方法。

右美托咪定可发挥器官保护作用。围术期应用右美托咪定可抑制体外循环（cardiopulmonary bypass，CPB）相关的炎症反应，发挥神经保护作用。Qiu 等[9]进行的一项随机对照研究，共纳入 90 例先天性心血管病患儿，随机分为 3 组，每组 30 例。第一组在麻醉诱导后给予右美托咪定 1.0 μg/（kg·h）静脉泵注 10 min，然后以 0.2 μg/（kg·h）的速率泵注至切皮。第二组在麻醉诱导后给予右美托咪定 0.5 μg/（kg·h）静脉泵注 10 min，然后以 0.1 μg/（kg·h）的速率泵注至切皮。对照组泵注生理盐水，方法与前 2 组相同。分别于术前（T1）、CPB 结束时（T2）、CPB 结束后 2 h（T3）、CPB 结束后 6 h（T4）、CPB 结束后 24 h（T5）时检测 NF-κB、S-100β 蛋白、神经元特异性烯醇化酶（neuron specific enolase，NSE）、TNF-α 及 IL-6 水平。NF-κB、TNF-α、IL-6 水平升高提示炎症反应加重，S-100β 蛋白和 NSE 水平升高提示神经系统受损。术前及术后 3 个月、6 个月、12 个月分别测量儿童韦氏智力量表（wechsler intelligence scale，WISC），评估儿童神经发育状况。结果显示，对照组和 2 组给予右美托咪定的试验组在 T2、T3、T4 时 NF-κB、S-100β 蛋白、NSE、TNF-α、IL-6 水平均显著高于术前（T1）。但 2 组右美托咪定试验组 NF-κB、TNF-α、IL-6、S-100β 及 NSE 的升高水平均明显低于对照组（P<0.017），但 2 组右美托咪定试验组组间差异无统计学意义。3 组患者术前、术后的 WISC 评分的差异无统计学意义。由此得出结论，右美托咪定可减轻体外循环后炎症反应和减轻体外循环引起的神经发育损伤。Chen 等[10]进行的一项随机对照研究，共纳入 88 例拟行结直肠癌根治术的老年患者。结果显示，右美托咪定组术后认知功能障碍发生率显著低于对照组，且认知功能障碍程度显著低于对照组（P<0.05）。从而得出结论，右美托咪定有潜在脑保护的作用。Peng 等[11]进行的一项荟萃分析，共纳入 9 项随机对照试验 1308 例患者。研究结

果显示，接受心脏手术的成年患者围术期应用右美托咪定可显著降低其急性肾损伤的发生率，从而得出结论，右美托咪定具有肾功能保护作用。

右美托咪定可强化镇痛效应，包括局部神经阻滞、椎管内麻醉及静脉镇痛药麻醉。右美托咪定用于剖宫产手术可提高产妇恢复质量，优化镇痛效果，且可缩短首次泌乳时间，增加泌乳量。Wang 等[6]进行的一项随机双盲对照试验共纳入 160 例计划在脊椎麻醉下行择期剖宫产术的产妇，右美托咪定组在胎儿娩出后泵注右美托咪定［10 min 内泵入 0.5 μg/kg 右美托咪定作为负荷剂量，然后以 0.5 μg/（kg·h）速度泵注右美托咪定直至手术结束，术后镇痛泵用右美托咪定加舒芬太尼进行患者自控静脉镇痛治疗 2 d］，对照组（术中输注生理盐水，术后镇痛泵用舒芬太尼进行患者自控静脉镇痛治疗 2 d）。相较于对照组，右美托咪定组更早开始纯母乳喂养，首次哺乳时间提前，分娩后第 2 天的泌乳量更大。右美托咪定组运动 VAS 评分和恢复质量评分均优于对照组。右美托咪定组和对照组在分娩后第 1 天和第 2 天的新生儿行为神经评估评分的差异无统计学意义。从而得出结论，右美托咪定在剖宫产围术期的应用不仅有利于母乳分泌，还能提高产妇恢复质量和舒适度，优化镇痛效果，缩短首次泌乳时间及增加泌乳量。Sun 等[12]进行的一项荟萃分析发现，经椎管内给予右美托咪定后，与对照组相比，新生儿结局的差异无统计学意义。但椎管内应用右美托咪定显著延长产妇术后的无痛期和显著降低寒战的发生率，且不增加椎管内麻醉相关的不良反应。从而得出结论，剖宫产手术时经椎管内应用右美托咪定对胎儿安全，且有加强椎管内麻醉阻滞作用。Li 等[13]进行的一项前瞻性随机对照试验发现，右美托咪定联合腹直肌鞘神经阻滞能提高剖腹探查时血流动力学稳定性和增强其镇痛效应。

右美托咪定可降低椎旁神经阻滞时置入喉罩所需丙泊酚镇静浓度。右美托咪定可延长胸椎旁神经阻滞的持续时间，强化阻滞作用。Guo 等[14]进行的一项随机对照试验，于麻醉诱导前行超声引导胸椎（T_3）旁神经阻滞，对照组在胸椎（T_3）椎旁间隙注射 0.5% 罗哌卡因 0.3 ml/kg，右美托咪定组在胸椎（T_3）旁间隙注射 0.5% 罗哌卡因 0.3 ml/kg＋右美托咪定（1 μg/kg）。成功插管时，对照组丙泊酚的半数效应浓度（median effective concentration，EC_{50}）为 5.256 μg/ml（95%CI 4.833～5.738 μg/ml），右美托咪定组丙泊酚 EC_{50} 为 3.172 μg/ml（95%CI 2.701～3.621 μg/ml）。研究结论表明，右美托咪定用于胸椎旁神经阻滞，可降低喉罩置入时丙泊酚浓度。

诊断性检查时应用右美托咪定，为一种有效安全的镇静方法。Li 等[15]进行的一项系统性回顾和荟萃分析，评估了经鼻滴定右美托咪定镇静和口服水合氯醛镇静的疗效和安全性。研究结果显示，与口服水合氯醛镇静相比，经鼻右美托咪定镇静成功率更高，起效时间更快，但 2 组苏醒时间的差异无统计学意义。且经鼻滴定右美托咪定镇静可使恶心呕吐的发生率显著降低。从而得出结论，在婴幼儿诊断性检查时，经鼻右美托咪定镇静可能是比口服水合氯醛更为有效的镇静方法。在儿童脑电图监测时，右美托咪定经鼻给药是一种有效的镇静方法。Chen 等[16]进行的一项回顾性研究，共纳入 3475 例患儿，术中经鼻内注射 2.5 μg/kg 右美托咪定进行镇静，发现首次给药成功率为 87.0%（3024/3475 例），经鼻追加右美托咪定（补救性镇静）成功率为 60.8%（274/451 例）。镇静起始时间中位数为 19 min［四分位距（interquartile range，IQR）17～22 min］，镇静恢复时间为 41 min（IQR 36～47 min）。不良事件总发生率为 0.95%（33/3475 例），且未发生严重不良事件。从而得出结论，儿童脑电图监测时应用右美托咪定（2.5 μg/kg）作为镇静用药安全有效。

（二）氯胺酮

氯胺酮可加强右美托咪定镇静作用。Qian 等[17] 进行了一项随机、双盲试验，其中右美托咪定组经鼻滴定右美托咪定 2 μg/kg，氯胺酮＋右美托咪定组经鼻滴定右美托咪定 2 μg/kg ＋氯胺酮 2 mg/kg，30 min 后使用改良观察者警觉性 / 镇静评估量表（MOAA/S）评估镇静水平，研究结果显示，氯胺酮＋右美托咪定组患者 MOAA/S 评分低于右美托咪定组患者。氯胺酮＋右美托咪定组患者镇静起效时间为 15 min（95%CI 14.2～15.8 min），明显快于右美托咪定组的 24 min（95%CI 23.2～24.8 min）。从而得出结论，对于儿童扁桃体切除术经鼻联合给药（右美托咪定＋氯胺酮）的镇静效果优于单独使用右美托咪定。

氯胺酮对电痉挛疗法抗抑郁效果具有促进作用。Chen 等[18] 进行的一项随机、安慰剂对照、双盲研究共纳入 127 例重度抑郁症患者，在电惊厥治疗前给予 0.3 mg/kg 氯胺酮，发现低剂量氯胺酮（0.3 mg/kg）可通过加速电痉挛疗法的起效和减少获得反应减少自杀意念，通过减少所需的电痉挛治疗次数调节电痉挛疗法的抗抑郁疗效，且不影响缓解期患者在电痉挛治疗后的复发率。

（三）丙泊酚

丙泊酚全凭静脉麻醉（total intravenous anesthesia，TIVA）可有效降低术后恶心呕吐（PONV）的发生率。显微外科乳房重建术后，术后恶心呕吐可能引起不良反应。Yang 等[19] 进行的一项回顾性分析研究共纳入 83 例显微外科乳房重建术的患者，其中丙泊酚组 31 例，七氟烷组 52 例，术后 2 h、6 h、24 h 评估术后恶心呕吐的发生率。丙泊酚全凭静脉麻醉组术后 2～6 h 恶心的发生率和呕吐的发生率均显著降低，2 组皮瓣失败的发生率无明显差异（P＝0.373）。与七氟烷维持麻醉相比，丙泊酚为基础的全凭静脉麻醉可降低术后恶心呕吐发生率，且不影响乳房重建术后皮瓣生存。

此外，丙泊酚更适宜用于某些特定疾病的患者。Liu 等[20] 进行的一项随机对照研究共纳入 110 例拟行胃癌手术的 2 型糖尿病患者，随机分为丙泊酚组 60 例，七氟烷组 50 例，比较 2 组麻醉效果和不良反应发生情况。结果表明，丙泊酚组患者自主呼吸时间、言语反应时间、睁眼时间、拔管时间均显著短于七氟烷组，且丙泊酚组不良反应发生率低于七氟烷组。因此证实，丙泊酚更适合应用于患有 2 型糖尿病拟行胃癌手术的患者。

（吴志新　杨谦梓）

参 考 文 献

[1]* An JX, Williams JP, Fang QW, et al. Feasibility of patient-controlled sleep with dexmedetomidine in treating chronic intractable insomnia. Nat Sci Sleep, 2020, 12: 1033-1042.

[2] Cai J, Chen Y, Hao X, et al. Effect of intraoperative dexmedetomidine dose on postoperative first night sleep quality in elderly surgery patients: A retrospective study with propensity score-matched analysis. Front Med (Lausanne),

2020, 7: 528.

[3] Yang X, Hu Z, Peng F, et al. Effects of dexmedetomidine on emergence agitation and recovery quality among children undergoing surgery under general anesthesia: A meta-analysis of randomized controlled trials. Front Pediatr, 2020, 8: 580226.

[4] Rao Y, Zeng R, Jiang X, et al. The effect of dexmedetomidine on emergence agitation or delirium in children after anesthesia-a systematic review and meta-analysis of clinical studies. Front Pediatr, 2020, 8: 329.

[5] Ming S, Zhang X, Gong Z, et al.Perioperative dexmedetomidine and postoperative delirium in non-cardiac surgery: A meta-analysis. Ann Palliat Med, 2020, 9: 264-271.

[6] Wang Y, Fang X, Liu C, et al. Song Y, Yan M. Impact of intraoperative infusion and postoperative pcia of dexmedetomidine on early breastfeeding after elective cesarean section: A randomized double-blind controlled trial. Drug Des Devel Ther, 2020, 14: 1083-1093.

[7] Li S, Liu T, Xia J, et al. Effect of dexmedetomidine on prevention of postoperative nausea and vomiting in pediatric strabismus surgery: A randomized controlled study. BMC Ophthalmol, 2020, 20: 86.

[8]* Qiu Z, Zhou S, Zhang M, et al. Preventive effect of dexmedetomidine on postictal delirium after electroconvulsive therapy: A randomised controlled study. Eur J Anaesthesiol, 2020, 37: 5-13.

[9] Qiu Y, Li C, Li X, et al. Effects of dexmedetomidine on the expression of inflammatory factors in children with congenital heart disease undergoing intraoperative cardiopulmonary bypass: A randomized controlled trial. Pediatr Investig, 2020, 4: 23-28.

[10] Chen H, Li F. Effect of dexmedetomidine with different anesthetic dosage on neurocognitive function in elderly patients after operation based on neural network model. World Neurosurg, 2020, 138: 688-695.

[11] Peng K, Li D, Applegate RL, et al. Effect of dexmedetomidine on cardiac surgery-associated acute kidney injury: A meta-analysis with trial sequential analysis of randomized controlled trials. J Cardiothorac Vasc Anesth, 2020, 34: 603-613.

[12] Sun S, Wang J, Wang J, et al.Fetal and maternal responses to dexmedetomidine intrathecal application during cesarean section: A meta-analysis. Med Sci Monit, 2020, 26: e918523.

[13] Li Y, Jiang X, Wang J, et al. Intravenous dexmedetomidine combined with ultrasound-guided rectus sheath block for open gastrectomy: A prospective randomized trial. J Gastrointest Surg, 2020, 24: 1290-1297.

[14] Guo F, Chen H, Cai X, et al. Effects of dexmedetomidine as an adjuvant in thoracic paravertebral block on ec50 of propofol for successful laryngeal mask insertion: A randomized controlled trial. Ann Transl Med, 2020, 8: 1480.

[15] Li L, Zhou J, Yu D, et al.Intranasal dexmedetomidine versus oral chloral hydrate for diagnostic procedures sedation in infants and toddlers: A systematic review and meta-analysis. Medicine (Baltimore), 2020, 99: e19001.

[16] Chen H, Yang F, Ye M, et al. Intranasal dexmedetomidine is an effective sedative agent for electroencephalography in children. BMC Anesthesiol, 2020, 20 (1): 61.

[17] Qian B, Zheng W, Shi J, et al.Ketamine enhances intranasal dexmedetomidine-induced sedation in children: A randomized, double-blind trial. Drug Des Devel Ther, 2020, 14: 3559-3565.

[18] Chen Q, Dong J, Luo J, et al. Effects of low-dose ketamine on the antidepressant efficacy and suicidal ideations in patients undergoing electroconvulsive therapy. J ECT, 2020, 36: 25-30.

[19] Yang L, Xu YJ, Shen J, et al. Propofol-based total intravenous anesthesia decreases the incidence of postoperative nausea and vomiting without affecting flap survival in free flap breast reconstruction. Gland Surg, 2020, 9: 1406-1414.

[20] Liu J, Yang L. Effects of propofol and sevoflurane on blood glucose, hemodynamics, and inflammatory factors of patients with type 2 diabetes mellitus and gastric cancer. Oncol Lett, 2020, 19: 1187-1194.

二、基础研究

2020 年度静脉麻醉药物的基础研究主要涉及包括丙泊酚、右美托咪定、氯胺酮和依托咪酯在内的众多药物，主要研究了这些药物对脑、心、肝等重要脏器的影响，以及对免疫与肿瘤的影响。

（一）丙泊酚

1. 水溶性丙泊酚　丙泊酚是临床应用最广泛的静脉镇静催眠麻醉剂。然而，许多严重的不良反应与脂质乳剂配方有关。采用药物前设计方法制备水溶性丙泊酚，可有效解决脂质乳剂配方的局限性。因此，设计并合成了新型水溶性丙泊酚前体药 HX0969W。Zhang 等 [1]* 对这种新型水溶性丙泊酚前体药进行了临床前体药理研究。采用翻正反射消失（loss of therighting reflex，LORR）的模型进行药效学研究，采用液相色谱－串联质谱和高效液相色谱－荧光法进行药动学研究。结果发现，HX0969W 的效价［半数有效量（median effective dose，ED_{50}）46.49，95%CI 43.89～49.29 mg/kg］与磷丙酚二钠（ED_{50} 43.66，95%CI 43.57～43.75 mg/kg）相似，但低于丙泊酚（ED_{50} 4.82，95%CI 4.80～14.82 mg/kg）。与 HX0969W 和磷丙酚二钠相比，丙泊酚在 2 倍 ED_{50} 剂量下引起 LORR 的时间更短。然而，与丙泊酚引起的 LORR 持续时间相比，HX0969W 和磷丙酚二钠引起的 LORR 持续时间显著延长。在药动学研究中，磷丙泊酚的 C_{max} 高于 HX0969W。HX0969W 比磷丙酚二钠具有更短的平均残留时间和更高的清除率。HX0969W 与磷丙酚二钠释放的丙泊酚 T_{max} 的差异无统计学意义；HX0969W 释放的丙泊酚的 C_{max} 与丙泊酚相似，高于磷丙泊酚二钠释放的丙泊酚。

Liu 等 [2] 合成了一系列水溶性丙泊酚前体药，并测定了其丙泊酚释放速率和药效学特性。他们发现，插入乙醇酸作为丙泊酚和环氨基酸之间的连接剂，可以加速丙泊酚从前体药释放到血浆中，同时保持其安全性。在动物实验中，前体药（3e、3g、3j）在安全性、起病时间及麻醉持续时间方面均显著优于磷丙泊酚（临床上唯一使用的水溶性丙泊酚前体药），且摩尔剂量、起效时间及麻醉持续时间均与丙泊酚相当，有助于维持丙泊酚的临床疗效。实验结果表明，水溶性丙泊酚前体药化合物具有开发潜力。

2. 丙泊酚与肿瘤　丙泊酚在体内和体外的胰腺癌细胞中都显示出了强大的抗肿瘤活性。Wang 等 [3] 探讨了丙泊酚对胰腺癌 PANC-1 细胞的体外抗肿瘤作用机制。将 20 μg/ml 丙泊酚作用于 PANC-1 细胞 72 h，使用 lnc RNA LOC285194 siRNA、E-cadherin siRNA 及 microRNA-34a（miR-34a）抑制剂研究丙泊酚对 PANC-1 细胞的影响。结果显示，丙泊酚上调 miR-34a 的表达，进而上调 LOC285194 的表达，导致 PANC-1 细胞凋亡和生长抑制。此外，丙泊酚上调 miR-34a 的表达，进而上调 e- 钙黏蛋白的表达，抑制细胞迁移。该研究证实，丙泊酚通过促进 miR-34a 依赖的 LOC285194 和 E-cadherin 的上调，分别诱导体外 PANC-1 细胞凋亡和抑制细胞迁移。

既往文献报道氧化应激增强了脑癌肿瘤的侵袭和转移。谷氨酸受体调节的二价金属转运体 1（divalentmetal-ion transporter-1，DMT1）的激活可导致氧化应激和癌症发展风险的增加，而丙泊酚具有抗氧化能力。Yang 等[4]通过脑内注射 C6 胶质瘤细胞建立 C6 胶质瘤雄性 Wistar 大鼠，发现丙泊酚可显著提高胶质瘤外周谷氨酸 2 型受体（GluR2）水平，下调 DMT1 表达和谷胱甘肽含量。Zheng 等[5]*探讨了丙泊酚对非小细胞肺癌（non-small cell lung carcinoma，NSCLC）的作用。小鼠注射 A549 细胞生长异种移植瘤；8 d 后，小鼠腹腔注射丙泊酚（35 mg/kg）或大豆油。然后收集小鼠的肿瘤。研究表明，丙泊酚抑制体外 A549 细胞生长，通过 miR-21/PTEN/Akt 通路加速凋亡，抑制 NSCLC 肿瘤细胞生长，促进体内凋亡。Li 等[6]研究了丙泊酚对 A549 细胞和 H1299 细胞的抗肿瘤分子机制。将不同浓度（0、60 mol、120 mol）的丙泊酚和在不同时间（0、24 h、48 h、72 h）作用在 A549 细胞和 H1299 细胞，研究结果发现，丙泊酚可抑制 A549 细胞和 H1299 细胞的增殖，通过去甲基化 HACE1 启动子区，提高 HACE1 蛋白的表达水平，从而促进 HACE1- OPTN 轴介导的选择性自噬活性。此外，丙泊酚促进了 MBD3 的表达水平，并与 HACE1 基因启动子的－1000～－1 bp（转录起始位点）区域结合。Gao 等[7]研究了长链非编码 RNA TMPO 反义 RNA 1（lncRNA TMPO- as1）和 microRNA-498（miR-498）在丙泊酚调控食管癌（esophageal carcinoma，EC）中的作用。结果证实，丙泊酚抑制了缺氧诱导的 EC 细胞迁移、侵袭和上皮－间质转化。TMPO-AS1 过表达和 miR-498 敲低均减弱了丙泊酚对缺氧诱导 EC 细胞进展的影响。而 TMPO-AS1 靶向 miR-498 并抑制 miR-498 的表达。TMPO-AS1 通过下调 miR-498 的表达来调控 EC 细胞的进展。

Song 等[8]探讨了丙泊酚在肝细胞癌发生发展中的潜在机制。体外实验表明，丙泊酚可抑制肝癌细胞的增殖、迁移及侵袭，促进细胞凋亡。丙泊酚抑制肝细胞癌（hepatocellular carcinoma，HCC）细胞中 HOXA11 AS 的表达，而过表达 HOXA11 AS 逆转了丙泊酚治疗对肝癌细胞进展的抑制作用。此外，miR-4458 被确定为 HOXA11-AS 的一个靶点，miR-4458 的抑制逆转了 HOXA11-AS 敲除对 HCC 细胞进展的影响。Sun 等[9]探讨丙泊酚是否及如何抑制卵巢癌细胞的增殖和顺铂（DDP）耐药。结果发现，丙泊酚降低 A2780 卵巢癌细胞活力，促进凋亡，降低 miR-374a 表达水平。此外，丙泊酚＋DDP 治疗组细胞活力明显受到抑制，凋亡率升高。此外，miR-374a 过表达增加了细胞活力和 S 期细胞的比例，降低了 G0/G1 期细胞比例。相反，miR-374a 基因敲低对细胞活力和细胞周期进程的影响则相反。miR-374a 可与 FOXO1 结合。丙泊酚可促进 FOXO1、p27 及 Bim 的表达，诱导细胞周期阻滞，降低卵巢癌细胞活力。此外，丙泊酚和顺铂可调节 FOXO1，促进卵巢癌细胞的凋亡。

3. 丙泊酚的神经毒性作用和认知功能障碍　丙泊酚是一种儿科常用麻醉药物，它会导致发育中的神经元产生神经毒性。为了减少丙泊酚的不良反应，Zhu 等[10]发现丙泊酚暴露显著降低新生大鼠发育神经元的细胞活力，并降低神经元中 miR-455-3p 表达，增加 EphA4 的表达。miR-455-3p 模拟物增加丙泊酚诱导的细胞活力降低，并减弱丙泊酚诱导的神经元细胞凋亡。MiR-455-3p 可靶向降低丙泊酚暴露神经元中 EphA4 的表达。EphA4 的下调与丙泊酚对细胞活力和神经元凋亡的促进作用相抵消。Feng 等[11]探讨了丙泊酚通过调控体内外 c-Abl 表达对细胞凋亡和神经认知的影响，结果发现，丙泊酚显著降低 c-Abl 表达和活性氧（reactive oxygen species，ROS）水平。腹腔注射 50 mg/kg 丙泊酚明显降低新生大鼠脑内 c-Abl 的表达，而胱天蛋白酶－3（caspase-3）阳性细胞数未明显增加。但连续应用丙泊酚降低非受体酪氨酸激酶的表达，并没有损害新生大鼠的学习或记忆功能。

越来越多的研究表明，丙泊酚可能导致神经毒性，其对神经干细胞（neural stem cell，NSC）的作用可能在丙泊酚相关神经毒性中起关键作用。Cao 等[12] 观察到，暴露于丙泊酚的大鼠原代神经干细胞表现出细胞周期阻滞状态和分化为 GFAP 阳性细胞或中枢神经特异性蛋白（S100β）阳性细胞的倾向。这一现象伴随着 miR-124-3p 的低表达，并可通过过表达 miR-124-3p 在 NSC 中被逆转。miR-124-3p 可能通过 *Sp1* 调控 NSC 的发育，*Sp1* 敲除可以挽救丙泊酚对 NSC 分化的影响。Yao 等[13] 探讨了 miR-363-3p 在丙泊酚诱导的神经毒性中的潜在作用。用丙泊酚、miR-363-3p 抑制剂或 SH-cAMP 反应元件结合蛋白（cAMP response element binding protein，CREB）处理 SH-SY5Y 细胞。结果显示，神经细胞活力随着丙泊酚浓度的增加而降低。生物信息学分析和荧光素酶检测提示，CREB 转录本的 3′-UTR 可能是 miR-363-3p 的结合位点，miR-363-3p 可负调控 CREB 的表达。丙泊酚通过影响 SH-SY5Y 细胞中 miR-363-3p/CREB 轴诱导氧化应激和凋亡，提示下调 miR-363-3p 可能是一种改善丙泊酚诱导的神经毒性的新策略。

钙蛋白酶是一种钙依赖的蛋白酶，在炎症诱导的神经元自噬中起重要作用。既往文献报道，丙泊酚对神经元有抗炎作用。Li 等[14] 发现 40 ng/ml 的 TNF-α 作用 2 h 可诱导神经元自噬，而 25 μmol/L 丙泊酚预处理可抑制神经元自噬。TNF-α 诱导细胞内钙积累，钙/钙调蛋白依赖性蛋白激酶 Ⅱ（CAMK Ⅱ）和钙蛋白酶（calpain）-2 的磷酸化，钙蛋白酶激活和溶酶体组织蛋白酶 B 释放及酪氨酸激酶受体 B（tyrosine kinase receptor B，TKRB）的截断。丙泊酚、钙螯合剂、CAMK Ⅱ 抑制剂、calpain-2 抑制剂、转染 calpain-2 siRNA 和 NMDA 受体拮抗剂可缓解上述作用。

4. 丙泊酚与肺损伤 机械通气相关性肺损伤（VALI）在急性肺损伤治疗过程中会引起问题。Ruan 等[15] 讨论了丙泊酚如何通过 Nrf2/NLRP3 的相互作用来保护 VALI 诱导的炎症。结果发现，丙泊酚治疗可改善 VALI，减轻机械通气引起的肺部炎症。丙泊酚在 VALI 模型中上调 Nrf2，下调 NLRP3。激活 Nrf2 或抑制 NLRP3 可下调 VALI 小鼠肺组织中的炎症因子。从而得出结论，丙泊酚通过激活 Nrf2 和抑制 NLRP3 的表达，对 VALI 及炎症反应发挥保护作用。因此，Nrf2 激活剂和 NLRP3 抑制剂可能是预防 VALI 的潜在靶点。

（二）右美托咪定

1. 右美托咪定对脑的保护作用 Sun 等[16] 分别给出生 7 d 的大鼠（P7）给予丙泊酚和右美托咪定，观察其诱导的凋亡相关基因表达。发现 P7 大鼠单次丙泊酚暴露后，右美托咪定预处理有效挽救了海马神经细胞的深度凋亡，并显著逆转了 BCL2L1、基质金属蛋白酶 9（MMP-9）及 cleaved caspase 3（CC3）的异常表达水平，显著增强了突触可塑性。而 P30 和 P60 大鼠单剂量丙泊酚暴露后未发现损伤大鼠的长期学习记忆。从而得出结论，右美托咪定可通过改变 MMP-9、BCL2L1 及 CC3 凋亡信号，改善丙泊酚对新生大鼠诱发的啮齿类动物发育性神经毒性。Suo 等[17] 研究了右美托咪定在七氟烷诱导的神经毒性中的作用。结果显示，右美托咪定可减轻七氟烷诱导的神经损伤和学习记忆能力的损害。其机制是右美托咪定提高海马的 LC3 Ⅱ/LC3 Ⅰ 的比值、HSP60、Beclin-1、CypD、VDAC1 及 Tom20 蛋白水平，激活线粒体吞噬来减轻神经毒性。

Gao 等[18] 探讨了右美托咪定如何导致缺氧性脑损伤。研究通过建立大鼠缺氧/再氧合损伤模型模拟新生儿缺氧脑损伤。中、高剂量右美托咪定可减轻缺氧／再氧合损伤，诱导尼氏体减少和细胞凋亡。中、高剂量地塞米松可下调缺氧／再氧合损伤模型中 Cyt-c、Apaf-1 及 caspase-3 的表达，显著缩短了逃逸潜伏期，增加了跨越平台的次数。低剂量地塞米松对尼氏小体、线粒体凋亡、凋亡相关蛋白表达及长期学习功能无影响。白质损伤（white matter injury，WMI）是早产儿脑损伤的主要形式，围生期炎症与 WMI 的发病机制有关。Wu 等[19] 研究结果显示，右美托咪定可显著改善脂多糖诱导的神经行为异常和髓鞘损伤，同时抑制 STAT3 激活和反应性星形胶质细胞增生。

2. 右美托咪定对心脏的保护作用 Zhu 等[20] 探讨了右美托咪定对心肌细胞损伤的保护作用。他们分别用缺氧／再氧合（H/R 组）或毒胡萝卜素（TG 组）处理 H9c2 细胞建立模型。结果显示，与对照组相比，H/R 组和 TG 组细胞活性明显降低，乳酸脱氢酶（LDH）浓度和凋亡细胞比例升高。右美托咪定可相应逆转缺氧／再氧合或毒胡萝卜素引起的变化。此外，右美托咪定有效地减弱了 GRP78、CHOP 及 caspase-12 表达的增加，抑制 TG 组中 p38 MAPK 的磷酸化和 p-p38 MAPK 的高表达。

3. 右美托咪定的抗炎作用 Zhang 等[21] 探讨了 CD200R 与右美托咪定抗炎作用相关的假说。他们用不同浓度的右美托咪定处理原代小胶质细胞 24 h 后，发现右美托咪定减少了脂多糖诱导的 IL-6 和 TNF-α 的产生，增加了原代小胶质细胞 Arg1。Pan 等[22] 探讨右美托咪定对高糖诱导的 HK-2 细胞上皮－间充质转化的作用及其机制。与高水平葡萄糖暴露 HK-2 细胞相比，复合右美托咪定暴露的 HK-2 细胞 ROS 水平较低，细胞形态完整，G1 期细胞较多，p-Akt、p-ERK 及 α-SMA 表达降低，E-Cadherin 和 Claudin-1 表达升高。从而得出结论，右美托咪定可通过抑制 Akt 和 ERK 抑制高糖诱导的 HK-2 上皮－间充质转化。Zhang[23] 等研究了右美托咪定对葡萄糖诱导的 PC12 细胞神经毒性的影响。结果显示，谷氨酸处理 PC12 细胞后，细胞活力降低，细胞凋亡率升高，而右美托咪定处理后细胞的凋亡率升高。右美托咪定可显著提高 PC12 细胞 SOD 活性，降低 MDA 含量和细胞内 Ca 水平，减少 ROS 的生成及减轻 MMP 的下降。右美托咪定可显著降低 caspase-3、caspase-9、cyt-c、Bax 的表达，增加 Bcl-2 的表达。此研究证实，右美托咪定可保护 PC12 细胞免受葡萄糖诱导的细胞毒性作用，其机制可能与右美托咪定的抗氧化作用、降低细胞内钙超载及抑制线粒体介导的凋亡通路有关。

Hong 等[24] 探讨右美托咪定对烟雾性肺损伤的保护作用。用香烟烟雾提取物（CSE）处理支气管和肺泡上皮细胞 24 h，模拟香烟烟雾引起的肺损伤。结果表明，右美托咪定可降低 CSE 对细胞活力的损害。右美托咪定可部分降低 CSE 诱导的 TNFα、IL-1β 及 IL-6 活性。右美托咪定还能恢复 NF-κB、环氧合酶 2（cyclooxygenase 2，COX2）、mnSOD、过氧化氢酶及 ROS 水平。其研究结论表明，右美托咪定通过抑制炎症、氧化应激及细胞凋亡来减轻 CSE 诱导的肺损伤。Wang 等[25]* 发现术后睡眠限制（SR）增加了脾脏重量和脾脏中髓系来源抑制性细胞（MDSC）的百分比，并抑制了脾脏 CD8+ T 细胞的活性，通过抑制膈下迷走神经（SVN）介导的三叶因子 2（trefoil factor family 2，TFF2）在老龄小鼠脾脏中的表达。右美托咪定通过脾 TFF2 改善术后睡眠限制诱导的对大肠杆菌肺炎保护能力的降低，随后通过调节肠道菌群 /SVN 降低 IL-4 和 IL-13 在肺中的表达，增加肺泡巨噬细胞（AMs）的 M2 极化，降低 AMs 的吞噬功能，最终降低 AMs 的 M2 极化。综上所述，右美托咪定诱导的脾 TFF2 表达增加可减轻术后睡眠限制所致的术后免疫抑制放大。

（三）氯胺酮

氯胺酮是临床常用的静脉麻醉剂，具有镇静镇痛作用。钾通道在可兴奋细胞中发挥多种生理功能。Li 等[26]* 使用人诱导多能干细胞（iPSCs）来源的纹状体 GABA 神经元系统来研究氯胺酮对 HDAC6 和 MSN 的形态发育的影响。研究结果发现，氯胺酮（1～500 μM）暴露降低了树突状生长、分叉及树突棘的形成，且呈时间和浓度依赖性。氯胺酮治疗浓度依赖于抑制 HDAC6 的表达或异常易位的 HDAC6 进入细胞核。氯胺酮对 HDAC6 的抑制导致 α- 微管蛋白的超乙酰化，从而增加微管的稳定性，并延缓了 MSN 的树突状生长。最后，他们发现单剂量暴露对 MSN 的影响是可逆的，并至少持续 10 d。本研究揭示了 HDAC6 作为氯胺酮诱导的单核细胞微囊泡形态发育缺陷的新的调控作用，并为氯胺酮临床应用的预防和治疗提供了一种创新的方法。

Zhou 等[27] 研究了氯胺酮对缺氧诱导的人脐静脉内皮细胞（HUVECs）损伤的潜在保护作用。氯胺酮可以逆转缺氧介导的细胞活力降低和 HUVECs 和单核细胞之间黏附的增加，改善缺氧诱导的 ROS 积累，并抑制 p66Shc 表达。此作用通过 sirt1 介导。Chen 等[28] 基于 YAP 在细胞凋亡抵抗和细胞自我更新调节中的作用，推测 YAP 在氯胺酮诱导的细胞凋亡中起一定作用。氯胺酮诱导细胞凋亡呈剂量依赖性，并受 YAP 调控。YAP 过表达并给与氯胺酮处理的 SH-SY5Y 细胞显示出更高的活性和活力。氯胺酮诱导的细胞凋亡在 YAP 下调后增强。其研究结论表明，YAP 可能在氯胺酮诱导的神经毒性中发挥重要作用，而改变 YAP 信号可能抵消氯胺酮诱导的细胞凋亡。激活 YAP 的神经保护作用可能作为一种新的药理靶点，通过神经发生正常化治疗氯胺酮诱导的神经毒性。

氯胺酮是一种广泛使用的全身麻醉药，据报道有神经毒性和神经保护作用。研究氯胺酮对神经发育的影响机制，对于更好、更安全地缓解疼痛具有重要意义。Zhou 等[29] 探讨了氯胺酮（50 nM）对小鼠胚胎干细胞（mESC）系 46C 神经分化的作用机制。结果表明，低剂量氯胺酮（50 nM）可促进 mESCs 向神经干细胞（NSCs）的分化，并通过上调 p-mTOR 的表达水平激活哺乳类动物雷帕霉素靶蛋白（mTOR）。此外，通过雷帕霉素抑制 mTOR 信号通路或下调 mTOR 抑制神经分化。进一步证实 mTOR 下调抑制了氯胺酮诱导的神经分化的促进。此研究表明，低水平氯胺酮可上调 p-mTOR 的表达水平，促进神经分化。

（四）依托咪酯

依托咪酯是一种镇静催眠药，具有良好的药理作用，包括快速起效和血流动力学稳定性。然而，依托咪酯通过与 11β- 羟化酶结合导致肾上腺皮质毒性。因此，开发一种能够筛选依托咪酯类似物的肾上腺皮质毒性的方法具有重要意义。Deng 等[30] 采用肾上腺皮质肿瘤细胞系 NCI-H295R 作为依托咪酯类似物的体外筛选体系，并采用高效液相色谱－串联质谱（HPLC-MS/MS）方法检测这些细胞中的激素水平。在得到激素释放的浓度－响应曲线后，采用"肾上腺皮质抑制指数"评价各化合物的肾上腺皮质抑制效价。最终证明该方法在筛选不会对肾上腺皮质产生抑制作用的依托咪酯类药物方面具有较大优势。

越来越多的证据强调了小胶质细胞和星形胶质细胞反应在术后认知功能障碍（POCD）病理发

展中的重要性。然而，其相关的机制还有待进一步的研究。Li 等 [31]* 观察到 18 个月大的小鼠在使用依托咪酯后 1 周和 3 周后出现了明显的认知障碍。海马分离的小胶质细胞和星形胶质细胞在病理早期（即注射依托咪酯后 1 周）表现出显著的小胶质细胞活化，在病理晚期（即注射依托咪酯后 3 周）表现出 A1 特异性星形胶质细胞反应。当应用依托咪酯去除小胶质细胞后，星形胶质细胞的活化和认知功能没有明显改变。此外，在注射镇静剂剂量依托咪酯后立即激活小胶质细胞，显著增加了 A1 特异性星形胶质细胞的激活和认知功能障碍。该结果提示在围术期神经认知功能障碍（PND）的初始病理阶段，激活的小胶质细胞触发了 A1 特异性星形胶质细胞的激活，并诱导了长期的突触抑制和认知缺陷。

（张芸芸　杨谦梓）

参 考 文 献

[1]* Zhang Y, Jiang Y, Wang H, et al. The preclinical pharmacological study on HX0969W, a novel water-soluble pro-drug of propofol, in rats. PeerJ, 2020, 8: e8922.

[2] Liu LQ, Hong PX, Song XH, et al. Design, synthesis, and activity study of water-soluble, rapid-release propofol prodrugs. J Med Chem, 2020, 63 (14): 7857-7866.

[3] Wang H, Jiao H, Jiang Z, et al. Propofol inhibits migration and induces apoptosis of pancreatic cancer PANC-1 cells through miR-34a-mediated E-cadherin and LOC285194 signals. Bioengineered, 2020, 11 (1): 510-521.

[4] Yang C, Xia Z, Li T, et al. Antioxidant effect of propofol in gliomas and its association with divalent metal transporter 1. Front Oncol, 2020, 10: 590931.

[5]* Zheng X, Dong L, Zhao S, et al. Propofol affects non-small-cell lung cancer cell biology by regulating the mir-21/pten/akt pathway in vitro and in vivo. Anesth Analg, 2020, 131 (4): 1270-1280.

[6] Li S, Yang H, Zhao M, et al. Demethylation of HACE1 gene promoter by propofol promotes autophagy of human A549 cells. Oncol Lett, 2020, 20 (6): 280.

[7] Gao M, Guo R, Lu X, et al. Propofol suppresses hypoxia-induced esophageal cancer cell migration, invasion, and EMT through regulating lncRNA TMPO-AS1/miR-498 axis. Thorac Cancer, 2020, 11 (9): 2398-2405.

[8] Song F, Liu J, Feng Y, et al. Propofol induced HOXA11 AS promotes proliferation, migration and invasion, but inhibits apoptosis in hepatocellular carcinoma cells by targeting miR 4458. Int J Mol Med, 2020, 46 (3): 1135-1145.

[9] Sun Y, Peng YB, Ye LL, et al. Propofol inhibits proliferation and cisplatin resistance in ovarian cancer cells through regulating the microRNA 374a/forkhead box O1 signaling axis. Mol Med Rep, 2020, 21 (3): 1471-1480.

[10] Zhu X, Li H, Tian M, et al. miR-455-3p alleviates propofol-induced neurotoxicity by reducing EphA4 expression in developing neurons. Biomarkers, 2020, 25 (8): 685-692.

[11] Feng L, Sun ZG, Liu QW, et al. Propofol inhibits the expression of Abelson nonreceptor tyrosine kinase without affecting learning or memory function in neonatal rats. Brain Behav, 2020, 10 (11): e01810.

[12] Cao J, Li Y, Zeng F, et al. Propofol exposure disturbs the differentiation of rodent neural stem cells via an miR-124-3p/

Sp1/cdkn1b axis. Front Cell Dev Biol, 2020, 8: 838.

[13] Yao Y, Zhang JJ. Propofol induces oxidative stress and apoptosis in vitro via regulating miR-363-3p/CREB signalling axis. Cell Biochem Funct, 2020, 38 (8): 1119-1128.

[14] Li Y, He Z, Lv H, et al. Calpain-2 plays a pivotal role in the inhibitory effects of propofol against TNF-α-induced autophagy in mouse hippocampal neurons. J Cell Mol Med, 2020, 24 (16): 9287-9299.

[15] Ruan H, Li W, Wang J, et al. Propofol alleviates ventilator-induced lung injury through regulating the Nrf2/NLRP3 signaling pathway. Exp Mol Pathol, 2020, 114: 104427.

[16] Sun W, Wang J, Cai D, et al. Neuroprotection of the developing brain by dexmedetomidine is mediated by attenuating single propofol-induced hippocampal apoptosis and synaptic plasticity deficits. Exp Neurobiol, 2020, 29 (5): 356-375.

[17] Suo L, Wang M. Dexmedetomidine alleviates sevoflurane-induced neurotoxicity via mitophagy signaling. Mol Biol Rep, 2020, 47 (10): 7893-7901.

[18] Gao Y, Zhang Y, Dong Y, et al. Dexmedetomidine mediates neuroglobin up-regulation and alleviates the hypoxia/reoxygenation injury by inhibiting neuronal apoptosis in developing rats. Front Pharmacol, 2020, 11: 555532.

[19] Wu Z, Xue H, Zhang Y, et al. Dexmedetomidine alleviates neurobehavioral impairments and myelination deficits following lipopolysaccharide exposure in early postnatal rats. Life Sci, 2020, 263: 118556.

[20] Zhu Z, Ling X, Zhou H, et al. Dexmedetomidine attenuates cellular injury and apoptosis in H9c2 cardiomyocytes by regulating p-38MAPK and endoplasmic reticulum stress. Drug Des Devel Ther, 2020, 14: 4231-4243.

[21] Zhang X, Cui J, Qian H, et al. CD200R is involved in the anti-inflammatory effect of dexmedetomidine in lipopolysaccharide-stimulated microglia. Inflammation, 2020, 43 (5): 1707-1715.

[22] Pan QZ, Li K, Yang ZD, et al. Dexmedetomidine attenuates high glucose-induced HK-2 epithelial-mesenchymal transition by inhibiting AKT and ERK. Biomed Environ Sci, 2020, 33 (5): 323-330.

[23] Zhang W, Yu J, Guo M, et al. Dexmedetomidine attenuates glutamate-induced cytotoxicity by inhibiting the mitochondrial-mediated apoptotic pathway. Med Sci Monit, 2020, 26: e922139.

[24] Hong J, Chen Q, Wang Y, et al. Dexmedetomidine alleviates smoke-induced bronchial and alveolar epithelial cell injury. Gen Physiol Biophys, 2020, 39 (3): 293-300.

[25]* Wang G, Wu X, Zhu G, et al. Dexmedetomidine alleviates sleep-restriction-mediated exaggeration of postoperative immunosuppression via splenic TFF2 in aged mice. Aging (Albany NY), 2020, 12 (6): 5318-5335.

[26]* Li X, Saiyin H, Zhou JH, et al. HDAC6 is critical for ketamine-induced impairment of dendritic and spine growth in GABAergic projection neurons. Acta Pharmacol Sin, 2021, 42 (6): 861-870.

[27] Zhou X, Liu J, Yang S, et al. Ketamine ameliorates hypoxia-induced endothelial injury in human umbilical vein endothelial cells. Clinics (Sao Paulo), 2020, 75: e1865.

[28] Chen Y, Yang Z, Wei L, et al. Yes associated protein protects and rescues SH SY5Y cells from ketamine induced apoptosis. Mol Med Rep, 2020, 22 (3): 2342-2350.

[29] Zhou X, Lv X, Zhang L, et al. Ketamine promotes the neural differentiation of mouse embryonic stem cells by activating mTOR. Mol Med Rep, 2020, 21 (6): 2443-2451.

[30] Deng C, Gong D, Yang J, et al. New insights for screening etomidate analogues in the human H295R cell model. Toxicol

In Vitro, 2020, 68: 104934.

[31]* Li D, Chen M, Meng T, et al. Hippocampal microglial activation triggers a neurotoxic-specific astrocyte response and mediates etomidate-induced long-term synaptic inhibition. J Neuroinflammation, 2020, 17 (1): 109.

第三节　吸入麻醉药

一、临床研究

2020 年国内有关吸入麻醉药麻醉机制的临床研究主要涵盖以下 4 个方面：七氟烷麻醉敏感性与基因多态性的关系，睡眠障碍人群对七氟烷麻醉敏感性的改变，气体麻醉与全凭静脉麻醉对内皮细胞、术后恢复质量影响的差异性比较，以及药物对疾病本身的影响等。

（一）七氟烷麻醉敏感性与基因多态性

Chen 等[1] 研究了基因多态性与七氟烷诱导的意识消失快慢的关系，使用 MALDI-TOF Massarray 方法在 161 例接受七氟烷麻醉的受试者中对 18 个候选基因进行分型，再利用 265 例受试者进行基因多态性验证。研究结果显示，在 18 个候选基因中发现 3 种基因（GRIN1 rs28681971，GRIN1 rs79901440 及 CHRNA7 rs72713539）与七氟烷诱导的意识消失的潜伏期显著相关，且前两者更为明显。结合联合评估和荟萃分析对上述 2 组人群的研究发现，在 GRIN1 基因上，基因型 C 的 CROS28681971 位点和基因型 T 的 rs79901440 位点与较长的意识消失过程相关。这些发现表明，GRIN1 多态性与七氟烷诱导的意识消失相关，在七氟烷诱导的意识消失的过程中 GRIN1 基因可以作为新的生物标志物。

（二）睡眠障碍人群对七氟烷麻醉敏感性的改变

Cao 等[2] 在接受乳房手术的女性受试者中比较了存在睡眠障碍者与睡眠正常者七氟烷的可唤醒最小肺泡浓度。该研究总共招募了 44 例接受择期乳房手术的患者，最终纳入 38 例，分别为 19 例睡眠正常的受试者（对照组）和 19 例存在睡眠障碍的受试者（睡眠障碍组）。在麻醉开始之前抽血测量血浆 orexin-a 的水平。根据序贯法的设计理念，每组受试者在开始时接受预定浓度的七氟烷（从 1.0% 开始），达到稳定水平后利用口头指令判断其是否可被唤醒，根据能否做出反应进一步相应地增加或减少 0.2% 的七氟烷浓度。研究结果显示，睡眠障碍组的可唤醒最低肺泡有效浓度（minimal alveolar concentration，MAC）为 0.80%，对照组的可唤醒 MAC 为 0.60%，且睡眠障碍组受试者麻醉前血中 orexin-a 水平明显高于对照组 [（72.17±18.24）pg/ml vs.（36.16±14.18）pg/ml]，即 orexin-a 水平和觉醒概率呈正相关（OR 1.081，95%CI 1.020～1.146，P=0.008）。与睡眠正常受试者相比，接受乳房手术且合并睡眠障碍的女性受试者七氟烷麻醉的可唤醒 MAC 更高，即麻醉需求增加，这可能与 orexin-a 水平的改变有关。从而得出结论，睡眠障碍可能对临床麻醉产生潜在的影响，包括对麻醉药或术后并发症的敏感性的改变。

（三）气体麻醉与全凭静脉麻醉对内皮细胞、术后恢复质量影响的差异性比较

1. 气体麻醉与全凭静脉麻醉比较　Zhu 等[3]研究了在门诊斜视手术中地氟烷麻醉与全凭静脉麻醉对觉醒和出室时间的影响，研究总共纳入 200 例 18～60 岁的斜视患者，随机分为丙泊酚组和地氟烷组。主要观察指标是拔管时间，次要观察指标包括手术时长、麻醉时长及离室时间。记录术中发生低血压，心动过缓和眼心反射（OCR）及其他并发症的情况，以及统计发病率。组间比较用 Mann-Whitney U 和 Chi-Square 或 Fisher 精确概率法。研究结果表明，地氟烷组的拔管时间比丙泊酚组短［5.5（3.9～7.0）min *vs.* 9.7（8.5～11.4）min，$P<0.001$］，延迟拔管的发生率明显低于丙泊酚组（0 *vs.* 6%，$P=0.029$），同时出室时间也明显缩短，且地氟烷组术中血流动力学更加稳定：高血压（1% *vs.* 22%，$P<0.001$）、心动过缓（2% *vs.* 13%，$P=0.002$）、眼心反射（17% *vs.* 44%，$P<0.001$）的发生率明显下降。因此，地氟烷麻醉能够明显增加眼科门诊手术的效率，减少拔管和出室时间、维持术中血流动力学平稳并降低各类并发症的发生率。但从炎症因子释放水平及术后恢复质量方面而言，其他团队得出了相反的结论。Fan 等[4]比较了七氟烷和丙泊酚麻醉对腹腔镜胆囊切除术患者术中内皮细胞功能的影响，共纳入 23 例患者（11 例接受七氟烷麻醉，12 例接受丙泊酚麻醉），分别在诱导前（T0）、诱导后建立气腹前（T1）、建立气腹后 15 min（T2）、拔管后即刻（T3）、拔管后 30 min（T4）采血，用以分析 P- 选择素阳性血小板和细胞间黏附分子 -1（intercelluar adhesion molecule-1，ICAM-1）阳性淋巴细胞，血浆 P- 选择素，以及 ICAM-1 和血栓调节蛋白（TM）的水平。P- 选择素、ICAM-1、TM 及血管内皮细胞的合成或淋巴细胞与内皮细胞的黏附有关。研究结果显示，在 4 个时间点七氟烷均可增加血浆中 P- 选择素的表达，仅在 T2、T3、T4 增加血小板中 P- 选择素的表达，但它对 ICAM-1 和 TM 均没有影响。丙泊酚对 P- 选择素，ICAM-1 及 TM 的表达无显著影响。具体表现为，七氟烷麻醉组与丙泊酚组相比在 T1、T2、T3，P- 选择素（血小板），ICAM-1 及 TM 的表达量更高；在 T2、T4 血浆 P- 选择素的表达量更高；在 T1 和 T2，淋巴细胞的 ICAM-1 表达量更高；在 T1、T2 及 T3，血浆 TM 的表达量更高。因此，与七氟烷相比，丙泊酚麻醉使炎症因子的释放更少，可以延缓腹腔镜手术期间的炎症反应，并更好地保持血管内皮细胞的结构稳定性和功能。

2. 术后恢复质量影响的差异性比较　在术后恢复质量、认知功能评估方面，Liu 等[5]*对患有 2 型糖尿病的胃癌患者进行研究，共纳入了 110 例 30～75 岁的受试者，60 例受试者接受丙泊酚麻醉，50 例被纳入七氟烷组，比较 2 组在麻醉前（T0）、插管后 2 min（T1）、建立气腹后 5 min（T2）、手术后 60 min（T3）的血糖、血流动力学参数及炎症因子水平的差异，比较 2 组在麻醉前、手术后 6 h（T4）、手术后 72 h（T5）的简易精神状态检查表（MMSE）得分。研究结果显示，手术开始后炎症因子水平先增加然后减少，逐渐恢复至初始水平。丙泊酚组自主呼吸恢复时间、对语言指令做出反应的时间、睁眼时间、拔管时间较七氟烷组都明显缩短（$P<0.05$）。在 T4 时，丙泊酚组 MMSE 得分明显高于七氟烷组（$P<0.05$），且丙泊酚组不良反应发生率较低（$P<0.05$）。丙泊酚所引起的其他不良反应更小，因此更适合用于并存 2 型糖尿病（T_2DM）的胃癌患者的手术麻醉。老年作为发生术后认知功能障碍的独立危险因素，在不同的麻醉药物作用下对术后认知功能障碍发生率的影响究竟如何，Dai 等[6]共纳入了 140 例接受眼科手术且 MMSE 得分≥23 分的老年患者，所

有受试者随机分为丙泊酚组和七氟烷组，在术前 24 h、术后 3 h、6 h、24 h 对受试者进行 MMSE 测试，如果术后评分较术前下降 2 分及以上，则认为术后认知功能出现下降，若术后评分＜23 分则意味着受试者存在术后认知功能障碍。麻醉中需记录术后自主呼吸恢复的时间、觉醒时间及定向能力恢复时间，此外还需比较 2 组术前术后 S100β 蛋白（一种脑损伤的生化标志物）水平。结果显示，术前两组间 MMSE 评分、S100β 蛋白水平差异无统计学意义（$P>0.05$），但术后 3 h、6 h、24 h 丙泊酚组 MMSE 评分均高于七氟烷组（$P<0.05$），丙泊酚组术后自主呼吸恢复时间 [（12.2±2.2）*vs.*（14.6±3.5），$P<0.05$]、觉醒时间 [（13.3±2.6）*vs.*（15.4±4.5），$P<0.05$] 及定向能力恢复时间 [（15.3±3.2）*vs.*（17.7±4.6），$P<0.05$] 均明显短于七氟烷组，术后 1 d S100β 蛋白显著低于七氟烷组（$P<0.05$）。对老年患者来说，丙泊酚麻醉的不良反应更小，可作为临床工作中一种较好的选择。

（四）药物对疾病本身的影响

科学家们也关注到了七氟烷对疾病本身发生发展的影响，麻醉药可抑制手术过程中癌细胞的传播和转移。Zhao 等 [7] 研究了七氟烷对神经胶质瘤细胞迁移和侵袭的影响，胶质瘤是最常见的脑恶性肿瘤，手术切除是患者的主要治疗选择。此项研究中招募了 25 例胶质瘤患者，选用了他们的肿瘤标本在体外实验中使用 LN229 和 U251 细胞，通过 3-（4，5- 二甲基噻唑 -2）-2，5- 二苯基四氮唑溴盐（MTT）比色法分析细胞活性、Transwell 分析检查细胞迁移和侵袭，通过定量实时聚合酶链反应（qRT-PCR）测量 miR-34A-5P 和基质金属蛋白酶 -2（MMP-2）水平，生物信息学分析、荧光素酶报告分析、RNA 免疫沉淀等方法测试 miR-34A-5P 和 MMP-2 的关系。研究结果显示，七氟烷减少了胶质瘤细胞迁移和侵袭，可能与七氟烷通过上调 miR-34a-5p 来抑制 MMP-2 的表达有关。该研究提供了一种了解七氟烷对胶质瘤影响的药理作用新机制。

（刘畑畑　董海龙）

参 考 文 献

[1] Chen MH, Ouyang W, Xia YH, et al. Association between well-characterized gene polymorphisms and the hypnosis response caused by sevoflurane-induced anaesthesia. J Clin Pharm Ther, 2020, 45 (6): 1442-1451.

[2] Cao Y, Zhang L, Peng X, et al. Increased minimum alveolar concentration-awake of Sevoflurane in women of breast surgery with sleep disorders. BMC Anesthesiol, 2020, 20 (1): 17.

[3] Zhu Y L, Shen W H, Chen Q R, et al. Desflurane anesthesia compared with total intravenous anesthesia on anesthesia-controlled operating room time in ambulatory surgery following strabotomy: a randomized controlled study. Chin Med J (Engl), 2020, 133 (7): 779-785.

[4] Fan Y, Wang H, Ma Q. Effects of sevoflurane and propofol anesthesia on intraoperative endothelial cell function in patients undergoing laparoscopic cholecystectomy. J Int Med Res, 2020, 48 (10): 1220717959.

[5]* Liu J, Yang L. Effects of propofol and sevoflurane on blood glucose, hemodynamics, and inflammatory factors of patients

with type 2 diabetes mellitus and gastric cancer. Oncol Lett, 2020, 19 (2): 1187-1194.

[6] Dai J W, Hong L Q, Han M F, et al. Effects of propofol and gas anesthesia on cognitive impairment in elderly patients after surgery. J Biol Regul Homeost Agents, 2020, 34 (2): 629-633.

[7] Zhao H, Xing F, Yuan J, et al. Sevoflurane inhibits migration and invasion of glioma cells via regulating miR-34a-5p/ MMP-2 axis. Life Sci, 2020, 256: 117897.

二、基础研究

（一）吸入麻醉药对学习记忆的影响及其机制

1. 吸入麻醉药对发育期学习记忆能力的影响及其作用机制　这类研究关注的药物主要包括七氟烷和异氟烷，主要围绕麻醉诱导的神经毒性和神经炎症反应研究其发生机制，以及如何减轻吸入麻醉药导致的神经损害。

（1）七氟烷：七氟烷是临床上应用最广泛的吸入麻醉药，尤其在儿科手术领域。但大量实验表明，发育期多次吸入七氟烷会对远期的学习记忆能力产生损害。最近的研究除了关注发育期动物直接暴露于七氟烷造成的神经损伤之外，还包含妊娠期动物暴露于七氟烷对后代神经系统发育产生的影响，探索潜在机制，并研究如何保护大脑免受七氟烷暴露引发的学习记忆能力损害。Xu 等[1]* 研究者对出生后 5 d 的 SD 大鼠用 2.1% 的七氟烷麻醉 5 h，暴露前 30 min，给予腹腔注射非选择性 DNA 甲基化酶（DNA methyltransferase，DNMT）抑制剂 decitabine，研究结果证实，decitabine 敏感机制调节了新生大鼠（F0 代）暴露于七氟烷而产生行为异常，并且相似的机制同时缓解了其生殖细胞变化而使未来未被暴露的雄性后代（F1 代）的行为异常。Li 等[2] 通过研究发现，七氟烷仅增加雄性幼年大鼠睾酮，但对雄性或雌性幼年大鼠 17β- 雌二醇水平的影响相当，此作用是通过 GABA 受体介导，引起脑电图可检测到癫痫发作、压力样皮质酮分泌及大脑关键基因表达的变化。Yu 等[3]* 的研究结果表明，在七氟烷麻醉后，与成年小鼠相比，新生小鼠的大脑中 Tau 蛋白浓度更高，线粒体代谢更低，因此造成阶段依赖性的认知障碍。Kang 等[4] 研究者通过体内和体外的实验得出结论，七氟烷可以造成神经肽 Y 表达的显著减少，而外源性神经肽 Y 的补充可以降低七氟烷导致的海马神经细胞凋亡。Zhao 等[5] 研究大鼠产前接触七氟烷是否干扰皮质神经元的发育和大脑的功能，该研究结果发现，孕鼠妊娠期暴露于 3.0% 七氟烷 3 h，其后代的小清蛋白阳性神经元、VGTA 和 GAD67 的表达、神经递质 GABA 都均显著增加，mPFC 中的 VGLUT1 表达显著下降，其证据支持 mPFC 的兴奋性和抑制性神经元持续失活可能是七氟烷诱导的大脑功能失常的机制。Zhang 等[6] 研究孕期大鼠反复暴露于 3.0% 的七氟烷对后代的神经发育影响，研究结果表明，七氟烷通过 miR-410-3p/ATN1 通路导致胎儿神经干细胞早期分化，且该效应长期持续。Cheng 等[7] 的研究结果提示，幼年恒河猴多次暴露于七氟烷不会干扰 T 细胞受体的能力。Tang 等[8] 研究结论表明，白藜芦醇可以缓解七氟烷在发育期小鼠中造成的神经毒性作用，通过沉默信息调节因子 1（silence infor-mation regulator 1，SIRT1）依赖性调控发育小鼠的脑源性神经营养因子（brain-derived neurotrophic factor，BDNF）表达。

（2）异氟烷：关于异氟烷的相关研究集中在预防异氟烷暴露产生的学习记忆损害方面。Yang

等 [9] 在体外培养大鼠胚胎神经干细胞，并使用乳化的异氟烷诱导神经毒性，研究结果证实，适当水平的 Atg5 途径自噬作用能减少乳化异氟烷诱导的胎儿神经干细胞的细胞凋亡。Shen 等 [10] 探索茶叶提取物三叶苷对异氟烷导致的新生儿小鼠海马神经毒性和认知障碍的保护作用，研究结果表明，三叶苷通过激活 Nrf2/ 抗氧化剂反应原件（ARE）通路来保护 HT22 细胞从而起对抗异氟烷导致的神经毒性的作用。

2. 吸入麻醉药对老年动物认知功能的影响及作用机制　七氟烷、异氟烷等常用吸入麻醉药可诱发老年患者的认知功能障碍，最近的研究继续探索吸入麻醉药影响老年患者认知的可能机制，以及如何预防吸入麻醉药诱发的认知障碍。

（1）七氟烷：七氟烷诱发认知障碍的机制与引起神经元炎症导致的细胞凋亡和抑制海马神经元发生有关，近期的研究者将方向延伸至了基因表达层面进行更深入的探索。Fei 等 [11] 发现，老年小鼠中 Toll 样受体 4（TLR4）介导了七氟烷作用时促炎症因子的反应，从而导致认知下降，这为改善和治疗七氟烷相关的认知功能下降提供了新的靶点。Ni 等 [12] 发现七氟烷导致的老年大鼠的认知损伤，可能与 DNA 甲基化酶的参与有关。Wang 等 [13] 采用整个转录组微阵列分析的方法研究老年大鼠在七氟烷麻醉后的海马体编码基因的表达模式，结果表明，线粒体和氧化应激相关的 Hifs-Prkcd-Akt-Nfe2l2-Sod1 信号、多代谢信号（Scd2、Scap-Hmgcs2、Aldh18a1-Glul 及 Igf1r）及衰老和神经退行性变相关信号（Spidr-Ercc4-Cdkn1a-Pmaip1 和 Map1lc3b）均有明显变化，为老年人吸入麻醉后的脑功能调节和记忆形成过程提供了潜在的治疗基因靶点。Liang 等 [14] 研究了在七氟烷暴露后发生认知功能障碍的老年小鼠血浆淀粉样蛋白水平的变化，研究结果显示，在海马血管内皮细胞中高级糖酵解终产物的受体（RAGE）的过表达造成了血浆 Aβ1-40 的过度进入大脑，该机制与七氟烷导致的老年小鼠认知障碍有关。

（2）异氟烷：异氟烷与神经发育障碍和神经退行性疾病有关，如阿尔茨海默病和老年性黄斑变性。Huang 等 [15] 研究表明，老年大鼠暴露于异氟烷造成的认知功能下降，其潜在机制可能是 MAPK 通路的表观遗传调节造成的神经元凋亡。

（二）吸入麻醉药预处理或后处理在器官保护方面的研究

七氟烷作为一种心肌保护措施，阐明其病理生理机制具有重要的临床意义。异氟烷则能改善大鼠的脑缺血再灌注损伤，其机制为减轻海马神经元损伤、促进血管生成等。近期研究的重点关注七氟烷和异氟烷对器官保护方面的机制。Hou 等 [16]* 从动脉斑块易感型小鼠模型入手，探索七氟烷减少手术患者心血管事件发生率的机制，结果发现，七氟烷有剂量依赖性增加胶原蛋白沉积和抑制炎症的作用，从而促进斑块稳定，降低斑块破碎发生率，这些机制可能参与了七氟烷降低心血管事件的过程。Yang 等 [17] 研究了异氟烷的后处理对大脑缺血再灌注损伤的保护作用，研究结果表明，与对照组相比，异氟烷后处理可以缩小梗死体积和降低神经损伤分数，增加存活的神经元，以及减少受损和凋亡的神经元。Zheng 等 [18] 通过建立肾缺血再灌注大鼠模型研究地氟烷对肾的保护作用，结果表明，地氟烷预处理可以激活 Nrf2-Keap1-ARE 信号通路，起到抑制肾缺血再灌注造成的炎症、细胞凋亡及氧化应激损伤，进而保护肾功能的作用。Guo 等 [19] 研究了异氟烷麻醉在人体单核细胞抗炎作用的机制，研究结果表明，HDAC1 和 HDAC2 的调节共同参与了这一过程。

（三）吸入麻醉药对肿瘤细胞的影响

吸入麻醉药对肿瘤细胞效应的研究集中在七氟烷和异氟烷。多数研究结果显示七氟烷具有抗癌活性，也有研究显示异氟烷可促进癌症进展。He 等[20]探索七氟烷用于结肠癌的功能和潜在机制，结果显示，七氟烷通过 miR-34a-5p/SGPP1 轴调节外小体介导的 circ-HMGCS-1，抑制结肠癌细胞存活和侵袭，并促进细胞凋亡的作用。Xu 等[21]研究表明，七氟烷通过调节 circ_0012129/miR-761/TGIF2 轴介导胶质瘤的进展。Cao 等[22]研究表明，七氟烷可以通过下调 miR-25-3p 调节 PTEN/Akt/GSK-3β/β-catenin 信号转导通路，从而抑制肝癌细胞的增殖和侵袭。Wei 等[23]通过体内和体外研究发现，异氟烷通过激活 AMP 活化蛋白激酶抑制了子宫颈癌细胞的增殖，促进了子宫颈癌细胞凋亡和自噬。Deng 等[24]通过体外研究的结果表明，与丙泊酚相比，使用临床相关浓度持续暴露 6 h 后，七氟烷可通过调节细胞内钙稳态来调节乳腺癌细胞的存活率，并且不会影响细胞增殖、迁移或 TRPV1 的表达。Lu 等[25]报道了异氟烷促进膀胱癌的作用，研究发现，异氟烷能通过 HIF-1α-β-catenin/Notch1 通路促进膀胱癌的增殖、入侵及迁移，以浓度依赖的方式减少其凋亡，加速原位膀胱肿瘤的形成，并促进膀胱癌向肝脏的转移。

（刘　杨　杨谦梓）

参 考 文 献

[1]* Xu N, Lei L, Lin Y, et al. A Methyltransferase inhibitor (decitabine) alleviates intergenerational effects of paternal neonatal exposure to anesthesia with sevoflurane . Anesth Analg, 2020, 131 (4): 1291-1299.

[2] Li N, Xu N, Lin Y, et al. Roles of testosterone and estradiol in mediation of acute neuroendocrine and electroencephalographic effects of sevoflurane during the sensitive period in rats . Front Endocrinol (Lausanne), 2020, 11: 545973.

[3]* Yu Y, Yang Y, Tan H, et al. Tau contributes to sevoflurane-induced neurocognitive impairment in neonatal Mice . Anesthesiology, 2020, 133 (3): 595-610.

[4] Kang W, Lu D, Yang X, et al. Sevoflurane induces hippocampal neuronal apoptosis by altering the level of neuropeptide y in neonatal rats . Neurochem Res, 2020, 45 (9): 1986-1996.

[5] Zhao T, Chen Y, Sun Z, et al. Prenatal sevoflurane exposure causes neuronal excitatory/inhibitory imbalance in the prefrontal cortex and neurofunctional abnormality in rats . Neurobiol Dis, 2020, 146: 105121.

[6] Zhang Y, Wu Z, Li X, et al. Maternal sevoflurane exposure affects differentiation of hippocampal neural stem cells by regulating miR-410-3p and ATN1 . Stem Cell Res Ther, 2020, 11 (1): 423.

[7] Cheng Y, Wang J, Wu N, et al. Multiple sevoflurane exposures don't disturb the T-cell receptor repertoire in infant rhesus monkeys' thymus . Life Sci, 2020, 248: 117457.

[8] Tang X, Zhao Y, Zhou Z, et al. Resveratrol mitigates sevoflurane-induced neurotoxicity by the SIRT1-dependent regulation of bdnf expression in developing mice . Oxid Med Cell Longev, 2020, 2020: 9018624.

[9] Yang ZY, Zhou L, Meng Q, et al. An appropriate level of autophagy reduces emulsified isoflurane-induced apoptosis in fetal neural stem cells . Neural Regen Res, 2020, 15 (12): 2278-2285.

[10] Shen T, Shang Y, Wu Q, et al. The protective effect of trilobatin against isoflurane-induced neurotoxicity in mouse hippocampal neuronal HT22 cells involves the Nrf2/ARE pathway . Toxicology, 2020, 442: 152537.

[11] Fei X, Wang J X, Wu Y, et al. Sevoflurane-induced cognitive decline in aged mice: Involvement of toll-like receptors 4 . Brain Res Bull, 2020, 165: 23-29.

[12] Ni C, Qian M, Geng J, et al. DNA methylation manipulation of memory genes is involved in sevoflurane induced cognitive impairments in aged rats . Front Aging Neurosci, 2020, 12: 211.

[13] Wang Y, Qian M, Qu Y, et al. Genome-wide screen of the hippocampus in aged rats identifies mitochondria, metabolism and aging processes implicated in sevoflurane anesthesia . Front Aging Neurosci, 2020, 12: 122.

[14] Liang R, Ou S, Han Y, et al. Plasma amyloid beta level changes in aged mice with cognitive dysfunction following sevoflurane exposure . Exp Gerontol, 2020, 129: 110737.

[15] Huang L, Fang HB, Cheng H H, et al. Epigenetic modulation of the MAPK pathway prevents isoflurane-induced neuronal apoptosis and cognitive decline in aged rats . Exp and Ther Med, 2020, 20 (5): 35.

[16]* Hou Y, Lin X, Lei Z, et al. Sevoflurane prevents vulnerable plaque disruption in apolipoprotein E-knockout mice by increasing collagen deposition and inhibiting inflammation . Br J Anaesth, 2020, 125 (6): 1034-1044.

[17] Yang Y, Chen L, Si J, et al. TGF-β3/Smad3 contributes to isoflurane postconditioning against cerebral ischemia-reperfusion injury by upregulating MEF2C . Cell Mol Neurobiol, 2020, 40 (8): 1353-1365.

[18] Zheng Y, Lu H, Huang H. Desflurane preconditioning protects against renal ischemia-reperfusion injury and inhibits inflammation and oxidative stress in rats through regulating the Nrf2-Keap1-ARE signaling pathway . Drug Des Devel Ther, 2020, 14: 1351-1362.

[19] Guo X, Deng J, Zheng B, et al. HDAC1 and HDAC2 regulate anti-inflammatory effects of anesthetic isoflurane in human monocytes. Immunol Cell Biol, 2020, 98 (4): 318-331.

[20] He J, Zhao H, Liu X, et al. Sevoflurane suppresses cell viability and invasion and promotes cell apoptosis in colon cancer by modulating exosomemediated circHMGCS1 via the miR34a5p/SGPP1 axis . Oncol Rep, 2020, 44 (6): 2429-2442.

[21] Xu W, Xue R, Xia R, et al. Sevoflurane impedes the progression of glioma through modulating the circular RNA has_circ_0012129/miR-761/TGIF2 axis . Eur Rev Med Pharmacol Sci, 2020, 24 (10): 5534-5548.

[22] Cao Y, Lv W, Ding W, et al. Sevoflurane inhibits the proliferation and invasion of hepatocellular carcinoma cells through regulating the PTEN/Akt/GSK3beta/betacatenin signaling pathway by downregulating miR253p . Int J Mol Med, 2020, 46 (1): 97-106.

[23] Wei H, Sun T, Liu J, et al. Isoflurane activates AMP-activated protein kinase to inhibit proliferation, and promote apoptosis and autophagy in cervical carcinoma both in vitro and in vivo . J Recept Signal Transduct Res, 2020: 1-8.

[24] Deng X, Vipani M, Liang G, et al. Sevoflurane modulates breast cancer cell survival via modulation of intracellular calcium homeostasis . BMC Anesthesiol, 2020, 20 (1): 253.

[25] Lu N, Piao MH, Feng CS, et al. Isoflurane promotes epithelial-to-mesenchymal transition and metastasis of bladder cancer cells through HIF-1alpha-beta-catenin/Notch1 pathways . Life Sci, 2020, 258: 118154.

第四节　神经肌肉阻滞药

2020 年度有关神经肌肉阻滞药的研究较少，主要集中在临床应用方面。

一、阿曲库铵/顺式阿曲库铵

以前的基础研究发现，一些大鼠和人类中枢神经纤维可以到达睾丸，并可能对间质细胞产生影响。烟碱乙酰胆碱受体是一种跨膜离子通道，该受体可能存在于睾丸细胞中，而非除极肌肉松弛药可以在受体不除极的情况下竞争性的结合烟碱乙酰胆碱受体，从而放松骨骼肌，顺式阿曲库铵作为一种常用的非除极肌肉松弛药，其对睾丸间质细胞的功能尚不清楚。烟碱乙酰胆碱受体的亚型 CHRNA4 仅存在于大鼠成体睾丸间质细胞上。Ni 等 [1] 的研究发现，在 5 μmol/L 顺式阿曲库铵或更高浓度顺式阿曲库铵下，大鼠睾丸间质细胞和小鼠 MLTC-1 肿瘤细胞的睾酮输出显著增加，而烟碱乙酰胆碱受体激动剂尼古丁和洛贝林能够抑制睾酮的合成。顺式阿曲库铵还可以增加细胞内环磷酸腺苷（cAMP）水平，尼古丁和洛贝林逆转了大鼠睾丸间质细胞的这种变化。最终证实顺式阿曲库铵与睾丸间质细胞上的 nAChR 结合并激活 cAMP 和 ERK1/2 磷酸化，从而上调类固醇生成级联反应中关键基因和蛋白质的表达，导致睾丸间质细胞中睾酮合成增加。

Huang 等 [2] 观察了严重的主动脉瓣反流是否会影响顺式阿曲库铵在麻醉诱导过程中的药效学和药动学。该文章围绕着顺式阿曲库铵的神经肌肉阻滞的药理学特征，将 32 例患者分为主动脉瓣反流组和对照组，分别在顺式阿曲库铵静脉诱导后 1 min、2 min、4 min、6 min、8 min、10 min、16 min、20 min 后抽取血样，采用四个成串刺激（TOF）测试方法评定最大肌松效果的起效时间，采用高效液相色谱法测定血浆中顺式阿曲库铵的浓度。结果发现，主动脉瓣反流组的起效时间延迟，其机制可能与严重主动脉瓣反流时，顺式阿曲库铵从中央室向外周室分布的舒张期血流反向流动有关。该项研究结果提示在麻醉诱导过程中对严重主动脉瓣反流患者进行肌肉阻滞监测的重要性。

Wang 等 [3] 观察了在喉罩气道管理时应用顺式阿曲库铵的最佳剂量。将 23 例选择性尿路手术患者依次给予 150 μg/kg、100 μg/kg、70 μg/kg、50 μg/kg、30 μg/kg 及 20 μg/kg 的顺式阿曲库铵剂量，主要观察结果为测定顺式阿曲库铵用于喉罩插管的 ED_{50}。最终得出结论，顺式阿曲库铵用于喉罩插管的 ED_{50} 为 26.5 μg/kg。

二、罗库溴铵

Zhou 等 [4] 观察了不同的麻醉方式下功能磁共振成像（fMRI）所检测的视觉反应和大脑功能连接差异。研究分为罗库溴铵组、罗库溴铵复合异氟烷组及右美托咪定组。通过检测 fMRI 中的视觉反应、全脑静息连接性和血氧水平依赖（blood oxygenation level dependent，BOLD）来反映不同麻醉方式下的脑功能差异。结果表明，与其他 2 组相比，罗库溴铵诱导组具有最高的脑网络连通性；当动物从异氟烷中苏醒时，在皮质和丘脑区域发现了显著的 BOLD 信号变化，这对于进一步了解麻醉对大脑的影响具有重要意义。

长期以来，人们普遍认为手术可导致细胞介导的免疫抑制，此外，围术期的多种因素，尤其是麻醉管理影响患者的生存。到目前为止，麻醉对于胃癌术后的影响，尚未达成共识。Niu 等[5] 围绕着不同类型和不同剂量的神经肌肉阻滞剂对胃癌患者短期预后的影响，探讨其对胃癌患者嗜中性粒细胞 / 淋巴细胞（NLR）、血小板 / 淋巴细胞（PLR）、淋巴细胞 / 单核细胞（LMR）在术后 1 d、3 d、7 d 的表达是否有差异。研究应用广义线性模型分析 1643 例癌症患者在使用 2 种不同肌肉松弛药的术后短期结局，研究结果表明，使用苄基异喹啉肌肉松弛药的短期不良预后较多，如导致严重的炎症和增加术后入住 ICU 的风险，且苄基异喹啉肌肉松弛药存在剂量依赖性。但氨基甾体类肌肉松弛药的短期预后并不存在剂量依赖性。

Li 等[6] 观察了不同的肌肉松弛药对眼内压的影响。该文献围绕着肌肉松弛药的作用效果进行展开，研究将 133 例进行玻璃体视网膜手术的患者分为顺阿曲库铵组、罗库溴铵组及维库溴铵组，3 组分别在诱导期间接受不同的肌肉松弛药。通过检测麻醉诱导前、麻醉诱导后、肌松管理后及喉镜植入后的眼内压和血流动力学参数的变化。结果发现，3 种肌肉松弛药在降低双侧眼内压方面差异无统计学意义，但该研究也可能受到丙泊酚诱导的影响，从而使得丙泊酚降低眼内压的作用占主导地位。

三、舒更葡糖钠

中国临床指南推荐腹腔镜手术中使用深度神经肌肉阻滞和低压力的气腹，因其不但可以改善腹腔镜手术条件，而且可以减少气腹的不良反应。舒更葡糖钠作为一种可以快速逆转神经肌肉阻滞效果的拮抗剂，已开始在临床使用，但由于价格昂贵，使其尚无法作为一种标准的肌松拮抗剂来使用。Ren 等[7] 围绕神经肌肉阻滞剂相关拮抗剂在腹腔镜减重手术的应用，量化残余神经肌肉阻滞剂和气腹相关并发症及其在腹腔镜手术中的治疗费用。研究比较了 2 类拮抗剂的经济成本，通过计算发现，虽然舒更葡糖钠比新斯的明的成本更高，但多出的成本可以抵消残余神经肌肉阻滞剂相关并发症和气腹相关并发症所需的费用，且舒更葡糖钠带来的收益可能不止于此。

四、奥美克松钠

Jiang 等[8]* 观察了一种新型的神经肌肉阻滞剂拮抗剂奥美克松钠的安全性、耐受性及药动学特性。该研究围绕着奥美克松钠的临床应用方面，探讨奥美克松钠的优势。研究者开展了一项单中心随机双盲安慰剂对照研究，纳入 52 例健康志愿者，比较奥美克松钠、安慰剂及舒更葡糖钠的不良反应、在血浆中的剂量、排泄率等指标的差异。本研究未发现严重的不良反应，总体的不良反应与安慰剂组相近。并且出现不良反应的志愿者在没有任何治疗和干预的情况下可恢复正常。在药动学研究中，奥美克松钠在血浆中的暴露量随剂量增加而升高，奥美克松钠在 8 h 内通过尿路排泄，速度较舒更葡糖钠快。该研究提示，奥美克松钠可能是一种新型安全的神经肌肉阻滞拮抗剂。

（王　凯　董海龙）

参 考 文 献

[1]　Ni C, Li Y, Li Z, et al. Cisatracurium stimulates testosterone synthesis in rat and mouse Leydig cells via nicotinic acetylcholine receptor. J Cell Mol Med, 2020, 24 (24): 14184-14194.

[2]　Huang X, Chen L, Cai Y, et al. Abnormal cisatracurium pharmacodynamics and pharmacokinetics among patients with severe aortic regurgitation during anesthetic induction. BMC Anesthesiol, 2020, 20 (1): 21.

[3]　Wang X, Huang K, Yan H, et al. The median effective dose (ED50) of cis-Atracurium for laryngeal mask airway insertion during general anaesthesia for patients undergoing urinary surgery. BMC Anesthesiol, 2020, 20 (1): 68.

[4]　Zhou W, Cai A, Nie B, et al. Investigation of robust visual reaction and functional connectivity in the rat brain induced by rocuronium bromide with functional MRI. Am J Transl Res, 2020, 12 (6): 2396-2408.

[5]　Niu L, Yao C, Wang Y, et al. Association between intermediate-acting neuromuscular-blocking agents and short-term postoperative outcomes in patients with gastric cancer. Cancer Manag Res, 2020, 12: 11391-11402.

[6]　Li S, Hu X, Tan F, et al. Effects of cisatracurium, rocuronium, and mivacurium on intraocular pressure during induction of general anesthesia in ophthalmic surgery. Drug Des Devel Ther, 2020, 14: 1203-1208.

[7]　Ren M, Wang Y, Luo Y, et al. Economic analysis of sugammadex versus neostigmine for reversal of neuromuscular blockade for laparoscopic surgery in China. Health Econ Rev, 2020, 10 (1): 35.

[8]*　Jiang Y, Zhang Y, Xiang S, et al. Safety, tolerability, and pharmacokinetics of adamgammadex sodium, a novel agent to reverse the action of rocuronium and vecuronium, in healthy volunteers. Eur J Pharm Sci, 2020, 141: 105134.

第五节　局部麻醉药

2020 年度局部麻醉药的研究热点集中于药物的神经毒性及保护机制、不同浓度药物的临床安全性和有效性及局部麻醉药对肿瘤细胞的作用等方面。研究对象主要集中在酰胺类局部麻醉药如利多卡因、布比卡因及罗哌卡因，而脂类局部麻醉药相关研究较少。

一、利多卡因

（一）利多卡因与神经毒性

利多卡因是临床上最常用的局部麻醉药之一，具有神经毒性。最近的研究表明，局部麻醉药可通过促进自噬而对抗其神经毒性，Wang 等[1] 的研究探索了利多卡因潜在的保护机制。研究者采用人神经母细胞瘤细胞系 SH-SY5Y，其结果表明，利多卡因呈时间和剂量依赖性抑制 SH-SY5Y 细胞活力，并且促进 LDH 的释放。此外，利多卡因通过上调 miR-145 使 PI3K/Akt/mTOR 通路失活，进而促进 SH-SY5Y 细胞的自噬。而 miR-145 的沉默可逆转 SH-SY5Y 细胞自噬的促进作用。从而得出结论，利多卡因通过调节 miR-145 的表达和使 PI3K/Akt/mTOR 信号通路的失活来促进神经细胞的自噬。

DJ-1 是常染色体隐性早发性帕金森病相关基因。Xue 等[2]探讨了 DJ-1 对利多卡因诱导的神经元细胞毒性的影响及其与 Nrf2 信号转导的关系。研究者分别用 1 mM、4 mM、8 mM、16 mM 的利多卡因处理 SH-SY5Y 细胞，并检测细胞存活率和细胞凋亡率，用特定试剂盒测定氧化应激水平。蛋白质印迹法和 qRT-PCR 检测 DJ-1、Nrf2 及 Nrf2 下游信号蛋白的表达。结果显示，应用浓度为 4～16 mM 的利多卡因处理后，细胞存活率显著下降，细胞凋亡率、ROS 及 Cys106 氧化的 DJ-1 水平呈剂量依赖性升高。给予 8 mM 利多卡因后、DJ-1、核 Nrf2，以及抗氧化应激相关蛋白 GPx、GR、HO-1 及 CAT 均受到显著抑制。过表达 DJ-1 可抑制利多卡因诱导的 SH-SY5Y 细胞凋亡和氧化应激，而该作用被抑制 Nrf2 信号转导所逆转。该研究结果表明，DJ-1 可以通过 Nrf2 信号途径抑制氧化应激，从而保护 SH-SY5Y 细胞免受利多卡因诱导的细胞凋亡。

（二）利多卡因与缺血再灌注损伤

Liu 等[3]研究了利多卡因对大鼠脑脑缺血再灌注损伤（cerebral ischemia-reperfusion injury，CIRI）的作用机制。研究者将 30 只 SD 大鼠随机分为对照组、模型组及利多卡因组，模型组采用线栓法制作 CIRI 模型。采用酶联免疫吸附试验（ELISA）检测血清 B 细胞淋巴瘤 -2（B-cell lymphoma-2，Bcl-2）和 Bcl-2 相关 X 蛋白（Bax）水平，TUNEL 法检测脑内神经细胞凋亡。用实时聚合酶链反应（RT-PCR）和蛋白质印迹法分别检测脑组织 cAMP、PKA mRNA 及蛋白表达水平。与对照组比较，模型组神经功能评分升高，Bcl-2 水平升高，血清 Bax 水平降低，脑细胞凋亡率明显升高，脑组织 cAMP、PKA mRNA 及蛋白水平降低。与模型组比较，利多卡因组神经功能评分降低，Bcl-2 水平降低，血清 Bax 水平升高，脑细胞凋亡率明显降低，脑组织 cAMP、PKA mRNA 及蛋白水平升高。因此，研究者认为利多卡因可通过激活 cAMP/PKA 信号通路改善 CIRI 大鼠的神经功能，抑制脑神经元凋亡。

Liu 等[4]研究了局部灌注利多卡因对兔脊髓缺血再灌注损伤的剂量依赖性保护作用及其机制。研究者将 46 只新西兰大白兔随机分为 6 组，并分别给予生理盐水（NS 组）、利多卡因 10 mg/kg（L10 组）、利多卡因 20 mg/kg（L20 组）、利多卡因 40 mg/kg（L40 组）、利多卡因 80 mg/kg（L80 组），以及假手术组。在灌注后即刻、6 h、24 h、48 h 评定神经行为功能。通过组织学检查和正常 α 运动神经元计数评价神经损伤程度。此外，还测定了脊髓中兴奋性氨基酸（EAAs）的含量。研究结果发现，L20 组和 L40 组再灌注后 24 h 和 48 h 的 Tarlov 评分均明显高于 NS 组。L40 组、L20 组及 NS 组再灌注 48 h 后截瘫发生率分别为 12.5%、25%、75%。L20 组、L40 组及 L80 组正常 α 运动神经元的中位数分别为 7.5 个、9 个、5 个，明显高于 NS 组。与 NS 组比较，L10 组和 L40 组的 EAAs 水平明显降低。综上所述，腹主动脉局部灌注利多卡因可通过抑制 EAA 释放对兔脊髓缺血再灌注损伤具有剂量依赖性保护作用。

（三）利多卡因的其他作用

以往研究报道的利多卡因具有抗炎作用，Lin 等[5]探究了其在由于宿主对感染反应失调引起的脓毒症中的潜在作用机制。研究者发现利多卡因呈剂量依赖性抑制脂多糖诱导的巨噬细胞产生 TNF-α 和 IL-6，并且对脂多糖诱导的炎症有保护作用。此外，还证明了利多卡因可通过减少葡糖转运蛋白 1（glucose transporter 1，GluT1）和 HK2 的表达来降低 TNF-α 和 IL-6 的释放，从而进一步抑制 HIF-1 诱导的炎症级联反应的加重。该研究提示利多卡因可作为脓毒症的潜在治疗药物。

除上述的基础研究之外，还有部分关于利多卡因的临床研究。Li 等[6]*的一项前瞻性、随机、双盲、对照研究验证了静脉注射利多卡因可以改善丙泊酚引起肥胖患者的呼吸抑制。该研究纳入了 90 例接受无痛结肠镜检查的肥胖患者，并随机分为利多卡因（L 组）和生理盐水（N 组）。患者检查时采用丙泊酚维持。主要观察指标是氧饱和度下降的次数，次要观察指标是呼吸暂停发作次数、丙泊酚总用量、首次缺氧发作的时间、苏醒时间、不良事件、麻醉后监护病房（PACU）的停留时间及腔镜医师和患者的满意度。研究结果显示，L 组氧饱和度下降次数较 N 组减少 0.622 次（$P=0.018$），呼吸暂停次数减少 0.533 次（$P<0.001$）。Kaplan-Meier 曲线显示，L 组的丙泊酚总用量减少，苏醒时间和 PACU 停留时间均明显缩短，不良事件发生率的差异无统计学意义（均 $P>0.05$）。L 组医师和患者满意度均高于 N 组（$P<0.001$）。因此，静脉输注利多卡因可明显减少肥胖患者无痛结肠镜检查时氧饱和度下降和呼吸暂停事件的发生。

二、布比卡因

（一）布比卡因的神经毒性

Guan 等[7]研究了长链非编码 RNA（lncRNA）小核仁 RNA 宿主基因 16（SNHG16）在脂质布比卡因（bupivacaine，BUP）诱导 SH-SY5Y 细胞神经毒性中的作用。研究者体外培养 SH-SY5Y 细胞后，观察并探讨布比卡因对细胞存活率和 SNHG16 表达的影响。采用活性实验、细胞凋亡实验及半胱氨酸天冬氨酸蛋白酶活性实验检测 SNHG16 上调对布比卡因诱导的神经毒性的保护作用。采用双荧光素酶分析和 qRT-PCR 方法找到 SNHG16 的内源竞争靶点——人成熟 microRNA-132-3p（has-miR-132-3p）后，在 SNHG16 上调的 SH-SY5Y 细胞中进一步过表达 hsa-miR-132-3p，以探讨其在布比卡因诱导的神经毒性中的作用。研究结果显示，布比卡因可剂量依赖性诱导 SH-SY5Y 细胞死亡和 SNHG16 表达下调。相反，慢病毒介导 SNHG16 上调减轻了细胞死亡并逆转布比卡因诱导的细胞凋亡和 caspase-3/caspase-7 的上调。在布比卡因处理的 SH-SY5Y 细胞中，Has-miR-132-3p 与 SNHG16 呈反向表达。此外，过表达 has-miR-132-3p 可降低 SNHG16 对布比卡因所致神经毒性的保护作用。本研究证实了 SNHG16/hsa-miR-132-3p 的表观遗传轴在调节麻醉诱导的人类神经细胞毒性中的作用。

茵陈色原酮是茵陈蒿类植物根部提取物中的一种活性成分，具有抗氧化应激的作用。Zhao 等[8]探究了茵陈色原酮对布比卡因诱导的 SH-SY5Y 细胞神经毒性的影响机制。通过检测细胞存活率、

LDH 释放、ROS 生成及细胞凋亡，测定线粒体呼吸链复合体 Ⅰ、Ⅱ、Ⅲ 活性和 ATP 含量来评价线粒体损伤程度。研究结果发现，布比卡因可剂量依赖性地降低 SH-SY5Y 细胞存活率，增加 LDH 释放，诱导 ROS 生成及引起 PI3K/PKB 途径失活。而茵陈色原酮可以通过降低裂解多聚 ADP 核糖聚合酶和半胱氨酸蛋白酶 -3 的表达来抑制布比卡因诱导的 SH-SY5Y 细胞凋亡和抑制氧化应激水平，降低线粒体呼吸链复合体 Ⅰ、Ⅱ、Ⅲ 的活性和 ATP 含量，降低葡萄糖调节蛋白 78（GRP78）和 C/EBP 同源蛋白（CHOP）的表达，从而逆转布比卡因的神经毒性。综上所述，茵陈色原酮通过 ROS 介导的 PI3K/PKB 通路抑制氧化应激、线粒体损伤及内质网应激，从而保护 SH-SY5Y 细胞免受布比卡因诱导的凋亡。

Liu 等 [9] 研究了 CaMKⅡα 在布比卡因诱导的神经毒性中的作用及调控机制。研究者采用 C57BL/6 小鼠鞘内注射布比卡因建立体内损伤模型，并用其培养 SH-SY5Y 细胞建立体外损伤模型。研究结果表明，布比卡因可诱导线粒体氧化应激和神经元凋亡，促进 CaMKⅡα 和 cAMP 反应元件结合蛋白（CREB）磷酸化，增加线粒体 Ca^{2+} 单一转运体的表达。此外，它还诱导了 Thr286 位 CaMKⅡα 的磷酸化，进而使 Ser133 位 CREB 的磷酸化，上调了 MCU 的转录表达。抑制 CaMKⅡα-MCU 信号通路，或者用抑制剂阻断 CaMKⅡα 和 MCU，均可显著减轻布比卡因所致的神经毒性损伤。氧化损伤后 CaMKⅡα 过度表达明显增强，激动剂激活的 MCU 可逆转 CaMKⅡα 对布比卡因诱导的线粒体氧化应激的保护作用。本研究提示，CaMKⅡα-MCU- 线粒体氧化应激通路是布比卡因诱导神经毒性的主要机制，抑制上述信号转导通路可能成为治疗布比卡因神经毒性的一种治疗策略。

Liu 等 [10] 研究了超氧化物歧化酶（SOD）2 在布比卡因诱导的氧化应激中的作用和机制。研究者向 SD 大鼠鞘内注射治疗布比卡因并培养 SH-SY5Y 细胞，建立体内损伤模型和体外损伤模型。研究结果表明，布比卡因可引起线粒体活性氧（mitochondrial reactive oxygen species，mtROS）生成增加，C-Jun 氨基端激酶（JNK）激活，SOD2 转录上调。N- 乙酰 -L- 半胱氨酸降低 mtROS 可减弱 JNK 的激活和 SOD2 转录的增加，而小干扰 RNA 或 sp600125 抑制 JNK 信号转导可下调 SOD2 转录水平。SOD2 基因敲除可加重布比卡因诱导的 mtROS 生成和神经毒性损伤，但对 JNK 磷酸化无影响。线粒体靶向抗氧化剂 Mito-tempo 对布比卡因诱导的神经元毒性损伤有保护作用。综上所述，本研究结果证实了，mtROS 在布比卡因诱导的氧化应激中通过激活 JNK 信号来刺激 SOD2 的转录，提高 SOD2 的抗氧化能力可能是对抗布比卡因神经毒性损伤的关键。

Nie[11] 等研究了脂肪乳剂（lipid emulsion，LE）对布比卡因造成中枢神经系统损伤后海马 CA1 区锥体神经元谷氨酸和 GABA 诱发电流的影响，进一步探究了脂肪乳剂介导布比卡因诱导的中枢神经系统毒性的机制。研究者给 SD 大鼠静脉注射分别加入生理盐水或脂肪乳剂的布比卡因（持续 5 min）。采用急性脑片制备、全细胞膜片钳技术及全细胞记录相结合的方法，研究海马 CA1 区锥体神经元的动作电位特性、兴奋性和抑制性突触后电流的改变。蛋白质印迹法检测 GABA$_A$ 受体的表达水平，苏木精 - 伊红染色检测细胞结构，TUNEL 法检测细胞凋亡水平。研究结果显示，布比卡因可显著增加 CA1 区锥体神经元观察到的动作电位数目。脂肪乳剂可显著降低微小的抑制性突触后电流的频率，增加 GABA 诱导的成对冲动比。研究结果显示，调节 GABA$_A$ 水平是脂肪乳剂减轻布比卡因全身吸收后中枢神经系统毒性的可能机制。

Fan 等 [12] 探究了基因间区长链非编码 RNA（lncRNA）PADNA 在布比卡因神经毒性中的作用及其机制。研究者在体外培养小鼠背根神经节神经元，并用布比卡因处理建立神经毒性模型。分析

caspase-3 活性、细胞活力及 TUNEL 检测以评估 lncRNA PADNA 的作用。用双荧光素酶报告实验确定 lncRNA PADNA 的结合靶点。研究结果发现，随着布比卡因浓度的增加，lncRNA PADNA 的表达明显增加。功能分析结果显示，*lncRNA PADNA* 被敲除后，caspase-3 活性增加，而细胞活力受到抑制。蛋白质印迹法分析表明，*lncRNA PADNA* 的敲除加速了 caspase-3 的裂解水平。miR-194 的敲除逆转了 lncRNA PADNA 的功能，提示 lncRNA PADNA 可能与 miR-194 结合。本研究还为 lncRNA PADNA/miR-194/FBXW7 轴在神经毒性过程中发挥重要作用提供了新的证据。

此前的研究发现，高糖环境会加重布比卡因对神经细胞 DNA 的损伤。其中 Ku70 是 DNA 损伤修复酶 DNA-PK 的亚基，在此过程中是否发挥作用并不清楚。以下 2 项研究均探究了 Ku70 在布比卡因造成神经毒性中的作用。

Ji 等[13] 研究了高糖条件下抑制 Ku70 是否加剧了布比卡因引起的 DNA 损伤。研究结果表明，布比卡因诱导 SH-SY5Y 细胞产生活性氧，上调 Ku70 和 caspase-3 在转录和蛋白水平的表达，最终导致细胞核酸损伤和凋亡。高糖处理可抑制 Ku70 的表达，增强布比卡因诱导的神经毒性。相反，Ku70 的过表达减轻了布比卡因和高糖引起的 DNA 损伤和细胞凋亡。综上所述，本研究表明在高糖环境中，布比卡因可能加重神经毒性。

Wang 等[14]* 探究高糖环境是否通过抑制 Ku70 的表达而增加布比卡因的神经毒性和 DNA 损伤。研究者观察了布比卡因对高血糖条件下小鼠背根神经节（DRG）神经元凋亡和对 DNA 损伤的影响。未处理的 DRG 细胞和经 DNA-PK 抑制剂 NU7441 预处理的 DRG 细胞在正常培养条件下或在 50 mM 葡萄糖中培养 3 d 后，用布比卡因处理细胞 3 h。研究结果显示，与正常培养条件下相比，布比卡因处理导致高糖条件下培养的 DRG 细胞存活率下降，DNA 损伤加重。高糖条件下 DRG 细胞凋亡率、γH2ax 表达、bax/bcl-2 比值均升高。此外，Ku70 的表达受到抑制。NU7441 可显著抑制 DNA-PK 和 Ku70 的表达，同时进一步加重布比卡因诱导的细胞凋亡和高糖条件下 DNA 损伤。因此，高血糖可能通过抑制 DNA 修复蛋白 Ku70 而增强布比卡因的神经毒性和 DNA 损伤。

（二）布比卡因的心脏毒性

Gao 等[15] 研究了布比卡因的心脏毒性机制。研究者通过记录 SD 大鼠应用布比卡因后的心电图，并用膜片钳技术检测新生大鼠心室肌细胞钙电流，采用蛋白质印迹法和 qRT-PCR 检测目的基因的表达水平。研究结果显示，应用布比卡因后，心电图记录显示 SD 大鼠心室肌细胞动作电位出现异常波形，同时膜片钳记录证实新生大鼠心室肌细胞钙离子通道电流降低。这些改变可能是由于 CaV1.3（L型）钙通道的缺失，并且该通道可能受到多功能钙网蛋白的调节。本研究发现钙网蛋白 -CaV1.3 轴在布比卡因引起的异常动作电位和钙离子通道电流中可能起作用，这一发现有助于更好地理解麻醉药物所致的心脏毒性。

（三）其他

Zhu 等[16] 探究了布比卡因对肿瘤进展和转移的标志——血管生成的作用机制。研究者发现布比卡因通过抑制内皮细胞迁移而抑制毛细血管网的早期形成，而不影响与基质的黏附。此外，研究者发现布比卡因也抑制内皮细胞的生长和存活。对其机制进行分析，布比卡因通过降低线粒体呼吸复合物Ⅰ和呼吸复合物Ⅱ的活性，从而抑制线粒体呼吸，导致能量耗竭、氧化应激、Akt/mTOR 抑制及 AMPK 通路激活。抗氧化剂 N- 乙酰 -L- 半胱氨酸（NAC）可恢复布比卡因的作用，进而证实了布比卡因通过氧化应激抑制 Akt/mTOR 和激活 AMPK 来抑制血管生成。该研究证明了布比卡因通过靶向线粒体抑制血管生成的作用，为局部麻醉药如何影响癌症患者的预后提供了临床前证据。

三、罗哌卡因

（一）罗哌卡因对肿瘤细胞的影响

Yin 等[17]探究了罗哌卡因对胶质瘤细胞增殖、迁移、侵袭及凋亡的影响。研究者采用 qRT-PCR 检测脑胶质瘤组织和细胞中 CircSCAF11 和 miR-145-5p 的表达水平。通过测定胶质瘤细胞内 ROS 和线粒体 8- 羟基 -2- 脱氧鸟苷（8-OHdG）含量来评价氧化应激。通过环状 RNA 相互作用来预测 CircSCAF11 与 miR-145-5p 的结合关系。还检测了细胞的增殖、凋亡及转移。研究结果发现，与对照组相比，罗哌卡因组脑胶质瘤组织和细胞 CircSCAF11 表达明显上调，miR-145-5p 表达明显下调。在功能上，罗哌卡因可促进 ROS 和 8-OHdG 的产生，促进细胞凋亡，抑制细胞的增殖、迁移和侵袭，但这些作用可被 CircSCAF11 过表达所抑制。此外，罗哌卡因通过调节 CircSCAF11 和 miR-145-5p 的表达抑制了体内肿瘤的生长。因此，该研究认为，罗哌卡因通过调控 CircSCAF11 和 miR-145-5p 抑制胶质瘤的进一步发展，为胶质瘤的治疗提供了理论依据。

Chen 等[18]研究了罗哌卡因对子宫颈癌细胞生长的影响机制。研究人员通过 CCK-8 实验、细胞周期及细胞凋亡分析发现，罗哌卡因通过抑制细胞周期进程和促进细胞凋亡而抑制子宫颈癌细胞的生长。蛋白质印迹法和荧光素酶分析表明，罗哌卡因抑制了信号转导及转录激活因子 3（STAT3）的磷酸化和转录激活，而 STAT-3C 的过表达逆转了罗哌卡因对子宫颈癌细胞活力的抑制作用。此外，罗哌卡因可引起母体表达基因 2（*MEG2*）表达增加，导致 STAT3 去磷酸化。而降低 miRNA-96 的表达可上调 MEG2。综上所述，该研究描述了罗哌卡因抗癌活性的新机制，并提示罗哌卡因可以作为一种潜在的治疗药物用于子宫颈癌患者。

（二）罗哌卡因与氧化应激

在基础研究方面，Huang 等[19]使用高糖状态下的人脐静脉内皮细胞来探讨罗哌卡因对氧化应激和炎症标志物的影响。研究发现，使用罗哌卡因可以减轻氧化应激、下调 IL-1β 和 IL-18。此外，罗哌卡因能抑制高迁移率族蛋白 B1 的分泌，提高细胞存活率。沉默信息调节因子 1（Sirtuin-1，SIRT1）参与调节先天免疫、细胞衰老、细胞凋亡、代谢及细胞周期。*SIRT1* 基因敲除实验表明，罗哌卡因对 NLRP3 炎症小体激活的抑制作用依赖于 SIRT1。因此，该研究认为罗哌卡因可以用来治疗糖尿病内皮功能障碍。

除上述基础研究外，还有部分关于罗哌卡因的临床研究。Huang 等[20]进行了一项随机双盲的临床试验，比较不同浓度罗哌卡因用于前锯肌平面（serratus anterior plane，SAP）阻滞的镇痛效果。研究纳入了 60 例择期进行乳腺手术的患者，分别用 0.375% 罗哌卡因（R0.375 组）、0.5% 罗哌卡因

（R0.5 组）、0.75% 罗哌卡因（R0.75 组）20 ml 诱导 SAP 阻滞。主要终点是静息状态下 NRS 评分随时间变化的曲线下面积（AUC）。次要终点是活动状态下 NRS 评分的 AUC、主动感觉阻滞持续时间、曲马多消耗量及手术完成与首次给予镇痛药之间的时间。研究结果显示，R0.375 组静息时和运动时 NRS 评分的 AUC 值明显高于 R0.5 组和 R0.75 组。且罗哌卡因的浓度越高，感觉阻滞的时间越长。该研究认为，尽管高浓度罗哌卡因可延长 SAP 阻滞的持续时间，但 0.5% 罗哌卡因与 0.75% 罗哌卡因术后镇痛效果的差异无统计学意义，仅优于 0.375% 罗比卡因，因此，推荐 0.5% 罗哌卡因 SAP 阻滞用于乳腺术后镇痛。

Liang 等[21] 观察了不同浓度罗哌卡因对在腹腔镜胆囊切除术（Laparoscopic cholecystectomy，LC）伤口的镇痛效果和药动学。本研究纳入了 132 例患者，并随机双盲分为 4 组，0.75% 罗哌卡因（H组）、0.5% 罗哌卡因（M组）、0.2% 罗哌卡因（L组）、生理盐水（C组）。主要观察指标是在离开 PACU 时、罗哌卡因浸润后 4 h、6 h、8 h 及 24 h 用 NRS 评估疼痛强度。次要观察指标包括伤口罗哌卡因浸润后 30 min 的血浆浓度，手术后的紧急镇痛情况等。研究结果提示，C 组在静息时、离开 PACU 时、浸润后 4 h、6 h、8 h、24 h 时 NRS 明显高于其他组。C 组术中七氟烷用量、瑞芬太尼用量、切皮时心率、切皮时平均动脉压及切皮后 5 min 平均动脉压均明显高于其他 3 组。但 H 组、M 组及 L 组以上参数的差异无统计学意义。4 组不良反应发生率的差异无统计学意义。因此，该研究认为无论使用何种剂量，腹腔镜手术应用罗哌卡因浸润伤口均能降低 LC 患者的疼痛强度。

（赵鑫鑫　董海龙）

参 考 文 献

[1] Wang Z, Liu Q, Lu J, et al. Lidocaine promotes autophagy of SH-SY5Y cells through inhibiting PI3K/AKT/mTOR pathway by upregulating miR-145. Toxicol Res (Camb), 2020, 9 (4): 467-473.

[2] Xue Y, Wang AZ. DJ-1 plays a neuroprotective role in SH-SY5Y cells by modulating Nrf2 signaling in response to lidocaine-mediated oxidative stress and apoptosis. Kaohsiung J Med Sci, 2020, 36 (8): 630-639.

[3] Liu Y, Zhang J, Zan J, et al. Lidocaine improves cerebral ischemia-reperfusion injury in rats through cAMP/PKA signaling pathway. Exp Ther Med, 2020, 20 (1): 495-499.

[4] Liu L, Xu Y, Zhou Y, et al. Regionally infused lidocaine can dose-dependently protect the ischemic spinal cord in rabbits and may be associated with the EAA changes. Neurosci Lett, 2020, 725: 134889.

[5] Lin S, Jin P, Shao C, et al. Lidocaine attenuates lipopolysaccharide-induced inflammatory responses and protects against endotoxemia in mice by suppressing HIF1alpha-induced glycolysis. Int Immunopharmacol, 2020, 80: 106150.

[6]* Li X, Lv X, Jiang Z, et al. Application of intravenous lidocaine in obese patients undergoing painless colonoscopy: a prospective, randomized, double-blind, controlled study. Drug Des Devel Ther, 2020, 14: 3509-3518.

[7] Guan L, Li T, Jiang J. Bupivacaine-induced neurotoxicity is modulated by epigenetic axis of long noncoding RNA SNHG16 and Hsa-miR-132-3p. Neurotox Res, 2020, 38 (1): 175-183.

[8] Zhao T, Wang Q. Capillarisin protects SH-SY5Y cells against bupivacaine-induced apoptosis via ROS-mediated PI3K/

PKB pathway. Life Sci, 2020, 259: 118279.

[9] Liu Z, Zhao W, Yuan P, et al. The mechanism of CaMK2alpha-MCU-mitochondrial oxidative stress in bupivacaine-induced neurotoxicity. Free Radic Biol Med, 2020, 152: 363-374.

[10] Liu Z, Xu S, Ji Z, et al. Mechanistic study of mtROS-JNK-SOD2 signaling in bupivacaine-induced neuron oxidative stress. Aging Clin Exp Res, 2020, 12 (13): 13463-13476.

[11] Nie H, Bai Z, Li Z, et al. Intravenous lipid emulsion modifies synaptic transmission in hippocampal CA1 pyramidal neurons after bupivacaine-induced central nervous system toxicity. J Neurochem, 2020, 154 (2): 144-157.

[12] Fan YN, Chen L, Wang TH, et al. Knockdown of lincRNA PADNA promotes bupivacaine-induced neurotoxicity by miR-194/FBXW7 axis. Mol Med, 2020, 26 (1): 79.

[13] Ji ZH, Zhou Y, Wang H, et al. Inhibition of DNA repair protein ku70 in high-glucose environment aggravates the neurotoxicity induced by bupivacaine in sh-sy5y cells. Biomed Res Int, 2020, 2020: 1283214.

[14]* Wang Y, Lai L, Guo W, et al. Inhibition of Ku70 in a high-glucose environment aggravates bupivacaine-induced dorsal root ganglion neurotoxicity. Toxicol Lett, 2020, 318: 104-113.

[15] Gao Y, Chen B, Zhang X, et al. The anesthetic bupivacaine induces cardiotoxicity by targeting L-type voltage-dependent calcium channels. J Int Med Res, 2020, 48 (8): 300060520942619.

[16] Zhu Q, Zhu G, Xu W, et al. Bupivacaine inhibits angiogenesis through oxidative stress-dependent inhibition of Akt/mTOR and activation of AMPK. Fundam Clin Pharmacol, 2020, 34 (5): 581-590.

[17] Yin D, Liu L, Shi Z, et al. Ropivacaine inhibits cell proliferation, migration and invasion, whereas induces oxidative stress and cell apoptosis by circSCAF11/miR-145-5p axis in glioma. Cancer Manag Res, 2020, 12: 11145-11155.

[18] Chen X, Liu W, Guo X, et al. Ropivacaine inhibits cervical cancer cell growth via suppression of the miR96/MEG2/pSTAT3 axis. Oncol Rep, 2020, 43 (5): 1659-1668.

[19] Huang X, Jiang J, Huang L, et al. Ropivacaine prevents the activation of the Nlrp3 inflammasome caused by high glucose in HUVECs. ACS Omega, 2020, 5 (36): 23413-23419.

[20] Huang L, Zheng L, Wu B, et al. Effects of ropivacaine concentration on analgesia after ultrasound-guided serratus anterior plane block: a randomized double-blind trial, J Pain Res, 2020, 13: 57-64.

[21] Liang M, Chen Y, Zhu W, et al. Efficacy and safety of different doses of ropivacaine for laparoscopy-assisted infiltration analgesia in patients undergoing laparoscopic cholecystectomy: A prospective randomized control trial. Medicine (Baltimore), 2020, 99 (46): e22540.

第六节 镇 痛 药

一、基础研究

（一）镇痛药在器官保护方面的研究

镇痛药对器官保护的研究主要集中在瑞芬太尼，包括心脏保护作用、肝脏保护作用及软骨损伤修复作用等方面。

1. 心脏保护作用　　心肌缺血引起的心肌损伤是一种严重的疾病，可导致细胞凋亡、氧化应激及炎症。瑞芬太尼是一种选择性的超短效阿片受体激动剂，它可以改善胎儿的正弦心率模式、布比卡因诱导的心脏毒性以及脂多糖诱导的心肌细胞损伤。为了探讨瑞芬太尼对心肌梗死模型大鼠的心脏保护作用，Zhou 等[1] 将 SD 大鼠随机分为对照组、异丙肾上腺素组、低剂量瑞芬太尼治疗组（10 μg/kg）、中剂量瑞芬太尼治疗组（20 μg/kg）及高剂量瑞芬太尼治疗组（40 μg/kg）。通过连续 2 d 向大鼠皮下注射异丙肾上腺素（85 mg/kg）来建立心肌梗死模型。记录并分析凋亡分子的表达、心肌收缩功能指数、炎症、抗氧化酶及心肌酶等数据。研究结果发现，与异丙肾上腺素组相比，瑞芬太尼治疗后左心室壁厚度（LVWT）、左心室收缩末期容积（LVESV）、左心室射血分数（LVEF）、缩短率（FS）和心率（HR）显著增加。肌酸激酶同工酶（CK-MB）、肌红蛋白（Mb）和心肌肌钙蛋白 I（cTnI）表达减少，裂解的 caspase-3 和 caspase-9 水平降低。同时发现活性氧 ROS、丙二醛（MDA）和乳酸脱氢酶（LDH）水平受到抑制，而超氧化物歧化酶（SOD）的水平显著上升。TNF-α、IL-1β、IL-6 及 IFN-γ 的水平降低，提示瑞芬太尼在心肌梗死后心肌损伤的治疗干预方面具有巨大的潜力。

2. 肝脏保护作用　　缺血再灌注引起的肝损伤是肝移植或肝叶切除术后肝衰竭的主要原因。Zhou 等[2] 研究了瑞芬太尼对缺血再灌注所致肝损伤的影响，并探讨其与 HIF-1α 相关的可能机制。在 C57BL/6 小鼠中建立缺血再灌注诱导的肝损伤动物模型，并在 NCTC-1469 细胞中建立体外低氧再给氧模型，随后进行瑞芬太尼处理和 HIF-1α 沉默处理。研究结果发现，缺血再灌注损伤小鼠的血糖、血脂、谷丙转氨酶、谷草转氨酶及白血病抑制因子（leukemia inhibitory factor，LIF）表达水平较高，HIF-1α 和 ZB1 表达水平较低，在经瑞芬太尼处理后出现逆转。同时缺氧诱导的 NCTC-1469 细胞表现出 HIF-1α 和 ZB1 表达减少，细胞活力降低，LIF 表达和细胞凋亡增加，也可被瑞芬太尼处理逆转。此外，沉默 HIF-1α 使血糖、血脂、谷丙转氨酶和谷草转氨酶升高，同时导致 ZB1 表达下调，细胞活力降低，细胞凋亡增加，提示瑞芬太尼通过 HIF-1α 和下游效应物对肝缺血再灌注损伤起保护作用。

3. 软骨损伤修复作用　　创伤后骨关节炎（PTO）是一种特殊类型的骨关节炎（osteoarthritis，OA），继发于创伤性损伤。Ke 等[3] 为研究瑞芬太尼对软骨损伤的修复作用，将 50 只 SD 大鼠随机分为 5 组。其中 4 组大鼠接受（0.2 μg 瑞芬太尼、0.5 μg 瑞芬太尼及 1 μg 瑞芬太尼）或溶剂（PTO 组），另一组作为对照组。用 Hulth 法建立大鼠 PTO 模型。评估软骨损伤、关节软骨形成及软骨基质降解，同时检测瑞芬太尼对细胞增殖、凋亡及 NF-κB 磷酸化的影响。结果发现，瑞芬太尼可改善 PTO 模型大鼠的软骨损伤，促进关节软骨形成，抑制软骨基质降解。与对照组相比，PTO 模型大鼠成骨细胞（OSX）、I 型胶原 α1（COL1A1）和骨钙素（OC）蛋白水平下调。瑞芬太尼还抑制 IL-1β 诱导的体外软骨细胞凋亡。此外，PI3K/Akt/NF-κB 途径在体和体外均被抑制。瑞芬太尼作为一种治疗干预措施，在改善 PTO 方面具有巨大的潜力，该研究为进一步的临床研究奠定了基础。

（二）镇痛药对肿瘤细胞的影响

这类研究涉及的药物主要包括吗啡和芬太尼，主要包括吗啡促进肿瘤恶性潜能及其发生机制的研究，以及芬太尼促进肿瘤血管生成的研究。

1. 吗啡促进肿瘤恶性潜能及其发生机制的研究　　吗啡是 MOR 受体激动剂，已被广泛用于治疗癌症晚期疼痛。然而，有证据表明，吗啡可能是促进肿瘤恶性潜能的危险因素。Lu 等 [4]* 通过研究发现吗啡通过激活 μ 阿片受体和表皮生长因子受体（epidermal growth factor receptor，EGFR）信号通路 Akt/mTOR、Ras/MAPK 促进 DLD1 和 HCT116 细胞增殖、迁移、侵袭及对西妥昔单抗的治疗产生抵抗作用，其作用可通过纳美芬或 MOR 敲除拮抗。该研究结果提示，降低阿片类药物的剂量或使用 MOR 抑制剂可以改善癌症患者的预后，并降低接受靶向治疗的患者的耐药性风险，为治疗结直肠癌的新方法提供了证据。

2. 芬太尼促进肿瘤血管生成的研究　　血管生成在肿瘤的进展和转移中起着至关重要的作用。Liu 等 [5] 发现纳摩尔浓度的芬太尼以与血管内皮生长因子相似的方式显著刺激人肺肿瘤相关内皮细胞 HLT-EC 的毛细血管网形成，其作用主要参与 HLT-EC 血管结构组装的早期阶段。芬太尼可显著增加 HLT-EC 的生长和迁移，同时保护 HLTEC 免受生长因子戒断诱导的凋亡。分析机制发现，芬太尼激活多种促血管生成信号通路，包括血管内皮生长因子受体 2/FAK/PI3K/Akt 和小 GTPases。研究结果显示，芬太尼通过激活多种促血管生成信号通路来刺激肿瘤血管生成。

（三）其他

Wang 等 [6] 为了探讨吗啡是否通过上调 miR-181-5p 诱导小鼠海马神经元 HT-22 凋亡，在 HT-22 细胞中加入不同剂量的吗啡后评估细胞的增殖能力、凋亡能力、miR-181-5p 及 MAPK1 的表达水平。研究结果显示，吗啡处理显著降低 HT22 细胞的活力和增殖能力，并增加凋亡率。吗啡诱导 HT-22 细胞 MiR181-5p 的上调和 MAPK1 的下调。进一步研究发现，敲除 *miR-181-5p* 增强了吗啡诱导的 HT-22 细胞的生存能力和增殖能力，并减少了细胞凋亡，而敲除 *MAPK1* 能够逆转 miR-181-5p 对吗啡诱导的 HT-22 细胞表型改变的调节作用。由此证实吗啡通过上调 miR-181-5p 抑制 MAPK1 水平诱导海马神经元 HT-22 凋亡。

Zhang 等 [7] 进行了 Toll 样受体 4（TLR4）通路对阿片镇痛、免疫功能及胃肠动力影响的研究，研究结果显示，阿片受体激动剂抑制外周免疫细胞中脂多糖激活的 TLR4 信号通路。TLR4 和阿片受体途径均激活 MAPK 途径；阿片受体激动剂诱导产生 HMGB1；细胞内 TLR4/ 阿片受体信号通路串扰诱导 β- 抑制素 -2/ 肿瘤坏死因子受体相关因子 6（TRAF6）复合物的形成等。

二、临床研究

2020 年有关镇痛药的临床研究主要涵盖以下 3 个方面，镇痛药与气管插管所致心血管反应、瑞芬太尼的心血管抑制和镇痛作用、小剂量舒芬太尼预处理作用等。

（一）镇痛药与气管插管所致心血管反应

Yang 等 [8]* 探究了舒芬太尼和芬太尼在预防老年冠心病患者气管插管心血管反应中的作用。50 例在全身麻醉非体外循环下接受冠状动脉旁路移植术的冠心病患者随机接受 0.4 μg/kg 舒芬太尼或 4 μg/kg 芬太尼的双盲治疗。在麻醉诱导前、插管前、插管时及气管插管后 1 min、3 min、5 min

记录患者的平均动脉压、心率－血压乘积（rate pressure product，RPP）。研究结果提示，芬太尼组的患者气管插管相关的平均动脉压、心率和 RPP 均显著增加，而舒芬太尼组气管插管引起的心血管刺激弱于芬太尼组。该研究提示，喉镜和气管插管可能引起老年冠心病患者血压和心率升高，导致心肌氧耗和氧供失衡，出现心肌缺血，而应用舒芬太尼（0.4 μg/kg）的麻醉诱导与应用芬太尼（4 μg/kg）相比更显著地减弱心血管插管反应。

（二）瑞芬太尼的心血管抑制和镇痛作用

有文献报道术中用于控制伤害性手术刺激的瑞芬太尼会比舒芬太尼引起更严重的心血管抑制，为了研究这种抑制是否会抵消由手术操作引起的高血压和心动过速、掩盖镇痛的不足，Liu 等[9] 将 45 例接受幕上胶质瘤切除术的患者随机分为瑞芬太尼组和舒芬太尼组，测量瑞芬太尼和舒芬太尼复合相同的丙泊酚麻醉方案下维持相当的血流动力学范围（在基线的 20% 以内）时，各种反应手术应激的介质的水平。在麻醉前、切口后 1 h、手术结束时及切口后 24 h，分别使用酶联免疫吸附试验（ELISA）和自动血液学分析仪分析患者的皮质醇、肾上腺素、去甲肾上腺素、IL-6、IL-10 及淋巴细胞计数的血浆浓度，同时比较患者麻醉苏醒期间的恢复情况。研究结果发现，瑞芬太尼组在切口后 24 h 肾上腺素浓度较低，但两组间其他应激生物标志物差异无统计学意义。舒芬太尼组患者咳嗽、躁动及术后寒战的发生率均较低。

（三）小剂量舒芬太尼预处理作用

Zou 等[10] 设计了一个随机对照试验来探讨其对麻醉诱导期间舒芬太尼诱发咳嗽的影响。该研究将 220 例接受全身麻醉的成年患者随机分为 2 组，在麻醉诱导期间均使用总剂量为 0.4 μg/kg 的舒芬太尼。干预组先推注 5 μg 舒芬太尼，1 min 后再推注剩余较大剂量的舒芬太尼，而对照组仅推注一次舒芬太尼，在推注前 1 min 接受与 5 μg 舒芬太尼等容量的生理盐水，记录咳嗽的发生率和严重程度。研究结果显示，干预组咳嗽发生率明显低于对照组，干预组咳嗽的严重程度较对照组明显减轻。研究结论表明，在注射大剂量舒芬太尼前 1 min 注射 5 μg 舒芬太尼可有效缓解舒芬太尼引起的咳嗽。

（许　帅　杨谦梓）

参 考 文 献

[1]　Zhou Q, Song J, Wang Y, et al. Remifentanil attenuates cardiac dysfunction, lipid peroxidation and immune disorder in rats with isoproterenol-induced myocardial injury via JNK/NF-κB p65 inhibition. Ann Transl Med, 2020, 8 (8): 551.

[2]　Zhou R, Li S, Mei X, et al. Remifentanil up‐regulates HIF1α expression to ameliorate hepatic ischaemia/reperfusion injury via the ZEB1/LIF axis. J Cell Mol Med, 2020, 24 (22): 13196-13207.

[3]　Ke H, Mou X, Xia Q. Remifentanil repairs cartilage damage and reduces the degradation of cartilage matrix in post-traumatic osteoarthritis, and inhibits IL-1β-induced apoptosis of articular chondrocytes via inhibition of PI3K/AKT/NF-κB phosphorylation. Ann Transl Med, 2020, 8 (22): 1487.

[4]* Lu H, Zhang H, Weng M L, et al. Morphine promotes tumorigenesis and cetuximab resistance via EGFR signaling activation in human colorectal cancer. J Cell Physiol, 2021, 236 (6): 4445-4454.

[5] Liu W, Chen Y, Xu W, et al. Fentanyl stimulates tumor angiogenesis via activating multiple pro-angiogenic signaling pathways. Biochem Biophys Res Commun, 2020, 532 (2): 225-230.

[6] Wang Y, An X, Zhang X, et al. Morphine induces the apoptosis of mouse hippocampal neurons HT-22 through upregulating miR-181-5p. Eur Rev Med Pharmacol Sci, 2020, 24 (12): 7114.

[7] Zhang P, Yang M, Chen C, et al. Toll-like receptor 4 (TLR4)/opioid receptor pathway crosstalk and impact on opioid analgesia, immune function, and gastrointestinal motility. Front Immunol, 2020, 11: 1455.

[8]* Yang Y, Teng X, Zhu J. Sufentanil blunts the myocardial stress induced by tracheal intubation in older adult patients with coronary heart disease better than equipotent fentanyl. Ann Palliat Med, 2020, 9 (6): 3909.

[9] Liu Y H, Hu X B, Yang X M, et al. Comparing remifentanil and sufentanil in stress reduction during neurosurgery: a randomised controlled trial. Int J Clin Pharm, 2020, 42 (5): 1326-1334.

[10] Zou Y, Ling Y, Wei L, et al. the effect of a small priming dose of sufentanil on sufentanil-induced cough. J Perianesth Nurs, 2020, 35 (6): 661-664.

第七章　麻醉方法研究进展

第一节　气道管理

有关气道管理的研究主要涵盖以下 4 个方面：气道管理的新方法、喉罩的应用、双腔支气管导管的应用及超声在气道管理中的应用等。

一、气道管理的新方法

Chen 等[1]探究了经鼻高流量加温加湿快速给氧装置（THRIVE）联合使用鼻咽通气道（NPA）在提高麻醉诱导后呼吸暂停患者的氧合方面的应用。选取拟行全身麻醉气管内插管的患者，随机分为 NPA 组或托下颌组。所有患者均采用 THRIVE 系统以 40 L/min、100% 氧气进行 3 min 的预吸氧。随后进行麻醉诱导。待患者胸廓运动消失，呼吸暂停时，上调并维持吸入氧流量至 60 L/min 直到 20 min 后完成气管内插管。NPA 组在患者意识消失后置入 NPA，并经 NPA 供氧；托下颌组则在意识消失后行托下颌手法保持气道通畅。主要结局指标为呼吸暂停后 20 min 的 PaO_2 和 $PaCO_2$。最终，共有 123 例患者纳入研究（NPA 组 61 例，托下颌组 62 例）。在麻醉诱导呼吸暂停后 20 min，NPA 组患者的 PaO_2 和 $PaCO_2$ 均不劣于托下颌组。呼吸暂停期间，患者的手指 / 足趾末梢血氧饱和度（以下简称 SpO_2，数值单位 %）均 $\geqslant 90\%$。该研究表明，在麻醉诱导后呼吸暂停患者中应用 THRIVE 装置，在保持气道通畅方面，NPA 不劣于托下颌。Deng 等[2]*观察了在采用中度镇静方案行清醒开颅手术的患者中，经鼻置管至会厌下（导管尖端位于会厌与声门之间）和鼻咽通气道（经鼻置管至会厌上）进行模拟，这 2 种气道管理策略在维持上呼吸道通畅方面的效用。选取拟择期行清醒开颅术患者 60 例，随机分为会厌下组（$n=30$）和会厌上组（$n=30$）。采用中度镇静联合头皮神经阻滞方案进行麻醉，2 组皆在患者中度镇静后进行置管。主要观察指标为置管后上呼吸道梗阻缓解率。研究结果显示，会厌下组的上呼吸道梗阻缓解率较会厌上组更高，差异有统计学意义。在唤醒阶段，会厌下组和会厌上组均不影响患者的语言功能。2 组均未发生与置管相关的严重不良事件。该研究表明，在采用中度镇静方案行清醒开颅手术的患者中，相较于鼻咽通气道，经鼻置管至会厌下能更有效地解除上呼吸道梗阻。Cao 等[3]探究了自行设计的新型"舌根固定器"结合托下颌手法在纤维支气管镜（简称纤支镜）引导气管插管中应用的可行性。选择拟在全身麻醉下经口气管插管行择期手术并伴一个或多个困难气道危险因素的患者 300 例，按 1∶1 的比例随机分为 L 组（在舌根固定器辅助下行纤支镜引导气管插管）或 C 组（行标准纤支镜引导气管插管）。

facilitates apneic oxygenation: a randomized clinical noninferiority trial. Front Med (Lausanne), 2020, 7: 577891.

[2]* Deng M, Tu MY, Liu YH, et al. Comparing two airway management strategies for moderately sedated patients undergoing awake craniotomy: A single-blinded randomized controlled trial. Acta Anaesthesiol Scand, 2020, 64 (10): 1414-1421.

[3] Cao X, Wu J, Fang Y, et al. A new self-designed "tongue root holder" device to aid fiberoptic intubation. Clin Oral Investig, 2020, 24 (12): 4335-4342.

[4]* Gong Y, Wang J, Xu X, et al. Performance of air seal of flexible reinforced laryngeal mask airway in thyroid surgery compared with endotracheal tube: a randomized controlled trial. Anesth Analg, 2020, 130 (1): 217-223.

[5] Wang MH, Zhang DS, Zhou W, et al. Effects of peak inspiratory pressure-guided setting of intracuff pressure for laryngeal mask airway supreme ™ use during laparoscopic cholecystectomy: a randomized controlled trial. J Invest Surg, 2020: 1-8.

[6]* Liu SQ, Qi WX, Mao YQ, et al. Predicting the size of a left double-lumen tube for asian women based on the combination of the diameters of the cricoid ring and left main bronchus: a randomized, prospective, controlled trial. Anesth Analg, 2020, 130 (3): 762-768.

[7] Liu S, Mao Y, Qiu P, et al. Airway rupture caused by double-lumen tubes: a review of 187 cases. Anesth Analg, 2020, 131 (5): 1485-1490.

[8] Hao J, Zhang J, Wu Z, et al. Accuracy of ultrasound to measure the cricoid cartilage diameter in children. Acta Anaesthesiol Scand, 2020, 64 (10): 1426-1430.

[9] Liu S, Zhou J, Qi W, et al. Prediction of double-lumen tube size by ultrasonography for asian women: a prospective observational study. J Cardiothorac Vasc Anesth, 2021, 35 (5): 1410-1415.

第二节 麻 醉 维 持

有关麻醉维持方面的文献主要涵盖以下 4 个方面：麻醉维持过程中的肺保护策略、麻醉用药对麻醉维持的影响、小儿麻醉的麻醉维持及不同麻醉方式对患者的影响。

一、麻醉维持过程中的肺保护策略

Yang 等[1]* 探讨了反比通气联合肺保护通气对重度烧伤手术患者肺功能和炎症因子的影响。选取 80 例择期手术的严重烧伤患者，将其随机分为 CG 组（$n=40$）和 EG 组（$n=40$）。CG 组采用常规通气，EG 组采用潮气量（tidal volume, V_T）为 6～8 ml/kg，吸呼气时间比（inspiratory to expiratory ratio, I/E ratio）为 2：1，呼气末正压（PEEP）为 5 cmH$_2$O 的通气策略。分别于术前（T0）、手术开始后 1 h（T1）、术后（T2）评估以下变量：氧合指数（PaO$_2$/FiO$_2$）、二氧化碳分压（PaCO$_2$）、V_T、气道峰压（P$_{peak}$）、气道平均压（P$_{mean}$）、呼气末正压（PEEP）、动态肺顺应性（C$_{ldyn}$）、肺泡 - 动脉血氧分压差（P$_{A-a}$O$_2$）、血乳酸（Lac）、IL-6 和 IL-10 及肺部并发症的发生情况。

研究结果显示，在 T1、T2 时 EG 组 PaO_2/FiO_2、P_{mean}、C_{ldyn} 明显高于 CG 组，V_T、P_{peak}、$P_{A-a}O_2$、IL-6 及 IL-10 明显低于 CG 组；手术结束时，EG 组 Lac 明显低于 CG 组；与 EG 组相比，CG 组术后 24 h 出现低氧血症的患者更多（27.5% *vs.* 10.0%）、痰量及肺纹理或渗出均更多。从而得出结论，反比通气联合肺保护通气策略可降低重度烧伤手术患者的气道峰压，增加肺顺应性，改善肺氧合功能，降低炎症反应。Wang 等[2] 探讨了肺保护性通气（lung protective ventilation，LPV）对老年脊柱手术患者术后谵妄（POD）的影响及其抑制 POD 的机制。其选取 71 例年龄≥65 岁的患者，将其随机分为 LPV 组和常规机械通气（CMV）组。CMV 组患者潮气量为 8 ml/kg，通气频率为 12 次 / 分。LPV 组潮气量为 6 ml/kg，呼气末正压为 5 cmH_2O，频率为 15 次 / 分，同时每 30 min 进行 1 次肺复张。在麻醉诱导前（T0）、摆放体位后 10 min（T1）和 60 min（T2），术后立即（T3），拔管 15 min 后（T4）进行血气分析，同时记录局部脑氧饱和度（$rScO_2$）和脑去饱和状态（$rScO_2$ 降低超过基础值 20% 或 $rScO_2<40\%$）。采用 ELISA 法检测术前、术后血清 IL-6、IL-10 和神经胶质细胞原纤维酸性蛋白（GFAP）浓度。采用护理谵妄筛查评分评定 POD。结果显示，与 CMV 组相比，LPV 组在 T2 时 pH 较低，$PaCO_2$ 较高；在 T1 和 T4 时，PaO_2、动脉血氧饱和度（SaO_2）及 PaO_2/FiO_2 较高；在 T3 和 T4 时，$rScO_2$ 较高。LPV 组术后血清 GFAP、IL-6 降低，IL-10 升高。LPV 组脑去饱和状态和 POD 发生率均显著降低。该研究表明，LPV 可能通过抑制炎症和改善脑氧代谢降低老年脊柱手术患者 POD 的发生率。Wei 等[3] 探讨了经皮穴位电刺激（TEAS）在妇科腹腔镜手术中的肺保护作用。选取 80 例行腹腔镜妇科相关手术的患者并随机分为对照组（不接受刺激）和 TEAS 组。分别记录到达手术室时（T0）、气腹诱导前即刻（T1）、气腹结束后即刻（T2）、离开手术室时（T3）的平均动脉压、心率及氧饱和度，并行动脉血气分析，记录 pH，测定 $PaCO_2$，计算 T0～T3 时的 PaO_2/FiO_2。采外周静脉血，测定 T0 和 T3 时血清 TNF-α 和 IL-1β 浓度。同时记录术后 5 d 肺部并发症的发生率。研究结果显示，在 T2、T3，对照组 PaO_2/FiO_2 明显低于 TEAS 组。2 组血清中 TNF-α 和 IL-1β 水平均显著升高，但 TEAS 组增加程度明显低于对照组。同时 TEAS 组术后肺部并发症的发生率也显著降低。该研究结论表明，TEAS 可降低患者在妇科腹腔镜手术中的肺损伤相关并发症。

二、麻醉用药对麻醉维持的影响

Wang 等[4] 认为肥胖是术后肺部并发症的危险因素。其假设了布托啡诺对接受腹腔镜减肥手术的肥胖患者的肺功能有保护作用。将拟行腹腔镜减肥手术体重指数≥30 kg/m^2 的 60 例患者随机分为接受布托啡诺治疗组与生理盐水治疗组。布托啡诺组诱导前 5 min 给予 10 μg/kg 负荷剂量的布托啡诺，术中给予 5 μg/（kg·h）布托啡诺维持。主要结果为动脉－肺泡氧分压比。次要结果包括其他肺变量、反映肺损伤的生物标志物和术后 7 d 内肺部并发症的发生率。研究结果显示，与对照组相比，布托啡诺组患者在手术开始后 1 h、手术结束时及拔管后 1 h 的动脉－肺泡氧分压比明显更高，其差异具有统计学意义。布托啡诺组在同一时间的生理无效腔量显著低于对照组；同时对照组在术后 3 h、6 h、12 h、24 h 的肺损伤相关生物标志物水平显著高于布托啡诺组；2 组肺部并发症的发生率相似。因此，该研究结论表明，布托啡诺通过改善氧合和减少无效腔通气来保护腹腔镜减肥手术中的肥胖患者的肺功能，可为肥胖患者提供临床益处。Bao 等[5]* 旨在研究羟考酮作为中、小手术中全身麻醉的唯一阿片类药物的可行性。在这项前瞻性、观察性、描述性研究中，62 例患者将羟考酮作为唯一的阿片类药物用于诱导和维持全身麻醉，在患者入手术室时（T0）、插管前（T1）、插管后 3 min（T2）、手术开始时（T3）、手术结束时（T4）及拔管时（T5）记录患者血流动力学指标，同时在患者进入 PACU 后记录患者的 Ramsey 镇静评分和 NRS 评分，并记录拔管时间和不良事件。研究结果显示，羟考酮的诱导和维持全身麻醉的总剂量为（0.316±0.05）mg/kg。该剂量可维持术中血流动力学稳定且术后镇痛效果良好。羟考酮引起的深度镇静（9 例患者 Ramsey 镇静评分≥4）可导致呼吸抑制和 PACU 停留时间延长。拔管时间［（16.9±6.4）min］随羟考酮剂量的增加而延长。从而得出结论，羟考酮可作为中、小手术全身麻醉中唯一的阿片类药物。但由于其具有深层镇静的作用，使用时应注意其所导致的不良反应。Guo 等[6]* 研究了甲氧明对行胃肠道肿瘤手术的患者肾功能的影响。选取 162 例择期胃肠肿瘤手术老年患者，在获得患者书面知情同意后，随机分为 M 组［以 2 μg/（kg·min）速率持续输注甲氧明］和 N 组（持续输注生理盐水）。将患者的平均动脉压维持在基线的 20% 以内，输注速度保持在 5 ml/（kg·h）。根据改善全球肾病预后组织（KDIGO）的指南，分别于术后 1 d、2 d、7 d 测定肌酐，术后 6 h、12 h、24 h 测定尿量，以评估患者急性肾损伤（AKI）的发生率。研究结果显示，N 组在术后急性肾损伤、低血压的发生率及术中低血压持续时间均明显劣于 M 组；多因素 Logistic 回归分析显示，术前肌酐和术中低血压发生率是导致术后 AKI 发生的共同因素；Cox 多因素分析结果显示，年龄和 AKI 是导致患者术后 30 d 死亡率的独立危险因素。该研究结论表明，持续输注 2 μg/（kg·min）甲氧明可通过升高血压从而降低老年胃肠手术患者术后 AKI 等临床并发症的发生率，达到改善患者预后的目的。Li 等[7] 探究了神经外科手术中甘露醇对改善幕上肿瘤切除术的中线移位患者脑松弛度的最佳剂量。将 204 例术前中线移位的择期行幕上脑肿瘤切除手术的患者随机分为安慰剂（生理盐水）组、接受 0.7 g/kg 甘露醇输注组、1.0 g/kg 甘露醇输注组、1.4 g/kg 甘露醇输注组。神经外科医师在打开硬脑膜时使用 4 分量表评估脑松弛的满意程度。研究结果显示，4 组患者的人口统计学特征和基线特征相似。趋势分析显示，输注甘露醇可增加满意的脑舒张、松弛的硬脑膜张力及充分的手术暴露，减少脑肿胀抢救治疗的需求，以上指标均呈剂量依赖性。肿瘤大小、瘤周水肿分类及甘露醇剂量与满意的脑松弛度显著相关。但 1.4 g/kg 甘露醇组术后出现中度至重度脑水肿的风险增加，且呈剂量依赖性。该研究结论表明，对于中线偏移的幕上肿瘤切除术患者，输注 1.0 g/kg 甘露醇可改善脑松弛度，降低术后发生中、重度脑水肿的风险，其对脑松弛度的影响受肿瘤大小和瘤周水肿严重程度的影响。Wang 等[8] 评估了持续注射肾上腺素和去氧肾上腺素对预防脊椎麻醉后孕产妇低血压的有效性。选取 82 例接受剖宫产术的患者，随机分为肾上腺素组（E 组）和去氧肾上腺素组（P 组），分别给予 1 μg/（kg·min）的去氧肾上腺素和 0.1 μg/（kg·min）的肾上腺素鞘内同步持续输注。记录脐带血流动力学参数，分娩后分析脐带血气。记录产妇低血压、心动过缓、恶心、呕吐的发生率。结果显示，E 组脊髓麻醉诱导后血压、心率、心排血量均高于 P 组（$P<0.05$）。此外，2 组心动过缓发生率（5% *vs.* 22.5%，$P=0.02$）和脐动脉平均 pH（7.31 *vs.* 7.28，$P=0.04$）差异均有统计学意义。该研究表明，与去氧肾上腺素相比，0.1 μg/（kg·min）的肾上腺素能更有效地在脊椎麻醉期间维持接近基线的血压，其心率和心排血量的变化更小。故在心动过缓的发生率和脐动脉 pH 方面，肾上腺素可能优于去氧肾上腺素。

三、小儿麻醉的麻醉维持

Chen 等[9] 探讨了术中应用去甲肾上腺素（NE）在儿童活体供肝移植（LDLT）手术中的作用和安全性。该研究回顾性的分析了某医院 430 例儿童 LDLT 手术患者，根据术中是否接受去甲肾上腺素输注分为 NE 组（接受去甲肾上腺素输注者，$n=85$ 例）和非 NE 组（未接受去甲肾上腺素输注者，$n=345$ 例），并统计了这些患者的生存情况。NE 组 24 月龄以上、体重＞10 kg 的患儿数多于非 NE 组。NE 组手术时间、无肝期及输液时间均较非 NE 组延长。通过多因素回归分析和倾向评分回归校正混杂因素，以确定术中输注 NE 对患者生存率的影响，发现 NE 组死亡率增加了 169%。虽然两组间相对于基线的平均动脉压变化没有差异，但 NE 组在无肝期（$P=0.025$）、新肝期（$P=0.012$）和手术结束期（$P=0.017$）与非 NE 组相比心率增加。该研究表明，术中输注 NE 与儿童 LDLT 患者预后较差相关，故在小儿 LDLT 期间应慎重考虑 NE 的应用。Han 等[10] 根据解剖诊断分组研究了心脏循环效率（cardiac cycle efficiency，CCE）的变化，以及它与接受心脏手术的儿童术后早期预后的相关性。选取 90 例儿童先心病患者，其中包括室间隔缺损（VSD；$n=30$），法洛四联症（TOF；$n=40$）和完全肺静脉异位连接（TAPVC；$n=20$）。分别于麻醉诱导后、打开心包时、改良后超滤时、手术结束时及术后 1 h、8 h、24 h、48 h 记录患儿心脏循环效率和其他血流动力学参数（心率和每搏量指数等）。预测心脏循环效率（Predictive CCE，CCEp）定义为改良后超滤时 CCE 和手术结束时 CCE 的平均值。通过计算 CCEp，将 CCEp≥75 百分位的患儿归为高 CCEp 组，CCEp≤25 百分位归为低 CCEp 组，通过高 CCEp 组与低 CCEp 组的比较，评估 CCE 与早期预后的关系。研究结果显示，在 VSD 组中，CCE 先下降，随后增加。在 TOF 组中，CCE 没有出现显著波动。而在 TAPVC 组中，CCE 则随着时间的推移而增加。在 CCE 趋势中，3 组中的任何两组之间都存在显著的时间诊断组交互效应。与高 CCEp 组（$n=23$）相比，低 CCEp 组（$n=22$）术后需要服用更多的药物，术后 8 h 和术后 24 h 乳酸浓度更高，插管时间更长，ICU 住院时间更长，腹水发生频率更高。故该研究结论表明，在接受心脏手术的儿童中，CCE 的围术期改变因解剖诊断而异；与 VSD 组或 TAPVC 组相比，TOF 患儿的 CCE 变化趋势更不容乐观；CCE 的下降与术后早期不良结果相关。Wu 等[11] 将七氟烷和丙泊酚用于持续时间＜1 h 的儿童手术对维持全身麻醉的麻醉效果和术后恢复方面进行研究。选择 86 例择期行腹股沟疝修补术或睾丸鞘膜积液修补术的儿童根据全身麻醉维持过程中使用的药物，随机分为七氟烷组（$n=43$）和丙泊酚组（$n=43$）。入室后静脉注射氯胺酮（2 mg/kg）后使用 1% 利多卡因（7 mg/kg）行髂腹股沟神经阻滞。七氟烷组患者给予 3% 七氟烷吸入维持，在手术结束时，七氟烷组患儿停止吸入七氟烷，并给予 1 mg/kg 的丙泊酚。丙泊酚组静脉输注 50～150 μg/（kg·min）丙泊酚维持麻醉。若患者出现体动等麻醉减浅征象，则给予 1～2 mg/kg 氯胺酮。研究结果显示，七氟烷组的氯胺酮 [（35.1±10.6）mg] 的使用量显著低于丙泊酚组 [（59.0±28.0）mg，$P<0.001$]；且七氟烷组患儿麻醉后监护时间 [（52.1±9.0）min] 也明显短于丙泊酚组 [（68.8±15.3）min，$P<0.001$]。同时，使用丙泊酚维持麻醉术中体动发生率（33.3%）显著增高。故该研究结论认为，在持续时间＜1 h 的小儿手术中，应用七氟烷进行麻醉维持可使氯胺酮的用量显著减少，术中体动发生更少，术后恢复时间更短。Zhang 等[12] 比较婴儿室间隔缺损（VSD）修补术中使用七氟烷麻醉与全凭静脉麻醉时呼

吸末二氧化碳分压（$PETCO_2$）变化对局部脑氧饱和度（$rScO_2$）和脑血流速度（CBFV）的影响。选取年龄<6个月的室间隔缺损患儿，随机分为七氟烷组（SA组）和咪达唑仑 - 舒芬太尼为基础的静脉麻醉组（IA组）。术中通过调节潮气量和呼吸频率获得30 mmHg（T1）、35 mmHg（T2）、40 mmHg（T3）和45 mmHg（T4）的 $PETCO_2$ 水平。研究结果显示，组间 $rScO_2$ 的差异无统计学意义；SA组中，当 $PETCO_2$ 从T1到T4逐渐增加时，$rScO_2$ 从68.8%±5.9%增加到76.4%±6.0%，差异有统计学意义；且从T1到T4，脑血流速度呈线性增加，而搏动指数和阻力指数呈线性下降。IA组中，随着 $PETCO_2$ 从T1到T4的变化，$rScO_2$ 从68.6%±4.6%增加到76.1%±6.2%。从T1到T4，脑血流速度呈线性增加，而搏动指数和阻力指数呈线性下降。该研究表明，年龄<6个月的室间隔缺损修复患儿在临床相关剂量的七氟烷麻醉和咪达唑仑 - 舒芬太尼为基础的静脉麻醉中对不同 $PETCO_2$ 水平的脑血管反应基本相似。

四、不同麻醉方式对患者的影响

Liu[13]* 等探究了全身麻醉复合硬膜外麻醉与单纯全身麻醉对老年患者康复质量的影响。该研究共纳入70例腹腔镜下行结肠癌根治术的老年患者，随机分成全身麻醉组（G组）和硬膜外麻醉＋全身麻醉组（E＋G组）。E＋G组在麻醉诱导之前在 $L_{1\sim2}$ 水平进行硬膜外穿刺置管，给予2%利多卡因3 ml，麻醉诱导之后间断给予0.67%罗哌卡因。手术开始时（T0），术后24 h（T1）、术后72 h（T2），术后7 d记为（T3）。在每个时间点记录2组患者恢复质量 -15（QoR-15）问卷（QoR-15问卷对术后恢复质量的评估包括5个维度：生理舒适度、生理独立性、心理支持、情感及疼痛）的得分情况。结果发现，E＋G组在T1、T2的QoR-15得分明显高于G组。与G组相比，在T1时间点，E＋G组生理舒适度，生理独立性，疼痛及情绪维度得到显著改善；在T2时间点，E＋G组生理舒适度和疼痛显著改善。该研究表明，硬膜外阻滞联合全身麻醉可改善老年患者腹腔镜根治性结直肠癌切除术后的早期恢复。Wang 等[14] 研究了全身麻醉和脊椎麻醉在肿瘤型全膝置换术（TKA）患者全身炎症反应中的有效性和安全性。选取25例初次接受单侧TKA的膝关节周围肿瘤患者并随机分为全身麻醉组（$n=13$）和脊椎麻醉组（$n=12$）。术前和术后12个月记录膝关节HSS评分和西安大略麦克马斯特大学骨关节炎（WOMACOA）指数。并于术前（T0）、手术当天（T1）、术后第1天（T2）测量VAS评分、C反应蛋白（CPR）、TNF-α及IL-8水平。同时记录2组患者的并发症。研究结果显示，2组间上述指标的差异均无统计学意义。故该研究表明，全身麻醉和脊椎麻醉对肿瘤型TKA患者具有相同的有效性和安全性。Ye 等[15]* 对比了在全身麻醉或局部麻醉下行经皮内镜下腰椎间盘摘除术（PELD）的效果。该研究共纳入60例腰椎间盘突出患者，随机分成全身麻醉组（GA组）和局部麻醉组（LA组）。LA组采用0.5%利多卡因和0.25%罗哌卡因进行局部浸润麻醉。GA组采用丙泊酚2～3 mg/kg、舒芬太尼0.2 μg/kg及顺阿曲库铵0.2 mg/kg进行麻醉诱导和气管插管。采用2%～3%七氟烷进行麻醉维持。记录患者的基本临床资料、患者体验、腰椎Oswestry功能障碍指数评分（ODI）、VAS评分及术后患者满意度。该研究发现，在手术时间和住院天数方面，GA组明显高于LA组。在术后ODI、VAS评分及术后3个月、6个月、12个月ODI和VAS评分方面的差异均无统计学意义。在手术满意度方面，LA组有50%的患者表示惧怕手术，而GA组无患者惧怕手术。该研究表明，局部麻醉或全身麻醉下均可以完成经皮内镜下腰椎间盘摘除术，但全身麻醉下行经皮内镜下腰椎间盘摘除术患者的手术体验更好。Wang 等[16] 比较了全身麻醉和局部麻醉在肝细胞癌（HCC）择期热消融（thermal ablation，TA）手术中对患者预后的影响。该研究纳入 2014 年 1 月至 2016 年 12 月在全身麻醉或局部麻醉下接受择期热消融手术且符合资格标准的患者。采用生存分析来确定麻醉方式对无复发生存期（recurrence-free survival，RFS）和总生存期（overall survival，OS）的影响。倾向评分匹配（Propensity score matching，PSM）用于最小化全身麻醉组和局部麻醉组之间的偏差。共有 244 例全身麻醉患者和 245 例局部麻醉患者符合分析条件。研究结果显示，PSM 后，每组有 178 例患者。Kaplan-Meier 生存分析（$P=0.011$）和多变量 Cox 回归分析（$P=0.002$）显示，在匹配组中全身麻醉组的复发率明显高于局部麻醉组。多变量 Cox 回归模型还显示，与局部麻醉组相比，全身麻醉组的死亡 HR 为 1.746（$P=0.036$）。该研究表明，在接受择期热消融手术的 HCC 患者中，与接受全身麻醉相比，接受局部麻醉的患者肿瘤复发率更低，且术后 RFS 和 OS 更长。同时也表明进行前瞻性研究探讨不同麻醉方法对患者癌症预后的影响是有必要的。

（邓　萌　杨夏敏）

参 考 文 献

[1]* Yang YC, Qiao H, Cui SZ, et al. Effects of inverse ratio ventilation combined with lung protective ventilation on pulmonary function in patients with severe burns for surgery. Libyan J Med, 2020, 15 (1): 1767276.

[2] Wang J, Zhu L, Li YN, et al. The potential role of lung-protective ventilation in preventing postoperative delirium in elderly patients undergoing prone spinal surgery: a preliminary study. Med Sci Monit, 2020, 26: e926526.

[3] Wei W, Bai WY, Yang YC, et al. Pulmonary protection of transcutaneous electrical acupoint stimulation in gynecological laparoscopic surgery: A randomized controlled trial. EXP Ther Med, 2020, 19 (1): 511-518.

[4] Wang XL, Zeng S, Li XX, et al. The protective effects of butorphanol on pulmonary function of patients with obesity undergoing laparoscopic bariatric surgery: a double-blind randomized controlled trial. Obes Surg, 2020, 30 (10): 3919-3929.

[5]* Bao F, Xie Q, Zhang HG, et al. Feasibility of using oxycodone as the sole opioid for induction and maintenance of general anaesthesia in minor/moderate surgery: a prospective, observational, descriptive study. J Int Med Res, 2020, 48 (10): 1-12.

[6]* Guo XW, Hu J, Xiao H, et al. Effect of continuous intraoperative infusion of methoxamine on renal function in elderly patients undergoing gastrointestinal tumor surgery: a randomized controlled trial. BMC Anesthesiology, 2020, 20 (1): 148.

[7] Li S, Sun H, Liu X, et al. Mannitol improves intraoperative brain relaxation in patients with a midline shift undergoing supratentorial tumor surgery: a randomized controlled trial. J Neurosurg Anesthesiol, 2020, 32 (4): 307-314.

[8] Wang YB, Yang ZY, Zhang WP. Comparison of continuous infusion of epinephrine and phenylephrine on hemodynamics during spinal anesthesia for cesarean delivery: a randomized controlled trial. Clinical Therapeutics, 2020, 42 (10): 2001-

2009.

[9] Chen JL, Chen YL, Qi B, et al. Impact of intraoperative norepinephrine support on living donor liver transplantation outcomes: a retrospective cohort study of 430 children. Front Pharmaco. 2020, 11: 1254.

[10] Han D, Pan S, Li H, et al. Prognostic value of cardiac cycle efficiency in children undergoing cardiac surgery: a prospective observational study. Br J Anaesth, 2020, 125 (3): 321-329.

[11] Wu G, Xu X, Fu G, et al. General anesthesia maintained with sevoflurane versus propofol in pediatric surgery shorter than 1 hour: a randomized single-blind study. Med Sci Monit, 2020, 26: e923681.

[12] Zhang W, Xie S, Ding HM, et al. effect of end-tidal carbon dioxide on cerebral dynamics in infants with ventricular septal defect: a comparison between sevoflurane and intravenous anesthetics. J Cardiothorac Vasc Anesth, 2020, 34 (6): 1558-1564.

[13]* Liu Q, Lin JY, Zhang YF, et al. Effects of epidural combined with general anesthesia versus general anesthesia on quality of recovery of elderly patients undergoing laparoscopic radical resection of colorectal cancer: A prospective randomized trial. J Clin Anesth, 2020, 62: 109742.

[14] Wang Q, Lin F, Huang B, et al. The Effectiveness and safety of general and spinal anesthesia on systemic inflammatory response in patients with tumor-type total knee arthroplasty. Oncol Res Treat, 2020, 43 (9): 1-6.

[15]* Ye XF, Wang S, Wu AM, et al. Comparison of the effects of general and local anesthesia in lumbar interlaminar endoscopic surgery. Ann Palliat Med, 2020, 9 (3): 1103-1108.

[16] Wang X, Xie W, Gan S, et al. Effects of general anesthesia versus local anesthesia in primary hepatocellular carcinoma patients presenting for thermal ablation surgery: a multiple center retrospective cohort study with propensity score matching. Ann Transl Med, 2020, 8 (6): 277.

第三节　区　域　麻　醉

区域麻醉是现代麻醉学发展最快的亚专业之一，随着超声成像和便携技术的快速发展，神经阻滞的临床应用日益增加，2020年区域麻醉主要着重于在危重病、老年患者、椎管内麻醉、术后镇痛及局部麻醉药佐剂等领域的研究，此外神经阻滞的安全问题即如何有效进行风险防控、最大限度地降低区域麻醉相关并发症同样备受关注。

一、超声引导下的脊柱神经阻滞技术

（一）胸椎旁神经阻滞

椎旁阻滞以其独特的优点仅阻滞手术侧躯体椎旁神经，对机体生理影响轻微，用于术中麻醉和术后镇痛效果好。近年来随着超声技术的发展，椎旁阻滞技术得到进一步的推广应用，超声引导下行胸椎旁神经阻滞可有效减轻开胸手术患者术后疼痛，不良反应少，是目前开胸手术术后镇痛较为理想的一种方法。鉴于椎旁阻滞的优点，目前胸椎旁间神经滞已广泛推广应用于单乳、肝胆、腋窝或胸壁手术及慢性疼痛综合征的治疗，在使用该技术时应严格把握禁忌证、重视并发症的发生，做到预防与治疗双结合。

Kang 等[1]研究胸椎旁神经阻滞对胸腔镜下肺癌根治术后早期康复的影响。选取择期行胸腔镜下肺癌根治术的患者 90 例，随机分为全身麻醉组（GA 组）和胸椎旁神经阻滞组（TPVB 组）。主要观察指标为术后六分钟步行试验（6MWT）的下降率，次要观察指标为 6MWT 的绝对值和完成率、术后镇痛不足和疼痛评分、羟考酮用量、睡眠质量、术后肺部并发症发生率及住院天数。结果显示，TPVB 组术后第 1 天、第 2 天 6MWT 下降率较低，且行走距离明显长于 GA 组。术后第 1 天 TPVB 组的完成率更高、疼痛评分及羟考酮用量较低，同时 TPVB 组的睡眠质量明显高于 GA 组。研究结论表明，胸椎旁神经阻滞能明显改善胸腔镜下肺癌根治术患者的预后，有助于患者的早期康复。

Zheng 等[2]*研究比较了 2 种不同神经阻滞方法在保留患者自主呼吸的电视胸腔镜手术（VATS）中的胸神经阻滞效果。100 例符合标准的患者被随机给予超声引导下胸椎旁神经阻滞（TPVB 组）和肋间神经阻滞（ICNB 组），比较 2 种方法的临床有效率、阻滞时间及并发症。研究发现，2 组神经阻滞临床效果的差异无统计学意义，ICNB 组中有 2 例患者因严重纵隔扑动转为全身麻醉，但 TPVB 组出现 1 级纵隔扑动的人数明显多于 ICNB 组，除此之外未观察到其他严重并发症。研究结论表明，在保留自主通气行胸腔镜肺叶切除术的麻醉方法，超声引导下行胸椎旁神经阻滞优于超声引导下行肋间神经阻滞。

Huang 等[3]比较了超声引导下连续胸椎旁神经阻滞和连续硬膜外阻滞在肺癌胸腔镜手术中的穿刺置管难度和术后的镇痛效果，选取行单侧胸腔镜手术治疗的肺癌患者 150 例，随机分为试验组（T 组和 P 组）和对照组（E 组）。2 组试验组均接受不同入路的超声引导下连续胸椎旁神经阻滞（TPVB），对照组接受持续硬膜外阻滞。术后 2 组试验组均给予相同的术后镇痛，即负荷剂量为 0.5 mg/kg，背景剂量为 0.25 mg/（kg·h），患者自控镇痛（PCA）0.25 mg/kg，锁定时间为 60 min；对照组负荷剂量为 5 ml，背景剂量为 5 ml/h。研究结果显示，T 组穿刺置管成功率最高、穿刺时间最短。对照组穿刺失败率低于 P 组，但置管成功率较高且所需时间最短，对照组阻滞水平稳定时间短于试验组，试验组术后 4 h 阻滞水平明显降低（$P < 0.05$）。从而得出研究，在胸腔镜下肺癌手术中，连续胸椎旁神经阻滞镇痛技术尚不能代替连续硬膜外阻滞镇痛，后者仍被认为是该类型手术术后镇痛的金标准。

Huan 等[4]纳入 9 项随机对照试验，包括 440 例患者（PVB 组 $n = 222$，INB 组 $n = 218$），使用荟萃分析研究比较了椎旁神经阻滞（PVB）与肋间神经阻滞（INB）在胸外科和乳腺外科的镇痛效果和安全性。结果发现两组患者术后 1 h、2 h、24 h、48 h 疼痛 VAS 评分均无显著差异，但非中国人亚组在 1 h 和 24 h 的疼痛 VAS 评分明显高于中国亚组。另外，2 组术后恶心和呕吐的发生率、需要额外镇痛处理的次数无明显差异，PVB 组术后吗啡用量明显少于 INB 组。因此结论表明，与 INB 相比 PVB 能提供更好的术后镇痛效果，同时能减少术后吗啡的用量和胸腔积液的发生率。

超声引导下胸椎旁神经阻滞（US-TPVB）已成为目前一些手术术后镇痛的常用方法。Zhang 等[5]比较了 US-TPVB 单次注射和局部麻醉药浸润（LAI）在腹膜透析导管（PDC）置入术或取出术的应用。将 74 例行 PDC 手术的患者随机分为 LAI 组（36 例）和 TPVB 组（38 例），LAI 组使用 0.25% 罗哌卡因 40 ml，TPVB 组使用 0.25% 罗哌卡因 20 ml 在 $T_{10\sim11}$ 水平单次注射。比较 2 组的麻醉质量、VAS 评分及罗哌卡因水平。研究结果发现，TPVB 组中的 30 例、LAI 组中的 26 例均成功施行了 PDC 手术，但 TPVB 组医师和患者的满意率较高，2 组罗哌卡因浓度峰值均低于报告的毒性阈值 [（2.2±0.8）μg/ml]。此研究结果提示，US-TPVB 单次注射 0.25% 罗哌卡因 20 ml 可作为 PDC 手术的主要麻醉方法，其麻醉效果与 40 ml 罗哌卡因 LAI 相当，此方法对终末期肾病患者安全，且医师和患者的满意度亦较高。

（二）竖脊肌平面阻滞

超声引导下竖脊肌平面阻滞（ESPB）技术已越来越多地应用于外科患者的围术期镇痛，提高患者术后恢复质量（QoR）。

Huang 等[6] 设计了一项 meta 分析研究超声引导下的 ESPB 在成人全身麻醉（GA）术后镇痛的应用，在 PubMed、Embase 和 Cochrane 文库中进行了系统的数据库检索，纳入了 12 项随机对照试验共 590 例患者，比较 ESPB 与对照或安慰剂的随机对照试验。结果发现，超声引导下的 ESPB 术后 24 h 静脉阿片类药物消耗量减少并减少了术后额外镇痛的需求，延长了术后首次需要镇痛处理的时间从而得出结论，超声引导下 ESPB 可显著改善成人需全身麻醉手术术后的镇痛效果。

电视胸腔镜外科手术（VATS）是一种微创技术，患者术后可更快的恢复，尽管 VATS 术后的急性疼痛的程度低于开胸手术，但术后镇痛仍然具有挑战性。Yao 等[7] 研究超声引导下竖脊肌平面阻滞（ESPB）对 VATS 术后恢复质量的影响。76 例在全身麻醉下进行 VATS 的成年患者，随机分为 2 组，即术前超声引导下给予 0.5% 罗哌卡因 25 ml 竖脊肌平面阻滞（ESPB 组）和生理盐水（对照组）。结果发现，ESPB 组的整体 QoR-40 评分显著高于对照组，且 ESPB 组的 PACU 停留时间、术后急性疼痛及累计阿片类药物消耗量更低，患者满意度的中位数更高。因此研究结论表明，术前使用罗哌卡因行竖脊肌平面阻滞作为多模式镇痛方案的一部分可改善 VATS 患者的生活质量、术后镇痛及患者满意度，可能是加速 VATS 术后恢复的有效干预措施。

Zhang 等[8]* 一项前瞻性研究观察了超声引导下 ESPB 的镇痛范围。12 例健康志愿者在超声引导下于左侧 T_5 横突顶点处以 0.5% 罗哌卡因 20 ml 行 ESPB，在阻滞后的不同时间点使用冷刺激测量皮肤感觉丧失区（CSLA）和皮肤感觉衰退区（CSDA）直至其消失，通过棘突水平和外侧延伸来描述阻滞范围，测定并记录每个健康志愿者的有效阻滞时间。研究结果显示，冷感觉丧失从 T_3 棘突向下到 T_{12} 棘突，集中在 $T_{6\sim9}$ 部位，冷感觉衰退从 T_1 棘突向下到 L_4 棘突，集中在 $T_{4\sim11}$。阻滞向左侧的侧向扩散未穿过腋后线，向右侧达后正中线左侧 1 cm 处。皮肤感觉丧失面积为（172±57）cm^2，感觉衰退面积为（414±143）cm^2。皮肤感觉减退持续时间为（586±28）min。研究结论表明，超声引导下使用 20 ml 0.5% 罗哌卡因行 ESPB 可广泛阻滞背部皮肤感觉，但不能到达前胸、侧胸或腹壁。

（三）超声引导椎管内麻醉与分娩镇痛技术

既往研究报道了右美托咪定对鞘内麻醉的作用，Shen 等[9] 研究了右美托咪定作为剖宫产患者脊髓麻醉佐剂的影响。在 PubMed、Embase、Cochrane Library、Web of Science、中国国家知识基础设施、中国生物医学数据库、中国科学期刊数据库和万方数据库等电子数据库中检索了符合条件的随机对照试验，纳入了 10 项试验，包括 970 例患者。结果发现鞘内注射右美托咪定可显著缩短感觉阻滞和运动阻滞的起效时间，并延长阻滞持续时间，且寒战发生率较低。右美托咪定组的新生儿 Apgar 评分和其他并发症发生率无明显差异。因此结论表明，剖宫产时鞘内注射右美托咪定可缩短脊椎麻醉起效时间、增强麻醉效果，且对新生儿没有重大影响，也没有其他不良事件。

Yang 等[10]研究硬膜外使用右美托咪定联合吗啡在剖宫产术中的麻醉效果和安全性。选取足月行剖宫产术的 80 例孕妇随机分为 2 组，M 组患者手术麻醉接受硬膜外注射 0.75% 罗哌卡因（12 ml）和吗啡（2 mg），术后 48 h 内的镇痛应用 0.2% 罗哌卡因 100 ml 中加入 2 mg 吗啡以 2 ml/h 的速度硬膜外输注。DM 组患者接受硬膜外注射 0.75% 罗哌卡因（12 ml）、吗啡（2 mg）联合右美托咪定（0.5 µg/kg），术后镇痛采用 0.2% 罗哌卡因 100 ml 加入 2 mg 吗啡和 200 µg 右美托咪定硬膜外输注。研究结果显示，2 组在注射后 20 min 时的感觉阻滞水平、注射后 4 h、12 h、24 h、48 h 静止或运动时的肌肉松弛评分和疼痛强度评分差异无统计学意义。但与 M 组相比，DM 组的孕产妇在注射后 20 min 时运动阻滞效果、术中及分娩后的镇静效果更好，术中腹膜牵拉和分娩后子宫收缩引起的内脏疼痛明显减轻。M 组患者术后恶心的发生率和严重程度得分均低于 DM 组。2 组的新生儿 Apgar 评分或脐带血气值无显著差异。从而得出结论，硬膜外联合使用右美托咪定减轻了在硬膜外麻醉下接受剖宫产的患者在术中和分娩后的内脏疼痛，且镇静作用更好，但未明显改善吗啡相关的不良反应和术后疼痛。

Zeng 等[11]研究了分娩全程使用低浓度局部麻醉药硬膜外镇痛对母婴的影响。纳入经阴道分娩的产妇 2310 例，根据分娩过程中是否镇痛，将产妇分为镇痛组和非镇痛组，观察分娩时间、新生儿 Apgar 评分和母婴结局的组间差异。研究结果显示，与非镇痛组相比，镇痛组第一产程和第二产程持续时间明显延长，且镇痛组注射缩宫素的频率、Ⅱ类和Ⅲ类胎心监护出现概率及产时发热概率更高。同时，镇痛组对会阴切开术和辅助阴道分娩的需求高于非镇痛组。在对新生儿的研究结果显示，镇痛组新生儿住院率和脐血 pH＜7.2 的发生率高于非镇痛组，但羊水染色、新生儿轻度窒息和围生儿重度窒息的发生率无明显差异。研究结论表明，低浓度局部麻醉药全程硬膜外自控镇痛不会增加经阴道分娩新生儿严重不良事件的发生率，但这种镇痛方式延长了分娩时间，从而增加了可能进行围生期干预的概率。

Wang 等[12]*为比较罗哌卡因复合舒芬太尼用于连续硬膜外麻醉（continuous epidural anesthesia，CEA）与腰硬联合麻醉（combined spinal and epidural anesthesia，CSEA）在分娩镇痛中的应用及效果，回顾性选择 360 例要求分娩镇痛的产妇，按不同麻醉方法分为 CSEA 组和 CEA 组，所有受试者均使用罗哌卡因联合舒芬太尼。记录分娩时间、VAS 评分、新生儿 Apgar 评分、不良妊娠结局及药物不良反应等。研究结果显示，2 组镇痛前 VAS 评分无显著性差异。CSEA 组第一产程、第二产程及第三产程中的 VAS 评分明显低于 CEA 组，且麻醉起效时间更快。CSEA 组第一产程及总产程时间明显短于 CEA 组，而第二产程、第三产程时间的差异无统计学意义。2 组不良妊娠结局及新生儿出生后 1 min、5 min、10 min 的 Apgar 评分差异无统计学意义。CSEA 组药物不良反应发生率明显低于 CEA 组，且产妇满意度更高。研究结论表明，罗哌卡因联合舒芬太尼用于 CSEA 较 CEA 起效时间短、产程短、镇痛效果显著、不良反应发生率低、受试者满意度高，值得临床推广应用。

Wang 等[13]*研究比较不同剂量布比卡因联合舒芬太尼用于硬膜外麻醉的镇痛效果和不良反应。

169 例孕妇随机分为 3 组，B1S5 组使用 0.1% 布比卡因 15 ml ＋ 5 μg 舒芬太尼 15 ml，B125S5 组使用 0.125% 布比卡因 15 ml ＋ 5 μg 舒芬太尼 15 ml，B1S10 组接受 0.1% 布比卡因 15 ml ＋ 10 μg 舒芬太尼 15 ml，3 组孕妇均采用患者自控硬膜外镇痛（patient-controlled epidural analgesia，PCEA）进行术后镇痛，并于分娩后 24 h 进行观察。主要观察指标为镇痛起效时间，次要观察指标是分娩方式、患者满意度、产妇和新生儿的不良反应（包括瘙痒、低血压、镇静、运动阻滞、胎心降低、发热和影响母乳喂养等）。研究结果表明，与 B1S5 组相比，B125S5 组方案作为初始负荷剂量，起效时间更快，首次 PCEA 剂量延迟更长。在不良反应方面，B1S10 组轻度困倦和发热的发生率明显高于 B1S5 组和 B125S5 组，而 3 组在产妇满意度、分娩方式、胎心率下降、瘙痒、低血压、运动阻滞、布比卡因总剂量及母乳喂养评分等各方面均差异无统计学意义。由此结论表明，作为硬膜外镇痛的初始剂量，B125S5 组合优于 B1S5 和 B1S10 组合，可实现快速有效的镇痛且不良反应最小。

二、超声引导下的胸、腹壁神经阻滞技术

（一）超声引导肋间神经阻滞技术

很多研究已证实肋间神经阻滞能减少胸腔镜手术后阿片类药物的使用，但对术中减少阿片类药物使用的研究很少。Cheng 等[14] 研究改良肋间神经阻滞在单孔胸腔镜肺叶切除术中的可行性及其潜在的减少阿片类药物使用的作用。50 例行单孔胸腔镜肺叶切除术的患者随机分为 0.35% 罗哌卡因 10 ml 肋间神经阻滞组（MINB 组）和常规全身麻醉组（CGA 组），给予瑞芬太尼 0.5～1.0 μg/kg 的负荷剂量后以 0.2～0.5 μg/（kg·min）静脉泵注，将平均动脉压或心率控制在基线值 20% 左右。主要观察指标为术中瑞芬太尼的用量。研究结果显示，与 CGA 组相比，MINB 组术中瑞芬太尼用量更少，术后 24 h、48 h 镇痛需求总量明显降低。同时，首次补救性镇痛的需求时间更晚，需要额外曲马多镇痛的患者更少。从而得出结论，在单孔胸腔镜肺叶切除术中采用改良肋间神经阻滞，可减少术中和术后 48 h 阿片类药物用量；但阿片类用量减少与阿片类药物不良反应减少无关。

（二）超声引导前锯肌平面阻滞技术

腋窝区肿物因处于颈胸段神经交汇处，若肿块巨大且在腋窝深层，与周围组织粘连或手术方式为腋窝淋巴结清扫，采用局部麻醉的效果有限，通常需采用其他麻醉方式，而采用神经阻滞技术行腋窝肿物切除术的临床报道罕见。Luo 等[15] 报道了一例超声引导下联合使用肌间沟臂丛神经阻滞和前锯肌平面阻滞手术切除深嵌于腋窝和胸壁巨大肿瘤的高危患者。采用传统神经阻滞与新型神经阻滞相结合的方法成功地切除巨大肿瘤，且患者术后无明显并发症。

（三）超声引导胸壁神经阻滞技术

使用罗哌卡因胸壁神经阻滞的Ⅰ型（PECSⅠ）和Ⅱ型（PECSⅡ）是乳腺癌手术较新的镇痛方法。Deng 等[16] 研究 3 种不同浓度罗哌卡因胸壁神经阻滞在乳腺癌改良根治术（MRM）中的安全性和有效性。将 120 例接受择期乳腺癌改良根治术的女性患者随机分为 4 组，无神经阻滞组、

R0.2% 组（使用 0.2% 罗哌卡因 40 ml），R 0.3% 组（使用 0.3% 罗哌卡因 40 ml）及 R0.4% 组（使用 0.4% 罗哌卡因 40 ml）。结果显示，对照组在休息和活动时的 NRS 评分显著高于 3 个罗哌卡因组，R0.3% 组和 R0.4% 组的术后 12 h、24 h、48 h 的 NRS 评分明显低于 R0.2% 组，而 R0.3% 组与 R0.4% 组之间差异无统计学意义。在 R0.3% 组和 R0.4% 组中，患者术后首次感到疼痛的时间、术后 3 h、6 h、12 h、24 h、48 h 内的疼痛主诉的总次数及术后前 24 h 内的镇痛药物需求量明显低于对照组和 R0.2% 组，而 R0.3% 组和 R0.4% 组之间没有显著差异。该研究证实，0.3% 浓度的罗哌卡因是改良根治性乳腺切除术中 PECS Ⅱ 型阻滞的最佳浓度，它能提供有效的术中和术后镇痛，但罗哌卡因浓度的进一步增加并不能提高 PECS Ⅱ 型阻滞的镇痛作用。

（四）超声引导腹横肌平面阻滞技术

腹横肌平面阻滞（TAP）是近 10 年迅速发展并被广泛使用的区域阻滞技术，可被应用在含有加速康复外科（ERAS）程序的腹部手术中。Huang 等[17]* 研究 TAP 联合喉罩（laryngeal mask airway，LMA）通气在原发性肝癌患者实施 ERAS 治疗中的应用。96 例 LMA 置入无困难的患者随机分为对照组和 TAP＋LMA 组，2 组患者均接受相同的 ERAS 方案。对照组麻醉诱导后气管插管通气，术前用 40 ml 生理盐水做对照，术后用 40 ml 罗哌卡因溶液 3 mg/kg 加地塞米松 0.1 mg/kg 局部浸润创面。而 TAP＋LMA 组患者在诱导后置入 LMA 进行通气，用 40 ml 罗哌卡因 3 mg/kg 加地塞米松 0.1 mg/kg 溶液进行 TAP 阻滞，术后用 40 ml 生理盐水局部浸润创面。研究结果显示，TAP＋LMA 组术后阿片药物用量减少和首次排气时间晚于对照组，术后的康复评分明显高于对照组，术后住院时间明显短于对照组，治疗总费用低于对照组，2 组患者并发症发生率差异无统计学意义。研究结论表明，TAP 阻滞联合 LMA 通气可用于原发性肝癌患者实施 ERAS 的治疗中，能减轻手术应激，加速患者术后康复及降低医疗费用，是一种简单而安全的麻醉方法。

Qin 等[18] 研究连续腹横肌平面阻滞（TAP）与硬膜外阻滞（EA）在成人腹部手术术后的镇痛效果。研究从 PubMed、Embase 和 Cochrane Central Register 数据库中搜索了所有可用的随机对照试验（randomized controlled trial，RCT），最终 7 项试验纳入 meta 分析，包括 453 例患者（TAP 组 224 例；EA 组 229 例）。研究结果显示，TAP 组和 EA 组 24 h 后的动态疼痛评分相似，TAP 组拔管时间和术后第一次下床时间显著缩短。从而得出结论，连续 TAP 阻滞联合非甾体抗炎药对腹部手术术后疼痛的动态镇痛效果优于硬膜外阻滞，同时，持续的腹横肌平面阻滞镇痛与术后较少的不良反应相关。

腹膜透析导管置入术可在全身麻醉、局部麻醉或蛛网膜下腔麻醉（SA）下进行。近来有研究报道使用腹横肌平面阻滞（TAP）和腹直肌肌鞘阻滞（RS）能成功放置腹膜透析导管。Li 等[19] 研究比较了超声引导下单侧 TAP＋RS 阻滞与 SA 在腹膜透析导管手术患者中应用。将 60 例患者随机分为 TAP ＋ RS 阻滞麻醉组和 SA 麻醉组。分析人口统计学特征、麻醉疗效、麻醉或手术相关指标、血流动力学指标、术后 NRS 评分、术后恢复指标、麻醉或手术相关并发症及镇静或镇痛药物用量。研究结果显示，TAP ＋ RS 组麻醉手术时间明显短于 SA 组，手术成功率的差异无统计学意义。术后 4 h 和 8 h，接受 TAP ＋ RS 阻滞的患者运动和静止时疼痛均明显减轻，术中平均动脉压较 SA 组稳定，且术后需曲马多镇痛的患者更少。研究结论表明，TAP ＋ RS 阻滞作为放置腹膜透析导管的主要麻醉技术是一种安全有效的方法，不仅对血流动力学的影响较小，而且术后镇痛效果也更好。

（五）超声引导腰方肌阻滞技术

腰方肌阻滞（QLB-TM）用于下腹部手术患者的术后镇痛已有明确证据，Chen 等[20]研究腰方肌阻滞在经皮肾镜取石术（PCNL）患者术后镇痛的应用。该研究回顾性分析了 57 例行 PCNL 患者，分别有 17 例、18 例、22 例接受了侧入路腰方肌阻滞（QLB-L）、经腰方肌阻滞（QLB-TM）及常规治疗。主要观察指标是拔管后 30 min、术后 24 h 及术后 48 h 的 VAS 评分，次要观察指标包括术中阿片类药物的用量、非甾体抗炎药（nonsteroidal anti- inflammatory drug，NSAID）的累计用量和术后镇痛不良事件的发生率。研究结果显示，与常规治疗组相比 QLB-L 组或 QLB-TM 组术后 24 h 静息 VAS 评分和术中舒芬太尼用量均显著降低，而单次 QLB 阻滞对拔管后 30 min、PCNL 手术后 48 h 对 VAS 的评分没有影响。PCNL 术后 24 h 内，3 组患者术后恶心呕吐、瘙痒、呼吸抑制、首次排便时间及住院时间的差异均无统计学意义。研究结论表明，行 PCNL 患者术后 24 h 内的术后镇痛和减少术中舒芬太尼用量方面，QLB-L 和 QLB-TM 具有相同的作用，但应注意 QLB-TM 的患者术后可能出现下肢无力的情况。

腹部手术常伴有严重的术后疼痛，腹横肌平面阻滞（TAP）被认为是控制此类手术术后疼痛的有效手段，而腰方肌（QL）阻滞被认为是术后镇痛的另一个选择。Liu 等[21]比较了 QL 阻滞和 TAP 阻滞在腹部手术术后镇痛的应用。应用 meta 分析在 PubMed、EMBASE、EBSCO、Cochrane 图书馆、科学网和中国知网中全面搜索比较了 QL 阻滞和 TAP 阻滞在腹部手术患者疼痛管理中的随机对照试验，共纳入 8 项随机对照试验、564 例患者。结果显示 2 组术后 2 h、4 h、6 h、12 h、24 h 疼痛评分的差异有统计学意义，术后 24 h 吗啡消耗量、术后镇痛时间的差异有统计学意义，而术后恶心呕吐（PONV）发生率的差异无统计学意义。研究结论表明，QL 阻滞可以比 TAP 阻滞为腹部手术术后提供更好的疼痛管理和更少的阿片类药物使用，且两者在术后恶心呕吐发生率方面没有差异。

三、超声引导下下肢神经阻滞

内收肌管阻滞（Adductor canal block，ACB）与股神经阻滞（femoral nerve block，FNB）都能有效地缓解术后疼痛，同时不影响股四头肌的力量。然而，其对关节镜下半月板部分切除术术后康复的影响尚未见报道。Xin 等[22]比较了 ACB 与 FNB 对于关节镜下半月板部分切除术术后的康复质量的影响。150 例接受关节镜下半月板部分切除术的患者，随机分为 FNB 组（0.3% 罗哌卡因 30 ml）、ACB 组（0.3% 罗哌卡因 30 ml）及对照组。主要观察指标是术后 30 d 医院特殊手术（the hospital for special surgery，HSS）膝关节评分。研究结果显示，ACB 组术后 30 d HSS 膝关节评分明显高于 FNB 组和对照组 [（88.6±5.3）vs.（85.3±6.9）vs.（81.2±5.9），$P < 0.05$]，ACB 组和 FNB 组均表现出良好的康复效果，表明 2 种治疗方法的康复质量相似。研究结论表明，ACB 与 FNB 在关节镜下半月板部分切除术术后镇痛和康复质量方面有相似的效果，但是 ACB 对股四头肌的肌力影响更小。

Song 等 [23]* 研究单次注射股三角（femoral triangle，FT）阻滞和内收肌管（adductor canal，AC）阻滞在全膝关节置换术（total knee arthroplasty，TKA）术后镇痛的比较。98 例腰硬联合麻醉下行 TKA 的患者，随机分为术前在超声引导下行 FT 阻滞（FT 组）或 AC 阻滞（AC 阻滞组），局部麻醉药均为 0.5% 罗哌卡因，2 组患者围术期标准化的多模式镇痛方案均应用至术后 48 h。主要观察指标是术后 24 h 内运动时平均 NRS 评分，次要观察指标包括术后预定时间点休息时和运动时的疼痛评分、口服吗啡等效物的累计阿片类药物消耗量、计时起立‐行走测试（TUG）测量的功能活动度和下肢肌力。研究结果发现，术后 24 h 内，FT 组在运动和安静时的中位疼痛评分低于 AC 组；术后第 1 天和第 2 天，2 组患者累计吗啡用量、TUG 测试反映的功能活动度及下肢肌力的差异无统计学意义；术后 48 h，2 组患者对镇痛的满意度的差异无统计学意义。研究结论表明，与 AC 阻滞相比，术前 FT 阻滞为围术期多模式镇痛背景下的 TKA 患者提供了更好的镇痛效果，且不影响患肢的活动，有利于患者术后早期功能锻炼。

高危老年髋部骨折患者的麻醉管理具有一定的挑战性，除了常规的全身麻醉、神经轴索麻醉以外，选择一种更具微创性的麻醉技术具有重要意义。Wang 等 [24] 报道了 1 例超声引导下 "沙漏型" 髂筋膜阻滞联合骶丛、臀上皮神经阻滞治疗老年髋部骨折合并器官衰竭的病例。患者右侧股骨粗隆间骨折同时合并尿毒症、心力衰竭、肾衰竭及左上肺肺炎，拟行股骨近端髓内钉内固定术，术前在超声引导下行 "沙漏型" 髂筋膜阻滞联合骶丛和臀上皮神经阻滞术，手术顺利完成，且患者无明显围术期并发症。该研究结果显示，超声引导下的 "沙漏型" 髂筋膜阻滞联合臀上皮神经阻滞和骶丛阻滞不仅能满足麻醉手术要求，有效地为髋关节手术提供术后镇痛，而且对高危老年患者的生理干扰最小，有利于其术后的恢复。

股骨颈骨折患者常伴有剧烈疼痛，Liang 等 [25] 研究比较了股神经阻滞（femoral nerve block，FNB）和髂筋膜室阻滞（FICB）在股骨颈骨折患者实施脊椎麻醉前的应用。46 例将行脊椎麻醉的股骨颈骨折患者随机分为 FNB 组（$n=23$，15 ml 0.5% 罗哌卡因）和 FICB 组（$n=23$，40 ml 0.5% 罗哌卡因）。使用 VAS 评估入院后休息时、髋关节屈曲时、镇痛干预后 3 min、5 min、8 min、10 min 及脊椎麻醉状态时的疼痛程度。各组均于镇痛干预 10 min 后摆放体位，记录脊椎麻醉所需时间、体位摆放质量和患者满意度。研究结果显示，FNB 组镇痛干预后 3 min、5 min 的 VAS 评分均显著低于 FICB 组。然而在 8 min、10 min 或定位期间，2 组间的 VAS 评分的差异无统计学意义。研究结论表明，FNB 与 FICB 对股骨颈骨折患者的镇痛作用相似，但 FNB 缓解疼痛的速度更快。

老年患者术后常出现术后认知功能障碍（POCD），Wu 等 [26]* 研究了围术期持续股神经阻滞（cFNB）对股骨颈骨折患者术后 POCD 的影响。172 例择期行股骨颈骨折手术的患者分为 cFNB 组和对照组（采用患者自控静脉镇痛），收集和比较了年龄、体重、教育程度等人口统计学数据和临床资料，包括 VAS 评分、吗啡用量及 POCD 发生率。通过 MMSE 和 Mini-Cog 评分评估认知功能，术前评估 Mini-Cog 评分，将患者分为高危亚组（Mini-Cog 评分≥2）和低危亚组（MiniCog 评分≥3）。研究结果显示，匹配后 2 组患者基线特征具有可比性，术后 3 d，与对照组相比，cFNB 组的 VAS 评分和吗啡用量均显著降低；Kaplan-Meier 生存曲线显示，cFNB 组高危患者的 POCD 发生率显著低于对照组，而全部患者和低危患者的 POCD 发生率与对照组相比无统计学差异。多因素 Cox 风险回归分析显示，采用 cFNB 对 POCD 具有保护作用。研究结论表明，对于股骨颈骨折患者，围术期使用 cFNB 可有效降低 POCD 的发生率，特别是对于 Mini-Cog 评分≤2 分的高危患者。

四、超声引导下上肢神经阻滞

区域麻醉在上肢手术中起着至关重要的作用，与全身麻醉相比超声引导下的臂丛神经阻滞有很高的临床应用价值。

超声引导下的锁骨上臂丛阻滞（SCBPB）可清晰显示臂丛周围结构和局部麻醉药动态扩散，缩短了麻醉手术时间并且减少了并发症的发生，但仍有膈神经阻滞导致隔肌瘫痪的可能。Zhang 等[27]研究不同容量 0.375% 罗哌卡因超声引导下锁骨上臂丛神经阻滞对膈肌麻痹的影响。103 例右侧上肢手术患者随机分为 2 组，A 组给予 0.375% 罗哌卡因 20 ml，B 组给予 0.375% 罗哌卡因 30 ml。观察记录患者阻滞前及阻滞后 30 min 的 SpO_2、用力肺活量（forced vital capacity，FVC）、用力呼气量，根据肺功能指标评估患者是否存在呼吸功能障碍，记录麻醉维持时间、运动阻滞恢复时间及评估麻醉效果。研究结果显示，B 组患者运动阻滞发生时间明显短于 A 组，阻滞 30 min 后 B 组不同呼吸状态下膈肌麻痹发生率显著高于 A 组，B 组的膈肌部分麻痹率显著高于 A 组。研究结论表明，浓度为 0.375% 的罗哌卡因 20 ml 和浓度为 0.375% 的罗哌卡因 30 ml 均可实现超声引导下 SCBPB 的理想麻醉效果，但 30 ml 的 0.375% 的罗哌卡因更容易引起膈肌麻痹。

超声引导的肋锁骨阻滞（CC）入路是近年来提出的一种臂丛神经阻滞（BPB）方法，也是锁骨上（SC）入路的一种替代方法。Luo 等[28]* 比较了超声引导下锁骨上和肋锁骨臂丛神经阻滞使用改良双注射（MDI）技术的神经阻滞效果。112 例患者随机分为采用 MDI 技术的 SC 入路组和 CC 入路组。在超声引导和神经刺激器验证下，CC 入路组将 50% 剂量的药物注射至靠近臂丛内侧束，剩下 50% 剂量的药物靠近外侧束注射，SC 入路组同样采用 MDI 技术操作。所有 4 个末梢神经的感觉和运动阻滞均采用 3 分制评定。研究结果显示，2 组患者在局部麻醉药注射 15 min 后完全感觉阻滞的比例、30 min 内 2 组单个神经的起效时间、完全运动阻滞时间及阻滞相关的严重不良事件差异均无统计学意义。研究结论表明，MDI 技术在肋锁骨和锁骨上阻滞中具有相似的阻滞效果，当考虑使用多点注射时，MDI 可能是一种非常有前景的替代技术。

Chen 等[29]比较评估了成人锁骨下静脉置管（SVC）的锁骨上（SC）及锁骨下（IC）2 种入路神经阻滞的临床安全性和有效性。搜集 PubMed、Springer、Medline、Embase 及 Cochrane 图书馆 5 个书目数据库后纳入 8 项随机对照试验（RCT），设计了一项 meta 分析，使用 Cochrane 协作网的偏倚风险工具来评价每个 RCT 的方法学质量。以置管失败率和置管位置不正确的发生率为主要观察指标，次要观察指标包括插管时间、气胸发生率及穿刺动脉发生率。研究结果显示，SC入路 SVC 的失败率明显低于 IC 入路，且导管错位发生率降低，但 SC 入路并没有减少插管所需的时间，气胸和动脉穿刺发生率的差异无统计学意义。研究结论表明，通过锁骨上入路的静脉置管可用于临床。

Zhang 等[30]研究超声引导下选择性近远端臂丛神经阻滞在快速康复手外伤手术中的临床应用。68 例创伤性手外伤患者随机分为观察组和对照组，观察组采用超声引导下选择性臂丛神经阻滞，对照组采用常规臂丛神经阻滞，比较 2 组患者的镇痛效果、术中并发症、伤口愈合时间及住院时间。研究结果显示，观察组患者对镇痛效果评价"优""极好"的比例显著高于对照组，同时观察组患者术中并发症发生率、伤口愈合时间及住院时间均低于对照组。研究结论表明，超声引导下选择性臂丛近、远端阻滞对于手外伤手术有显著的镇痛效果，可降低术中并发症的发生率，有利于术后伤口的愈合并缩短了住院时间。

五、超声引导下头颈部神经阻滞

Yang 等[31] 研究罗哌卡因头皮神经阻滞对开颅手术患者术后疼痛的影响。85 例接受头皮神经阻滞的患者被随机分配成 4 组，分别使用 0.2% 罗哌卡因、0.33% 罗哌卡因、0.5% 罗哌卡因及生理盐水，记录术后 2 h、4 h、6 h、24 h 的疼痛评分和术中血流动力学参数。研究结果发现，浓度为 0.2% 的罗哌卡因和 0.33% 的罗哌卡因头皮神经阻滞可提供长达 2 h 的术后疼痛缓解时间，而 0.5% 浓度的罗哌卡因的作用时更长间，可达开颅后 4 h。在切皮、钻孔和锯开颅骨等疼痛刺激较强的时间点，不同浓度罗哌卡因的头皮神经阻滞抑制了这些伤害性刺激导致的平均动脉压的升高，应用 0.2% 罗哌卡因和 0.5% 罗哌卡因在切皮和钻孔时的心率变化更小。研究结论表明，与较低浓度的罗哌卡因相比，0.5% 浓度的罗哌卡因用于头皮神经阻滞具有更好的术后镇痛效果，同时可减少开颅手术术中的血流动力学波动。

无痛纤维支气管镜检查被广泛用于筛查各种疾病的诊疗，但患者咳嗽和低氧血症的发生率较高，增加了检查难度和风险。Zhou 等[32] 研究探讨无痛纤支镜检查时超声引导下喉上神经阻滞可降低咳嗽评分、低氧血症发生率和缩短支气管镜检查时间。80 例患者随机分为 2 组，喉上神经阻滞组行超声引导下双侧喉上神经阻滞和环甲膜穿刺，对照组仅行环甲膜穿刺。2 组均静脉注射氢吗啡酮（1 mg）和泵注丙泊酚 [60 mg/（kg·h）]，当脑电双频指数降至 60 开始检查。结果发现，纤维支气管镜经声门上气道时 2 组咳嗽评分的差异无统计学意义，而当纤维支气管镜穿过声门时，喉上神经阻滞组咳嗽评分明显低于 C 组。2 组均未发生与神经阻滞相关的严重不良事件或并发症。研究结论表明，超声引导下支气管镜检查前，喉上喉神经阻滞可以降低支气管镜检查中的咳嗽评分和低氧血症的发生率，而不会增加其他不良反应或并发症。

疼痛、心律失常及睡眠障碍是胸外科肿瘤患者术后常见且严重的症状，Wu 等[33]* 研究单次星状神经节阻滞（SGB）预防胸外科肿瘤患者胸腔镜手术术后的心律失常。90 例肺癌或食管癌患者，随机分为 SGB 组和对照组。SGB 组患者在全身麻醉诱导前行超声引导下 SGB，使用单剂量的 0.5% 罗哌卡因 5 ml，2 组患者术后均接受常规的疼痛管理，自控镇痛泵用于镇痛，术后 3 d 每 12 小时给予帕瑞昔布（40 mg）治疗 1 次，必要时给予镇痛药物。术后 48 h 内患者行连续心电图动态监测和睡眠状态监测。研究结果显示，SGB 组术后 48 h 室上性心动过速发生率显著低于对照组，且术后前 2 晚的总睡眠时间延长、睡眠质量改善，术后第 1 晚 SGB 组 N2 期睡眠持续时间较对照组更长，2 组患者术后第 1 晚 N1、N3 期睡眠持续时间和术后第 2 晚 N1、N2、N3 期睡眠持续时间的差异无统计学意义。研究结论表明，术前 SGB 能有效预防胸外科肿瘤患者术后室上性心动过速的发生，改善患者的睡眠质量。

Gong 等 [34]* 研究颈迷走神经联合多节段胸椎旁阻滞（TPVB）在肋骨内固定和胸腔镜下探查中的应用。10 例受试者在多节段胸椎旁阻滞联合颈迷走神经阻滞下进行手术。在 T_2～T_5 水平的每个节段每注射 0.5% 罗哌卡因 5 ml，在颈部 C_4 和 C_7 之间用 5 ml 0.5% 罗哌卡因行超声引导下迷走神经阻滞。研究结果发现，迷走神经阻滞后患者立刻出现声音嘶哑，20～30 min 后肋间皮节的 VAS 评分为 0，术中血氧饱和度维持在 90%～100%，无疼痛、咳嗽、躁动等不良反应发生。术后每 6 小时静脉注射帕瑞昔布 40 mg，共 3 次。患者回病房即可缓慢行走，恢复正常饮食，术后 6～8 h 声音嘶哑消失，出院时生命体征稳定，无手术相关并发症。研究结论表明，颈迷走神经联合多节段胸椎旁阻滞可有效应用于肋骨内固定及胸腔镜探查手术，且可以有效避免术中咳嗽等不良反应的发生。

六、局部麻醉药佐剂的应用研究

已有很多研究发现肾上腺素、可乐定、右美托咪定、地塞米松等均可作为神经阻滞时局部麻醉药佐剂，虽然，局部麻醉药佐剂多为超说明书用药且具有潜在神经毒性和长运动阻滞的缺点，应尽量避免，研究结论表明，静脉使用右美托咪定、地塞米松等也可达到延长神经阻滞时间的作用，因此局部麻醉药佐剂目前仍为研究热点。

（一）右美托咪定

1. 单纯使用右美辅助区域麻醉 Yang 等 [35] 研究右美托咪定联合罗哌卡因在小儿腋路臂丛神经阻滞中的应用及对炎症因子的影响。90 例接受上肢手术的患者随机分为两组，A 组（$n=40$）用罗哌卡因作为局部麻醉剂，B 组（$n=50$）应用右美托咪定联合罗哌卡因，用 FLACC 疼痛评估量表评估患儿的疼痛情况。分别在术前（T0），术后 30 min（T1）和术后 3 h（T2）取静脉血 3 ml，检测血清 TNF-α，IL-6，使用 ELISA 检测 IL-1β 的水平，观察 2 组的不良反应，并比较各个时间点的平均动脉压和心率。研究结果发现，与 A 组相比，B 组的 FLACC 评分显著降低、起效时间明显缩短及镇痛时间延长。阻滞后 30 min 和 1 h，B 组的不良反应发生率明显低于 A 组，且平均动脉压和心率更低。实施神经阻滞后，2 组患儿血清 TNF-α，IL-6 及 IL-1β 水平均显著升高。研究结论表明，右美托咪定联合罗哌卡因在上肢手术臂丛神经阻滞中起效时间更快、持续时间更长，具有一定的临床应用价值。

Yao 等 [36] 研究右美托咪定不同给药方式对 0.5% 罗哌卡因肋间神经阻滞的影响。150 例肿块切除术的患者随机分为 3 组。D1 组用 0.5 μg/kg 右美托咪定神经鞘内注射＋0.5% 罗哌卡因的肋间神经阻滞；D2 组用右美托咪定 0.5 μg/ kg 静脉泵注＋0.5% 罗哌卡因肋间神经阻滞；R 组单纯使用 0.5% 罗哌卡因肋间神经阻滞。应用 NRS 和 Ramsay 镇静量表评估术后 4 h、8 h、12 h、24 h 的疼痛和镇静水平，记录总镇痛时间、补救性镇痛药的用量及不良反应。研究结果显示，术后 8 h，D1 和 D2 组的 NRS 评分均明显低于 R 组，术后 12 h，D1 组 NRS 评分显著低于 D2 组。所有评估的时间点，3 组的 Ramsay 镇静评分的差异均无统计学意义。D1 组的镇痛持续时间明显长于 D2 组，3 组患者均未追加镇痛药，也无头晕、口干、恶心、呕吐及呼吸抑制等不良反应。研究结论表明，右美托咪定与罗哌卡因联合用于肋间神经阻滞可延长术后镇痛的时间，而右美托咪定经神经鞘内注射给药比静脉泵注给药的镇痛时间更长。

电视胸腔镜手术（VATS）与传统方式相比可以显著减轻创伤和疼痛，但术后疼痛发生率高达仍30%～50%。Li 等 [37]* 研究超声引导下前锯肌平面阻滞（SAPB）与右美托咪定（Dex）联合治疗 VATS 患者的安全性和有效性。80 例患者随机分为 D1、D2 组，分别使用 20 ml 0.5% 罗哌卡因加 0.5 μg/kg（D1 组）或 1 μg/kg 右美托咪定（D2 组）。研究结果显示，与 D1 组相比，D2 组术后 24 h、48 h 的疼痛 VAS 评分显著降低，平均动脉压和心率显著下降。D2 组七氟烷、瑞芬太尼、地塞米松用量及苏醒时间明显减少，需要额外镇痛的患者数量、首次镇痛的处理时间及镇痛药总用量显著降低。研究结论表明，在维持稳定的血流动力学的情况下，对于接受单次前锯肌平面阻滞的电视胸腔镜手术患者来说，1 μg/kg 右美托咪定是罗哌卡因的有益佐剂。

2. 右美与其他药物作为佐剂的比较　关于右美托咪定与芬太尼作为罗哌卡因硬膜外麻醉的佐剂的效果，各项研究结果存在矛盾。Qian 等 [38]* 研究比较了右美托咪定与芬太尼作为罗哌卡因佐剂在硬膜外麻醉的应用。检索 Cochrane Library 等数据库，纳入 9 项随机对照试验，共 672 例患者，用 meta 分析评估了右美托咪定和芬太尼作为罗哌卡因硬膜外麻醉佐剂的效果和安全性。结果显示，与芬太尼相比，右美托咪定的平均镇痛时间明显增加，而感觉阻滞平均时间和最大运动阻滞时间明显减少，恶心、呕吐及寒战的发生率亦显著降低，但口干的不良反应明显增加。结论表明，右美托咪定作为罗哌卡因硬膜外麻醉佐剂的效果优于芬太尼，其具体机制尚需进一步的研究来进行验证。

Wang 等 [29] 设计了一项 meta 分析研究比较了右美托咪定和硫酸镁在脊椎麻醉中作为局部麻醉药佐剂的疗效。对 PubMed、Medline、Embase、Cochrane 图书馆和 Google Scholar 进行搜索，共纳入 6 项随机对照研究共 360 例患者。主要观察指标是感觉阻滞持续时间，使用平均差（MD）或优势比及95% 置信区间（CI）来分析结果。结果发现，与鞘内注射硫酸镁相比，鞘内注射右美托咪定的患者感觉和运动阻滞持续时间更长、起效更快。2 组低血压，心动过缓，寒战及术后恶心和呕吐发生率的差异无统计学意义。研究结论表明，右美托咪定在脊髓麻醉中作为局部麻醉药的佐剂效果优于硫酸镁，因为它起效更快、脊椎阻滞持续时间更长，且无明显不良反应。

（二）其他药物

臂丛神经阻滞（BPB）所能提供的麻醉和镇痛时间有限，各种阿片类药物被用作局部麻醉药的佐剂以改善 BPB 的效果，Xue 等 [40] 研究纳布啡在超声引导下锁骨上臂阻滞中作为罗哌卡因佐剂的疗效。90 例接受上肢矫形手术的患者随机分为 3 组，各组的用药分别为 100 mg 罗哌卡因 18 ml 加生理盐水 2 ml（C 组）、100 mg 罗哌卡因 18 ml 加 10 mg 纳布啡 2 ml（NL 组）及 100 mg 罗哌卡因 18 ml 加 20 mg 纳布啡 2 ml（NH 组）。观察感觉阻滞（SB）和运动阻滞（MB）的起效时间、阻滞持续时间、镇痛持续时间、血流动力学指标及神经阻滞后的不良反应。结果发现，与 C 组相比，NL 组和 NH 组 SB 和 MB 的起效时间均明显缩短、持续时间明显延长，但 NL 组和 NH 组相比差异无统计学意义，NH 组呕吐等不良反应发生率明显高于 NL 组。研究结论表明，在超声引导下锁骨上 BPB 中纳布啡是一种有效的辅助药物，罗哌卡因联合 10 mg 纳布啡加强了麻醉镇痛效果且患者的不良反应较小。

目前脾切除手术多采用弧形切口，患者术后疼痛严重，Zhu 等 [41]* 研究腹横肌平面阻滞（TAPB）

联合腹直肌鞘阻滞（RSB）在缓解脾切手术术后疼痛的应用。150 例患者随机分为对照（C）组、左旋布比卡因（L）及左旋布比卡因联合吗啡（LM）组。C 组采用自控镇痛，L 组、LM 组采用左旋布比卡因或左旋布比卡因联合吗啡行腹横平面阻滞和腹直肌鞘阻滞。记录所有受试者术中阿片类药物用量、术后疼痛评分、第一次使用镇痛药的时间及术后恢复资料，包括首次排气次数、排便次数、口服次数、下床活动次数、术后恶心呕吐发生率、止吐药使用情况以及满意度评分。研究结果发现，神经阻滞组术中阿片类药物用量减少，LM 组患者术后疼痛评分、阿片类药物用量、恶心呕吐发生率、止吐剂用量更低，恢复时间更短，患者满意度更高。结论表明，左旋布比卡因联合吗啡用于腹横肌平面阻滞和腹直肌鞘阻滞可减轻脾切除手术术后疼痛和减少镇痛药用量，一定程度上有效缓解了脾切手术患者术后疼痛，并促进其术后的恢复。

（宋　芬　顾小萍）

参 考 文 献

[1]　Kang K, Meng X, Li B, et al. Effect of thoracic paravertebral nerve block on the early postoperative rehabilitation in patients undergoing thoracoscopic radical lung cancer surgery. World J Surg Oncol, 2020, 18 (1): 298.

[2]*　Zheng Y, Wang H, Ma X, et al. Comparison of the effect of ultrasound-guided thoracic paravertebral nerve block and intercostal nerve block for video-assisted thoracic surgery under spontaneous-ventilating anesthesia. Rev Assoc Med Bras (1992), 2020, 66 (4): 452-457.

[3]　Huang QW, Li JB, Huang Y, et al. A Comparison of analgesia after a thoracoscopic lung cancer operation with a sustained epidural block and a sustained paravertebral block: a randomized controlled study. Adv Ther, 2020, 37 (9): 4000-4014.

[4]　Huan S, Deng Y, Wang J, et al. Efficacy and safety of paravertebral block versus intercostal nerve block in thoracic surgery and breast surgery: A systematic review and meta-analysis. PLoS One, 2020, 15 (10): e0237363.

[5]　Zhang HY, Jiang XJ, Li Q, et al. Single-injection ultrasound-guided thoracic paravertebral block versus local anesthetic infiltration in peritoneal dialysis catheter surgeries: a randomized controlled trial. Blood Purif, 2020, 49 (4): 426-433.

[6]　Huang J, Liu JC. Ultrasound-guided erector spinae plane block for postoperative analgesia: a meta-analysis of randomized controlled trials. BMC Anesthesiol, 2020, 20 (1): 83.

[7]　Yao Y, Fu S, Dai S, et al. Impact of ultrasound-guided erector spinae plane block on postoperative quality of recovery in video-assisted thoracic surgery: A prospective, randomized, controlled trial. J Clin Anesth, 2020, 63: 109783.

[8]*　Zhang J, He Y, Wang S, et al. The erector spinae plane block causes only cutaneous sensory loss on ipsilateral posterior thorax: a prospective observational volunteer study. BMC Anesthesiol, 2020, 20 (1): 88.

[9]　Shen QH, Li HF, Zhou XY, et al. Dexmedetomidine as an adjuvant for single spinal anesthesia in patients undergoing cesarean section: a system review and meta-analysis. J Int Med Res, 2020, 48 (5): 300060520913423.

[10]　Yang Y, Song C, Song C, et al. Addition of dexmedetomidine to epidural morphine to improve anesthesia and analgesia for cesarean section. Exp Ther Med, 2020, 19 (3): 1747-1754.

[11]　Zeng H, Guo F, Lin B, et al. The effects of epidural analgesia using low-concentration local anesthetic during the entire labor on maternal and neonatal outcomes: a prospective group study. Arch Gynecol Obstet, 2020, 301 (5): 1153-1158.

[12]* Wang Y, Xu M. Comparison of ropivacaine combined with sufentanil for epidural anesthesia and spinal-epidural anesthesia in labor analgesia. BMC Anesthesiol, 2020, 20 (1): 1.

[13]* Wang T, Lu Y, Zhou P, et al. A randomized controlled comparison of epidural analgesia onset time and adverse reactions during labor with different dose combinations of bupivacaine and sufentanil. Clin J Pain, 2020, 36 (8): 612-617.

[14]　Cheng XQ, Zhang MY, Fang Q, et al. Opioid-sparing effect of modified intercostal nerve block during single-port thoracoscopic lobectomy: A randomised controlled trial. Eur J Anaesthesiol, 2020, 37: 1-8.

[15]　Luo R, Gu Y, Deng X, et al. Giant axillary tumor resection using ultrasound-guided interscalene brachial plexus block and serratus anterior plane block. J Int Med Res, 2020, 48 (9): 300060520954719.

[16]　Deng W, Fu D, He L. Evaluation of pectoral nerve block in modified radical mastectomy: comparison of three concentrations of ropivacaine. Clin Interv Aging, 2020, 15: 937-944.

[17]* Huang HM, Chen RX, Zhu LM, et al. Combined use of transversus abdominis plane block and laryngeal mask airway during implementing ERAS programs for patients with primary liver cancer: a randomized controlled trial. Sci Rep, 2020, 10 (1): 14892.

[18]　Qin C, Liu Y, Xiong J, et al. The analgesic efficacy compared ultrasound-guided continuous transverse abdominis plane block with epidural analgesia following abdominal surgery: a systematic review and meta-analysis of randomized controlled trials. BMC Anesthesiol, 2020, 20 (1): 52.

[19]　Li J, Guo W, Zhao W, et al. Ultrasound-guided unilateral transversus abdominis plane combined with rectus sheath block versus subarachnoid anesthesia in patients undergoing peritoneal dialysis catheter surgery: A randomized prospective controlled trial. J Pain Res, 2020, 13: 2279-2287.

[20]　Chen L, Ji J, Tian Y, et al. Retrospective study of quadratus lumborum block for postoperative analgesia in patients undergoing percutaneous nephrolithotomy. BMC Anesthesiol, 2020, 20 (1): 217.

[21]　Liu X, Song T, Chen X, et al. Quadratus lumborum block versus transversus abdominis plane block for postoperative analgesia in patients undergoing abdominal surgeries: a systematic review and meta-analysis of randomized controlled trials. BMC Anesthesiol, 2020, 20 (1): 53.

[22]　Xin J, Zhang Y, Li Q, et al. Adductor canal block is similar to femoral nerve block for the quality of rehabilitation after arthroscopic partial meniscectomy. Knee Surg Sports Traumatol Arthrosc, 2020, 28 (7): 2334-2342.

[23]* Song L, Li Y, Xu Z, et al. Comparison of the ultrasound-guided single-injection femoral triangle block versus adductor canal block for analgesia following total knee arthroplasty: a randomized, double-blind trial. J Anesth, 2020, 34 (5): 702-711.

[24]　Wang H, Li Q, Ni Y. Ultrasound-guided "hourglass-pattern" fascia iliac block combined with sacral plexus and gluteal epithelial nerve block for an elderly hip fracture patient with organ failure. Medicine (Baltimore), 2020, 99 (25): e19732.

[25]　Liang Y, Lv L, He L, et al. A randomized controlled trial of fnb versus ficb for patients with femoral neck fractures before spinal anesthesia. Clin Interv Aging, 2020, 15: 1113-1119.

[26]* Wu Y, Han R. Perioperative continuous femoral nerve block reduces postoperative cognitive dysfunction of high-risk

patients with femoral neck fracture: evidence from a retrospective propensity-matched study. Med Sci Monit, 2020, 26: 919708.

[27] Zhang L, Pang R, Zhang L. Effect of different volumes of 0.375% ropivacaine on diaphragmatic paralysis by supraclavicular brachial plexus block under ultrasound guidance. Ann Palliat Med, 2020, 9 (6): 3993-4001.

[28]* Luo Q, Yao W, Chai Y, et al. Comparison of ultrasound-guided supraclavicular and costoclavicular brachial plexus block using a modified double-injection technique: a randomized non-inferiority trial. Biosci Rep, 2020, 40 (6): BSR20200084.

[29] Chen Q, Long Q, Liang JQ, et al. Comparative evaluation of the clinical safety and efficiency of supraclavicular and infraclavicular approaches for subclavian venous catheterization in adults: A meta-analysis. Am J Emerg Med, 2020, 38 (7): 1475-1480.

[30] Zhang J, Li M, Jia HB, et al. Clinical application of ultrasound-guided selective proximal and distal brachial plexus block in rapid rehabilitation surgery for hand trauma. World J Clin Cases, 2020, 8 (11): 2137-2143.

[31] Yang Y, Ou M, Zhou H, et al. Effect of scalp nerve block with ropivacaine on postoperative pain in patients undergoing craniotomy: A randomized, double blinded study. Sci Rep, 2020, 10 (1): 2529.

[32] Zhou C, Hu T, Fu J, et al. Ultrasound-guided superior laryngeal nerve block can reduce coughing scores, decrease the incidence of hypoxemia, and shorten examination times during bronchoscopy: A randomized controlled trial. J Clin Anesth, 2020, 63: 109759.

[33]* Wu CN, Wu XH, Yu DN, et al. A single-dose of stellate ganglion block for the prevention of postoperative dysrhythmias in patients undergoing thoracoscopic surgery for cancer: A randomised controlled double-blind trial. Eur J Anaesthesiol, 2020, 37 (4): 323-331.

[34]* Gong WY, Yue XF, Cheng C, et al. Combined cervical vagus nerve and multilevel thoracic paravertebral blocks in the internal rib fixation and thoracoscopic exploration. Minerva Anestesiol, 2020, 86 (12): 1363-1365.

[35] Yang H, Fan W, Yang Y, et al. Application of dexmedetomidine combined with ropivacaine in axillary brachial plexus block in children and its effect on inflammatory factors. Cell Mol Biol (Noisy-le-grand), 2020, 66 (5): 73-79.

[36] Yao F, Xu S, Zhang W, et al. Impacts of different administration modes of dexmedetomidine with 0.5% ropivacaine on intercostal nerve block. Ann Palliat Med, 2020, 9 (2): 447-450.

[37]* Li X, Liu Y, Zhao J, et al. The safety and efficacy of ultrasound-guided serratus anterior plane block (SAPB) combined with dexmedetomidine for patients undergoing video-assisted thoracic surgery (VATS): A randomized controlled trial. J Pain Res, 2020, 13: 1785-1795.

[38]* Qian M, Gao F, Liu J, et al. Dexmedetomidine versus fentanyl as adjuvants to ropivacaine for epidural anaesthesia: A systematic review and meta-analysis. Int J Clin Pract, 2021, 75 (5): e13772.

[39] Wang J, Wang Z, Song X, et al.Dexmedetomidine versus magnesium sulfate as an adjuvant to local anesthetics in spinal anesthesia: a meta-analysis of randomized controlled trials. J Int Med Res, 2020, 48 (8): 300060520946171.

[40] Kalika P, Xue R, Zheng J, et al. Efficacy of nalbuphine as an adjuvant to ropivacaine in ultrasound-guided supraclavicular brachial block: A prospective randomized controlled study. Clin J Pain, 2020, 36 (4): 267-272.

[41]* Zhu JL, Wang XT, Gong J, et al. The combination of transversus abdominis plane block and rectus sheath block reduced postoperative pain after splenectomy: a randomized trial. BMC Anesthesiol, 2020, 20 (1): 22.

第四节　超 声 应 用

2020 年检索到被 PubMed 收录的相关英文文献 26 篇。根据指导原则（有临床指导意义；在本年度文献中技术应用和技术创新性较好；兼顾内容完整性）筛选出 18 篇文献进行总结和述评。

一、床旁超声和重症超声

超声在疾病诊治过程中，已经从单纯的检查性诊断，走向协助疾病的治疗，特别是在危重症的抢救过程中，发挥了重要作用。

（一）超声评估围术期肺部并发症的应用

Xie[1] 等分别对全身麻醉后发生低氧血症的患者行床旁肺部超声检查和 CT 检查，结果表明，肺部超声对肺不张的诊断敏感性、特异性及精确性分别是 98.0%、96.7% 及 97.2%；对气胸的诊断敏感性、特异性及精确性分别是 90.0%、98.9% 及 96.7%；对胸腔积液的诊断敏感性、特异性及精确性分别是 92.9%、96.0% 及 95.1%；提示肺部超声在明确不同病因导致的低氧血症的诊断上具有良好的可行性、精确性和敏感性。

Xie 等 [2] 利用肺部超声和横膈偏移度的测量，评估该技术在腔镜肺手术中检测围术期肺不张和肺组织漏气的可行性。结果显示，肺部超声可以促进围术期肺不张的早期发现，通过肺部超声和横膈偏移的测量可以实时检测肺组织漏气情况。

Sun 等 [3] 通过肺部超声检查，探索递增的 PEEP 通气策略在先天性心脏病手术中的作用。研究结论提示在先天性心脏病的患儿中使用递增的呼气末正压 PEEP，可以有效减少肺不张发生率、改善动脉血氧分压及动态肺顺应性。

（二）超声评估胃内容物及胃排空情况的研究

Zhang 等 [4] 通过用超声测量胃排空情况和口渴饥饿评分量表，分析儿童摄入高碳水化合物液体后胃的排空情况。结果显示在 5% 葡萄糖溶液组，胃窦横截面积和胃内容物水平于口服后 30 min 恢复至基线水平，而高碳水化合物组 60 min 后仍处于高水平，90 min 后才恢复至基线水平；高碳水化合物会明显延缓胃的排空。

Zeng 等 [5] 在不同压力面罩通气情况下，用经食管超声检查胃的膨胀情况，以探索最佳水平的吸气压力。结果显示在 20 cmH$_2$O 条件下的面罩通气，胃膨胀明显增加，此时动脉血气二氧化碳分压最低。该研究结果表明，经食管超声心动图可以评估面罩通气相关的胃膨胀情况。

（三）超声评估在预测气管导管型号的应用

Hao 等 [6] 通过超声评估其在脊柱侧弯患儿手术中所需气管导管的型号。研究结果显示，在胸椎及腰椎侧弯患儿中，可以根据超声预测结果选取所需的气管导管，在颈椎侧弯患儿中，选取的气管导管要小于超声预测结果。

二、应用于心血管评估方面的研究

（一）超声在评估容量治疗的应用

Xu 等[7]利用超声测量颈动脉血流速度和呼吸幅度的改变关系，评估剖宫产手术中液体治疗的效果。通过用超声测量颈动脉血流速度、呼吸幅度改变、呼气末和吸气末下腔静脉直径、下腔静脉塌陷指数及心搏指数等数据，经过多元回归分析发现，利用超声测量颈动脉血流速度和呼吸幅度的改变在自主呼吸患者中预测液体治疗策略有效性上更加可靠。

（二）超声在评价右心功能的作用

Yuan 等[8]通过心脏超声检查获取手术前后心肌张力、右心功能的变化数据，结合肌钙蛋白、肌酸激酶、尿钠肽的变化，评估产妇生产前后右心功能的变化。研究结果显示，生产后右心室张力减少具有统计学意义，而手术前后，左心功能未见明显变化。

三、超声在区域阻滞中的应用

（一）超声引导在腹横肌平面阻滞、腹直肌鞘、腰丛阻滞中的应用

Wang 等[9]通过超声引导下双侧腹直肌鞘神经阻滞，探寻其在肿瘤细胞减灭术联合腹腔高温化疗药物冲洗中的镇痛效果，其研究结果显示，神经阻滞组的拔管时间、瑞芬太尼用量、罗库溴铵用量明显减少，疼痛评分也明显优于对照组。

（二）超声引导在椎管内麻醉的研究

Qu 等[10]通过术前超声定位与传统解剖定位，开展改善腰硬联合麻醉的成功率和有效率方面的研究。研究结果显示，超声辅助定位技术在穿刺成功率明显优于传统定位，但是所需时间长，2 组并发症发生率的差异无统计学意义。亚组分析显示脊柱侧弯患者从中获益更加明显。

Wang 等[11]对比超声辅助定位在无痛分娩中的作用，研究结果显示，超声定位组的操作时间明显短于传统解剖定位组，且镇痛评分优于对照组。

（三）超声在其他神经阻滞中的应用

Yu 等[12]通过实时超声引导下星状神经节阻滞，研究其有效性和安全性，其研究结果显示，79 例患者在穿刺后 10 min 内出现了霍纳综合征，2 例患者出现声嘶，1 例患者出现上肢麻木及眩晕，上述所有不良反应均可自行缓解。患者术后疼痛较术前得到明显缓解。

四、超声在血管穿刺中的应用

（一）超声引导在疑难血管穿刺置管中的应用

Ye 等[13]对实习医师在超声引导下行新生儿桡动脉穿刺置管与传统触诊穿刺进行比较，其研究结果显示，在超声引导下的实习医师桡动脉穿刺置管的成功率更高、所需时间更短。

（二）不同超声引导平面技术在桡动脉穿刺置管中的对比

Wang 等[14]对长轴平面超声引导下桡动脉穿刺置管与传统触诊方法进行比较，其研究结果显示，长轴平面超声引导下桡动脉穿刺置管的首次成功率更高、所需时间更短。

（三）超声在评估动静脉解剖关系的研究

目前关于儿童气管插管和喉罩置入前后，颈内静脉与颈动脉解剖关系变化存在争议，Du 等[15]研究的结果显示，在气道建立前，向对侧偏30°时，颈内静脉与颈动脉重叠程度较颈正中位置明显增加；气管插管组患者在气管插管后，颈正中位置和向对侧偏30°位置，颈内静脉与颈动脉的解剖位置的重叠关系没有变化；而喉罩组在2种体位下的重叠程度均明显增加。研究结论提示，喉罩置入后，颈内静脉的解剖位置更倾向于颈动脉的前侧。

五、其他相关研究

（一）超声辅助心脏临时起搏器的置入

Cao 等[16]通过实验对比荧光透视与经食管实时三维超声心动图2种方法在辅助临时心脏起搏器置入的手术时间、有效性及安全性的区别。其研究结果显示，三维超声组的手术时间、并发症发生明显少于荧光透视组。因此得出结论，经食管实时三维超声心动图可以有效、高效及安全的应用于心脏临时起搏器手术中，经过适当培训的麻醉医师完全可以胜任此项工作。

（二）超声辅助手术切口的定位

Li 等[17]通过对比超声定位与传统手法定位所需时间及准确度，评估在单孔胸腔镜手术中超声定位的精确性和可行性。研究共纳入了200例拟行单孔胸腔镜肺叶切除术患者，全身麻醉气管插管后，分别由1名年轻胸外科住院医师用超声和1名有经验的医师依据传统手法定位确认切口所在肋间隙位置，并统计其所需时间及准确度。研究结果显示，超声定位的敏感性低于手法定位，准确性高于手法定位，且所需时间短于手法定位。

（三）超声在预测颅内压中的应用

Du 等[18]分别测量在超声和CT下的视神经鞘和眼球横径（ETD）比值、视神经鞘直径

（ONSD）、侧脑室直接测得的颅内压，其研究结果显示，超声下 ONSD/ETD，CT 下 ONSD/ETD 和颅内压相关性分别为 0.613，0.498 及 0.688（$P<0.05$），曲线下面积分别为 0.920（95%CI 0.877～0.964）和 0.896（95%CI 0.856～0.931），其阈值分别是 0.25（敏感性 90%，特异性 82.3%）和 0.25（敏感性 85.7%，特异性 83.3%）。研究结论提示，超声检查患者的视神经鞘直径和眼球横径比值可能是一个有效预测颅脑外伤患者颅内高压的指标。

（鲍　捷　顾小萍）

参 考 文 献

[1] Xie C, Sun K, You Y, et al. Feasibility and efficacy of lung ultrasound to investigate pulmonary complications in patients who developed postoperative Hypoxaemia-a prospective study. BMC Anesthesiol, 2020, 20 (1): 220.

[2] Xie C, Sun N, Sun K, et al. Lung ultrasound and diaphragmatic excursion assessment for evaluating perioperative atelectasis and aeration loss during video-assisted thoracic surgery: a feasibility study. Ann Palliat Med, 2020, 9 (4): 1506-1517.

[3] Sun L, Wu L, Zhang K, et al. Lung ultrasound evaluation of incremental PEEP recruitment maneuver in children undergoing cardiac surgery. Pediatr Pulmonol, 2020, 55 (5): 1273-1281.

[4] Zhang YL, Li H, Zeng H, et al. Ultrasonographic evaluation of gastric emptying after ingesting carbohydrate-rich drink in young children: A randomized crossover study. Paediatr Anaesth, 2020, 30 (5): 599-606.

[5] Zeng J, Jia ZJ, Peng L, et al. Detection of gastric inflation using transesophageal echocardiography after different level of pressure-controlled mask ventilation: a prospective randomized trial. J Clin Monit Comput, 2020, 34 (3): 535-540.

[6] Hao J, Zhang J, Dong B, et al. The accuracy of ultrasound to predict endotracheal tube size for pediatric patients with congenital scoliosis. BMC Anesthesiol, 2020, 20 (1): 183.

[7] Xu L, Dai S, Shen J, et al. The predictive ability of carotid artery corrected flow time and respirophasic variation in blood flow peak velocity measured by ultrasonography for fluid responsiveness in parturients for cesarean delivery. Minerva Anestesiol, 2020, 86 (10): 1039-1046.

[8] Kumaresan A, Shapeton AD, Yuan HM, et al. Transthoracic echocardiographic assessment of the right ventricle before and after caesarean delivery: A preliminary investigation.Anaesth Intensive Care, 2020, 48 (2): 143-149.

[9] Wang S, Liu P, Gao T, et al. The impact of ultrasound-guided bilateral rectus sheath block in patients undergoing cytoreductive surgery combined with hyperthermic intraperitoneal chemotherapy - a retrospective study. BMC Anesthesiol, 2020, 20 (1): 197.

[10] Qu B, Chen L, Zhang Y, et al. Landmark-guided versus modified ultrasound-assisted Paramedian techniques in combined spinal-epidural anesthesia for elderly patients with hip fractures: a randomized controlled trial.BMC Anesthesiol, 2020, 20 (1): 248.

[11] Wang Y, Ying H, Zhang W, et al. Application of ultrasound-guided epidural catheter indwelling in painless labour. J Pak Med Assoc, 2020, 70 (9): 45-50.

[12] Yu Q, Zheng E, Li X, et al. Ultrasound image guided lateral cervical approach to stellate ganglion block for cervical headache. Neurosci Lett, 2020, 735: 135-139.

[13] Ye P, Tan Y, Ye M, et al. A novel method for ultrasound-guided radial artery cannulation in neonates by trainee anaesthesiologists: A randomised controlled trial. Eur J Anaesthesiol, 2020, 37 (2): 91-97.

[14] Wang J, Lai Z, Weng X, et al. Modified long-axis in-plane ultrasound technique versus conventional palpation technique for radial arterial cannulation: A prospective randomized controlled trial. Medicine (Baltimore), 2020, 99 (2): e18747.

[15] Du Y, Wang J, Jin L, et al. Ultrasonographic assessment of anatomic relationship between the internal jugular vein and the common carotid artery in infants and children after ett or lma insertion: a prospective observational study. Front Pediatr, 2020, 8: 605762.

[16] Cao Z, Xu J, Liu J, et al. Real-time three-dimensional transesophageal echocardiographic guidance versus fluoroscopic guidance for transvenous temporary cardiac pacemaker implantation during transcatheter aortic valve implantation surgeries. Ann Transl Med, 2020, 8 (19): 1227.

[17] Li C, Wang J, Ma Z, et al. Ultrasound versus manipulation to determine an intercostal space for single-port thoracoscopy surgery: a diagnostic accuracy study. World J Surg Oncol, 2020, 18 (1): 103.

[18] Du J, Deng Y, Li H, et al. Ratio of optic nerve sheath diameter to eyeball transverse diameter by ultrasound can predict intracranial hypertension in traumatic brain injury patients: a prospective study. Neurocrit Care, 2020, 32 (2): 478-485.

第八章　麻醉安全与麻醉并发症

第一节　麻醉安全

麻醉安全问题始终是临床麻醉的头等大事，2020年发表的文献聚焦于麻醉相关并发症的防治、麻醉药物的合理运用、不同麻醉方式的有效结合等方面。

一、麻醉安全相关研究

（一）临床研究

目前，体外循环心脏手术患者术后常需镇静、维持机械通气送入ICU，而对经导管主动脉瓣置入术（TAVI）患者手术室安全拔管的经验尚不明确。Yu等[1]对TAVI术后在手术室拔管与ICU拔管的安全性及相关结果进行评估。选择2015年6月至2019年12月在四川大学华西医院接受TAVI的266例患者为研究对象，记录患者ICU住院时间、术后住院时间、总住院费用、术后住院并发症和30 d死亡率。与ICU拔管相比，手术室内拔管显著减少了ICU入住时间［（38.8±17.4）h vs.（58.0±70.0）h，95%CI 35.7~2.7，P＝0.009］和术后住院时间［（7.1±3.9）d vs.（10.1±4.6）d，95%CI 4.3±1.7，P＜0.000 1］，但在术后任何并发症的综合发生率上差异无统计学意义（46.5% vs. 52.8%，95%CI 21.5~ 8.9，P＝0.415）。此外，手术室内拔管可显著降低总住院费用［（303.5±17.3）元 vs.（329.9±52.3）元，95%CI 38.8~13.7，P＜0.000 1］。以上结果表明手术室安全拔管不会增加发病率、死亡率或再插管率，并且可以减轻TAVI患者术后经济负担。Wu等[2]研究也表明，小儿先天性心血管病（简称先心病）手术患者在手术室中拔管比在ICU中拔管的再插管率和鼻腔持续气道正压通气率降低，ICU入住时间和住院时间均缩短。

麻醉后监护病房（PACU）对于患者术后保持平稳的生理状态及早期发现麻醉与手术干预导致的严重事件至关重要。Liu等[3]研究华中科技大学同济医学院附属同济医院2016年1月至2018年6月进入PACU的92 136例患者，记录苏醒延迟、疼痛、出血、体温过低、意外转移到重症监护病房、寒战、躁动、恶心和呕吐，以及呼吸或心血管相关的严重事件。结果发现，1417例患者在PACU发生了1760起严重事件，大多数与全身麻醉和普外科或妇科手术有关，且ASA分级为Ⅲ~Ⅳ级患者危重事件发生率明显高于ASA分级为Ⅰ~Ⅱ的患者（2.90% vs. 1.46%，P＜0.01），老年（年龄＞65岁）患者的危重症发生率比年龄＜65岁的患者高。PACU中最常见的严重事件是疼痛，其次是心血管系统和呼吸系统相关事件。发生严重事件患者PACU的平均停留时间为（61.50±44.40）min，而未发生严重事件的患者的平均停留时间则为（28.50±19.40）min。因此，研究者认为患者发生严重事件导致在 PACU 停留的时间更长，应重视对 PACU 中的关键事件进行定期检查和立即响应及术后即时护理。

术前沟通对麻醉安全至关重要。Peng 等[4] 研究通过麻醉服务平台（ASP）进行术前沟通是否可以缓解术前焦虑。研究纳入 222 例行择期腹腔镜胆囊切除术的女性患者，随机分配到通过 ASP 接受术前麻醉教育（ASP 组）和仅接受口头信息（对照组）。通过状态 - 特质焦虑量表和总体幸福感量表测量患者的基线和干预后心理状态，并在术后 48 h 内每隔 12 h 记录疼痛评分和恢复情况、住院时间及术后镇痛药用量。与 ASP 组相比，对照组患者术前焦虑水平更高，住院时间更长。ASP 组患者的总体幸福感的得分较高，但术后疼痛程度高且镇痛剂消耗大。这表明 ASP 可有效预防女性患者腹腔镜胆囊切除术前的焦虑，提高患者的总体幸福感，缩短患者住院时间，但对患者术后疼痛程度有负面影响。

近年来，机器人手术以更精准、创伤更小、恢复快在临床得到了更大的普及与运用。Zhou 等[5] 研究机器人辅助腹腔镜肾上腺肿瘤切除术中患者高血压危象的发生率。研究者回顾分析 120 例患者，分为术前高血压组（A 组）和术前血压正常组（B 组）。观察高血压、低血压、高血压危象、心动过速和心动过缓等血流动力学变化，记录手术时间、术中硝普钠用量、拔管时间与术后心脑血管病等并发症的发生率。结果发现，A 组（8/58）患者出现高血压危象的风险高于 B 组（1/62），A 组硝酸甘油使用量高于 B 组，A 组的手术时间更长 [（125.3±16.7）min vs.（75.6±12.3）min，$P<0.05$]，但麻醉后拔管时间 [（14.2±3.8）min vs.（13.9±4.2）min] 的差异无统计学意义。术后患者均未发生左心衰竭、肺水肿及脑血管意外等严重并发症。因此推测术前有高血压病史的患者行机器人辅助腹腔镜肾上腺切除术更易导致围术期发生高血压危象。

手术切除是治疗嗜铬细胞瘤和副神经节瘤（paraganglioma，PGL）唯一的治愈性方法，由于儿茶酚胺浓度急剧下降，术中结扎肿瘤静脉后可能发生低血压和休克。Kong 等[6] 回顾分析了在北京大学第一医院于 2002 年 1 月至 2018 年 12 月接受 PGL 手术的患者。手术在全身麻醉下进行，所有患者在麻醉诱导前通过动脉插管实现有创血压监测，大口径外周静脉导管和双腔中心静脉导管进行液体管理。采用单因素 Logistic 回归、多元 Logistic 回归，确定长期低血压的独立危险因素。其研究结果显示，52 例患者（31.1%）出现长期低血压，血管加压药中位持续时间为 14 h（IQR 4～30 h）。体重指数$<24\,kg/m^2$（OR 3.015，95%CI 1.217～7.467，$P=0.017$）、较大的肿瘤（OR 1.146，95%CI 1.014～1.295，$P=0.029$），以及较高的血浆去甲肾上腺素浓度（OR 1.053，95%CI 1.019～1.087，$P=0.002$）与长期低血压相关。与没有低血压的患者相比，长期低血压的患者并发症发生率更高，入住 ICU 的频率更高，机械通气时间更长，术后住院时间也更长。从而得出结论，应识别高危患者并给予充分的术前准备和谨慎的术中管理，以降低围术期的发病率和死亡率。而 Ma 等[7] 对 PGL 患者术中血流动力学不稳定因素进行预测，二元 Logistic 回归显示，血流动力学不稳定的危险因素是肿瘤直径$>5.0\,cm$（OR 1.889，95%CI 1.243～2.870，$P=0.003$）和尿肾上腺素增加 5 倍（OR 2.195，95%CI 1.242～3.880，$P=0.007$），确定这些因素可以帮助临床医师更有效地管理和改善患者的预后。

麻醉方式对肝细胞癌并门静脉癌栓（portal vein tumor thrombus，PVTT）患者的生存影响仍有待确定。Meng[8] 研究挥发性吸入麻醉（INHA）与全凭静脉麻醉（TIVA）对患有肝细胞癌并门静脉癌栓患者生存结果的影响。研究中回顾分析了 471 例患者，分为 INHA 组与 TIVA 组，观察总生存时间（overall survival，OS）、无复发生存（relapse free survive，RFS）时间、30 d 死亡率、心脏不良事件（包括心肌梗死、心搏骤停或新诊断的恶性心律失常）、急性肝功能衰竭引起的多器官功能障碍、失血和输血、住院天数及患者术后 ALT 和 AST 水平。其研究结果发现，INHA 组患者的 5 年总生存率低于 TIVA 组患者［12.6%（95%CI 9.0～17.3）vs.17.7%（95%CI 11.3～20.8），P=0.024］。多变量 Cox 回归分析结果还表明，与 TIVA 相比，INHA 麻醉与手术后死亡率和癌症复发显著相关，95%CI 分别为 1.303（1.065，1.595）和 1.265（1.040，1.539）。进一步分析表明，在癌症病情更为严重［肿瘤直径≥10 cm、甲胎蛋白（α-fetoprotein，AFP）≥400 μg/L、PVTTⅡ型及 PVTTⅢ型］的患者中，INHA 与较短的 OS 和较低的 RFS 率相关。而 Jia 等[9] 研究静脉麻醉和吸入麻醉与高级别胶质瘤（HGG）患者的长期预后影响，研究调查了在 HGG 肿瘤切除术期间接受丙泊酚 140 例和接受七氟烷麻醉的 154 例患者。主要观察结局是无复发生存时间和总生存时间。接受丙泊酚患者的中位无复发生存为 10 个月（IQR 6～18），中位总生存时间为 18 个月（IQR 11～39）；接受七氟烷患者中位无复发生存时间为 11 个月（IQR 6～20，P=0.674），中位总生存时间为 18 个月（IQR 10～44，P=0.759）。较高的术前 Karnofsky 体能状态和术后化疗与肿瘤进展或死亡风险降低相关，而年龄调整后的 Charlson 合并症指数较高、麻醉持续时间较长与患者病情进展或死亡风险增加相关。研究结果显示，与丙泊酚维持麻醉相比，七氟烷不会使 HGG 切除术的患者的无复发生存时间或总生存时间恶化。然而，丙泊酚可能对术前 Karnofsky 体能状态不佳的患者有益。

殷涛等[10] 观察硬膜外麻醉复合小剂量静脉麻醉在全髋关节置换术患者围术期的疗效和安全性。该研究纳入 74 例全髋关节置换术患者，按随机数字法分为观察组与对照组。对照组采用连续硬膜外麻醉，观察组采用硬膜外麻醉复合小剂量静脉麻醉。观察 2 组患者术中一般情况、围术期血流动力学变化及不良反应发生情况。研究结果发现，观察组恶心呕吐、心动过缓发生率低于对照组，且术中血流动力学更稳定，在全髋置换术中具有较好的疗效。

右美托咪定是一种高选择性的肾上腺素受体激动药，Ling 等[11] 研究纳入了 2015 年 1 月至 2019 年 12 月就诊行腹部择期手术的 210 例原发性高血压患者。根据聚合酶链反应限制性片段长度多态性检测到的 ACE 基因型，将患者分为 6 组：DD 组、ID 组、Ⅱ组与含右美托咪定的 DD（Dex）组、ID（Dex）组和Ⅱ（Dex）组。拔管后，DD 组、ID 组和Ⅱ组的收缩压和舒张压、心率和心率－血压乘积（RPP）较基线显著增加；DD 组和 ID 组的增加幅度大于Ⅱ组。在 DD（Dex）组、ID（Dex）组和Ⅱ（Dex）组中实施了适当的镇静措施后，未发现血压、心率或 RPP 的显著变化，DD 组和 ID 组的心律失常发生率高于Ⅱ组、DD（Dex）组、ID（Dex）组和Ⅱ（Dex）组。结果提示，携带 ACED 等位基因的原发性高血压患者对气管拔管有强烈的血流动力学反应，而右美托咪定对此具有一定的预防和治疗作用。

李娟等[12] 探讨不同剂量右美托咪定对子宫颈癌手术患者的麻醉效果和安全性。选取 2018 年 1 月至 2020 年 6 月接受腹腔镜子宫颈癌根治术的 92 例患者，依据腹腔镜子宫颈癌根治术术中右美托咪定剂量分为低剂量组（0.5 μg/kg）和高剂量组（1.0 μg/kg），每组 46 例。研究结果显示，高剂量组患者麻醉诱导后 10 min（T1）、术毕即刻（T3）的心率均低于低剂量组患者，高剂量组患者 T1 的 MAP 低于低剂量组患者，以上差异均有统计学意义。T1 时，2 组患者的心率、MAP 均降至低点，建立气腹后 5 min（T2）、T3 时有所回升。诱导前 15 min 或右美托咪定注射前（T0）、T1 时，2 组患者的

Ramsay 镇静评分比较，差异均无统计学意义；术后 2 h（T4），低剂量组患者的 Ramsay 镇静评分明显低于高剂量组患者，差异有统计学意义（$P<0.01$）。低剂量组患者术中不良反应总发生率为 2.17%，低于高剂量组患者的 15.22%，差异有统计学意义（$P<0.05$）。2 组患者术中芬太尼、丙泊酚用量的差异无统计学意义。低剂量组患者苏醒时间、拔管时间、应答时间均明显长于高剂量组患者，差异均有统计学意义（$P<0.01$）。研究结果提示，低剂量右美托咪定用于腹腔镜子宫颈癌手术中，可实现与高剂量相似的麻醉效果，不会增加麻醉药物的用量，且可更好的维持患者术中生命体征平稳，提高手术的麻醉安全性，有利于改善患者术后的苏醒质量。

右美托咪定与瑞芬太尼因其可通过胎盘屏障在产科手术全身麻醉的使用中尚存争议。Yu 等[13] 探讨右美托咪定和瑞芬太尼对全身麻醉剖宫产产妇及新生儿的影响。选择 120 例因凝血异常、血小板减少、再生障碍性贫血、椎体畸形、局部感染等有椎管内麻醉禁忌证的足月孕妇（孕龄 37～41 周），随机分为右美托咪定组（D 组）、瑞芬太尼组（R 组）及对照组（C 组）。3 组均采用丙泊酚 2 mg/kg 静脉麻醉和顺阿曲库铵 0.2 mg/kg 静脉麻醉。D 组采用右美托咪定 0.5 μg/kg 诱导，0.5 μg/（kg·h）维持至婴儿娩出；R 组采用瑞芬太尼 0.5 μg/kg 诱导，以 2 μg/（kg·h）维持至婴儿娩出；C 组采用双盲法给予等量生理盐水。记录产妇诱导、插管、拔管后 1 h、2 h 及 3 h 的平均动脉压（MAP）、心率（HR）、血浆儿茶酚胺含量、VAS 评分及曲马多的总消耗量。新生儿通过 Apgar 评分和脐血气分析进行评估。麻醉诱导后，D 组 MAP 显著高于 C 组和 R 组，R 组 MAP 显著低于 C 组。在插管和分娩时，D 组和 R 组的 MAP、心率、血浆肾上腺素及去甲肾上腺素浓度显著低于 C 组。与 R 组相比，D 组 MAP 显著升高心率、血浆肾上腺素及去甲肾上腺素浓度显著降低。与 C 组和 D 组相比，R 组新生儿 Apgar 评分 < 7 分的例数较多。与 C 组和 R 组相比，D 组术后 1 h、2 h 的 VAS 评分显著降低。术后 3 h，D 组的曲马多总消耗量显著降低。研究结果提示，行全身麻醉剖宫产术，瑞芬太尼对控制血流动力学稳定性较好，而右美托咪定对新生儿 Apgar 评分、术后镇痛效果较好，且使儿茶酚胺释放降低。

张云霄等[14] 研究地塞米松用于胸腔镜肺癌根治术患者多模式镇痛的有效性和安全性。研究纳入行胸腔镜肺癌根治术患者 50 例，随机分为地塞米松组（24 例）和对照组（26 例）。2 组患者入室后分别给予地塞米松 10 mg（2 ml）或生理盐水 2 ml 静脉注射，术后连接患者静脉自控镇痛（PCIA）。主要研究结局为术后 24 h、48 h 的 VAS 评分；次要研究结局为术后镇痛药消耗量、镇痛泵按压次数、术后并发症及不良事件发生率。结果显示，与对照组相比，地塞米松组术后 24 h 动态、静态及术后 48 h 动态 VAS 评分较低（$P<0.05$）；术后 24 h 镇痛泵用药量和补救镇痛药消耗量较低（$P<0.05$）；术后镇痛泵无效按压次数和无效 / 总按压次数较低（$P<0.05$）。从而得出结论，围术期地塞米松可降低胸腔镜肺癌切除术患者术后疼痛评分，减少术后阿片类镇痛药消耗量，且不增加术后并发症和不良事件发生率，此多模式镇痛方案用于该类患者安全有效。

手术前禁食过夜的患者可能会经历代谢、生理及心理影响。术前摄入富含碳水化合物的液体已被提倡和采用，以促进世界范围内的 ERAS。Zhang 等[15] 探讨在摄入富含碳水化合物的饮料对胃排空和肺吸入风险的影响。研究纳入于 2018 年 10 月至 2018 年 11 月进行门诊手术的 66 例患者，分为试验组（200 ml 碳水化合物饮料）与对照组（200 ml 水），测量胃横截面积（CSA）、胃体积（GV）和体重校正的胃内容物体体积（cGV）、血电解质及患者不适、误吸发生率。在 2 组中，胃窦横截面积、胃内容物体积和体重校正的胃内容物体积在摄入后 5 min 增加，并在摄入后 2 h 恢复到基线。与对照组相比，试验组中 CSA、GV、cGV 在摄入后 1 h 升高（6.28±1.38 vs.4.98±0.78；67.22±29.49 vs.49.04±15.4；1.10±0.51 vs.0.85±0.37，P＜0.05）。2 组的口渴和饥饿 VAS 评分均降低，试验组的饥饿感显著减少（28.44±10.41 vs. 36.03±14.42，P＜0.05）。2 组在摄入后 1 h 的血液电解质（钠、钾、钙）和葡萄糖浓度水平相似。该研究均未记录到胃反流或肺吸入的发生。以上结果提示，门诊手术前 2 h 口服 200 ml 碳水化合物饮料安全、有效，可用于空腹患者的术前管理。

以往为了安全，术后 4～6 h 通常不进行口服补液，而在麻醉恢复期，患儿常因为口渴和恐惧更易出现呼吸暂停、伤口出血等并发症。Yin 等[16] 将 2000 例进行全身麻醉的患儿分为早期口服补液（EOH）组和晚期口服补液（DOH）组。EOH 组，是由 PACU 的医疗专业人员监测患者的康复情况，直到患儿恢复至正常的精神状态、V 度肌肉恢复、稳定的生命体征及正常的吞咽反射，然后要求患儿口服补液（＜5 ml/kg，5% 葡萄糖溶液）。评估患儿口渴、满意度、口咽不适、恶心和呕吐。2 组均未出现低氧血症，2 组恶心呕吐的发生率差异无统计学意义。5 岁以上患儿饮水 10～20 min 后，EOH 组口渴评分较 DOH 组显著降低（P＜ 0.05）。对于全身麻醉的儿童，在术后早期少量饮水不仅不会增加恶心、呕吐或低氧血症的发生率，而且可减少患儿口渴和提高患儿的满意度。最重要的是医务人员可通过术后早期饮水监测患儿的吞咽反射和生命体征。

调查表明新生儿术中体温过低的发生率较高。Cui 等[17] 评估低流量新鲜气体麻醉与新生儿消化道手术体温过低之间的关联。研究纳入 2018 年 6 月至 2020 年 4 月进行消化道手术的新生儿，监测术中食管温度。研究结果显示，在术中体温过低的总发生率为 81.9%。共纳入 249 例患者，其中常规组（$n=170$）新生儿中有 149 例（87.6%）出现体温过低，而低流量组（$n=79$）新生儿中有 55 例（69.6%）出现体温过低。因此，低新鲜气体流量可显著降低体温过低的发生率（P＜ 0.01）并提高术中平均温度[（35.6±0.8）℃ vs.（36.0 ± 0.6）℃，P＜0.01]。此外，低新鲜气体流量可缩短体温过低的持续时间[常规组：104 min（IQR 50～156）；低流量组：30 min（IQR 0～100）；P＜0.01)，以及提高新生儿的最低温度值[常规组：35.1 ℃（IQR 34.5～35.7）；低流量组：35.7 ℃（IQR 35.3～36）；P＜0.01]。使用术中低温作为因变量进行 Logistic 回归结果显示，手术时间（调整后的优势比为 1.01，95%CI 1.00～1.02，P=0.025）和新鲜气体流量（调整后的优势比为 3.04，95%CI 1.45～6.39，P=0.003）与术中体温过低的发生独立相关。

Jiang 等[18] 在确定与早产儿视网膜病变（retinopathy of prematurity，ROP）手术相关的主要心脏和呼吸不良事件相关的危险因素研究中回顾性分析了 2016 年 11 月 1 日至 2017 年 10 月 31 日接受 ROP 眼科手术的患儿。将心动过缓（心率＜100 次 / 分）、喉痉挛、支气管痉挛、气道阻塞、呼吸暂停及氧饱和度下降（SpO_2＜90%）报告为围术期心脏和呼吸系统不良事件。其研究结果显示，心动过缓（29/267，10.9%）和术后 SpO_2 下降（34/267，13.4%）被确定为早产儿主要的心脏和呼吸系统不良事件。术前应用阿托品治疗、插管时可防止患儿出现心动过缓。与体重超过 3.15 kg 的患儿相比，体重低于 3.15 kg 的婴儿在 ROP 手术后发生 SpO_2 下降和进入新生儿重症监护病房的概率显著增加[27.8% vs. 5.1%，OR 5.46（95%CI 2.66～11.21），P=0]。研究发现术前阿托品和插管可预防心动过缓，低体重早产儿是接受 ROP 手术的心动过缓和术后 SpO_2 下降的预测风险因素。

Zhang 等[19] 研究儿童上呼吸道感染（URI）后接受治疗性心导管检查的麻醉时机，研究者于

2018 年 6 月至 2019 年 7 月招募因室间隔缺损（VSD）、房间隔缺损（ASD）和 / 或动脉导管未闭（PDA）需在全身麻醉下行择期心导管闭塞的儿童，分析了 131 例无上呼吸道感染病史和 201 例在术 8 周内有上呼吸道感染病史的儿童临床数据。当 URI≤2 周时，患儿围术期呼吸不良事件（PRAEs）发生率最高，且高于无上呼吸道感染病史的患儿（66.3% vs. 46.6%，P＝0.007）。3～8 周有上呼吸道感染病史患儿的 PRAEs 总体发生率显著低于 URI≤2 周的患儿（49.0% vs. 66.3%，P＝0.007），而其 PRAEs 总体发生率与无上呼吸道感染患儿组相似（49.0% vs.46.6%）。多变量分析结果显示，PRAEs 与先天性心脏病（CHD）类型（P＜0.001）、麻醉时间（P＝0.007）及年龄（P＝0.021）之间存在关联。延迟麻醉（上呼吸道感染 2 周后）可将 PRAE 风险降至与无上呼吸道感染病史的儿童相当的水平（OR 1.11，95%CI 0.64～1.91，P＝0.707）。研究结果提示，如果患儿病情不紧急，处于 PRAEs 高风险的患儿介入手术应推迟，且 URI 至少 2 周后进行。

Lu 等[20] 研究儿童活体肝移植（LDLT）围术期的危险因素，统计分析了 2014 年 1 月至 2016 年 12 月进行肝移植的受体与供体的数据，并在术后前 6 个月每月进行 1 次临床随访，此后每 3 个月进行 1 次临床随访，末次随访记录截至 2018 年 6 月。使用 Cox 回归分析儿科患者死亡率相关的独立因素。使用 Akaike 信息准则（AIC）评估模型拟合，选择具有最小 AIC 的模型作为最终模型。在该队列的 430 例患者的中位年龄为 7 个月（IQR 6～10 个月），其中 189 例（43.9%）为女性患者，391 例（90.9%）患儿因胆道闭锁就诊。Kaplan-Meier 曲线显示总生存率为 91.4%（95%CI 89.2～94.4），大多数死亡事件（36/37）发生在手术后 6 个月内。多元统计分析结果表明，小儿终末期肝病评分、中性粒细胞比、移植物与受体重量比及术中去甲肾上腺素输注是独立的预后因素。基于这些预后因素开发了一种新的列线图。最终模型的 C 指数为 0.764（95%CI 0.701～0.819）。决策曲线分析和时间相关的接受者操作特征曲线表明，这种新型列线图在预测儿科 LDLT 死亡率方面表现良好。研究结果提示，与儿科 LDLT 死亡率相关围术期危险因素为小儿终末期肝病评分、中性粒细胞比、移植物与受体重量比及术中去甲肾上腺素输注，这为围术期安全提供了有效的证据。而 Pan 等[21] 研究发现小儿终末期肝病评分、麻醉持续时间、手术持续时间、术中失血量及 ICU 住院时间是在院患者生存的独立预测因素；而小儿终末期肝病评分、手术时间及 ICU 住院时间是患者 1 年生存和 3 年生存的独立预测因素。

接受体外循环心脏手术的患者中常观察到急性肾损伤（AKI）的发生。Yang 等[22] 研究纳入了 1846 例接受体外循环心脏手术的患者，随机分为 AKI Ⅰ 期组和非 AKI 组，探究 AKI Ⅰ 期与死亡率之间的关系。进行 Kaplan-Meier 生存分析以获得生存曲线，使用 COX 多因素回归分析，计算 95%CI 的风险比（HR）。Kaplan-Meier 生存分析结果显示，AKI Ⅰ 期患者接受体外循环心脏手术术后的死亡风险更高（P＜0.000 1）。在亚组 Kaplan-Meier 生存曲线分析发现 AKI Ⅰ 期组机械通气时间长于非 AKI 组（P＜0.000 1），且 AKI 组术后住院时间更长。Cox 多因素回归分析发现，AKI Ⅰ 期与患者生存率降低独立相关（HR 2.412，95%CI 1.40 ～4.15，P＝0.001）。研究结论表明，在接受体外循环心脏手术的患者中，应更多地关注肾损伤的防治。

目前，较少有研究评估不同手术时间的昼夜节律对术中麻醉需求、术后睡眠质量及全身麻醉下疼痛的影响。Song 等[23] 的研究纳入 84 例在全身麻醉下进行腹腔镜腹部手术的患者，患者被随机分配到日间组（D 组）或夜间组（N 组）。D 组患者手术从 8 时开始，12 时前结束，N 组患者手术从 18

时开始，22 时前结束。记录每位患者进入手术室后 5 min（T0）插管即刻（T1）、插管后 5 min（T2）、手术结束时（T3）、拔管（T4）、拔管后 5 min（T5）的 BIS、平均动脉压（MAP）及心率，记录 2 组所需的全身麻醉剂的总剂量，术后 1 h、6 h、12 h 和 24 h 的 VAS 评分。便携式睡眠监测器（PSM）用于确定手术前一晚（Sleep-preop）、术后第 1 晚（Sleep POD 1）及术后第 3 晚（Sleep POD 3）的睡眠质量，应用阿森斯失眠量表（AIS）用于评估失眠症状。研究结果显示，与 Sleep-preop 相比，患者在 Sleep POD 1 和 Sleep POD 3 的睡眠效率较低，AIS 评分较高。此外，与 D 组比较，N 组患者在 Sleep POD 1 和 Sleep POD 3 的快速眼动睡眠、稳定睡眠及不稳定睡眠的比例显著降低。D 组患者所需丙泊酚和瑞芬太尼的用量明显高于 N 组，且疼痛缓解效果更好（术后 1 h、6 h、12 h 及 24 h 的 VAS 评分更低）。N 组患者术后恶心呕吐和头晕的发生率明显高于 D 组。这些结果提示，日间手术所需麻醉药物剂量高于夜间手术，可能与昼夜节律有关。夜间进行手术时，术后睡眠障碍程度高于日间，这也与疼痛感增加和术后不良反应发生率增加有关。因此，对于有痛觉过敏和睡眠障碍的患者进行日间手术更好。

（二）荟萃分析

优化的血流动力学管理，尤其是目标导向的血流动力学治疗（GDHT）与手术部位感染（SSI）发生率尚待阐明。为此，Zhao 等[24] 检索了 Ovid MEDLINE、Ovid Embase 及 Web of Science 从创建到 2019 年 10 月 11 日随机对照试验。由 2 名研究人员使用 Covidence 技术平台独立筛选并收集数据。与常规护理相比，3 种 GDHT 策略显著降低了手术部位感染，包括针对血管内容量和每搏输出量（SV）优化的 GDHT（$OR\ 0.28$，$95\%CI\ 0.13\sim0.56$，中等质量），针对 SV 和心排血量（CO）优化的 GDHT（$OR\ 0.34$，$95\%CI\ 0.16\sim0.70$，中等质量），GDH 主要优化血管内容量和 CO（$OR\ 0.51$，$95\%CI\ 0.24\sim0.99$，低质量）。尽管都优于常规护理，但这 3 种方法之间有效性的差异无统计学意义。降低手术部位感染最有效的 GDHT 方法可能是针对血管内容量和 SV 优化的策略（$SUCRA=80\%$），而最无效的 GDHT 可能是针对中心静脉压升高 >2 mmHg 的策略（$SUCRA=14\%$）。大多数 GDHT，除了针对全身优化氧合或中心静脉压升高 >2 mmHg，可能优于常规护理。一些 GDHT 显著减少呼吸道感染并发症；然而，GDHT 不能显著减少尿路感染并发症和败血症 / 败血性休克。针对血管内容量、SV 和 CO 的 GDHT 策略可能对减少呼吸道感染并发症最有效（$SUCRA=88\%$）。这项荟萃研究结论表明，不同的血流动力学管理对减少 SSI 有不同的效果。基于整体证据，针对血管内容量、SV 及 CO 的 GDHT 可能最有效。

Zeng 等[25] 评估患者术前脉压（pulse pressure，PP）与术后死亡率之间的关系。研究者检索 PubMed、Cochrane Library 和 Embase 从创建到 2019 年 3 月 29 的所有数据，筛选出 12 项符合要求的队列研究，其中包括 40 143 例接受过心脏、血管或非心脏手术的患者。结果显示，当术前 PP 在 40 mmHg 阈值以上，术前 PP 增加 10 mmHg 是术后肾脏不良事件（$RR\ 1.13$，$95\%CI\ 1.08\sim1.19$，$P<0.001$；$I^2\ 0$）、神经系统不良反应（$RR\ 1.75$，$95\%CI\ 1.01\sim3.02$，$P=0.04$，$I^2\ 70$）、心脏事件（$RR\ 1.19$，$95\%CI\ 1.03\sim1.37$，$P=0.01$；$I^2\ 0$）、主要心血管不良事件（$RR\ 1.62$，$95\%CI\ 1.10\sim2.41$，$P=0.02$，$I^2\ 0$）及总体死亡率（$RR\ 1.13$，$95\%CI\ 1.07\sim1.20$，$P<0.001$，$I^2\ 0$）的独立风险因素。这些荟萃研究表明，患者术前 PP 高于正常值是一个增加术后不良结局的风险因素。

二、麻醉并发症防治研究

（一）临床研究

脊椎麻醉或腰硬联合麻醉剖宫产常导致围术期低血压，产妇和新生儿的不良反应大多与低血压的严重程度和持续时间相关。α受体激动剂可安全有效地治疗或预防剖宫产期间脊椎麻醉引起的低血压。甲氧明作为一种α_1肾上腺素激动药，与去氧肾上腺素相比，它具有降低产科患者心肌耗氧量和保护心脏的潜在优势。Fu等[26]* 研究预防性注射甲氧明预防剖宫产引起的低血压的剂量，将80例行择期剖宫产术的产妇随机分为甲氧明1 μg/（kg·min）（M1组）、2 μg/（kg·min）（M2组）、3 μg/（kg·min）（M3组），或者4 μg/（kg·min）（M4组）。评估产妇的收缩压、心率、脉搏血氧饱和度、诱导分娩间隔（从鞘内注射至分娩）及子宫切口分娩间隔（从子宫切口至胎儿娩出）。记录患者低血压、高血压、心动过缓、恶心、呕吐、寒战的发生率及新生儿Apgar评分。通过Probit回归模型计算预防性甲氧明输注剂量的ED_{50}和ED_{95}分别为2.178 μg/（kg·min）（95%CI 1.564～2.680）和4.821 μg/（kg·min）（95%CI 3.951～7.017）。低血压发生率随甲氧明输注剂量的增加而降低（M1、M2、M3及M4组分别为15/20、11/20、7/20及2/20，$P<0.001$）。M1组新生儿的1 min Apgar评分和脐动脉PaO_2较低，但脐动脉$PaCO_2$较高。组间其他不良反应发生率和新生儿结局差异无统计学意义。从而得出结论，基于体重以固定速率预防性输注甲氧明预防脊髓性低血压时，甲氧明的ED_{50}和ED_{95}值分别为2.178 μg/（kg·min）和4.821 μg/（kg·min）。

去甲肾上腺素可有效预防和治疗剖宫产围术期的低血压，但去甲肾上腺素的最佳给药方案尚未确定。Fu等[27]对80例剖宫产的产妇进行了一项随机双盲试验。患者被分配至以4种固定速度输注去甲肾上腺素：0.025 μg/（kg·min）（N1组），0.05 μg/（kg·min）（N2组），0.075 μg/（kg·min）（N3组）或0.10 μg/（kg·min）（N4组）。在腰硬联合麻醉诱导后立即输注去甲肾上腺素，主要结局为是否发生低血压。结果显示，在N1组、N2组、N3组及N4组低血压的发生率分别为55%（11/20）、30%（6/20）、10%（2/20）和5%（1/20），$P<0.000\,1$。为预防低血压输注去甲肾上腺素的ED_{50} 0.029 μg/（kg·min）（95%CI −0.002～0.043），ED_{90}为0.080 μg/（kg·min）（95%CI 0.065～0.116）。反应性高血压的发生率随着去甲肾上腺素剂量的增加而上升（$P=0.002$）。结果提示，以0.08 μg/（kg·min）的速率输注甲肾上腺素可有效预防90%的患者发生术中低血压，该研究为去甲肾上腺素的临床应用提供指导。

舒芬太尼因具强大的镇痛作用而常用于全身麻醉，在诱导期间会引发刺激性咳嗽。Tian等[28]分析了酮咯酸氨丁三醇对ASA分级为Ⅰ或Ⅱ级，年龄18～65岁，体重为45～89 kg，BMI为18.0～30.0 kg/m^2行择期全身麻醉手术的患者静脉注射舒芬太尼引起咳嗽发生率的影响，纳入的90例患者通过计算机生成的随机数字列表随机分为2组：对照组（C组）和观察组（KT组）。记录舒芬太尼注射后1 min内的咳嗽频率，并根据咳嗽频率对严重程度进行分级。记录基线值，预处理后5 min（T1）、插管前（T2）、插管后1 min（T3）及插管后5 min（T4）的平均动脉压（MAP）、心率及SpO_2。注射舒芬太尼后1 min内，KT组咳嗽发生率和严重程度显著低于C组（$P<0.05$）。T0、T1、

T2、T3、T4 时,2 组平均动脉压、心率及 SpO_2 的差异无统计学意义($P>0.05$)。2 组舒芬太尼、丙泊酚、瑞芬太尼及维库溴铵的用量、恶心呕吐发生率、恢复延迟、头晕、嗜睡或呼吸抑制等方面均无统计学差异($P>0.05$)。但 KT 组躁动发生率和 VAS 评分>3 分的患者数显著低于 C 组($P<0.05$)。研究者认为,静脉注射酮咯酸氨丁三醇预处理可降低全身麻醉诱导期间舒芬太尼诱发咳嗽的发生率,同时也可显著减轻患者术后切口痛和降低恢复期烦躁不安的发生率。

Dai 等[29] 研究了不同剂量羟考酮对芬太尼诱发咳嗽(fentanyl-induced cough,FIC)的预防作用。纳入 2016 年 1 月至 2020 年 1 月共 226 例行择期麻醉手术的患者,使用计算机生成的随机数($n=42$)随机分配到 5 组:假手术组、Ⅰ组、Ⅱ组、Ⅲ组及Ⅳ组。Ⅰ组、Ⅱ组、Ⅲ组及Ⅳ组在全身麻醉诱导前分别静脉注射 0.025 mg/kg、0.05 mg/kg、0.075 mg/kg、0.100 mg/kg 的羟考酮。假手术组给予等量生理盐水静脉注射。假手术组和Ⅰ组、Ⅱ组、Ⅲ组及Ⅳ组的咳嗽发生率分别为 57.1%、50%、42.8%、33.3% 及 21.4%。假手术组与Ⅲ组和Ⅳ组咳嗽发生率的差异具有统计学意义。在假手术组与Ⅰ组和Ⅱ组相比 FIC 发生率无显著差异。并且,Ⅲ组和Ⅳ组 FIC 发生率的差异也无统计学意义。Ⅲ组和Ⅳ组咳嗽的严重程度显著低于Ⅰ组和Ⅱ组($P<0.05$),5 组麻醉诱导期间低血压或严重心动过缓发生率的差异无统计学意义($P>0.05$)。从而得出结论,在全身麻醉诱导期间给予 0.075 mg/kg 羟考酮具有更好的预防芬太尼诱发咳嗽的效果。

刘英等[30] 研究不同剂量氯胺酮预处理对丙泊酚引起患儿不自主体动反应的影响。研究纳入行择期手术患儿 150 例(男性 86 例,女性 64 例),ASA 分级为Ⅰ级或Ⅱ级,采用随机数字表法将患儿分为 5 组(每组 30 例):丙泊酚组(P 组)、氯胺酮 0.5 mg/kg 组(K1 组)、氯胺酮 0.6 mg/kg 组(K2 组)、氯胺酮 0.7 mg/kg 组(K3 组)及氯胺酮 0.8 mg/kg 组(K4 组)。P 组给予 3 mg/kg 丙泊酚泵注,K1 组、K2 组、K3 组及 K4 组在丙泊酚泵注前 2 min 静脉注射相应剂量氯胺酮。比较各组患儿的一般情况、手术时间、麻醉时间,比较各组患儿诱导前(T0)、插管时(T1)、手术开始时(T2)心率、呼吸频率、平均动脉压、SpO_2,比较各组患儿体动反应发生率、拔管时间、麻醉恢复期不良反应发生情况及 Ricker 镇静 – 躁动评分(sedation agitation scale,SAS)和 Ramsay 镇静评分。结果显示,各组患儿一般情况、手术时间、麻醉时间,T0、T1、T2 时心率、呼吸频率、平均动脉压及 SpO_2 比较,差异均无统计学意义($P>0.05$)。K2 组、K3 组、K4 组体动反应发生率明显低于 P 组($P<0.05$),且 K3 组、K4 组体动反应发生率低于 K1 组($P<0.05$)。K3 组、K4 组拔管时间明显长于 P 组($P<0.05$),K3 组、K4 组拔管时间明显长于 K1 组,K4 组拔管时间明显长于 K2 组($P<0.05$)。各组患儿麻醉恢复期躁动发生率、SAS 及 Ramsay 镇静评分比较,差异无统计学意义($P>0.05$)。研究结果显示,小剂量氯胺酮可安全、有效地降低儿童患者由丙泊酚引起的不自主体动反应,且 0.6 mg/kg 氯胺酮为最佳剂量。

针灸是中医学治疗疾病和减轻疼痛的方法之一。经皮穴位电刺激(TEAS)是一种基于针灸的无创辅助干预措施,已越来越多的应用于临床。Yu 等[31] 评估了 TEAS 对妇科腔镜手术患者早期康复的影响。将 60 例 ASA 分级为Ⅰ～Ⅱ级行妇科腹腔镜手术的患者随机分为 TEAS 刺激组(TEAS 组)或对照组(Con 组)。TEAS 组在麻醉前对百会(GV20)、印堂(EX-HN-3)、足三里(ST36)及内关(PC6)穴位进行 30 min 的刺激(12～15 mA,2/100 Hz),Con 组的患者应用了电极,但不给予刺激。主要结局是术后恢复质量和认知功能,次要结局是麻醉相关不良反应,包括疼痛评分、恶心和呕吐的发生率及术后镇痛药和止吐药的使用。在术前第 1 天（T0）、术后第 1 天（T1）和术后第 2 天（T2）进行 40 项恢复质量评分量表（QoR-40）、简易精神状态检查表（MMSE）、VAS评分。T0 时 2 组 QoR-40 和 MMSE 评分的差异无统计学意义。与 Con 组相比，在 T1 和 T2 时，TEAS 组 QoR-40 和 MMSE 的 评 分 更 高 [QoR-40：T1 时（166.07±8.44）vs.（175.33±9.66），T2 时（187.73±5.47）vs.（191.40±5.74）；MMSE：T1 时（24.60±2.35）vs.（26.10±2.78），T2 时（26.53±2.94）vs.（27.83±2.73）]。TEAS 组 T1 和 T2 的 VAS 评分较低 [T1 时（4.73±1.53）vs.（3.70±1.41），T2 时（2.30±0.95）vs.（1.83±0.88）]；TEAS 组术后恶心呕吐（PONV）、补救性止吐药及补救性镇痛药的发生率较低（PONV 发生率：56.7% vs.23.3%；补救性止吐药发生率：53.3% vs.23.3%；补救性镇痛发生率：80% vs.43.3%）。从而得出结论，TEAS 在妇科腔镜手术中的应用显著提高了患者早期恢复的质量和 MMSE 评分，降低了患者疼痛和术后恶心呕吐的发生率。

静脉注射罗库溴铵时，患者常会感到注射部位烧灼样疼痛，甚至引起肢体回缩反应，这是罗库溴铵临床应用中最常见的不良反应。毛珊珊等 [32] 观察预先使用不同剂量的布托啡诺对罗库溴铵注射痛的影响。研究纳入 2019 年 9 月至 2020 年 3 月 140 例拟行全身麻醉的择期手术患者，采用计算机随机数字表法将患者分为生理盐水组、10 μg/kg 布托啡诺组、20 μg/kg 布托啡诺组及30 μg/kg 布托啡诺组。麻醉诱导前分别静脉注射生理盐水 5 ml、布托啡诺 10 μg/kg、20 μg/kg 及30 μg/kg（均溶入 5 ml 生理盐水），5 min 后各组患者静脉注射罗库溴铵 0.6 mg/kg。记录患者入手术室时（T0）、注射罗库溴铵前（T1）、注射罗库溴铵后（T2）的平均动脉压和心率，评估各组患者罗库溴铵注射痛、缩肢反应情况；观察注射布托啡诺后不良反应的发生情况及术后 24 h 注射部位疼痛、红肿、水疱、斑块及过敏等不良反应。结果显示，20 μg/kg 布托啡诺组、30 μg/kg 布托啡诺组患者在 T1 时的平均动脉压和心率显著低于 T0 时（$P<0.05$）；生理盐水组和 10 μg/kg 布托啡诺组患者 T2 时的平均动脉压和心率均显著高于 T1 时；T1 时，30 μg/kg 布托啡诺组患者平均动脉压显著低于生理盐水组；T2 时，20 μg/kg 布托啡诺组和 30 μg/kg 布托啡诺组患者的平均动脉压和心率显著低于生理盐水组。20 μg/kg 布托啡诺组、30 μg/kg 布托啡诺组罗库溴铵注射痛及缩肢反应发生率均显著低于生理盐水组和 10 μg/kg 布托啡诺组（$P<0.05$）；20 μg/kg 布托啡诺组、30 μg/kg 布托啡诺组中重度罗库溴铵注射痛发生率显著低于生理盐水组（χ^2 23.333～28.810，$P<0.05$）。20 μg/kg 布托啡诺组与 30 μg/kg 布托啡诺组患者罗库溴铵注射痛和缩肢反应发生率的差异无统计学意义。30 μg/kg 布托啡诺组不良反应发生率显著高于生理盐水组、10 μg/kg 布托啡诺组及 20 μg/kg 布托啡诺组（$\chi^2=14.483$、11.430、5.185，$P<0.05$），生理盐水组、10 μg/kg 布托啡诺组、20 μg/kg 布托啡诺组之间患者不良反应发生率的差异均无统计学意义。术后 24 h，各组患者注射部位均无疼痛、红肿、水疱、斑块及过敏等不良反应。研究结果认为，20 μg/kg 布托啡诺能有效减轻罗库溴铵注射痛。

术后胃肠功能障碍（PGD）是胸外科手术患者的常见并发症，Yang 等 [33] 研究电针（EA）对预防胸腔镜肺段切除术 / 肺叶切除术患者术后胃肠道并发症的可行性。研究招募 60 例患者，随机给予 EA治疗加常规护理（EA 组）或仅常规护理（UC 组）。EA 组对患者在 3 个时间点（术前 24 h、术后 4 h及 24 h）分别进行电针刺激 3 个穴位 30 min [内关（PC6）、足三里（ST36）、上巨虚（ST37）]。电针治疗后，患者胃肠不适得到小幅改善，其差异具有统计学意义（$P=0.001$）。与 UC 组相比，EA 组在第一次排气时间 [（20.8±4.6）h vs.（24.1±6.2）h，$P=0.026$）] 和排便 [（53.9±6.0）h vs.（57.5±7.2）h，

$P=0.046$）方面均有改善。在记录的时间段内，2 组的 PONV 和疼痛强度相似。从而得出结论，对于行胸腔镜肺段切除术 / 肺叶切除术患者电针安全可行且可减轻其胃肠道功能障碍。

肺癌患者术后生活质量通常会下降。Liu 等 [34] 研究为期 2 周的居家多模式预康复计划对接受 VATS 肺叶切除术的非小细胞肺癌（NSCLC）患者围术期功能能力的影响。预康复训练组接受术前多模式康复干预，包括有氧和抗阻运动、呼吸训练、补充乳清蛋白的营养咨询、心理调整指导，而对照组仅接受常规护理。通过六分钟步行试验测量的围术期功能能力。评估围术期肺功能、心理评估、短期恢复质量、住院时间、胸管持续时间、术后并发症及死亡率。与对照组相比，预康复训练组围术期的平均 6MWD 为 60.9 m（$95\%CI$ 32.4～89.5，$P<0.001$）。除了用力肺活量（FVC）预康复训练组升高 0.35 L（$95\%CI$ 0.05～0.66，$P=0.021$），其他肺功能、心理评估、住院时间、短期恢复质量、术后并发症及死亡率的差异均无统计学意义。因此，基于家庭的、多模式的康复计划可使肺癌 VATS 肺叶切除术患者的围术期部分肺功能得到改善。

Ming 等 [35] 评估心脏手术中输注红细胞、新鲜冷冻血浆或血小板与术后死亡率和感染的关系，回顾了在四川大学华西医院和浙江大学医学院附属第二医院接受瓣膜手术和 / 或冠状动脉旁路移植术的 8238 例患者。分析发现，其中 109 例患者死亡（1.3%），812 例患者发生术后感染（9.9%），4937 例患者至少接受了 1 种血液制品输注（59.9%）。结果显示，任何血型的输血都与较高的死亡率（2.0% $vs.$0.18%，$P<0.01$）和感染率（13.3% $vs.$4.8%，$P<0.01$）相关。3 种血液制品中均与每单位输血死亡率增加独立相关（红细胞：OR 1.18，$95\%CI$ 1.14～1.22；新鲜冷冻血浆：OR 1.24，$95\%CI$ 1.18～1.30；血小板：OR 1.12，$95\%CI$ 1.07～1.18）。输注 3 个单位的 3 种血液制品中的任何一种都与死亡率（OR 1.88，$95\%CI$ 1.70～2.08）和感染（OR 1.50，$95\%CI$ 1.43～1.57）相关，且发生率呈剂量依赖性增加。从而得出研究结论，输注红细胞、新鲜冷冻血浆或血小板是患者死亡和感染的独立危险因素，3 种血液制品联合使用与心脏手术后不良结局呈剂量依赖性相关。

癌痛与感染是影响癌症患者生活质量的重要因素，硬膜外镇痛越来越多应用于晚期癌症患者，但长时间硬膜外会增加感染的风险。Xie 等 [36] 将头孢唑林添加到硬膜外镇痛药中观察其预防细菌性感染的效果。招募了 127 例对口服和静脉注射阿片类镇痛药出现耐药性的晚期癌症患者（TNM Ⅲ 期和 TNM Ⅳ 期）。患者根据计算机生成的随机数序列随机分配，接受常规药物（C 组 63 例）或头孢唑林（G 组 64 例）。记录患者基本生命体征，抽取 3 ml 麻醉药进行细菌培养。在穿刺完成后每 15 分钟记录一次患者的平均动脉压、心率、呼吸、VAS 评分及并发症情况，持续 2 h。并记录治疗后 2 d、4 d、6 d、8 d、10 d、15 d、20 d、25 d、30 d、35 d 患者的生命体征、VAS 评分及吗啡的总口服剂量。结果显示，2 组平均动脉压、心率、呼吸、VAS 评分、吗啡用量、镇痛剂满意度及并发症发生情况的差异无统计学意义（$P>0.05$）。G 组患者总体满意度显著高于 C 组（$P<0.05$）。记录到 C 组患者发生麻醉药感染大肠埃希菌 1 例，硬膜外穿刺部位感染 4 例，而 G 组患者无感染发生（$P<0.05$）。从而得出结论，在局部麻醉药中加入头孢唑林可有效预防细菌感染，保证晚期癌症患者硬膜外镇痛的安全性。

（二）荟萃分析

右美托咪定在治疗成人心脏手术后心房颤动（atrial fibrillation，AF）的临床试验结果存在争议。

Liu 等[37]检索了 EMBASE、PubMed 及 Cochrane Library 从创建至 2018 年 12 月，右美托咪定与安慰剂或其他麻醉药物对接受心脏手术的成年患者的抗心律失常作用的随机对照试验（RCT）。主要结局为心房颤动的发生率；次要结局为室性心律失常［心室颤动（ventricle fibrillation，VF）和室性心动过速（ventricular tachycardia，VT）］、机械通气（mechanical ventilation，MV）持续时间、重症监护病房（ICU）住院时间、住院时间及死亡率。该研究纳入 13 项试验，共 1684 例患者。与对照组相比，右美托咪定显著降低术后 AF（OR 0.75，95%CI 0.58～0.97，P=0.03）和 VT（OR 0.23，95%CI 0.11～0.48，P<0.000 1）的发生率，而 2 组 VF 的发生率的差异无统计学意义（OR 0.80，95%CI 0.21～3.03，P=0.74）。2 组 MV 持续时间［加权均数差（weighted mean difference，WMD）−0.10，95%CI −0.42～0.21，P=0.52］、术后 ICU 住院时间（WMD −0.49，95%CI −2.64～1.66，P=0.65）、住院时间（WMD −0.01，95%CI −0.16～0.13，P=0.88）及死亡率（OR 0.59，95%CI 0.15～2.37，P=0.46）的差异无统计学意义。从而得出结论，成人心脏手术患者围术期给予右美托咪定可降低术后 AF 和 VT 的发生率。但在 VF 发生率、MV 持续时间、ICU 停留时间、住院时间及死亡率方面没有显著差异。

阿片类药物镇痛是临床常用的镇痛方法，但阿片类药物具有致恶心呕吐作用。郝泉水等[38]采用 meta 分析的方法对前锯肌平面阻滞（SAPB）用于术后镇痛的有效性和安全性进行全面评价。由 2 名研究人员独立对 PubMed、Ovid、Cochrane Library、ISI Web of knowledge、中国生物医学文献数据库（CBM）、中文科技期刊数据库（VIP）、中国知网及万方数据知识服务平台的文献进行检索与筛选，纳入的文献共 12 篇，其中英文文献 3 篇，中文文献 9 篇，包括 703 例患者。分析显示，与对照组相比，SAPB 组术后各时点静息状态、运动状态下 VAS 评分降低，差异有统计学意义；在安全性方面，与对照组相比，SAPB 组术后恶心呕吐发生率较低，差异有统计学意义（RR 0.36，95%CI 0.20～0.65，P=0.000 6），SAPB 组术后 24 h 吗啡累计使用量较少，差异有统计学意义（MD −1.51，95%CI −1.93～−1.10，P<0.000 01）。分析结果表明，SAPB 能够降低胸腔镜术后恶心呕吐发生率，减少术后阿片类镇痛药物的使用，用于胸腔镜术后镇痛安全有效。

周思海等[39]采用 meta 分析的方法评价右美托咪定在预防小儿在全身麻醉下行扁桃体伴或不伴腺体切除术苏醒期躁动的疗效与安全性，为临床应用提供参考依据。检索 PubMed、Embase、Cochrane Library，检索时间均从建库至 2019 年 8 月。收集右美托咪定用于小儿扁桃体伴或不伴腺体切除术苏醒期躁动的随机对照研究。纳入 14 项研究，共 1504 例患儿，分为右美托咪定组与对照组。与对照组（安慰剂或阿片类药物）相比，右美托咪定组苏醒期躁动、严重躁动发生率及术后阿片类镇痛药物使用率降低（P<0.05）；针对不同给药剂量行亚组分析，右美托咪定<1 μg/kg 组的拔管时间延长（P<0.05），右美托咪定≥1 μg/kg 组拔管时间的差异无统计学意义（P>0.05）；右美托咪定组心动过缓和恶心呕吐发生率的差异无统计学意义（P>0.05）；右美托咪定组咳嗽、气道痉挛的发生率降低（P<0.05）。研究结果提示，右美托咪定可降低小儿扁桃体伴或不伴腺体切除术苏醒期躁动的发生率，提高苏醒质量。

产后出血（PPH）是剖宫产和经阴道分娩中最常见的并发症之一，Xia 等[40]对氨甲环酸（tranexamic acid，TA）预防阴道分娩产后出血的有效性进行荟萃分析。检索 PubMed、Cochrane Library、Embase、中国知网、万方数据知识服务平台从创建至 2019 年 11 月的临床试验。2 名研究人员进行独立的检索与筛选，出现分歧由第三名研究人员解决，最终纳入 4 项研究。分析显示，接受 TA 治疗的患者总失血量减少（$95\%CI$ $-115.01\sim-16.21$，$P=0.009$），术后失血量减少（$95\%CI$ $-55.50\sim-26.98$，$P<0.000\,01$），产后出血的患者数量减少（$RR\,0.48$，$95\%CI\,0.25\sim0.91$，$P=0.02$）。然而，TA 组恶心或呕吐的发生率较高（$RR\,2.17$，$95\%CI\,1.62\sim2.90$，$P<0.000\,01$）。这项研究结论表明，TA 可降低产后出血的发生率，但升高呕吐、恶心的发生率。

Yao 等 [41] 对乌司他丁减少心脏手术患者术后出血和红细胞输注进行系统评价与荟萃分析。检索 Cochrane Library、Embase、MEDLINE、中国生物医学文献服务系统从数据库创立至 2019 年 1 月 6 日，乌司他丁对心脏手术患者术后出血、输血的临床试验，由 2 位研究者独立进行筛选和数据提取。研究纳入 21 项研究，包括 1310 例患者，其中 617 例患者被分配到乌司他丁组，693 例患者被分配到对照组（安慰剂 / 空白）。观察的主要结局包括围术期失血、输血、术后再次探查出血的发生率，次要结局包括围术期血红蛋白水平、血小板计数和功能、凝血试验及炎症细胞因子水平等。分析结果显示，2 组术中出血量、术后再次探查出血的发生率、术中红细胞输注单位、术后新鲜冷冻血浆输注量及浓缩血小板输注单位的差异均无统计学意义。乌司他丁可减少术后出血（WMD -0.73，$95\%CI$ $-1.17\sim-0.28$，$P=0.001$）、红细胞输注（WMD -0.70，$95\%CI$ $-1.26\sim-0.14$，$P=0.01$）及抑制纤溶亢进，表现为术后 D- 二聚体水平降低（WMD -0.87，$95\%CI$ $-1.34\sim-0.39$，$P=0.000\,3$）。从而得出结论，乌司他丁给药可以减少心脏手术患者术后出血和红细胞输血需求，并保护血小板功能和抑制纤溶亢进。

宋珂珂等 [42] 检索 PubMed、Embase、Cochrane Library、中国生物医学文献数据库（CBM）、Ovid、中文科技期刊数据库（VIP）、万方数据知识服务平台及中国知网，搜索穴位刺激和药物防治 PONV 的随机对照试验，检索时限为 2000 年 1 月 1 日至 2019 年 5 月 1 日。由 2 名研究者独立筛选文献、提取资料并评价纳入研究的偏倚风险后，采用 RevMan 5.3 软件进行 meta 分析。结果共纳入 25 个 RCT，包括 3138 例患者。分析结果显示，穴位刺激组术后恶心（$OR\,0.92$，$95\%CI\,0.64\sim1.32$，$P=0.65$）、术后早期恶心（$OR\,0.72$，$95\%CI\,0.50\sim1.03$，$P=0.07$）、术后后期恶心（$OR\,0.86$，$95\%CI\,0.51\sim1.45$，$P=0.57$）及术后呕吐（$OR\,0.89$，$95\%CI\,0.65\sim1.22$，$P=0.47$）、术后后期呕吐的发生率（$OR\,0.96$，$95\%CI\,0.64\sim1.44$，$P=0.85$）及补救止吐药物使用率（$OR\,0.71$，$95\%CI\,0.42\sim1.19$，$P=0.19$）与止吐药组比较差异均无统计学意义，但其术后早期呕吐发生率低于止吐药组 $OR\,0.64$，$95\%CI\,0.45\sim0.90$，$P=0.01$；单独内关穴刺激组术后恶心（$OR\,0.91$，$95\%CI$，$0.61\sim1.36$，$P=0.66$）、术后早期恶心（$OR\,0.72$，$95\%CI\,0.50\sim1.03$，$P=0.07$）、术后后期恶心（$OR\,0.86$，$95\%CI\,0.51\sim1.45$，$P=0.57$）、术后呕吐（$OR\,0.76$，$95\%CI\,0.51\sim1.13$，$P=0.18$）及术后后期呕吐发生率（$OR\,0.93$，$95\%CI\,0.59\sim1.46$，$P=0.75$）与止吐药组比较差异均无统计学意义，但其术后早期呕吐发生率低于止吐药组（$OR\,0.60$，$95\%CI\,0.40\sim0.90$，$P=0.01$）；穴位刺激联合止吐药组术后恶心和呕吐发生率均低于止吐药组（术后恶心发生率：$OR\,2.13$，$95\%CI\,1.31\sim3.46$，$P=0.002$；术后呕吐发生率：$OR\,3.93$，$95\%CI\,2.06\sim7.48$，$P<0.001$）。从而得出结论，穴位刺激可用于防治 PONV，其效果与止吐药物相当，其对术后早期呕吐防治效果优于止吐药。穴位刺激联合止吐药可增强防治 PONV 的效果。受纳入研究数量和质量的限制，上述结论有待更多高质量研究予以验证。

（夏中元　雷少青　周　璐）

参 考 文 献

[1] Yu H, Zhao D L, Ye YC, et al. Extubation in the operating room after transapical transcatheter aortic valve implantation safely improves time-related outcomes and lowers costs: a propensity score-matched analysis . J Cardiothorac Vasc Anesth, 2021, 35 (6): 1751-1759.

[2] Wu K, CheN F, Wang Y, et al. The experience of early extubation after paediatric congenital heart surgery in a chinese hospital . Heart Lung Circ, 2020, 29 (9): e238-e244.

[3] Liu S, Wang Z, Xiong J, et al. continuous analysis of critical incidents for 92, 136 postanesthesia care unit patients of a Chinese university hospital .J Perianesth Nurs, 2020, 35 (6): 630-634.

[4] Peng F, Peng T, Yang Q, et al. Preoperative communication with anesthetists via anesthesia service platform (ASP) helps alleviate patients' preoperative anxiety. Sci Rep, 2020, 10 (1): 18708.

[5] Zhou Q, Lei E, Ren H, et al. Is robot-assisted retroperitoneal adrenalectomy safe? An investigation of perioperative hypertensive crisis among hypertensive and normotensive patients . Int J Med Robot, 2021, 17 (2): e2202.

[6] Kong H, Li N, Tian J, et al. Risk predictors of prolonged hypotension after open surgery for pheochromocytomas and paragangliomas . World J Surg, 2020, 44 (11): 3786-3794.

[7] Ma L, Shen L, Zhang X, et al. Predictors of hemodynamic instability in patients with pheochromocytoma and paraganglioma . J Surg Oncol, 2020, 122 (4): 803-808.

[8] Meng X Y, Zhang X P, Sun Z, et al. Distant survival for patients undergoing surgery using volatile versus IV anesthesia for hepatocellular carcinoma with portal vein tumor thrombus: a retrospective study. BMC Anesthesiol, 2020, 20 (1): 233.

[9] Jia D, Zeng M, Ji N, et al. Impact of anesthesia on long-term outcomes in patients with supratentorial high-grade glioma undergoing tumor resection: a retrospective cohort study . J Neurosurg Anesthesiol, 2020, 32 (3): 227-233.

[10] 殷涛，马莉萍. 硬膜外麻醉复合小剂量静脉麻醉在全髋关节置换术中的麻醉效果及安全性分析. 中国现代医学杂志，2020，30（24）：91-94.

[11] Ling Y, Gao H, Wang J, et al. Effects of dexmedetomidine and ace genotype on cardiovascular response during the decannulation period of general anesthesia in patients with essential hypertension . Clin Ther, 2020, 42 (10): 1992-2000.

[12] 李娟，李卫东，原忠伟，等. 不同剂量右美托咪定对宫颈癌手术患者的麻醉效果及安全性. 癌症进展，2020，18（24）：2567-2570.

[13] Yu Z, Zhang P, Wang H, et al. Effects of dexmedetomidine versus remifentanil on mothers and neonates during cesarean section under general anesthesia . Biomed Pap Med Fac Univ Palacky Olomouc Czech Repub, 2020, 164 (4): 417-424.

[14] 张云霄，李宗超，陈冀衡. 地塞米松用于胸腔镜肺癌根治术患者多模式镇痛的有效性和安全性. 中国新药杂志，2020，29（23）：2700-2704.

[15] Zhang Z, Wang R K, DUAN B, et al. Effects of a preoperative carbohydrate-rich drink before ambulatory surgery: a randomized controlled, double-blinded study . Med Sci Monit, 2020, 26: e922837.

[16] Yin X, Zeng X, Wang T, et al. Early versus delayed postoperative oral hydration in children following general anesthesia:

a prospective randomized trial . BMC Anesthesiol, 2020, 20 (1): 174.

[17] Cui Y, Wang Y, Cao R, et al. The low fresh gas flow anesthesia and hypothermia in neonates undergoing digestive surgeries: a retrospective before-after study . BMC Anesthesiol, 2020, 20 (1): 223.

[18] Jiang B, Yao L, Zhao H, et al. Low body weight predicted bradycardia and desaturation in retinopathy of prematurity surgeries: a retrospective cohort study . Front Pediatr, 2020, 8: 226.

[19] Zhang K, Wang S, Li M, et al. Anesthesia timing for children undergoing therapeutic cardiac catheterization after upper respiratory infection: a prospective observational study . Minerva Anestesiol, 2020, 86 (8): 835-843.

[20] Lu Y G, Pan Z Y, Zhang S, et al. Living donor liver transplantation in children: perioperative risk factors and a nomogram for prediction of survival . Transplantation, 2020, 104 (8): 1619-1626.

[21] Pan Z Y, Fan Y, Wang XQ, et al. Pediatric living donor liver transplantation decade progress in Shanghai: Characteristics and risks factors of mortality . World J Gastroenterol, 2020, 26 (12): 1352-1364.

[22] Yang Y, Ma J. Mild AKI is associated with mortality of patients who underwent cardiopulmonary bypass surgery . Exp Ther Med, 2020, 20 (4): 2969-2974.

[23] Song B, Li Y, Teng X, et al. Comparison of morning and evening operation under general anesthesia on intraoperative anesthetic requirement, postoperative sleep quality, and pain: a randomized controlled trial . Nat Sci Sleep, 2020, 12: 467-475.

[24] Zhao X, Zhang L, Brackett A, et al. Hemodynamic management and surgical site infection: Network meta-analysis of randomized controlled trials . J Clin Anesth, 2020, 67: 110021.

[25] Zeng J, Zheng G, Li Y, et al. Preoperative pulse pressure and adverse postoperative outcomes: a meta-analysis . J Cardiothorac Vasc Anesth, 2020, 34 (3): 624-631.

[26]* Fu F, Tang YW, Chen H, et al. A randomised dose-response study of prophylactic Methoxamine infusion for preventing spinal-induced hypotension during Cesarean delivery . BMC Anesthesiol, 2020, 20 (1): 198.

[27] Fu F, Xiao F, Chen WD, et al. A randomised double-blind dose-response study of weight-adjusted infusions of norepinephrine for preventing hypotension during combined spinal-epidural anaesthesia for Caesarean delivery . Br J Anaesth, 2020, 124 (3): e108-e114.

[28] Tian Z, Hu B, Miao M, et al. Ketorolac tromethamine pretreatment suppresses sufentanil-induced cough during general anesthesia induction: a prospective randomized controlled trial . BMC Anesthesiol, 2020, 20 (1): 205.

[29] Dai B, Cao X. Comparing the different oxycodone doses of prevent oxycodone for prevention of preventing fentanyl-induced cough during induction of general anaesthesia . Int J Clin Pract, 2020, 74 (12): e13642.

[30] 刘英，熊虹飞，杨亚男，等. 小剂量氯胺酮对丙泊酚所致儿童不自主运动的影响. 国际麻醉学与复苏杂志，2020，41（11）：1057-1061.

[31] Yu X, Zhang F, Chen B. The effect of TEAS on the quality of early recovery in patients undergoing gynecological laparoscopic surgery: a prospective, randomized, placebo-controlled trial . Trials, 2020, 21 (1): 43.

[32] 毛珊珊，张晗，刘琨，等. 不同剂量布托啡诺预处理对罗库溴铵注射痛的影响. 新乡医学院学报，2020，37（11）：1044-1048.

[33] Yang J, Huang L, Liu S, et al. Effect of electroacupuncture on postoperative gastrointestinal recovery in patients

undergoing thoracoscopic surgery: a feasibility study. Med Sci Monit, 2020, 26: e920648.

[34] Liu Z, Qiu T, Pei L, et al. Two-week multimodal prehabilitation program improves perioperative functional capability in patients undergoing thoracoscopic lobectomy for lung cancer: a randomized controlled trial . Anesth Analg, 2020, 131 (3): 840-849.

[35] Ming Y, Liu J, Zhang F, et al. Transfusion of red blood cells, fresh frozen plasma, or platelets is associated with mortality and infection after cardiac surgery in a dose-dependent manner . Anesth Analg, 2020, 130 (2): 488-497.

[36] Xie P, Li Z, Yang J, et al. Study on the prevention of infection in terminal cancer patients applying epidural analgesia by adding cefazolin to anesthetics: a randomized controlled trial . Jpn J Clin Oncol, 2020, 50 (8): 867-872.

[37] Liu Y, Zhang L, Wang S, et al. Dexmedetomidine reduces atrial fibrillation after adult cardiac surgery: a meta-analysis of randomized controlled trials. Am J Cardiovascu Drgus, 2020, 20 (3): 271-281.

[38] 郝泉水, 卢柱, 李太子, 等. 前锯肌平面阻滞减轻胸腔镜术后阿片类药物镇痛所致恶心呕吐的 meta 分析. 中国微创外科杂志, 2020, 234 (9): 13-17.

[39] 周思海, 刘晓莉, 顾茜, 等. 右美托咪定对小儿（腺）扁桃体切除术后苏醒期躁动影响的 Meta 分析. 新疆医科大学学报, 2020, 43 (8): 1052-1058.

[40] Xia Y, Griffiths BB, Xue Q. Tranexamic acid for postpartum hemorrhage prevention in vaginal delivery: A meta-analysis. Medicine (Baltimore), 2020, 99 (3): e18792.

[41] Yao YT, Fang NX, Liu DH, et al. Ulinastatin reduces postoperative bleeding and red blood cell transfusion in patients undergoing cardiac surgery: A PRISMA-compliant systematic review and meta-analysis . Medicine (Baltimore), 2020, 99 (7): e19184.

[42] 宋珂珂, 王强, 高媛, 等. 比较穴位刺激与止吐药防治术后恶心呕吐疗效的 Meta 分析 . 国际麻醉学与复苏杂志, 2020, 41 (11): 1062-1069.

第二节　神经系统并发症

一、术后认知功能障碍

（一）临床研究

环状 RNA（circRNA）作为一类独特的非编码 RNA，具有稳定性和保守性的特点，是多种疾病的新型生物标志物。Gao 等[1] 探究 circRNAs 在术后认知功能障碍（POCD）发生中的作用。研究招募了计划在全身麻醉和体外循环下进行择期心脏手术的患者，在手术前 1 d 和手术后 7 d 通过 MMSE、单词记忆测试、数字跨度测试、韦克斯勒测试、简短视觉空间记忆测试、符号－数字模态测试、BVMT-R 延迟回忆测试和 BVMT-R 辨别指数评估认知功能。使用 circRNA 微阵列筛选来自 POCD 组的 3 例患者和 3 例配对患者的血清样本中的差异表达的 circRNA。利用 qRT-PCR 验证 10 例配对患者的血清样本的微阵列数据。Cytoscape 软件用于构建不同表达水平的 circRNAs 和目标基因的 *circRNA-*

miRNA-mRNA 网络。基因本体论（GO）和京都基因和基因组百科全书（KEGG）分析差异表达的 *circRNAs* 靶基因的生物学功能。通过微阵列分析了 10 198 个 *circRNA*，与非 POCD 患者组相比，POCD 组有 210 个差异表达的 *circRNA*，其中 133 个上调 *circRNA* 和 77 个下调 *circRNA*（$\geqslant 2$ 倍差异表达，$P \leqslant 0.05$）。qRT-PCR 确认了 10 个不同表达水平的 *circRNA*，其结果与微阵列结果一致。其中，hsa_circRNA_001145、hsa_circRNA_101138 及 hsa_circRNA_061570 的变化幅度最大。GO 分析表明差异表达的 circRNA 与发育过程、细胞间黏附和神经系统发育的调节有关。KEGG 分析表明 circRNA 的靶基因富集于 MAPK 信号通路和 RAS 信号通路。根据 targetscan7.1 和 mirdbV5 数据库，构建了 circRNA-miRNA-mRNA 网络。研究为 POCD 患者中 circRNA 的差异表达提供了一个重要的视角。

在体内，circRNAs 主要以外泌体的形式运输，可以通过血脑屏障进入血液循环。最近的研究发现，circRNAs 可能在神经系统疾病中发挥关键作用。Zhou 等[2] 探讨老年患者非心脏手术后血浆 circRNA-089763 水平与 POCD 的关系。研究招募了 2018 年 6 月至 2019 年 6 月在西南医科大学附属医院接受全身麻醉非心脏手术的患者。将患者根据 Z 评分法分为 POCD 组和非 POCD（NPOCD）组。手术前 1 天和手术后第 3 天采血，通过 qRT-PCR 检测血浆 circRNA-089763 水平，通过 MMSE、色彩轨迹测试（CTT）、数字跨度测试（DST）、时钟绘图测试（CDT）和语言流畅度测试（VFT）系列量表评估患者认知功能，患者进入手术室后监测生命体征。术后第 3 天 POCD 的总体发生率为 30.56%。POCD 组 circRNA-089763 的相对水平是 NPOCD 组的 2.41 倍（$t=4.711$，$P<0.001$）。POCD 组患者年龄较大（$t=5.971$，$P<0.001$），ASA 分级高（$\chi^2=14.726$，$P<0.001$），受教育年限较少（$t=2.449$，$P=0.017$），术中失血量更多（$t=3.196$，$P=0.002$），以及 VAS 的评分更高（$t=10.45$，$P<0.001$）。二元逻辑回归分析显示，circRNA-089763 水平（*OR* 2.75，95%*CI* 1.261～5.999，$P=0.011$）、年龄（*OR* 1.32，95%*CI* 1.114～1.565，$P=0.001$）及术中失血量（*OR* 1.017，95%*CI* 1.004～1.03，$P=0.011$）与 POCD 独立相关。从而得出结论，circRNA-089763 水平与老年患者非心脏手术后 POCD 相关。

Huang 等[3] 探究癌症相关性贫血是否与非老年患者 POCD 相关。研究纳入 177 例计划接受胃肠道或妇科腹腔镜手术的癌症患者，根据术前血红蛋白分为正常组和贫血组［男性血红蛋白（hemoglobin, Hb）<120 g/L，女性 Hb<110 g/L］。术前 1 天和术后 1 周通过 MMSE 评估认知功能。术后 3 个月，采用认知功能电话问卷修正版（TICS-M）对患者的认知功能进行评价，使用 EORCT QLQ-C30 生活质量调查问卷对患者术后的生活质量进行评价。术后 1 周、术后 3 个月 POCD 的发生率分别为 25.3% 和 19%。单变量分析结果显示，术前 Hb（*OR* 0.899，95%*CI* 0.821～0.984，$P=0.022$）与术后 1 周 POCD 发生显著相关。贫血（*OR* 0.387，95%*CI* 0.171～0.873，$P=0.022$）与术后 3 个月 POCD 发生显著相关。二元逻辑回归分析结果表明，文化程度（*OR* 0.828，95%*CI* 0.746～0.919，$P<0.001$）是术后 1 周 POCD 发生的独立因素。年龄（*OR* 1.082，95%*CI* 1.019～1.150）、教育程度（*OR* 0.885，95%*CI* 0.758～0.964）及贫血（*OR* 0.393，95%*CI* 0.165～0.932）是术后 3 个月 POCD 发生的独立因素。研究结果表明，在接受腹腔镜手术的癌症患者中，贫血不是导致术后 1 周 POCD 发生率增加的危险因素，但会增加术后 3 个月内认知功能障碍的发生率。

DNA 甲基化对于调节海马神经元的突触可塑性至关重要，从而影响学习和记忆功能。Li 等[4] 探究 DNA 甲基化是否与 POCD 的发展有关，研究招募 65 岁以上进行髋关节置换手术的 124 例患者。通过 MMSE、数字跨度测试、数字符号转换测试（DSST）、试听测验（A 部分），语言流畅性测验及单词识别记忆测验评估患者围术期认知功能。使用可靠变化指数（RCI）分析早期 POCD，如果 RCI＜－1.96，则受试者被诊断为 POCD。分离外周血白细胞 DNA，并使用 Elisa 试剂盒检测 5- 甲基胞嘧啶（mC）反映 DNA 甲基化水平。研究显示，24 例患者（19.4%）发展为早期 POCD。与非 POCD 组相比，POCD 状态的基线 5-mC 水平没有差异。术后第 7 天早期 POCD 患者的 5-mC 水平显著降低（P＝0.004），而在非 POCD 患者中没有变化。术后，POCD 患者的 5-mC 水平显著低于非 POCD 患者（P＝0.003）。根据年龄、性别、BMI、麻醉持续时间及教育水平调整的双变量逻辑模型分析表明，术后 5-mC 水平与早期 POCD 之间存在独立关联。从而得出研究结果，术后白细胞 DNA 整体低甲基化与早期 POCD 的发展有关。

允许性高碳酸血症（permissive hypercapnia，PHC）是一种重要的肺保护性通气策略，对重要器官具有保护作用，包括心脏、肺及中枢神经系统（central nervous system，CNS）。Zhu 等 [5] 评估 PHC 通气策略对心脏瓣膜置换术（cardiac valve replacement，CVR）患者局部脑氧饱和度（$rScO_2$）和术后认知功能的影响。本研究共纳入 2019 年 1 月至 2019 年 3 月在南京医科大学南京第一医院接受 CVR 的患者 66 例，采用随机数字表将患者随机分为 PHC 通气（H）组和常规机械通气（C）组。2 组患者均在体外循环（CPB）前进行常规通气。H 组患者采用 PHC 通气策略，将二氧化碳分压（$PaCO_2$）保持在 46～60 mmHg。在麻醉诱导前（T0）、开胸前（T1）、进入 CPB 后 30 min（T2）、CPB 结束后 30 min（T3）及缝合处（T4）5 个时间点记录心率、平均动脉压（MAP）、心排血量（CO）、$rScO_2$ 等指标，以及在上述时间点从桡动脉采集血样用于血气分析，并记录 pH、$PaCO_2$、PaO_2、乳酸（Lac）及血糖水平。术前 1 d、术后 24 h 及术后 7 d 记录 MMSE 评分。术后 MMSE 低于基线 2 分的患者被诊断为 POCD。研究结果显示，H 组在 T0 和 T1 时心率较低（P＜0.05）；在 T3 和 T4 时，H 组 CO 高于 C 组（P＜0.05）。H 组在 T4 时 $rScO_2$ 较高，而 pH 和乳酸（Lac）较低（均 P＜0.05）；在 T3 和 T4 时，H 组的 $PaCO_2$ 较高（P＜0.05），以及在 T3 和 T4 时，H 组 PaO_2 较低（P＜0.05）。与术前 1 d 相比，2 组术后 24 h 的 MMSE 评分均较低（P＜0.05）。研究结果提示，PHC 可提高 CVR 患者的 $rScO_2$，增加脑血流量，改善脑氧供 / 耗平衡，对大脑起到保护作用。但对 POCD 的发生率没有显著影响。

Yong 等 [6] 探讨老年胃癌（GC）患者根治性胃切除 POCD 的潜在危险因素。研究共纳入 221 例计划进行选择性胃切除术的老年胃癌患者。在术前 1 d 和术后 7 d 采用 MMSE 量表评估 POCD。采用受试者工作特征曲线分析以评估 POCD 的危险因素的预测值和临界值，单变量和多变量逻辑回归分析以调查早期 POCD 的危险因素。结果显示，在纳入研究的 221 例老年胃癌患者中，早期 POCD 的发生率为 19.0%。受试者工作特征曲线分析表明，中性粒细胞 - 淋巴细胞比值（NLR）是 POCD 的重要预测因子，截断值为 2.50，曲线下面积为 0.711（95%CI 0.624～0.798，P＜0.001）。通过多变量逻辑回归分析，术前 NLR（≥2.50）是与 POCD 相关的唯一独立危险因素（OR 2.44，95%CI 1.52～3.68，P＝0.013）。研究结果提示，术前 NLR 水平是接受根治性切除的老年胃癌患者发生 POCD 的独立危险因素。

胸腔镜肺叶切除术（VATL）后也会出现 POCD 等并发症，Shi 等 [7] 探究右美托咪定对老年男性肺癌患者 VATL 术后认知功能障碍的疗效和安全性。研究纳入接受 VATL 治疗的 80 例老年男性肺癌患者，被随机分为治疗组（n＝40）和对照组（n＝40）。治疗组所有患者给予右美托咪定 0.5 μg/kg,

连续给药 20 min。在手术完成前 30 min 将剂量调整为 0.2 µg/（kg·h），对照组患者均给予等量生理盐水。主要结局是通过 MMSE 进行认知功能障碍评估，次要结局在术前 3 d 和术后 3 d 评估 POCD 的发生率、肺功能［通过用力肺活量（FVC）测量］、第 1 秒用力呼气量（FEV_1），呼气流量峰值（peak expiratory flow，PEF），以及最大通气（MVV）和不良事件。本研究结果表明，治疗组患者在认知功能障碍方面表现出更好的疗效（$P<0.01$），且 POCD 的发生率低于对照组患者（$P=0.03$）。治疗组患者的肺功能并未改善（$P=0.65$），且 FEV_1（$P=0.50$）、PEF（$P=0.73$）及 MVV（$P=0.27$）均高于对照组患者。此外，2 组不良事件发生率的差异无统计学意义。研究结果表明，右美托咪定治疗可能减少老年男性肺癌患者 VATL 后的 POCD 的发生率，而右美托咪定在改善肺功能方面并不优于其他镇痛药。

Wang 等[8]研究右美托咪定通过调节 PI3K/Akt 信号通路对胃癌手术患者认知功能的影响。研究纳入于 2016 年 7 月至 2018 年 7 月接受根治性胃切除术的患者 110 例。60 例试验组患者接受右美托咪定输注治疗，50 例对照组患者同期注射生理盐水。比较 2 组患者术前 1 d 和术后 1 d 血清炎症因子 TNF-α、IL-6、PI3K、Akt 的表达水平、不良反应发生次数及 MMSE 评分。研究结果显示，术后 1 d，2 组患者血清 TNF-α、IL-6、PI3K、Akt 水平均显著高于术前（$P<0.05$），且试验组低于对照组（$P<0.05$）；试验组患者术后认知功能障碍发生率低于对照组患者（$P<0.05$）；对照组不良反应总数高于试验组患者（$P<0.05$）。术后 1 d，2 组 MMSE 评分均下降，且对照组显著低于试验组（$P<0.05$）。MMSE 评分与血清 TNF-α、IL-6、PI3K 及 Akt 的表达水平呈负相关（$P<0.001$）。研究结果提示，右美托咪定可有效降低胃癌手术患者术后炎症因子的表达水平，通过调节 PI3K/Akt 信号通路可改善患者术后认知功能和促进术后认知功能的恢复。

Gao 等[9]探讨右美托咪定对老年微创冠状动脉旁路移植术患者局部脑氧饱和度 $rScO_2$ 和术后认知功能的影响。研究者将 60 例行微创冠状动脉旁路移植术的老年患者随机等分为右美托咪定（D）组和对照（N）组。D 组患者在切开前用 1 µg/kg 右美托咪定泵注 15 min，然后以 0.3～0.5 µg/（kg·h）连续泵注至手术结束。N 组患者术中均给予等量生理盐水。在诱导前（T0）、诱导后（T1）、单肺通气后 30 min（T2）及手术后（T3）监测 $rScO_2$。术前 1 d、术后 72 h 和术后 7 d 采用 MMSE 评估认知功能。研究结果显示，T2 时 D 组 $rScO_2$ 水平显著高于 N 组（$P<0.05$）。N 组的 $rScO_2$ 水平在 T2 时显著低于 T0、T1 及 T3 时（$P<0.05$）。术后 72 h 和术后 7 d，D 组认知功能障碍发生率明显低于 N 组（$P<0.05$）。D 组 MMSE 评分明显高于 N 组，但显著低于 N 组（$P<0.05$）。研究结果提示，右美托咪定可减轻老年微创冠状动脉旁路移植术患者单肺通气时 $rScO_2$ 下降，改善术后认知功能，降低 POCD 的发生率。

刘华琴等[10]研究夜间输注不同剂量右美托咪定对胃肠恶性肿瘤根治术老年患者术后认知功能障碍（POCD）的影响。研究纳入拟行胃肠恶性肿瘤根治术患者 80 例，随机分为 4 组（$n=20$）：对照（C）组、不同剂量右美托咪定（D1～D3）组。D1～D3 组于术日当晚和术后 1 d 时 21 时开始分别输注右美托咪定 0.1 µg/（kg·h）、0.2 µg/（kg·h）及 0.3 µg/（kg·h）（速率为 4 ml/h），至次日晨 6 时结束；C 组输注等量生理盐水。于术前、术后 2 d 及 7 d 时记录患者睡眠时间段、夜间觉醒次数；于术前 1 d 和术后 7 d 时测试认知功能；于术前 1 d、术后 2 d 及术后 7 d 时的 16 时及相应次日 8 时测定血浆皮质醇浓度，计算每日 8 时与相应的前 1 d 16 时血浆皮质醇浓度的差值。结果显示，与 C 组比较，D2 组、D3 组 POCD 发生率降低；与 C 组、D1 组及 D2 组比较，D3 组术后 2 d 时夜间觉醒次数减少。与 C 组和 D1 组比较，D2 组，D3 组术后 2 d 和术后 7 d 血浆皮质醇浓度差值降低；与 D2 组比较，D3 组各时间点血浆皮质醇浓度差值的差异无统计学意义。4 组患者低血压、高血压、心动过缓及心动过速发生率比较差异无统计学意义（$P > 0.05$）。从而得出研究结论，夜间以 0.2 μg/（kg·h）或 0.3 μg/（kg·h）输注右美托咪定可减少胃肠恶性肿瘤根治术老年患者 POCD 的发生。

齐佳杉等[11] 探讨超声引导下神经阻滞不同路径在乳腺癌患者手术中的麻醉镇痛效果及对认知功能的影响。研究纳入 2017 年 8 月至 2019 年 8 月就诊的 60 例乳腺癌患者，随机分为 2 组：即胸壁神经阻滞＋全身麻醉（研究组）、肋间神经阻滞＋全身麻醉（对照组）。观察 2 组患者的麻醉镇痛效果、认知功能、时间指标、药物使用情况、不良反应发生情况及血流动力学变化情况。结果显示，研究组疼痛评分显著低于对照组（$P < 0.05$），且不同时间点下的 MMSE 评分均显著高于对照组（$P < 0.05$）。2 组手术时间的差异无统计学意义，研究组麻醉时间和持续镇痛时间显著长于对照组。研究组麻醉药物使用量小于对照组，需要术后镇痛患者的比例少于对照组（$P < 0.05$）。麻醉前 2 组的心率、平均动脉压、收缩率及舒张压水平差异无统计学意义，而在气管插管即刻、手术开始即刻及手术结束时研究组心率、平均动脉压、收缩率及舒张压水平低于对照组（$P < 0.05$）。研究结果提示，胸壁神经阻滞的镇痛效果更为显著，可显著减轻患者的疼痛程度，对患者的认知能力具有积极作用，且不会增加患者在术中血流动力学发生波动的风险，值得在临床上进一步推广应用。

Gan 等[12] 探讨年龄＞65 岁患者术前认知障碍的患病率和危险因素。研究纳入了 2018 年 8 月至 2019 年 6 月行骨科手术的年龄＞65 岁的 374 例患者。采用 MMSE 评估患者的认知功能。收集基线、生活习惯及实验室检查结果，采用多变量逻辑回归模型确定术前认知障碍的独立预测因素。研究结果显示，28.61% 患者存在术前认知障碍。多变量逻辑回归分析显示，年龄（OR 1.089，$P < 0.001$）、主观睡眠障碍（OR 1.996，$P = 0.021$）、动脉粥样硬化（OR 2.367，$P = 0.017$）及高胆固醇水平（OR 1.373，$P = 0.028$）是术前认知障碍的独立危险因素，而高学历是保护因素（与文盲组相比，小学组：OR 0.413，$P = 0.009$；初中及以上组：OR 0.120，$P < 0.001$）。从而得出结论，年龄＞65 岁的老年择期骨科手术患者术前认知功能障碍的患病率很高。该研究确定高龄、受教育程度低、主观睡眠障碍、动脉粥样硬化及高胆固醇水平为患者术前认知障碍的危险因素。了解这些风险因素有助于对高风险人群进行预防和定向干预。

张亚飞等[13] 探究目标导向容量治疗对老年结直肠癌根治术患者术后认知功能障碍（POCD）的影响。研究纳入于 2014 年 2 月至 2018 年 2 月收治的结直肠癌根治术老年患者 98 例，随机分为目标导向容量治疗（GDFT）组和对照治疗（Con）组，每组各 49 例。桡动脉穿刺置管并连接 Vigileo-FloTrac 系统监测每搏变异度（stroke volume variability，SVV）。GDFT 组于 SVV 指导下行目标导向容量治疗；Con 组患者则采用传统方式进行补液。术前 1 d、术后 1 d、术后 3 d、术后 1 周、术后 1 个月、术后 3 个月、术后 6 个月评估患者 MMSE 评分并结合 1SD 原则诊断术后认知功能障碍。于术前 1 d、术后 1 d、术后 3 d、术后 1 周抽取外周静脉血检测 S100β 蛋白、神经元特异性烯醇化酶（NSE）。结果显示，GDFT 组患者与 Con 组患者术后 1 d、术后 3 d、术后 1 周、术后 1 个月、术后 3 个月、术后 6 个月 POCD 发生率分别为 30.6% vs.57.1%、28.6% vs.55.1%、22.4% vs.51.0%、16.7% vs.42.6%、17.4% vs.39.1%、15.6% vs.36.4%，以上差异均有统计学意义。GDFT 组和 Con 组患者术后 1 d、术后 3 d、术后 1 周 S100β 蛋白浓度分别为（206.6±18.7）pg/ml *vs.*（231.5±17.3）pg/ml、（191.8±14.6）pg/ml *vs.*（217.9±15.8）pg/ml、（171.5±13.3）pg/ml *vs.*（195.7±16.2）pg/ml，NSE 浓度分别为（19.4±1.6）ng/ml *vs.*（24.7±2.1）ng/ml、（17.3±1.8）ng/ml *vs.*（22.0±2.3）ng/ml、（15.9±1.8）ng/ml *vs.*（20.6±2.0）ng/ml，以上差异有统计学意义。从而得出结论，目标导向容量治疗能够降低结直肠癌根治术老年患者术后 6 个月内认知功能障碍发生率。

刘洪亚等[14] 探讨预防性使用地塞米松对老年患者前列腺剜除术后认知功能的影响。研究纳入全身麻醉下行前列腺剜除术治疗的 100 例老年患者，使用随机数字表法分为地塞米松组和对照组，每组各 50 例。地塞米松组患者在术前 2 h 单次静脉注射 0.1 mg/kg 地塞米松，对照组患者则同时间点静脉注射等容量生理盐水。采用 MMSE 测定患者认知功能评分，并检测血清 IL-6、TNF-α、CRP 的水平。结果显示，地塞米松组术后认知功能障碍的发生率低于对照组（$P < 0.05$）；地塞米松组术后 1 d、3 d 时的 IL-6、TNF-α 及 CRP 水平低于对照组（$P < 0.05$）。研究认为术前应用地塞米松可减轻患者前列腺剜除术后炎症反应，降低术后认知功能障碍早期风险。

（二）基础研究

肠道微生物群通过调节宿主免疫和神经系统对人类健康产生深远的影响。肠道微生物群的改变不仅损害肠屏障完整性和触发外周炎症反应，而且还通过诱导肠－脑轴神经炎性响应或血脑屏障（blood brain barrier，BBB）的破坏。肠道菌群失调引起的肠道屏障通透性增加和 BBB 破坏被认为是神经系统疾病的关键原因。Han 等[15]* 使用 APP/PS1 小鼠进行部分肝切除术手术模型，建立术后认知功能障碍模型。将小鼠随机分为 3 组：Con（对照）组、麻醉组（七氟烷麻醉 30 min）和 S 组（部分肝切除加麻醉，肝功能未改变）。研究结果显示，单独使用七氟烷麻醉对 Morris 水迷宫实验结果无显著影响，但 S 组的小鼠出逃避潜伏期时间显著增加（$P < 0.05$），这些结果表明，手术会损害 APP/PS1 小鼠的空间记忆，而不是麻醉。肠道海马中炎症介质的表达增加（与 Con 组相比，S 组小鼠结肠中炎症细胞因子 IL-1β、IL-6 及免疫抑制介质 IL-10 显著升高），紧密连接蛋白（ZO-1 和 occludin）水平降低。16SrRNA 基因测序显示手术后 β 多样性和肠道微生物群丰富度发生改变，包括 *Rodentibacter*，Bacteroides，*Ruminococcaceae_UCG_014* 和 *Faecalibaculum*，以及 family *Eggerthellaceae* 和 *Muribaculaceae*。而益生元（低聚木糖，XOS）干预可有效减轻手术引起的认知功能障碍和肠道微生物群的改变，减少炎症反应，并改善肠道和海马紧密连接屏障的完整性。本研究结论表明，肠道菌群的改变、炎症反应参与了术后认知功能障碍的病理生理过程。益生元预处理可能是一种潜在的治疗方法。

纳米材料，包括无机纳米颗粒、聚合物纳米颗粒、碳纳米材料和纳米材料的官能化，已显示出治疗疾病的巨大潜力。新型纳米碳材料氧化石墨烯（GO）/石墨烯备受关注。β 淀粉样蛋白（Aβ）的积累是 POCD 的发病机制之一。Zhang 等[16] 探究氧化石墨烯如何影响 Aβ 作用来减轻 POCD，在 HEK293T-APP-GFP 和 SHSY5Y-APP-GFP 细胞检测了氧化石墨烯处理细胞后 Aβ 的水平。通过胫骨骨折髓内固定术建立 POCD 模型，恐惧条件反射测试评估小鼠的恐惧记忆。结果发现，氧化石墨烯治疗通过同时减少 Aβ 生成并通过分别抑制淀粉样前体蛋白（amyloid precursor protein，APP）的 β 裂解和改善内体 Aβ 向溶酶体的传递最大程度地减轻 Aβ 水平。术后小鼠海马 Aβ 水平显著升高，海马依赖性恐惧记忆受损。然而，氧化石墨烯给药显著降低了海马 Aβ 水平并改善了术后小鼠的认知功能。研究结果提示，氧化石墨烯通过减轻 Aβ 积累来改善术后小鼠的恐惧记忆，为基于氧化石墨烯的纳米药物在治疗 Aβ 相关的 POCD 疾病提供新的证据。

过度的神经炎症反应在 POCD 的发展中起重要作用，而组蛋白脱乙酰酶（histone deacetylase，HDAC）是炎症的一类重要调节剂。Yang 等[17] 使用异氟烷建立 POCD 小鼠模型，使用 UF010［Ⅰ类组蛋白脱乙酰酶抑制剂（histone deacetylase inhibitor，HDACi）］、MC1568（Ⅱ类 HDACi）和 SAHA（Ⅰ类和Ⅱ类 HDACi）预处理。通过 Morris 水迷宫实验，蛋白质印迹法检测海马中 HDAC 蛋白水平和 NF-κB/p65、JAK/STAT 及 TLR/MyD88 信号通路的活性。使用 ChIP-qPCR 检测基因启动子上 HDAC 的富集。结果显示，与对照组相比，POCD 组的Ⅰ类 HDAC，包括 HDAC2 和 HDAC8 及Ⅱ类 HDAC，HDAC4、HDAC7 及 HDAC10 均上调。此外，与 MC1568 预处理组和对照组相比，用 UF010 和 SAHA 预处理的组表现出麻醉/手术诱导的 POCD 影响的改善和海马中炎症反应的减弱。同样，与 MC1568 相比，NF-κB/p65、JAK/STAT 及 TLR/MyD88 信号通路在用 UF010 和 SAHA 预处理后失活。最后，在 POCD 背景下，负调控这 3 种途径的基因转录后，HDAC1、HDAC2 及 HDAC8 的富集显著升高。研究结果提示，Ⅰ类 HDAC，尤其是 HDAC1、HDAC2 及 HDAC8，在增强海马神经炎症和导致 POCD 中起关键作用。Ⅰ类 HDAC 是通过抑制神经炎症预防和治疗 POCD 的潜在治疗靶点。

花青素（ANT）作为一种天然色素，具有脑保护和抗炎作用。Zhang 等[18] 研究花青素对术后认知和神经炎症的影响，将小鼠分为对照组（生理盐水 2 ml/kg，每日口服）、对照组＋ANT 100 mg/kg 组（口服）、对照组＋MLK3 抑制剂 URMC-099 组（10 mg/kg，腹腔注射）、手术组（生理盐水 2 ml/kg，每日口服）、手术＋ANT 50 mg/kg 组（口服）、手术＋ANT 100 mg/kg 组（口服）及手术＋MLK3 抑制剂 URMC-099 组（10 mg/kg，腹腔注射）。Morris 水迷宫实验和恐惧条件反射测试用于评估学习和记忆功能。结果表明，ANT 改善了手术后小鼠的学习和记忆（表现为手术后的潜伏时间从手术后第 7 天开始显著延长，且在手术后 7～10 d，ANT 以剂量依赖性方式显著缩短了手术诱导的潜伏期延长。此外，ANT 处理组在目标象限的时间显著延长和平台交叉次数显著增加）。ANT 还抑制 MLK3 激活及其下游 JNK 和 p38 MAPK 信号级联。MLK3 抑制剂可以模拟 ANT 的作用。ANT 治疗显著减少了神经炎症和小胶质细胞激活。研究结论认为，MLK3 是手术诱导的神经炎症和认知功能障碍的新靶点。ANT 可以抑制 MLK3 的激活，是预防和治疗围术期神经认知功能障碍（PND）的前景药物。

NLRP3 炎症小体存在于小胶质细胞、星形胶质细胞和神经元中，这些小胶质细胞在神经退行性疾病中诱导神经炎症。Fu 等[19] 探究 NLRP3 炎症小体的激活与认知功能障碍的关系。18 个月大的 C57BL/6 小鼠在异氟烷麻醉下进行剖腹探查，以模拟临床人体腹部手术，小鼠被随机分为 4 个实验组：①对照＋溶剂组；②对照＋MCC950 组；③手术＋溶剂组；④手术＋MCC950 组。分别在手术后 6 d 和 7 d 使用旷场实验和恐惧条件实验进行行为研究。术后 3 d 和术后 7 d 检测海马组织中 IL-1β、IL-18、TNF-α、NLRP3、cleaved caspase-1、凋亡相关斑点样蛋白（apoptosis-associated speck-like protein containing a CARD，ASC）、脑源性神经营养因子（BDNF）及 PSD95 的表达水平，通过免疫荧光观察 IBA1、GFAP 的表达。实验结果表明，手术诱导的认知障碍会导致 IL-1β、IL-18、TNF-α、

NLRP3、ASC、cleaved caspase-1、IBA1 及 GFAP 阳性细胞显著增加，而海马 BDNF 和 PSD95 表达下降。MCC950 的给药减轻了炎症变化并阻止了手术引起的认知障碍。研究结论认为，手术会诱发神经炎症和认知缺陷，部分原因是老年小鼠海马体中 NLRP3 炎症小体被激活。

刘辉梅等[20]观察巨噬细胞极化在七氟烷致大鼠认知功能障碍中的作用。将健康 SPF 级 5 个月龄 Wistar 大鼠按随机数字表法分为对照组和观察组（七氟烷麻醉处理）。对照组大鼠吸入纯氧，氧气流量为 2 L/min，时间 2 h；观察组大鼠氧气流量为 2 L/min，同时调节七氟烷浓度为 2%，时间为 2 h。分别在麻醉前 1 d（T0）、麻醉后第 5 天（T1）、第 10 天（T2）、第 20 天（T3）及第 30 天（T4）进行 Morris 水迷宫测试，观察并记录逃避潜伏期（ELP）；每个时间点（T0～T4）Morris 水迷宫测试结束后，2 组各取大鼠 5 只，采用流式细胞仪检测 M1 型和 M2 型巨噬细胞占比和用酶联免疫吸附测试（ELISA）法测定大鼠海马 IL-8 和 IL-10 表达情况。结果显示，观察组大鼠 T1 和 T2 时逃避潜伏期较 T0 时刻显著延长（$P<0.05$），T3 和 T4 时的逃避潜伏期的差异无统计学意义（$P>0.05$）；与对照组比较，观察组大鼠在 T1 和 T2 时逃避潜伏期显著延长（$P<0.05$），而 T3 和 T4 时的差异均无统计学意义（$P>0.05$）。与 T0 时刻比较，观察组海马 T1 和 T2 时 IL-8 表达、M1 巨噬细胞占比及 M1/M2 显著升高（$P<0.05$），IL-10 表达和 M2 巨噬细胞占比显著降低（$P<0.05$）；而在 T3 和 T4 时，上述指标均无明显变化（$P>0.05$）。与对照组比较，观察组大鼠 T1 和 T2 时刻 IL-8 表达、M1 巨噬细胞占比和 M1/M2 显著升高，IL-10 表达和 M2 巨噬细胞占比显著降低；而 T3 和 T4 时刻上述指标均无明显变化。从而得出研究结论，七氟烷可能通过影响海马巨噬细胞极化引起海马神经阻滞促炎因子水平升高，从而导致大鼠术后短期认知功能障碍。

Su 等[21]探讨托吡酯（TPM）对 POCD 大鼠的影响，采用 50 mg/kg 丙泊酚灌胃 4 h 建立 POCD 大鼠模型以验证托吡酯的抗炎作用，并采用 Morris 水迷宫（MWM）实验评估大鼠的空间学习和记忆能力。苏木精－伊红（HE）染色检测神经变性，TUNEL 检测细胞凋亡状态。在体外，海马小胶质细胞用脂多糖或托吡酯处理以验证托吡酯的抗炎作用。流式细胞术检测细胞凋亡。酶联免疫吸附试验检测炎症因子，蛋白质免疫印迹法检测 Fas、Fas 相关蛋白死亡域（FADD）表达。结果表明，托吡酯给药通过降低 Fas、FADD 和炎症因子（TNF-α、IL-1β 及 IL-6）的表达水平来改善 POCD 大鼠的空间学习和记忆能力。此外，托吡酯通过降低 caspase-8、Bax 及聚 ADP- 核糖聚合酶 -1（PARP1）的表达来下调细胞凋亡率以抑制 POCD，同时增强 B 细胞淋巴瘤 -2（Bcl-2）表达。抑制 Fas 可增强托吡酯诱导的 POCD 大鼠海马组织神经元细胞凋亡的下调。从而得出结论，托吡酯给药可以通过减轻 POCD 诱导的促凋亡因子和炎症细胞因子的上调，以及抗凋亡因子的下调来减弱 POCD 样行为并提高大鼠海马细胞的存活率。

Peng 等[22]研究肉苁蓉对七氟烷诱导的老年认知功能障碍大鼠模型的保护作用及潜在机制。将老年雄性 SD 大鼠随机分为 4 组：对照组、七氟烷组、对照＋肉苁蓉组及七氟烷＋肉苁蓉组。ELISA 检测炎症细胞因子水平，Morris 水迷宫实验、旷场实验及恐惧条件反射实验评价大鼠认知功能障碍。麻醉后 3 d，将大鼠处死并提取海马用于生化分析。检测 MDA，SOD 和过氧化氢酶（CAT）活性来评估氧化应激水平，使用 PPAR-γ 拮抗剂探索肉苁蓉在体内的作用机制。结果显示，吸入七氟烷后，老年雄性 SD 大鼠在麻醉后 3 d 的行为测试中出现明显的认知障碍。而麻醉前连续 3 d 以 50 mg/kg 的剂量腹腔注射肉苁蓉，可抑制七氟烷引起的神经炎症水平升高，并显著减轻老年大鼠的海马依赖性记忆障碍。肉苁蓉还通过降低亚硝酸盐和 MDA 同时增加 SOD 和 CAT 活性来降低氧化应激，抑制了小胶质细胞的活化。研究证明肉苁蓉提取物通过激活 PPAR-γ 信号传导，减轻了七氟烷麻醉引起的老年大鼠认知障碍。

罗丹等[23]观察海马酪氨酸激酶受体 B（TrkB）在小鼠 POCD 中的表达变化，并探讨钙蛋白酶活化是否参与其调控。将 16 月龄雄性 C57BL/6 小鼠随机分为 3 组，每组 18 只：即 C 组、P 组及 PM 组。C 组给予吸入纯氧；P 组采用吸入 3% 七氟烷＋剖腹探查术，建立 POCD 动物模型；PM 组在七氟烷麻醉前即刻腹腔注射钙蛋白酶抑制剂 MDL28170（20 mg/kg），其后每天注射 1 次直至术后第 5 天。同事 C 组和 P 组腹腔注射生理盐水 20 mg/kg。术后第 5 天进行旷场实验，记录小鼠探索路程及停留在中央格的时间，第 6 天进行恐惧条件实验，第 7 天进行场景性恐惧条件实验测试，记录小鼠 5 min 内僵直反应（除呼吸运动外无其他运动的状态）时间。术后 24 h 每组取 6 只小鼠海马组织，采用蛋白质免疫印迹法检测钙蛋白酶活性，行为学测试完成后 2 h 每组取 6 只小鼠海马组织，采用蛋白质免疫印迹法检测全长型 TrkB 受体（TrkB-FL）、截断形式的 TrkB 受体（TrkB-T1）、突触后致密蛋白 -95（PSD95）的含量。结果显示，与 C 组比较，P 组僵直反应时间百分比明显降低，海马 TrkB-FL、PSD95 含量明显降低，海马钙蛋白酶活性明显增高、TrkB-T1 含量明显升高（P＜0.05）；与 P 组比较，PM 组在场景性恐惧测试中僵直反应时间百分比明显增高，海马 TrkB-FL、PSD95 含量明显升高，海马钙蛋白酶活性降低、TrkB-T1 含量明显降低（P＜0.05）。研究结果提示，钙蛋白酶活化截断 TrkB-FL，导致 TrkB-T1 表达增多，损害小鼠术后认知功能。

金刚烷胺是一种低亲和力非竞争性 N- 甲基 -D- 天冬氨酸受体（NMDAR）拮抗剂，现在多用于治疗帕金森病、运动障碍和创伤性脑损伤等方面。金刚烷胺已被证明可以减轻年轻成年大鼠的术后学习和记忆功能障碍。然而，术后认知功能障碍常发生于老年患者。Zhong 等[24]探究金刚烷胺是否能减轻术后学习和记忆功能障碍。18 个月大的老年雄性 C57 小鼠和 Fischer344 大鼠在异氟烷麻醉下进行右颈动脉暴露手术。颈动脉暴露用于模拟老年患者常用的颈动脉内膜切除术。在手术开始前 15 min 腹腔注射金刚烷胺 25 μg/（g·d），持续注射 3 d。手术后 1 周通过巴恩斯迷宫实验和恐惧条件实验对动物进行测试。结果显示，手术和麻醉损害了老年小鼠和大鼠的学习和记忆（接受手术的小鼠在训练后 1 d 或训练后 8 d 需要更长的时间来识别目标框）。蛋白质印迹法结果显示，手术降低了老年大鼠海马中 BDNF 和神经胶质细胞源性神经营养因子（GDNF）的表达、树突状分枝和脊柱密度。而金刚烷胺的这种保护作用可被对大鼠脑室内注射抗 BDNF 抗体或抗 GDNF 抗体所阻断。

高压氧（hyperbaric oxygen，HBO）已被广泛用于神经保护的治疗，可以促进受损神经元的恢复。Lin 等[25]探究高压氧对轻度认知损害（mild cognitive impairment，MCI）大鼠认知功能的影响。建立了 D- 半乳糖诱导的 MCI 大鼠模型，并使用特异性抑制剂 U0126 评估了胞外信号调节激酶（ERK）信号在高压氧治疗认知功能中的作用。大鼠随机分为 4 组：正常对照组、D-gal 模型（MCI）组、D-gal＋HBO（HBO）组；D-gal＋HBO＋U0126 组（U0126）组。通过 Morris 水迷宫实验评估认知功能，通过海马切片的苏木精－伊红（HE）染色评估病理变化。ELISA 用于检测 caspase-3 的水平，蛋白质印迹法检测总 ERK1/2 和磷酸化 ERK1/2 的表达水平。在 Morris 水迷宫实验中，与 MCI 组相比，HBO 组观察到更短的逃避潜伏期，这在一定程度上被 U0126 逆转。与 MCI 和 U0126 组相比，HBO 组的平台穿越次数最多。HE 染色显示，HBO 组细胞凋亡较少，海马细胞形态更好。免疫印迹结果显示，MCI 组（$P < 0.001$）、HBO 组（$P = 0.006$）及 U0126 组（$P < 0.001$）的 caspase-3 水平显著升高，且 HBO 组 caspase-3 的水平最低。HBO 组的总 ERK1/2 和 p-ERK1/2 水平更高。从而得出研究结论，HBO 治疗对 MCI 大鼠早期认知功能障碍具有保护作用，HBO 疗法可能通过 ERK 信号抑制细胞凋亡并保护认知功能。

Zhang 等[26] 探究围术期糖尿病神经认知功能障碍的机制。将 db/db 和 db/m 小鼠平均分为 4 组：异氟烷麻醉组，未行胫骨骨折手术（Con 组）；异氟烷麻醉＋行胫骨骨折手术（Sur 组）；术后 1 h、24 h、48 h 腹腔注射（Sur＋veh 组）；在胫骨骨折术后 1 h、24 h、48 h 腹腔注射 TAK-242（3 mg/kg，TLR4 的选择性抑制剂）（Sur＋TAK 组）。术后第 3 天检测恐惧条件实验的认知障碍。研究结果显示，db/db 小鼠出现认知下降，而 TLR4 抑制剂逆转了 db/db 小鼠在术后第 3 天的冷冻行为下降。手术降低了海马兴奋性突触后电位的斜率，并在术后第 3 天时诱导了 db/db 小鼠的血脑屏障损伤。在 db/db 和 db/m 小鼠中，手术还增加了 TLR4、TNF-α、IL-1β、白蛋白、MMP-2 和 MMP-9，降低了海马中密封蛋白（claudin)-5、闭合蛋白（occludin）、金属蛋白酶组织抑制物（TIMP)-1 和 TIMP-2 的蛋白质水平。但以上变化均可被 TAK-242 治疗逆转。与术后 db/m 小鼠相比，手术增加了 TLR4、TNF-α 和 IL-1β 的蛋白水平，降低了 claudin-5 和 occludin 的蛋白水平，并维持了 MMP/TIMP 失衡。结论表明，TLR4 介导的海马炎症细胞因子释放、MMP/TIMP 轴失衡和 BBB 破坏在 db/db 小鼠胫骨骨折手术诱导的持续认知功能障碍中起关键作用。

单唾液酸四己糖神经节苷脂（GM1）可以改善神经退行性疾病中坏死和凋亡引起的神经元损伤。Meng 等[27] 探究 GM1 是否可以预防氯胺酮诱导的发育神经毒性。出生后第 7 天（P7）幼鼠每隔 90 min 接受腹膜内氯胺酮（20 mg/kg）持续 5 次。通过使用 Morris 水迷宫实验确定认知功能，包括逃避潜伏期（第 32~36 天）和平台穿越（第 37 天），并确定 GM1 对海马细胞凋亡的影响。蛋白质印迹法检测海马组织中 BDNF 的表达，以及 Akt 和 ERK1/2 的磷酸化。研究结果显示，与对照大鼠相比，接受氯胺酮暴露的大鼠出现认知障碍，表现为第 34 天（$P = 0.006$）、第 35 天（$P = 0.002$）及第 36 天（$P = 0.005$）的逃避潜伏期延长。然而，在 GM1 预处理的大鼠中，氯胺酮暴露不会延长逃避潜伏期。外源性 GM1 增加了第 37 天的平台交叉时间（$P = 0.041$）并降低了暴露于氯胺酮的海马 TUNEL 阳性细胞和 caspase-3 的表达。氯胺酮降低了海马中 BDNF 的表达及 Akt 和 ERK 的磷酸化，而外源性 GM1 阻止了这些改变。研究结论表明，外源性 GM1 通过作用于 BDNF 信号通路，以改善由氯胺酮引起的幼鼠认知障碍和海马细胞凋亡。

褪黑激素在各种认知障碍中起到保护剂的作用，Li 等[28] 探究褪黑激素预处理对丙泊酚麻醉的老年大鼠认知功能的影响。将 30 只 SD 大鼠随机分为 3 组：对照（Con）组、丙泊酚治疗（Pro）组及褪黑激素＋丙泊酚（Mel＋Pro）组。巴恩斯迷宫实验、旷场实验和恐惧条件实验分别用于评估空间记忆、探索性行为和一般运动活动及海马依赖性学习和记忆能力。行为测试的结果表明，褪黑素改善了丙泊酚诱导的老年大鼠的记忆损伤。褪黑素可减轻线粒体功能障碍，降低 HIP 和 pfc 区域的凋亡细胞数量。此外，预防性褪黑素治疗还可逆转丙泊酚诱导的 PKA/CREB/BDNF 信号通路失活和突触功能障碍。研究结论表明，褪黑素通过减轻线粒体功能障碍、细胞凋亡、PKA/CREB/BDNF 信号失活及突触功能障碍来改善丙泊酚诱导的认知障碍。

Yu 等[29] 探讨右美托咪定联合依托咪酯对 POCD 大鼠的 IL-17A 和 S-100β 表达水平的影响。将

50 只 SD 大鼠随机分为对照组、模型组、依托咪酯（Eto）组、右美托咪定（Dex）组及右美托咪定联合依托咪酯（Dex-Eto）组。采用部分肺叶切除术构建认知功能障碍模型。使用 Morris 水迷宫实验在注射前（T0）、第 1 天（T1）、第 3 天（T2）及术后第 5 天（T3）评估大鼠的记忆能力。T3 时检测血清中 IL-17A、S-100β、TNF-α、IL-6 及 IL-1β 的表达水平，蛋白质印迹法检测 NF-κBp65 的表达。与对照组相比，模型组逃避潜伏期和游泳距离增加，跨平台次数和目标象限停留时间减少，IL-17A、S-100β、TNF-α、IL 表达水平升高 -6，IL-1β 和 NF-κBp65。与模型组相比，Dex 组、Eto 组和 Dex-Eto 组的逃避潜伏期和游泳距离减少，越过平台次数和目标象限停留时间增加。此外，与模型组相比，Dex 组、Eto 组和 Dex-Eto 组 IL-17A、S-100β、TNF-α、IL-6、IL-1β 及 NF-κBp65 的表达水平降低。在 Dex 组、Eto 组、Dex-Eto 组，Dex-Eto 组逃避潜伏期和游泳距离最短，跨平台次数和目标象限停留时间最高，IL-17A、S-100β、TNF-α、IL-6、IL-1β 及 NF-κBp65 表达水平最低。研究结论提示，右美托咪定联合依托咪酯可有效改善 POCD。

Zhou 等 [30] 探讨右美托咪定改善术后认知功能障碍的分子机制。培养 BV2 小胶质细胞，使用右美托咪定（0.1 μg/ml）处理和脂多糖（0.1 μg/ml）处理细胞 24 h 或脂多糖孵育前用右美托咪定预处理细胞 1 h。研究结果显示，脂多糖诱导炎症细胞因子（IL-1β、IL-6 及 TNF-α）的释放，TLR4 和 NF-κB 表达显著增加，而右美托咪定预处理抑制了脂多糖诱导炎症细胞因子的产生及 TLR4 和 NF-κB 的表达。部分肝切除术后老年小鼠的空间记忆功能受损，在目标象限中花费时间的百分比和穿过前平台位置的次数减少。研究结论提示，右美托咪定预处理可能通过抑制海马中的 TLR4-NF-κB 信号通路来减轻老年小鼠的神经炎症并改善 POCD。

老年患者对肌松药高度敏感。Borovikova 等提出的胆碱能抗炎途径，是一种神经体液机制，在抑制炎症反应中起重要作用。Zhu 等 [31] 的研究纳入接受胃肠癌根治术的 132 例老年患者按 2：1 的比例分为新斯的明组和生理盐水组。新斯的明在 PACU 中根据四个成串刺激比值（TOFR）进行静脉注射。当 TOFR≤0.5 时，注射新斯的明 0.04 mg/kg，而当 TOFR＞0.5 时，注射新斯的明 0.02 mg/kg。主要结局为手术前后不同时间的认知功能、外周血 IL-1β、TNF-α 及 IL-6。次要结局为阿托品注射次数、拔管时间、PACU 停留时间、低氧血症和高碳酸血症发生率。研究结果显示，新斯的明组拔管时间和 PACU 时间均显著短于对照组（$P<0.001$）。注射新斯的明 0.04 mg/kg 患者和注射新斯的明 0.02 mg/kg 患者术后早期认知能力下降的发生率分别为 10% 和 15.7%，均显著低于对照组（$P=0.013$）。研究结论提示，在老年患者中，给予 0.02～0.04 mg/kg 新斯的明可显著降低术后早期认知能力下降的发生率，且不影响外周炎症因子的释放（外周血 IL-1β、IL-6、TNF-α 炎症细胞因子在 3 组之间无显著差异，$P>0.05$）。

Zhao 等 [32] 探讨高脂饮食（HFD）所致肥胖对老年小鼠术后认知功能障碍（POCD）的影响。将 56 只 15 月龄雄性 C57BL/6 小鼠随机分为 8 组：对照（ALC）组、随意手术（ALS）组、PBS 随意手术（ALS＋PBS）组、白藜芦醇随意手术（ALS＋Res）组、HFD 对照（HFC）组、HFD 手术（HFS）组、使用 PBS 的 HFD 手术（HFS＋PBS）组、使用白藜芦醇的 HFD 手术（HFS＋Res）组。手术组小鼠在异氟烷麻醉下行胫骨骨折内固定，进行旷场实验和恐惧条件实验以测试运动能力和记忆力，蛋白质印迹法和免疫荧光法检测 Sirt1、PGC-1α、FNDC5 及 BDNF 的表达水平。旷场实验表明，各组小鼠的运动能力和焦虑没有组间差异。恐惧条件实验的结果表明，HFC 组和 HFS 组小鼠的记忆力分别显著低于 ALC 组和 ALS 组小鼠。HFC 和 HFS 组小鼠海马中 Sirt1/PGC-1α/FNDC5/BDNF 通路的表达平行降低。白藜芦醇治疗通过增加海马 Sirt1 的表达来减轻记忆丧失。白藜芦醇处理后海马 CA1 区 PGC-1α/FNDC5/BDNF 通路表达上调。研究结论提示，高脂饮食会加剧老年小鼠 POCD，白藜芦醇预处理通过上调 Sirt1/PGC-1α/FNDC5/BDNF 信号通路逆转了记忆丧失。

体外循环（CPB）引起术后认知功能障碍（POCD）以海马细胞凋亡为特征，严重限制了 CPB 在临床上的疗效和应用。Qin 等[33]探究七氟烷麻醉对 CPB 诱导的 POCD 的影响。本研究采用老年雄性 SD 大鼠建立体内 CPB-POCD 模型，并利用原代海马神经元（primary hippocampal neurons，PHN）诱导体外缺氧/复氧（H/R）细胞模型。结果显示，CPB 损伤大鼠的认知功能并诱导海马细胞凋亡，经小剂量七氟烷预处理后减轻。CPB-POCD 大鼠海马组织中 PI3K/Akt 信号通路失活，经小剂量七氟烷治疗后恢复。PI3K/Akt 抑制剂（LY294002）拮抗低剂量七氟烷对 CPB-POCD 大鼠的保护作用。体外结果表明，H/R 处理诱导细胞凋亡并抑制 PHN 细胞中的细胞活力，而低剂量七氟烷会减弱这些细胞活力，LY294002 抑制了低剂量七氟烷对 H/R 诱导的 PHN 细胞死亡的作用。这表明小剂量七氟烷通过激活 PI3K/Akt 信号通路抑制海马细胞凋亡，从而减轻 CPB 诱导的 POCD。

Zhang 等[34]探讨 miR-106a 在异氟烷麻醉所致认知障碍中的作用。成年雄性小鼠经异氟烷麻醉，进行了 Morris 水迷宫实验和恐惧条件实验测试。研究结果显示，异氟烷麻醉治疗（IS）组目标象限停留时间百分比显著低于对照（sham）组，逃避潜伏期显著高于对照（sham）组，IS 组在情境恐惧中的冻结行为显著减少空调测试，miR-106a 的表达水平增加，而 LIMK1 的表达水平降低。双荧光素酶报告基因检测表明 miR-106a 可以与 LIMK1 的 3'UTR 结合。降低 miR-106a 的表达水平改善了用异氟烷治疗的小鼠的认知障碍。海马内注射 miR-106a 的抑制剂也升高了 LIMK1 和 Bcl-2 水平，降低 Bax 和 caspase-3 表达水平。研究结论提示 miR-106a 降低 LIMK1 表达在异氟烷麻醉诱导的认知障碍中起重要作用。

Yang 等[35]探讨 NMDAR-NMNAT1/2 信号通路对七氟烷麻醉老年大鼠神经细胞损伤和认知障碍的可能影响。将成年雄性 Wistar 大鼠，分为对照（Control）组、七氟烷（Sevo）组、Sevo＋DCS（NMDAR 激动剂 D- 环丝氨酸）30 mg/kg 组、Sevo＋DCS 100 mg/kg 组及 Sevo＋DCS 200 mg/kg 组。采用 Morris 水迷宫实验和恐惧条件实验观察大鼠认知功能变化。通过 qRT-PCR 和 ELISA 测定炎症细胞因子，通过末端脱氧核苷酸转移酶（terminal deoxynucleotidyl transferase，TdT）介导 TUNEL 检测和蛋白质印迹法 NMDAR-NMNAT1/NMDAR-NMNAT2 通路相关蛋白。结果显示，Sevo 组大鼠逃避潜伏期更长，穿越平台时间减少，在平台象限停留时间减少，冻结时间的百分比降低；同时，大鼠炎症细胞因子（IL-1β、TNF-α、IL-6 及 IL-8）表达水平与神经元凋亡水平增加，但 NMDAR-NMNAT1/2 通路相关蛋白表达下降。然而，在不同浓度 DCS（包括 30 mg/kg、100 mg/kg 及 200 mg/kg）处理的 Sevo 大鼠中，上述变化呈现出相反的趋势。低剂量 DCS 对老年大鼠各方面的改善效果优于高剂量 DCS。研究结论认为，NMDAR-NMNAT1/2 信号通路激活不仅可以减少神经元凋亡，还可以减轻七氟烷引起的老年大鼠神经元炎症和认知障碍。

Qiu 等[36]探讨 NMDAR/Ca^{2+}/ 钙蛋白酶介导的 BDNF/TrkB 信号传导失调是否参与 POCD 的发生发展。通过对 16 个月大的 C57BL/6 小鼠进行异氟烷麻醉剖腹探查，建立 POCD 动物模型。小鼠接受了 NMDAR 拮抗剂美金刚或钙蛋白酶抑制剂 MDL-28170 的治疗。在手术后 5～8 d，通过旷场实验、Y 迷宫和恐惧条件反射测试进行行为评估。海马组织中检测 Iba-1、GFAP、IL-1β、IL-6、TNF-α、

NMDARs、钙蛋白酶、BDNF、TrkB、Bax、Bcl-2、caspase-3 的水平及树突棘密度。研究结果显示，麻醉和手术诱导的神经炎症使 NMDAR 过度激活，然后引发钙蛋白酶过度激活，随后导致 TrkB-FL 截断、BDNF/TrkB 信号失调、树突棘丢失和细胞凋亡，从而导致衰老小鼠的认知障碍，美金刚或 MDL-28170 治疗可减轻上述异常。研究结论认为，NMDAR/Ca^{2+}/钙蛋白酶参与了麻醉和手术诱导的 BDNF/TrkB 信号破坏和衰老小鼠认知障碍，这为 POCD 提供了一种可能的治疗靶点。

Yang 等[37] 探讨 C1q/肿瘤坏死因子相关蛋白 3（CTRP3）对七氟烷麻醉诱导的老年大鼠术后认知功能障碍（POCD）的影响。研究者通过七氟烷麻醉诱导建立 POCD 老年大鼠模型，采用苏木精－伊红染色、Morris 水迷宫实验、免疫荧光法、qRT-PCR、蛋白质印迹法、ELISA 及 TUNEL 检测，以评估海马神经元病理变化、大鼠的学习和记忆能力、CTRP3 表达、脑损伤标志物和炎症细胞因子的变化、海马神经细胞的凋亡情况及凋亡相关蛋白的表达水平。研究结果显示，七氟烷暴露导致老年大鼠脑损伤、认知功能障碍并降低 CTRP3 的表达。而 CTRP3 的过表达可以抑制神经细胞凋亡，抑制神经元炎症，减轻脑组织损伤，改善七氟烷麻醉后老年大鼠的认知功能障碍，且 CTRP3 可能通过调节 AMPK/SIRT1 和 PI3K/Akt 信号通路在 POCD 中发挥作用。研究结果提示，CTRP3 可有效预防七氟烷引起的认知功能障碍，可作为 POCD 的潜在预测指标和治疗靶点。

余旸等[38] 评价缝隙连接蛋白 43（Cx43）在七氟烷诱发老龄大鼠认知功能障碍中的作用。将 18 个月的龄雄性 SD 大鼠 52 只随机分为 4 组（$n=13$）：对照（C）组、七氟烷（SEV）组、七氟烷＋sh-NC（SEV＋sh-NC）组及七氟烷＋sh-Cx43（SEV＋sh-Cx43）组。采用吸入 3% 七氟烷 6 h 的方法建立七氟烷麻醉模型。SEV＋sh-NC 组和 SEV＋sh-Cx43 组分别于麻醉前 1 d 侧脑室转染 sh-NC 5 nmol 和 sh-Cx43 5 nmol。麻醉前 30 min、麻醉结束后 1 d、2 d、3 d 时，进行 Morris 水迷宫实验，并于各时点测试结束后处死大鼠，分离海马组织，观察病理学改变，采用蛋白质印迹法检测 Cx43 及 Cleaved caspase-3 和 cleaved caspase-9 的表达水平，采用 ELISA 检测 IL-1β、TNF-α 及 IL-6 含量。结果显示，与 C 组比较，SEV 组麻醉结束后逃避潜伏期延长，穿越原平台次数减少，海马 Cx43、Cleaved caspase-3 和 cleaved caspase-9 表达上调，IL-1β、TNF-α 及 IL-6 含量升高（$P<0.05$）；与 SEV 组比较，SEV＋sh-Cx43 组麻醉结束后逃避潜伏期缩短，穿越原平台次数增加，海马 Cx43、cleaved caspase-3 和 cleaved caspase-9 表达下调，IL-1β、TNF-α 及 IL-6 含量降低（$P<0.05$），海马病理学损伤减轻，SEV＋sh-NC 组上述指标差异无统计学意义（$P>0.05$）。这些结果提示，Cx43 可能通过诱导神经炎症反应和细胞凋亡，从而参与七氟烷诱发老龄大鼠认知功能障碍的病理生理机制。

亚甲蓝（methylene blue，MB）对多种神经退行性疾病具有有益作用，Zheng 等[39] 探究 MB 是否可以减轻七氟烷引起的老年小鼠认知功能障碍。将 18 个月龄的 C57/BL 小鼠通过暴露于 3% 七氟烷 2 h 建立认知障碍模型，小鼠随机分为：对照（Con）组、七氟烷（Sev）组、七氟烷＋亚甲蓝（Sev＋MB）组。Sev＋MB 组小鼠吸入七氟烷前以 5 mg/kg 的剂量腹腔注射 MB。Morris 水迷宫实验用于评估学习和记忆性能，检查了线粒体形态的变化，蛋白质印迹法检测 Parkin、BNIP3、线粒体动力相关蛋白 1（Drp1）、SUMO2/3、SENP3 及 UBC9 的表达，免疫共沉淀法检测 SUMO2/3-Drp1 的相互作用。研究结果显示，七氟烷暴露会增加老年海马体中 SENP3 的表达和 Drp1 的去泛素化修饰并导致认知缺陷。MB 减弱了七氟烷引起的记忆力减退和线粒体碎片化，并减少了老年海马体中的 Drp1 去泛素化修饰。研究结果提示，亚甲蓝预处理可以减轻七氟烷引起的学习记忆力下降，其分子机制可能与调节Drp1 泛素化修饰密切相关。

睡眠 - 觉醒节律紊乱与认知功能障碍有关，Xing 等[40] 探究光和声音干预对昼夜节律及认知功能障碍的影响。研究者通过包括手动敲击笼子、推笼子和巢穴干扰的睡眠剥夺方法，在 C57BL/6J 小鼠中建立了睡眠节律紊乱模型，使用 Mini Mitter 无线电发射器设备来监测小鼠的运动活动，恐惧条件实验来评估认知功能。结果表明，5 h 的睡眠剥夺会导致小鼠昼夜节律相移、记忆受损，小鼠在白天暴露于蓝光（40 Hz 闪烁频率）1 h 的干预显著改善了 24 h 前相移，并减少了由睡眠剥夺引起的记忆缺陷程度。然而，小鼠在偏移时间或夜间时间点暴露于 40 Hz 蓝光，以及在 3 个干预时间点（白天、夜间和偏移时间）暴露于 2 Hz 蓝光的干预措施点，对昼夜节律转变或记忆缺陷没有积极影响。此外，白天的 2000 Hz 声音干预减弱了 24 h 前相移和记忆力下降，而 440 Hz 和 4000 Hz 声音对昼夜节律没有影响。从而得出结论，光声治疗有效地纠正了与睡眠剥夺引起的睡眠 - 觉醒节律紊乱相关的异常睡眠 - 觉醒模式和认知功能障碍。

Du 等[41] 探究异氟烷与七氟烷对认知功能障碍的影响。8～10 周的 C57BL/6 小鼠暴露于 1.2%异氟烷（异氟烷组）或 2.4% 七氟烷（七氟烷组）6 h。使用新物体识别、恐惧条件实验及恐惧消退测试评估年轻小鼠中认知和记忆功能。蛋白质印迹法检测 D1 多巴胺受体、儿茶酚 -O- 甲基转移酶、海马体中的磷酸糖原合酶激酶 -3β 和总糖原合酶激酶 -3β。结果显示，在新物体识别测试期间，暴露于七氟烷的小鼠未检测到性能受损。七氟烷组的恐惧条件反射测试中的情境记忆障碍比异氟烷组短。长期接触七氟烷不会影响记忆巩固，而异氟烷会导致记忆巩固并减少记忆保留。海马 D1 多巴胺受体和磷酸化糖原合酶激酶 -3β/ 总糖原合酶激酶 -3β 的下调及儿茶酚 -O- 甲基转移酶的上调可能与暴露于异氟烷或七氟烷后记忆表现不同有关。从而得出结论，七氟烷对认知障碍的影响小于异氟烷，这可能与 D1 多巴胺受体和儿茶酚胺 -O- 甲基转移酶的表达及海马中糖原合酶激酶 -3β 的磷酸化有关。

张晓冉等[42] 探讨右美托咪定预防小鼠异氟烷诱发认知障碍的机制。将 60 只小鼠采用随机数表法分为对照组、模型组及治疗组。模型组和治疗组小鼠采用异氟烷麻醉 3 h 后自主苏醒；治疗组小鼠麻醉开始前 3 h 腹腔注射右美托咪定 50 μg/kg，对照组和模型组注射等体积生理盐水。麻醉 24 h后，采用 Morris 水迷宫实验检测小鼠空间学习记忆能力；采用蛋白质印迹法分析 3 组小鼠海马组织GRP78、pERK、Eif2a 及 ATF4 通路相关蛋白表达变化。采用 TUNEL 检测分析 3 组小鼠脑组织细胞凋亡水平。结果显示，与模型组小鼠比较，治疗组小鼠逃避潜伏期、游泳距离及穿台次数明显增加（$P<0.05$），海马组织 GFP78、PERK、eIF2a 表达水平和细胞凋亡比例显著下调（$P<0.05$）。结论提示，右美托咪定通过 PERK-eIF2α-ATF4 信号通路抑制七氟烷麻醉后大鼠海马组织神经元的内质网应激和凋亡，从而改善七氟烷麻醉引起的认知障碍。

战海燕等[43] 研究不同剂量氟比洛芬酯对老年全髋关节置换术患者术后神经认知功能的影响。研究纳入择期全身麻醉下行全髋关节置换术的患者 120 例随机分为 4 组：氟比洛芬酯 0.5 mg/kg（F1）组、氟比洛芬酯 1.0 mg/kg（F2）组、氟比洛芬酯 1.5 mg/kg（F3）组及空白对照（C）组，每组 30 例。术前 30 min 分别给予氟比洛芬酯 0.5 mg/kg（F1 组）、1.0 mg/kg（F2 组）及 1.5 mg/kg（F3 组），C 组不予处理。术前 1 d、术后 1 d、3 d、5 d 及 7 d 分别采集中心静脉血样，采用 ELISA 法测定血清中

IL-6 和趋化因子 CXC 配体 13（CXCL13）浓度，并于同时点采用 MMSE 对患者的认知功能进行评定。记录术后 1 h、6 h、24 h 及 48 h 的 VAS 评分和术中及术后舒芬太尼用量，记录消化道出血、恶心呕吐、皮肤瘙痒等氟比洛芬酯相关不良反应发生情况。结果显示，与术前 1 d 比较，4 组术后 1 d、3 d、5 d 及 7 d 时 IL-6、CXCL13 浓度明显升高（$P<0.05$）。在术后不同时点，F1 组、F2 组及 F3 组 IL-6、CXCL13 浓度明显低于 C 组（$P<0.05$），F2 组和 F3 组明显低于 F1 组（$P<0.05$）。与术前 1 d 比较，4 组术后 1 d、3 d、5 d 及 7 d 的 MMSE 评分明显降低（$P<0.05$），在术后不同时点，F1 组、F2 组、F3 组 MMSE 的评分明显高于 C 组（$P<0.05$），且 F2 组和 F3 组 PND 发生率明显降低（$P<0.05$）。在术后不同时点，F1 组、F2 组及和 F3 组 VAS 评分和舒芬太尼用量明显低于 C 组（$P<0.05$），F2 组和 F3 组明显低于 F1 组（$P<0.05$），F3 组明显低于 F2 组（$P<0.05$）。从而得出结论，1.0 mg/kg 或 1.5 mg/kg 氟比洛芬酯均可明显降低老年全髋关节置换术患者术后神经认知障碍的发生率，其机制与降低炎症因子 IL-6 和趋化因子 CXCL13 水平有关。

任金玉等[44] 探讨 IL-17A 抗体对七氟烷麻醉所致老年大鼠认知功能障碍的保护作用及机制研究。将 36 只 SD 大鼠随机分为空白组、对照组和实验组，每组 12 只。空白组于侧脑室给予生理盐水 3 μl 后连续吸入氧气和氮气（1∶1）混合气体 4 h；对照组于侧脑室给予生理盐水 3 μl 后连续吸入 3% 七氟烷 4 h，实验组于侧脑室给予 200 μg/μl 的 IL-17A 抗体 3 μl 后连续吸入 3% 七氟烷 4 h。使用 Morris 水迷宫实验记录逃避潜伏期评估大鼠认知功能，酶联免疫检测试测定 IL-17A 和 CRP 的表达，蛋白质印迹检测海马组织中 caspase-3、BACE-1 和 β 淀粉样蛋白（Aβ）的表达水平。结果显示实验组、对照组及空白组的第 5 天逃避潜伏期分别为（26.33±3.98）s vs.（46.17±4.17）s vs.（12.50±3.39）s；IL-17A 分别为（102.24±11.16）pg/ml vs.（111.27±18.71）pg/ml vs.（81.73±13.22）pg/ml；CRP 分别为（4.98±0.50）pg/ml vs.（5.49±0.32）pg/ml vs.（4.75±0.54）pg/ml；caspase-3 蛋白分别为（0.43±0.04）vs.（0.89±0.04）vs.（0.37±0.05）；BACE-1 蛋白分别为（0.45±0.02）vs.（0.97±0.06）vs.（0.41±0.08），Aβ 蛋白分别为（0.34±0.07）vs.（0.92±0.03）vs.（0.31±0.06），对照组的上述指标与空白组和实验组比较，差异均有统计学意义。研究结论提示，IL-17A 抗体可明显改善七氟烷麻醉的老年大鼠认知功能，其机制与降低炎性反应、抑制海马组织中 caspase-3、BACE-1 及 Aβ 的表达有关。

（三）荟萃分析

Lei 等[45] 探究右美托咪定（DEX）对术后认知功能障碍的影响。研究者检索 PubMed、EMBASE 和 Web of Science 数据库，自数据库建库至 2019 年 4 月 30 日相关文献，由 2 名研究者独立筛选纳入 11 项研究，分析了 1400 例患者的数据，其中 751 例患者接受了右美托咪定治疗（右美托咪定组），689 例患者接受了生理盐水注射（生理盐水组）。结果表明，右美托咪定治疗组患者的 POCD 发生率较低（OR 0.41，95%CI 0.31～0.54）或术后第 7 天（OR 0.53，95%CI 0.36～0.77）。右美托咪定治疗组在第 1 天（MD 4.67，95%CI 1.72～7.63）和术后第 7 天（MD 3.71，95%CI 2.51～4.90）的 MMSE 评分高于生理盐水组。同时 DEX 组术后第 1 天 IL-6 水平（MD −17.53，95%CI −21.51～−13.54）低于生理盐水组（MD −17.53，95%CI −21.51～−13.54）。该项荟萃分析的结论表明，使用右美托咪定可以降低患者 POCD 的风险，改善患者术后长期认知功能障碍。

二、术后谵妄

（一）临床研究

机器学习是一个新兴跨学科的领域，计算机辅助诊断是近年来的研究热点。Wang 等[46] 研究机器学习预测显微血管减压术（micro vascular decompression，MVD）术后谵妄的发生情况。研究回顾了 2007 年 7 月至 2018 年 6 月期间接受 MVD 手术的 912 例原发性脑神经疾病患者。收集了术前、术中和术后变量的数据，使用 R 语言进行统计分析，python 构建模型。机器学习模型使用决策树、逻辑回归、随机森林、GBM 和 GBDT 模型运行。结果显示，24.2% 的患者发生术后谵妄，机器学习 GBM 算法发现，术后谵妄权重的前 5 个因素是卡马西平（CBZ）使用持续时间、血红蛋白水平、术前 24 h 测量的血清 CBZ 水平、术前 CBZ 剂量及 BUN 水平。研究结论显示，术后谵妄的主要危险因素是卡马西平、血红蛋白及血尿素氮，由此可以建立机器学习算法来预测显微血管减压术术后谵妄的发生。

Lin 等[47]* 旨在探讨老年患者脑脊液（CSF）中胆碱能生物标志物的表达水平与 POD 发生发展的关系。研究纳入 492 例符合条件的患者。术前使用 MMSE 评估术前基线的认知功能，每位患者在入住 PACU、术后 1 d、2 d、3 d 和及 7 d（或出院前）进行随访。使用 CAM 量表、记忆谵妄评估量表（MDAS）、ELISA 评估和测定 POD、POD 严重程度、术前脑脊液、血浆胆碱乙酰转移酶（ChAT）、乙酰胆碱酯酶（AChE）、丁酰胆碱酯酶（BuChE）、IL-6 及 TNF-α 水平。研究结果表明，4% 的患者发生 POD，其脑脊液和血浆中的 AChE、BuChE、ChAT、TNF-α 及 IL-6 浓度具有较高的一致性。Logistic 分析显示，性别、年龄、受教育年限、身高、体重、体重指数（BMI）、ASA 分级、脑脊液中 ChAT、AChE、BuChE 活性与 POD 相关。ROC 曲线分析发现，BuChE 活性具有最准确的诊断价值。结果提示，术前脑脊液中 AChE、BuChE 和 ChAT 活性的变化与老年患者 POD 的发生有关，其中 BuChE 活性的诊断价值最大。

Han 等[48] 通过代谢组学与脂质组学测定老年髋部骨折 POD 患者术前脑脊液（cerebrospinal fluid，CSF）中的失调分子，以确定术前 POD 的潜在病理机制和生物标志物。招募拟行髋部内固定或髋关节置换术的 30 例非 POD 患者和 10 例 POD 患者。麻醉成功后收集患者脑脊液并存入库用于后续分析。在术后的前 2 d，每天使用谵妄评定方法（中文修订版）评估患者 2 次。分析 2 组的脑脊液样本并筛选生物标志物。结果显示，POD 患者术前脑脊液中有 18 种代谢物和 33 种脂质失调。研究结论提示，神经炎症、氧化应激、缺氧引起的能量代谢障碍，以及多巴胺和谷氨酸增加、谷氨酰胺减少等神经递质失衡可能会增加大脑的脆弱性，从而导致 POD，磷脂酰乙醇胺可能是 POD 的潜在生物标志物。

Ren 等[49] 探讨血清 C 反应蛋白（CRP）水平升高与 POD 的关系。研究纳入 206 例手术时间 ＞ 2 h 在全身麻醉下行颈椎或腰椎手术的患者。在手术前和手术后 1～2 d 检查患者的血清 CRP，CAM 量表和记忆谵妄评估量表（MDAS）进行谵妄评估。采用二元逻辑回归模型评估手术前后血清 CRP 升高值（D-CRP）与术后 2 d 内谵妄发生的相关性，而 D-CRP 与术后谵妄评分的相关性则采用线性回归模型。通过 AUC 评估 D-CRP 对预测谵妄发生的影响。研究结果显示，D-CRP 与术后谵妄发生显著正相关（*OR* 1.047，95%*CI* 1.013～1.082），D-CRP 也与术后谵妄评分呈显著线性相关（*P*=0.014，95%*CI* 0.006～0.023），AUC 为 0.711（*P*=0.014）。研究结论表明，D-CRP 可中等预测术后谵妄的发生（*P*<0.05）。研究结论提示，术后血清 CRP 升高可能是 POD 的危险因素和预测因素。

Shen 等[50] 研究旨在确定血清褪黑激素水平是否与接受腹部大手术老年患者的 POD 相关。研究纳入接受腹部大手术的 120 例患者，将患者分为 POD 组和非 POD 组。采用术后意识模糊评估法对谵妄进行评价，在手术前和手术后 1 d 晚上 9 时采集静脉血样本，使用酶联免疫吸附法测定褪黑素水平。收集的人口统计数据包括年龄、性别、ASA 分级、生活状况、术前 MMSE 评分、血清白蛋白水平和手术类型，记录麻醉持续时间、术后镇痛要求、失血量及输血数据。研究结果显示，2 组术后血清褪黑激素水平明显低于术前水平。多变量分析表明，麻醉持续时间较长（*OR* 1.29，95%*CI* 1.02～1.64）、高龄（*OR* 3.36、95%*CI* 1.37～8.22）及术后较低褪黑激素水平（*OR* 0.50，95%*CI* 0.25～1.00）与 POD 相关。研究结论表明，术后的褪黑激素水平显著降低可预测行腹部大手术老年患者 POD 的发生率。

Qi 等[51] 探究老年患者行全关节置换术（TJA）后 POD 发生的独立预测因素。纳入在硬膜外麻醉下行选择性单侧髋关节或膝关节置换术的老年患者 328 例（年龄≥65 岁）。血清白蛋白（albumin，Alb）的相对变化（ΔAlb）定义为（术前 Alb 值－术后第 2 天的最低值）/ 术前 Alb×100% 的绝对值。20.7%（68/328）患者在术后 7 d 内发生 POD，ΔAlb 曲线下面积为 0.821，敏感性分别为 76.15% 和 70.59%（*P*<0.001）。单变量和多变量逻辑回归分析表明，ΔAlb 是 POD 的唯一独立危险因素（*OR* 2.43，95%*CI* 1.17～4.86，*P*=0.015）。研究结论指出，ΔAlb 是老年受试者全关节置换术后发生 POD 的独立危险因素。

POD 是老年胃癌（GC）患者常见的并发症，miRNA 通过靶向 mRNA 作为基因表达的关键转录后调节因子，并在神经系统中发挥重要作用。Chen 等[52] 探讨 miRNA 对 POD 的潜在预测作用。研究纳入接受选择性根治性切除术的老年 GC 患者 370 例。在手术前 1 d 和手术后 1～7 d 评估 POD 的发生，统计患者的人口统计学、临床病理特征，通过 qRT-PCR 检测术前循环 miRNA。通过单变量和多变量逻辑回归分析评估 POD 的危险因素。研究结果提示，术后 1～7 d，POD 的发生率为 17.0%。术前 miR-210 曲线下面积（AUC）为 0.921，截断值为 1.67，敏感性为 95.11%，特异性为 92.06%，是 POD 的预测因子（*P*<0.001）。在多元 Logistic 回归模型中，血清 miR-210 的相对表达是 POD 的独立危险因素（*OR* 3.37，95%*CI* 1.98～5.87，*P*=0.003）。本研究结果指出，术前 miR-210 可作为接受根治性切除的老年 GC 患者 POD 的潜在预测因子。

Zhang 等[53] 研究右美托咪定对老年髋部骨折患者 POD 和促炎标志物的影响。研究纳入接受髋部骨折手术的≥65 岁患者，随机分为 DEX 组［注射右美托咪定 0.5 μg/（kg·h）］和 NS 组（注射生理盐水）。手术后使用混乱评估方法谵妄量表评估术后第 1 天（T1）、第 2 天（T2）和第 3 天（T3）谵妄的发生率。术前（T0）、T1 和 T3 检测血液 IL-1β、IL-6 及 TNF-α 表达水平。研究结果显示，右美托咪定降低了 POD 发生率（*P*=0.033），3 种促炎标志物在 T1 时均高于 T0 时，而在 T3 时降低（*P*<0.001）。与 NS 组比较，在 T1 时 DEX 组 IL-6 表达水平较低（*P*<0.001），而 T1 和 T3 时 TNF-α 表达水平较低（*P*=0.003），2 组间 IL-1β 水平和不良事件发生率相似。研究结论提示，右美托

咪定可降低老年患者髋部骨折术后第 1 天 POD 的发生率，并降低术后前 3 天 IL-6 和 TNF-α 水平。

杨丽等[54]探究右美托咪定作为佐剂用于腹横筋膜阻滞对腹腔镜结直肠癌根治术患者术后谵妄的影响。研究纳入行择期腹腔镜结直肠癌根治术的患者 120 例，随机分为试验组和对照组。2 组患者于全身麻醉后行双侧腹横筋膜阻滞，试验组予以右美托咪定 1 μg/kg 联合 0.5% 罗哌卡因 20 ml，对照组予以 0.5% 罗哌卡因 20 ml，于术后 6 h、术后 1 d、3 d 及 7 d 对所有患者进行谵妄（CAM-CR）评分。结果显示，与对照组相比，试验组瑞芬太尼［（1.31±0.38）mg vs.（1.04±0.36）mg］和丙泊酚用量［（1.08±0.39）g vs.（0.89±0.33）g］明显减少（P<0.05）。术后 6 h（13.50% vs.1.75%）、术后 1 d（15.25% vs.3.51%）POD 发生率显著降低（P<0.05），而术后 3 d 和术后 7 d POD 发生率下降不明显，差异无统计学意义（P>0.05）。从而得出结论，右美托咪定作为佐剂用于腹横筋膜阻滞能减少术中全身麻醉药物用量，并能减少腹腔镜结直肠癌患者术后短期内谵妄的发生。

冀晋杰等[55]探究右美托咪定复合氟比洛芬酯对老年患者脊柱手术 POD 的预防效果。将行择期脊柱手术老年患者 60 例，按随机数字表法分为 C 组和 D 组各 30 例。D 组术中泵入右美托咪定（负荷剂量 0.3 μg/kg，输入时间 10 min，维持剂量 0.15 μg/（kg·h），手术结束前 10 min 静脉注射氟比洛芬酯 50 mg。C 组术中泵入等量生理盐水，手术结束前 10 min 给予等量脂肪乳，术后给予静脉自控镇痛。记录术后 1 h、4 h、12 h、24 h 时 VAS 评分；评估术前 1 d（T0）、术后 4 h（T1）、术后 1 d（T2）、2 d（T3）、3 d（T4）时 MMSE 评分；评估术后以上不同时点 POD 发生情况。研究结果显示，在术后各时点，D 组 VAS 评分明显低于 C 组（P<0.01）；在 T1～T4 时，D 组 MMSE 评分明显高于 C 组（P<0.01）；D 组术后谵妄总发生率明显低于 C 组（P<0.01）。从而得出结论，小剂量右美托咪定复合氟比洛芬酯能有效预防老年脊柱患者术后谵妄。

Ye 等[56]探究血浆炎症反应标志物、血管和脑血管损伤相关标志物及神经变性相关标志物是否与出现谵妄相关。本研究纳入全身麻醉下行择期腹腔镜术的年龄>50 岁的患者。术后使用 Richmond 躁动镇静量表（RASS）和 ICU 患者精神错乱评估法（confusion assessment method intensive care unit，CAM-ICU）评估谵妄。收集谵妄患者和非谵妄患者血浆样本测试炎症标志物的浓度，包括 IL-6、几丁质酶 3 样蛋白 1（CHI3L1）、S100 钙结合蛋白 B（S100B）、脂蛋白相关磷脂酶 -A2（Lp-PLA2）和巨噬细胞迁移抑制因子（MIF）；检验血管和脑血管损伤相关标志物，包括细胞间黏附分子 -1（ICAM-1）和血管细胞黏附分子 -1（VCAM-1）及神经变性相关标志物，包括 α- 突触核蛋白（α-Syn）和 β- 分泌酶 1（BACE1）。采用二元 Logistic 回归分析生物标志物与谵妄的关系，采用 ROC 曲线分析生物标志物的诊断价值。本研究结果显示，IL-6（OR 2.73，95%CI 1.66～6.44，P=0.022），S100B（OR 4.74，95%CI 1.88～11.95，P=0.001）及 BACE1（OR 6.54，95%CI 2.57～16.65，P<0）是谵妄发生的独立生物学指标，而 CHI3L1、Lp-PLA2、MIF、ICAM-1、VCAM-1 及 α-Syn 与谵妄无关。血浆 BACE1 水平对谵妄可能有诊断价值（AUC 0.75，95%CI 0.66～0.85），而血浆 IL-6（AUC 0.62，95%CI 0.51～0.73）及 S100B（AUC 0.65，95%CI 0.54～0.76）水平对于区分谵妄的发生几乎无诊断价值。研究结论表明，较高水平的全身炎症标志物 IL-6、脑炎症标志物 S100B 及神经变性相关标志物 BACE1 与谵妄相关，血浆 BACE1 可能是谵妄的潜在诊断生物标志物。

Yuan 等[57]研究老年髋部骨折患者血浆中外泌体 α-syn 水平波动与 POD 之间的关联。研究招募全身麻醉或区域麻醉下进行髋部骨折手术且年龄>65 岁的 202 例患者。使用 CAM-ICU 检测谵妄的发生，谵妄严重程度由记忆谵妄评估量表（memory delirium assessment scale，MDAS）测量，通过使用一种公认的基于脑细胞特异性标志物的免疫捕获技术，在术前和诊断 POD 时检查血浆外泌体的α-syn 水平，测定了 IL-1β、IL-6 及 TNF-α 的循环浓度。研究结果显示，POD 发生率为 8.4%（17/202），POD 患者中 α-syn 的变化显著高于非 POD 患者［（21.0±29.3）pg/ml *vs.*（1.9±20.0）pg/ml，*P*=0.047］。α-syn 改变与 MDAS（*r* 0.436，*P*=0.010）和 IL-6 的变化（*r* 0.383，*P*=0.025）呈正相关。研究结论表明，围术期血浆外泌体 α-syn 水平的波动可能与髋部骨折手术后老年患者的 POD 相关，临床测定血浆外泌体中 α-syn 的含量可能有助于区分髋部骨折手术后有 POD 风险的老年患者。

Wang 等[58] 研究睡眠障碍对心脏手术后患者谵妄的影响。研究纳入了 186 例接受选择性心脏瓣膜手术的患者，所有患者的术前睡眠质量和认知功能分别通过匹兹堡睡眠质量指数量表（PSQI）和蒙特利尔认知评估量表进行评估。CAM-ICU 用于评估术后 1～7 d 的 POD。根据 POD 诊断将患者分为无 POD 组和 POD 组。研究结果显示，15.6% 被诊断为 POD。单变量分析显示性别（*P*=0.040）、年龄（*P*=0.009）、术前睡眠障碍（preoperative sleep disorder，SPD）（*P*=0.008）、术中输液量（*P*=0.034）、术后插管时间（*P*=0.001）及重症监护病房停留时间（*P*=0.009）与 POD 相关。多变量逻辑回归分析表明，年龄（*OR* 1.106，*P*=0.001）和 SPD（*OR* 3.223，*P*=0.047）与 POD 独立相关。受试者操作特征曲线表明术前 PSQI 可预测 POD（AUC 0.706，95%*CI* 0.595～0.816）。二项逻辑回归分析显示，术前 PSQI 评分与 POD 发生率之间存在显著关联（*P*=0.009）。研究结论提示，PSD 与 POD 相关，是 POD 的主要预测因子。

高星等[59] 探讨听力减退与全身麻醉腹部手术患者 POD 的相关性，同时评价听力减退对 POD 的早期预测价值。研究纳入择期行全身麻醉腹部手术患者 119 例。术前 1 d 采用纯音测听进行听阈测试，术后 2 h 及术后 1～3 d 采用意识模糊评估量表（CAM）每天评估 2 次（上午和下午各 1 次，2 次间隔时间 6 h）POD 的发生情况。根据术后 3 d 内 POD 发生与否分为 2 组：谵妄组（POD 组）和非谵妄组（NPOD 组）。记录患者一般临床资料、手术麻醉相关资料、听阈测试结果及 POD 的发生情况。结果显示，24.4% 的患者发生 POD。与 NPOD 组比较，POD 组听阈明显升高（*P*<0.001）。多因素 Logistic 回归分析结果显示，听阈每增高 1 dB，POD 发生风险明显增高（*OR* 1.072，95%*CI* 1.022～1.124，*P*=0.004）。听阈预测 POD 的 AUC 为 0.771，临界值为 27 dB，敏感性为 89.7%，特异性为 57.8%（*P*<0.001）。研究结论显示，听力减退是全身麻醉腹部手术患者 POD 发生的独立危险因素之一，听阈>27 dB 对 POD 可能具有一定的预测价值。

郑良杰等[60] 探讨不同意识指数（IoC）对老年患者腹腔镜 POD 的影响，确定其与老年患者腹腔镜 POD 的相关性，探索适宜麻醉深度的指标。研究纳入全身麻醉下择期行腹腔镜胆囊切除＋胆总管切开取石术的老年患者（年龄≥65 岁）90 例，随机分为 3 组（L 组、M 组、H 组），保持麻醉深度使术中 IoC 值分别为 40～49、50～59、60～69，记录患者围麻醉期的心率、平均动脉压、MMSE评分、中文修订版谵妄量表（CAM-CR）评分及 VAS 评分，分析不同 IoC 对老年患者腹腔镜 POD 发生的影响。结果显示，3 组患者心率、平均动脉压的差异无统计学意义（*P*>0.05）。L 组、H 组术后 MMSE 评分比 M 组低，而 POD 发生率比 M 组高，差异有统计学意义（*P*<0.05）。L 组和 H 组 POD 发生率的差异无统计学意义（*P*>0.05）。H 组 VAS 评分高于 L 组和 M 组，差异有统计学意义（$P<0.05$）。从而得出结论，应用 IoC 可以紧密监测调控老年患者全身麻醉的麻醉深度，减少 POD 发生，其中调控 IoC 值在 50～59 时效果最佳。

王开岩[61] 探讨高压氧（HBO）综合治疗对老年全身麻醉下行膝关节手术患者术后谵妄的治疗效果。研究选取科择期在全身麻醉下行膝关节置换手术患者 194 例，按照数字表法随机分为观察组和对照组，每组 97 例。对照组患者全身麻醉下行膝关节置换术，缝皮时行膝关节鸡尾酒局部镇痛联合术后静脉镇痛泵镇痛，观察组患者在对照组治疗的基础上术前 1 d 和术后 1～3 d 行 HBO 治疗。记录 2 组患者各时间点的平均动脉压、心率及术后 48 h 的 VAS 评分，采用 CAM-ICU 量表评价 2 组患者术后 5 d 谵妄的发生率。结果显示，2 组患者进手术室（T1）诱导后、喉罩置入后 1 min（T2）、手术开始前（T3）、手术开始后 30 min（T4）、拔喉罩前（T5）、入麻醉后恢复室即刻（T6）、出麻醉后恢复室（T7）各时间点的平均动脉压、心率的差异均无统计学意义；2 组患者术后 6 h、24 h、48 h 的 VAS 评分差异无统计学意义；观察组患者术后谵妄发生率（9.2%）明显低于对照组（28.9%），差异有统计学意义。从而得出研究结论，HBO 综合治疗可以明显降低老年膝关节患者术后谵妄的发生率，可在临床推广应用。

高宇晨等[62] 比较精准麻醉和传统麻醉在心血管手术中的应用，探讨精准麻醉对患者术后谵妄的影响。研究纳入行择期心血管手术患者 249 例，男 167 例，女 82 例，将患者随机分为精准麻醉组（P 组）和传统麻醉组（T 组），每组各 125 例。P 组实施精准的麻醉、用药及麻醉管理，T 组则采用传统的经验式麻醉管理。记录手术时间、CPB 时间、阻断时间、术中舒芬太尼用量及手术类型。使用 CAM-ICU 法评估术后 5 d 内谵妄发生率，记录谵妄发生的时间和持续时间。记录术后机械通气时间，ICU 住院时间，术后住院时间及总住院费用。研究结果显示，术后 5 d 内共发生谵妄 30 例（12.0%），其中 P 组为 9 例（7.2%），T 组为 21 例（16.9%）。与 T 组比较，P 组术后 5 d 内谵妄发生率明显降低（$P<0.05$），住院费用明显降低（$P<0.01$），术后机械通气时间、ICU 住院时间及术后住院时间明显缩短（$P<0.01$）。P 组术后二次插管、二次进入 ICU、术后气胸的发生率均低于 T 组，但两组间差异无统计学意义。研究结论提示，实施精准麻醉可以有效降低心血管手术后 5 d 内谵妄的发生率，同时能减少患者术后机械通气时间和 ICU 入住时间。

（二）基础研究

术后谵妄（POD）是影响老年患者的最常见的术后并发症。神经保护素 D1（NPD1）在多种炎症相关的疾病模型中表现出神经保护作用。Zhou 等[63] 探究了 NDP1 对中枢与外周的炎症作用。通过建立 POD 小鼠模型，评估全身炎症变化、血脑屏障（BBB）的通透性、神经炎症，以及不同时间点老年小鼠的行为。单剂量的 NPD1 预防降低了 TNF-α 和 IL-6 的表达，并上调了外周血、海马及前额叶皮质中 IL-10 的表达。此外，NPD1 通过增加紧密连接相关蛋白（如 ZO-1、claudin-5 及 occludin）的表达来限制 BBB 的渗漏。NPD1 还消除了海马和前额叶皮质中小胶质细胞和星形胶质细胞的激活，这与术后改善一般和记忆功能有关。此外，NPD1 治疗可调节炎症细胞因子的表达谱，并提高了脂多糖刺激的巨噬细胞中 M2 标志物 CD206 的表达。研究结论表明，NPD1 是一种新型脂质衍生介质，通过其抗炎和促消退作用，有助于老年小鼠 POD 样行为的术后恢复。

（三）荟萃分析

Cui 等[64] 检索了 PubMed、Embase、Ovid Medline 和 Cochrane 数据库从建库到 2018 年 9 月所有与不同麻醉药物对 POD 发生的相关研究。由 2 名研究者独立进行检索与筛选，发生分歧时由第三名研究者进行判断，最终纳入 39 项 RCT 研究，包括 5991 例患者。咪达唑仑（OR 5.97，95%CI 2.63～13.56）、丙泊酚（OR 3.79，95%CI 1.81～7.91）、地氟烷（OR 3.81，95%CI 1.08～13.43）及七氟烷（OR 5.62，95%CI 2.00～15.8）在降低 POD 方面不如右美托咪定有效。与安慰剂相比，右美托咪定与较低的谵妄发生率相关（OR 0.44，95%CI 0.30～0.64），而咪达唑仑与更高数量的谵妄患者相关（OR 2.62，95%CI 1.07～6.43）。此外，氯胺酮在预防 POD 方面优于咪达唑仑（OR 0.30，95%CI 0.09～0.99）。且咪达唑仑和丙泊酚也导致的围术期低血压和心动过缓发生率较高。研究结论表明，右美托咪定是一种安全有效的麻醉药物，可减少 POD 的发生。

Wang 等[65] 研究围术期睡眠障碍对 POD 的影响。研究者检索 Pubmed、Embase、Cochrane Library 及 Web of Science 数据库从建库到 2020 年 5 月 12 日所有关于接受手术睡眠障碍的成年患者 POD 发生率的研究。由 2 名研究者进行检索、筛选 29 项相关试验，包括 55 907 例患者。根据研究目的将这些试验分为 3 组：7 项回顾性观察试验、12 项前瞻性观察试验及 10 项随机对照试验。结果表明，围术期睡眠障碍与观察组的 POD 的发生显著相关（回顾性：OR 0.56，95%CI 0.33～0.93，I^2 91%，$P=0.03$；前瞻性：OR 0.27，95%CI 0.20～0.36，I^2 25%，$P<0.001$），但在随机对照试验组中无此种现象发生（OR 0.58，95%CI 0.34～1.01，I^2 68%，$P=0.05$）。因此得出结论，围术期睡眠障碍与观察性试验（回顾性和前瞻性）中 POD 发生率升高显著相关，但在 RCT 中则不一致，围术期睡眠障碍可能是 POD 的潜在危险因素。

Sun 等[66] 评估脑电图（electroencephalograhpy，EEG）监测器的使用与预防术后谵妄的关系。研究中检索 Central database、Medline 及 Embase 数据库从建库到 2019 年 6 月 23 日的相关文章。由 3 名研究员独立审查和筛选出 5 项研究，包括 3612 例患者。荟萃分析显示，脑电图监测器的应用对术后谵妄无显著影响（RR 0.79，95%CI 0.60～1.05，I^2 73%）。接受 EEG 监测的患者中，ICU 入住时间显著减少（WMD −0.29 d，95%CI −0.53～−0.05）。在 EEG 引导下实施麻醉的死亡率（RR 0.63；95%CI 0.31～1.29）和住院时间（WMD −0.61 d，95%CI −1.34～0.11）。目前的证据不足以支持脑电图监测有预防术后谵妄的作用。

Shen 等[67] 探究右美托咪定对非心脏手术后老年患者 POD 的影响，研究者对 PubMed、Embase、Cochrane Library 及 Web of Science 数据库进行了系统的文献检索，检索从数据库建库至 2019 年 11 月 30 日发表的所有相关文献，研究纳入 16 项随机对照试验包括 4534 例患者。与对照组比较，右美托咪定组 POD 的总体发生率显著降低（RR 0.51，95%CI 0.43～0.61，$P<0.01$）。相似的研究结果也见于与安慰剂组（RR 0.52，95%CI 0.41～0.66，$P<0.01$，中等质量证据）、丙泊酚治疗组（RR 0.55，95%CI 0.38～0.78，$P<0.01$，低质量证据）及咪达唑仑治疗组（RR 0.38，95%CI 0.20～0.71，$P<0.01$，低质量证据）比较。试验序列分析表明，累计的 z 值超过了监测边界，达到了所需的信息大小。然而，应用右美托咪定的患者发生心动过缓和低血压的发生率较高。该项荟萃分析显示，右美托咪定可能降低老年患者非心脏手术后发生 POD 的风险。

三、脑卒中

（一）临床研究

调节性 T 细胞（Tregs）在 T 细胞中发挥重要作用。趋化因子受体 5（CCR5）是 T 细胞中高度表达的趋化因子受体。它们在中风的炎症和免疫反应中起重要作用。Zhang 等[68]研究纳入缺血性脑卒中患者 96 例。采用流式细胞术测量患者血液中的 Tregs 和 CCR5＋Tregs，并采用单变量和多变量 Logistic 回归分析 Tregs 和 CCR5＋Tregs 对缺血性脑卒中预后的影响。ROC 曲线用于评估 Treg 细胞和 CCR5＋Treg 的预测值。研究结果显示，重度缺血性脑卒中患者 Tregs 与 CCR5＋Tregs 高于轻度缺血性脑卒中患者（$P<0.05$）。单因素和多因素 Logistic 回归分析结果表明，Tregs 和 CCR5＋Tregs 对缺血性脑卒中的预后有较好的预测作用。ROC 曲线表明 Tregs 和 CCR＋Tregs 的组合达到了更好的预测效果（AUC 0.758，$P<0.001$）。研究结论表明，Tregs 与 CCR5＋Tregs 联合可作为缺血性脑卒中预后的生物标志物。

（二）基础研究

霍苗等[69]探究七氟烷预处理对大鼠脑缺血再灌注损伤的影响，以及转化生长因子 -β2（TGF-β2）/Smad3 信号通路的活化情况。将 50 只 SD 大鼠随机分为 5 组（$n=10$）：假手术组、模型组、七氟烷预处理组、吡非尼酮组及七氟烷预处理＋吡非尼酮组。通过右颈内动脉（ICA）缝线结扎方法制备脑缺血再灌注（I/R）损伤模型。建模前 1 h，七氟烷预处理组大鼠吸入 2.0% 七氟烷 1 h，吡非尼酮组大鼠腹膜内注射 200 mg/kg 的 TGF-β2 抑制剂吡非尼酮，七氟烷＋吡非尼酮组大鼠同时应用上述 2 种药物处理。脑缺血再灌注 24 h 后，通过 Zea-Longa 五级评分法评价大鼠神经功能缺损评分，测量梗死体积。通过苏木精 - 伊红染色和 Nissl 染色评价脑组织损伤程度，TUNEL 检测分析细胞凋亡。免疫荧光染色和蛋白质印迹法检测 TGF-β2、Smad3、血管内皮生长因子（VEGF）-A 及 CD34 的表达情况。结果显示，七氟烷预处理明显降低了大鼠的脑梗死面积和神经功能缺损评分。七氟烷预处理抑制了大鼠大脑皮质和海马 CA1 区的神经元凋亡。七氟烷预处理上调了 TGF-β2、VEGF-A、CD34 的表达及 Smad3 的磷酸化水平。TGF-β2 抑制剂吡非尼酮处理均可减弱七氟烷的脑保护作用并抑制 TGF-β2、VEGF-A、CD34 的表达及 Smad3 的磷酸化。研究结论表明，七氟烷预处理通过激活 TGF-β2/Smad3 信号通路来减轻大鼠脑 I/R 损伤。

高文蔚等[70]探究蛋白激酶 B/ 糖原合成酶激酶 -3β（Akt/GSK-3β）信号通路在 IL-4 减轻小鼠脑缺血再灌注损伤中的作用及其与自噬的关系。雄性 Balb/c 小鼠 40 只使用随机数字表法分为 4 组：假手术（Sham）组、缺血再灌注（IR）组、IR＋IL-4 组及 IR＋IL-4＋Akt 抑制剂 LY294002（IR＋IL-4＋LY 组）。采用线栓法阻塞大脑中动脉制备脑缺血再灌注损伤模型，缺血 60 min，再灌注 24 h。IR＋IL-4 组于模型建立前 30 min 腹腔注射 IL-4 复合体溶液 0.2 ml，IR＋IL-4＋LY 组于模型建立前 30 min 腹腔注射 IL-4 复合体溶液 0.2 ml，同时尾静脉注射 LY294002 15 nmol/kg。再灌注 24 h 时进行神经行为学评分后处死小鼠脑取组织，采用 TTC 法检测脑梗死体积，TUNEL 检测评估细胞凋亡指数，透射电镜下计数自噬小体，比色法测定脑组织 SOD、MDA 及 ROS 水平，蛋白质印迹法检测 Akt 和 GSK-3β 磷酸化水平、LC3 和 Beclin-1 的表达，计算 LC3Ⅱ/LC3Ⅰ 比值。结果显示，与 Sham 组比较，其余 3 组神经行为学评分、脑梗死体积及细胞凋亡指数升高，脑组织 SOD 活性降低，MDA 和 ROS 水平升高，Akt 和 GSK-3β 磷酸化水平降低，LC3Ⅱ/LC3Ⅰ 比值、Beclin-1 表达水平及自噬小体计数升高（$P<0.05$）；与 IR 组比较，IR＋IL-4 组神经行为学评分、脑梗死体积及细胞凋亡指数降低，脑组织 SOD 活性升高，MDA 和 ROS 水平降低，Akt 和 GSK-3β 磷酸化水平升高，LC3Ⅱ/LC3Ⅰ 比值、Beclin-1 表达水平及自噬小体计数降低（$P<0.05$），而 IR＋IL-4＋LY 组上述各指标差异无统计学意义；与 IR＋IL-4 组比较，IR＋IL-4＋LY 组神经行为学评分、脑梗死体积及细胞凋亡指数升高，脑组织 SOD 活性降低，MDA 和 ROS 水平升高，Akt 和 GSK-3β 磷酸化水平降低，LC3Ⅱ/LC3Ⅰ 比值、Beclin-1 表达水平及自噬小体计数升高（$P<0.05$）。结果提示，IL-4 可通过激活 Akt/GSK-3β 信号通路抑制细胞自噬，从而减轻小鼠脑缺血再灌注损伤。

四、神经毒性

（一）临床研究

Kang 等[71]探究胸腔镜肺手术后成年患者苏醒期躁动（emergency agitation，EA）的发生率和危险因素。研究纳入接受选择性肺部切除术的 1950 例成年患者。收集术前、手术和麻醉相关数据。Riker 镇静－躁动量表评估 EA 的发生，单变量分析和多变量逻辑回归分析用于确定苏醒期躁动的危险因素。研究结果显示，EA 的发生率为 14.1%（274/1950），多变量分析结果显示，男性（OR 1.877，95%CI 1.341～2.627），年龄≥65 岁（OR 1.424，95%CI 1.074～1.889），体重指数≥24 kg/m^2（OR 1.409，95%CI 1.070～1.856），ASA 分级为Ⅲ级或Ⅳ级（OR 2.654，95%CI 1.189～5.924），吸烟（OR 1.553，95%CI 1.107～2.17），术中心动过速（OR 1.721，95%CI 1.058～2.802），术中低血压（OR 1.636，95%CI 1.064～2.514），术中高血压（OR 1.721，95%CI 1.064～2.514）及急救镇痛（OR 1.810，95%CI 1.235～2.653）是 EA 的独立危险因素。然而，伤口浸润（OR 0.679，95%CI 0.507～0.908）和使用右美托咪定（OR 0.663，95%CI 0.490～0.869）是对抗 EA 的保护因素。研究结论提示，EA 是胸腔镜肺手术后常见的并发症，尤其是在特定人群中。应采取充分的围术期管理，包括伤口浸润、维持术中血流动力学稳定、充分镇痛及使用右美托咪定可以降低 EA 的发生率。

Yang 等[72]旨在探讨通过耳机向双侧眼科手术患儿播放录制的母体声音对苏醒期躁动的发生率和麻醉恢复过程的影响。研究者将 127 例接受双侧眼科手术的 2～8 岁儿童随机分配为：T 组（治疗组，通过耳机聆听记录的母亲声音）或 C 组（对照组，佩戴无听觉刺激的耳机）。主要结局是苏醒期躁动的发生率，次要结局是苏醒时间和 PACU 停留时间。研究结果显示，与对照组相比，治疗组儿童苏醒期躁动发生率显著降低（32.8% vs. 55.6%，OR 0.39，95%CI 0.19～0.80，$P=0.010$）。与 C 组相比，T 组的觉醒时间更短 [（22.9±10.4）min vs.（27.3±13.7）min，$P=0.048$]。T 组 PACU 停留时间明显少于 C 组 [（29.7±12.1）min vs.（34.8±14.1）min，$P=0.031$]。从而得出研究结论，听母亲的声音是减少儿童接受七氟烷麻醉行双侧眼科手术时苏醒期躁动的有效方法。

谢文静等[73]研究术前不同剂量右美托咪定经鼻雾化用药对全身麻醉眼睑手术患儿术后不良行为改变的影响。研究纳入全身麻醉下行眼睑手术的患儿192例，采用随机数字表法分成4组，每组48例。D1、D2、D3组在父母陪伴下进入诱导室，经鼻雾化分别给予右美托咪定1 μg/kg、2 μg/kg、3 μg/kg，对照组（C组）给予0.02 ml/kg的生理盐水经鼻雾化。记录患儿术前镇静评分、与父母分离情绪评分、面罩接受度评分、患儿在麻醉恢复室期间发生躁动例数、躁动评分；记录拔管及苏醒时间、围术期不良事件（心动过缓、喉痉挛）。术后1 d、7 d、30 d采用术后行为量表（post hospital behavior questionaire，PHBQ）评估患儿术后及出院后的行为情况。结果显示，与C组比较，D1、D2、D3组患儿术后1 d不良行为改变发生率明显降低（$P<0.05$）。与C组比较，D2、D3组术后7 d不良行为改变发生率明显降低（$P<0.05$），术后1 d、7 d，D1组、D2组及D3组分离焦虑、睡眠焦虑的发生率明显低于C组（$P<0.05$），其他行为改变发生率的差异无统计学意义（$P>0.05$）。与C组比较，D1、D2、D3组患儿Ramsay镇静评分、与父母分离情绪评分、面罩接受度评分明显升高，术后躁动评分明显降低（$P<0.05$），D3组患儿苏醒时间较其余3组明显延长（$P<0.05$），4组患儿拔管时间、心动过缓及喉痉挛发生率的差异无统计学意义（$P>0.05$）。研究结论表明，术前给予2 μg/kg右美托咪定经鼻雾化可有效降低全身麻醉患儿术后不良行为改变的发生率。

江鹏等[74]分析不同剂量右美托咪定滴鼻对七氟烷麻醉腹股沟疝患儿应激反应和苏醒期躁动的影响。研究纳入腹股沟疝患儿175例，随机分为A组（57例）、B组（61例）、C组（57例），分别予以1.0 μg/kg、1.5 μg/kg、2.0 μg/kg右美托咪定滴鼻，比较各组患儿苏醒时间、不同时间点血流动力学指标、应激反应指标、躁动评分、躁动发生率及其他不良反应发生情况。研究结果显示，A组苏醒时间短于B组和C组，且B组苏醒时间短于C组（$P<0.05$）。手术开始即刻、拔除喉罩即刻3组心率、平均动脉压均较滴鼻前上升，A组心率、平均动脉压高于B组和C组（$P<0.05$），手术开始即刻，3组应激反应指标均较术前上升，且A组高于B组和C组（$P<0.05$），B组心率、平均动脉压、应激反应指标与C组比较差异无统计学意义（$P>0.05$）。苏醒即刻、苏醒后5 min及苏醒后15 min，A组躁动评分均高于B组和C组（$P<0.05$），B组和C组躁动评分比较差异无统计学意义（$P>0.05$）。A组躁动、呛咳发生率高于B组和C组，A组、B组恶心、呕吐发生率低于C组（$P<0.05$）。研究结论表明，1.5 μg/kg右美托咪定滴鼻更适合小儿七氟烷麻醉腹股沟疝手术，可维持血流动力学的稳定，减轻应激反应和苏醒期躁动，且不增加药物不良反应的发生率。

刘娣等[75]观察腹横肌平面阻滞联合帕瑞昔布钠对小儿苏醒期躁动（EA）的影响。研究纳入行腹腔镜疝囊高位结扎术的120例患儿，随机分为4组，神经阻滞联合帕瑞昔布钠（TP）组、帕瑞昔布钠（P）组、神经阻滞（T）组和对照（C）组，TP组、P组麻醉诱导时静脉注射帕瑞昔布钠0.9 mg/kg，C组、T组静脉注射等量生理盐水，诱导后，TP组、T组腹横肌平面注射剂量为1 ml/kg的0.25%罗哌卡因，C组、P组腹横肌平面注射等量生理盐水，分别记录术中循环、苏醒期躁动、术后镇静程度及术后24 h的不良反应。研究结果显示，4组患儿手术总体情况的差异无统计学意义，TP组、P组及T组较C组术中循环更稳定，与TP组比较，P组、T组术中循环更稳定；TP组、P组、T组及C组躁动发生率分别为16.67%、26.67%、26.67%及53.33%。与C组比较，TP组、P组及T组患儿术后各时点疼痛评分（FLACC）均明显降低，而术后Ramsay镇静评分均升高。与P组和T组比较，TP组在拔除喉罩后5 min、15 min及30 min时的FLACC评分均降低，拔除喉罩后5 min时的

Ramsay 镇静评分升高；4 组患儿术后无苏醒延迟、嗜睡等不良反应。研究结论表明，腹横肌平面阻滞联合帕瑞昔布钠能显著抑制小儿术后躁动的发生，术中循环更稳定。

郑丽花等[76]观察右美托咪定复合氢吗啡酮对老年患者应激反应及全身麻醉苏醒期躁动的影响。将老年腹部外科手术 90 例患者随机均分为 3 组，于手术结束前 30 min 左右分别静脉泵注右美托咪定 0.5 µg/kg（D 组）、右美托咪定 0.5 µg/kg＋氢吗啡酮 15 µg/kg（DH 组）及生理盐水（C 组）。记录麻醉诱导前（T0）、术毕（T1）、拔管时（T2）、拔管后 5 min（T3）的平均动脉压和心率；检测 T0 和 T3 时的血浆去甲肾上腺素浓度；记录自主呼吸恢复时间、睁眼时间及拔管时间。记录入 PACU 60 min 内躁动发生情况。结果显示，与 T0 比较，C 组在 T2 和 T3 时平均动脉压和心率升高（$P<0.05$）；D 组和 DH 组在 T1～T3 时平均动脉压和心率降低（$P<0.05$）；与 C 组比较，DH 组和 D 组在 T1～T3 时平均动脉压和心率降低（$P<0.05$）；与 D 组比较，DH 组在 T1～T3 时平均动脉压和心率降低（$P<0.05$）。与 T0 比较，3 组 T3 时血浆去甲肾上腺素浓度均升高（$P<0.05$）；与 C 组比较，DH 组和 D 组在 T3 时血浆去甲肾上腺素浓度均降低（$P<0.05$），且 DH 组低于 D 组和 C 组［（263.3±38.5）pg/ml vs.（295.8±31.2）pg/ml vs.（386.0±35.7）pg/ml］。3 组自主呼吸恢复时间、睁眼时间及拔管时间无统计学差异。拔管后转入 PACU 60 min 内，DH 组和 D 组躁动发生率低于 C 组（3.3% vs.6.6% vs.46.6%）。研究结论表明，术中复合应用右美托咪定和氢吗啡酮能缓解老年患者术中应激反应，减轻全身麻醉苏醒期躁动。

张益等[77]探讨伏隔核中多巴胺 D1 受体的老年化改变在老年小鼠异氟烷麻醉后苏醒延迟中的作用。老年（18～22 月龄）小鼠组和青年（5～8 月龄）小鼠组的数量均为 26 只，每组采用随机数字表法抽取 8 只，经 1.4% 异氟烷麻醉后，比较 2 组小鼠异氟烷麻醉后苏醒时间和脑电频谱的差异。剩余小鼠建立老年和青年伏隔核微注射模型，比较微注射多巴胺 D1 受体激动剂、拮抗剂及生理盐水对老年和青年小鼠异氟烷麻醉苏醒时间和苏醒期脑电频谱的影响；通过蛋白质印迹法检测老年和青年伏隔核内多巴胺 D1 受体的表达水平的差异，分析导致老年小鼠麻醉后苏醒延迟的可能机制。结果显示，与青年小鼠组相比，老年小鼠组异氟烷麻醉后苏醒时间明显延长，同时皮质脑电图（EEG）频谱中 δ 频段（1～4 Hz）能量明显升高，而 α 波（8～12 Hz）、β 波（12～25 Hz）及 γ（25～60 Hz）波能量显著降低。与注射生理盐水组相比，在伏隔核中微注射 D1 受体激动剂明显缩短了青年小鼠苏醒时间，同时 EEG 上显示 δ 频段能量减少，γ 频段能量增加；注射 D1 受体拮抗剂则显著延长了青年小鼠的苏醒时间，增加了 δ 频段能量。然而，注射 D1 受体激动剂/拮抗剂对老年小鼠的苏醒时间与皮质 EEG 均无显著影响。蛋白质印迹法结果显示，老年小鼠伏隔核中多巴胺 D1 受体表达水平较青年小鼠显著降低。研究结论表明，伏隔核 D1 受体表达的下调减弱了其促全身麻醉觉醒的作用，可能是老年动物麻醉后苏醒延迟的重要原因之一。

（二）基础研究

高晓增等[78]研究七氟烷对幼鼠海马发育的神经毒性作用及其机制。将幼鼠随机分为 4 组：第 1 干预组、第 2 干预组、第 3 干预组及第 4 干预组，每组 25 只。第 1 干预组暴露于 30% O_2 中；第 2 干预组暴露于 3% 七氟烷＋30%O_2 中，前 5 min 诱导流速为 6 L/min，然后以 1 L/min 维持，持续 4 h；第 3 干预组给予生理盐水，随后处理与第 1 干预组相同；第 4 干预组幼鼠腹腔注射 40 mg/kg

的 LY294002，七氟烷暴露过程与第 2 干预组一致。蛋白质印迹法检测 PI3K、Akt 和缝隙连接蛋白 43（Cx43）的蛋白表达。结果显示，第 1 干预组、第 2 干预组、第 3 干预组及第 4 干预组幼鼠第 7 天海马脑组织中 Cx43 蛋白相对表达量分别为 0.69±0.09、0.72±0.10、0.44±0.05 及 0.61±0.05；这 4 组的 PI3K 蛋白相对表达量分别 0.88±0.07、1.13±0.11、0.62±0.04、0.71±0.06；Akt 蛋白相对表达量分别为 1.38±1.03、1.51±1.01、0.70±0.06 及 0.74±0.06。第 2 干预组与第 1 干预组比较，上述指标的差异均有统计学意义；第 4 干预组与第 2 干预组比较，上述指标的差异均有统计学意义。研究结论表明，七氟烷可能通过激活 PI3K/Akt 信号通路增加 Cx43 蛋白表达，并诱导海马神经元凋亡，从而导致幼鼠认知功能损伤。

（三）荟萃分析

Jiao 等[79]探究麻醉药物对七氟烷相关苏醒期躁动在小儿腺样体扁桃体切除术麻醉中的疗效。研究者检索 MEDLINE、Embase、Cochrane Library 和 Web of Science 数据库从建库到 2019 年 4 月用于腺样体扁桃体切除术的不同麻醉药物的随机对照试验（RCT）。根据筛选条件研究者纳入了 25 项 RCT，包括 2151 例参与者。研究结果显示，与安慰剂组相比，右美托咪定、氯胺酮、丙泊酚、芬太尼、咪达唑仑、舒芬太尼、瑞芬太尼及可乐定组中七氟烷相关苏醒期躁动患者的比例显著降低（$P<0.05$）。芬太尼优于舒芬太尼（$P<0.05$），而右美托咪定优于芬太尼（$P<0.05$）。麻醉辅助药物中，右美托咪定（90.04%）降低苏醒期躁动风险的可能性最大，其次是芬太尼（87.45%）、瑞芬太尼（63.85%）、氯胺酮（52.07%）、咪达唑仑（51.27%）、可乐定（49.94%）、丙泊酚（29.89%）、舒芬太尼（21.38%）及安慰剂（4.09%）。研究结论表明，右美托咪定在小儿腺样体扁桃体切除术麻醉中降低七氟烷相关苏醒期躁动风险的效果优于其他药物。

（夏中元　雷少青　周　璐）

参 考 文 献

[1]　Gao R, Chen C, Zhao Q, et al. Identification of the potential key circular rnas in elderly patients with postoperative cognitive dysfunction . Front Aging Neurosci, 2020, 12: 165.

[2]　Zhou H, Li F, Ye W, et al. Correlation between plasma circrna-089763 and postoperative cognitive dysfunction in elderly patients undergoing non-cardiac surgery . Front Behav Neurosci, 2020, 14: 587715.

[3]　Huang H, Lin F, Cen L, et al. Cancer-related anemia is a risk factor for medium-term postoperative cognitive dysfunction in laparoscopic surgery patients: an observational prospective study . Neural Plast, 2020, 2020: 4847520.

[4]　Li H, Wu TT, Tang L, et al. Association of global DNA hypomethylation with post-operative cognitive dysfunction in elderly patients undergoing hip surgery . Acta Anaesthesiol Scand, 2020, 64 (3): 354-360.

[5]　Zhu L, Shi H, Zhu C, et al. Impact of permissive hypercapnia on regional cerebral oxygen saturation and postoperative cognitive function in patients undergoing cardiac valve replacement . Ann Palliat Med, 2020, 9 (6): 4066-4073.

[6]　Yong R, Meng Y. Preoperative neutrophil-lymphocyte ratio, an independent risk factor for postoperative cognitive

dysfunction in elderly patients with gastric cancer . Geriatr Gerontol Int, 2020, 20 (10): 927-931.

[7] Shi HX, Du XJ, Wu F, et al. Dexmedetomidine for early postoperative cognitive dysfunction after video-assisted thoracoscopic lobectomy in elderly male patients with lung cancer . Medicine (Baltimore), 2020, 99 (36): e21691.

[8] Wang Z, Shen Z, Wang H, et al. Effect of dexmedetomidine on the cognitive function of patients undergoing gastric cancer surgery by regulating the PI3K/AKT signaling pathway . Oncol Lett, 2020, 19 (2): 1151-1156.

[9] Gao Y, Zhu X, Huang L, et al. Effects of dexmedetomidine on cerebral oxygen saturation and postoperative cognitive function in elderly patients undergoing minimally invasive coronary artery bypass surgery. Clin Hemorheol Microcirc, 2020, 74 (4): 383-389.

[10] 刘华琴，仝彤，张婧，等．夜间输注不同剂量右美托咪定对胃肠恶性肿瘤根治术老年患者术后认知功能障碍的影响．中华麻醉学杂志，2020，40（4）：399-403.

[11] 齐佳杉，张英娟，张玉林，等．超声引导下不同路径神经阻滞在乳腺癌患者术中的麻醉镇痛效果及对认知功能的影响研究．四川医学，2020，41：715-720.

[12] Gan S, Yu Y, Wu J, et al. Preoperative assessment of cognitive function and risk assessment of cognitive impairment in elderly patients with orthopedics: a cross-sectional study . BMC Anesthesiol, 2020, 20 (1): 189.

[13] 张亚飞，吴超，肖骥峰．目标导向容量治疗对老年结直肠癌根治术病人术后认知功能障碍的影响．临床外科杂志，2020，28（4）：370-373.

[14] 刘洪亚，刘金东，李建辉，等．地塞米松对老年患者前列腺剜除术后认知功能的影响．实用临床医药杂志，2020，24（5）：82-85.

[15]* Han D, Li Z, Liu T, et al. Prebiotics regulation of intestinal microbiota attenuates cognitive dysfunction induced by surgery stimulation in APP/PS1 mice . Aging Dis, 2020, 11 (5): 1029-1045.

[16] Zhang J, Zhu S, Jin P, et al. Graphene oxide improves postoperative cognitive dysfunction by maximally alleviating amyloid beta burden in mice . Theranostics, 2020, 10 (26): 11908-11920.

[17] Yang C X, Bao F, Zhong J, et al. The inhibitory effects of class I histone deacetylases on hippocampal neuroinflammatory regulation in aging mice with postoperative cognitive dysfunction . Eur Rev Med Pharmacol Sci, 2020, 24 (19): 10194-10202.

[18] Zhang Y, Meng Q, Yin J, et al. Anthocyanins attenuate neuroinflammation through the suppression of MLK3 activation in a mouse model of perioperative neurocognitive disorders . Brain Res, 2020, 1726: 146504.

[19] Fu Q, Li J, Qiu L, et al. Inhibiting NLRP3 inflammasome with MCC950 ameliorates perioperative neurocognitive disorders, suppressing neuroinflammation in the hippocampus in aged mice . Int Immunopharmacol, 2020, 82: 106317.

[20] 刘辉梅，庾俊雄，陈芳广．巨噬细胞极化在七氟烷致大鼠认知功能障碍中的作用．广西医科大学学报，2020，37（3）：434-438.

[21] Su W, Xie M, Li Y, et al. Topiramate reverses physiological and behavioral alterations by postoperative cognitive dysfunction in rat model through inhibiting TNF signaling pathway . Neuromolecular Med, 2020, 22 (2): 227-238.

[22] Peng S, Li PY, Liu PR, et al. Cistanches alleviates sevoflurane-induced cognitive dysfunction by regulating PPAR-γ-dependent antioxidant and anti-inflammatory in rats . J Cell Mol Med, 2020, 24 (2): 1345-1359.

[23] 罗丹，杨娇娇，邱丽丽．钙蛋白酶介导的酪氨酸激酶受体 B 截断对剖腹探查术后小鼠认知功能的影响．

临床麻醉学杂志，2020，36（11）：1106-1110.

[24] Zhong J, Li J, Ni C, et al. Amantadine alleviates postoperative cognitive dysfunction possibly by preserving neurotrophic factor expression and dendritic arborization in the hippocampus of old rodents . Front Aging Neurosci, 2020, 12: 605330.

[25] Lin Y, Lin X, Zheng X, et al. Hyperbaric oxygen therapy cognitive function in a rat model of mild cognitive impairment via ERK signaling . Ann Palliat Med, 2020, 9 (5): 3472-3480.

[26] Zhang Y, Liu H, Chen Z, et al. TLR4-mediated hippocampal MMP/TIMP imbalance contributes to the aggravation of perioperative neurocognitive disorder in db/db mice . Neurochem Int, 2020, 140: 104818.

[27] Meng C, Yao X Q, Chang RJ, et al. Exogenous GM1 ganglioside attenuates ketamine-induced neurocognitive impairment in the developing rat brain . Anesth Analg, 2020, 130 (2): 505-517.

[28] LI J, WU G, SONG W, et al. Prophylactic melatonin treatment ameliorated propofol-induced cognitive dysfunction in aged rats . Neurotox Res, 2021, 39 (2): 227-239.

[29] Yu X, Xie Y. Effect of dexmedetomidine combined with etomidate on IL-17A and S-100β expression levels in rats with postoperative cognitive dysfunction . Exp Ther Med, 2020, 20 (6): 275.

[30] Zhou X Y, Liu J, Xu ZP, et al. Dexmedetomidine ameliorates postoperative cognitive dysfunction by inhibiting Toll-like receptor 4 signaling in aged mice . Kaohsiung J Med Sci, 2020, 36 (9): 721-731.

[31] Zhu B, Sun D, Yang L, et al. The effects of neostigmine on postoperative cognitive function and inflammatory factors in elderly patients - a randomized trial . BMC Geriatr, 2020, 20 (1): 387.

[32] Zhao Z, Yao M, Wei L, et al. Obesity caused by a high-fat diet regulates the Sirt1/PGC-1α/FNDC5/BDNF pathway to exacerbate isoflurane-induced postoperative cognitive dysfunction in older mice . Nutr Neurosci, 2020, 23 (12): 971-982.

[33] Qin J, MA Q, Ma D. Low-dose sevoflurane attenuates cardiopulmonary bypass (CPB)- induced postoperative cognitive dysfunction (POCD)by regulating hippocampus apoptosis via PI3K/AKT pathway . Curr Neurovasc Res, 2020, 17 (3): 232-240.

[34] Zhang N, Ye W, Wang T, et al. Up-regulation of miR-106a targets LIMK1 and contributes to cognitive impairment induced by isoflurane anesthesia in mice . Genes Genomics, 2020, 42 (4): 405-412.

[35] Yang ZY, Liu J, Chu HC. Effect of NMDAR-NMNAT1/2 pathway on neuronal cell damage and cognitive impairment of sevoflurane-induced aged rats . Neurol Res, 2020, 42 (2): 108-117.

[36] Qiu LL, Pan W, Luo D, et al. Dysregulation of BDNF/TrkB signaling mediated by NMDAR/Ca (2+)/calpain might contribute to postoperative cognitive dysfunction in aging mice . J Neuroinflammation, 2020, 17 (1): 23.

[37] Yang L H, Xu Y C, Zhang W. Neuroprotective effect of CTRP3 overexpression against sevoflurane anesthesia-induced cognitive dysfunction in aged rats through activating AMPK/SIRT1 and PI3K/AKT signaling pathways . Eur Rev Med Pharmacol Sci, 2020, 24 (9): 5091-5100.

[38] 余旸，朱登彦，杨建军，等. Cx43 在七氟烷麻醉诱发老龄大鼠认知功能障碍中的作用. 中华麻醉学杂志，2020，40（8）：945-949.

[39] Zheng F, Fang P, Chang J, et al. Methylene blue protects against sevoflurane-induced cognitive dysfunction by suppressing drp1 desumoylation in aged mice . Neurochem Res, 2020, 45 (4): 956-963.

[40] Xing F, Fang X, Gong XD, et al. Photoacoustic treatment mitigates cognitive dysfunction in a model of sleep-wake

rhythm disturbance . Neural Regen Res, 2020, 15 (6): 1094-1101.

[41] Du Y, Gong X D, Fang X, et al. Sevoflurane plays a reduced role in cognitive impairment compared with isoflurane: limited effect on fear memory retention . Neural Regen Res, 2020, 15 (1): 96-102.

[42] 张晓冉，樊腾，马闻苛，等. 右美托咪定预防小鼠异氟烷诱发认知障碍的机制. 中华实验外科杂志，2020，37（12）：2249-2251.

[43] 战海燕，周琪，张析哲，等. 不同剂量氟比洛芬酯对老年全髋关节置换术患者术后神经认知功能的影响. 临床麻醉学杂志，2020，36（7）：638-642.

[44] 任金玉，张磊济. 白细胞介素-17A抗体对七氟烷麻醉的老年大鼠认知功能的保护作用及机制研究. 中国临床药理学杂志，2020，36（6）：661-663.

[45] Lei D, Sha Y, Wen S, et al. Dexmedetomidine may reduce IL-6 level and the risk of postoperative cognitive dysfunction in patients after surgery: A meta-analysis . Dose Response, 2020, 18 (1): 1559325820902345.

[46] Wang Y, lei L, Ji M, et al. Predicting postoperative delirium after microvascular decompression surgery with machine learning . J Clin Anesth, 2020, 66: 109896.

[47]* Lin X, Tang J, Liu C, et al. Cerebrospinal fluid cholinergic biomarkers are associated with postoperative delirium in elderly patients undergoing Total hip/knee replacement: a prospective cohort study . BMC Anesthesiol, 2020, 20 (1): 246.

[48] Han Y, Zhang W, Liu J, et al. Metabolomic and lipidomic profiling of preoperative csf in elderly hip fracture patients with postoperative delirium . Front Aging Neurosci, 2020, 12: 570210.

[49] Ren Q, Wen YZ, Wang J, et al. Elevated level of serum C-reactive protein predicts postoperative delirium among patients receiving cervical or lumbar surgery . Biomed Res Int, 2020, 2020: 5480148.

[50] Shen QH, Li HF, Zhou XY, et al. Relation of serum melatonin levels to postoperative delirium in older patients undergoing major abdominal surgery . J Int Med Res, 2020, 48 (3): 300060520910642.

[51] Qi J, Liu C, Chen L, et al. Postoperative serum albumin decrease independently predicts delirium in the elderly subjects after total joint arthroplasty . Curr Pharm Des, 2020, 26 (3): 386-394.

[52] Chen Y, Zheng J, Chen J. Preoperative circulating mir-210, a risk factor for postoperative delirium among elderly patients with gastric cancer undergoing curative resection . Curr Pharm Des, 2020, 26 (40): 5213-5219.

[53] Zhang W, Wang T, Wang G, et al. Effects of dexmedetomidine on postoperative delirium and expression of IL-1β, IL-6, and TNF-α in elderly patients after hip fracture operation . Front Pharmacol, 2020, 11: 678.

[54] 杨丽，孙广运，余得水. 右美托咪定用于腹横筋膜阻滞对腹腔镜结直肠癌根治术患者术后谵妄的影响. 四川医学，2020，41（5）：449-453.

[55] 冀晋杰，闫辉. 右美托咪定复合氟比洛芬酯对老年患者脊柱手术术后谵妄的效果观察. 中国药物与临床，2020，20（11）：1799-1801.

[56] Ye C, Zhang Y, Luo S, et al. Correlation of serum BACE1 with emergence delirium in postoperative patients: A preliminary study . Front Aging Neurosci, 2020, 12: 555594.

[57] Yuan Y, Li Z, Yang N, et al. Exosome α-synuclein release in plasma may be associated with postoperative delirium in hip fracture patients . Front Aging Neurosci, 2020, 12: 67.

[58] Wang H, Zhang L, Luo Q, et al. Effect of sleep disorder on delirium in post-cardiac surgery patients . Can J Neurol Sci,

2020, 47 (5): 627-633.

[59] 高星，管慧莲，代明胜，等．听力减退与全麻腹部手术患者术后谵妄的相关性．临床麻醉学杂志，2020，36（6）：535-539.

[60] 郑良杰，罗秀芝，肖昕，等．不同意识指数对老年患者腹腔镜术后谵妄的影响．成都医学院学报，2020，15（6）：702-705.

[61] 王开岩．高压氧综合治疗老年患者膝关节置换术后谵妄的疗效观察．中华航海医学与高气压医学杂志，2020，（1）：53-55，68.

[62] 高宇晨，王越夫，王剑辉，等．精准麻醉对心血管手术患者术后谵妄的影响．临床麻醉学杂志，2020，36（11）：1082-1085.

[63] Zhou Y, Wang J, Li X, et al. Neuroprotectin D1 protects against postoperative delirium-like behavior in aged mice . Front Aging Neurosci, 2020, 12: 582674.

[64] Cui Y, Li G, Cao R, et al. The effect of perioperative anesthetics for prevention of postoperative delirium on general anesthesia: A network meta-analysis . J Clin Anesth, 2020, 59: 89-98.

[65] Wang H, Zhang L, Zhang Z, et al. Perioperative sleep disturbances and postoperative delirium in adult patients: A systematic review and meta-analysis of clinical trials . Front Psychiatry, 2020, 11: 570362.

[66] Sun Y, Ye F, Wang J, et al. Electroencephalography-guided anesthetic delivery for preventing postoperative delirium in adults: An updated meta-analysis . Anesth Analg, 2020, 131 (3): 712-719.

[67] Shen QH, Li HF, Zhou X Y, et al. Dexmedetomidine in the prevention of postoperative delirium in elderly patients following non-cardiac surgery: A systematic review and meta-analysis . Clin Exp Pharmacol Physiol, 2020, 47 (8): 1333-1341.

[68] Zhang J, Liu G, Chen D, et al. The combination of CC chemokine receptor type 5 (CCR5)and Treg cells predicts prognosis in patients with ischemic stroke . J Neuroimmunol, 2020, 349: 577404.

[69] 霍苗，张倩，张阳，等．七氟醚预处理对大鼠脑缺血再灌注损伤的改善机制．现代生物医学进展，2020，20（12）：2246-2251.

[70] 高文蔚，李冰玉，王雅枫，等．Akt/GSK-3β 信号通路在 IL-4 减轻小鼠脑缺血再灌注损伤中的作用及其与自噬的关系．中华麻醉学杂志，2020，40（2）：237-241.

[71] Kang X, Lin K, Tang H, et al. Risk factors for emergence agitation in adults undergoing thoracoscopic lung surgery: a case-control study of 1, 950 patients . J Cardiothorac Vasc Anesth, 2020, 34 (9): 2403-2409.

[72] Yang YY, Zhang MZ, Sun Y, et al. Effect of recorded maternal voice on emergence agitation in children undergoing bilateral ophthalmic surgery: A randomised controlled trial . J Paediatr Child Health, 2020, 56 (9): 1402-1407.

[73] 谢文静，戴必照，闫龙剑，等．术前右美托咪定经鼻雾化对全麻眼睑手术患儿术后不良行为改变的影响．徐州医科大学学报，2020，40（8）：586-591.

[74] 江鹏，候芝绮，罗德兴．不同剂量右美托咪定滴鼻对七氟烷麻醉腹股沟疝患儿应激反应和苏醒期躁动的影响．中华疝和腹壁外科杂志，2020，14（2）：150-154.

[75] 刘娣，陈楠，李敏，等．腹横肌平面阻滞联合帕瑞昔布钠对小儿苏醒期躁动的影响研究．中华全科医学，2020，18（7）：1089-1092.

[76] 郑丽花，杨淑芬，兰允平，等. 复合应用右美托咪定和氢吗啡酮对老年患者应激反应和全麻苏醒期躁动的影响. 江苏医药，2020，46（3）：292-294.

[77] 张益，桂欢，胡浪，等. 老年小鼠伏隔核多巴胺 D1 受体表达下调参与异氟醚麻醉后苏醒延迟. 天津医药，2020，48（11）：1036-1040.

[78] 高晓增，闫晓燕，高平，等. 七氟醚对幼鼠海马发育的神经毒性作用及其机制研究. 中国临床药理学杂志，2020，36（15）：2282-2285.

[79] Jiao H, Wang H, Jiang Z, et al. Comparative efficacy of ancillary drugs in sevoflurane-related emergence agitation after paediatric adenotonsillectomy: A Bayesian network meta-analysis . J Clin Pharm Ther, 2020, 45 (5): 1039-1049.

第三节　呼吸系统并发症

围术期呼吸系统并发症是增加手术患者死亡的重要原因之一，且与患者预后密切相关。2020 年呼吸系统并发症的文献关注点在麻醉方式、麻醉药物、肺保护性通气策略对围术期呼吸系统并发症的影响、呼吸系统并发症危险因素识别与肺损伤的保护性药物应用等方面。

一、临床研究

Chai 等[1] 探讨了老年择期结直肠手术患者术后肺部并发症（PPC）的危险因素。通过对 445 例老年（≥65 岁）行择期结直肠手术患者的回顾性分析，比较了术后 PPC 组和非 PPCs 组的临床资料（包括人口统计学信息、病史、术前检查和手术相关因素）。在纳入研究的 445 例老年患者中 49 例（11%）伴有 PPC。研究结果表明，老年择期结直肠手术患者发生 PPC 的主要危险因素包括年龄≥75 岁、ASA 分级＞Ⅱ级、合并有高血压、心肌缺血、基础肺部疾病、开腹手术、输血、术前血红蛋白＜100 g/L 及白蛋白＜35 g/L。与腹腔镜相比，开腹手术和 ASA 分级＞Ⅱ级是 PPC 发生率增加的独立危险因素。

刘涌等[2] 纳入全身麻醉下行子宫切除术的 180 例子宫肌瘤患者为研究对象，根据术后是否发生肺部感染分为感染组（30 例）和未感染组（150 例），调查感染患者病原菌情况，分析患者年龄、基础疾病、生化指标等临床资料，归纳全身麻醉子宫切除术术后患者肺部感染的影响因素。研究结果显示，术后肺部感染组中共检出 45 株病原菌，其中革兰阴性菌 26 株，革兰阳性菌 18 株，真菌 1 株，以铜绿假单胞菌、金黄色葡萄球菌、大肠埃希菌为主。多因素分析结果显示，高龄、合并糖尿病、术前化疗、腹腔感染、手术时间过长、血红蛋白水平过低、术后卧床时间长、切口疼痛程度高及术后抗菌药物使用时间短均为全身麻醉子宫切除患者术后发生肺部感染的独立高危因素（$P<0.05$）。从而得出结论，全身麻醉下子宫切除术后患者肺部感染率较高，临床中应对高危患者加强监测，及时采取有效措施降低肺部感染率。

赵晔等[3] 研究利多卡因对术后肺部并发症的保护作用。研究纳入 124 例行全身麻醉气管插管，年龄≥18 岁，ASA 分级为Ⅱ～Ⅲ级，肺部并发症中高风险的患者，按随机数字表法分为利多卡因（L）

组和生理盐水（C）组。L组在麻醉诱导后即刻静脉给予利多卡因1.5 mg/kg，术中持续泵注利多卡因1 mg/（kg·h），分别于麻醉诱导前（T0）、机械通气1 h（T1）、机械通气2 h（T2）、术毕（T3）、术后24 h（T4）检测患者血清克拉拉细胞分泌蛋白（clara cell secretory proteins，CC16）、IL-6及IL-10水平，行动脉血气分析，记录氧合指数、肺泡－动脉血氧分压差（alveolar-arterial oxygen partial pressure gradient，$P_{A\text{-}a}O_2$）、呼吸指数（respiratory index，RI）。记录术中机械通气时间、术中液体输注情况、患者住院时长、ICU入住率、术后30 d PPC发生率。结果显示，2组患者T2、T3时血清CC16、IL-6、IL-10水平及L组T4时血清IL-6水平高于T0时（$P<0.05$）。L组患者T2、T3时血清CC16水平及T3、T4时血清IL-6水平低于C组（$P<0.05$）。2组患者各时点血清IL-10水平比较，差异无统计学意义（$P>0.05$）。2组患者T1、T2时氧合指数及L组T3时氧合指数高于T0时（$P<0.05$），T1、T2、T3时$P_{A\text{-}a}O_2$和RI高于T0时（$P<0.05$）。T2、T3时，L组氧合指数值高于C组，而$P_{A\text{-}a}O_2$值低于C组（$P<0.05$）。两组各时间点RI差异无统计学意义（$P>0.05$）。2组患者术中液体输注情况、输血率、机械通气时间、ICU入住率比较，差异无统计学意义（$P>0.05$）。L组住院时间短于C组（$P<0.05$），术后30 d PPC发生率低于C组（$P<0.05$）。研究结论表明，静脉使用利多卡因可能通过抑制炎症反应减轻中高风险患者行腹部大手术后的肺损伤，改善肺部氧合，降低围手术期肺部并发症发生率及改善患者预后。

冉婷等[4]观察丙泊酚联合七氟烷对单肺通气患者氧化应激及肺保护效应的影响。纳入行择期胸腔镜肺叶切除术的肺癌患者106例，随机分为3组：对照A组（35例）采用七氟烷麻醉，对照B组（35例）采用丙泊酚麻醉，研究组（36例）采用丙泊酚联合七氟烷麻醉。比较3组单肺通气前（T1）、单肺通气30 min（T2）、单肺通气60 min（T3）、单肺通气结束时（T4）血流动力学（心率和平均动脉压）、呼吸力学［潮气量（V_T）、气道平均压（P_{mean}）、气道峰压（P_{peak}）、肺顺应性］等指标变化，以及3组T1、T4肺损伤指标［血清克拉拉细胞分泌蛋白16（CC16）和表面活性蛋白（SP-D）］、血气指标（PaO_2和$PaCO_2$）、氧化应激指标［丙二醛（MDA）、过氧化氢酶（CAT）及超氧化物歧化酶（SOD）］及炎症反应因子［TNF-α、HMGB1及高级糖基化终末产物可溶性受体（sRAGE）］变化，统计3组并发症发生情况和预后情况。研究结果提示，研究组、对照B组在T2~T4时，心率、平均动脉压及Cdyn高于对照A组，而P_{mean}、P_{peak}低于对照A组（$P<0.05$）。T4时研究组血清CC16、SP-D、MDA、$PaCO_2$、TNF-α、HMGB1及sRAGE低于对照A组和对照B组，而CAT、SOD及PaO_2高于对照A组和对照B组（$P<0.05$）；研究组苏醒时间、拔管时间、定向力恢复时间短于对照A组和对照B组（$P<0.05$）。研究结论表明，肺癌患者行胸腔镜肺叶切除术单肺通气期间给予丙泊酚联合七氟烷麻醉，能有效降低血流动力学波动，改善呼吸力学，且能减轻氧化应激反应及炎症反应，降低肺损伤及发挥更佳肺保护效应，最终提高麻醉安全性，改善患者预后。

Wang等[5]观察了术中静脉注射维生素C对体外循环和心脏手术患者术后肺部并发症（PPC）发生率的影响，并评价其对肺部的保护作用。选择在体外循环下接受心脏手术的患者。将患者按随机顺序接受维生素C（A组）或生理盐水（C组）。A组于麻醉诱导后10 min、心脏复苏前10 min、胸骨闭合时静脉注射维生素C 1 g。同时C组患者静脉注射等量生理盐水。主要结局是术后肺部并发症严重程度评分。次要结局包括PPC的发生率、苏醒时间、拔管时间、ICU停留时间、住院时间、不良事件、氧合指数（PaO_2/FiO_2）、$P_{A\text{-}a}O_2$、动态肺顺应性（C_{ldyn}）和静态肺顺应性。共有70例患者完成了这项研究并进行随后分析。与C组相比，A组的术后肺部并发症中位数评分［2（IQR 2~3）$vs.$2（IQR

1～2），$P=0.009$〕和术后肺部并发症的发生率（32.43% *vs*.12.12%，$P=0.043$）较低。苏醒时间、拔管时间、ICU 停留时间、住院时间、不良事件，2 组间 PaO_2/FiO_2、$P_{A-a}O_2$、动态肺顺应性及静态肺顺应性差异无统计学意义（$P>0.05$）。因此得出结论，静脉注射维生素 C 可能有助于预防心脏手术后的肺部并发症。

在接受腹主动脉球囊闭塞辅助盆腔和骶骨肿瘤切除术的患者中，术后肺部并发症（PPC）发生率较高。Xu 等[6]回顾性分析接受腹主动脉球囊封堵术辅助盆腔骶骨肿瘤切除术的 584 例患者，比较了 PPC 患者和非 PPC 患者的围术期特征。进行 ROC 曲线分析以评估腹主动脉球囊的累计闭塞时间（AOT）对 PPC 发生率的影响。最终建立了多元逻辑回归模型来识别 PPC 的独立危险因素。结果显示，PPC 发生率为 15.6%。PPCs 组的 AOT 中位数显著高于非 PPCs 组（$P<0.001$）。PPCs 组住院时间显著延长（$P<0.001$）。ROC 曲线分析显示，AOT 为 119 min 是敏感性（88.60%）和特异性（31.87%）的最大阈值。最后，AOT$>$119 min（$P=0.046$，*OR* 2.074）、年龄（$P<0.001$，*OR* 1.032）、ASA Ⅲ 级（$P=0.015$，*OR* 3.264）和失血量（$P=0.022$，*OR* 1.235）是 PPC 的独立危险因素。

低潮气量的肺保护性通气策略可以减少术后 PPC 的发生。然而，在接受脊柱大手术的儿科患者中，术中潮气量设置与肺部并发症相关的证据尚不充足。Ren 等[7]*评估了 PPC 是否与该类人群的潮气量设置有关。在这项回顾性队列研究中，从医院电子病历中收集了 2016 年至 2018 年间接受后路脊柱融合术的儿科患者（<18 岁）的数据。通过多变量逻辑回归和分层分析评估潮气量和临床结果之间的关联。符合纳入标准的 254 例患者中有 41 例（16.1%）发生 PPC。潮气量与 PPC 风险升高相关〔潮气量每增加 1 ml/kg 理想体重（IBW）的调整 *OR* 1.28，95%*CI* 1.01～1.63，$P=0.038$〕。在亚组分析中，潮气量与年龄>3 岁患儿 PPC 风险增加相关，但年龄<3 岁的患儿中未观察到类似现象。因此，在接受脊柱手术的儿科患者中，高潮气量与 PPC 的风险升高有关。然而，潮气量对年龄<3 岁与年龄>3 岁患者肺结局的影响不同。这些信息可能有助于在临床中优化不同年龄儿童的通气策略。

Lai 等[8]评估了单肺通气（OLV）的持续时间对 McKeown 食管癌切除术后肺部并发症的影响。作者进行回顾性分析，以确定接受 McKeown 食管切除术的患者术后肺部并发症的预测因素。结果显示，OLV$\geqslant$150 min 组的患者术后肺部并发症的发生率高于 OLV$<$150 min 组的患者（18.0% *vs*.7.3%，$P<0.001$）。其中，OLV$\geqslant$150 min 组和 OLV$<$150 min 组发生肺炎和肺不张的患者数量也显著增加〔（9.0% *vs*. 4.1%，$P=0.031$）和（8.7% *vs*. 3.7%，$P=0.018$ 组）〕。OLV$\geqslant$150 min 与住院时间延长有关〔（24.2±9.7）d *vs*. 21.5 9.2 d，$P=0.001$〕。多变量分析显示，糖尿病史（*OR* 3.56，95%*CI* 1.65～7.68，$P=0.001$）、慢性阻塞性肺疾病（*OR* 10.65，95%*CI* 5.65～20.08，$P<0.001$）和 OLV$\geqslant$150 min（*OR* 3.80，95%*CI* 1.97～7.31，$P<0.001$）是术后肺部并发症的独立的预测因子。因此，当预计 OLV 会延长时，应采取相应肺保护措施，降低肺部并发症发生率和改善患者预后。

术中呼气末正压（PEEP）是否可以降低术后肺部并发症的风险仍存在争议。Zhang 等[9]对当前可用的文献进行了系统回顾，以研究术中 PEEP 是否可以减少接受手术的麻醉患者的肺部并发症。研究共纳入 14 项随机对照试验，包括 1238 例患者。使用随机效应模型的荟萃分析显示术后肺不张减少（*RR* 0.51，95%*CI* 0.35～0.76）。〔试验序贯分析（TSA）调整 *CI* 0.10～2.55〕接受 PEEP 通气的患者的术后肺炎（*RR* 0.48，95%*CI* 0.27～0.84，TSA 调整 *CI* 0.05～4.86）。然而，TSA 显示 2 个结果的累计 Z 曲线跨越了常规边界，但没有跨越试验顺序监测边界，表明可能存在假阳性结果。研究结果显示，PEEP 与零 PEEP（ZEEP）通气对术后死亡率没有影响（*RR* 1.78，95%*CI* 0.55～5.70）。因此，术中 PEEP 减少术后肺部并发症的证据具有启发性，但仍需多中心大样本的随机对照研究，目前尚无法得出明确的结论。

董玉芳等[10] 探讨气管导管外支气管封堵器对单肺通气时儿童呼吸功能的影响，将纳入研究的 80 例择期行肺叶切除手术儿童按照随机数字表法分为观察组和对照组。对照组气管插管后放置支气管封堵器机械通气，观察组放置支气管封堵器后气管插管机械通气，机械通气参数设置一致，记录麻醉插管成功后 5 min（T1）、单肺通气开始（T2）及单肺通气 45 min（T3）的呼吸力学指标［P_{peak}、气道平台压（P_{plat}）、P_{mean}、总呼气末正压（total PEEP，PEEPtot）及 C_{ldyn}］，采集 T1 和 T3 时的桡动脉血进行血气分析。结果显示，观察组 PaO_2 和 C_{ldyn} 均高于对照组，P_{plat}、P_{mean} 及 $PaCO_2$ 均低于对照组（$P < 0.05$），但 2 组患者拔管时间、复苏时间及术后并发症发生率比较均无统计学差异（$P > 0.05$）。研究者认为气管导管外支气管封堵器能够改善单肺通气儿童的通气情况，促进氧合，增加肺的顺应性及降低气道平台压。

张凤洋等[11] 探讨了喉罩麻醉与气管插管麻醉对低龄患儿术后肺部感染的影响。120 例行小儿全身麻醉手术的患儿，依据随机数字表法分为 A 组（喉罩麻醉）和 B 组（气管插管麻醉），各 60 例。观察 2 组患儿术后 24 h 呼吸道感染症状和肺部感染发生率，分析感染病原菌构成比，比较不同时刻血流动力学及氧合情况、围术期及预后情况。研究结果显示，B 组患儿术后 24 h 的呼吸道感染症状出现率和肺部感染发生率均高于 A 组，差异有统计学意义（$P < 0.05$）。27 例术后肺部感染患儿共检出 78 株病原菌，其中革兰阴性菌 51 株（65.38%），革兰阳性菌 16 株（20.52%），2 组患儿的感染病原菌组成比较无统计学差异。因此得出结论，喉罩麻醉较气管插管麻醉可降低低龄患儿术后呼吸道感染和肺部感染的发生率。

赵王成等[12] 评价了卡泊芬净联合万古霉素治疗肾移植术后肺部感染患者的疗效。肾移植术后肺部感染患者 122 例为研究对象，按照随机数表法将患者分为对照组和观察组，每组各 61 例。对照组患者静脉滴注注射用盐酸去甲万古霉素（每日 2 次）。用药 3 d 后，根据血药浓度谷峰值调整给药剂量。观察组患者在对照组的基础上静脉滴注注射用醋酸卡泊芬净，首次给药剂量为 70 mg，第 2 天开始以 50 mg（每日 1 次）为维持剂量。2 组疗程均为 14 d。观察 2 组患者的临床疗效，比较 2 组治疗前后的肾功能指标、肺功能指标及血气指标水平。研究结果显示，治疗后，观察组总有效率为 91.80%，显著高于对照组的 77.05%，2 组总有效率比较差异具有统计学意义（$P < 0.05$）；治疗后，观察组细菌完全清除率为 34.43%，显著高于对照组的 14.75%，2 组细菌完全清除率比较的差异有统计学意义（$P < 0.05$）。2 组患者治疗后尿微量白蛋白/肌酐比值（ACR）、血肌酐（Scr）、尿 β_2- 微球蛋白均显著升高（$P < 0.05$），2 组间比较观差异无统计学意义。2 组患者治疗后肺功能指标第 1 秒用力呼气容积（FEV_1）、第 1 秒用力呼气容积占预计值百分比（$FEV_1\%pred$）和 FEV_1/FVC 均显著升高（$P < 0.05$），治疗后，观察组肺功能指标水平显著高于对照组，差异具有统计学意义（$P < 0.05$）。治疗后，2 组患者的动脉血氧饱和度、动脉血氧分压和氧合指数均显著升高，动脉血二氧化碳分压显著降低，同组治疗前后比较差异具有统计学意义（$P < 0.05$）。因此，卡泊芬净联合万古霉素治疗肾移植术后肺部感染具有可靠的应用价值，能够有效抑制患者肺部感染，卡泊芬净与万古霉素联合应用起效迅速，但仍需根据患者实际情况合理选择用药。

二、基础研究

李国利等[13]探讨地佐辛对单肺通气致肺损伤的兔肺组织胞质型磷脂酶 A2 和 clara 细胞分泌蛋白表达的影响。通过气管导管插入过深法建立单肺通气致肺损伤兔模型。将 24 只新西兰白兔随机分为对照组和实验组，每组 12 只。实验组于造模前 30 min 腹腔注射 5 mg/kg 地佐辛，对照组腹腔注射等体积的生理盐水。检测丙二醛（MDA）和超氧化物歧化酶（SOD）的含量，以及肺组织 cPLA2 蛋白、CCSP 蛋白及 p-p38MAPK 蛋白的表达水平。研究结果显示，对照组和实验组的 MDA 分别为（18.55±1.16）nmol/mg 和（13.02±1.08）nmol/mg，SOD 分别为（84.66±7.91）U/mg 和（97.75±10.68）U/mg，cPLA2 蛋白表达量分别为（2.89±0.47）和（2.04±0.41），CCSP 蛋白表达量分别为（0.37±0.12）和（0.69±0.15），p-p38MAPK 蛋白表达量分别为（2.65±0.48）和（2.01±0.40）。实验组的上述指标和对照组比较，差异均有统计学意义（均 $P < 0.05$）。研究结论表明，地佐辛可以减轻单肺通气所致肺损伤，并抑制肺组织 cPLA2 表达和上调 CCSP 表达，这可能与抑制 p38MAPK 信号通路有关。

三、荟萃分析

压力控制容量保证通气模式（PCV-VG）是一种新的通气模式，其在通气过程中，根据患者呼吸自动调整参数，使机械通气更符合人的肺生理。临床研究报道，术中机械通气时，PCV-VG 能改善肺组织顺应性，提高肺的氧合能力，降低术后呼吸系统的并发症。但 PCV-VG 用于术中的有效性和安全性尚不清楚。郑剑桥等[14]对 Pubmed、Embase、Web of Science、Cochrane Library、中国生物医学文献数据库（CBM）、中国知网、万方数据库和维普数据库，检索 PCV-VG 用于单肺通气（OLV）的随机对照研究，检索时限为建库至 2020 年 4 月，由 2 名工作者独立筛选文献、提取资料并评价纳入研究的偏倚风险后，共纳入 17 个研究，1404 例患者。Meta 分析结果显示，PCV-VG 能降低 OLV 时的气道峰压（P_{peak}）（MD −5.29，95%CI −6.06～−4.53，$P < 0.000\ 01$），改善动脉血氧分压（PaO_2）（MD 39.05，95%CI 16.90～61.20，$P = 0.000\ 5$），与对照组比较，差异具有统计学意义。PCV-VG 不会影响 OLV 时的平均动脉压（MD 0.98，95%CI −0.86～2.83，$P = 0.30$）和二氧化碳分压（$PaCO_2$）（MD −0.28，95%CI −1.29～0.73，$P = 0.58$），与对照组比较，差异无统计学意义。PCV-VG 不能改善 OLV 患者术后呼吸系统并发症发生率（RR 0.85，95%CI 0.25～2.88，$P = 0.80$），与对照组比较，差异无统计学意义。研究结论表明，PCV-VG 用于术中 OLV 时，能降低 P_{peak}，提高 PaO_2，不会影响平均动脉压和 $PaCO_2$。但 PCV-VG 不能降低 OLV 患者术后呼吸系统并发症的发生率。

（夏中元　雷少青　周　璐）

参 考 文 献

[1]　Chai J, Sang A, Tan M, et al. Identification of the risk factors of postoperative pulmonary complications in elderly patients

undergoing elective colorectal surgery . Am Surg, 2020: 3134820950304.

[2] 刘涌，叶玉萍，王正坤，等. 全身麻醉子宫切除术后肺部感染影响因素. 中华医院感染学杂志，2020，30（24）：3779-3782.

[3] 赵晔，陶敏，王秀丽，等. 利多卡因对术后肺部并发症中高风险患者的肺保护作用. 国际麻醉学与复苏杂志，2020，41（10）：970-975.

[4] 冉婷，林小璐，邹香，等. 丙泊酚联合七氟烷对单肺通气患者氧化应激及肺保护效应的影响. 中国药师，2020，23（8）：1550-1555.

[5] Wang D, Wang M, Zhang H, et al. Effect of intravenous injection of vitamin c on postoperative pulmonary complications in patients undergoing cardiac surgery: a double-blind, randomized trial . Drug design, development and therapy, 2020, 14: 3263-3270.

[6] Xu J, Zhao H, Zhang X, et al. Accumulative occlusion time correlates with postoperative pulmonary complications in patients undergoing pelvic and sacrum tumor resection assisted by abdominal aortic balloon occlusion: a retrospective cohort study . BMC Musculoskelet Disord, 2020, 21 (1): 309.

[7]* Ren Y, Liu J, Nie X, et al. Association of tidal volume during mechanical ventilation with postoperative pulmonary complications in pediatric patients undergoing major scoliosis surgery . Paediatr Anaesth, 2020, 30 (7): 806-813.

[8] Lai G, Guo N, Jiang Y, et al. Duration of one-lung ventilation as a risk factor for postoperative pulmonary complications after McKeown esophagectomy . Tumori, 2020, 106 (1): 47-54.

[9] Zhang P, Wu L, Shi X, et al. Positive end-expiratory pressure during anesthesia for prevention of postoperative pulmonary complications: a meta-analysis with trial sequential analysis of randomized controlled trials . Anesth Analg, 2020, 130 (4): 879-889.

[10] 董玉芳，张赛吉. 气管导管外支气管封堵器对单肺通气儿童呼吸功能的影响. 浙江医学，2020，42（16）：1750-1752.

[11] 张凤洋，屈美敏，杨海. 喉罩麻醉与气管插管麻醉对低龄患儿术后肺部感染的影响 中华医院感染学杂志. 2020，30（21）：3346-3350.

[12] 赵王成，景桂霞，李亚娟，等. 卡泊芬净联合万古霉素治疗肾移植术后肺部感染的疗效观察. 药物评价研究，2020，43（12）：2463-2468.

[13] 李国利，高晓茹，张悦，等. 地佐辛对单肺通气致肺损伤兔肺组织胞质型磷脂酶 A2 和 clara 细胞分泌蛋白表达的影响. 中国临床药理学杂志，2020，36（15）：2239-2241.

[14] 郑剑桥，冉佳豪，孙小惠，等. 压力控制容量保证模式用于术中单肺通气有效性和安全性的系统评价. 四川医学，2020，41（7）：721-727.

第四节　消化系统并发症

2020 年发表的有关消化系统并发症的研究中，更多学者聚焦于术后恶心呕吐，术后胃肠功能的恢复情况，手术麻醉对肝功能的影响也受到关注. 与此同时，还有学者研究中医学、中西医结合方法，比如穴位电刺激、穴位注射药物等对术后消化系统并发症的影响。

一、术后恶心呕吐

Liang 等 [1] 探讨预防性复温对腹腔镜子宫切除术患者术后恶心呕吐（PONV）的影响。试验将患者随机分为 2 组。充气式加温（FAW）组接受预热的林格液与 FAW 治疗，充气性加温管置于患者肩旁（温度 43℃），直至手术结束。对照组仅接受预热的林格液，不含 FAW。2 组间血流动力学和人口统计学差异无统计学意义（$P > 0.05$）。研究结果发现，术后 6 h、24 h 及 48 h，FAW 组 PONV 的发生率分别为 53.3%、6.7% 及 3.3%，而对照组为 63.3%、30% 及 3.3%。术后 24 h 内，且 FAW 组的 VAS 评分显著低于对照组（$P = 0.035$），由此得出结论，预防性复温可缓解术后恶心呕吐，提高患者术后恢复质量。

朱慧杰等 [2] 探讨老年患者全髋关节置换术发生术后恶心呕吐的危险因素。试验回顾性分析了 1106 例的病历数据，结果显示，PONV 发生率为 11.03%，女性、术中使用地佐辛、术中低血压（持续时间 > 3 min 或累计时间 > 6 min）是 PONV 的独立危险因素，而股骨颈骨折、术中使用地塞米松是其保护性因素。因此，术中维持血流动力学平稳，合理使用地塞米松，减少地佐辛的使用可能降低老年患者术后 PONV 的发生率。

颜景佳等 [3] 研究内关穴注射地塞米松用于甲状腺手术后恶心呕吐的防治效果。试验将 150 例患者随机分为 A 组、B 组、C 组。A 组麻醉诱导后 5 min 于双侧内关穴分别注射地塞米松 5 mg（1 ml），B 组麻醉诱导后 5 min 于双侧内关穴分别注射生理盐水 1 ml，C 组为对照组麻醉后未加干预。结果显示，术后 0～24 h、24～48 h，3 组患者术后恶心呕吐发生率相比较，差异均有统计学意义（$P < 0.05$），且 A 组 < B 组 < C 组；而术后 48～72 h，3 组差异均无统计学意义（$P > 0.05$）。术后 0～24 h，3 组患者补救性镇吐药使用率比较，差异有统计学意义（$P < 0.05$）。3 组患者术后恢复进食时间比较，差异有统计学意义（$P < 0.05$），A 组 < B 组 < C 组。得出结论，内关穴注射地塞米松可有效防治甲状腺手术特别是术后 48 h 内术后恶心呕吐的发生。

近年来，临床上开始关注术后早期经口进食（early oral feeding，EOF）对肠道功能恢复的益处和对改善预后的重要性。与传统进食比较，EOF 可以降低术后并发症，减少住院时间和费用。殷悦等 [4] 研究早期经口进食对髋膝关节置换术后恶心呕吐的影响。将患者分为传统进食组（C 组）和早期进食组（EOF 组）。结果显示，接受 EOF 的患者 PONV 发生率和 PONV 分级均较传统进食组高（$P < 0.05$），但 EOF 组发生 PONV 的 35 例患者在中止进食或药物干预后均恢复良好，无反流误吸或低氧血症发生。得出结论，术后早期进食会增加髋、膝置换术后 PONV 的发生率，对这类患者应进一步加强对 PONV 的预防。

阿米舒必利（Amisulpride）是一种被广泛研究的多巴胺 D2/D3 拮抗剂，有可能用于预防和治疗 PONV。Zhang 等 [5] 通过检索 MEDLINE、EMBASE、PUBMED、clinicaltrials.gov 及 Cochrane Central Register of Controlled Trials 系统回顾评估阿米舒必利预防和治疗 PONV 的有效性和安全性。结果显示，与安慰剂相比，阿米舒必利可显著缓解 PONV（RR 1.30，95%CI 1.20～1.41，$P < 0.000\,01$，I^2 0）。特别是剂量为 5 mg 的阿米舒必利（RR 1.28，95%CI 1.18～1.39，$P < 0.000\,01$，I^2 4%）。在不良事件方面，

阿米舒必利与安慰剂相似。试验证明，与安慰剂相比，低剂量静脉注射阿米舒必利预防和治疗 PONV 安全有效，但需要进一步的研究来探索最佳剂量和用药时机。

何咏齐等[6]探讨 ABCB1 基因多态性对帕洛诺司琼（PAL）预防腹部手术术后恶心呕吐（PONV）的影响。试验共纳入 122 例患者，于麻醉诱导前给予 PAL 预防 PONV，术后使用氢吗啡酮自控镇痛。对 *ABCB1* 基因（*rs1002205*，*rs1045642*，*rs1128503*，*rs1202179*，*rs2032582*，*rs2235047*，*rs4728709*，*rs868755*）进行基因分型。对于 ABCB1 rs868755，携带 *T* 基因突变是 PONV 发生的保护因素（*OR* 0.14，95%*CI* 0.04～0.47，$P<0.001$），其余单核苷酸多态性（SNP）与 PONV 均无相关性。结论表明，ABCB1 rs868755 基因多态性是帕洛诺司琼预防 PONV 的独立预测因素，可以作为优化临床用药方案的参考。

王茜茜等[7]分析盐酸昂丹司琼、甲氧氯普胺、地塞米松联合应用预防妇科腹腔镜术后恶心呕吐（PONV）的安全性。试验随机将患者分成 A 组（盐酸昂丹司琼）、B 组（甲氧氯普胺）、C 组（地塞米松）、D 组（盐酸昂丹司琼、甲氧氯普胺、地塞米松）和 E 组（生理盐水）各 40 例，比较各组患者生命体征指标、术后 PONV 分级情况及不良反应发生情况。得出结果，各组患者术后 PONV 分级比较差异有统计学意义（$P<0.01$），其中 D 组 PONV 分级为 Ⅱ～Ⅳ级 PONV 的发生率 15.0% 明显低于 A 组的 55.0%、B 组的 50.0%、C 组的 52.5% 及 E 组的 80.0%。各组患者术后不良反应发生率的差异无统计学意义（$P>0.05$）。因此，盐酸昂丹司琼、甲氧氯普胺、地塞米松联合应用于妇科腹腔镜中不仅对 PONV 事件的预防作用最突出，且安全可靠、不良反应少。

Zou 等[8]探讨月经周期对妇科内镜手术患者的影响。试验将患者按卵泡期（F 组）、排卵期（O 组）和黄体期（L 组）3 个月经周期分期分为 3 组，发现 O 组早期 PONV 发生率最高（22.22% *vs.* 43.33% *vs.* 17.86%，$P<0.01$），多因素 Logistic 回归显示，月经周期（$P<0.01$）和舒芬太尼剂量（$P<0.05$）是 PONV 早期的独立危险因素，月经周期（$P=0.03$）和术中低血压（$P=0.03$）是 PONV 晚期的独立危险因素。倾向匹配后，O 组早期和晚期 PONV 发生率均高于其他 2 组（19.23% *vs.*44.68% *vs.*16.90%，$P<0.01$；53.80% *vs.* 72.34% *vs.* 45.07%，$P=0.01$）。得出结论，不同月经周期患者妇科内镜手术后 PONV 的发生率不同，以排卵期组发生率最高。因此，在临床上对于处于排卵期的患者应加强 PONV 的防治。

鲜有研究调查右美托咪定对妇科腹腔镜手术患者术后恶心呕吐（PONV）的影响。Li 等[9]研究了在基于吗啡的患者自控镇痛（PCA）中添加右美托咪定（Dex）是否可以减少这一高危患者人群中 PONV 的发生率。Dex 组在手术结束前接受负荷剂量的右美托咪定，术后接受吗啡 0.5 mg/ml＋右美托咪定 1 µg/ml 的静脉 PCA。Ctrl 组手术结束前给予生理盐水，术后接受仅含吗啡 0.5 mg/ml 的静脉 PCA。结果发现，在 PONV 的总发生率方面 2 组差异无统计学意义（41.0% *vs.*52.5%，$P=0.204$），但是 PONV 评分、PONV 首次发作的时间及前 2 h PONV 的发生率，Dex 组明显低于 Ctrl 组。然而，Dex 组在患者自控镇痛过程中出现过度镇静或心动过缓的患者多于 Ctrl 组。最终结论是，在接受妇科腹腔镜手术的患者术后给予基于吗啡的 PCA 中添加右美托咪定（术前接受负荷剂量后），只在早期有止吐作用，且不良反应增加，应谨慎使用。

马敏明等[10]比较格拉司琼、托烷司琼及昂丹司琼在接受芬太尼患者自控静脉镇痛泵（IV-PCA）中对于术后恶心呕吐（PONV）的预防作用，并进一步评估 PONV 的风险预测因素。对于接受芬太尼 IV-PCA 术后镇痛的患者，分别采用格拉司琼、托烷司琼或昂丹司琼预防 PONV。于术前（基线）及术后 2 h、6 h、12 h、24 h、36 h、48 h 评估患者 PONV 发生率及其严重程度。格拉司琼组在 12 h、24 h 时恶心事件发生率显著低于其他 2 组（$P<0.05$），3 组在其他时间点的差异无统计学意义。3 组呕吐事件发生率和在任何时间点的 VAS 评分的差异均无统计学意义。多元 Logistic 回归分析显示，格拉司琼、托烷司琼及昂丹司琼可以独立预测低的 PONV 风险，而女性、晕动病、麻醉时间长及术中阿片类药物输注可以独立预测高的 PONV 风险。结果显示，与托烷司琼和昂丹司琼相比，使用格拉司琼对术后芬太尼 IV-PCA 镇痛的患者能更有效地预防 PONV 的发生。

王巧等[11]研究围术期静脉输注利多卡因对上气道手术患者术后早期恢复质量的影响。L 组在诱导前给予利多卡因 2.0 mg/kg，后以 2.0 mg/（kg·h）静脉输注至手术结束。对 C 组以等体积生理盐水代替。记录患者术前（T0）、术后 24 h（T1）、术后 48 h（T2）40 项恢复质量评分量表（40-item quality of recovery score，QoR-40 量表）评分，以及术中舒芬太尼用量、瑞芬太尼用量、48 h 内术后恶心呕吐（PONV）的发生率。结果发现，L 组术中瑞芬太尼用量明显少于 C 组（$P<0.05$）；L 组 48 h 内 PONV 的发生率明显低于 C 组（$P<0.05$），其他各评分也明显高于 C 组。得出结论，围术期静脉输注利多卡因可减少上气道手术患者术中阿片类药物用量，降低 PONV 发生率，改善患者术后早期恢复质量。

Chen 等[12]通过 meta 分析评估经皮穴位电刺激（TEAS）预防全麻术后恶心呕吐（PONV）的有效性。该分析在 PubMed、Embase、Ovid、Web of Science 上搜索了截至 2019 年 7 月 31 日发表的有关 TEAS 预防 PONV 的相关随机对照试验。主要观察指标为术后 24 h 内 PONV、术后恶心（PON）及术后呕吐（POV）的发生率。次要结果为需止吐的患者数量和全身麻醉术后不良反应的发生率。该荟萃分析共纳入 14 项 RCT。目前的研究结果表明，与对照组相比，TEAS 组在降低 PONV 发生率方面具有明显优势（RR 0.54，$95\%CI$ 0.42～0.68，$P<0.000\ 1$）、PON（RR 0.59，$95\%CI$ 0.49～0.71，$P<0.000\ 1$），POV（RR 0.46，$95\%CI$ 0.33～0.65，$P<0.000\ 1$），需要止吐的患者数量减少（RR 0.56，$95\%CI$ 0.40～0.78，$P=0.000\ 5$），头晕（RR 0.43，$95\%CI$ 0.31～0.60，$P<0.000\ 1$）和瘙痒（RR 0.43，$95\%CI$ 0.31～0.58，$P=0.02$）的发生率减少。因此，对于 PONV、PON、POV 的预防，TEAS 可作为一种合理的方式纳入多模式管理方法，并可降低需要止吐抢救的人数，降低全身麻醉后不良反应的发生率。

郭高锋等[13]观察不同导向液体治疗对乳腺癌改良根治患者术后恶心呕吐（PONV）的影响。试验将患者分为中心静脉压（CVP）治疗组（对照组）和 Flotrac/Vigileo 指导治疗组（观察组）。对照组根据患者术中平均动脉压、心率及中心静脉压等进行液体治疗。观察组在 Flotrac/Vigileo 监护仪指导下，根据每搏量变异度（SVV）和心指数（cardiac index，CI）行液体治疗。探讨两组患者术后 0～2 h、2～6 h、6～12 h、12～24 h 时间段恶心、呕吐发生率及比较相应时间患者的平均动脉压和心率。2 组患者 PONV 的发生情况比较，术后 12 h 内，观察组患者术后恶心的 VAS 评分、呕吐的发生率均低于对照组（$P<0.05$），而在 12～24 h 上述比较的差异无统计学意义（$P>0.05$）。术后 12 h 内，观察组患者平均动脉压高于对照组（$P<0.05$），而术后 12～24 h，2 组平均动脉压的差异无统计学意义（$P>0.05$）。从而得出结论，Flotrac/Vigileo 指导的液体治疗能实现术中更加有效的液体管理，且有利于减少术后恶心呕吐的发生。

二、麻醉对胃肠功能的影响

张桂诚等[14]评价围术期经皮穴位电刺激对肾移植患者术后恶心呕吐、腹胀、腹痛等胃肠功能障碍的干预效果。将拟行肾移植术患者随机分为 T 组和 S 组。T 组麻醉诱导前 30 min 于合谷、内关、足三里穴行经皮穴位电刺激持续至术毕，术后回复苏室继续刺激 6 h；S 组选择刺激穴位旁开 0.5 cm 非经非穴位置贴刺激电极，不给予电刺激。记录术后相应时间点内恶心、呕吐、腹胀、腹痛发生率及严重程度评分，自控镇痛使用次数、镇痛止吐补救药物用量，肠鸣音恢复时间、首次排气时间、PACU 停留时间。结果显示，与 S 组比较，在 2 h、6 h、12 h、24 h，T 组恶心、呕吐、腹胀、腹痛评分均降低，差异均有统计学意义（$P < 0.05$）；芬太尼、镇痛止吐补救药物用量、腹胀、呕吐发生率、24 h 时呕吐评分的差异无统计学意义（$P > 0.05$）。得出结论，围术期经皮穴位电刺激可在一定程度上减轻肾移植术后恶心呕吐等胃肠功能障碍发生率，促进患者胃肠功能恢复。

刘小南等[15]探讨不同麻醉方式联合腹横肌平面阻滞对老年结肠癌患者的胃肠功能、可溶性上皮型钙黏蛋白（sE-cad）及单核细胞人白血病抗原 -DR（mHLA-DR）水平的影响。研究将入组患者随机分为观察组和对照组。2 组均采用瑞芬太尼维持镇痛，对照组采用吸入七氟烷维持镇静；观察组输注右美托咪定维持镇静。结果显示，观察组术后胃动素及胃泌素水平、胃肠功能恢复时间（包括腹胀腹痛消失时间、排气排便恢复时间等）及住院时间均优于对照组（$P < 0.05$）；术后 1 d、3 d、7 d，观察组 sE-cad 明显低于对照组（$P < 0.05$），mHLA-DR 显著高于对照组（$P < 0.05$）。2 组患者术后均未出现严重不良反应，观察组术后出现嗜睡 3 例，恶心呕吐 3 例，低血压 4 例；对照组术后出现嗜睡 1 例，恶心呕吐 5 例，低血压 1 例。从而得出结论，右美托咪定静脉麻醉能有效改善老年结肠癌患者术后疼痛和胃肠功能，并降低应激反应，但增加术后嗜睡和低血压的风险，应酌情应用。

腹部手术后术后肠梗阻与住院时间延长和费用增加显著相关。Li 等[16]回顾性研究了接受良性子宫切除术的 1017 例患者，调查因良性指征行子宫切除术的患者中术后肠梗阻的发生率、危险因素及相关结局。调查发现，术后肠梗阻的总发生率为 9.2%。3 种手术入路的术后肠梗阻发生率的差异无统计学意义（腹式子宫切除术：10.6%；腹腔镜子宫切除术：7.8%；阴道子宫切除术：11.3%；$P = 0.279$）。多因素分析确定术后肠梗阻的独立危险因素包括麻醉技术（OR 2.662，95%CI 1.533～4.622，$P = 0.001$）、粘连松解（OR 1.818，95%CI 1.533～4.622，$P = 0.011$）、手术时间（OR 1.005，95%CI 0.942～6.190，$P = 0.029$）、既往癌症史（OR 4.789，95%CI 1.232～18.626，$P = 0.024$）和痛经（OR 1.859，95%CI 1.182～2.925，$P = 0.007$）。术后肠梗阻是子宫切除术后常见的并发症，暴露于以上危险因素的患者应密切监测并加强护理以降低术后肠梗阻的发生率。

张玉琴等[17]探讨围术期帕瑞昔布钠联合右美托咪定对老年患者腹腔镜胃癌手术术后胃肠功能的影响。试验将患者随机分为 3 组：P 组（仅给予帕瑞昔布钠）、D 组（仅给予右美托咪定）、PD 组（联合给予帕瑞昔布钠和右美托咪定）。P 组在麻醉诱导前 15 min 给予帕瑞昔布钠；D 组给予右美托咪定 1 μg/kg 负荷量泵注 10 min，后以 0.3 μg/（kg·min）泵注维持，手术结束前 30 min 停止输注；PD 组同时给予以上 2 种干预措施。分别检测麻醉前 15 min（T0）、手术开始后 1 h（T1）、手术结束时（T2）血中炎症因子（IL-2、IL-6、TNF-α）含量。结果发现，PD 组 T1、T2 时 IL-6、

TNF-α 含量明显低于 P 组、D 组，IL-2 含量高于 P 组、D 组（$P < 0.05$）；PD 组首次通气时间、进流质时间、下床时间、术后住院时间、住院费用均明显少于 P 组、D 组（$P < 0.05$）；PD 组患者术后并发症发生率低于 P 组、D 组（$P < 0.05$）。得出结论，帕瑞昔布钠联合右美托咪定有效减轻老年患者腹腔镜胃癌手术术后炎性应激反应，利于胃肠道快速恢复，减少患者术后住院时间和住院费用，降低术后并发症。

黎翠等[18] 探讨氟比洛芬酯预先给药对胸腔镜下肺叶切除患者术后镇痛和胃肠激素的影响。将患者分为观察组和对照组。观察组麻醉诱导前 15 min 预先静脉给予氟比洛芬酯 50 mg，对照组相同时间予以等容量脂肪乳 5 ml。记录 2 组出手术室时（T2）、术后 6 h（T3）、术后 12 h（T4）及术后 24 h（T5）的疼痛和镇静评分。比较 2 组入手术室（T0）、术毕时（T1）、术后 12 h（T4）血清炎症因子 TNF-α、IL-6，以及胃泌素（GAS）、胃动素（MTL）表达水平的变化。结果显示，在不同时间与对照组对比，观察组 VAS 的评分降低，2 组间的差异有统计学意义（$P < 0.05$）；2 组间镇静评分的差异无统计学意义（$P > 0.05$）；TNF-α、IL-6、胃泌素、胃动素的差异有统计学意义（$P < 0.05$）；观察组恶心呕吐发生率较对照组减少（$P < 0.05$）。因此，麻醉诱导前预先予以氟比洛芬酯可提高胸腔镜下肺叶切除患者术后镇痛效果，对患者机体炎症反应和胃肠功能改善具有一定价值，同时能降低患者术后恶心呕吐发生率。

三、麻醉对肝功能的影响

刘超等[19] 探讨不同每搏变异度（SVV）指导的目标导向液体治疗（goal directed fluid therapy, GDFT）对肝癌手术患者术后肝肾功能的影响。试验将行择期肝脏手术的患者随机分为低 SVV 组（$1 < SVV \leqslant 5$）和高 SVV 组（$5 < SVV \leqslant 9$）。2 组均恒速缓慢输注乳酸林格液补充生理需要量，若 SVV 高于分组阈值（低 SVV 组 >5，高 SVV 组 >9）。则在 15 min 内给予 250 ml 羟乙基淀粉快速输注，观察 SVV 变化；若 SVV 仍高于分组阈值，重复给予，直至 SVV 回落至分组阈值内。记录术中出入量、谷草转氨酶、谷丙转氨酶、活化部分凝血活酶时间、血肌酐、血尿素氮等肝肾功能指标。结果发现，术中胶体用量低 SVV 组显著高于高 SVV 组（$P < 0.05$），术中液体总入量低 SVV 组显著高于高 SVV 组（$P < 0.05$），出入量和肝肾功能指标 2 组间差异均无统计学意义。因此，基于 SVV 指导的目标导向液体治疗，将有利于术中限制液体输入量，且对术后肝肾功能无明显影响。

刘瀚予等[20] 评价 Toll 样受体 4（TLR4）/Src 信号通路在肝缺血再灌注大鼠海马 NOD 样受体热蛋白结构域相关蛋白 3（NLRP3）炎症小体激活中的作用。试验将 32 只 SD 大鼠分为 4 组（$n = 8$）：假手术组（Sham 组）、肝缺血再灌注组（HIR 组）、TLR4 抑制剂 TAK-242 组（TAK-242 组）及 Src 抑制剂 PP2 组（PP2 组）。TAK-242 组于肝缺血模型制备前 30 min 尾静脉注射 TAK-242 0.5 mg/kg，PP2 组于模型制备前 3 d 连续腹腔注射 PP2 0.03 mg/kg。于再灌注 6 h 时处死大鼠取海马，分别检测 IL-1β、IL-18、丙二醛（MDA）含量，超氧化物歧化酶（SOD）的活性，NLRP3、凋亡相关斑点样蛋白（ASC）、c-Src、pro caspase-1、cleaved caspase-1、TLR4 及 p-Src 的表达。结果显示，与 Sham 组比较，其余 3 组海马 IL-1β、IL-18 及 MDA 含量升高，SOD 活性降低，NLRP3、cleaved caspase-1、ASC、TLR4 和 p-Src 表达上调（$P < 0.05$）；与 HIR 组比较，TAK-242 组和 PP2 组 IL-1β、IL-18 及 MDA 含量

降低，SOD 活性升高，NLRP3、cleaved caspase-1、ASC、TLR4 及 p-Src 表达下调（$P<0.05$）。得出结论，肝缺血再灌注大鼠海马 NLRP3 炎症小体激活的机制与活化 TLR4/Src 信号通路相关。

四、麻醉对手术并发症的影响

赵建立等[21] 分析不同麻醉方式对胃癌根治术患者肝肾功能和氧合功能的影响。试验将患者分为观察组和对照组。观察组采用硬膜外阻滞复合全身麻醉，对照组使用全身麻醉。比较 2 组患者术后肝肾相关指标、炎症因子等水平及不良反应发生情况。结果发现，术前，2 组肝肾功能水平差异无统计学意义；术后，2 组肝肾功能均有所上升，2 组 BUN、Cr 水平的差异无统计学意义；观察组术后谷丙转氨酶（alanine transaminase，ALT）、天冬氨酸氨基转移酶（aspartate transaminase，AST）、总胆红素（total bilirubin，TBIL）差值均显著低于对照组，差异有统计学意义（$P<0.05$）；术前，2 组氧合指标水平无明显差异；术后，2 组氧合指标水平均有所升高，且观察组肺内分流量（pulmonary shunt fraction，QS/QT）、血乳酸水平差值均显著低于对照组（$P<0.05$）；观察组 CRP、IL-2、IL-8 水平差值均显著低于对照组（$P<0.05$）；2 组不良反应总发生率分别为 5.66%、19.15%，差异具有统计学意义（$P<0.05$）。得出结论，在胃癌根治术患者中采用硬膜外阻滞复合全身麻醉效果显著，可有效改善患者肝功能及氧合功能水平，值得推广应用。

（丁允莹　彭　科　嵇富海）

参 考 文 献

[1] Liang DD, Shan YL, Wang LL, et al. The effect of prophylactic rewarming on postoperative nausea and vomiting among patients undergoing laparoscopic hysterectomy: a prospective randomized clinical study. Sao Paulo Med, 2020, 138 (5): 414-421.

[2] 朱慧杰，薄晗，刘玥，等. 老年患者全髋关节置换术后恶心呕吐的危险因素. 中华麻醉学杂志，2020，（5）：552-556.

[3] 颜景佳，周链，黄燕芳，等. 内关穴注射地塞米松对甲状腺手术后恶心呕吐的防治效果观察. 重庆医学，2020，49（13）：2127-2130.

[4] 殷悦，费敏，陆伟峰，等. 早期经口进食对髋膝关节置换术后恶心呕吐的影响. 临床麻醉学杂志，2020，36（11）：1116-1118.

[5] Zhang LF, Zhang CF, Tang WX, et al. Efficacy of amisulpride on postoperative nausea and vomiting: a systematic review and meta-analysis. Eur J Clin Pharmacol, 2020, 76 (7): 903-912.

[6] 何咏齐，叶芳，郑卓玲，等. ABCB1 基因多态性对帕洛诺司琼预防腹部手术患者术后恶心呕吐的影响. 中国临床药理学杂志，2020，36（15）：2236-2238，2245.

[7] 王茜茜，杨礼，杨小平，等. 盐酸昂丹司琼、胃复安、地塞米松联合应用对妇科腹腔镜术后恶心呕吐发生率的影响. 中国妇幼保健，2020，35（14）：2598-2600.

[8]　Zou L, Miao S, Wang L, et al. Effects of menstrual cycle on nausea and vomiting after general anesthesia. J Anesth, 2020, 34 (4): 519-526.

[9]　Li HJ, Liu S, Geng ZY, et al. Adding dexmedetomidine to morphine-based analgesia reduces early postoperative nausea in patients undergoing gynecological laparoscopic surgery: a randomized controlled trial. BMC Anesthesiol, 2020, 20 (1): 11.

[10]　马敏明, 李盈科, 袁红斌, 等. 格拉司琼、托烷司琼和昂丹司琼对接受芬太尼自控静脉镇痛患者术后恶心呕吐的预防作用比较. 中国临床药学杂志, 2020, 29（4）: 248-253.

[11]　王巧, 怀德, 赵卫兵, 等. 围手术期静脉输注利多卡因对上气道手术患者术后早期恢复质量的影响. 国际麻醉学与复苏杂志, 2020, 41（1）: 27-30.

[12]　Chen J, Tu Q, Miao S, et al. Transcutaneous electrical acupoint stimulation for preventing postoperative nausea and vomiting after general anesthesia: A meta-analysis of randomized controlled trials. Int J Surg, 2020, 73: 57-64.

[13]　郭高锋, 孟星, 阮孝国, 等. 不同导向液体治疗对乳腺癌改良根治患者术后恶心呕吐的影响. 广东医学, 2020, 41（17）: 1758-1762.

[14]　张桂诚, 喻文立. 经皮穴位电刺激对肾移植术后胃肠功能障碍的干预效果评价. 中国中西医结合外科杂志, 2020, 26（5）: 864-870.

[15]　刘小南, 斯小龙, 应江明. 不同麻醉方式联合腹横肌平面阻滞对老年结肠癌患者胃肠功能及 sE-cad、mHLA-DR 水平的影响. 重庆医学, 2020, 49（19）: 3263-3267.

[16]　Li ZL, Zhao BC, Deng WT, et al. Incidence and risk factors of postoperative ileus after hysterectomy for benign indications. Int J Colorectal Dis, 2020, 35 (11): 2105-2112.

[17]　张玉琴, 李元海, 夏晓琼, 等. 围手术期帕瑞昔布钠联合右美托咪定对老年患者腹腔镜胃癌手术术后胃肠功能的影响. 国际麻醉学与复苏杂志, 2020, 41（1）: 48-52.

[18]　黎翠, 胡翠纹, 张军龙, 等. 氟比洛芬酯预先给药对胸腔镜下肺叶切除患者术后镇痛和胃肠激素的影响. 中国现代医学杂志, 2020, 30（8）: 74-78.

[19]　刘超, 邹亮, 郑晖. 不同每搏变异度指导下的目标导向液体治疗对肝癌手术患者术后肝肾功能的影响. 肝癌电子杂志, 2020, 7（3）: 12-16.

[20]　刘瀚予, 贾莉莉, 杜洪印, 等. TLR4/Src 信号通路在肝缺血再灌注大鼠海马 NLRP3 炎症小体激活中的作用. 中华麻醉学杂志, 2020, 40（2）: 233-236.

[21]　赵建立, 黄红梅, 李文栋, 等. 不同麻醉方式对胃癌根治术患者肝肾功能及氧合功能的影响. 河北医学, 2020, 26（9）: 1514-1518.

第五节　围术期低体温及凝血功能并发症

低体温是麻醉和手术中常见的体温失调, 当中心温度＜36℃时即为低体温。产生低体温的主要因素包括: 室内温度低、室内散热快、术中补液、长时间暴露体腔、麻醉药物抑制中枢作用等。

一、围术期低体温对机体的影响

胡利平等[1]发现术中低体温会显著增加术后烦躁、恶心呕吐、谵妄的发生率，增加术中术后出血量、伤口感染风险，延长苏醒时间和住院时长，不利于患者的快速康复。关注围术期低体温的危害并积极预防对患者术后快速康复有重要意义。

在心脏手术尤其在体外循环操作麻醉过程中的低体温会对患者的肾功能产生不良影响。Cao等[2]的一项荟萃分析，对比了在主动脉弓手术中深度低温循环停搏与中度低温循环停搏操作联合选择性顺行脑灌注对患者术后肾功能的影响，评价指标为术后患肾衰竭和肾脏替代治疗的发生率。该荟萃分析一共纳入了14篇高质量的观察性研究，其结果显示，中度低温停循环能够降低肾功能不良事件的发生率，并且在亚组分析中发现，当低温循环停搏的时间<30 min时肾衰竭的发生率显著降低。人工低温常作为心脏大手术中的器官保护策略，可以降低重要脏器的氧耗氧需，稳定细胞膜，延长重要脏器缺血缺氧的时间。因此推测可能有2个因素导致了中度低温组肾损伤率的下降：①中度低温时肾脏器官保护的时间窗长于心搏骤停的时间；②适度低温减少了降温和复温所需的体外循环时间，避免了深低温引起的有害影响，如凝血功能障碍、全身炎症反应或器官缺血再灌注损伤。

全身降温期间，可能并发各种类型的心律失常，严重的有室性心动过速、频发期前收缩，体温<28 ℃时更易发生心室颤动。冯玉蓉等[3]通过对比心肌细胞平衡灌注模型和心肌缺血再灌注模型中miRNA的测序发现：miRNA的差异性表达参与了低温缺血再灌注心律失常的发生发展，其机制可能主要通过心肌细胞肾上腺素受体信号通路调控钾离子跨膜转运实现。

低体温对凝血功能也会产生一定的影响，刘宇权等[4]探讨了体温保护对患者凝血功能和乳酸的影响，该研究纳入了90例腹腔镜肝叶切除术的患者，随机分为使用术中体温保护的观察组和术中常规护理的对照组，两组各45例。观察术前1 d与术后1 d的凝血功能指标：凝血酶原时间（prothrombin time，PT），活化部分凝血活酶时间（activated partial thrombo plastin time，APTT），国际标准化比值（international normalized ratio，INR），纤维蛋白原（fibrinogen，FIB）及血小板（platelets，PLT）计数。经比较，观察组术后PT、PLT低于对照组，而INR高于对照组，但APTT、FIB比较值差异无统计学意义。由此得到结论，体温保护有助于维持腹腔镜肝叶切除术患者生命体征平稳，包括机体凝血功能、肝功能、乳酸值等。

二、围术期低体温的防治

围术期积极保温，维持患者的体温平衡，对减少低温引起的并发症有着重要意义。目前的保温措施主要包括术前被服预热、术中体表加热及输入液体加温。姜妤等[5]应用鱼骨图从医护人员、设备环境、制度流程三方面分析了低体温发生的原因，并逐个方面进行改进，最终提出PDCA循环方案，即Plan（计划）-Do（执行）-Check（检查）-Act（处理）。该方案被证实能够规范围术期体温保护流程，有效降低患者出入PACU时低体温的发生率。和丽君[6]的研究发现，择期行直肠癌根治术的患者中，与常规护理组相比，应用低体温预防措施可以使患者术中体温和术后 1 h 体温显著升高。其干预措施主要包括术前室内温度保持 26 ℃，术中进行实时体温监测，应用输注液体温箱进行液体加温，灵活运用棉被、加温仪进行加温。吴晓丽等[7] 的研究发现，与常规保温措施相比，多模式保温措施即联合充气式保温毯、输注灌洗液加温措施可减少围术期低体温的发生率，并且缩短自主呼吸的恢复时间、睁眼时间、拔管时间及 Steward 评分。林宇等[8] 研究发现，全身麻醉下行头颈肿瘤手术的患者采用综合保温措施即保温毯联合温液仪，可以明显提高复苏质量，降低术后并发症的发生率，提高复苏安全性。胡利平等[1] 发现采用 SHWT-A 型医用升温毯，将温度调至 37~41 ℃能够在保证快速复温的基础上避免烫伤。

小儿围术期的体温保护也至关重要，谢冰[9] 的研究证实，小儿腹腔镜手术术中预保温护理可以维持患儿体温的恒定，减少应激反应和寒战的发生，缩短拔管时间。其预处理方法为术前 30 min 将温度调至 23 ℃，室内温度变化控制在 ±1 ℃；在不影响手术操作和保证无菌的前提下，采用已加温的薄被覆盖非手术部位；冲洗液、术中输注液体的温度均为室温；加强术中体温的监测，一旦出现低体温，应给予棉垫包裹、加热毯等保温措施。

三、围术期凝血功能并发症

手术患者出、凝血管理是围术期的重要问题。对于围术期凝血功能的正确评价，监测与并发症的处理直接关系到麻醉手术安全甚至患者生命。临床研究表明，术后严重出血和异体输血与围术期脑卒中、心肌梗死、呼吸衰竭及术后死亡率增高等密切相关。田丽娟等[10] 进行了一项前瞻性观察性研究，通过术后即刻行快速血栓弹力图（rapid thromboelastography，r-TEG）检测，分别记录冠状动脉旁路移植术（coronary artery bypass grafting，CABG）术后 12 h 出血量和术后严重出血对早期预后的影响。结果显示，CABG 术后严重出血可明显增加术后异体输血和机械通气时间。这可能与 CABG 患者体外循环后因血小板功能和凝血功能下降有关。

术后出血是 CABG 术后最常见的并发症之一，现研究表明，心脏手术后的出血量可以被预测。Liu 等[11] 进行的一项观察性研究，探讨了术前 C 反应蛋白（CRP）与 CABG 术后 24 h 内出血的关系。该研究采用了单因素和多元线性回归模型分析了术后 24 h 内出血量与术前 CRP 浓度、血小板计数、血小板压积、凝血酶原时间及纤维蛋白原之间的相关性。结果显示，术前 CRP 浓度是术后出血量的独立预测因素，且术前较高的 CRP 浓度与术后较小的出血量相关。即使术前 CRP 水平在正常范围内，也可以作为评价经历心脏手术患者的凝血功能生物标志物。该结果可能是由于手术过程中的炎症应激引发凝血反应，降低了天然抗凝机制的活性。CRP 还被证明促进单核细胞内皮细胞相互作用，促进纤溶酶原激活物抑制剂和脂蛋白相关凝血抑制物的合成，该抑制物作为凝血因子 FⅦa 的细胞表面受体，启动凝血级联反应，并在重要器官周围形成止血层。此外，血小板的促凝活性与 CRP 相关，这可以导致补体激活，从而增加有效的促凝血细胞膜表面积。但是该研究作为一项回顾性研究，仅收集患者术后资料，不能准确评估围术期液体管理，还需要更多的临床随机对照试验来证明术前 CRP 水平与术后出血量的关系。

肝素相关凝血功能障碍是心脏手术患者术后出血的重要因素。目前，肝素敏感性与术后出血之间的关系尚不清楚。Ma 等[12] 进行了一项前瞻性对照研究来探讨接受心脏手术的患者肝素敏感性与术后出血量的关系。在肝素初始给药（2.5 mg/kg）后，根据全血活化凝血时间（activated clotting time，ACT）分为不敏感组、敏感组及过敏感组。观察 3 组中术中和术后 24 h 失血量，抗凝血酶（antithrombin，AT）和 X 因子 mRNA 水平，血浆中 AT-Ⅲ 和 X 因子水平。该研究表明，敏感组的术中、术后失血量比非敏感组和过敏感组显著降低了 20%～25%，肝素敏感性的个体差异与血浆中 AT-Ⅲ 和 X 因子水平相关，肝素敏感性越强则血浆中 AT-Ⅲ 和 X 因子水平越高。

麻醉药物及麻醉方法的选择都可能会对凝血功能产生影响。张灵犀等[13] 对比研究了不同剂量舒芬太尼对胫腓骨骨折老年患者术后恢复和凝血功能的影响，该研究采用了硬脊膜外腔阻滞的麻醉方法，将实验对象随机分为不联合舒芬太尼组，联合 2.5 μg 舒芬太尼组，联合 5 μg 舒芬太尼组。通过观察 3 组患者的机械痛阈值、应激状态、凝血功能指标、术后恢复情况之间的差异，研究发现，5 μg 舒芬太尼组患者治疗后凝血相关指标（PT、APTT、TT）显著高于其他 2 组，患者踝关节恢复情况与凝血功能和应激指标呈现负相关，与舒芬太尼使用量呈现正相关。说明舒芬太尼 5 μg 联合脊髓麻醉使用能够降低患者应激反应，改善凝血指标，对于患者踝关节的恢复具有积极意义。龚航等[14] 对比了 1% 和 2% 体积分数的七氟烷对急性心肌梗死（acute myocardial infarction，AMI）手术患者的凝血功能的影响，研究发现，与 2% 体积分数的七氟烷对比，手术后 1 h，1% 体积分数七氟烷组的 PT 和 APTT 延长，TT、纤维蛋白原（Fbg）浓度升高，而 2% 七氟烷麻醉对 AMI 患者的凝血功能无明显影响，安全性较高。金振疆[15] 对比了全程硬膜外镇痛与自然分娩无镇痛对妊娠期高血压产妇阴道分娩时凝血功能的影响。对比发现，当产妇宫口全开时硬膜外镇痛组 APTT、PT 值显著延长，Fbg 显著下降，说明全程硬膜外镇痛可以改善妊娠期高血压产妇胎儿娩出时血液存在的高凝状态，增加阴道分娩的安全性。林根等[16] 对老年结肠癌根治术患者应用七氟烷与丙泊酚麻醉对患者凝血功能和血液流变学的影响进行了探讨，对比了七氟烷组与丙泊酚组各 50 例患者的凝血功能和血液流变学指标。结果显示，2 组术后凝血功能指标（PT、APTT、Fbg）和血液流变学指标（低切全血黏度、中切全血黏度、高切全血黏度）差异均无统计学意义。试验证实七氟烷与丙泊酚麻醉对患者凝血功能、血液流变学均无明显影响，2 种麻醉方式安全性均较高。

（龙宇琴　彭　科　嵇富海）

参 考 文 献

[1] 胡利平，朱琼，曹燕，等. 体温保护在老年患者人工全膝关节置换术后快速康复中的应用效果. 中华骨与关节外科杂志，2020，13（8）：642-645.

[2] Cao L, Guo X, Jia Y, et al. Effect of deep hypothermic circulatory arrest versus moderate hypothermic circulatory arrest in aortic arch surgery on postoperative renal function: a systematic review and meta-analysis. J Am Heart Assoc, 2020, 9 (19): e017939.

[3] 冯玉蓉，高鸿，王贵龙，等. 低温缺血再灌注心律失常大鼠心室肌 microRNA 表达的变化. 中华麻醉学杂志，2020，40（2）：173-177.

[4] 刘宇权，肖卓辉，陈燕中，等. 体温保护对手术患者凝血功能及乳酸的影响. 临床和实验医学杂志，2020，19（19）：2116-2120.

[5] 姜好，刘燕菊，丁红. PDCA 循环管理在 PACU 低体温改善中的应用. 实用医学杂志，2020，36（19）：2730-2733.

[6] 和丽君. 直肠癌根治术患者术中低体温预防措施的探讨. 中华现代护理杂志，2020，26（22）：3062-3063.

[7] 吴晓丽，李向南，袁从虎. 多模式保温对经皮肾镜取石术患者术中低体温及麻醉恢复质量的影响. 现代医学，2020，48（2）：198-200.

[8] 林宇，蒋珏，吕翔. 不同保温措施对头颈肿瘤手术后麻醉复苏的影响. 中国口腔颌面外科杂志，2020，18（1）：48-50.

[9] 谢冰. 腹腔镜手术患儿术中预保温护理措施探讨. 实用临床医药杂志，2020，24（5）：92-94，97.

[10] 田丽娟，纪宏文，康文英，等. 快速血栓弹力图对冠状动脉旁路移植术后严重出血危险因素的评估研究，北京医学，2020，42（10）：992-996.

[11] Liu X, Zhang W, Chen N, et al. Can preoperative C-reactive protein predict bleeding after on-pump coronary artery bypass grafting? Ann Thorac Surg, 2020, 109 (2): 541-546.

[12] Ma HP, Xu WF, Yu J, et al. Heparin sensitivity and postoperative blood loss in patients undergoing cardiac surgery with cardiopulmonary bypass. Eur J Anaesthesiol, 2020, 37 (3): 162-169.

[13] 张灵犀，陈李骏，戴近. 不同剂量舒芬太尼对老年胫腓骨骨折术后恢复和凝血功能的影响. 河北医药，2020，42（22）：3370-3373＋3378.

[14] 龚航，刘雪梅，侯鹏岭，等. 不同体积分数七氟烷对急性心肌梗死患者心功能及凝血功能的影响. 西北药学杂志，2020，35（2）：287-291.

[15] 金振疆. 全程硬膜外镇痛对妊娠期高血压产妇阴道分娩时凝血功能的影响. 血栓与止血学，2020，26（1）：91-92.

[16] 林根，龙瑞春，蔡宇晶，等. 七氟醚与丙泊酚麻醉对结肠癌根治术老年患者凝血功能及血液流变学的影响. 血栓与止血学，2020，26（1）：73-75.

第六节　其他并发症

一、药物相关并发症

（一）用药错误

用药错误在临床上发生率较低，但是一旦发生，就有可能造成极其严重的后果。梅娜等[1]通过对心脏外科手术术中 1 例鱼精蛋白给药错误和 1 例肝素给药错误的事件中对其追查原因后发现，造成用药错误的根本原因是①缺少临床带教细则和考核标准；②缺少对心外科洗手护士与巡回护士的培训细则；③手术台上物品无醒目标识；④未制定心外术中给药流程及给药制度。在此基础上，采取制定心脏专科带教细则及考核标准，制定心外洗手护士与巡回护士细则，制作器械台上灭菌醒目标识，使用不同颜色的灭菌标签标注不同药品，制定规范化给药流程等措施。执行上述措施后，未再发生同类事件，且参与心外科手术全体人员给药流程知晓率提高，手术期间带教老师在岗率持续上升。随访手术医师、体外循环师对心外科手术配合术中给药情况满意度上升。麻醉药品的安瓿瓶的回收是一件麻烦但重要的事，为了方便安瓿瓶的回收与清点，丁红等[2]发明了一种可精准管理药品，并对空安瓿进行自动回收与清点的系统。该装置包含3个部分，包含药品信息的安瓿瓶，装载空安瓿的回收盒及对空安瓿进行信息记录、粉碎瓶身、回收磁片的自动回收清点装置。在安瓿瓶身设置二维码，扫描实现对药品的信息化管理；专用的空安瓿接收盒，配搭自动回收清点装置实现控量回收与清点，避免超量故障；自动回收清点装置由电脑设定程序，结合医院信息系统，可实现对空安瓿的进行接收清点、信息录入、瓶身损毁、可用部件回收等功能。该系统使药品达到精确管理，同时节约了医护人员在核对处理麻醉药品空瓶的时间，降低了不必要的伤害和感染风险，通过对空瓶的可回收处理，既节约又环保。

（二）药物不良反应

药物不良反应有些是可以预见的，对于这类不良反应，在用药过程中应该尽量避免，而有的药物不良反应是无法预知的，应多加注意。张之翠等[3]通过使用改良 Brice 问卷调查统计了丙泊酚联合舒芬太尼麻醉致无痛清宫术患者术中记忆的影响，一共调查了 2142 例患者，其中 1038 例（48.5%）存在从麻醉诱导到麻醉结束后意识恢复期间的记忆，1019 例（98.2%）为"做梦"，19 例（1.8%）为"幻觉"，其中 11 例被定义为"性幻觉"。由此得出结论，丙泊酚联合舒芬太尼的麻醉方案可能导致无痛清宫术患者做梦和发生幻觉，其中应特别警惕性幻觉的发生。

二、操作相关并发症

（一）意外的眼部损伤

围术期非眼科患者发生的眼损伤主要原因是：①眼睑闭合不全引起角膜干燥导致眼表面损伤；②各种原因引起的视神经灌注压降低可造成缺血性视神经病变。有研究显示，在全身麻醉状态下59% 的患者眼睑不能完全闭合，对于此种情况，为避免角膜擦伤，临床上常使眼睑被动闭合、避免眼睛直接受压及使用眼药软膏等一系列措施保护眼睛。

各种原因引起的眼压升高可使视神经灌注压降低，进一步造成缺血性视神经病变，路怡等[4]通过探讨结直肠癌患者手术中头低位时眼压变化规律，发现在变更体位后 10 min、手术开始 1 h、2 h 及恢复平卧拔管时，头低 30° 组眼压均高于头低 15° 组（均 $P < 0.05$）。由此得出，头低角度越大，眼压越高。因此对于头低位手术对患者围术期和术后远期视觉的影响，应引起高度关注。

考虑到头低足高位可引起眼压升高，王志刚等[5]观察到，腹腔镜下子宫颈癌根治术患者采取头低足高位体位并应用 5 cmH_2O 的 PEEP 改善氧合，可不引起眼压和颅内压的增高。胡丽君等[6]比较靶控输注丙泊酚和七氟烷持续吸入对老年肾肿瘤患者眼压、眼灌注压及认知功能的影响，结果显示，建立气腹 20 min 和 60 min 时，观察组眼压低于对照组，但眼灌注压高于对照组（$P<0.05$），观察组睁眼时间、呼吸恢复时间、拔管时间及术后认知功能障碍评分均优于对照组，由此可见，靶控输注丙泊酚麻醉在老年肾肿瘤手术中可有效控制眼压升高，同时可防止眼灌注压降低。

（二）围术期麻醉相关感染

外科手术治疗中，围术期感染是比较常见的并发症，围术期感染类型有多种，包括切口感染、消化道感染、呼吸道感染、尿路感染及血液感染等。其中，麻醉相关感染以呼吸道感染多见，龙小丽[7]通过研究气管插管全身麻醉患者术后肺部感染的病原菌和耐药菌分布，并进而对引起感染的高危因素进行分析，结果显示，气管插管全身麻醉患者术后肺部感染的病原菌以革兰阴性菌为主，且这种病原菌对美罗培南敏感。另外，通过 Logistic 回归分析显示，年龄、合并糖尿病、体重指数、麻醉时间、术后拔管时间及经口气管插管方式是术后发生肺部感染的独立危险因素。刘理等[8]对老年手术患者全身麻醉后院内感染部位和病原体分布特点进行调查分析后发现，发生院内感染患者呼吸道感染占 50.0%、泌尿道感染占 35.0%、切口感染占 15.0%，均以革兰阴性菌为主。并观察到，该人群深静脉穿刺率或动脉穿刺率为 29.2%，合并有插管困难的患者占 75.0%，由此得出，深静脉穿刺或动脉穿刺、插管困难增加麻醉相关感染风险。

考虑到经口气管插管可增加术后肺部感染风险，张凤洋等[9]将喉罩麻醉和气管插管麻醉在低龄患儿手术后的肺部感染情况进行比较，结果显示，气管插管组患儿术后 24 h 的呼吸道感染症状出现率和肺部感染发生率均高于喉罩组（$P<0.05$）。而且，相对于气管插管组，喉罩组围术期血流动力学更加平稳。因此，可以通过改变插管方式来降低肺部感染风险，那改变麻醉方式呢？孙磊等[10]比较了腰－硬联合麻醉与全身麻醉对骨折手术老年患者呼吸道感染及病原菌的影响，结果显示，全身麻醉组呼吸道感染率为 20.62%，腰－硬联合麻醉呼吸道感染率为 10.71%，2 组差异具有统计学意义（$P<0.05$），此外，还发现，全身麻醉组菌株耐药率为 16.00%，腰－硬联合麻醉组菌株耐药率为 0。可见，与全身麻醉相比，腰－硬联合麻醉不仅降低呼吸感染发生率，而且还降低病原菌耐药率。综上可知，麻醉相关肺部感染风险可以通过改变插管方式和麻醉方式实现。

分娩镇痛由于可有效缓解产妇分娩疼痛，减轻母体围生期应激反应，维持循环、呼吸的相对稳定，给产妇带来福音，但分娩镇痛较易引发产妇体温升高，而产间发热是导致不良分娩结局的一个重要因素。据调查显示，约有 30% 的产妇在分娩期间都会出现产间发热。徐淑兰等[11]将116 例采用腰硬联合阻滞分娩镇痛的初产妇随机分为观察组和对照组，观察组使用患者自控硬膜外镇痛（PCEA）模式规律间断推注 0.1% 罗哌卡因＋0.5 μg/ml 舒芬太尼，对照组仅 0.1% 罗哌卡因规律间断给药，结果显示，观察组产间发热发生率、产程时间、破膜至分娩时间及剖宫产发生率均低于或短于对照组，且自然分娩率高于对照组（均 $P<0.05$）；由此可得，硬膜外规律间断注射舒芬太尼联合罗哌卡因可提高分娩镇痛效果和自然分娩率，缩短产程，并降低产间发热发生率。文婷等[12]发现，在硬膜外分娩镇痛实施 15 min 后，在耳穴神门、内生殖器、内分泌及交感，行耳穴磁珠贴压至第一产程结束，可降低第二产程中麻醉药物的用量，减少硬膜外分娩镇痛对初产妇体温和产程进展的影响，并通过调控初产妇体内炎症反应水平，降低分娩镇痛中产间发热的发生率。

（三）全身麻醉术后咽喉痛

气管插管全身麻醉是全身麻醉最常见的操作之一，术后咽喉痛是其系列并发症之一，发生率在21%～65%，由此可见，降低术后咽喉痛的发生率很重要。目前防治术后咽喉痛的措施包括药物治疗与非药物治疗。药物治疗方面包括应用激素和局部麻醉药等，非药物治疗主要包括气管套囊和导管型号的选择。Yu 等[13] 一项关于预防术后咽喉痛的雾化药物的荟萃分析显示，预防性使用雾化吸入糖皮质激素、镁剂及氯胺酮可有效预防术后咽喉痛，雾化吸入糖皮质激素是现阶段最有效预防术后咽喉痛的方法。Huang 等[14] 研究经环甲膜注射局部麻醉对经鼻气管插管咳嗽反应和术后咽喉痛的影响。将口腔颌面部手术需经鼻气管插管全身麻醉的患者随机分为 L 组和 C 组，L 组患者麻醉前经环甲膜注入 2% 利多卡因（3 ml）。同时，C 组给予相同体积的生理盐水，结果显示，L 组的咳嗽发生率低于 C 组，L 组术后 1 h、6 h 术后咽喉痛发生率显著降低。

由于喉上神经内支主要支配咽喉部感觉，王美容等[15] 研究超声引导下双侧喉上神经内支阻滞对全身麻醉拔管术后咽喉疼痛的治疗效果，研究结果发现，超声引导下双侧喉上神经内支阻滞可有效治疗全身麻醉拔管后术后咽喉疼痛，镇痛效果明显高于传统的激素复合局部麻醉药雾化吸入，为全身麻醉拔管后预防术后咽喉疼痛提供了较好的治疗方法。

考虑到气管套囊放气方式对咽喉痛的不同影响，秦福恩等[16] 比较 2 种气管导管套囊放气方式对择期行气管插管全身麻醉手术的患者拔管期应激反应的影响，对照组用注射器一次快速抽尽套囊气体后拔管，试验组用 1 ml 注射器分次缓慢抽尽气体后拔管，结果发现，分次缓慢放松气管导管套囊可明显减轻全身麻醉患者气管拔管期应激反应，血流动力学更加平稳，减轻其带来的咽喉部不适和不良记忆。在气管插管方面，汪树东等[17] 发现在脑立体定向手术中，与常规导管联合光棒相比，魏氏喷射气管导管联合光棒用于患者不仅有助于改善插管期间氧合，明显降低咽喉痛的发生率，更有利于提高气管插管的成功率。相比普通气管导管，双腔气管插管难度大，管芯粗，术后咽喉痛的发生率高，许锦雄等[18] 观察国产明视插管软镜联合可视喉镜在声门暴露困难患者双腔支气管导管插管中的临床应用效果，研究结果发现，与 Macintosh 直接喉镜相比较，国产明视插管软镜联合可视喉镜用于声门暴露困难患者双腔支气管导管插管声门暴露好、插管时间短、一次气管插管成功率高，可降低患者术后声音嘶哑及咽喉痛的发生率。减少术后咽喉痛的方法除上述以外，Wang 等[19] 进行一项术前嚼口香糖对全身麻醉术后咽喉痛的影响的前瞻性随机对照实验发现，在使用声门上通气工具的宫腔镜手术中，术前嚼口香糖可有效减少术后咽喉痛，尤其用于有咽黏膜损伤的患者。

（四）霍纳综合征

霍纳综合征（Horner syndrome，HS）是由于交感神经中枢至眼部的通路上任何一段受到任何压迫和破坏，引起瞳孔缩小、但对光反应正常，病侧眼球内陷、上睑下垂及患侧面部少或无汗等表现的综合征，临床麻醉过程中，颈内静脉穿刺置管时由于某些原因压迫或损伤交感神经可出现此综合征。

Zou 等[20] 探讨颈内静脉置管引起 HS 的危险因素、临床表现及预防措施。共纳入病例报告 20例，其中英文 18 例，中文 2 例。经过分析后结果显示，反复尝试穿刺、解剖标志性技术、意外的颈动脉穿刺或血肿形成均可增加 HS 的可能性。上睑下垂和瞳孔缩小是颈内静脉导管引起 HS 最常见的表现。由于 HS 尚无明确治疗方法，HS 的预防至关重要，预防措施包括使用高分辨超声定位引导穿刺、穿刺时避免头部过度旋转、避免针头与皮肤成过大角度、避免反复尝试、避免穿刺针深插等。

（五）硬脊膜穿破后头痛

硬脊膜穿破后头痛是椎管内麻醉较常见的并发症，多见于低体重指数的年轻女性患者。头痛常发生在额部和枕部或两者兼有，特点为体位性，即在坐位 15 min 内头痛加重，平卧后 30 min 内头痛逐渐缓解或消失。症状常延迟 12～48 h 出现，多在 7 d 后症状缓解，90% 在 6 个月内症状完全缓解或恢复正常，可有其他伴随症状，如前庭症状、耳蜗症状、视觉症状、骨骼肌症状等。一旦发生硬脊膜穿破后头痛，应将减少脑脊液泄漏，恢复正常脑脊液压力为治疗重点，对于轻至中度头痛，大部分可自行缓解，中至重度头痛，则需要药物治疗。一直以来硬膜外腔填充法被认为是治疗硬脊膜穿破后头痛最有效的方法，尤其适用于症状严重且难以缓解的病例。不过，由于硬膜外腔填充法是侵入性的治疗，可能导致罕见但严重的并发症。因此有学者提出，使用简单、微创的蝶腭神经节阻滞（SPGB）来缓解硬脊膜穿破后头痛，虽然已有一些研究证实，与硬膜外血补片（epidural blood patch，EBP）相比，使用蝶腭神经节阻滞治疗后，患者的头痛缓解速度更快，且未发生新的并发症，但仍需要大量临床试验来验证。

三、其他

（一）苏醒期躁动

苏醒期躁动（EA）是麻醉苏醒期间出现的一种主要表现为兴奋、躁动和定向障碍的一种状态，发生率 >20%，人群中小儿多见，手术类型中以五官科手术多见。在腺样体扁桃体切除术的儿科麻醉中，苏醒期躁动发生率很高，目前用于减少儿童苏醒期躁动的辅助药物包括右美托咪定、氯胺酮、丙泊酚、咪达唑仑、芬太尼、舒芬太尼、瑞芬太尼及可乐定等，但是这些辅助药物对七氟烷相关苏醒期躁动的比较疗效仍不清楚。基于此，Jiao 等[21] 进行了对以上药物在小儿扁桃体腺样体切除术后七氟烷相关苏醒期躁动中的比较疗效的荟萃分析，研究纳入了 25 项 RCT 共 2151 例参与者，结果显示，右美托咪定组、氯胺酮组、丙泊酚组、芬太尼组、咪达唑仑组、舒芬太尼组、瑞芬太尼组和可乐定组发生七氟烷相关 EA 的患者比例明显低于安慰剂组，芬太尼优于舒芬太尼，而右美托咪定优于芬太尼，辅助用药中，右美托咪定降低 EA 发生风险的可能性最高。Ali 等[22] 也进行了相关研究，将 60 例接受腺样体扁桃体切除术的 3～15 岁儿童随机分为 2 组，试验组在手术结束前约 10 min 给予静脉推注氯胺酮 0.15 mg/kg，丙泊酚 0.45 mg/kg，对照组给予等量生理盐水与葡萄糖，结果显示，试验组的 EA 发生率和严重程度显著低于对照组，从麻醉剂开始使用到拔管的相互作用时间也显著短于对照组（P<0.05）。而且，在试验组中未观察到恶心、喉痉挛、支气管痉挛、低血压、心动过缓、出血或术后呼吸抑制。为减少儿童苏醒期躁动，平稳度过苏醒期间，除了使用药物预防，赵艾等[23] 发现，术前父母陪伴麻醉诱导，可有效降低儿童术后苏醒期躁动的发生，维持血流动力学稳定，增加麻醉诱导配合度，减轻患儿医疗恐惧、焦虑。同样，Yang 等[24] 在一项前瞻性研究中发现，在接受七氟烷麻

醉的双侧眼科手术的儿童中，记录母亲的声音是减少苏醒期躁动的有效方法。此外，与对照组相比，母亲声音组的患者清醒更快，PACU 停留时间更短。

成人苏醒期间也会出现躁动，在 Kang 等[25]一项 18 岁以上胸腔镜下肺切除术后苏醒期躁动的回顾性研究中显示，男性、年龄≥65 岁、体重指数≥24 kg/m²、ASA 为Ⅲ级或Ⅳ级、吸烟、手术持续时间、术中心动过速、术中低血压、术中高血压及补救镇痛是 EA 的独立危险因素。然而，伤口浸润和使用右美托咪定可能是 EA 的保护因素。该研究提示，要降低 EA 的发生率，应采取充分的围术期管理，包括伤口浸润、维持术中血流动力学稳定、充分镇痛及使用右美托咪定。

导尿管引起的不适常引起苏醒期间躁动，为此，在观察应用盐酸达克罗宁胶浆对行上段输尿管钬激光碎石术后留置导尿管患者术后躁动不适的影响后，孙桂英等[26]发现男性患者术后留置导尿管前应用盐酸达克罗宁胶浆可有效减少患者苏醒期躁动的发生，并可减轻术后留置导尿管的不适感。

（二）术后寒战

寒战是指肌肉不自主震颤，是机体对低体温的代偿反应，术后寒战是围术期常见的并发症之一，其独立风险包括年龄、术中低温、长时间手术及骨科手术等。黄朝旭等[27]调查分析子宫颈癌根治术全身麻醉苏醒期发生寒战的因素，Logistic 回归分析显示，其独立影响因素有年龄≤45 岁、术中出血量≥800 ml、手术用时≥2 h、术中体温<36 ℃、术后 VAS 评分≥3 分。由于剖宫产寒战发生率较高，王敏等[28]探讨了剖宫产术中寒战与羊水入血的关系，术毕抽取产妇静脉血 2 ml 检测唾液酸 Tn（sTn）抗原浓度，并将术中寒战程度与该抗原浓度进行相关性分析，结果显示，寒战组 sTn 抗原浓度明显高于非寒战组（$P<0.05$）。寒战程度和 sTn 抗原浓度的相关系数为 0.895（$P<0.01$），由此说明，剖宫产术中产妇寒战与羊水入血相关。

预防术后寒战，最主要的措施是使用保温措施，避免出现低体温，另外，Shen 等[29]回顾性分析了包括 1139 例患者在内的 13 项随机对照试验，发现预防性使用 5-HT3 受体拮抗剂是降低脊髓麻醉后患者 POS 发生率的有效措施。然而，这一点还需要对不同类型的手术进行进一步的研究。

对于术后寒战的治疗，包括使用阿片类药物、α_2- 肾上腺能受体激动剂、5-HT3 受体阻滞剂等。鉴于右美托咪定和可乐定是用于寒战治疗研究最广泛的药物，Wang 等[30]一项荟萃分析比较了这 2 种药物用于椎管内麻醉术后寒战的疗效，该研究共纳入既往 6 项研究中的 340 例成年患者，结果显示，右美托咪定治疗寒战有效率较高（$P=0.005$），停止寒战的时间更短（$P=0.03$）。

（甘淑琳　彭　科　嵇富海）

参 考 文 献

[1]　梅娜，李俊杰，张琳娟，等. 心脏外科术中给药错误的分析及对策. 中国卫生质量管理，2020，27（1）：82-85.

[2]　丁红，林玉玲，陈前升，等. 全程可追溯安瓿使用与回收清点系统的发明. 护理学报，2020，27（1）：76-78.

[3] 张之翠，韩振华，方芳，等. 丙泊酚联合舒芬太尼麻醉致无痛清宫术患者术中记忆的调查. 药物不良反应杂志，2020，22（5）：295-299.

[4] 路怡，韩慧，王娟，等. 腹腔镜结直肠癌手术中头低位对患者眼压的影响. 中日友好医院学报，2020，34（2）：99-100，103.

[5] 王志刚，石文汇，侯俊德，等. 呼气末正压通气对腹腔镜宫颈癌根治术患者眼压和视神经鞘直径的影响. 临床麻醉学杂志，2020，36（5）：457-461.

[6] 胡丽君，孙玉娥，陶佳，等. 靶控输注丙泊酚麻醉对老年肾肿瘤患者眼内压、眼灌注压及认知功能的影响. 临床药物治疗杂志，2020，18（7）：48-52.

[7] 龙小丽. 气管插管全身麻醉患者术后肺部感染的病原菌特点和耐药性及高危因素分析. 中国卫生检验杂志，2020，30（10）：1249-1251.

[8] 刘理，陈才，吴祥. 老年手术患者全麻后院内感染部位及病原体分布特点调查分析. 中国卫生检验杂志，2020，30（10）：1255-1257.

[9] 张凤洋，屈美敏，杨海. 喉罩麻醉与气管插管麻醉对低龄患儿术后肺部感染的影响. 中华医院感染学杂志，2020，30（21）：3346-3350.

[10] 孙磊，侯清武，程庆好，等. 不同麻醉方式对骨折手术老年患者呼吸道感染及病原菌的影响. 解放军预防医学杂志，2020，38（4）：31-33，36.

[11] 徐淑兰，尹军，于永生，等. 腰硬联合阻滞分娩镇痛中规律间断注射舒芬太尼联合罗哌卡因对分娩结局、产间发热及镇痛效果的影响. 广西医学，2020，42（9）：1096-1099.

[12] 文婷，李干，陈世彪，等. 耳穴磁珠贴压对初产妇硬膜外分娩镇痛中产间发热的影响. 中国针灸，2020，40（11）：1159-1163.

[13] Yu J, Ren L, Min S, et al. Nebulized pharmacological agents for preventing postoperative sore throat: A systematic review and network meta-analysis. PLoS One. 2020, 15 (8): e0237174.

[14] Huang L, Wang L, Peng W, et al. Trans-cricothyroid membrane injection of local anesthesia attenuates cough response and postoperative sore throat to the nasotracheal tube. Ther Clin Risk Manag, 2020, 20 (16): 103-108.

[15] 王美容，欧阳惠碧，林逸诚，等. 超声引导下喉上神经内支阻滞治疗全身麻醉拔管后咽喉疼痛的临床研究. 国际麻醉学与复苏杂志，2020，41（2）：177-181.

[16] 秦福恩，杨旭，赵咪，等. 气管导管套囊放气方式对患者拔管期应激反应的影响. 西南国防医药，2020，30（4）：304-306.

[17] 汪树东，黄祥，张华明，等. 魏氏喷射气管导管联合光棒用于脑立体定向手术患者全麻插管的效果. 立体定向和功能性神经外科杂志，2020，33（1）：38-41.

[18] 许锦雄，卢增停，何绮桃. 国产明视插管软镜联合可视喉镜在声门暴露困难病人双腔支气管导管插管中的临床应用. 安徽医药，2020，24（9）：1779-1783.

[19] Wang T, Wang Q, Zhou H, et al. Effects of preoperative gum chewing on sore throat after general anesthesia with a supraglottic airway device: A randomized controlled trial. Anesth Analg, 2020, 131 (6): 1864-1871.

[20] Zou ZY, Yao YT. Horner syndrome caused by internal jugular vein catheterization. J Cardiothorac Vasc Anesth, 2020, 34 (6): 1636-1640.

[21] Jiao H, Wang H, Jiang Z, et al.Comparative efficacy of ancillary drugs in sevoflurane-related emergence agitation after paediatric adenotonsillectomy: A Bayesian network meta-analysis. J Clin Pharm Ther, 2020, 45 (5): 1039-1049.

[22] Ali I, Alahdal M, Xia H, et al. Ketofol performance to reduce postoperative emergence agitation in children undergoing adenotonsillectomy. Libyan J Med, 2020, 15 (1): 1688450.

[23] 赵艾，任伯岩. 术前麻醉诱导及术后苏醒期父母陪伴对患儿全身麻醉苏醒期躁动、焦虑的影响. 浙江医学，2020，42（3）：283-285.

[24] Yang YY, Zhang MZ, Sun Y, et al. Effect of recorded maternal voice on emergence agitation in children undergoing bilateral ophthalmic surgery: A randomised controlled trial. J Paediatr Child Health, 2020, 56 (9): 1402-1407.

[25] Kang X, Lin K, Tang H, et al. Risk factors for emergence agitation in adults undergoing thoracoscopic lung surgery: A case-control study of 1950 patients. J Cardiothorac Vasc Anesth, 2020, 34 (9): 2403-2409.

[26] 孙桂英，王雪梅，廖灿，等. 盐酸达克罗宁胶浆对行上段输尿管钬激光碎石术全麻病人术后留置导尿管反应的影响. 蚌埠医学院学报，2020，45（11）：1508-1511.

[27] 黄朝旭，画妍，李样. 宫颈癌根治术全身麻醉苏醒期发生寒战的因素分析. 检验医学与临床，2020，17（11）：1576-1579.

[28] 王敏，王瑞，王娟红，等. 剖宫产术中产妇寒战与羊水入血关系的探索. 国际麻醉学与复苏杂志，2020，41（2）：158-163.

[29] Shen QH, Li HF, Zhou X, et al. 5-HT₃ receptor antagonists for the prevention of perioperative shivering undergoing spinal anaesthesia: a systematic review and meta-analysis of randomised controlled trials. BMJ Open, 2020, 10 (10): e038293.

[30] Wang N, Wang Z, Song X, et al. Intravenous dexmedetomidine versus intravenous clonidine for post spinal anesthesia shivering: a meta-analysis of randomized controlled trials. Scott Med J, 2020, 65 (3): 94-102.

第九章 围术期器官保护研究进展

第一节 器官保护的基础研究

一、脑保护

2020 年度脑保护相关研究主要围绕在缺血性再灌注损伤、麻醉药神经毒性、脑出血后神经损伤、神经炎症损伤和心搏骤停后的神经损伤等的机制取得了新的突破，为临床脑功能保护提供了依据和思路。

N6- 甲基腺苷（m6A）在不同的生物学过程中起着非常重要的作用，但其在大脑中的功能尚未得到充分研究。因此，Xu 等 [1] 研究 RNA 脱甲基酶 Alkbh5/Fto 在脑缺血再灌注损伤中的作用。实验采用大鼠模型和原代神经元细胞培养方法，研究 m6A 和 Alkbh5/Fto 在脑缺血再灌注损伤后大脑皮质缺血区域中的作用。使用 Alkbh5-shRNA 和 Lv-Fto（体外）调节 Alkbh5/Fto 的表达，以明确其在大脑皮质中对 m6A 的调节及对缺血再灌注损伤后脑功能的影响。研究发现，大脑中动脉闭塞大鼠大脑皮质和缺氧 / 复氧后的原代神经元中，RNA m6A 的水平随着 Alkbh5 表达的增加而增加。敲低 Alkbh5 可以加剧神经元损伤，其机制是由于 Alkbh5 和 Fto 的脱甲基作用，选择性地使 Bcl-2 转录物脱甲基，防止 Bcl-2 转录物降解并增强 Bcl-2 蛋白表达。结论表明，脱甲基酶 Alkbh5/Fto 共同调节 m6A 脱甲基在脑缺血再灌注损伤中起着至关重要的作用。

星形胶质细胞糖原是大脑中重要的能量储备，被认为能够在能量危机期间提供能量。然而，缺血性卒中糖原代谢模式改变及其对神经系统的潜在治疗影响仍然未知。Cai 等 [2] 的研究发现缺血性卒中患者和灵长类动物再灌注后存在大量的脑糖原积累。星形胶质细胞糖原分解功能障碍是糖原积累的主要原因，由蛋白激酶 A（PKA）- 糖原磷酸化酶激酶（PhK）- 糖原磷酸化酶（GP）级联反应的失活引起，并伴随着糖原合酶激酶 -3β（GSK3β）的激活。星形胶质细胞 GP 的遗传或药理学增强可以促进星形胶质细胞和神经元存活并改善神经行为。此外，还发现胰岛素能够发挥神经保护作用，其机制至少部分是通过挽救 PKA-PhK-GP 级联反应来维持再灌注期间糖原代谢的稳态，该研究结果提供了一种对缺血性卒中不良结果的潜在干预手段。

目前，创伤性脑损伤（traumatic brain injury，TBI）尚无有效的药物治疗方法。既往研究表明，L- 乳酸预处理对脑缺血显示出良好的神经保护作用。L- 乳酸通过激活 GPR81 在中枢神经系统疾病（如 TBI 和脑缺血）中发挥神经保护作用。Zhai 等 [3] 研究 L- 乳酸预处理对 TBI 的影响并探讨其潜在机制。mNSS 测试显示 L- 乳酸预处理减轻大鼠 TBI 引起的神经功能缺损。与假手术组相比，L- 乳酸预处理显著增加 TBI 后 24 h 皮质和海马中 GPR81、PSD95、GAP43、BDNF 和 MCT2 的表达。研究结果显示 L-乳酸预处理是 TBI 后恢复神经功能的有效治疗方法。

坏死性凋亡由受体相互作用蛋白激酶 1/ 受体相互作用蛋白激酶 3/ 混合谱系激酶结构域样蛋白（RIP1/RIP3/MLKL）信号通路介导，是急性缺血性卒中发展的关键过程。然而，目前尚不清楚坏死性凋亡如何促进急性缺血性卒中的发病机制。Zhang 等 [4] 在本研究中探讨坏死性凋亡功能缺失，RIP1缺陷小鼠、RIP3 缺陷小鼠和 MLKL 缺陷小鼠如何在急性缺血性卒中后免受脑损伤。在小鼠的梗死区域均检测到不溶性 RIP1、RIP3 及 MLKL，表明坏死性凋亡激活。2 种类型的 RIP1 激酶死亡突变小鼠（Rip1K45A/K45A 或 Rip1Δ/Δ）被用来表明催化失活的 RIP1 可以减少梗死体积并改善 MCAO/R（大脑中动脉闭塞 / 再灌注）后的神经功能。Rip3⁻/⁻ 小鼠和 Mlk1⁻/⁻ 小鼠均受到保护而免于急性缺血性卒中。此外，坏死性凋亡功能丧失小鼠在梗死区域显示较少的炎症反应。因此，坏死性凋亡及其伴随的炎症反应可导致缺血性卒中后的急性损伤。研究为急性缺血性卒中的发病机制提供了新的见解，并提出潜在的神经保护治疗靶点。

新生儿缺氧缺血性脑病（hypoxic ischemic encephalopathy，HIE）是新生儿死亡或长期神经发育障碍的主要原因，已成为目前临床面临的重大现实问题。然而，其病理生理学和潜在的分子机制尚不清楚。MicroRNA 参与神经元细胞的正常生长和发育。Xiao 等 [5] 的研究探讨了 miR-410-3p 在缺氧缺血后神经功能缺损、神经元损伤及神经元凋亡中的作用和相关机制，并建立了缺氧缺血性脑损伤（hypoxic-ischemic brain damage，HIBD）模型和氧糖剥夺（oxygen and glucose deprivation，OGD）模型。Zea-longa 评分和 TTC 染色用于检测 HIBD 后的急性脑功能障碍。QPCR 验证显示 HIBD 后 24 h 大鼠及 OGD 后 PC12、SY5Y 细胞和原代皮质神经元的 miR-410-3p 表达显著下调。为了进一步确定 miR-410-3p 的功能，在体内和体外应用慢病毒介导的过表达病毒进行行为测试，包括 Morris 水迷宫实验、旷场实验、Y 迷宫测试、神经严重程度评分和旋转杆测试，以评估 HIBD 后 1 个月大鼠的长期行为学改变。结果表明，OGD 后细胞数量和轴突长度均减少，而在上调 miR-410-3p 后细胞数量和轴突长度增加。同时，miR-410-3p 过表达抑制神经元凋亡并增强神经元存活。此外，miR-410-3p 过表达的 HIBD 大鼠的长期运动和认知功能显著恢复。总之，miR-410-3p 在保护神经元生长及促进 HIBD 新生大鼠的运动和认知功能恢复方面发挥着关键作用，该研究为开发用于治疗 HIBD 的 miR-410-3p 激活剂提供了重要理论基础。

阿米替林（amitriptyline，AMI）是一种传统的三环类抗抑郁药，已被证明对各种神经系统疾病具有神经保护作用。然而，AMI 减轻利多卡因诱导的神经毒性的潜在机制仍知之甚少。脑源性神经营养因子（BDNF）是大脑中神经元发育和存活的必需神经营养因子，最近的研究表明 BDNF 在介导利多卡因诱导的神经毒性中起重要作用。Zhang 等 [6] 研究旨在评估 AMI 对利多卡因诱导的神经毒性的保护作用，并探讨 BDNF 依赖性自噬在该过程中的作用。数据表明，AMI 预处理减轻利多卡因诱导的神经毒性，这可以通过细胞活力的恢复、细胞形态的恢复和细胞凋亡指数的降低来证明。此外，自噬抑制剂 3- 甲基腺嘌呤（3-MA）具有与 AMI 相似的保护作用，但自噬激活剂雷帕霉素通过抑制 mTOR 激活来消除 AMI 的保护作用。此外，研究发现 AMI 介导的自噬参与 BDNF 的表达，BDNF 的过度表达或外源重组 BDNF 的应用显著抑制自噬并保护 SH-SY5Y 细胞免受利多卡因诱导的细胞凋亡，而 AMI 的神经保护作用被 BDNF 敲低或使用原肌球蛋白相关激酶 B（TrkB）抑制剂所消除。研究结果表明，AMI 对利多卡因诱导的神经毒性的保护作用与通过上调 BDNF 表达抑制自噬活性有关。

临床上已观察到麻醉药引起的认知障碍，其机制与神经元凋亡和神经炎症密切相关。Ramelteon 是一种强效且高度选择性的褪黑素受体激动药，已用于治疗失眠，且具有抗炎作用。Wang 等 [7] 的研究表明，Ramelteon 通过抑制人脑微血管内皮细胞（human brain microvascular endothelial Cells, HBMVEC）中线粒体活性氧（ROS）的产生来改善异氟烷吸入诱发的氧化应激，预防异氟烷诱导的脑内皮细胞损伤。Ramelteon 可以降低（IL-1β）、转化生长因子 -β（TGF-β）、单核细胞趋化蛋白 1（MCP-1）、基质细胞衍生因子 -1（SDF-1）、基质金属蛋白酶 -2（MMP-2）和 MMP-9 的水平。此外，Ramelteon 降低细胞黏附分子的表达，如细胞间黏附分子 -1（ICAM-1）和 E- 选择素。重要的是，Ramelteon 下调 p38MAPK/NF-κB 信号通路的激活，这是炎症过程中的关键转录调节因子。本研究为使用 Ramelteon 预防异氟烷诱导的脑内皮细胞损伤提供了新证据。

蛛网膜下腔出血（subarachnoid hemorrhage，SAH）的发生率和死亡率随着年龄的增长而增加。小胶质细胞的过度激活会导致脑损伤。Li 等 [8] 的研究旨在探讨 A3 腺苷受体（A3R）激活对老年大鼠 SAH 模型的神经功能和小胶质细胞表型极化的影响。SAH 模型中使用 A3R 激动剂（CI-IB-MECA）和拮抗剂（MRS1523）。评估小胶质细胞表型的神经功能和状态。P38 抑制剂 SB202190 和 STAT6 抑制剂 AS1517499 被用于探索信号通路。研究结果显示，SAH 在体内和体外均诱导小胶质细胞极化为 M（LPS）表型。CI-IB-MECA 明显地使小胶质细胞向 M（IL-4）表型倾斜，并改善神经功能障碍，同时下调炎症细胞因子。P38 和 / 或 STAT6 的抑制剂减弱 CI-IB-MECA 对小胶质细胞表型转变的影响。总之，A3R 的激活通过 P38/STAT6 通路调节小胶质细胞表型极化而发挥抗炎和神经保护作用，并提示 A3R 激动剂可能是治疗 SAH 后脑损伤的一种有前途的治疗选择。

创伤性脑损伤（TBI）引起的神经功能障碍对个人学习能力、记忆水平、社会参与度和生活质量产生巨大影响。Pyroptosis、caspase-1 依赖性细胞死亡，与许多炎症因子的释放有关，在 TBI 后的病理过程中起主要作用。已表明抑制细胞焦亡是治疗各种神经系统疾病的具有潜力的策略。Bi 等 [9] 的研究发现大黄酸（一种源自药用植物大黄的蒽醌）可降低 TBI 诱导的炎症细胞因子、血乳酸脱氢酶（LDH）和细胞焦亡相关蛋白的上调，并减轻小鼠 TBI 模型的神经功能障碍。大黄酸在体外抑制等轴拉伸诱导的神经元焦亡、LDH 释放和炎症因子的上调。因此，该研究表明，大黄酸通过抑制神经元焦亡来防止 TBI 后的神经功能缺损。

神经炎症在许多神经退行性疾病的进展中起着关键作用，但其潜在机制在很大程度上仍未得到探索。Ji 等 [10] 发现，在重复脂多糖注射诱导的神经炎症动物模型中，内侧前额叶皮质（medical prefrontal cortex，mPFC）中小清蛋白（PV）而非生长抑素（somatostatin，SST）的表达选择性降低。PV 表达的减少导致囊泡 GABA 转运蛋白降低，表明 mPFC 的去抑制作用。这些进一步引起 mPFC 的异常神经活动，从而导致认知障碍。此外，PV 中间神经元相关的伽马振荡与新物体识别时间呈正相关。值得注意的是，通过小胶质细胞抑制剂米诺环素下调神经炎症或通过多巴胺 4 受体激动剂 RO-10-5824 增强伽马振荡可改善认知能力。总之，该研究提出神经网络障碍可能是神经炎症、神经退行性疾病及其他精神疾病中的认知障碍的关联机制。

羟基红花黄 A（HSYA）已被证明对脑梗死具有神经保护作用。然而，其在帕金森病（PD）的细胞凋亡和炎症中的潜在作用尚不清楚。Yang 等 [11] 的研究探讨 HSYA 对多巴胺能神经变性、炎症和细胞凋亡的影响和潜在机制。在 C57BL/6J 小鼠纹状体注射 6- 羟基多巴胺（6-OHDA），使用不同剂量的 HSYA 建立 PD 模型。通过免疫组织化学（immunohistochemisty，IHC）和蛋白质印迹法评估酪氨酸羟化酶（tyrosine hydroxylase，TH）在黑质（substantia nigra，SN）和纹状体（STR）中的表达。此外，通过蛋白质印迹法检测凋亡相关蛋白和炎症蛋白的表达。HSYA 部分恢复了 TH 中 PD 小鼠大脑的 SN 和 STR 缺陷。此外，蛋白质印迹法分析显示，HSYA 减少炎症蛋白，包括 iNOS、COX-2 和 NF-κB，并降低多巴胺能神经元凋亡。体外测定表明，HSYA 降低 p-p38 和 p-JNK 的水平，并增加 6-OHDA 处理的 SH-SY5Y 细胞中 p-ERK 的水平。这些发现表明 HSYA 部分通过调节 MAPK 炎症信号通路和细胞凋亡来防止 6-OHDA 诱导的多巴胺能神经变性，这提示其在 PD 治疗中的治疗潜力。

免疫反应中断是许多神经退行性疾病的一个重要特征，包括败血症相关的认知障碍。越来越多的证据表明，免疫记忆发生在小胶质细胞中，这对神经系统疾病的病理标志有重大影响。然而，免疫记忆是否会导致脑免疫反应的后续改变并影响脓毒症幸存者的神经行为学结果尚不清楚。Zhou 等[12]的研究显示，小鼠腹腔注射低剂量（0.1 mg/kg）脂多糖以诱导免疫记忆（免疫耐受），然后进行假手术或 CLP 9 个月后，随后进行了一系列神经行为学和生化研究。反复低剂量脂多糖注射诱导的免疫记忆保护小鼠免受败血症诱导的认知和情感障碍，伴随着脑炎症细胞因子和免疫反应的显著降低。研究表明，通过重复注射脂多糖可调节脑免疫反应，通过降低脓毒症损伤的免疫反应过度激活起到神经保护作用。

癫痫是一种以反复发作为特征的慢性脑部疾病。环状 RNA（circRNA）是一个新的内源性非编码 RNA 家族，可调节基因表达。然而，关于 circRNA 在癫痫中的作用缺乏数据。在 Gao 等[13]的研究中，通过微阵列分析评估 circRNA 谱。与对照组相比，海马酸（KA）诱导的癫痫发作小鼠的海马区共有 627 个 circRNA 上调，而 892 个下调。KA 诱导癫痫发作的小鼠海马组织和 BV-2 小胶质细胞中 circHivep2 的表达显著下调。生物信息学分析预测 circHivep2 与 miR-181a-5p 相互作用以调节 SOCS2 表达。此外，circHivep2 的过表达在体外显著抑制 KA 诱导的小胶质细胞活化和炎症因子的表达，可被 miR-181a-5p 阻断，而 circHivep2 敲低进一步诱导小胶质细胞活化和 BV 中促炎蛋白的释放。与对照外泌体相比，来自脂肪干细胞（adipose derived stem cells，ADSC）的 circHivep2＋外泌体的应用对 KA 诱导的癫痫小鼠的癫痫行为评分产生了显著的有益影响。circHivep2＋外泌体在体内抑制小胶质细胞活化、炎症因子的表达和 miR-181a-5p/SOCS2 轴。研究结果表明，circHivep2 通过干扰 miR-181a-5p 促进 SOCS2 表达来调节癫痫进展中的小胶质细胞活化，表明 circHivep2 可以作为预防癫痫发展的治疗工具。

绝经后妇女患神经退行性疾病的风险更高，包括认知障碍和缺血性卒中。许多临床前研究表明，雌激素替代疗法（estrogen replacement therapy，ERT）可能对这些神经系统疾病提供保护作用。Ma 等[14]的研究探讨 ERT 对短期［卵巢切除（OVX）1 周］和长期（OVX 10 周）雌激素剥夺的小鼠认知能力下降和全脑缺血（global cerebral ischemia，GCI）诱导的海马神经元损伤的影响。研究还进一步探讨了循环和海马中 17β- 雌二醇（E2）的浓度以及芳香酶和雌激素受体（ERα、ERα-Ser118 及 ERβ）的表达。结果发现，在 OVX 1 周小鼠中，ERT 对海马体损伤的神经保护作用在 OVX 10 周小鼠中完全不存在。OVX 10 周小鼠海马 E2 的浓度不可逆地降低，这与海马中芳香酶表达的降低有关。此外，长期雌激素剥夺（long term estrogen deprivation，LTED）导致海马体中雌激素受体蛋白的减少。因此，得出研究结论，在 LTED 小鼠中，ERT 对海马体损伤的神经保护作用丧失与海马体 E2 产生和雌激素受体降解的减少有关。

　　心搏骤停（CA）与高发病率和死亡率相关，即使在重新建立自主循环后也是如此。这种可怕的情况部分是由于 CA 后综合征导致的，目前尚无有效的干预措施。CA 后综合征的一个关键组成部分是无菌炎症，它会影响包括大脑在内的多个器官。无菌炎症的一个主要效应物是激活的 NLRP3 炎症小体，它导致 IL-1β 的释放增加。然而，NLRP3 炎症小体如何影响 CA 后的神经炎症和神经功能尚不清楚。Jiang 等 [15] 的研究基于小鼠高钾诱发的 CA 和心肺复苏（CPR）模型，应用 MCC950 抑制 CA/CPR 后 NLRP3 炎症小体的激活，分别通过蛋白质印迹法和 qPCR 检测蛋白质和 mRNA 的水平。通过测量细胞因子表达和免疫细胞组成来评估免疫学变化。评估 CA 引起的神经功能缺损、肺部细菌负荷和存活率改变。研究发现，CA/CPR 模型的 NLRP3 炎症小体在大脑中被激活，且炎症细胞因子水平（包括 IL-1β）增加；应用 MCC950（一种有效的选择性 NLRP3 炎症小体抑制剂）治疗后，小鼠在 CA/CPR 后的 14 d 观察期内表现出功能恢复和存活率的改善。与这些发现一致，在 MCC950 治疗后，CA 后脑中的 IL-1β mRNA 水平被显著抑制。有趣的是，在 MCC950 与载体处理的 CA 小鼠中，脾中的免疫稳态得到更好的保持，肺中的细菌负荷显著降低。本研究表明 NLRP3 炎症小体的激活可能是 CA 后免疫和神经病理学改变的关键事件，并将该途径确定为改善 CA/CPR 后结局的潜在治疗靶点。

（朱自然　李依泽　于泳浩）

参 考 文 献

[1]　Xu K, Mo Y, Li D, et al. N6-methyladenosine demethylases Alkbh5/Fto regulate cerebral ischemia-reperfusion injury. Ther Adv Chronic Dis, 2020, 11: 2040622320916024.

[2]　Cai Y, Guo H, Fan Z, et al. Glycogenolysis is crucial for astrocytic glycogen accumulation and brain damage after reperfusion in ischemic stroke. iScience, 2020, 23 (5): 101136.

[3]　Zhai X, Li J, Li L, et al. L-lactate preconditioning promotes plasticity-related proteins expression and reduces neurological deficits by potentiating GPR81 signaling in rat traumatic brain injury model. Brain Res, 2020, 1746: 146945.

[4]　Zhang Y, Li M, Li X, et al. Catalytically inactive RIP1 and RIP3 deficiency protect against acute ischemic stroke by inhibiting necroptosis and neuroinflammation. Cell Death Dis, 2020, 11 (7): 565.

[5]　Xiao QX, Wen S, Zhang XR, et al. MiR-410-3p overexpression ameliorates neurological deficits in rats with hypoxic-ischemic brain damage. Brain Res Bull, 2020, 162: 218-230.

[6]　Zhang H, Chen X, Zheng T, et al. Amitriptyline protects against lidocaine-induced neurotoxicity in SH-SY5Y cells via inhibition of BDNF-mediated autophagy. Neurotox Res, 2021, 39 (2): 133-145.

[7]　Wang T, Li Z, Xia S, et al. The protective effects of ramelteon against isoflurane-induced insults and inflammatory response in brain microvascular endothelial cells. Neurotox Res, 2021, 39 (3): 677-686.

[8]　Li P, Li X, Deng P, et al. Activation of adenosine A3 receptor reduces early brain injury by alleviating neuroinflammation

after subarachnoid hemorrhage in elderly rats. Aging (Albany NY), 2020, 13 (1): 694-713.

[9]　Bi F, Ma H, Ji C, et al. Rhein protects against neurological deficits after traumatic brain injury in mice via inhibiting neuronal pyroptosis. Front Pharmacol, 2020, 11: 564367.

[10]　Ji MH, Lei L, Gao DP, et al. Neural network disturbance in the medial prefrontal cortex might contribute to cognitive impairments induced by neuroinflammation. Brain Behav Immun, 2020, 89: 133-144.

[11]　Yang X, Li Y, Chen L, et al. Protective effect of hydroxysafflor yellow a on dopaminergic neurons against 6-hydroxydopamine, activating anti-apoptotic and anti-neuroinflammatory pathways. Pharm Biol, 2020, 58 (1): 686-694.

[12]　Zhou XY, Gao R, Hu J, et al. Trained innate immunity by repeated low-dose lipopolysaccharide injections displays long-term neuroprotective effects. Mediators Inflamm, 2020, 2020: 8191079.

[13]　Gao XY, Guo M, Jie L, et al. CircHivep2 contributes to microglia activation and inflammation via miR-181a-5p/SOCS2 signalling in mice with kainic acid-induced epileptic seizures. J Cell Mol Med, 2020, 24 (22): 12980-12993.

[14]　Ma Y, Liu M, Yang L, et al. Loss of estrogen efficacy against hippocampus damage in long-term OVX mice is related to the reduction of hippocampus local estrogen production and estrogen receptor degradation. Mol Neurobiol, 2020, 57 (8): 3540-3551.

[15]　Jiang M, Li R, Lyu J, et al. MCC950, a selective NLPR3 inflammasome inhibitor, improves neurologic function and survival after cardiac arrest and resuscitation. J Neuroinflammation, 2020, 17 (1): 256.

二、心血管保护

2020 年度的研究进展以心肌缺血再灌注损伤的保护机制为主，范围包括常见麻醉药物、常见合并症治疗药物、中药、心血管药物及激素等，特别是对机制和靶点等方面的研究愈发深入精准。

Wu 等[1] 研究右美托咪定通过 Trx1 依赖的 Akt 通路对于氧化应激、细胞凋亡及心肌缺血再灌注损伤的保护作用。该研究建立了心肌缺血再灌注损伤诱导离体大鼠心肌损伤和氧糖剥夺 / 复氧诱导的 H9c2 心肌细胞损伤模型，并给予右美托咪定治疗。研究结果表明，右美托咪定通过改善心肌功能、减少心肌凋亡和氧化应激来改善心肌缺血再灌注损伤，其表现为谷胱甘肽（GSH）和超氧化物歧化酶（SOD）含量增加、活性氧（ROS）水平降低、丙二醛（MDA）增加等。结果发现，右美托咪定处理能够维持 Trx1 水平稳定，Akt 磷酸化水平显著上调。然而，右美托咪定的这些作用被特定的 Trx1 抑制剂 PX-12 所减弱。该研究提示右美托咪定对心肌缺血再灌注损伤具有保护作用，改善心功能，缓解氧化应激和细胞凋亡，其心脏保护作用至少部分是通过 Trx1 依赖的 Akt 通路实现的。

Li 等[2] 研究七氟烷通过 miR-219a/AIM2/TLR4/MyD88 轴减轻小鼠心肌缺血再灌注损伤介导的心肌细胞凋亡的作用。该研究在小鼠中建立 miR-219a 过表达及七氟烷吸入模型，研究心肌缺血再灌注期间，七氟烷在 miR-219a 介导的 AIM2 和 TLR4/MyD88 缺失通路中的机制。该研究应用 ucifase 检测 miR-219a 是否靶向 AIM2，并检测心肌组织中 miR-219a 和 AIM2 的表达。结果表明，七氟烷处理后小鼠心肌组织中 miR-219a 显著增加，心肌梗死面积缩小和心肌细胞凋亡减少。miR-219a 抑制剂逆转七氟烷的作用。此外，过表达 AIM2 或诱导 TLR4 通路加重心肌缺血再灌注损伤，miR-219a 减轻心肌缺血再灌注损伤，因此该研究证明，七氟烷可上调 miR-219a 的表达，通过靶向 AIM2 阻断 TLR4 通路，在心肌缺血再灌注模型中减少心肌细胞凋亡。

Wang 等[3]研究丙泊酚对 2 型糖尿病大鼠心肌缺血再灌注损伤中 LC3 II 和 mTOR/p-mTOR 表达的影响。该研究建立成年雄性大鼠缺血再灌注模型，并给予不同剂量的丙泊酚输注，记录心率（HR）、左心室收缩压（left ventricular systolic pressure，LVSP）及收缩期左心室压升高率（±dp/dt max）。通过检测超氧化物歧化酶（SOD）、丙二醛（MDA）、自噬标记蛋白 LC3 II、mTOR/磷酸化 mTOR 和心肌肌钙蛋白 T（cTnT）水平来研究自噬的作用，光镜和电镜观察心肌形态学特征。结果显示，丙泊酚（LP、MP、HP）组的 HR、LVSP、+dp/dt、−dp/dt 水平均显著升高。中度剂量（MP）丙泊酚组心肌细胞轻度水肿，SOD、cTnT、MDA、mTOR 表达水平显著降低，磷酸化 mTOR 表达水平显著升高。该研究证实丙泊酚对出现心肌缺血再灌注损伤的 2 型糖尿病大鼠的保护作用，在输注速率为 12 mg/（kg·h）时保护效果最佳。此外，丙泊酚可显著降低血清 LC3 II 和 mTOR 水平，抑制心肌细胞自噬。

Chen 等[4]研究丙泊酚给药时间对于远程缺血预处理（remote ischemic preconditioning，RIPC）诱导的大鼠心脏保护作用的影响。建立 SD 大鼠心肌缺血再灌注模型、远程缺血预处理模型并进行不同时间点的丙泊酚输注，之后评估梗死面积，检测心脏 TRPV1 的表达。研究结果表明，RIPC 显著降低心肌梗死面积。然而，心肌缺血后立即输注丙泊酚并不影响 RIPC 诱导的心脏保护作用。RIPC 后 TRPV1 表达显著增加，而在 RIPC 前给予丙泊酚则抑制 RIPC 的 TRPV1 激活。结果表明，丙泊酚给药的时机对于 RIPC 的心脏保护是至关重要的。丙泊酚可能通过心肌 TRPV1 受体影响 RIPC 诱导的心脏保护作用。

Zhang 等[5]研究二甲双胍通过 AMPK/NLRP3 炎症小体途径对心肌缺血再灌注损伤和细胞焦亡的保护作用。该研究通过建立大鼠心脏 Langendorff 模型诱导心肌缺血再灌注（ischemia-reperfusion，I/R）损伤，并在新生大鼠心室心肌细胞（NRVMs）中诱导低氧/复氧（H/R）模型，研究二甲双胍的心脏保护作用，以及 AMPK 介导的 NLRP3 炎症小体激活机制在该过程中的作用。该研究观察心肌梗死面积、血流动力学监测、心肌组织损伤、心肌凋亡指数和炎症反应等指标。此外，二甲双胍激活磷酸化 AMPK，降低炎症细胞因子、TNF-α、IL-6 及 IL-1β，并降低 NLRP3 炎症小体的活化。在 NRVMs 中，二甲双胍增加细胞活性，降低 LDH 活性，抑制细胞凋亡和炎症。机制方面，化合物 C 通过抑制 AMPK 磷酸化诱导炎症因子的释放和 NLRP3 炎症小体的活化增加，导致心肌细胞的存活率下降。体外研究发现，NLRP3 激活剂 nigericin 可降低二甲双胍在 NRVMs 中的抗炎作用，但对 AMPK 磷酸化影响不大。研究证实二甲双胍通过调节心肌 I/R 损伤诱导的炎症反应发挥心脏保护作用，这在很大程度上依赖于 AMPK 通路的增强及其导致的 NLRP3 炎症小体的活化抑制。

Chen 等[6]探讨生脉注射液后处理对离体大鼠心肌缺血再灌注损伤的影响。该研究取离体心脏建立缺血再灌注模型，并进行生脉注射液注射后处理，检测左心室功能、心肌损伤、内皮细胞损伤和氧化应激损伤的标志物。缺血再灌注使冠状动脉血流率和超氧化物歧化酶活性明显降低，而生脉注射液后处理组中这些指标明显升高。缺血再灌注使左心室舒张末期压、丙二醛、乳酸脱氢酶、cTn-I、透明质酸、硫酸肝素、syndecan-1 浓度显著增高，而生脉注射液显著减轻心肌缺血再灌注损伤引起的内皮细胞糖蛋白包膜脱落，其机制与抑制氧化应激损伤有关。

Zi 等[7]研究抗胆碱药长托宁通过 ATP 敏感钾通道及 Akt/GSK-3 β 和 Akt/mTOR 信号通路保护心肌细胞缺氧/复氧损伤的作用。该研究应用长托宁、PI3K/Akt 抑制剂 LY294002H9c2、ATP 敏感性钾通道（ATP-sensitive potassium channel，KATP）阻滞剂 5-HD、PHC/KATP 通道开放剂 DZ 预处理 H9c2 细胞，并建立心肌细胞缺氧/复氧损伤模型。检测细胞存活率和凋亡率，测定心肌损伤程度，测定细胞内 Ca^{2+} 水平、活性氧（ROS）生成、线粒体膜电位（$\Delta\Psi m$）和线粒体通透性过渡孔（mPTP）。检测 Cyt-C、Bax、Bcl-2、cleaved caspase-3、KATP 通道亚基（Kir6.2 和 SUR2A）以及 Akt/GSK-3β 和 Akt/mTOR 信号通路成员的水平。研究结果发现，长托宁预处理通过提高缺氧/复氧损伤细胞的细胞活性，降低 CK 和 LDH 活性，抑制细胞凋亡，从而减轻缺氧/复氧损伤。此外，长托宁预处理可改善细胞内 Ca^{2+} 超载和 ROS 产生，同时抑制 mPTP 开放和 Cyt-C 向细胞质释放，并维持线粒体膜电位。长托宁预处理激活线粒体 KATP 通道，调控 Akt/GSK-3β 和 Akt/mTOR 信号通路。用 DZ 治疗后，观察到类似的效果，LY294002 或 5-HD 预处理阻断长托宁的作用。结论表明，长托宁预处理对缺氧/复氧损伤的保护作用可能与线粒体 KATP 通道及 Akt/GSK-3β 和 Akt/mTOR 信号通路有关。

Zhang 等 [8] 研究二氮嗪通过调控 miR-10a/IRE1 通路调节内质网应激（endoplasmic reticulum stress，ERS）保护心肌缺血再灌注损伤的作用。该研究建立大鼠心肌缺血再灌注损伤模型，观察心肌中 miRNA 的变化。研究结果发现，心肌 I/R 组中 miR-10a 的表达高度上调，而二氮嗪处理显著降低 miR-10a 的表达。此外，进一步研究发现 miR-10a 对心肌缺血再灌注损伤病理形态学及 ERS 的影响，发现 miR-10a 通过下调 ERS 相关蛋白 IRE1 促进心肌缺血再灌注损伤，而二氮嗪治疗可以通过调控心肌缺血再灌注模型中的 miR-10a/IRE1 通路调节 ERS，抑制 IRE1-XBP1 信号通路可加重心肌缺血再灌注损伤，从而起到心肌保护作用。

Wang 等 [9] 研究缩宫素介导独立于大鼠冠状动脉内皮功能的对心肌缺血再灌注损伤的保护作用。该研究通过大鼠离体心脏注射 0.01% Triton X-100 建立内皮功能障碍（ED）模型，后叶缩宫素预处理后建立再灌注诱导缺血再灌注损伤。测定冠状动脉灌注压、血流动力学、心律失常严重程度、心肌肌钙蛋白 T 水平、梗死面积、冠状动脉内皮细胞的形态学变化。研究结果表明，0.01% Triton X-100 显著降低组胺和内皮清除诱导的和肽素（CPP）。缺血再灌注损伤加重 CPP 的下降，并加重冠状动脉内皮的迁移、变形和断裂，而缩宫素则逆转这些损伤。尽管存在内皮损伤，但缩宫素部分减轻缺血再灌注损伤和 Triton X-100 诱导的内皮损伤。在减轻缺血再灌注损伤和缺血再灌注损伤诱导的冠状动脉内皮功能障碍方面，缩宫素的心脏保护作用独立于内皮功能。

Li 等 [10] 研究抗氧化剂 N-乙酰半胱氨酸（NAC）通过促进 DJ-1 调节 PTEN/Akt 通路减轻糖尿病心肌缺血再灌注损伤的作用。该研究利用 siRNA 和腺相关病毒（AAV）技术敲除大鼠心肌 H9c2 细胞和心肌组织中的 DJ-1，并建立高糖、缺氧/复氧等模型，研究 NAC 能否通过 DJ-1 减轻糖尿病心肌缺血再灌注损伤。研究结果表明，NAC 可显著降低肌细胞氧化应激损伤和凋亡率，促进 Bcl-2 和 DJ-1 分子，抑制 Bax、C-caspase-3 蛋白和 PTEN/Akt 通路。而下调 DJ-1 后心肌细胞和心脏组织氧化应激损伤、凋亡率升高，抑制 Bcl-2 和 DJ-1 表达，增加 Bax 和 C-caspase-3 表达，激活 PTEN/Akt 通路。因此，该研究发现 NAC 可通过 DJ-1 水平上调 PTEN/Akt 通路，从而减轻糖尿病心肌缺血再灌注损伤。

Song 等 [11] 研究热休克蛋白 70（Hsp70）通过抑制 p38 MAPK 信号通路保护心脏免受缺血再灌注损伤的作用。建立新生大鼠心肌细胞糖氧剥夺/再氧（OGD/R）模型，并使用 p38 MAPK 抑制剂、Hsp70 抑制剂和 Hsp70 shRNA 等进行实验。测定细胞活性、乳酸脱氢酶（LDH）水平、血清心肌肌钙蛋白 I（cTnI）和（Ca^{2+}）i 水平、细胞凋亡、心肌梗死面积大小、IL-1β 和 IL-6 mRNA 水平、Hsp70、磷酸化 p38 MAPK、肌质 / 内质网 Ca^{2+}-ATPase2（SERCA2）蛋白表达、磷酸化 STAT3 和 cleaved caspase-3 水平。p38 MAPK 抑制剂预处理可显著减轻 OGD/R 诱导的缺血再灌注心肌损伤，改善细胞活性，降低 LDH 水平，降低血清 cTnI 和心肌梗死面积大小，减轻（Ca^{2+}）i 超载和细胞凋亡，抑制 IL-1β、IL-6、p-p38 MAPK、SERCA2、p-STAT3 和 cleaved caspase-3 蛋白表达。Hsp70 的抑制或 shRNA 敲除加重 OGD/R 诱导的细胞损伤，p38 MAPK 抑制剂可有效减轻这种损伤。

Chen 等[12] 研究 Poly（I：C）预处理通过 TLR3/PI3K/Akt 依赖通路对心肌缺血再灌注损伤的保护作用。该研究通过 Poly（I：C）预处理证明 Poly（I：C）可以通过激活 TLR3/PI3K/Akt 信号通路对急性心肌 I/R 损伤的保护作用。研究结果显示，Poly（I：C）预处理可显著减小梗死面积，改善心功能，降低炎症细胞因子和凋亡分子。机制方面，Poly（I：C）预处理后，TLR3 酪氨酸残基磷酸化及其与 PI3K 的相互作用增强，磷酸化 PI3K 和磷酸化 Akt 蛋白水平均增加。而敲除 TLR3 则通过减少 PI3K/Akt 信号的激活抑制 Poly（I：C）预处理对心脏的保护作用。此外，使用 p85 PI3K 抑制剂 LY294002 以及通过 siRNA 体外敲除 Akt 显著抑制 Poly（I：C）预处理诱导的心脏保护作用。该研究结论表明，Poly（I：C）预处理可以通过调节 TLR3 及下游 PI3K/Akt 信号通路，在心肌缺血再灌注损伤中发挥重要的保护作用。

除了心肌缺血再灌注相关研究，2020 年研究者在对包括心肌肥厚、心肌纤维化、心力衰竭发病及防治、心肌炎症反应及自嗜等方面的研究同样更加深入。Tang 等[13] 研究过氧化物酶-1 有改善压力负荷诱导的心肌肥厚和纤维化的作用。该研究通过建立小鼠主动脉横缩术（TAC）模型 4 周诱导病理性心肌肥大，利用腺相关病毒系统在小鼠中实现心肌细胞特异性 Prdx1 过表达。该研究进行形态学检查、超声心动图，采用血流动力学、生化和组织学分析，结果表明，Prdx1 在肥大小鼠心脏和经去氧肾上腺素（PE）诱导肥大的心肌细胞中表达明显上调。Prdx1 过表达对压力负荷小鼠心肌肥厚和纤维化有保护作用，并可改善心功能障碍。此外，Prdx1 过表达还能降低压力过载诱导的心脏炎症和氧化应激。Prdx1 过表达增加小鼠 Nrf2 及其下游 HO-1 水平。进一步研究表明，Nrf2 敲低抵消 Prdx1 过表达的抗肥厚和抗氧化应激作用。因此，该研究结果表明，Prdx1 通过激活 Nrf2/HO-1 信号来保护压力过载诱导的心肌肥大和心力衰竭。

Yang 等[14] 研究（IL-9）通过激活 STAT3 信号通路加重异丙肾上腺素诱导的心力衰竭的作用。该研究通过慢性异丙肾上腺素灌注建立心力衰竭模型，测定小鼠及离体培养心肌细胞 IL-9 水平。此外，异丙肾上腺素处理小鼠接受重组小鼠 IL-9 或抗小鼠 IL-9 单克隆抗体注射，以研究 IL-9 对心功能、心肌肥厚和纤维化的影响。研究结果表明，经异丙肾上腺素处理后，小鼠及心肌细胞中 IL-9 水平显著升高。IL-9 治疗导致心功能障碍加重，心肌肥厚和纤维化放大，而重组小鼠 IL-9 或抗小鼠 IL-9 单克隆抗体注射治疗改善心功能障碍，减少心肌肥厚和纤维化。此外，IL-9 可加重异丙肾上腺素灌注诱导的心脏炎症和心肌细胞凋亡，而抗 IL-9 单克隆抗体可预防。IL-9 不激活 STAT1 或 STAT5，但在异丙肾上腺素诱导的心力衰竭模型中诱导 STAT3 磷酸化。此外，STAT3 特异性抑制剂 S31-201 显著抑制 IL-9 介导的异丙肾上腺素诱导的心功能障碍、心肌肥大和纤维化的增加。综上所述，IL-9 通过激活 STAT3 信号通路加重异丙肾上腺素诱导的心力衰竭模型中的心功能障碍、心肌肥大及纤维化。

He 等[15] 研究右美托咪定（Dex）减轻多柔比星诱导的心肌细胞的炎症反应和凋亡的作用。该研究建立多柔比星（DOX）诱导的心肌损伤体外模型，H9c2 细胞分别用 DOX、Dex/DOX、Compound

C 及 Compound C/Dex/DOX 处理，并监测炎症、细胞凋亡相关蛋白、细胞因子。研究结果表明，右美托咪定可促进细胞活性，抑制炎症反应、氧化应激和细胞凋亡。右美托咪定抑制牛磺酸、TXNIP、NLRP3、ASC、caspase-1 的表达，激活 p-AMPK 和 p-GSK3β 的表达。上述变化可以通过 Compound C 逆转。因此，本研究表明右美托咪定可以通过激活 AMPK-GSK3β 信号通路来减轻 DOX 诱导的心肌细胞的炎症反应和凋亡。

（杨永妍　于泳浩）

参 考 文 献

[1]　Wu ZL, Davis JRJ, Zhu Y. Dexmedetomidine protects against myocardial ischemia/reperfusion injury by ameliorating oxidative stress and cell apoptosis through the Trx1-dependent Akt pathway. Biomed Res Int, 2020, 2020: 8979270.

[2]　Li Y, Xing N, Yuan J, et al. Sevoflurane attenuates cardiomyocyte apoptosis by mediating the miR-219a/AIM2/TLR4/MyD88 axis in myocardial ischemia/reperfusion injury in mice. Cell Cycle, 2020, 19 (13): 1665-1676.

[3]　Wang Y, Zhang K, Qi X, et al. Effects of propofol on LC3 Ⅱ and mTOR/p-mTOR expression during ischemia-reperfusion myocardium injury in rats with type 2 diabetes mellitus. Exp Ther Med, 2020, 19 (4): 2441-2448.

[4]　Chen K, Yu J, Wang Q, et al. The timing of propofol administration affects the effectiveness of remote ischemic preconditioning induced cardioprotection in rats. J Cell Biochem, 2020, 121 (11): 4535-4541.

[5]　Zhang J, Huang L, Shi X, et al. Metformin protects against myocardial ischemia-reperfusion injury and cell pyroptosis via AMPK/NLRP3 inflammasome pathway. Aging (Albany NY), 2020, 12 (23): 24270-24287.

[6]　Chen Q, Zhang P, Xiao QX, et al. Protective effect of Shengmai injection on myocardial endothelial cell glycoprotein detachment after myocardial ischemia-reperfusion injury in isolated rat hearts. Perfusion, 2020, 267659120965921.

[7]　Zi C, Zhang C, Yang Y, et al. Penehyclidine hydrochloride protects against anoxia/reoxygenation injury in cardiomyocytes through ATP-sensitive potassium channels, and the Akt/GSK-3beta and Akt/mTOR signaling pathways. Cell Biol Int, 2020, 44 (6): 1353-1362.

[8]　Zhang L, Cai S, Cao S, et al. Diazoxide protects against myocardial ischemia/reperfusion injury by moderating ERS via regulation of the miR-10a/IRE1 pathway. Oxid Med Cell Longev, 2020, 2020: 4957238.

[9]　Wang M, Zhou R, Xiong W, et al. Oxytocin mediated cardioprotection is independent of coronary endothelial function in rats. Peptides, 2020, 130: 170333.

[10]　Li W, Li W, Leng Y, et al. Mechanism of N-acetylcysteine in alleviating diabetic myocardial ischemia reperfusion injury by regulating PTEN/Akt pathway through promoting DJ-1. Biosci Rep, 2020, 40 (6): BSR 20192118.

[11]　Song N, Ma J, Meng XW, et al. Heat shock protein 70 protects the heart from ischemia/reperfusion injury through inhibition of p38 MAPK signaling. Oxid Med Cell Longev, 2020, 2020: 3908641.

[12]　Chen E, Chen C, Niu Z, et al. Poly (Ⅰ：C) preconditioning protects the heart against myocardial ischemia/reperfusion injury through TLR3/PI3K/Akt-dependent pathway. Signal Transduct Target Ther, 2020, 5 (1): 216.

[13]　Tang C, Yin G, Huang C, et al. Peroxiredoxin-1 ameliorates pressure overload-induced cardiac hypertrophy and fibrosis.

Biomed Pharmacother, 2020, 129: 110357.

[14]　Yang Y, Xu C, Tang S, et al. Interleukin-9 aggravates isoproterenol-induced heart failure by activating signal transducer and activator of transcription 3 signalling. Can J Cardiol, 2020, 36 (11): 1770-1781.

[15]　He Y, Yang Z, Li J, et al. Dexmedetomidine reduces the inflammation and apoptosis of doxorubicin-induced myocardial cells. Exp Mol Pathol, 2020, 113: 104371.

三、肺保护

巨噬细胞在脓毒症诱导的急性呼吸窘迫综合征（ARDS）的发展中起着关键作用。骨髓间充质干细胞（bone marrow mesenchymal stem cells，BMSCs）可通过分泌外泌体减轻脓毒症引起的肺损伤，并具有强大的免疫调节和免疫抑制特性。Deng 等[1] 探究骨髓间充质干细胞释放的外泌体对脂多糖诱导的小鼠急性肺损伤的抗炎作用及其体内外机制。结果发现骨髓间充质干细胞通过释放外泌体抑制 M1 极化，促进 M2 极化的小鼠肺泡巨噬细胞系（MH-S 细胞），并且骨髓间充质干细胞分泌的外泌体通过抑制细胞糖酵解来调节脂多糖处理的 MH-S 细胞的极化。同时，发现气管内传递骨髓间充质干细胞来源的外泌体可以有效下调脂多糖诱导的小鼠肺组织糖酵解。从而得出结论，骨髓间充质干细胞来源的外泌体通过抑制 HIF-1α，下调糖酵解相关蛋白的表达，改善脂多糖诱导的炎症和肺病理损伤。

机械通气相关性肺损伤（VALI）是需要机械通气支持的患者不可避免的严重并发症。脂氧素 A4 是一种内源性抗炎和抗氧化介质。Wang 等[2] 测定脂氧素 A4 对 VALI 的影响，通过采用 PaO_2/FiO_2、肺湿 / 干重比和肺蛋白水平评估毛细血管通透性；通过检测血清和肺组织的细胞因子、NF-κB 的表达和活性，以及磷酸化肌球蛋白轻链来评估 VALI 诱导的炎症反应。观察肺组织的氧化应激反应、肺组织损伤和凋亡情况，并检测凋亡蛋白的表达。该研究结果显示，脂氧素 A4 显著抑制肺组织氧化应激反应和凋亡及平衡凋亡蛋白水平。从而得出结论，脂氧素 A4 通过抗炎、抗氧化和抗凋亡作用来保护 VALI。

内质网（endoplasmic reticulum，ER）应激是介导肥胖致急性肺损伤（ALI）的易感性。Wei 等[3] 研究内质网应激在脂联素（adiponectin，APN）对脂多糖诱导肥胖大鼠肺损伤中的作用。采用大鼠喂食正常饮食和高脂饮食的方法随机分组进行研究。通过检测灌注 LPS 后 24 h 支气管肺泡灌洗液（BALF）细胞计数、肺组织炎症程度、肺水肿、上皮细胞凋亡及内质网应激标志物的表达蛋白质。结果显示 78-kDa 葡萄糖调节蛋白（GRP78）与 C/EBP 同肥胖大鼠肺组织中 CHOP 蛋白质表达上调，上皮细胞凋亡水平的升高。内质网应激标记蛋白的表达在瘦动物中均增加。肥胖大鼠的肺组织中 TNF-α、IL-6、IL-10 和中性粒细胞计数均增加，湿 / 干重比升高。在 ALI 过程中，瘦鼠和肥胖大鼠内质网应激标志物蛋白的表达相似地增加，而肥胖上皮细胞中 Mitofusin 2（MFN2）明显下调。得出结论，APN 可能通过减轻内质网应激对肥胖大鼠加重的肺损伤发挥保护作用。

ALI/ARDS 是一种严重的肺损伤，导致难治性呼吸困难，具有较高的发病率和死亡率。靶向长链非编码 RNA MALAT1 和 microRNA miR-181a-5p 可能是 ALI/ARDS 干预的潜在选择。Liu 等[4] 研究 MALAT 和 miR-181a-5p 在 ALI/ARDS 的发病机制，并测试靶向 MALAT 的治疗效果和 miR-181a-5p 用于体外 ALI/ARDS 干预。通过测量 ALI/ARDS 血浆中的 MALAT1 和 miR-181a-5p 水平；体外人肺微血管内皮细胞（human lung microvascular endothelial cells，HPMEC）LPS 处理诱导损伤，通过检测细胞凋亡和血管炎症。结果显示，在 ALI/ARDS 中 MALAT1 上调和 miR-181a-5p 下调。MALAT1 敲低增加 miR-181a-5p 的表达。敲减 MALAT1 和 miR-181a-5p 均可改善 ALI/ARDS 大鼠的预后。得出结论，MALAT1 拮抗或 miR-181a-5p 可能是 ALI/ARDS 的潜在治疗策略。在机制上，miR-181a-5p 直接抑制 Fas 和凋亡，并减少炎症反应。MALAT1 负调控 miR-181a-5p。

急性肺损伤（ALI）/急性呼吸窘迫综合征（ARDS）是脂肪栓塞综合征（fat embolism syndrome，FES）常见的并发症，是一种危及生命的疾病，死亡率高。熊去氧胆酸（UDCA）有很强的抗炎作用。Niu 等[5]通过建立大鼠 FES 模型，利用组织学检查、ELISA、qRT-PCR、蛋白质印迹法和免疫荧光观察 UDCA 对 FES 诱导肺损伤的抗炎作用。同时，采用人肺微血管内皮细胞（HPMECs）研究 UDCA 的保护作用。通过 PaO_2/FiO_2 比值降低、肺湿/干比增加、肺泡－毛细血管屏障受损、肺组织中 ALI 相关蛋白［包括髓过氧化物酶（MPO）、血管细胞黏附分子 1（VCAM-1）、细胞间细胞黏附分子 1（ICAM-1）］上调来评估和验证 ALI/ARDS 的程度。结果显示，支气管肺泡灌洗液（BALF）中蛋白浓度升高，炎症细胞因子（TNF-α 和 IL-1β）水平升高，UDCA 预处理显著减轻 FES 诱导的 ALI/ARDS 的病理和生化变化。结论，UDCA 预处理可减轻 FES 引起的 ARDS 的病理和生化变化，为 FES 引起的肺损伤提供了一种可能的预防治疗。

研究证实失血性休克复苏（hemorrhage shock and resuscitation，HSR）后立即给予一氧化碳释放分子 -3（CORM-3）可改善 HSR 诱导的急性肺损伤（ALI）。然而，其对 HSR 诱导的 ALI 保护作用的具体机制尚不清楚。Bai 等[6]采用出血性休克法，使大鼠平均动脉血压为 30 mmHg，45 min 后经左静脉输血复苏。HSR 后分别给药 CORM-3。术后 12 h，采用肺湿/干比、苏木精－伊红染色、肺超声检测肺损伤程度。采用免疫荧光染色法检测巨噬细胞的凋亡和焦亡情况，蛋白质印迹法检测磷酸化 p38 丝裂原活化蛋白激酶（p-p38MAPK）和总 p38MAPK（t-p38MAPK）的表达。腹腔注射 p-p38MAPK 特异性抑制剂 SB203580，评估 p38MAPK 在 HSR 诱导的 ALI 中的作用。结果显示，HSR 术后 B 线评分、肺损伤评分及 W/D 比值升高提示 ALI 发生。HSR 后 12 h，CORM-3 显著降低 B 线评分、肺损伤评分、W/D 比、凋亡和焦亡巨噬细胞及 p-p38MAPK 的表达。此外，SB203580 不仅降低 HSR 诱导的 ALI，而且增强 CORM-3 对 ALI 的保护作用。结论，确定了 CORM-3 对 HSR 诱导的 ALI 的保护作用，其机制可能与肺巨噬细胞抑制 p38MAPK 信号通路有关。

机械通气（mechanical ventilation，MV）可导致机械通气相关性肺损伤（VALI）；右美托咪定（Dex）可减轻 MV 相关的肺部炎症，但其机制尚不清楚。Zhu 等[7]探讨右美托咪定对 VALI 大鼠模型的保护作用及其可能的分子机制。采用连续 MV 大鼠模型，对其病理改变、肺湿/干比、支气管肺泡灌洗液（BALF）中炎症细胞因子（IL-1β、TNF-α 及 IL-6）水平及 Bcl-2 同种拮抗剂/杀伤剂（Bak）、Bcl-2、pro-caspase-3，检测肺组织中 cleaved caspase-3 和 ERK1/2 的磷酸化水平，碘化丙啶摄取和 TUNEL 染色检测上皮细胞死亡。结果显示，右美托咪定预处理后 BALF 病理改变更少，肺湿/干比更低，炎症因子表达水平更低。右美托咪定显著降低 Bak/Bcl-2 的比例、cleaved caspase-3 的表达水平和上皮细胞的死亡，增加磷酸化 ERK1/2 的表达。从而得出结论，右美托咪定可以通过激活 ERK1/2 信号通路减少 VALI 引起的炎症反应和上皮细胞死亡。

肺缺血再灌注损伤是一种常见的临床病理，死亡率高。铁死亡是一种铁依赖磷脂过氧化引起的细胞死亡的新模式，已被证实与缺血事件有关。酰基辅酶 A 合成酶长链家族成员 4（ACSL4）是促铁凋亡脂质代谢的主要酶之一。Xu 等[8]通过评估铁含量、丙二醛和谷胱甘肽水平、铁死亡相关蛋白表达及线粒体形态来评估铁死亡在不同再灌注持续时间中的参与。在体内和体外评估了铁死亡特异性抑制剂、liproxastin-1（Lip-1）和 ACSL4 调节在预防方案中的作用，还包括肺功能的指标，例如，组织学肺损伤评分、肺湿 / 干比和氧合指数。结果显示，肺缺血再灌注损伤增加组织铁含量和脂质过氧化积累，以及再灌注过程中关键蛋白（GPX4 和 ACSL4）表达的改变。在动物和细胞模型中，用 Lip-1 预处理可抑制铁死亡并改善肺缺血再灌注诱导的损伤。此外，在缺血前给予 ACSL4 抑制剂罗格列酮可减少肺缺血再灌注损伤肺组织中的铁死亡损伤，这与 ACSL4 敲低对缺氧 / 复氧的肺上皮细胞的保护作用一致。从而得出结论，缺血再灌注诱导的肺组织铁死亡和 ACSL4 相关，并且通过降低脂质过氧化和增加谷胱甘肽和 GPX4 水平可抑制铁死亡，ACSL4 可减轻缺血再灌注诱导的肺损伤中的铁死亡。

Li 等[9]评估轻度或重度失血性休克和复苏后急性肺损伤的严重程度，并检查辛二酰苯胺异羟肟酸（SAHA）对肺损伤的治疗效果。总血容量损失 20% 或 40% 诱发轻度和重度失血性休克，并维持 60 min。通过自体血和 SAHA 或相应的载体溶液进行复苏。复苏后 3 h 评估组织学测定、肺湿 / 干比、炎症细胞因子和组蛋白乙酰化程度。结果显示，轻度失血性休克组与假手术组的大部分指标均无显著差异。虽然重度失血性休克组平均动脉压明显降低，但出血后乳酸明显升高。此外，肺损伤评分增加，肺湿 / 干重比升高，炎症因子表达水平上调，磷酸化 NF-κB/p65 表达增强，组蛋白乙酰化程度在术后 3 h 降低。SAHA 辅助治疗可降低乳酸、病理损伤评分、肺湿干比、炎症因子含量及活化的 NF-κB/p65 水平，但促进乙酰化 H4 的表达。总血容量损失 40% 会导致急性肺损伤，而损失 20% 则不会。从而得出结论，SAHA 治疗可减轻严重失血性休克和复苏引起的肺损伤，其潜在机制涉及逆转组蛋白乙酰化减少和抑制 NF-κB 通路。

肢体缺血再灌注（I/R）是一种常见的临床过程，经常诱发急性肺损伤。四氢巴马汀（THP）是多种中药的主要生物活性成分，对炎症和氧化具有保护作用。Wen 等[10]研究 THP 对肢体缺血再灌注诱导的急性肺损伤可能的保护作用。通过建立大鼠肢体缺血再灌注后 ALI 模型。给予 3 剂 THP 后，通过苏木精 - 伊红染色、肺湿 / 干重比和髓过氧化物酶（MPO）、丙二醛（MDA）和超氧化物歧化酶（SOD）的 ELISA 检测来评估肺损伤。此外，PI3K/Akt/mTOR 通路和自噬标志物通过蛋白质印迹法确定。通过给予 3- 甲基腺嘌呤（3-MA）、THP 或 THP＋西罗莫司（RAPA）后评估上述参数。结果显示，缺血再灌注显著增加 MPO 和 MDA，并降低肺组织中的 SOD，且 THP 治疗后逆转。THP 对缺血再灌注诱导的 PI3K/Akt/mTOR 磷酸化降低和自噬活性增加具有抑制作用。应用自噬抑制剂 3-MA 治疗后，观察 THP 对肺损伤、PI3K/Akt/mTOR 信号传导和自噬的影响，而与自噬诱导剂 RAPA 联合治疗则被阻断。从而得出结论，THP 对 ALI 具有显著的保护作用，可能与通过增强 PI3K/Akt/mTOR 活性来抑制自噬实现有关。

机械通气（MV）和脂多糖（LPS）感染是急性肺损伤的常见原因。Dong 等[11]探究机械通气和脂多糖诱导的急性肺损伤相关的关键基因和潜在机制。从基因表达综合数据库获取通过吸入脂多糖、MV 和 LPS＋MV 诱导的 ALI 成年 C57BL/6 小鼠的基因表达数据。筛选与 MV、脂多糖和 LPS＋MV 相关的差异表达基因（DEGs），然后进行功能富集分析、蛋白 - 蛋白相互作用网络构建、转录因子和小分子药物预测。最后，使用 qRT-PCR 在体内验证关键基因的表达。结果显示，总共有 63 个、538 个和 1635 个 DEG 分别与 MV、脂多糖和 LPS＋MV 相关。MV 相关基因在"嘌呤核糖核苷酸代谢过程"中显著富集。脂多糖和 LPS＋MV 相关基因在"细胞对细胞因子刺激的反应"和"细胞趋化性"中显著富集。所有 3 种条件都富含 TNF 信号通路和 IL-17 信号通路。C-X-C 基序趋化因子配体（CXCL）2、CXCL3 和 CXCL10 的表达水平在脂多糖和 LPS＋MV 组中上调。腺苷 A2b 受体、锌指和含 BTB 结构域的 16 和羟基羧酸受体 2 被鉴定为 MV 组中的 DEG。与对照组相比，早期生长反应 1 和激活 TF 3 在所有 3 组中均上调。在 MV 和脂多糖诱导的 ALI 之间观察到异同，MV 可能增强脂多糖对基因表达的影响。从而得出结论，MV 可能会影响尿液核糖核苷酸代谢相关过程，而脂多糖可能会导致 ALI 进展中的细胞趋化性和细胞因子刺激反应。

在通气性肺损伤的动物模型中，线粒体自噬会引发线粒体损伤和线粒体（mt）DNA 的释放，从而激活炎症。然而，这一过程的机制尚不清楚。Jing 等[12]建立循环拉伸（CS）诱导的肺上皮细胞损伤模型。通过慢病毒转染对磷酸酶和 PINK1 表达的遗传干预用于确定 PINK1 介导的线粒体自噬与拉伸诱导的炎症反应和损伤中 mtDNA 释放之间的关系。Toll 样受体 9（TLR9）和髓样分化因子 88（MyD88）表达的药理学抑制是通过它们的相关抑制剂进行的，而外源性 mtDNA 的预处理用于验证 mtDNA 在拉伸诱导的炎症反应和损伤中的作用。使用 CS 的细胞培养模型，发现敲低肺上皮细胞中的 PINK1 会减少线粒体自噬激活和 mtDNA 释放，从而导致更温和的炎症反应和损伤；相反，上调 PINK1 会加剧拉伸引起的炎症和损伤，通过上调 TLR9 以诱导 MyD88 和 NF-κB/p65 的表达，观察到类似的效果。下调 MyD88 可保护肺上皮细胞免受拉伸损伤并降低 NF-κB/p65 表达。从而得出结论，PINK1 依赖性线粒体自噬和相关的 TLR9 激活确实是牵张诱导的细胞损伤的主要因素，其机制是释放的 mtDNA 激活 TLR9，从而激活 MyD88/NF-κB 通路。抑制这一过程可能是预防机械通气患者炎症和细胞损伤的一种治疗方法。

（秦　超　于泳浩）

参 考 文 献

[1] Deng H, Wu L, Liu M, et al. Bone marrow mesenchymal stem cell-derived exosomes attenuate LPS-induced ARDS by modulating macrophage polarization through inhibiting glycolysis in macrophages. Shock, 2020, 54 (6): 828-843.

[2] Wang Q, Xu GX, Tai QH, et al. Lipoxin A4 reduces ventilator-induced lung injury in rats with large-volume mechanical ventilation. Mediators Inflamm, 2020, 2020: 6705985.

[3] Wei K, Luo J, Cao J, et al. Adiponectin protects obese rats from aggravated acute lung injury via suppression of endoplasmic reticulum stress. Diabetes Metab Syndr Obes, 2020, 13: 4179-4190.

[4] Liu Y, Wang X, Li P, et al. Targeting MALAT1 and miRNA-181a-5p for the intervention of acute lung injury/acute respiratory distress syndrome. Respir Med, 2020, 175: 106210.

[5] Niu F, Li H, Xu X, et al. Ursodeoxycholic acid protects against lung injury induced by fat embolism syndrome. J Cell Mol Med, 2020, 24 (24): 14626-14632.

[6]　Bai J, Bai Y, Wang XP, et al. Carbon monoxide-releasing molecule-3 ameliorates acute lung injury in a model of hemorrhagic shock and resuscitation: roles of p38MAPK signaling pathway. Shock, 2021, 55 (6): 816-826.

[7]　Zhu CH, Yu J, Wang BQ, et al. Dexmedetomidine reduces ventilator-induced lung injury via ERK1/2 pathway activation. Mol Med Rep, 2020, 22 (6): 5378-5384.

[8]　Xu Y, Li X, Cheng Y, et al. Inhibition of ACSL4 attenuates ferroptotic damage after pulmonary ischemia-reperfusion. FASEB J, 2020, 34 (12): 16262-16275.

[9]　Li W, Gao X, Liu W, et al. Suberoylanilide hydroxamic acid alleviates acute lung injury iInduced by severe hemorrhagic shock and resuscitation in rats. Shock, 2020, 54 (4): 474-481.

[10]　Wen H, Zhang H, Wang W, et al. Tetrahydropalmatine protects against acute lung injury induced by limb ischemia/reperfusion through restoring PI3K/AKT/mTOR-mediated autophagy in rats. Pulm Pharmacol Ther, 2020, 64: 101947.

[11]　Dong WW, Feng Z, Zhang YQ, et al. Potential mechanism and key genes involved in mechanical ventilation and lipopolysaccharide induced acute lung injury. Mol Med Rep, 2020, 22 (5): 4265-4277.

[12]　Jing R, Hu ZK, Lin F, et al. Mitophagy-mediated mtDNA release aggravates stretching-induced inflammation and lung epithelial cell injury via the TLR9/MyD88/NF-κB pathway. Front Cell Dev Biol, 2020, 8: 819.

四、肾保护

急性肾损伤（AKI）是一种突发性肾衰竭，严重影响肾小管功能的临床综合征。右美托咪定是一种高度选择性的药物 α_2 肾上腺素受体激动药，具有抗炎、交感神经保护的作用。Bao 等[1]研究显示，右美托咪定处理降低肾组织 TNF-α 的 mRNA 表达，IL-1β、IL-6、MCP-1 及血清 TNF-α、IL-1β 的水平，且右美托咪定还可降低肾小管细胞的氧化应激和凋亡水平，其机制可能是通过抑制炎症和肾小管细胞凋亡，减少活性氧的产生，促进肾功能。此外，右美托咪定可通过调节氧化应激和细胞凋亡在脓毒症相关性急性肾损伤的发病机制中起关键作用。Wang 等[2]探讨右美托咪定在炎症性近曲小管上皮细胞模型和脂多糖（LPS）诱导的小鼠 AKI 中的抗氧化作用及其机制。该研究评估小鼠的肾功能（肌酐、尿素氮）、组织病理学、氧化应激（MDA 和 SOD）及细胞凋亡（TUNEL 染色和切割的 caspase-3）。该研究结果显示，右美托咪定能显著改善脂多糖诱导的 AKI 小鼠的肾功能和肾损伤，并能逆转 MDA 浓度的显著升高和 SOD 酶活性的降低。同时，右美托咪定处理也降低脂多糖诱导的细胞凋亡和 caspase-3 的表达。p75NTR 在 AKI 小鼠肾组织中表达增加，而在右美托咪定治疗后表达降低。在培养的人肾小管上皮细胞系（HK-2 细胞）中，右美托咪定抑制脂多糖诱导的细胞凋亡和 ROS 的产生，而 p75NTR 的过度表达则逆转这一点。此外，右美托咪定预处理显著下调脂多糖刺激的 HK-2 细胞中 JNK 和 p38MAPK 的磷酸化，这种作用被 p75NTR 的过度表达所消除。该研究结论表明，右美托咪定通过调节 p75NTR/p38MAPK/JNK 信号通路部分降低氧化应激和细胞凋亡，改善败血症小鼠 AKI。Tang 等[3]研究表明，右美托咪定可明显改善体外循环（CPB）患者因心肌缺血再灌注（myocardial ischemia-reperfusion，MI/R）而发生急性肾损伤。该研究结论显示右美托咪定能减轻缺血后心肌细胞损伤，改善心肌和肾功能。右美托咪定还能减少心肌和肾细胞凋亡，降低内质网应激。右美托咪定预处理可通过减轻内质网应激减轻心肌缺血再灌注损伤。

脓毒症引起的肾损伤有 3 个明显的改变：微循环障碍、炎症和细胞能量代谢紊乱。在临床上，低血容量性休克和脓毒症是导致 AKI 的 2 个主要原因。以往的研究表明，当肾小球滤过率（glomeular filtration rate，GFR）正常或 AKI 期轻度降低时，及时治疗可显著降低脓毒症患者的死亡率。因此，早期肾损伤的病理生理机制及治疗败血症性 AKI 的新方法亟待研究。Jiang 等[4]研究探讨 SHP2 信号是否与 AKI 序贯性出血和 CLP 的发生有关，SHP2 是酪氨酸磷酸酶（PTPs）的主要蛋白磷酸酶之一，通过调节免疫细胞信号转导的许多方面，在维持免疫稳态中发挥重要作用。研究结果显示，通过给予选择性抑制剂 PHPS1 使 SHP2 失活可减轻脓毒症所致 AKI。Lv 等[5]发现 CXCL14 作为一种具有广泛生物活性的新型趋化因子，过表达 CXCL14 能减轻小鼠败血症相关 AKI，CLP 后 12 h 肾 CXCL14 表达显著降低。相关分析显示肾 CXCL14 表达与血清肌酐和肾 NGAL 等 AKI 标志物呈负相关。此外，CXCL14 的过度表达降低肾中细胞因子 TNF-α、IL-6 及 IL-1β 水平，并且肾中 NGAL 的产生、表达及血清肌酐水平的降低。这些结果表明，CXCL14 的过度表达可能通过下调巨噬细胞源性细胞因子的产生而减弱败血症相关的 AKI。Liu 等[6]研究探讨钙蛋白酶及其信号通路在脂多糖（LPS）诱导的急性肾损伤（AKI）中的作用，该研究脂多糖刺激可引起 TEK/Capn4$^{-/-}$ 小鼠和 Tg-CAST 小鼠肾功能损害，钙蛋白酶激活对脓毒症小鼠和脂多糖处理的培养细胞（包括心肌细胞和内皮细胞、膈肌细胞及骨骼肌细胞）具有促凋亡作用。由于钙蛋白酶是一种蛋白酶，其促凋亡作用主要归因于其降解特性。Calpain 部分切割一些凋亡相关蛋白，包括 caspase-3、caspase-9 及 Bcl-2，可能激活或失活假定的基质。该研究结果表明，Calpain 的促凋亡作用与 caspase-3 激活有关，因为 Capn4 基因敲除消除肾组织中 caspase-3 的活化和 DNA 片段化。该研究发现这种促凋亡作用与 p38 的磷酸化有关，MAPK 是丝氨酸 / 苏氨酸激酶家族，ERK、JNK 和 p38 通路是哺乳动物中 3 种经典的 MAPK 通路，介导各种细胞过程，包括细胞增殖、凋亡及应激反应。此外，该研究发现 p38 的磷酸化参与脂多糖诱导的 PMEC 凋亡。尽管在脂多糖处理的 PMECs 中观察到 JNK 的磷酸化增加，但 JNK 磷酸化抑制剂并不影响 caspase-3 的活性。然而，JNK 磷酸化是否参与脂多糖刺激反应的其他过程有待进一步研究。Gao 等[7]探讨脂肪组织来源的间充质干细胞（AMSCs）外泌体对脓毒症致小鼠急性肾损伤（AKI）的保护作用及其可能的机制，为其临床应用提供理论和实验依据。在脓毒症诱导的 AKI 小鼠中，AMSCs 衍生的外泌体的干预起到肾保护作用，其机制可能与通过 SIRT1 信号通路有关。

肾缺血再灌注损伤（IRI）是急性肾损伤的主要原因，甚至可引起远端器官损伤。越来越多的证据表明，内源性大麻素系统可能为肾缺血再灌注相关 AKI 的治疗策略提供一个有希望的途径。Li 等[8]研究利用已建立的大鼠肾缺血再灌注模型，验证 MAGL 抑制剂在肾缺血再灌注前 30 min 预处理通过限制氧化应激和炎症反应减轻肾损伤和相关远隔器官损伤的假说。肾缺血再灌注时，2-AG、COX-2、PGE2、TXA2 的水平升高，但 N- 花生四烯酰乙醇胺（AEA）减少；而肾大麻素 1 型受体（CB1R）和大麻素 2 型受体（CB2R）的表达无明显变化。MAGL 预处理可进一步增强与 CB1 和 CB2 高度亲和力的肾 2-AG，降低参与肾灌注和炎症调节的肾 COX-2。CB2 拮抗剂几乎阻断 MAGL 的所有抗氧化、抗炎及肾保护作用，而 CB1 拮抗剂的作用有限，帕瑞昔布（COX-2 抑制剂）在 10 mg/kg 剂量下可轻微改善肾功能。Kang 等[9]的研究探讨自噬在盐酸戊乙奎醚（PHC）诱导的肾缺血再灌注损伤中的作用，以及细胞增殖和凋亡在其中的作用。Liu 等 [10] 研究显示 NF-κB 和 NLRP3 是肾损伤的炎症信号传导通路，PHC 可刺激大鼠肺泡巨噬细胞产生活性氧，通过激活 Nrf2 通路抑制肾缺血再灌注诱导的急性肺损伤。丙泊酚后处理通过 MAPK 信号减轻大鼠肾缺血再灌注所致的自噬和凋亡相关的急性肺损伤。Liu 等 [11] 的研究探讨了静脉麻醉药丙泊酚通过丝裂原活化蛋白激酶（MAPK）信号通路对 ALI 的防御作用。丙泊酚通过限制 MAPK 通路抑制 ALI 模型中炎症因子的产生，导致自噬和凋亡水平降低。大量研究发现，酪氨酸蛋白激酶 / 信号转导子和转录激活子（JAK/STAT）通路参与多种肾病的发生并介导多种药物对肾的保护作用。依达拉奉是一种有效的自由基清除剂，临床上用于治疗缺血后神经元损伤。Zhao 等 [12] 的研究旨在探讨依达拉奉是否通过调节 JAK/STAT 通路改善缺血再灌注损伤大鼠肾功能，并阐明其机制。依达拉奉可抑制 p-JAK2、p-STAT3 和 p-STAT1 的表达，同时下调 Bax 和 caspase-3 的表达，明显减轻缺血再灌注损伤所致的肾损伤。此外，JC-1 染色试验显示依达拉奉可减轻缺血再灌注引起的肾损伤。依达拉奉通过 JAK/STAT 信号通路，抑制细胞凋亡，改善线粒体损伤，对缺血再灌注肾损伤具有保护作用。

11 位甲基胞嘧啶双加氧酶（包括 Tet1/Tet2/Tet3）介导的氧化和 DNA 去甲基化在胚胎发育和成体组织稳态中起重要作用。*Tet2* 和 *Tet3* 基因在成年小鼠肾中的表达相对丰富，而 *Tet1* 基因的表达水平较低。尽管 *Tet3* 已被证明能抑制肾纤维化，但 *Tet2* 在肾生理和肾缺血再灌注损伤中的作用仍不清楚。Yan 等 [13] 的研究结果显示，Tet2 可能是缺血再灌注诱导的急性肾损伤（AKI）干预的一个潜在靶点，在肾缺血再灌注损伤过程中，氧化应激诱导内皮细胞或上皮细胞坏死，导致无菌性炎症和扩大急性肾损伤。与更严重的 AKI 相一致，该研究显示 *Tet2*$^{-/-}$ 小鼠的缺血再灌注损伤肾中促炎基因和免疫细胞标志物的表达水平更高。据报道，*Tet2* 敲除巨噬细胞对脂多糖诱导的 IL-6 产生更为敏感。然而，目前还不清楚这种更强的免疫反应是否在受缺血再灌注损伤的 *Tet2*$^{-/-}$ 小鼠的肾中是由于 Tet2 丢失对免疫系统的直接影响或是由更严重的肾小管损伤导致的后果。总之，该研究表明 Tet2 缺乏会损害小鼠肾细胞连接相关基因的表达，并增加对肾缺血再灌注损伤的易感性。这些发现强调了 Tet2 在肾对缺血再灌注诱导的 AKI 的保护作用，提示 Tet2 可能是围术期 AKI 预防和治疗的一个潜在靶点。

Nrf2 是合成氧化产物和氧自由基的最重要因素之一。已有文献证明，Nrf2 抗氧化途径在保护包括肺损伤在内的各种器官方面非常重要。在应对各种病理生理应激时，Nrf2 在特定 Nrf2 丝氨酸和 / 或苏氨酸的磷酸化后通过激活几个上游激酶从 Keap1 释放，然后转移到细胞核，从而导致抗氧化基因，特别是 HO-1 和 NQO-1.9 的转录激活。有确凿的证据支持 HO-1 的作用，在细胞中起到抗氧化防御作用，作为控制氧化应激诱导细胞损伤的一个潜在靶点。最近的报道也表明，肾内 Nrf2 的活性导致细胞保护蛋白的诱导，其中 HO-1 与之一致。肠缺血再灌注经常发生在主要的心血管或肠道手术期间及术后，并导致包括肾在内的重要器官损伤。Chen 等 [14] 的研究探讨肠缺血后处理（IPo）对肠缺血再灌注（intestinal ischemia reperfusion，IIR）诱导的急性肾损伤（AKI）的保护作用及 Nrf2/HO-1 信号转导机制。该研究结果显示，IPo 显著减轻 IIR 引起的肾损伤。此外，IPo 显著增加肾细胞核 Nrf2 和 HO-1 的表达，上调自噬水平并抑制 IIR 诱导的炎症反应，降低氧化应激。Nrf2 抑制剂（brusatol）或 Nrf2-siRNA 可消除 IPo 的保护作用。相反，Nrf2 激活剂 t-BHQ 具有与 IPo 相似的保护作用。该研究结果表明，IPo 保护 IIR 诱导的肾损伤可能是通过 Nrf2/HO-1 细胞信号激活介导的。该研究结论表明，Nrf2 及其下游效应器 HO-1 可能对 IIR 所致的肾损伤有一定的抑制作用，且上调 HO-1 是保护冷缺血所致肾移植损伤的关键机制之一。

　　线粒体功能障碍相关的氧化应激及随后的全身炎症反应和细胞凋亡是肾损伤的关键原因。一些研究表明，抗氧化剂可以减少氧化应激引起的肝、大脑、肌肉和肾疾病。因此，精确有效地向损伤组织输送抗氧化剂已成为研究热点。细胞膜包裹的纳米颗粒由天然细胞膜和合成核心制成，它们与源细胞具有相似的抗原性，并作为诱饵中和目标病理分子。Liu 等 [15] 的研究展示中性粒细胞膜包裹辅酶 Q（N-NPCoQ10）纳米颗粒治疗缺血再灌注损伤的策略。该研究验证了纳米粒的理化和生物学重复性，并测试了 N-NPCoQ10 对氧糖剥夺 / 再灌注模型和肾 I/R 损伤小鼠模型的保护作用。N-NPCoQ10 纳米粒对 I/R 损伤具有协同保护作用，能显著降低体内外氧化损伤，抑制肾细胞凋亡，减轻肾 I/R 损伤模型的炎症反应，最终改善 I/R 损伤小鼠的肾功能。N-NPCoQ10 纳米粒给药提供了一种有效的途径，在肾 I/R 损伤过程中释放抗氧化剂，抑制氧化损伤和中和炎症细胞因子，这可能是治疗急性肾损伤的一种潜在策略。该研究应用中性粒细胞膜包裹的纳米颗粒在 I/R 损伤模型中释放抗氧化物（CoQ10），并证明了这种策略的有效抗氧化和抗炎作用，为肾急性损伤的治疗铺平了道路。

（宋程程　于泳浩）

参 考 文 献

[1] Bao N, Dai D. Dexmedetomidine protects against ischemia and reperfusion-induced kidney injury in rats. Mediators Inflamm, 2020, 2020: 2120971.

[2] Wang Z, Wu J, Hu Z, et al. Dexmedetomidine alleviates lipopolysaccharide-induced acute kidney injury by inhibiting p75NTR-mediated oxidative stress and apoptosis. Oxid Med Cell Longev, 2020, 2020: 5454210.

[3] Tang C, Hu Y, Gao J, et al. Dexmedetomidine pretreatment attenuates myocardial ischemia reperfusion induced acute kidney injury and endoplasmic reticulum stress in human and rat. Life Sci, 2020, 257: 118004.

[4] Jiang J, Hu B, Chung CS, et al. SHP2 inhibitor PHPS1 ameliorates acute kidney injury by Erk1/2-STAT3 signaling in a combined murine hemorrhage followed by septic challenge model. Mol Med, 2020, 26 (1): 89.

[5] Lv J, Wu ZL, Gan Z, et al. CXCL14 overexpression attenuates sepsis-associated acute kidney injury by inhibiting proinflammatory cytokine production. Mediators Inflamm, 2020, 2020: 2431705.

[6] Liu ZF, Ji JJ, Zheng D, et al. Protective role of endothelial calpain knockout in lipopolysaccharide-induced acute kidney injury via attenuation of the p38-iNOS pathway and NO/ROS production. Exp Mol Med, 2020, 52 (4): 702-712.

[7] Gao F, Zuo B, Wang Y, et al. Protective function of exosomes from adipose tissue-derived mesenchymal stem cells in acute kidney injury through SIRT1 pathway. Life Sci, 2020, 255: 117719.

[8] Li XH, Liu YQ, Gong DY, et al. The critical role of cannabinoid receptor 2 in URB602-induced protective effects against renal ischemia-reperfusion injury in the rat. Shock, 2020, 54 (4): 520-530.

[9] Kang Y, Li Y, Wen H, et al. Prevention of renal ischemia and reperfusion injury by penehyclidine hydrochloride through autophagy activation. Mol Med Rep, 2020, 21 (5): 2182-2192.

[10] Liu Z, Li Y, Yu L, et al. Penehyclidine hydrochloride inhibits renal ischemia/reperfusion-induced acute lung injury by

activating the Nrf2 pathway. Aging (Albany NY), 2020, 12 (13): 13400-13421.

[11] Liu Z, Zhang J, Zhang F, et al. Propofol post-conditioning lessens renal ischemia/reperfusion-induced acute lung injury associated with autophagy and apoptosis through MAPK signals in rats. Gene, 2020, 741: 144562.

[12] Zhao X, Zhang E, Ren X, et al. Edaravone alleviates cell apoptosis and mitochondrial injury in ischemia-reperfusion-induced kidney injury via the JAK/STAT pathway. Biol Res, 2020, 53 (1): 28.

[13] Yan H, Tan L, Liu Y, et al. Ten-eleven translocation methyl-cytosine dioxygenase 2 deficiency exacerbates renal ischemia-reperfusion injury. Clin Epigenetics, 2020, 12 (1): 98.

[14] Chen R, Zeng Z, Zhang YY, et al. Ischemic postconditioning attenuates acute kidney injury following intestinal ischemia-reperfusion through Nrf2-regulated autophagy, anti-oxidation, and anti-inflammation in mice. Faseb j, 2020, 34 (7): 8887: 8901.

[15] Liu Z, Liu X, Yang Q, et al. Neutrophil membrane-enveloped nanoparticles for the amelioration of renal ischemia-reperfusion injury in mice. Acta Biomater, 2020, 104 (158): 166.

五、肝保护

关于肝保护的研究仍然主要集中于肝的缺血再灌注损伤，包括针对肝缺血再灌注损伤机制的研究、麻醉药物的保护作用和其他药物的保护作用等。

肝是脓毒症期间最脆弱的器官之一。Chen 等[1]研究证明，miRNAs 在损伤和炎症中起着重要作用。本研究旨在探讨 miR-103 在脓毒症肝损伤中的作用。采用 CLP 建立小鼠脓毒症模型。然后将小鼠分为 4 组：正常组、脓毒症组、脓毒症＋miR-103a-3p 组和脓毒症＋阴性对照组。苏木精－伊红染色和电镜观察肝损伤情况。TUNEL 法检测脓毒症诱导的肝组织细胞凋亡。用酶联免疫吸附测定试剂盒测定肝组织中炎症细胞因子的水平。用生物信息学算法预测 miR-103a-3p 在细胞内的靶基因，并用双荧光素酶报告基因分析进行验证。用实时定量聚合酶链反应和蛋白质印迹法检测 miR-103a-3p、HMBG1 及凋亡相关蛋白的表达。脓毒症动物肝组织中 miR-103a-3p 表达下调。MiR-103a-3p 可减轻肝损伤，包括组织损伤和线粒体损伤，抑制炎症因子的分泌，减少肝细胞凋亡。高迁移率族 B1（*HMGB1*）在脓毒症中过度调节，是 miR-103a-3p 的下游靶基因。抢救实验结果证实，miR-103a-3p 通过靶向 *HMGB1* 对脓毒症肝损伤具有保护作用。综上所述，*HMGB1* 是 miR-103a-3p 靶基因之一，在脓毒症损伤中起作用。这些数据可能为确定脓毒症肝损伤的新靶点和治疗策略提供新的见解。前列腺素 E 受体亚型 4（EP4）广泛分布于心脏，但其在肝缺血再灌注，特别是在线粒体通透性转换孔（MPTP）调节中的作用尚不清楚。在 Cai 等[2]研究中发现，使用 EP4 激动剂（CAY10598）在大鼠模型中评价 EP4 激活对肝缺血再灌注的影响及其机制。缺血再灌注损伤可上调再灌注早期肝 EP4 的表达。此外，再灌注前皮下注射 CAY10598 可显著升高再灌注 6 h 后肝细胞 cAMP 浓度，降低血清 ALT、AST 水平及坏死和凋亡细胞百分率。此外，CAY10598 保护线粒体形态，显著抑制线粒体通透性转换孔（MPTP）开放，降低肝活性氧水平。这是通过激活 ERK1/2-GSK3JAK2 信号转导和转录激活因子（STAT）3 途径而不是激活 β 途径来实现，从而防止线粒体相关的细胞损伤。MPTP 开放剂羧基苍术苷（CatR）和 ERK1/2 抑制剂 PD98059 也部分逆转 CAY10598 对肝和线粒体的保护作用。目前的研究结果表明，EP4 的激活诱导 ERK1/2-GSK3β 信号转导和随后的 MPTP 抑制起到保护肝的作用，这些观察结果为临床开发新的缺血再灌注分子靶点和预防性治疗提供了信息。

　　肝缺血再灌注损伤是肝外科的主要问题。线粒体是组织损伤，尤其是缺血再灌注损伤的重要靶点或来源。有丝分裂是自噬的一种选择性形式，是去除受损或不需要的线粒体以进行线粒体质量控制的基本过程，但它在肝缺血再灌注中的作用尚不清楚。Gu 等[3] 研究发现，通过 PTEN 诱导的假定激酶 1（PINK1）来研究有丝分裂在肝缺血再灌注中的作用。10 周龄小鼠肝和原代肝细胞分别进行活体肝缺血再灌注和体外缺氧/复氧（H/R）。氧化应激、蛋白质印迹法和 ATP 生成分析表明，肝缺血再灌注导致线粒体损伤。功能障碍的线粒体促进活性氧（ROS）的产生和细胞凋亡。肝缺血再灌注导致线粒体蛋白 COX4、TOM20 及线粒体 DNA 减少，自噬相关指标 LC3 和 P62 升高，表明肝缺血再灌注促进有丝分裂。研究发现缺血再灌注还导致内质网应激，内质网应激通过线粒体相关膜（MAM）与线粒体进行频繁的信号交流。结果表明，肝缺血再灌注时，吞噬相关蛋白 Parkin、Beclin、Optineurin 表达增强，PINK1 无明显变化，但移位到 MAMs 区域启动吞噬。在原代培养的肝细胞中，shRNA 沉默 PINK1 降低 H/R 诱导的有丝分裂吞噬水平，导致 H/R 过程中功能障碍的线粒体聚集，增加 ROS 的产生，线粒体诱导细胞凋亡，最终导致肝细胞死亡。综上所述，得出结论，PINK1 介导的有丝分裂在缺血再灌注期间线粒体质量控制和肝细胞存活中起关键作用。肝缺血再灌注损伤（IRI）不仅是累及肝的病理生理过程之一，而且是一个累及多个组织器官的复杂的全身性过程。肝移植后 IRI 发生于肝大部切除和血管闭塞或围术期，可导致急性肝衰竭，表现为局部缺血损伤和炎症介导的再灌注损伤 2 个相互关联的动态过程，对发病率和死亡率均有影响。缺血再灌注损伤后，肾素-血管紧张素-醛固酮系统（renin-angiotensin-aldosterone system，RAAS）在损伤细胞中局部激活，对损伤组织的命运起着至关重要的作用。然而，一项临床研究探索 RAAS 抑制剂在缺血和再灌注引起的炎症模型中对急性肝损伤的保护作用。除 RAAS 阻滞剂外，单一治疗并不能有效阻断完整的通路。因此，Liu 等[4] 的研究探讨叶酸与 RAAS 阻滞剂联合应用的效果及其产生的协同效应，肾素-血管紧张素-醛固酮系统相关的潜在下调分子机制，以及叶酸和 RAAS 阻滞剂联合应用在缺血再灌注肝损伤中的意义和结局。先前的研究表明，连接蛋白 32（Cx32）在肾缺血再灌注损伤中起重要作用，但 Cx32 在肝缺血再灌注损伤中的作用尚不清楚。Wu 等[5] 采用原位肝移植（orthotopic liver transplantation，OLT）患者的肝组织和血清标本，评价 Cx32 在原位肝移植再灌注损伤中的作用。然后建立 Cx32 基因敲除小鼠和野生型小鼠肝部分缺血再灌注模型，检测肝损伤标志物。应用 Cx32 小鼠干扰 RNA 和 p53 抑制剂 Pifithin-α、Tenovin-1 在 BRL-3A 和小鼠原代肝细胞缺氧/复氧（H/R）模型中检测 Cx32 与 p53/PUMA 信号转导通路的关系。与肝损伤相对应，Cx32 在人肝移植和小鼠部分肝缺血再灌注过程中均有显著表达。Cx32KO 小鼠与对照组相比肝损伤较轻。Cx32 缺乏可显著抑制 p53/PUMA 通路和肝细胞凋亡。在 BRL-3A 和小鼠原代肝细胞 H/R 模型中也观察到类似的结果。丙泊酚通过抑制 Cx32 对原位肝移植再灌注损伤和肝细胞凋亡具有保护作用。综上所述，Cx32 是一种新的肝缺血再灌注损伤调节因子，主要通过 p53/PUMA 信号通路调节肝细胞凋亡和损伤。Sigma-1 受体（Sig-1R）是一种配体操作蛋白，调节多种蛋白的活性。它在多个器官的内质网膜中表达。Li 等[6] 研究了 Sig-1R 在肝缺血再灌注损伤中的作用，Sig-1R+ 小鼠的缺血再灌注损伤指标，并与野生型对照组进行比较。此外，还评估了 Sig-1R 激动剂氟伏沙明对 2 种动物缺血再灌注损伤的影响。研究发现，与野生型小鼠相比，Sig-1R+ 小鼠在肝缺血再灌注损伤后肝损伤明显减轻。降低血清 ALT、AST、髓过氧化物酶（MPO）和乳酸脱氢酶（LDH）上清液水平，降低血清硫酸乙酰肝素和 Syndecan-1 水平，减少内皮糖萼脱落，轻度改善肝组织学，减少 MMP-9 表达。此外，与 Sig-1R$^{-/-}$ 小鼠相比，氟伏沙明在缺血再灌注损伤后 6 h 显著升高野生型动物血清 AST、ALT、MPO 和 LDH 水平，且呈剂量依赖关系。研究结论表明，在肝缺血再灌注损伤期间，Sig-1R 的缺失提供了一种保护作用。SIG-1R 介导的信号通路在不同器官的缺血再灌注损伤中可能起着不同的作用。SIG-1R 与其他信号分子在不同器官中的动态相互作用有待进一步研究。

临床常用的许多麻醉药物均有一定程度的肝保护作用。Chen 等[7]研究探讨丙泊酚对肝缺血再灌注损伤（hepatic ischemia-reperfusion injury，HIRI）后骨骼肌胰岛素受体及其底物表达和磷酸化的影响。将健康 Wistar 大鼠 60 只随机分为丙泊酚组（P 组）和缺血再灌注组（I/R 组）。P 组大鼠在缺血前和再灌注后 120 min 内输注丙泊酚。测定血糖和胰岛素浓度，胰岛素信号转导蛋白胰岛素受体（IR）β 单位（IRβ）和 IR 底物 1（IR-1）的表达水平。此外，还测量了骨骼肌中这些蛋白的酪氨酸磷酸化水平。结果显示，2 组再灌注后 2 h（T2）血糖水平均高于暴露肝门后 2 h（T1）血糖水平。I/R 组血糖水平高于 P 组，T2 时胰岛素水平低于 P 组。此外，IRβ 和 IR-1 的磷酸化酪氨酸水平分别降低了 32.1% 和 22.4%。从而得出结论，丙泊酚可增加 IRβ 和 IR-2 的磷酸化酪氨酸水平，从而减轻 HIRI 后血糖的升高。右美托咪定是一种高选择性的 α_2 受体激动药，已被广泛应用于抗缺血再灌注损伤。Zhang 等[8]推测右美托咪定可能对肝切除术后缺血再灌注损伤有保护作用。58 例肝切除术患者随机被分为 2 组，进行前瞻性、随机、单盲研究。右美托咪定组（D 组）给予右美托咪定负荷量 0.5 μg/kg，持续 10 min，然后以 0.5 μg/（kg·h）维持至肝叶切除。对照组（C 组），给予与 D 组相同体积和输液速率的生理盐水。D 组有 11 例出现肝内血流阻塞，C 组有 14 例出现肝内血流阻塞。主要结局是反映肝缺血性损伤的血清 α- 谷胱甘肽 S- 转移酶（α-GST）浓度。次要结局包括反映炎症反应、肝肾功能和凝血功能的实验室变量，血流动力学变化、恢复变量及与麻醉和手术相关的并发症。研究结果发现，右美托咪定组术后 0.5h α-GST 浓度显著低于对照组 [（9.1±3.4）ng/ml vs（15.8±6.5）ng/ml；$P < 0.01$]，在有无肝血流阻断的亚组分析中，右美托咪定组也明显低于对照组（$P < 0.01$）。D 组与非闭塞组 α-GST 在术后 0.5h 的浓度无明显差异，而 C 组非闭塞组的 α-GST 明显高于闭塞组（$P < 0.05$）。右美托咪定与非闭塞存在交互作用（$P < 0.01$），且未闭塞 D 组的右美托咪定浓度最低。此外，2 组患者术后 24 h IL-6、TNF-α 水平差异有统计学意义（$P < 0.05$），D 组平均动脉压、心率、脑电双频指数也明显低于 C 组（$P < 0.05$）。D 组术后 24 h 血清 IL-6、TNF-DNA 水平明显低于 C 组（$P < 0.05$），D 组的平均动脉压、心率、脑电双频指数也明显低于 C 组（$P < 0.05$）。2 组在肝叶切除后 2h 和 24h 的 ALT、AST 有显著性差异（$P < 0.05$）。但 2 组在肾功能、恢复变量、凝血功能等方面无显著差异。2 组均未发现与手术和麻醉相关的严重并发症。综上所述，右美托咪定对肝切除术后缺血再灌注损伤有保护作用。

此外，中医中药的肝保护作用也受到广泛关注。灵芝酸 A（ganoderic acid A，GA）具有抗肿瘤、抗菌、抗炎、免疫抑制等多种药理作用。然而，GA 对肝损伤的保护作用尚未见报道。Liu 等[9]的研究旨在探讨 GA 对蛋氨酸、胆碱不足合并高脂饮食诱导的大鼠非酒精性脂肪性肝病（non-alcoholic fatty liver disease，NAFLD）的作用。采用蛋氨酸、胆碱不足加高脂肪喂养的方法建立大鼠 NAFLD 模型。

蛋白质印迹法检测肝乙酰辅酶 A 羧化酶、脂肪酸合成酶、甾醇调节元件结合蛋白、肝 X 受体、腺苷酸活化蛋白激酶、过氧化物酶体增殖物激活受体 α、PPAG 辅活化子 1α 和 NF-κB 通路的水平。结果表明，GA 的表达不仅能显著降低肥胖模型小鼠的活体重量和单位体重肝重量，而且能恢复血清丙氨酸转氨酶、天冬氨酸转氨酶、总胆红素、三酰甘油及胆固醇水平。此外，GA 的表达提高小鼠血清高密度脂蛋白胆固醇水平，改善小鼠肝的病理变化，降低 NAS 评分。综上所述，赤霉素可通过调节与游离脂肪酸生成、脂质氧化和肝炎症相关的信号事件水平，改善大鼠 NAFLD 模型。Geng 等[10] 研究发现甘草素（liquiritigenin，LQ）是甘草中甘草素的苷元，具有抗氧化、抗炎和抗肿瘤等活性。此前，甘草素被发现可以抑制肝纤维化进展。磷酸酶和张力蛋白同源物（phosphatase and tensin homologue，PTEN）是肝星形细胞（hepatic stellate cells，HSC）激活的负性调节因子。然而，到目前为止，PTEN 在甘草素抗肝纤维化作用中的作用尚不清楚。通过观察甘草素对四氯化碳（CCl₄）小鼠及原代 HSCs 肝纤维化的影响，以及检测了 PTEN 和 microRNA-181b（miR-181b）在甘草素抗肝纤维化作用中的作用发现，甘草素可明显减轻 CCl₄ 诱导的肝纤维化，减少胶原沉积，降低 α-SMA 水平。此外，甘草素还可诱导肝星形细胞 PTEN 表达增加，并能有效抑制肝星形细胞的增殖、α-SMA 和胶原表达，与阳性对照姜黄素相似。PTEN 的丢失阻断了甘草素对 HSC 激活的影响。PTEN 被确认为 miR-181b 的靶点，miR-181b 介导的 PTEN 参与甘草素对肝纤维化的影响。甘草素可显著降低 miR-181b 的表达。过表达 miR-181b 可恢复甘草素抑制的 HSC 活化。进一步研究表明，甘草素通过 Sp1 下调 miR-181b 水平。该研究证明甘草素至少部分地通过调节 miR-181b 和 PTEN 来抑制肝纤维化。最终发现甘草素下调 miR-181b 水平，恢复 PTEN 的表达，从而抑制 HSC 的活化。甘草素可能是一种潜在的抗肝纤维化候选药物。急性肝损伤及其终末期肝衰竭可引发肝性脑病、全身性炎症反应综合征、多器官功能衰竭等一系列并发症，具有较高的发病率和死亡率。肝移植是最终的干预措施，但供体器官的短缺限制了临床的成功。芒果苷（migiferin，MF）是一种黄原酮糖苷，据报道具有良好的抗炎作用。Yang 等[11] 建立脂多糖（LPS）/D- 氨基半乳糖（D-GalN）诱导的小鼠急性肝损伤模型，探讨 MF 的保护作用及其可能的作用机制。MF 预处理可提高脂多糖 /D- 半乳糖胺攻击小鼠的存活率，降低血清转氨酶活性，抑制肝 TNF-α 的产生。通过 GdCl3 删除 Kupffer 细胞（KC）和 KC 过继转移，证实 KC 参与 MF 的上述保护作用的发挥。MF 在体外通过抑制 TLR4/NF-αB 信号通路减少脂多糖介导的 TNF-α 的产生。MF 促进 HO-1 的表达，但 HO-1 的抑制作用阻止 TNF-α 的抑制，提示 HO-1 的抗损伤作用是通过抑制 TNF-α 的合成实现的。当将 HO-1 沉默的 KC 转移到肝并缺失 KC 时，MF 对 LPS/D-GalN 诱导的急性肝损伤的保护作用减弱，说明 KC 来源的 HO-1 在 MF 的抗损伤作用中起作用。总之，MF 通过促进 KCs 上调 HO-1 的表达，抑制 TNF-α 的产生，从而减轻脂多糖 /D- 半乳糖胺所致的急性肝损伤。

缺血再灌注的研究涉及多个系统与脏器。缺血小肠再灌注常导致远隔器官损伤，尤其是肝细胞功能障碍相关的损伤。其确切的分子机制和有效的多器官保护策略尚待开发。Wen 等[12] 研究在大鼠肠缺血再灌注（I/R）损伤模型中，根据组织病理学评分、血清乳酸脱氢酶（LDH）、ALT/AST 水平的升高及细菌易位的增加，发现再灌注 6 h 后出现明显的远期肝功能障碍。此外，受体相互作用蛋白激酶 1/3（RIP1/3）和磷酸化 MLKL 在组织中的表达显著升高，表明坏死下垂的发生并导致急性远期肝功能损害。抑制坏死链途径可减轻 HMGB1 细胞质转位和组织损伤。同时，巨噬细胞耗竭研究表明，Kupffer 细胞（KCs）与肝损伤有关。阻断 HMGB1 可通过抑制肝细胞坏死性下垂、组织炎症、肝 KC 和循环巨噬细胞 M1 极化来部分恢复肝功能。而 HMGB1 中和进一步保护肠缺血再灌注相关的肝损伤微生物区系耗竭的大鼠。因此，肠缺血再灌注可能与肝细胞坏死性下垂所致的急性肝损伤有关，给予 NEC-1 和 HMGB1 中和抗体及抑制剂可减轻肠缺血再灌注损伤。抑制程序性细胞坏死或 HMGB1 中和 / 抑制可能成为减轻肠缺血再灌注所致急性远隔器官功能障碍的有效治疗方法。肝缺血再灌注（HIR）导致肺部炎症反应和随后的肺屏障功能障碍。间隙连接通讯蛋白 Cx32（Cx32）在肺部广泛表达，参与细胞间信号转导。Zhang 等[13] 的一项研究中将小鼠随机分为 4 组（$n=8$）：$Cx32^{+/+}$ 假手术组；$Cx32^{+/+}$ HIR 模型组；$Cx32^{-/-}$ 假手术组；$Cx32^{-/-}$ HIR 模型组。术后 24 h 取肺组织进行明场显微镜、蛋白质印迹法（Cx32、JAK2、p-JAK2、STAT3、p-STAT3）及免疫荧光（ZO-1、8-OHdG）分析。收集支气管肺泡液检测 IL-6、MMP12 和抗胰蛋白酶（α-1-AT）水平。用 PCR 检测肺组织 MMU-miR-26a/b 的表达。结果发现，HIR 后肺组织中 Cx32mRNA 和蛋白表达增加。Cx32 缺失可明显加重 HIR 所致急性肺损伤的肺功能。此外，Cx32 缺失降低 ZO-1（肺功能）的蛋白水平，增加肺中氧化应激标志物 8-OHdG 的水平。$Cx32^{-/-}$ HIR 模型组支气管肺泡灌洗液中 IL-6 和 MMP-12 水平显著升高，导致 JAK2/STAT3 通路激活，α1-AT 水平降低。$Cx32^{-/-}$ HIR 模型组 MMU-miR-26a/b 表达明显下调。从而得出结论，HIR 可导致急性肺炎性损伤。Cx32 缺失加重肝源性肺部炎症，部分是通过阻断 MMU-miR-26a/b 的转导，导致 IL-6 相关的 JAK2/STAT3 通路激活。

（贾　真　于泳浩）

参 考 文 献

[1] Chen L, Lu Q, Deng F, et al. MiR-103a-3p could attenuate sepsis-induced liver injury by targeting HMGB1. Inflammation, 2020, 43 (6): 2075-2086.

[2] Cai LL, Xu HT, Wang QL, et al. EP4 activation ameliorates liver ischemia/reperfusion injury via ERK1/2-GSK3β-dependent MPTP inhibition. Int J Mol Med, 2020, 45 (6): 1825-1837.

[3] Gu J, Zhang T, Guo J, et al. PINK1 activation and translocation to mitochondria-associated membranes mediates mitophagy and protects against hepatic ischemia/reperfusion injury. Shock, 2020, 54 (6): 783-793.

[4] Liu HQ, Li J, Liu XL, et al. Folic acid and RAAS blockers in ischemia/reperfusion-induced hepatic injury: A current mechanistic concept for understanding the incidence, significance & outcome. Chem Biol Interact. 2020, 327: 109187.

[5] Wu S, Yao W, Chen C, et al. Connexin 32 deficiency protects the liver against ischemia/reperfusion injury. Eur J Pharmacol, 2020, 876: 173056.

[6] Li J, Li RJ, Zhao X, et al. The role of Sigma-1 receptor agonist in hepatic ischemiareperfusion injury. J Biol Regul Homeost Agents, 2020, 34 (3): 845-851.

[7] Chen Z, Zhang L, Liu C, et al. Effect of propofol on the skeletal muscle insulin receptor in rats with hepatic ischemia-reperfusion injury. J Int Med Res, 2020, 48 (4): 300060519894450.

[8] Zhang Y, Liu M, Yang Y, et al. Dexmedetomidine exerts a protective effect on ischemia-reperfusion injury after hepatectomy: A prospective, randomized, controlled study. J Clin Anesth, 2020, 61: 109631.

[9] Liu F, Shi K, Dong J, et al. Ganoderic acid a attenuates high-fat-diet-induced liver injury in rats by regulating the lipid oxidation and liver inflammation. Arch Pharm Res, 2020, 43 (7): 744-754.

[10] Geng W, Zhou G, Zhao B, et al. Liquiritigenin suppresses the activation of hepatic stellate cells via targeting miR-181b/PTEN axis. Phytomedicine, 2020, 66: 153108.

[11] Yang S, Kuang G, Zhang L, et al. Mangiferin attenuates LPS/D-GalN-induced acute liver injury by promoting HO-1 in Kupffer cells. Front Immunol, 2020, 25 (11): 285.

[12] Wen S, Li X, Ling Y, et al. HMGB1-associated necroptosis and Kupffer cells M1 polarization underlies remote liver injury induced by intestinal ischemia/reperfusion in rats. FASEB J, 2020, 34 (3): 4384-4402.

[13] Zhang Z, Yao W, Yuan D, et al. Effects of connexin 32-mediated lung inflammation resolution during liver ischemia reperfusion. Dig Dis Sci, 2020, 65 (10): 2914-2924.

六、肠保护

2020 年度肠保护的研究主要集中在药物对肠道缺血再灌注损伤的保护效应和机制研究：有麻醉药物如七氟烷和右美托咪定，非麻醉药物如丙酮酸、富氢水和褪黑素等；机制涉及自噬、氧化应激、炎性损伤、细胞凋亡及凝血障碍等。

肠黏膜屏障和肠道免疫功能的破坏是肠缺血再灌注（I/R）损伤的关键因素。I/R 不仅使肠道自身受损，而且破坏远隔器官，甚至发展为多器官功能障碍综合征（multiple organ dysfunction syndrome, MODS）。Liu 等[1] 探讨七氟烷对肠 I/R 过程中肠道炎症反应的影响及过氧化物酶体增殖物激活受体 γ（PPARγ）/NF-κB 通路在其中的作用。采用夹闭肠系膜上动脉 60 min，再灌注 120 min 制备大鼠肠 I/R 模型；七氟烷组在损伤前吸入 0.5 最低肺泡浓度的七氟烷 30 min；拮抗剂组在吸入七氟烷前腹腔注射特异性 PPARγ 拮抗剂 GW9662。研究结果显示，发生缺血再灌注损伤的大鼠 caspase-3 表达增加，血清丙二醛水平上升，肠内 NF-κB、P65、TNF-α 和 IL-6 的表达增加，Bcl-2 和 PPARγ 的蛋白表达降低，而七氟烷预处理能显著改善肠道 I/R 引起的上述变化，而 GW9662 抑制七氟烷的保护作用。因此该研究结论表明，七氟烷对肠 I/R 损伤的保护作用是通过激活 PPARγ/NF-κB 通路实现。Zhang 等[2] 使用同样的方法制备大鼠肠 I/R 模型，研究发现右美托咪定降低 caspase-3 的表达和 Bcl-2/Bax 比值，显著减少细胞凋亡，同时研究还发现 JAK2、STAT1 及 STAT3 的磷酸化水平受到影响，表明右美托咪定激活 JAK/STAT 通路；另外，在使用 JAK2 或 STAT 抑制剂后，右美托咪定的保护效应受到影响。因此该研究认为，激活 JAK2/STAT3 是右美托咪定减少肠 I/R 损伤的关键。Liu 等[3] 同样探讨右美托咪定在肠 I/R 中的保护作用及相关机制，研究发现右美托咪定能抑制 p38 MAPK 从而抑制线粒体去极化和细胞色素 C 的释放，进而减少肠道细胞的凋亡；另外，研究还发现，右美托咪定能通过抑制 p38 MAPK 从而抑制 NF-κB 介导的炎症反应，减轻肠道炎症。因此该研究结论表明，右美托咪定通过抑制 p38 MAPK 介导的线粒体凋亡和炎症反应发挥对肠 I/R 的保护作用。

氢气是一种新型的医疗气体，对各种疾病具有抗炎、抗氧化和抗凋亡等作用。Yang 等[4] 探讨富氢水（HRS）对肠 I/R 损伤的保护效应。采用夹闭肠系膜上动脉 90 min，再灌注 120 min 制备大鼠肠 I/R 模型。再灌注前 10 min，HRS 组静脉注射 HRS（10 ml/kg 或 20 ml/kg），对照组注射 20 ml/kg 生理盐水。再灌注后 2 h 采集样本进行进一步分析。结果显示，HRS 提高小鼠存活率，减轻血清二胺氧化酶活性，减轻肠道损伤、水肿和细胞凋亡；另外，常规凝血和血栓弹力图结果示 HRS 显著改善大鼠的凝血功能和降低组织因子（tissue factor，TF）、NF-κB 及 NLRP3 的水平，具有抗炎作用。综上所述，得出结论，HRS 可改善凝血功能障碍和减轻炎症反应，可能与 HRS 抑制 NF-κB/NLRP3 通路有关。Yao 等[5] 同样使用 HRS 治疗肠道 I/R。小鼠在连续 5 d 腹腔注射 HRS 或生理盐水后，夹闭肠系膜上动脉 60 min，再灌注 180 min 制备肠 I/R 模型。研究结果发现，HRS 预处理可减轻肠道 I/R 诱导的黏膜损伤和上皮细胞凋亡，共 64 个肠道 I/R 响应 miRNAs 发生显著改变，该研究通过 RT-PCR 验证了 4 个具有最高意义的新 miRNAs，即 miR-199a-3p、miR-296-5p、miR-5126 及 miR-6538。I/R 时 miR-199a-3p 显著升高，而在 HRS 处理后显著降低。另外，计算分析预测胰岛素样生长因子（insulin-like growth factor，IGF）-1、哺乳动物西罗莫司靶蛋白（mTOR）和磷脂酰肌醇 -3- 激酶（PI3K）调控亚单位 1 是 miR-199a-3p 的靶点，提示 IGF-1/PI3K/Akt/mTOR 是 HRS 发挥肠道保护作用的通路。体外实验中，HRS 处理可降低 miR-199a-3p 水平，增加 IGF-1、PI3K 及 mTOR mRNA 的表达，恢复 IEC-6 细胞的活力。综上所述，miR-199a-3p 可能在 HRS 抗凋亡机制中起关键作用，有助于其保护肠道免受肠缺血再灌注损伤。

　　自噬是一种细胞程序性死亡方式，也是近期研究的热点，但是自噬在 I/R 损伤中的作用并不明确。Zeng 等[6] 对 1 型糖尿病合并 I/R 小鼠模型的肠道病理改变及其可能的机制进行评估。通过评估组织病理学、氧化应激、肠道组织和血浆中的炎症细胞因子水平、磷酸酶和 PTEN 诱导的假定激酶（PINK1）的蛋白表达水平、Parkin 和轻链 3B（LC3B）Ⅱ/Ⅰ 比值来研究糖尿病的影响。结果表明，糖尿病增加肠道损伤评分、IL-1β、IL-6 及 TNF-α 的浓度，以及氧化应激水平，而且 I/R 组的改变更明显。与 Sham 组相比，I/R 组 PINK1、Parkin 表达水平及 LC3B Ⅱ/Ⅰ 比值显著上调。糖尿病激活 PINK1 和 Parkin，增加 LC3B Ⅱ 的表达。此外，透射电镜显示，与非糖尿病组相比，糖尿病组线粒体破坏和自噬体数量增加。综上所述，该研究结果表明，糖尿病通过增强炎症和氧化应激来增加肠道对 I/R 的易损性。此外，I/R 与线粒体自噬过度激活有关；因此，糖尿病导致 I/R 诱导的肠道损伤的易损性增加可能与 PINK1/Parkin 调节的线粒体自噬有关。Chen 等[7] 研究缺血后适应（ischemic postconditioning，IPO）对肠 I/R 损伤的保护作用并探讨其机制。对 C57BL/6J 小鼠进行单侧 I/R，分别进行或不进行 IPO。缺血 45 min，再灌注 120 min，取肠组织和血液检查。该研究采用 HE 染色和 Chiu 评分评价病理损伤，检测肠道屏障功能和氧化应激的标志物，使用蛋白质印迹法检测自噬关键蛋白和 Akt/GSK-3β/Nrf2 通路的表达。结果显示，IPO 可明显减轻 I/R 损伤。I/R 期间，LC3 Ⅱ/Ⅰ、Beclin-1 和 p62 的表达水平增加，表明 IPO 增强自噬。IPO 还能激活 Akt 和 Nrf2 的表达，抑制 GSK-3β 的表达。该研究结论表明，IPO 可通过唤起自噬、激活 Akt、抑制 GSK-3β 和激活 Nrf2 来改善 I/R 损伤。Li 等[8] 研究阐明 miR-182 在肠道 I/R 损伤中的作用及其机制。使用 Deptor 基因敲除（KO）小鼠和野生型小鼠构建肠 I/R 损伤模型，HE 染色、Chiu 评分和二胺氧化酶检测评估肠道损伤，RT-qPCR 检测 miR-182 的表达水平，使用电镜检测自噬小体，蛋白质印迹法检测 Deptor、S6/pS6、LC3-Ⅱ/LC3-Ⅰ 和 p62 的表达，双荧光素酶报告基因实验验证 miR-182 和 Deptor 之间的关系。结果显示，肠道 I/R 后 miR-182 表达下调，而上调 miR-182 可降低肠道损伤、自噬和 Deptor 表达，以及增强 mTOR 活性。抑制自噬可减轻肠损伤，雷帕霉素抑制 mTOR 可加重肠 I/R 后的肠损伤。Deptor KO 小鼠肠道损伤减轻，mTOR 活性增强。此外，Deptor 是 miR-182 的靶基因，在 I/R 条件下对 miR-182 在肠道上有保护作用。该研究表明，上调 miR-182 通过 mTOR 的靶向蛋白 Deptor 抑制自噬，减轻肠道 I/R 损伤。

褪黑素、核糖核酸酶、选择性 α7N 型乙酰胆碱受体激动剂（GTS-21）等在肠缺血再灌注损伤也有一定的治疗作用。GTS-21 诱导的 α7 nAChR 已被证明在各个器官中具有抗炎作用和抗氧化作用。然而，α7 nAChR 是否能够减轻缺血再灌注诱导的肠损伤尚不清楚。Wang 等[9]研究 GTS-21 在肠道 I/R 中的作用。采用肠上皮细胞（IEC-6）进行实验，使用氧葡萄糖剥夺/再氧合（OGD/R）模拟缺血再灌注的生理环境。研究测定在 OGD/R 条件下培养的细胞中 α7 nAChR 的表达，使用 GTS-21 对细胞进行治疗，使用 ELISA 检测炎症细胞因子（TNF-α、IL-1ß、IL-6、IL-10）水平。测定 IEC-6 细胞中 ROS、SOD、MDA 水平。流式细胞术检测 IEC-6 细胞的凋亡率。结果显示，OGD/R 条件下 IEC-6 细胞 TNF-α、IL-1ß、IL-6 表达增强。然而，在 GTS-21 治疗后，这些炎症细胞因子的水平被抑制。GTS-21 还能抑制 ROS 和 MDA 的水平，促进 SOD 的表达。研究还发现，GTS21 处理后，凋亡细胞比例下降。该研究结论表明，GTS-21 诱导的 α7 nAChR 可降低 OGD/r 诱导的肠上皮细胞炎症反应、氧化损伤和凋亡。Yang 等[10]探讨褪黑素是否对肠道 I/R 诱导的神经炎症和认知功能障碍有保护作用，并探讨其潜在机制。通过给肠 I/R 大鼠褪黑激素，分别检测肠和脑（额叶皮质和海马 CA1 区）组织的组织学变化和认知功能，观察脑水肿和血脑屏障（BBB）通透性，检测炎症细胞因子（TNF-α、IL-1ß、IL-6）水平，氧化水平（丙二醛、超氧化物歧化酶和活性氧），凋亡和炎症相关蛋白（TLR4）的表达，脑组织髓样分化因子 88（Myd88）、NF-κB 和 caspase-3 的表达。结果显示，肠 I/R 诱导的异常神经行为和脑损伤在褪黑素治疗后得到改善，表现为认知功能障碍改善。褪黑素可降低血浆、肠和脑组织中炎症细胞因子和氧化应激水平，减少凋亡细胞，抑制脑组织中小胶质细胞相关蛋白的表达和 TLR4 或 Myd88 的免疫反应性。该研究结果显示，褪黑素可能缓解肠道缺血再灌注引起的神经炎症和认知功能障碍，其机制可能与褪黑素抑制小胶质细胞 TLR4/Myd88 信号通路有关。Zhang 等[11]探讨核糖核酸酶（RNase）对肠道 I/R 损伤的影响，并探讨其机制。32 只野生型 C57BL/6J 成年雄性小鼠被平均分为假手术组、假手术＋RNase 组、I/R 组及 I/R＋RNase 组。通过夹闭肠系膜上动脉 1 h，再灌注 2 h，制备肠 I/R 模型。各组小鼠分别给予 3 个剂量的 RNase 或相同剂量的生理盐水处理。研究发现肠道 I/R 引起明显的肠道损伤和细胞外 RNA（exRNAs）水平的升高。RNase 显著降低炎症因子的产生，抑制肠道细胞凋亡，下调肠道组织 toll 样受体 3 的表达。该研究认为，体外 RNA 的增加可能与成年小鼠肠道 I/R 损伤有关。

细胞外囊泡（ev）是一种小的膜状颗粒，有助于细胞间的通信，而从组织中分离 ev 仍然是一个技术挑战。Chen 等[12]提出一种从小鼠肠缺血再灌注（I/R）模型的肠组织中提取 ev 的方法，并分析其 miRNA 含量。该研究为肠道组织中 ev 的分离提供了一种实用的方法，可用于 miRNA 分析等下游应用，并为研究肠道 I/R 损伤机制提供了一种新的方法。

（王瑶琪　于泳浩）

参 考 文 献

[1]　Liu C, Ding R, Huang W, et al. Sevoflurane protects against intestinal ischemia-reperfusion injury by activating

peroxisome proliferator-activated receptor gamma/nuclear factor-κB pathway in rats. Pharmacology, 2020, 105 (3-4): 231-242.

[2] Zhang X, Zhou J, Hu Q, et al. The role of janus kinase/signal transducer and activator of transcription signalling on preventing intestinal ischemia/reperfusion injury with dexmedetomidine. J Nanosci Nanotechnol, 2020, 20 (5): 3295-3302.

[3] Liu XM, Chen QH, Hu Q, et al. Dexmedetomidine protects intestinal ischemia-reperfusion injury via inhibiting p38 MAPK cascades. Exp Mol Pathol, 2020, 115: 104444.

[4] Yang L, Guo Y, Fan X, et al. Amelioration of coagulation disorders and inflammation by hydrogen-rich solution reduces intestinal ischemia/reperfusion injury in rats through NF-κB/NLRP3 pathway. Mediators Inflamm, 2020, 2020: 4359305.

[5] Yao W, Lin X, Han X, et al. MicroRNA files in the prevention of intestinal ischemia/reperfusion injury by hydrogen rich saline. Biosci Rep, 2020, 40 (1): BSR20191043.

[6] Zeng Z, Liu HM, Zhang YY, et al. Aggravated intestinal ischemia-reperfusion injury is associated with activated mitochondrial autophagy in a mouse model of diabetes. Mol Med Rep, 2020, 22 (3): 1892-1900.

[7] Chen R, Zhang YY, Lan JN, et al. Ischemic postconditioning alleviates intestinal ischemia-reperfusion injury by enhancing autophagy and suppressing oxidative stress through the Akt/GSK-3β/Nrf2 pathway in mice. Oxid Med Cell Longev, 2020, 2020: 6954764.

[8] Li Y, Luo Y, Li B, et al. miRNA-182/Deptor/mTOR axis regulates autophagy to reduce intestinal ischaemia/reperfusion injury. J Cell Mol Med, 2020, 24 (14): 7873-7883.

[9] Wang H, Cai D, Chen Z, et al. GTS-21 promotes α7 nAChR to alleviate intestinal ischemia-reperfusion-induced apoptosis and inflammation of enterocytes. Med Sci Monit, 2020, 26: e921618.

[10] Yang B, Zhang LY, Chen Y, et al. Melatonin alleviates intestinal injury, neuroinflammation and cognitive dysfunction caused by intestinal ischemia/reperfusion. Int Immunopharmacol, 2020, 85: 106596.

[11] Zhang XY, Liang HS, Hu JJ, et al. Ribonuclease attenuates acute intestinal injury induced by intestinal ischemia reperfusion in mice. Int Immunopharmacol, 2020, 83: 106430.

[12] Chen XD, Zhao J, Yan Z, et al. Isolation of extracellular vesicles from intestinal tissue in a mouse model of intestinal ischemia/reperfusion injury. Biotechniques, 2020, 68 (5): 257-262.

七、其他

其他器官保护主要涉及脊髓保护。Jing 等[1]研究指出大麻素 2 型受体（CB2R）在大鼠脊髓缺血再灌注损伤后的级联炎症反应中起重要作用。其研究旨在通过调节 TLR4/MMP-9 轴，探讨外源性激活 CB2R 在减轻大鼠脊髓缺血再灌注（I/R）损伤时的神经功能缺损和血脑屏障（BBB）破坏中的作用。此研究在大鼠上行降主动脉阻断 14 min 或假手术前 1 h，用 TLR4 抑制剂 TAK-242、CB2R 激动剂 JWH-133 加或不加 CB2R 拮抗剂 AM630 或等量溶剂行腹腔注射预处理。再灌注后 1 d、2 d、3 d、7 d，应用 BBB 运动量表评估后肢运动功能，分别应用伊文氏蓝（EB）渗出和脊髓水肿测量评估血脊髓屏障的完整性。应用蛋白质印迹法测定 CB2R、紧密连接蛋白 ZO-1、TLR4、MMP-9、MyD88、

NF-κB p65 和 NF-κB p-p65 的含量。并应用明胶酶谱分析 MMP-9 活性。采用双重免疫荧光染色法检测 CB2R、TLR4、MMP-9 和反应性星形胶质细胞的血管周围定位，以及 CB2R、TLR4 和 MMP-9 与反应性星形胶质细胞的共定位。其结果指出，JWH-133 预处理与 TAK-242 预处理作用相似，可减轻大鼠后肢运动功能缺损和血脊髓屏障渗漏，同时抑制 ZO-1 的下调和 TLR4/MMP-9 的上调。JWH-133 或 TAK-242 预处理可降低损伤后血管周围 TLR4/MMP-9 和反应性星形胶质细胞的表达。JWH-133 预处理下调 I/R 损伤后 MyD88/NF-κB 水平、MMP-9 活性及星形胶质细胞 TLR4/MMP-9 的表达。该研究认为，JWH-133 通过抑制 TLR4/MMP-9 的表达，外源性激活 CB2R，减轻脊髓缺血再灌注损伤后的神经功能缺损和血脊髓屏障的破坏。

丙酮酸直接腹膜复苏（Pyr-PDS）已成为缓解多种器官损伤的一种方法，但其潜在机制尚未完全阐明。Xiong 等[2] 通过建立脊髓缺血再灌注损伤的体内及体外模型探讨自噬在脊髓缺血再灌注损伤中的作用及其机制。在动物实验中，雄性 SD 大鼠在主动脉阻断 60 min 后腹腔注射 20 ml 丙酮酸（丙酮酸组）或生理盐水（生理盐水组）30 min，再灌注 48 h 后取出脊髓进行分析。功能形态学结果表明，Pyr-PDS 能减轻脊髓缺血再灌注损伤；同时，通过自噬相关基因表达和透射电镜结果显示，脊髓缺血再灌注损伤激活自噬，Pyr-PDS 治疗可进一步上调自噬程度，在脊髓缺血再灌注损伤中起保护作用，而生理盐水治疗后无显著性差异。此外，脊髓缺血再灌注损伤抑制 PHD2 的表达，从而激活其下游的 HIF-1α/BNIP3 通路促进自噬。在 Pyr-PDS 中，结果显示，与脊髓缺血再灌注组相比，PHD2 进一步受到抑制，从而进一步激活 HIF-1α/BNIP3 信号通路。采用缺氧–葡萄糖剥夺和复氧的方法模拟体外缺氧条件下的 SH-SY5Y 细胞，观察自噬相关基因 *PHD2* 及其下游 HIF-1α/BNIP3 通路与体内结果一致。此外，PHD2 的特异性抑制剂 IOX2 也在复氧过程中作用于 SH-SY5Y 细胞，其结果与丙酮酸组相同。结果表明，随着复氧时间的延长，HIF-1α 信号通路的表达逐渐增强而自噬程度逐渐降低，丙酮酸可在复氧过程中维持较低的 PHD2 水平，维持高而稳定的自噬水平，后者在复氧 0～24 h 过程中呈时间相关性下调。上述结果表明，丙酮酸直接腹膜复苏通过作用于 PHD2 及其下游的 HIF-1α/BNIP3 信号通路激活自噬，对脊髓缺血再灌注具有保护作用。

脊髓损伤（spinal cord injury，SCI）是一种破坏性疾病，可导致组织损伤和神经功能障碍。然而，目前尚无有效的治疗策略。齐墩果酸（oleanolic caid，OA）是一种三萜类化合物，具有抗氧化、抗炎、抗凋亡等作用。Wang 等[3] 通过建立小鼠脊髓损伤模型，试图探讨 OA 在脊髓损伤进展中的作用。行为学实验表明 OA 治疗能明显减轻 SCI 小鼠的运动功能。且 OA 能剂量依赖性地降低脊髓损伤小鼠脊髓组织中伊文氏蓝的含量。研究发现，OA 能通过降低 caspase-3 的表达，显著降低 SCI 小鼠脊髓细胞凋亡率，并减轻 SCI 小鼠的促炎反应。此外，SCI 小鼠脊髓组织中表达较高的丝裂原活化蛋白激酶（MAPKs）和 NF-κB，脊髓组织中的磷酸化 P38 因子、JNK 因子及 IKKα 因子明显下调。从而表明，OA 对脂多糖诱导的小鼠脊髓损伤模型的保护作用主要通过抑制细胞凋亡和炎症反应来实现，这与阻断 p38 和 JNK 激活密切相关。OA 治疗可以通过阻断 p38 和 JNK 调节的细胞凋亡和炎症而剂量依赖性地改善脊髓损伤，因此 OA 可能是治疗 SCI 的有效药物。

应用生长因子（growth factors，GF）治疗慢性脊髓损伤可促进轴突再生和功能恢复。然而，GFs 在损伤部位的快速降解和稀释限制 GFs 的直接给药。此外，脊髓损伤的恢复是一个多因素的过程，需要多个 GFs 参与组织再生。基于这些事实，将多种生长因子精准地输送到病变区域成为修复 SCI

的一种有效的策略。Hu 等[4] 开发了一种以 GFs 为基础的自控给药系统（GFs-HP），它由碱性成纤维细胞生长因子（basic fibroblast growth factor，bFGF）、神经生长因子（nerve growth factor，NGF）和肝素泊洛沙姆（heparin poloxam，HP）水凝胶组成。同时，这种水凝胶的三维多孔结构可以负载大量 GFs。与游离 GFs 或 HP 相比，在损伤的脊髓内单次注射 GFs-HP 后，NGF 和 bFGF 的释放量明显增加，并显著提高神经元存活率、轴突再生率、反应性星形胶质细胞增生抑制率和运动恢复率。此外，该研究还发现 GFs-HP 的神经保护和神经再生作用可能是通过激活磷脂酰肌醇 3 激酶 / 蛋白激酶 B（PI3K/Akt）以及丝裂原活化蛋白激酶 / 细胞外信号调节激酶（MAPK/ERK）信号通路实现的。总之，该研究可能为脊髓损伤的修复提供一个有效的治疗策略。

炎症反应是脊髓损伤继发性损伤的主要发病机制，是治疗脊髓损伤的重要靶点。据报道，小白菊内酯（parthenolide，PN）对发热、偏头痛、关节炎和浅表炎症有抗炎作用；然而，PN 在脊髓损伤治疗中的作用尚未阐明。Tao 等[5] 在其研究中发现 PN 可以改善小鼠脊髓的功能恢复，其机制可能是通过增加 BMS 评分和减少体内脊髓损伤空洞来体现。免疫荧光染色实验证实，PN 可促进轴突再生，增加髓鞘重建，减少硫酸软骨素的形成，抑制瘢痕增生，抑制 A1 神经毒性反应性星形胶质细胞的活化，促进小胶质细胞 / 巨噬细胞由 M1 向 M2 极化。为了验证 PN 对小胶质细胞 / 巨噬细胞极化的影响，该实验在体外对小胶质细胞系 BV-2 进行相关机制研究。研究结果显示，PN 能显著降低 BV2 细胞的 M1 极化，部分缓解脂多糖所致的小胶质细胞 / 巨噬细胞 M2 表型标志物的降低，但对 IL-4 所致的 M2 极化无明显影响。进一步研究表明，PN 通过抑制 NF-κB 信号通路，通过降低 HDAC1 的表达进而增加 STAT1/3 乙酰化水平来抑制信号转导子和转录激活子 1 或 3（STAT1/3）的激活。总之，该研究表明 PN 可能是治疗外伤所致脊髓损伤的一种潜在方法。

脊髓缺血再灌注后，细胞死亡可通过坏死、凋亡和自噬发生，导致免疫环境的改变。然而，这种免疫调节的分子机制尚不清楚。越来越多的证据表明，microRNAs（miRs）在脊髓 I/R 损伤的发病机制中起着重要作用。Fang 等[6] 研究假设 miR-22-3p 可能通过与干扰素调节因子（interferon regulatory factor，IRF）5 相互作用参与脊髓 I/R 损伤。通过阻断主动脉弓 12 min 再灌注 48 h 建立大鼠脊髓 I/R 损伤模型，收集 L$_{4\sim6}$ 段脊髓组织。为评价 miR-22-3p 和 IRF5 对大鼠后肢运动功能的影响，鞘内注射 miR-22-3p-agomir（慢病毒介导的 IRF5 特异性 siRNA）或慢病毒表达的野生型 IRF5 siRNA。用 miR-22-3p 模拟物或 IRF5 特异性 siRNA 处理从大鼠分离的巨噬细胞，以评估它们对巨噬细胞极化的影响。应用 ELISA 法检测脊髓组织中 IL-1β 和 TNF-α 的水平。结果显示，I/R 后，大鼠脊髓组织中 miR-22-3p 表达下调，而 IRF5 表达上调。*IRF5* 是 miR-22-3p 的靶基因，可被 miR-22-3p 负调控。沉默 IRF5 或过度表达 miR-22-3p 可减轻炎症，提高 Tarlov 评分，降低脊髓 I/R 损伤的严重程度。增加 miR-22-3p 可促进巨噬细胞的 M2 极化，并通过抑制 IRF5 进而抑制组织中的炎症反应，从而减轻脊髓 I/R 损伤。综上所述，这些结果表明，提高 miR-22-3p 水平可以通过抑制巨噬细胞中的 IRF5 来抑制脊髓 I/R 损伤的进展，从而为脊髓 I/R 损伤的治疗提供一个新的靶点。

Chen 等[7] 通过一系列研究阐明了趋化因子（C-X-C 序列）配体 13（CXCL13）在大鼠脊髓缺血再灌注发生发展中的作用。该实验通过检测大鼠脊髓缺血再灌注损伤后 CXCL13 蛋白的时间进程和细胞分布，通过靶向敲除 CXCL13 或应用 C-X-C 趋化因子受体 5（CXCR5）siRNA 沉默 CXCR5 因子后，评估脊髓缺血再灌注模型后大鼠的神经功能、组织学损伤和血脊髓屏障（blood-spinal cord barrier，

BSCB）的破坏程度，以及 CXCL13、CXCR5、磷酸化细胞外信号调节激酶（p-ERK）、caspase-3、IL-6、TNF-α 和 IL-1β 的表达水平。该研究结果发现，脊髓缺血再灌注损伤可导致大鼠后肢功能受损，并增加脊髓组织 CXCL13 的表达。此外，CXCL13 在脊髓缺血再灌注后 24 h 时增加最显著。该研究发现 CXCL13 在缺血再灌注大鼠脊髓组织中，与成熟神经元标志物 NeuN 和小胶质细胞标志物 IBA-1 共表达。脊髓缺血再灌注后 24 h，CXCR5、p-ERK、caspase-3、IL-6、TNF-α 及 IL-1β 的表达明显增加。应用 CXCL13 siRNA 预处理可减缓大鼠脊髓缺血再灌注损伤，降低上述信号通路蛋白和炎症细胞因子的表达。应用 CXCR5 siRNA 预处理同样也显示出类似的保护作用。研究结论表明，CXCL13 参与脊髓缺血再灌注的发生发展过程。CXCL13/CXCR5 轴可能通过调控 ERK 介导的相关途径促进脊髓缺血再灌注损伤的发展。CXCL13 可能是治疗这种疾病的潜在靶点。

（于 洋 于泳浩）

参 考 文 献

[1] Jing N, Fang B, Li Z, et al. Exogenous activation of cannabinoid-2 receptor modulates TLR4/MMP9 expression in a spinal cord ischemia reperfusion rat model. J Neuroinflammation, 2020, 17 (1): 101.

[2] Xiong Y, Xia Y, Deng J, et al. Direct peritoneal resuscitation with pyruvate protects the spinal cord and induces autophagy via regulating PHD2 in a rat model of spinal cord ischemia-reperfusion injury. Oxid Med Cell Longev, 2020, 2020: 4909103.

[3] Wang J, Ren C, Feng J, et al. Oleanolic acid inhibits mouse spinal cord injury through suppressing inflammation and apoptosis via the blockage of p38 and JNK MAPKs. Biomed Pharmacother, 2020, 123: 109752.

[4] Hu X, Li R, Wu Y, et al. Thermosensitive heparin-poloxamer hydrogelencapsulated bFGF and NGF to treat spinal cord injury. J Cell Mol Med, 2020, 24 (14): 8166-8178.

[5] Tao G, Qian D, Li L, et al. Parthenolide promotes the repair of spinal cord injury by modulating M1/M2 polarization via the NF-κB and STAT1/3 signaling pathway. Cell Death Discov, 2020, 6: 97.

[6] Fang H, Yang M, Pan Q, et al. MicroRNA-22-3p alleviates spinal cord ischemia/reperfusion injury by modulating M2 macrophage polarization via IRF5. J Neurochem, 2021, 156 (1): 106-120.

[7] Chen F, Li X, Li Z, et al. The roles of chemokine (C-X-C motif) ligand 13 in spinal cord ischemia-reperfusion injury in rats. Brain Res, 2020, 1727: 146489.

第二节　器官保护的临床研究

一、脑保护

刘超等[1] 探讨右美托咪定在心脏瓣膜置换术中的神经保护作用及对患者术后认知水平的影响。

选取择期行心脏瓣膜置换术的患者 88 例，随机分为研究组和对照组，每组各 44 例。2 组患者分别给予右美托咪定或等量生理盐水输注直至手术完毕。比较麻醉诱导（T0）、手术停止后（T1）、术后第 3 天（T2）、术后第 7 天（T3）时的血 IL-6、TNF-α、颈内静脉氧饱和度（$SjvO_2$）、动脉 - 颈内静脉血氧含量差（$Da-jvO_2$）、脑氧摄入率（$CE-RO_2$）。利用 MMSE、蒙特利尔认知评估量表（MoCA）对 T1、T2、T3 时的精神及认知水平进行评定。结果显示，2 组 IL-6、TNF-α、$SjvO_2$、$Da-jvO_2$ 水平和 MMSE 评分、MoCA 评分的时间效应、交互效应及组间效应均有统计学意义（$P<0.01$）。2 组 $CE-RO_2$ 时间效应及组间效应均有统计学意义（$P<0.01$），交互效应无统计学意义（$P>0.05$）。2 组的 IL-6、TNF-α 水平在 T1 时均增高，但研究组在 T0、T1、T2、T3 时均比对照组明显降低（$P<0.01$）。2 组的 $SjvO_2$ 水平在 T1 时均显著增高，随后呈进行性下降，在 T1、T2、T3 各时点，对照组的 $SjvO_2$ 水平均显著低于研究组（$P<0.05$）。2 组患者的 $Da-jvO_2$、$CE-RO_2$ 水平在 T1 时均显著减少，随后呈进行性增高，且在 T1、T2、T3 各时点，对照组的上述 2 项指标均显著高于研究组（$P<0.05$）。对照组的 MMSE 及 MoCA 评分在 T2、T3 时较研究组明显降低（$P<0.01$）。结论表明，右美托咪定用于心脏瓣膜置换术可起到神经保护作用，有利于改善患者脑缺氧再灌注状态，发挥保护脑组织效果，降低患者术后认知水平障碍发生率。

二、心血管保护

吴绪才等 [2] 观察吸入低浓度七氟烷对合并冠状动脉粥样硬化性心脏病的非心脏手术患者围术期的心肌保护效应。选取合并冠状动脉粥样硬化性心脏病的非心脏手术患者 100 例，随机分为 3 组，各组的麻醉诱导方案相同。A 组未吸入七氟烷，保持 BIS 为 35~44；B 组吸入 2.6%~4.0% 七氟烷，保持 BIS 为 35~44；C 组持续吸入 1.0%~2.5% 七氟烷，并保持 BIS 为 45~55。观察并比较 3 组患者的手术时间、术中出血量及术中补液量、心血管不良事件发生情况，检测麻醉诱导前、插管时、拔管即刻的心肌肌钙蛋白 T（cTnT）、超敏 C 反应蛋白（hs-CRP）水平。研究结果显示，各组的手术时间、术中出血量、术中补液量差异无统计学意义；C 组患者的低血压、心动过缓及心肌缺血的发生率低于 B 组，拔管即刻的 cTnT、hs-cRP 水平显著低于 A 组、B 组。从而得出结论，吸入低浓度七氟烷可以改善合并冠状动脉粥样硬化性心脏病的非心脏手术患者的围术期心肌保护效果。

潘彪等 [3] 探讨七氟烷对体外循环（CPB）下心脏瓣膜置换术患者心脑保护作用及氧化应激反应的影响。选择择期行心脏瓣膜置换术的患者 96 例，随机分为对照组和观察组，每组各 48 例。观察组于麻醉诱导后吸入 1.2 MAC 的七氟烷。比较 2 组患者在麻醉诱导前（T0）、切皮时（T1）、CPB 后 10 min（T2）、CPB 停机后 1 h（T3）及术毕（T4）5 个时间点的脑氧代谢指标，即桡动脉血氧含量（CaO_2）、颈内静脉血氧饱和度（$SjvO_2$）、动脉 - 静脉血氧含量差（$Da-jvO_2$），心肌损伤标志物血清肌酸激酶同工酶（CK-MB）、心肌肌钙蛋白 I（cTnI）和心型脂肪酸结合蛋白（H-FABP）、脑损伤标志物神经元特异性烯醇化酶（NSE）和星形胶质源性蛋白（S-100β）、氧化应激反应指标丙二醛（MDA）、超氧化物歧化酶（SOD）、Nrf-2 mRNA 水平，记录术前及术后第 3 天 MMSE 评分。结果显示，T2 时 2 组 $SjvO_2$ 明显高于 T0 时，CaO_2、$Da-jvO_2$ 明显低于 T0 时。T1 时观察组 CaO_2、$Da-jvO_2$ 明显低于 T0 时；T1、T2 时，观察组 $SjvO_2$ 均高于对照组，CaO_2、$Da-jvO_2$ 均低于对照组。观察组的血清 CK-MB、 cTnI、H-FABP、NSE、S-100β、MDA、SOD、Nrf-2 mRNA 水平在 T1、T2、T3、T4 时均明显低于对照组。术后第 3 天对照组 MMSE 评分明显低于观察组。从而得出结论，七氟烷的应用可对 CPB 下心脏瓣膜置换术患者心肌及脑部起到保护作用，并可能减轻氧化应激反应。

三、肺保护

本年度有关肺保护的临床研究主要集中在围术期的保护性肺通气策略方面。周建伟等[4]探讨最佳呼吸末正压（PEEP）肺保护通气策略对腹腔镜下结直肠癌根治术患者围术期氧合功能的影响。纳入择期行腹腔镜下结直肠癌根治术患者 54 例，随机分为传统组（T 组）和保护组（P 组），每组 27 例。T 组设置潮气量为 9 ml/kg 且无 PEEP 和肺复张（recruitment maneuvers，RMs）；P 组通过动态肺顺应性（C_{1dyn}）滴定患者的最佳 PEEP 值，设置低潮气量 7 ml/kg 联合最佳 PEEP，每 30 分钟肺复张一次。记录麻醉诱导后 10 min（T1）、每次肺复张后 30 min（T2、T3、T4）的 C_{1dyn} 及气道平台压（P_{plat}），在 T1～T4、拔管后 30 min（T5）及术后第 3 天（T6）采集动脉血样本，计算氧合指数，记录术前和 T6 时的改良临床肺部感染评分（modified clinical pulmonary infection score，mCPIS）。结果显示，与 T 组相比，T3、T4 时 P 组 C_{1dyn} 明显升高（$P<0.05$），T4～T6 时 P 组氧合指数明显升高（$P<0.05$），T6 时 P 组 mCPIS 明显降低（$P<0.05$）。从而得出结论，最佳 PEEP 联合低潮气量（tidal volume，V_T）和 RMs 的肺保护通气策略可改善腹腔镜结直肠癌根治术患者围术期氧合，降低 mCPIS。

李海等[5]探讨肺保护性通气策略对老年患者全身麻醉腹部手术术后肺内氧合的影响。选取 104 例拟行择期腹部手术的老年患者，随机分为肺保护通气组和传统通气组，每组各 52 例。2 组患者均接受气管插管全身麻醉，机械通气期间保护通气组的呼吸参数设置为氧浓度分数 50%、潮气量 6 ml/kg、呼吸频率 14～16 次/分、呼气末正压为 5 cmH₂O，每 30 min 采用压控持续膨肺法进行 1 次肺复张；传统通气组的呼吸参数设置为氧浓度分数 50%、潮气量 10 ml/kg、呼吸频率 10～12 次/分。记录 2 组患者的一般状况、术中出入量、基础值和术后第 3 天的肺泡-动脉血氧分压差、氧合指数及用力肺活量、一秒量及一秒率、术后第 1 天的改良临床肺部感染评分。结果显示，保护通气组术后第 3 天的氧合指数高于传统通气组患者，呼气终末正压低于传统通气组；保护通气组和传统通气组术后第 1 天改良临床肺部感染评分>3 分别为 13.6%（6/44）和 32.7%（17/35），差异有统计学意义。比较术后第 3 天 2 组的肺功能指标差异无统计学意义。结论表明，肺保护性通气可以改善老年患者全身麻醉下腹部大手术后肺换气功能，改善肺内氧合，减少术后肺部并发症。

于霖等[6]探讨保护性单肺通气策略对食管癌全身麻醉手术患者的肺功能及炎症指标的影响。选择择期行食管癌全身麻醉手术患者 100 例，随机分为观察组和对照组，每组 50 例。对照组给予传统通气方式，观察组给予保护性单肺通气策略（通气参数设定潮气量为 6～8 ml/kg，呼吸频率为 13～16 次/分，呼气末正压为 5 cmH₂O）。比较 2 组患者术前和术后 24 h 的吸气平台压（platform pressure，PP）、气道峰压（peak inspiratory pressure，PIP）、气道阻力（Raw）、炎症指标、血气指标和并发症发生情况。结果显示，观察组术后 24 h 的 PP、PIP 和 Raw，以及 IL-6、IL-8、Sicam-1 明显低于对照组；血气指标明显优于对照组，术后的并发症总发生率亦明显低于对照组，差异均有统计学意义。结论表明，保护性单肺通气策略应用于食管癌全身麻醉手术患者可有效改善肺功能及炎症水平。

张严炜等[7]评价肺保护性通气策略对腹部手术术后肺部并发症的影响。选择择期行胃肠道肿瘤手术的患者，纳入加泰罗尼亚外科患者呼吸风险评估（ARISCAT）评分为26~44分的术后肺部并发症（postoperative pulmonary complications，PPCs）中危患者100例，随机分为传统通气策略组（T组）和肺保护性通气策略组（L组），每组50例。2组患者在机械通气期间的吸入氧浓度均为50%，T组采用理想体重10 ml/kg潮气量，L组潮气量为6 ml/kg，PEEP为0.588 kPa（6 cmH$_2$O），每隔30 min进行1次手法肺复张。比较麻醉诱导前5 min（T0）、气管拔管后30 min（T1）、手术结束后24 h（T2）时血IL-6、TNF-α、NF-κB、sICAM-1浓度，随访术后7 d的肺部并发症发生情况。结果显示，T0时比较，T组在T1时血清IL-6、TNF-α、NF-κB和sICAM-1浓度升高（$P<0.05$），L组上述指标差异无统计学意义（$P>0.05$）；与T1时比较，T2时T组血清IL-6、TNF-α、NF-κB和sICAM-1浓度降低，L组血清TNF-α和NF-κB浓度降低（$P<0.05$）；L组T1时血清IL-6、TNF-α、NF-κB和sICAM-1浓度较T组更低，PPCs发生率及其严重程度降低（$P<0.05$）。结论表明，肺保护性通气策略可减轻腹部手术PPCs中危患者的全身炎症反应，降低PPCs的发生风险和严重程度。

部分学者研究麻醉药物临床应用对肺保护的作用。Shen等[8]探讨右美托咪定对单肺通气时非通气侧肺的保护作用。选择择期行肺叶切除术的患者30例，随机分为2组，每组15例。对照组采用传统全静脉麻醉，实验组（Dex组）则采用传统全静脉麻醉联合右美托咪定［初始剂量0.8~1.0 µg/kg，随后以0.1~0.5 µg/（kg·h）的速度持续输注］。切取切除的肺叶肿瘤周边正常的肺组织，使用CD68、CD86和CD206免疫荧光染色标记并检测肺组织中活化和极化的巨噬细胞，ELISA法检测细胞因子TNF-α、MCP-1、IL-1β、CXCL-8、IL-10水平。结果显示，Dex组肺组织标本中CD68阳性细胞和CD86阳性细胞的数量明显低于对照组，且相关的炎症细胞因子TNF-α、MCP-1表达明显减少。结论表明，右美托咪定可调节非通气侧肺组织巨噬细胞的活化和免疫功能，对塌陷性肺损伤具有保护作用。

赵晔等[9]探讨利多卡因对术后肺部并发症中高风险患者的肺保护作用。纳入124例具有术后肺部并发症中高风险的患者，均行气管插管全身麻醉，随机分为利多卡因组（L组）和生理盐水组（C组），每组62例。L组在麻醉诱导后即刻静脉给予利多卡因1.5 mg/kg，术中持续泵注利多卡因1 mg/（kg·h），C组给予等量生理盐水。分别于麻醉诱导前（T0）、机械通气1 h（T1）、机械通气2 h（T2）、术毕（T3）、术后24 h（T4）检测患者血清克拉拉细胞分泌蛋白（CC16）、IL-6、IL-10水平，计算比较氧合指数、P$_{A-a}$O$_2$、呼吸指数（respiratory index，RI）。记录术中机械通气时间、术中液体输注情况、患者住院时长、ICU入住率、术后30 d PPC发生率。结果显示，L组患者T2、T3时血清CC16水平及T3、T4时血清IL-6水平低于C组。2组患者各时点血清IL-10水平无统计学差异。T2、T3时，L组氧合指数值高于C组，P$_{A-a}$O$_2$值低于C组。2组在各时点的RI差异无统计学意义。2组患者术中液体输注情况、输血率、机械通气时间、ICU入住率无统计学差异。L组住院时间显著短于C组，术后30 d PPCs发生率低于C组。结论表明，静脉给予利多卡因可通过抑制炎症反应减轻肺部并发症中高风险患者行腹部大手术后的肺损伤，改善肺部氧合。

四、肾保护

Tang 等[10] 进行一项前瞻性、双盲、随机、平行组研究，探讨右美托咪定预处理在减轻心肌缺血再灌注（myocardial ischemia reperfusion，MI/R）损伤诱导的急性肾损伤（AKI）中的作用。选择符合纳入标准的接受心脏瓣膜手术的患者，随机分为 Dex 组和 NS 组，每组各 40 例。2 组患者在麻醉前分别接受右美托咪定［负荷剂量为 1.0 μg/kg，15 min 输注完毕，随后以 0.3 μg/（kg·h）速度持续输注］或等体积生理盐水作为预处理，麻醉诱导、维持及体外循环期间的方案管理均相同。测定并比较麻醉诱导前（基线），主动脉开放后 4 h、12 h、24 h、48 h 的血浆尿素氮（BUN）、肌酐（Cr）、中性粒细胞明胶酶相关脂质运载蛋白（NGAL）、MDA 和 SOD 水平及尿液中的 IL-18。记录主动脉钳夹、CPB、气管拔管时间，术后 ICU 住院时间和总住院时间，术后 48 h 内引流量，术中和术后第 1 天及第 2 天尿量。根据 KDIGO 诊断标准，统计 AKI 的发生率。结果显示，2 组患者术前 cTnI、CK-MB、MDA 基线血浆水平无差异，Dex 组在 CPB 后再灌注 4 h、12 h、24 h 及 48 h 各时间点，血浆 cTnI、CK-MB 和 MDA 水平均显著低于 NS 组。2 组患者的血浆 SOD 水平在 CPB 后 4 h、12 h 及 24 h 显著降低，但 Dex 组的 SOD 水平值均高于 NS 组且存在统计学差异。2 组间基线血浆 BUN、Cr、NGAL 水平和尿 IL-18 水平无显著差异，在 CPB 后的再灌注期间，2 组的所有这 4 个指标均显著增加，但 Dex 组在 CPB 后 12 h、24 h 和 48 h 的血浆 BUN、Cr、NGAL 和尿 IL-18 水平均低于 NS 组，且该差异存在统计学意义。此外，2 组患者的拔管时间、术后 48 h 引流量的差异无统计学意义。Dex 组患者术后 ICU 停留时间、总住院时间明显短于 NS 组。与 NS 组相比，Dex 组术中尿量明显增加且差异有统计学意义，但术后第 1 天和第 2 天尿量的差异无统计学意义。Dex 组急性肾损伤的发生率显著降低（$P<0.0001$）。结论表明，右美托咪定预处理可以减轻心肌缺血再灌注损伤诱导的急性肾损伤。

五、肝保护

Zhang 等[11] 探讨右美托咪定对肝切除术后肝缺血再灌注损伤的保护作用。将 58 例接受肝切除术的患者随机分为 2 组，进行前瞻性、单盲研究。右美托咪定组（D 组）负荷剂量为 0.5 μg/kg 10 min，保持泵注 0.5 μg/（kg·h）直至肝叶切除。对照组（C 组）给予生理盐水，剂量和输注速率与 D 组相同。分别测量 2 组患者血清 α- 谷胱甘肽 S- 转移酶（α-GST）水平，观察比较术后肝功能、肾功能、凝血功能、血流动力学改变、恢复指标以及与麻醉和手术相关的并发症发生率。结果发现，D 组术后 0.5 h 的血清 α-GST 明显低于对照组［（9.1±3.4）ng/ml vs.（15.8±6.5）ng/ml，$P<0.01$］。术中 D 组肝血流阻断 11 例，C 组 14 例，进一步亚组分析显示，无论术中有无肝血流阻断，D 组患者术后 0.5 h 的 α-GST 也显著降低［有阻断：D 组，（9.6±1.6）ng/ml；C 组，（20.3±6.7）ng/ml，$P<0.01$。未阻断：D 组，（8.7±4.1）ng/ml；C 组，（11.6±2.3）ng/ml。$P=0.02$］。D 组未阻断血流和阻断血流者的 α-GST 无明显差异，C 组中未阻断血流者的 α-GST 浓度明显低于阻断血流者，右美托咪定与未阻断血流具有交互作用（$P<0.01$）。此外，在肝切除术后 24 h，2 组患者的血清 IL-6 和 TNF-α 差异具有统计学意义。在平均动脉压、心率、脑电双频指数方面，D 组均显著低于 C 组（$P<0.05$）。比较 2 组患者在术

后 2 h、24 h 的 ALT、AST 的差异具有统计学意义。但在肾功能、恢复指标、凝血功能方面差异无统计学意义。2 组均未发现与手术麻醉有关的严重并发症。结论表明，右美托咪定对肝切除术后缺血再灌注损伤有保护作用。

Wu 等[12]研究远端缺血预处理（remote ischemia preconditioning，RIPC）对肝切除患者围术期肝缺血再灌注损伤（hepatic ischemia reperfusion injury，HIRI）的保护作用。将 120 例患者随机分为对照组、缺血预处理（ischemic preconditioning，IPC）组和 RIPC 组。IPC 组肝切除前阻断肝十二指肠韧带 10 min，再灌注 10 min。RIPC 组患者接受 3 个周期的右臂缺血 5 min，再灌注 5 min。术前、术后检测 ALT、AST、肿瘤坏死因子样弱凋亡诱导因子（TWEAK）。结果表明，与对照组相比，IPC 组及 RIPC 组在术后第 1 天的血清 ALT 和 AST 水平显著降低。IPC 组术后 TWEAK 较对照组显著降低，该指标在 RIPC 组和 IPC 组之间差异无统计学意义。结论表明远端缺血预处理可减轻肝切除术后肝缺血再灌注损伤。

六、肠保护

刘书舒等[13]观察全身麻醉联合硬膜外麻醉对老年结肠癌患者术后肠道屏障功能的保护作用。纳入择期行结肠癌手术的老年患者 120 例，随机分为对照组和研究组，分别接受全身麻醉和全身麻醉联合硬膜外麻醉。比较 2 组患者术后第 1 天、第 3 天和第 5 天的肠道屏障功能指标二胺氧化酶（DAO）、血浆 D- 乳酸（D-Lac）变化，记录胃肠功能障碍评分、术中生命体征及术后一般情况，测定 2 组术前、术后外周血 T 淋巴细胞亚群 CD8$^+$、CD4$^+$、CD4$^+$/CD8$^+$、CD3$^+$水平作为免疫功能指标，对 2 组患者随访 6 个月后依据临床表现、实验室检查及复发情况判定为肠道功能恢复良好组和恢复较差组，比较 2 组的 DAO、D-Lac 值。结果显示，术后 2 组患者的 D-Lac、DAO、胃肠功能障碍评分先上升再逐渐下降，且研究组下降的幅度大于对照组，差异有统计学意义（$P<0.05$）。研究组在探查腹腔前、病灶离体时、关腹腔前的生命体征显著优于对照组，术后排气时间、总住院天数、疼痛数字评分、并发症发生例数均显著低于对照组。术后 2 组的 CD4$^+$、CD8$^+$、CD3$^+$低于术前，CD4$^+$/CD8$^+$均高于术前，但研究组的 CD4$^+$、CD8$^+$、CD3$^+$低于对照组，CD4$^+$/CD8$^+$高于对照组，差异有统计学意义。术后 6 个月恢复良好组的 D-Lac、DAO 值显著低于恢复较差组，且 D-Lac、DAO 与结肠癌术后恢复情况呈显著负相关（$P<0.05$），D-Lac、DAO、麻醉方式是影响肠道功能恢复的独立危险因素（$P<0.05$）。结论表明，全身麻醉联合硬膜外麻醉可维持术中血流动力学、组织灌注稳定和供氧充足，对术后肠道屏障功能具有保护作用。

（仓　静　凌晓敏）

参 考 文 献

[1] 刘超，刘错，罗纲，等. 右美托咪定对心脏瓣膜置换术者围术期的神经保护作用及认知水平的影响. 中国临床研究，2020，33（7）：913-916.

[2] 吴绪才，高子军，肖莉，等. 吸入低浓度七氟烷对合并冠心病的非心脏手术患者的围术期心肌保护效应分析. 实用临床医药杂志，2020，24（23）：70-72，91.

[3] 潘彪，袁辉，肖文，等. 七氟醚对 CPB 下心脏瓣膜置换术患者心脑保护作用及氧化应激反应的影响. 武警后勤学院学报（医学版），2020，29（3）：32-37.

[4] 周建伟，王传光，黄燕，等. 最佳呼吸末正压肺保护通气策略对腹腔镜下结直肠癌根治术患者氧合功能的影响. 临床麻醉学杂志，2020，36（6）：548-551.

[5] 李海，于晖，刘真，等. 肺保护性通气策略对老年患者全身麻醉腹部手术后肺内氧合的影响. 中华老年医学杂志，2020，39（12）：1434-1438.

[6] 于霖，庾燕君，韩琪，等. 保护性单肺通气策略在食管癌全身麻醉手术中的应用. 海南医学，2020，31（13）：1695-1698.

[7] 张严炜，傅雨，付慧敏，等. 肺保护性通气策略对 PPCs 中危患者腹部手术 PPCs 的影响. 中华麻醉学杂志，2020，40（9）：1062-1065.

[8] Shen QY, Xu GH, Liu J, et al. Dexmedetomidine alleviates non-ventilation associated lung injury viamodulating immunology phenotypes of macrophages. Life Sci, 2020, 259: 118249.

[9] 赵晔，陶敏，王秀丽，等. 利多卡因对术后肺部并发症中高风险患者的肺保护作用. 国际麻醉学与复苏杂志，2020，41（10）：970-975.

[10] Tang CL, Hu YD, Gao J, et al. Dexmedetomidine pretreatment attenuates myocardial ischemia reperfusioninduced acute kidney injury and endoplasmic reticulum stress in human andrat. Life Sci, 2020, 257: 118004.

[11] Zhang Y, Liu M, Yang Y, et al. Dexmedetomidine exerts a protective effect on ischemia-reperfusion injuryafter hepatectomy: A prospective, randomized, controlled study. J Clin Anesth, 2020, 61: 109631.

[12] Wu GL, Chen M, Wang XQ, et al. Effect of remote ischemic preconditioningon hepatic ischemia-reperfusion injuryin patients undergoing liver resection: a randomized controlled trial. Minerva Anestesiol, 2020, 86 (3): 252-260.

[13] 刘书舒，吴畏. 七氟烷和丙泊酚全麻联合硬膜外麻醉对老年结肠癌患者术后肠道屏障功能的保护作用. 中国老年学杂志，2020，40（24）：5212-5217.

第十章　港澳台地区麻醉医学研究进展

2020年度，港澳台地区PubMed收录论著98篇，涉及麻醉药对小动物生理功能影响、局部麻醉药纳米复合体、血管活性药物对肠道灌注等基础研究，以及神经阻滞、单肺通气、BIS监测、ICU内气管插管和脓毒症等相关临床研究。

一、基础研究

动物实验中常需使用麻醉药，但麻醉药可能对动物生理功能产生影响，因此实验结果可能与动物清醒状态下进行实验的结果不一致。Poon等[1]研究重新思考了异氟烷使用相关的两个问题。首先，异氟烷是否对各项心血管功能及调控机制都有抑制作用？其次，异氟烷麻醉下脑组织氧供是否充足？该通过动物实验将雄性C57BL/6J小鼠暴露于1.5%异氟烷下，监测其血压、心率、心功能、压力反射介导的交感缩血管紧张活动、心脏迷走神经反射、压力反射传导通路兴奋性、颈动脉血流或脑血流量、大脑皮质氧分压、呼吸频率和血气。研究结果显示，暴露于1.5%异氟烷150 min后，小鼠血压和心率分别维持在清醒水平的71%和79%，并呈上升趋势。小鼠心功能在生理范围内，交感缩血管紧张活动从减少85%逐渐向清醒状态逆转，同时孤束核（nucleus tractus solitarii，NTS）与延髓头端腹外侧区的抑制性连接减弱，孤束核-疑核传导通路兴奋性下降，伴有心脏迷走反射减弱；颈动脉或脑血流量及大脑皮质氧分压逐渐增加，小鼠逐渐出现通气不足、轻度呼吸性酸中毒和高碳酸血症。研究结果显示，1.5%异氟烷对各项心血管功能及其调节的抑制作用不一，可维持脑组织氧供和维持小鼠最佳心血管功能。

近年来，纳米材料在麻醉学领域的应用崭露头角。然而，以局部麻醉药的应用为例，纳米颗粒复合局部麻醉药的不当使用可导致严重后果，如生物相容性差、产生细胞毒性和导致药物过量等。Ting等[2]研究采用磁场诱导产热来实现局部麻醉的可控性，通过合成铁金合金纳米颗粒（FeAu Nps）结合麻醉药物利多卡因，并用明胶包被以增加生物相容性，最终形成纳米复合物（FeAu@ Gelatin-Lidocaine）。药物-纳米颗粒复合物的生物相容性通过体外评估，MTT法测试结果显示，在5 mg/ml利多卡因浓度下82%的细胞活力正常，表明该纳米复合物没有产生明显的细胞毒性。评估复合物触发局部麻醉的能力的在体实验中，暴露于高频感应波（high frequency induced wave，HFIW）后，（7.2±2.8）nm大小的超顺磁性纳米颗粒产生热量使明胶涂层解离，从而引发利多卡因释放。在大鼠后肢肌内注射纳米复合物，高频感应波刺激触发对目的肌肉的麻醉作用。同时体内试验表明，只有在高频感应波刺激下，利多卡因才会从复合物中释放。综上所述，纳米复合物实现了热触发、可控释放局部麻醉药，将推动特定部位精准麻醉的实现。

多项研究表明，血管升压药更适合治疗术中低血压和预防高容量血症。Fan 等 [3]* 比较输注血管升压药和补液对术中低血压大鼠肠道微循环的影响，把 32 只大鼠被随机分为浅麻醉组（应用 0.8%～1% 异氟烷）、深麻醉组（应用 1.5%～1.8% 异氟烷）、液体 DA 组（应用 1.5%～1.8% 异氟烷＋补液）、去甲肾上腺素 DA 组（应用 1.5%～1.8% 异氟烷＋去甲肾上腺素输注）。在 6 h 时，液体 DA 组和去甲肾上腺素 DA 组灌注小血管密度（perfusion small vessel density，PSVD）无显著差异（26.2 mm/mm^2 vs. 28.9 mm/mm^2，$P = 0.077$），液体 DA 组中黏膜组织氧饱和度低于去甲肾上腺素 DA 组（48% vs. 57%，$P = 0.02$）。去甲肾上腺素 DA 组中浆肌层的总小血管密度（total small vessel density，TSVD）和 PSVD 均高于液体 DA 组。液体 DA 组中补液量高于去甲肾上腺素 DA 组（66 μl/g vs. 9 μl/g，$P = 0.001$）。该研究结果表明去甲肾上腺素可以复苏术中低血压相关的微循环改变，避免液体超负荷。

二、临床研究

肋锁间隙臂丛神经阻滞（CC-BPB）是一种相对新颖的区域麻醉技术，目前缺乏 0.5% 罗哌卡因用于超声引导下 CC-BPB 的 90% 最小有效容积（MEV$_{90}$）的相关数据。Wong 等 [4]* 针对这一问题，采用前瞻性升降序贯分配方法，于 2016 年 3 月至 2017 年 12 月共纳入 48 例就诊于香港大学教学医院并在 CC-BPB 下接受择期前臂或手部手术的患者，患者 ASA 分级为 Ⅰ～Ⅲ 级，年龄≤70 岁。每例患者的罗哌卡因用量基于前一例患者的结局：若前一例患者阻滞失败，则下一例患者的用量增加 2 ml；若阻滞成功，则后一例患者纳入研究，当概率为 $b = 0.11$，该患者用药量减少 2 ml，当概率为 $1 - b = 0.89$，则用药量不变。注射罗哌卡因 45 min 后使用感觉和运动阻滞评分（共 16 分）评估阻滞效果，评分≥14 分即为阻滞成功，阻滞成功 45 例后即停止纳入病例。结果显示，0.5% 罗哌卡因用于超声引导下 CC-BPB 的 MEV$_{90}$ 为 20.9 ml（95%CI 20.7～21.8），阻滞后可行手术的准备时间为（31.4±12.6）min。

去甲肾上腺素是脊椎麻醉下剖宫产术中有效的血管升压药，但在全面推广之前应排除该药可能对新生儿造成的不良反应。Ngan 等 [5]* 研究了使用去甲肾上腺素治疗低血压后的脐带动脉血气 pH，至少与使用去氧肾上腺素持平（非劣效）。该项随机双盲双组平行非劣效试验共纳入蛛网膜下腔阻滞或蛛网膜下腔阻滞与硬膜外阻滞联合麻醉下的择期 / 非择期剖宫产 668 例。麻醉科医师根据临床情况，预防性 / 治疗性输注或推注 6 μg/ml 的去甲肾上腺素或 100 μg/ml 的去氧肾上腺素，以维持动脉血压。主要结局为脐动脉 pH，非劣效性界值为 0.01。研究结果显示，共 664 例完成研究（择期 531 例，非择期 133 例），去甲肾上腺素组 332 例共采集 351 份血样，去氧肾上腺素组 332 例共采集 343 份血样。脐带动脉血 pH 显示，去甲肾上腺素（平均 pH 为 7.289，95%CI 7.284～7.294）相较去氧肾上腺素（平均 pH 为 7.287，95%CI 7.281～7.292）具有非劣效性（组间均数差为 0.002，95%CI −0.005～0.009，$P = 0.017$）。亚组分析显示，择期手术中去甲肾上腺素仍显示出非劣效性，而非择期手术中未能得出非劣效性结论。以上结果为去甲肾上腺素用于产科麻醉对于胎儿的安全性提供了高质量证据。

在麻醉过程中运用脑电双频指数（BIS），能降低术中知晓的发生率，缩短康复时间，改善患者的病死率和病残率，还能减少麻醉药物的用量和降低麻醉费用。Poon 等[6]通过回顾性研究纳入 6713 例患者。其中，1324 例七氟烷麻醉患者和 378 例地氟烷麻醉患者接受 BIS 监测，3819 例七氟烷麻醉患者和 1192 例地氟烷麻醉患者接受常规标准监测。结果表明，接受 BIS 监测麻醉较接受常规标准监测可减少每小时挥发性麻醉药物用量。在 BIS 监测下，七氟烷或地氟烷每小时平均消耗量显著降低，分别为 10.5 ml/h 和 17.4 ml/h，显著低于常规标准监测下的 11.4 ml/h 和 20.2 ml/h。针对不同影响因素的研究发现，BIS 监测下，随着麻醉持续时间的延长，每小时挥发性麻醉药物用量减少；随着年龄增长每小时挥发性麻醉药物用量减少；女性相较于男性，每小时挥发性麻醉药物用量少。但是，是否接受 BIS 监测与患者术后不良事件的发生无相关性。该研究结论表明，在真实世界环境下，BIS 监测下的全身麻醉可以减少挥发性麻醉药物的消耗。

术后口渴很常见，而中、重度口渴的发生率为 53.2%～69.8%，口渴给患者术后带来的不适感，其临床相关性常被淡化。通常口渴被认为比其他术后症状（如疼痛、恶心、呕吐或咽喉痛）的不适程度轻。术后口渴的原因众多，且尚未阐明原因。Lee 等[7]采取回顾性研究，在 2018 年 8 月实施的为期 1 个月的质量改进计划中，共对 1211 例入住 PACU 的成年患者进行筛查。将中度至重度口渴定义为 NRS 得分≥4 分。其中，中度至重度口渴患者 675 例（55.8%）。在 PACU 中缓解术后口渴的方式为给予冰块或室温蒸馏水及口服保湿剂。研究结果发现，冰块缓解口渴的方式最有效，而室温水更易获得，且降低了 PACU 护士的操作难度。尽管在口渴强度的评估中，对于最小临床意义变化值（minimal clinically important difference，MCID）没有统一标准，以往的口渴管理研究将 NRS 降低 1.7 分作为 MCID，以上 3 种缓解口渴的方式均达到了 MCID。格隆溴铵等药物的使用为中、重度术后口渴的主要独立危险因素，通常在麻醉诱导期间给予，以减少唾液分泌。综上所述，术后中度至重度口渴是 PACU 常见症状，使用格隆溴铵是其主要独立危险因素。在缓解术后口渴方面，使用冰块或室温水优于口服保湿剂。从实用角度看，每间隔 15 min 供应一次室温水是一种简单而安全的策略，且在大容量的 PACU 和在术后早期较容易实施。

Hung 等[8]通过荟萃分析评估环状软骨压迫（cricoid pressure，CP）应用对气管插管结果的影响。该研究在电子数据库（即 MEDLINE、PubMed、Embase 和 Cochrane review）中搜索从建库至 2020 年 6 月 2 日的随机对照试验，评估在使用喉镜暴露下气管插管的成人患者中使用或不使用 CP 的插管结果（即 CP 组和非 CP 组）。主要结果为首次插管成功率（SFAIR），次要结果为插管时间、喉镜视野不良（即 Cormack-Lehane 分级为 3～4 级）发生率、气道并发症和误吸。研究共纳入发表于 2005—2018 年的 5 项试验，所有气管插管均由麻醉科医师或麻醉科护士在手术室使用视频喉镜（n＝3）或 Macintosh 喉镜（n＝2）进行。研究结果发现，2 组在 SFAIR（RR 0.98，P＝0.37）、喉镜视野不良发生率（RR 1.49，P＝0.21）和咽喉痛发生风险（RR 1.17，P＝0.73）方面差异无统计学意义。与非 CP 组相比，CP 组首次插管成功的时间稍长（WMD 4.40 s，P＝0.002），声音嘶哑的风险较高（RR 1.7，P＝0.03）。其中次要结果"误吸"没有进行分析，因为只有一项试验可用。环状软骨压迫的应用对首次插管成功率或喉镜视野均无不良影响。然而，这种操作可能会稍微延长插管时间，增加术后声音嘶哑的风险。

肺保护性通气策略可减少非心脏手术患者术后肺部并发症并改善整体临床预后，使术中机械通气支持的模式发生重大转变。然而，目前在需要行单肺通气（one-lung ventilation，OLV）的胸科手术中，尚缺乏肺保护性通气的标准化实践指南。该研究旨在收集中国台湾地区胸科手术的麻醉科医师对单肺通气围术期管理的专家意见[9]。该研究于 2019 年 1 月至 2 月期间在 16 家三级医院进行，在参与调查的医院分发全面的调查表，邀请胸科麻醉医师自愿填写表格。调查表由 3 个部分组成，包括医院麻醉管理标准的基本信息、拟接受单肺通气手术患者的通气参数设置和专家对单肺通气的意见。最后共有 71 名胸科麻醉医师参与该项调查。单肺通气期间，双腔气管导管是最常用（93.8%）的气道装置，最常推荐的通气参数设置为潮气量 6～7ml/kg，PEEP 为 4～6 cmH$_2$O，44.1% 的麻醉科医师使用双重控制通气模式。在单肺通气过程中，常通过提高吸入氧浓度（FiO$_2$>0.8）使血氧饱和度>94%。然而，麻醉科医师对胸科手术中肺保护性通气指标的共识较少，绝大多数（91.5%）麻醉科医师强烈建议针对胸科手术麻醉中保护性肺通气策略建立一个国际临床实践指南。该研究发现，尽管中国台湾地区的胸科麻醉医师在单肺通气期间的通气支持方面有一些共同的做法，但目前尚缺乏基本的临床证据来支持适用于单肺通气的肺保护性通气策略的有益结果。因此，需要进行大规模的临床试验来形成一个循证的胸科手术麻醉的临床实践指南。

硬膜外镇痛是否会影响癌症结果仍存在争议。大多数先前研究忽略了重要的病理因素对癌症结果的潜在混淆性。Wu 等[10]对中国台湾地区某医疗中心进行回顾性队列研究，旨在评估硬膜外镇痛与结肠肿瘤切除术后肿瘤复发或死亡的关系。研究纳入 2005—2014 年接受肠切除并接受硬膜外镇痛或静脉阿片类镇痛的Ⅰ～Ⅲ期结肠肿瘤患者。研究主要结局是术后无复发存活率，次要结局是总存活率。共有 2748 例患者和 1218 例患者在倾向评分匹配前后进行分析。Cox 回归分析未证明匹配后硬膜外镇痛与肿瘤复发或死亡之间有任何关联［复发风险比（hazard ratio，HR）为 0.89，95%CI 0.65～1.21；死亡 HR 为 0.72，95%CI 0.48～1.09］。术前癌胚抗原水平较高、围术期输血、肿瘤分期为晚期和病理性淋巴血管浸润是影响肿瘤复发和死亡的独立预后因素。在接受结肠肿瘤切除术的患者中，硬膜外镇痛与复发或死亡风险之间没有明确关联。

临床和病理预测指标已被证明不足以识别肿瘤切除术后发生复发的高危患者。Wu 等[11]*比较不同炎性标志物在肺癌手术切除患者中的预测能力。该研究连续纳入 2005—2015 年在该中心接受手术切除的 2066 例Ⅰ～Ⅲ期非小细胞肺癌患者。研究评估预后营养指数（prognostic nutritional index，PNI）、中性粒细胞与淋巴细胞比率（neutrophil-lymphocyte ratio，NLR）、血小板与淋巴细胞比率（platelet-to-lymphocyte ratio，PLR）及其围术期变化。研究人员进行逐步向后变量消除和内部验证，以比较所选标志物对术后无复发生存率和总生存率的预测性能。术前中性粒细胞与淋巴细胞比率独立预测无复发生存率（HR 1.267，95%CI 1.064～1.509，P=0.007 9），总生存率（HR 1.357，95%CI 1.070～1.721，P=0.011 7）。其预测复发（敏感性 46.1%，特异性 66.7%）和死亡率（敏感性 84.2%，特异性 40.4%）的临界值为 2.3。较高的术前中性粒细胞与淋巴细胞比率与晚期肿瘤、低分化肿瘤和神经周围浸润的发生显著相关。该研究结论表明，在预测非小细胞肺癌手术切除患者的术后复发和死亡率方面，术前中性粒细胞与淋巴细胞比率优于预后营养指数和血小板与淋巴细胞比率。

最新数据显示，全球每年共有 4890 万例脓毒症患者，其中 1100 万例死于脓毒症，远高于此前报道的 1940 万例脓毒症患者数量。这提示现存的监测方法可能无法准确反映真实的脓毒症感染情况，包括较为常用的 Angus 法和 Martin 法。但很多国家和地区缺乏脓毒症流行病学的研究，如香港地区脓毒症发病情况仍是未知。Liu 等[12]*使用中国香港地区电子病历系统（electromic health records，

EHR）中的临床资料建立一种监测脓毒症发生率的新方法。该研究利用一个回顾性队列评估此新方法对脓毒症的诊断性能，并将其诊断准确性与 Angus 法和 Martin 法相比较。研究对中国香港地区某三级医院成年患者进行脓毒症的监测识别，再由 2 名临床医师独立审查患者临床记录诊断出脓毒症患者作为"金标准"。采用敏感性、特异性、阳性预测值、阴性预测值及曲线下面积（AUC）评价 Angus 法、Martin 法和该新方法的诊断性能。结果显示，2018 年 1 月 1 日至 2 月 28 日，采用该方法诊断的 1352 例疑似感染的住院患者中，38.9%（95%CI 36.3～41.5）患有脓毒症。在 490 例患者的验证队列中，2 名临床医师在加权 kappa 为 0.75 时诊断无并发症感染患者或脓毒症具有良好的一致性（95%CI 0.69～0.81）。经验证，新方法诊断的敏感性为 0.93（95%CI 0.89～0.96），特异性为 0.86（95%CI 0.82～0.90），AUC 为 0.90（95%CI 0.87～0.92）。而 Angus 法和 Martin 法 AUC 仅为 0.56（95%CI 0.53～0.58）和 0.56（95%CI 0.52～0.59）。研究认为，这样一种基于中国香港地区电子病历系统客观数据的脓毒症监测方法比通用的方法更准确，其可用于评估香港地区脓毒症人群发病率和结局。

气管插管对危重症患者的气道管理和保护，以及有效实施机械通气至关重要，但紧急插管的风险显著高于计划性插管。早期、准确预测患者是否需要气管插管可为临床医师提供更多的决策和准备时间，避免延迟插管风险，保障患者安全。Siu 等[13]* 评估机器学习能否利用患者入 ICU 时的床旁和实验室常用检测指标预测患者入监护室后 24 h 内是否需要气管插管。研究从两大重症监护数据库（MIMIC-Ⅲ 和 eICU-CRD）提取检测数据，计算机自动编码补充缺失值，将所提取数据的 60% 作为训练集，40% 作为验证集。研究比较逻辑回归模型和随机森林模型对危重患者气管插管的预测性能。去除存在治疗限制和数据缺失的患者，此回顾性队列共纳入 17 616 例危重症患者。其中，2292 例患者入重症监护室 24 h 内需行气管插管，15 324 例患者未行气管插管。血气参数（PaO_2、$PaCO_2$、HCO_3^-）、格拉斯哥昏迷评分、呼吸参数（呼吸频率、SpO_2）、体温、年龄和氧疗用于气管内插管的预测。随机森林模型的 AUC 为 0.86（95%CI 0.85～0.87）；逻辑回归模型的 AUC 为 0.77（95%CI 0.76～0.78）。对气管插管风险进行校正，随机森林模型的敏感性为 0.88（95%CI 0.86～0.90），特异性为 0.66（95%CI 0.63～0.69）。结果表明，机器学习可以利用常用的床旁和实验室监测参数对危重患者是否需要气管插管进行监测。

非甾体抗炎药（NSAIDs）经常用于终末期肾病（end-stage renal disease，ESRD）患者，尽管临床指南中建议避免在该类人群中使用 NSAIDs，然而，NSAIDs 的使用和不良心血管事件之间的关系仍不清楚。Liao 等[14] 调查 NSAIDs 的使用与 ESRD 患者的主要不良心血管事件（major adverse cardiovascular events，MACEs）之间的关系。通过使用中国台湾地区健康保险研究数据库，对 1998—2012 年新诊断的需要长期透析的 ESRD 患者进行基于人群的队列研究，临床预后评估一直持续到 2013 年底。应用时间依赖的 COX 回归模型分析 ESRD 患者 NSAIDs 的使用与 MACEs 的关系。研究结果显示，在接受透析的 2349 例 ESRD 患者中，1923 例（82%）患者在随访期间使用了 NSAIDs。多变量分析显示，与未使用者相比，NSAIDs 使用者 MACEs 的风险增加，校正后的风险比（HR）为 1.70（95%CI 1.22～2.36）。进一步分析表明，累计使用 NSAIDs 和 MACEs 之间存在显著的剂量－反应关系。累计使用 NSAIDs 总量分别为 1～30 倍限定日剂量（defined daily doses，DDDs）、31～90 倍 DDDs 和 >90 倍 DDDs 时，MACEs 发生的校正后 HR 分别为 1.63（95%CI 1.16～2.30）、1.86（95%CI 1.2

2～2.83）和 1.99（95%*CI* 1.24～3.20）。综合研究结果表明，NSAIDs 的使用可能增加 ESRD 患者发生 MACEs 的风险，临床医师和 ESRD 患者应关注与 NSAIDs 相关的潜在的心血管风险。

（金培培　张笑婷　杨心月　王汇贤　兰　杨　薄禄龙　黑子清）

参 考 文 献

[1] Poon YY, Tsai CY, Huang YH, et al. Disproportional cardiovascular depressive effects of isoflurane: Serendipitous findings from a comprehensive re-visit in mice. Lab Anim (NY), 2021, 50 (1): 26-31.

[2] Ting CK, Dhawan U, Tseng CL, et al. Hyperthermia-induced controlled local anesthesia administration using gelatin-coated iron-gold alloy nanoparticles. Pharmaceutics, 2020, 12 (11): 1097.

[3]* Fan CN, Yang SJ, Shih PY, et al. Comparing effects of intraoperative fluid and vasopressor infusion on intestinal microcirculation. Sci Rep, 2020, 10 (1): 19856.

[4]* Wong MH, Karmakar MK, Mok LYH, et al. Minimum effective volume of 0. 5% ropivacaine for ultrasound-guided costoclavicular brachial plexus block: A dose finding study. Eur J Anaesthesiol, 2020, 37 (9): 780-786.

[5]* Ngan Kee WD, Lee SWY, Ng FF, et al. Norepinephrine or phenylephrine during spinal anaesthesia for Caesarean delivery: a randomised double-blind pragmatic non-inferiority study of neonatal outcome. Br J Anaesth, 2020, 125 (4): 588-595.

[6] Poon YY, Chang HC, Chiang MH, et al. "A real-world evidence" in reduction of volatile anesthetics by BIS-guided anesthesia. Sci Rep, 2020, 10 (1): 11245.

[7] Lee CW, Liu ST, Cheng YJ, et al. Prevalence, risk factors, and optimized management of moderate-to-severe thirst in the post-anesthesia care unit. Sci Rep, 2020, 10 (1): 16183.

[8] Hung KC, Hung CT, Poon YY, et al. The effect of cricoid pressure on tracheal intubation in adult patients: a systematic review and meta-analysis. Can J Anaesth, 2021, 68 (1): 137-147.

[9] Kuo CY, Liu YT, Chen TS, et al. A nationwide survey of intraoperative management for one-lung ventilation in Taiwan: time to accountable for diversity in protective lung ventilation. BMC Anesthesiol, 2020, 20 (1): 236.

[10] Wu HL, Tai YH, Mandell MS, et al. Effect of epidural analgesia on cancer prognosis after colon cancer resection: a single-centre cohort study in Taiwan. BMJ Open, 2020, 10 (10): e036577.

[11]* Wu HL, Wu YM, Chen JT, et al. A comparison of inflammation markers for predicting oncological outcomes after surgical resection of non-small-cell lung cancer: a validated analysis of 2066 patients. Sci Rep, 2020, 10 (1): 19523.

[12]* Liu YZ, Chu R, Lee A, et al. A surveillance method to identify patients with sepsis from electronic health records in Hong Kong: a single centre retrospective study. BMC Infect Dis, 2020, 20 (1): 652.

[13]* Siu BMK, Kwak GH, Ling L, et al. Predicting the need for intubation in the first 24 h after critical care admission using machine learning approaches. Sci Rep, 2020, 10 (1): 20931.

[14] Liao YC, Chang CC, Chen TL, et al. Association between nonsteroidal anti-inflammatory drug use and major adverse cardiovascular events in patients with end-stage renal disease: a population-based cohort study. J Nephrol, 2021, 34 (2): 441-449.

第十一章　其他相关研究进展

一、临床研究

Zhang 等[1]为建立预测胰腺癌术后入住 ICU 风险的模型，以减少术后谵妄及患者经济负担，通过构建 Machine learning pipelines 模型，比较 120 例患者的影像学检查、术前和术中的血液检查、住院时间和 ICU 情况，结果显示年龄、手术时间、单细胞计数和 PaO_2 是 ICU 入住的危险因素。而红细胞计数、术后使用右美托咪定镇痛和术中维持使用右美托咪定是 ICU 入住的保护因素，Basophil 分数、手术时间和补液量影响 ICU 停留时间，胆红素、CA125、术前白蛋白与术后出血量有关，手术时间是影响住院费用最重要的指标，术前淋巴细胞百分数与绝对计数也对其有一定影响、提示新的预测指标，例如，右美托咪定的使用、单核细胞计数、basophil 分数及术中 PaO_2 对术后入住 ICU 和 ICU 入住时间有一定的预测作用。

尽管越来越多的证据表明血液透析患者的认知功能评分明显低于健康人，但其潜在机制尚未完全阐明。为研究肠道微生物群和血清代谢物在轻度认知能力下降（mild cognitive decline，MCD）血液透析患者中的作用，Zhu 等[2]通过纳入 30 例健康个体和 77 例血液透析患者，通过蒙特利尔认知评估将其分为健康对照组（HC）、认知功能正常（NCF）组及 MCD 组。通过 16S rRNA 分析粪便样本，气相色谱－质谱法分析所有受试者的血清样本。16S rRNA 分析表明，与 HC 组或 NCF 组相比，MCD 组的肠道微生物群谱，包括 α、β 多样性及 16 种肠道细菌的数量发生显著改变。一项代谢组学研究表明，MCD 组共有 29 种血清代谢物发生改变。接受者操作特征曲线显示，嗜胆汁菌属和血清腐胺可能是指示血液透析患者 MCD 的敏感生物标志物。该研究表明，肠道微生物群和血清代谢物可能参与血液透析相关 MCD 的发病机制。针对肠道微生物群和血清代谢物异常的治疗策略可能对患有 MCD 的血液透析患者产生有益影响。

Li 等[3]进行一项荟萃分析以评估穴位埋线（acupoint catgut embedding，ACE）治疗失眠的有效性和安全性，从 11 个电子数据库全面检索相关临床随机对照试验（RCT）。分析共纳入 34 项 RCT，涉及 2655 例患者。荟萃分析表明，与艾司唑仑片（EZ）组（*RR* 1.22，95%*CI* 1.13～1.31）或针灸（ACU）组（*RR* 1.21，95%*CI* 1.14～1.28）相比，ACE 组可使患者获得更好的临床疗效，并显著降低匹兹堡睡眠质量指数的得分（$P < 0.05$）。与 EZ 组（*RR* 1.87，95%*CI* 1.58～2.22）和 ACU 组（*RR* 1.30，95%*CI* 1.14～1.48）相比，ACE 组的长期疗效更好。与 EZ 组相比，ACE 组可显著降低不良事件的发生率（*RR* 0.30，95%*CI* 0.15～0.60）。复杂网络分析表明，BL23、SP6、PC6、BL15、BL20、BL18、HT7 穴位是 ACE 治疗失眠的核心穴位。该研究表明，无论是短期还是长期观察，ACE 治疗失眠的临床疗效均优于其他干预措施（如 EZ 和 ACU）。ACE 的疗效好且可减少就诊次数，因此是一种实用且方便的补充和替代疗法。

大多数帕金森病患者都存在睡眠问题。越来越多的证据表明，丘脑底核深部脑刺激术（STN-DBS）对一些睡眠参数有积极影响，能改善该类患者的整体睡眠质量。Liu 等[4] 回顾了接受 STN-DBS 的患者的数据，并提取其他 5 个试验进行荟萃分析，应用帕金森病睡眠量表（Parkinson's disease sleep scale，PDSS）来评估帕金森病患者的睡眠情况。合并结果显示，接受 STN-DBS 术后，患者 PDSS 均有改善（MD 20.41，95%CI 13.03～27.79，I^2 61%，$P<0.001$）。统一帕金森病评定量表（uniform Parkinson's disease rating scale，UPDRS）-III 评分术前与术后评分的差异有统计学意义（MD −12.59，95%CI −14.70～−10.49 ］，I^2 90%，$P<0.001$）。STN-DBS 术后患者使用帕金森药物治疗率显著降低（MD −314.71，95%CI −468.13～−161.28，I^2 53%，$P<0.001$）。通过该研究发现 STN-DBS 可以显著提高帕金森病患者睡眠质量，改善术后运动功能，并减少药物治疗。

帕金森病（PD）是一种进行性神经退行性运动障碍，以震颤、僵硬、运动迟缓和步态问题等运动症状为特征。大规模的全基因组关联研究（genome-wide association studies，GWAS）的荟萃分析发现散发性 PD 患者中少数易感基因位点。Wu 等[5] 探讨中国南方地区 PD 患者 NMD3 单核苷酸多态性（SNP）与症状的关系。本研究共招募 217 例 PD 患者，使用 SNaPshot 技术和聚合酶链反应进行基因分型。采用 MMSE、MoCA、Sniffin' Sticks 16 方法（SS-16）、汉密顿焦虑量表、汉密顿抑郁量表、39 项帕金森病问卷（PDQ-39）和 MDS 统一帕金森病量表（MDS-updrs）进行评定。结果显示，NMD3 rs34016896（C＞T）携带者认知功能较野生型差（MMSE：$P=0.042$；NMD3 野生型：27.44±2.89；NMD3 携带者：26.31±3.79；MoCA：$P=0.005$；NMD3 野生型：23.15±4.20；NMD3 载体：20.75±6.68）。NMD3 rs34016896 的隐性和显性模型与 PD 患者的认知功能损害相关。

Xue 等[6] 为了研究没有医疗支持的新生儿的脑氧饱和度参考区间，新生儿过渡期间异常低或高的局部脑氧合的发生率，评估了 418 例剖宫产新生儿监测其脑氧合情况。结果发现，非吸氧椎管内麻醉下分娩且没有医疗支持的新生儿的脑氧饱和度在第 2 分钟从 49.0% 开始增加。出生后 7～8 min，脑氧饱和度相对稳定率为 55.7%～81.0%。出生后 1 h，新生儿脑氧饱和度维持在 78.0%～87.0%。椎管内麻醉下剖宫产术出生的婴儿中，吸氧和不吸氧的低脑氧饱和度发生率分别约为 4.5% 和 9.0%，结果提示，麻醉医师在处理有合并症的孕妇时应特别注意新生儿脑氧饱和度异常的风险。

Ni 等[7] 设计一项关于 DAS-OLT 的随机对照试验，评估右美托咪定对肝移植后早期同种异体移植功能障碍的影响。该研究包括 200 例计划在全身麻醉下接受肝移植的受试者（18～65 岁）。治疗组麻醉诱导后给予负荷剂量为 1 μg/kg 右美托咪定（＞10 min），然后连续输注［0.5 μg/（kg·h）］的右美托咪定直到手术结束。安慰剂组在麻醉诱导后给予等量的生理盐水，然后持续等量生理盐水输注直到手术结束。2 组其他所有的辅助药物（如阿片类药物、镇静药和肌肉松弛药）都是相同的，并根据常规临床实践进行给药。该试验将从是否降低原位肝移植受者早期移植功能障碍和原发性移植物功能不全的发生率方面探讨右美托咪定是否对肝具有器官保护作用。

Cui 等[8] 为探讨 II 型胸神经阻滞对患者免疫功能的影响，196 例患者随机分为 2 组，即单纯全身麻醉组（G 组）和全身麻醉下胸神经阻滞组（PG 组）。结果显示，PG 组瑞芬太尼用量明显少于 G 组。术后 PG 组外周血单个核细胞中 NK 细胞比例明显高于 G 组，杀伤活性明显增强。PG 组术后血浆 IL-2 浓度明显高于 G 组。但 PG 组术前和术后 IL-2 水平无明显变化，结论表明，II 型胸神经阻滞对患者免疫系统的抑制作用较小。

在发达国家猝死人群的主要死亡原因是院外心搏骤停（out of hospital cardiac arrest，OHCA），该患者群体的总体预后差。对于非 ST 段抬高型心肌梗死（NSTEMI）证据的 OHCA 患者，即刻冠脉动脉造影（coronary angiography，CAG）的作用仍存在争议。Yang 等[9]进行一项荟萃分析，纳入观察性和病例对照研究，对出现 NSTEMI 的 OHCA 患者行即刻、延迟或没有 CAG 的结果进行观察。6 项研究（$n=2665$）调查了出院前的死亡率，结果表明早期 CAG 显著增加生存获益（OR 1.78，95%CI 1.51～2.11，I^2 81%；$P<0.0001$）。7 项研究（$n=2909$）的分析结果显示，出院时早期 CAG 可明显保留神经功能（OR 1.66，95%CI 1.37～2.02，$P<0.00001$）。4 项研究（$n=1357$）调查了中期随访生存，结果显示早期 CAG 无显著益处（OR 1.21，95%CI 0.93～1.57，I^2 66%，$P=0.15$）。该研究结论表明，对 OHCA 且无 ST 段抬高患者行即刻 CAG 可能有显著益处。

蛛网膜下腔出血（subarchnoid hemorrhage，SAH）患者的手术是为了防止血液外渗到蛛网膜下腔。SAH 后发生脑血管痉挛（cerebral vascular spasm，CVS），是导致相关死亡率和发病率的主要原因。为了改善 SAH 患者的术后护理及其预后，预测 CVS 发作至关重要。Pan 等[10]报道一个长链非编码 RNA（lncRNA）特征，以区分患有 CVS 的 SAH 患者和未患 CVS 的 SAH 患者。取未患 CVS 的 SAH 患者（$n=10$）和患有 CVS 的 SAH 患者（$n=10$）脑脊液（cerebrospinal fluid，CSF）。与未患 CVS 的 SAH 患者相比，在患有 CVS 的 SAH 患者中，显著上调（$P<0.05$），而 lncRNA LINC00261 和 LINC01619 显著下调（$P<0.05$）。在超过 40% 的样本中 4-lncRNA 特征具有预测性，而包含 MALAT1 和 LINC01619 的 2-lncRNA 在约 90% 的病例中准确预测了 CVS。该研究表明，lncRNA ZFAS1 和 MALAT1 为 SAH 患者的诊断提供了新的 CSF 生物标志物，可以显著改善 SAH 患者的临床管理。

院内心搏骤停（in hospital cardiac arrest，IHCA）在全球都是死亡的主要原因。迄今为止，复苏后护理面临的主要挑战之一是发热控制，发热在 IHCA 复苏的患者中发病率很高。Hu 等[11]为研究影响院内心搏骤停（IHCA）存活率的因素，并确定发热发生率（IDF）是否起中介作用，收集 2011—2017 年生存超过 48 h 的 IHCA 患者资料，IDF 定义为发热持续时间除以住院时间，持续发热定义为发热持续 5 d 以上，早期发热定义为在发生 IHCA 的 2 d 内首次发病。通过线性回归检查与 IDF 相关的可能临床变量，并通过单变量和多变量分析检查与存活率相关的可能临床变量。IDF 作为风险因素对生存的间接影响的中介进行研究。在此回顾性研究中，IDF 中位数为 0，四分位距为 0～0.42。16%（97/605）的患者出现长期发热，17.2%（104/605）的患者出现早期发热。线性回归结果显示，胸部 X 线片提示肺浸润、中心静脉置管和格拉斯哥昏迷评分（Glasgow coma score，GCS）≤8 与 IDF 相关。IDF（OR 0.36，95%CI 0.13～0.97，$P=0.04$），长期发热（调整后的 OR 0.13，95%CI 0.06～0.29，$P<0.001$），胸部 X 线片检查结果提示肺浸润（OR 0.67，95%CI 0.46～0.98，$P=0.04$），中心静脉置管（OR 0.54，95%CI 0.34～0.89，$P=0.01$）及气管插管（OR 0.47，95%CI 0.33～0.69，$P<0.001$）也与调整后出院的负面结果有关。此外，胸部 X 线片提示肺浸润通过 IDF 作为中介对生存结果的影响为 19%，IDF 介导的中心静脉导管的间接影响占总数的 10%。该研究表明，较高的 IDF、长时间发热、胸部 X 线片检查结果提示肺浸润、使用中心静脉导管及气管插管降低此类患者的生存率，胸部 X 线检查提示肺浸润和使用中心静脉导管对患者生存结果的影响与 IDF 有一定关系。

（张加强　王　晟　王　婕）

二、基础研究

Wang 等[12] 为研究布托啡诺对卵巢癌细胞的恶性生物学行为的影响，通过比较不同浓度的布托啡诺对 ES-2 和 SKOV3 系卵巢癌细胞生物学功能的影响，结果显示，布托啡诺显著抑制其活性、克隆、转移及侵袭，布托啡诺治疗组可以明显提高 ES-2 和 SKOV3 细胞的凋亡及调节凋亡相关蛋白质的表达；除此之外，布托啡诺治疗显著减少 p-Akt、p-mTOR 及 P70S6K 表达的同时并不影响 *Akt* 和 *mTOR* 基因的表达，有 44 个基因表达上升，17 个基因表达下调，其中 *TMEFF1* 显著下调，减少细胞增殖和侵袭。提示布托啡诺有潜在的治疗卵巢癌的作用，*TMEFF1* 是关键基因。

Yan 等[13] 为研究多巴胺能系统对肝细胞肝癌（HCC）产生的影响，尤其是多巴胺受体 D1（DRD1）与肝细胞肝癌之间的关系，结果显示，由于多巴胺代谢的不平衡，HCC 局部多巴胺分泌增加，包括多巴脱羧酶（dopa decarboxylase，DDC）表达上调和单氨氧化酶（monoamine oxidase，MAO）下调，多巴胺促进 HCC 的增殖和转移，DRD1 在 HCC 组织中高表达且 DRD1 高表达与 HCC 患者预后差相关，DRD1 通过 cAMP/PI3K/Akt/CREB 途径来增强 HCC 的增殖和转移，敲除 DRD1 SCH23390 可以逆转多巴胺对 HCC 的作用，选择性 DRD1 阻滞剂可以降低其增殖和转移。从而得出结论，多巴胺在 HCC 局部升高并促进其增殖和转移，*DRD1* 是其中的一个关键基因，可能是潜在的治疗 HCC 的生物学靶点。

Hu 等[14] 为研究羟考酮对正常和恶性造血干细胞的影响，比较不同剂量羟考酮对正常或急性髓细胞性白血病（acute myclogenous leukemia，AML）CD34$^+$ 细胞的作用，结果显示，无论细胞发育阶段和恶性状态如何，羟考酮都会激活造血细胞，羟考酮剂量依赖性地增加正常骨髓和 AML 干 / 祖细胞的集落形成和自我更新能力，并促进 AML 大细胞的增殖。正常骨髓干 / 祖细胞对羟考酮比 AML 对应物更敏感。此外，羟考酮可减轻 AML 干 / 祖细胞中化学治疗药物诱导的毒性机制。研究表明，羟考酮以不依赖阿片受体的方式作用于造血细胞。羟考酮既不影响上皮生长因子受体信号，又可刺激 Wnt/β-catenin 信号。使用遗传和药理学方法通过消耗 β-catenin 进行的救援研究证实，羟考酮诱导的造血细胞活化需 β-catenin 的参与，提示羟考酮对化学治疗恶性造血细胞的保护作用和对正常造血干细胞的刺激作用及在 Wnt 信号激活中的能力。Yu 等[15] 为研究羟考酮在癌细胞中的作用和机制，通过对多种类型的癌细胞进行增殖、存活及迁移测定。羟考酮治疗后研究上皮生长因子受体（EGFR）/ERK/Akt 通路和氧化应激，结果显示，羟考酮可以刺激生长和迁移而不影响 MDA-468 细胞的存活，或者抑制生长和存活而不影响 SKBR3 和 CaCO$_2$ 细胞的迁移。此外，羟考酮减弱或促进化疗药物的效果，这取决于肿瘤细胞类型和羟考酮是否作为单一用药。羟考酮的刺激和抑制作用与癌细胞中的 EGFR 表达水平有关。在 EGFR 水平高的癌细胞中，羟考酮激活癌细胞中的 EGFR 信号，导致多种生物活性的刺激作用，且依赖于阿片受体。结论表明，羟考酮对 EGFR 信号传导的激活可能为羟考酮的临床使用提供新的指导，特别是 EGFR 水平高的癌症患者。

Wang 等[16] 为研究丙泊酚抑制肝细胞肝癌发展的潜在机制，通过 MTT 法检测细胞活力和增殖。应用 qRT-PCR 和蛋白质印迹法检测长链非编码 RNA（lncRNA）H19、microRNA-520a-3p（miR-520a-3p）、LIM 域激酶 1（LIMK1）的表达、转移相关标志物（Snail、Twist、波形蛋白和 E- 钙黏蛋白）及外泌体标志物（CD9 和 CD81）。透射电子显微镜（tranamission electron microscope，TEM）用于观察外泌体的形态和结构，通过流式细胞术和 Transwell 测定法测量细胞凋亡和转移。StarBase 软件用于预测 H19 和 miR-520a-3p 的目标。采用双荧光素酶报告基因检测以确认 miR-520a-3p 与 H19 或 LIMK1 之间的相互作用。结果显示，外泌体 H19 的高表达加速 HCC 细胞的增殖和运动，同时阻碍 HCC 细胞的凋亡。MiR-520a-3p 可与 H19 结合。外泌体 H19 通过海绵 miR-520a-3p 加剧 HCC。LIMK1 的 3′ 非翻译区（3′UTR）可与 miR-520a-3p 结合。MiR-520a-3p 模拟转染逆转外泌体 LIMK1 高表达对 HCC 细胞凋亡的抑制作用和对 HCC 细胞增殖和转移有促进作用。LIMK1 的 mRNA 和蛋白质水平受 H19/ miR-520a-3p 信号的调节。高水平的外泌体 H19 促进体内 HCC 肿瘤的生长。结论表明，H19 通过海绵状 miR-520a-3p 上调 LIMK1，促进丙泊酚处理的 HCC 细胞增殖、迁移及侵袭，抑制其凋亡。Zhou 等[17] 为研究观察不同剂量丙泊酚对 BALB/C 小鼠肝癌生长的影响，通过比较不同组别处理下 PCNA、CD34 及 pAkt 蛋白的表达，从分子水平阐明其作用机制，结果显示，与空白对照组相比，低脂牛奶组肿瘤体积无显著差异。给药 6 d、9 d、12 d、15 d、18 d 时，低、中、高剂量丙泊酚组肿瘤体积依次减小（$P<0.05$）。低脂牛奶组肿瘤抑制率无显著差异，低、中、高剂量丙泊酚组肿瘤抑制率依次升高（$P<0.05$），且 PCNA、CD34、pAkt 蛋白表达量无显著差异，而低、中、高剂量丙泊酚组 PCNA、CD34、pAkt 蛋白含量依次降低（$P<0.05$），结论表明，丙泊酚对小鼠肝癌移植瘤的生长具有剂量依赖性作用，抑制 PCNA、CD34 和 pAkt 蛋白的表达，其中丙泊酚 150 mg/kg 组作用最为明显。Wu 等[18]* 为研究丙泊酚对非小细胞肺癌（NSCLC）的作用机制。通过 Starbase V3.0 项目用于分析非小细胞肺癌患者 NSCLC 及邻近正常组织中 microRNA-21-5p（miR-21-5p）和 MAPK10 的表达水平及与 miR-21-5p 的相关性 NSCLC 组织中的 miR-21-5p 和 MAPK10 表达水平。使用 GEPIA 软件 1.0 版分析 MAPK10 表达与 NSCLC 患者的无病生存率（disease-free survival，DFS）之间的相关性。通过 qRT-PCR 和蛋白质印迹法评估 NSCLC 患者肿瘤和邻近正常组织中 miR-21-5p 和 MAPK10 的表达。分别使用 Cell Counting Kit-8 测定和流式细胞术评估细胞活力和细胞凋亡。miR-21-5p 和 MAPK10 之间的相互作用由 TargetScan/miRanda 预测并通过双荧光素酶测定验证。丙泊酚对 NSCLC 细胞系中 miR-21-5p 和 MAPK10 表达的调节作用通过 qRT-PCR 和蛋白质印迹法检测。结果显示，与正常样本相比，肿瘤组织呈现出显著较低的 MAPK10 水平和较高的 miR-21-5p 水平，并且 miR-21-5p 表达与 MAPK10 表达呈负相关。此外，miR-21-5p 靶向 MAPK10 的 3′- 非翻译区。与 BEAS-2B 细胞相比，在 NSCLC 细胞系 A549 和 H1299 中观察到更高的 miR-21-5p 和更低的 MAPK10 表达均被丙泊酚逆转。miR-21-5p 的过表达通过靶向 MAPK10 消除了丙泊酚对 A549 和 H1299 细胞活力和凋亡的影响，结论表明，丙泊酚通过下调 miR-21-5p/MAPK10 轴来抑制 NSCLC 细胞的活力并促进其凋亡。Huang 等[19] 研究丙泊酚在肺癌细胞对反式顺铂（DDP）耐受中的作用及其潜在机制，通过 MTT 法和流式细胞术分别测定丙泊酚处理的 A549/DDP 和 A549 细胞的细胞增殖和凋亡，结果显示，DDP 对 A549 细胞的 IC_{50} 低于 A549/DDP 细胞。丙泊酚显著抑制细胞增殖并促进 A549/DDP 和 A549 细胞凋亡。此外，丙泊酚显著提高 DDP 对 A549/DDP 和 A549 细胞的抗增殖作用，与对照组相比，丙泊酚处理后 A549/DDP 和 A549 细胞中 DDP 的 IC_{50} 值降低。此外，丙泊酚在 A549/DDP 和 A549 细胞中均以剂量依赖性方式抑制 Wnt/ß-catenin 通路。结论表明，丙泊酚可以控制肺癌细胞的增殖和凋亡。Ai 等[20] 为研究丙泊酚和七氟烷对胃癌患者自然杀伤（NK）细胞毒性的影响，通过比较胃癌患者丙泊酚和七氟烷麻醉对 NK

细胞功能和 SMAD4 蛋白表达的影响。结果显示，胃癌患者术前 NK 细胞的细胞毒性受到抑制，但与七氟烷相比，丙泊酚麻醉患者的 NK 细胞毒性增强。与 BGC-823 细胞体外共培养显著抑制 NK 细胞的细胞毒性，而丙泊酚或转化生长因子（transforming growth factor，TGF）-β1 可消除这种毒性。TGF-β1 处理和 BGC-823 上清液共培养显著下调 NK 细胞核中 SMAD4 蛋白的表达，丙泊酚可以恢复这种表达。结论表明，胃癌患者 NK 细胞的细胞毒性较低，但丙泊酚可促进其细胞毒性。丙泊酚通过促进 SMAD4 调节 NK 细胞的细胞毒性，从而影响细胞功能。Zhang 等[21] 为研究丙泊酚在结肠癌肿瘤进展中的潜在作用，通过培养人结肠癌细胞系并暴露于 8 μg/ml 丙泊酚。进行 RNA 干扰以沉默 HOTAIR 或 STAT3 的表达以探索它们在结肠癌中的生物学功能。结果显示，丙泊酚处理促进结肠癌细胞凋亡并抑制细胞侵袭，而 HOTAIR 过表达则逆转这种作用。此外，STAT3 正调节 HOTAIR 表达，这也受到丙泊酚的负调节。此外，STAT3 和 HOTAIR 被证明可以独立调节结肠癌细胞的凋亡和侵袭。体内研究也证明了 HOTAIR 可以通过抑制 WIF-1 表达和上调 β-catenin 表达来刺激 Wnt 信号通路。结论表明，丙泊酚通过激活 WIF-1 和抑制 Wnt 通路来调节 STAT3/HOTAIR，从而抑制细胞侵袭和促进细胞凋亡，表明丙泊酚可能对结肠癌患者有治疗作用。Zhang 等[22] 为研究丙泊酚在胃癌（GC）化学治疗耐药中的生物学功能和潜在机制，通过 CCK-8 法、流式细胞术和免疫荧光染色法评估顺铂在 GC 化学治疗敏感细胞（SGC7901）和化学治疗耐药细胞（SGC7901/CDDP）中的 IC_{50} 浓度、细胞凋亡和自噬活性。通过 qRT-PCR 检测 GC 细胞中 MALAT1 的表达模式。shRNAs 和过度表达的质粒丧失或获得功能。双荧光素酶报告基因检测验证了 MALAT1 和 miR-30e 之间的结合关系。此外，使用 qRT-PCR 和蛋白质印迹法分析确定 ATG5 mRNA 和蛋白质水平，结果显示，化学治疗抗性 GC 细胞具有更高的顺铂 IC_{50}、增加的自噬活性及更强的 MALAT1 表达。丙泊酚的应用通过下调 MALAT1 促进细胞凋亡并降低自噬活性。MALAT1 的沉默抑制了化学治疗诱导的自噬，而 MALAT1 过表达促进 GC 细胞的自噬。机制研究表明，MALAT1 可以与 miR-30e 结合，调节 ATG5 的表达，从而抑制自噬。用丙泊酚和顺铂处理的体内 GC 异种移植模型也可显著减小的肿瘤大小和重量，以及增强 MALAT1 的敲除，提示 lncRNA MALAT1/miR-30e/ATG5 中丙泊酚介导 GC 中自噬相关化学抗性的新机制，为对丙泊酚的抗癌机制的理解提供了新的思路。Yu 等[23] 为研究丙泊酚在抑制胰腺导管腺癌（pancreatic ductal adenocarcinoma，PDAC）中的作用，通过比较不同浓度丙泊酚处理的 Panc1 PDAC 细胞中 ADAM8 表达的变化，应用 MTT 法、划伤法和 Matrigel 侵袭实验细胞的增殖、迁移和侵袭。蛋白质印迹法和免疫组织化学分析来量化整合素 β1、ERK1/2、MMP-2 和 MMP-9 的表达。结果显示，丙泊酚和 BB-94 降低 Panc1 细胞的 ADAM8 表达、细胞增殖和迁移，抑制肿瘤生长，同时下调整合素 β1、ERK1/2、MMP-2、MMP-9 及 ADAM8，从而抑制胰腺导管腺癌的增殖和迁移。结论表明，丙泊酚和 BB-94 可抑制胰腺肿瘤的生长，这与抑制 ERK/MMPs 信号传导有关。

Zhu 等[24] 为研究癌症复发与使用局部麻醉之间的关联，通过比较 4 种常用局部麻醉药（利多卡因、甲哌卡因、布比卡因及罗哌卡因）对食管癌细胞的生物学效应（生长、迁移和存活）。分析了对参与细胞迁移和增殖的分子的生化分析。结果显示，罗哌卡因和布比卡因在临床相关的微摩尔浓度下显著抑制食管癌细胞迁移。与罗哌卡因或布比卡因相比，甲哌卡因和利多卡因显示出较弱的细胞迁移抑制作用。以上 4 种局部麻醉药均抑制细胞增殖。抗增殖活性的有效浓度需要更高的剂量。在这些局部麻醉药的毫摩尔浓度下，细胞凋亡受到中度影响。药物组合分析表明，这 4 种局部麻醉药中有 2 种增强化学治疗药物抑制迁移的作用。然而，以上4种局部麻醉药都显著增强化学治疗药物在抑制生长和诱导细胞凋亡方面的作用。4种局部麻醉药的抗生长和抗存活作用归因于线粒体功能障碍和氧化损伤。局部麻醉药的抗迁移作用可能是通过降低Rac1活性来实现的。提示所有4种局部麻醉药均抑制细胞增殖，且均需要较高剂量，但对细胞迁移的抑制作用各有不同。Zheng等[25]为研究局部麻醉对癌症复发的潜在影响，通过比较3种常用局部麻醉药（罗哌卡因、利多卡因及布比卡因）对黑色素瘤细胞的影响，并分析针对小GTP酶的潜在机制，结果显示，罗哌卡因和利多卡因抑制黑色素瘤细胞的迁移和增殖，并诱导细胞凋亡。此外，罗哌卡因和利多卡因显著增强维罗非尼（一种用于治疗BRAF V600E突变的黑色素瘤的B-Raf抑制剂）和达卡巴嗪（一种化学治疗药物）的体外疗效。从机制上讲，罗哌卡因降低Ras超家族成员的活性，对RhoA和Ras具有显著的抑制作用，与钠通道阻断无关。使用组成型活性Ras和Rho激活剂钙肽素的救援研究表明，罗哌卡因主要通过RhoA抑制迁移，而生长和存活主要通过黑色素瘤细胞中的Ras抑制。提示酰胺相关局部麻醉药可以影响黑色素瘤细胞的迁移、增殖并诱导细胞凋亡。

Liu等[26]为研究术后吗啡和酮咯酸对三阴性乳腺癌（triple negative breast cancer，TNBC）转移的影响，通过比较术后3 d连续给予不同剂量吗啡及酮咯酸后，切除后3周肺转移的数量，并监测肿瘤在微血管密度、血小板反应蛋白-1（thrombospondin-1，TSP-1）和c-Myc表达，结果显示，在小鼠中，吗啡促进TNBC转移和血管生成，降低TSP-1表达并增加c-Myc表达，而酮咯酸的共同给药显著逆转上述表型（$P<0.05$）。从机制上讲，吗啡通过激活PI3K/Akt/c-Myc通路抑制TSP-1分泌（$P<0.05$），而酮咯酸通过抑制PI3K/Akt/c-Myc通路促进TSP-1分泌（$P<0.05$）。提示吗啡增强TNBC的转移和血管生成，而酮咯酸则抑制这种作用。从机制上讲，这可能与酮咯酸给药后TSP-1合成的增强有关，这进一步使PI3K/Akt/c-Myc通路失活。Li等[27]通过研究吗啡影响小鼠异种移植模型中人胃肿瘤的生长及NF-κB及其下游靶基因（*Bcl-2/Bax*、*cyclind1*和*VEGF*）的表达评估吗啡的抗癌潜力。通过其生长曲线评价肿瘤的生长。通过半定量聚合酶链反应评估NF-κB、Bcl-2/Bax、cyclind1和VEGF的mRNA表达水平。通过免疫化学染色和蛋白质印迹法检测NF-κB、Bcl-2/Bax、cyclind1和VEGF的蛋白表达。结果显示，吗啡通过抑制NF-κB、Bcl-2、cyclind1和VEGF的表达，有效地抑制裸鼠的肿瘤生长同时增强肿瘤中Bax的表达。此外，吗啡的抗癌作用可以被纳洛酮逆转，提示吗啡会影响癌症的发展。

Li等[28]为研究芬太尼在胃癌中的作用并阐明其潜在机制，通过CCK-8法测定MGC-803细胞的增殖能力，Transwell法和划痕实验法分别测定侵袭和迁移能力。通过流式细胞术评估细胞凋亡和细胞周期，并用透射电子显微镜检查细胞的超微结构。通过qRT-PCR评估丝氨酸-苏氨酸蛋白激酶1（Akt-1）、MMP-9和死亡相关蛋白激酶1（DAPK1）的mRNA表达水平。通过蛋白质印迹法检测p-Akt、MMP-9和caspase-9的蛋白表达。为了研究芬太尼与PI3K/Akt/MMP-9通路的相互作用，使用PI3K抑制剂（LY294002）和MMP-9抑制剂（SB-3CT）处理MGC-803细胞。结果显示，芬太尼抑制MGC-803细胞的增殖、侵袭和迁移。具体而言，芬太尼通过PI3K/Akt信号通路抑制MMP-9的表达并增强凋亡促进因子如caspase-9和DAPK1的表达。在G_0/G_1期观察到细胞周期停滞。此外，LY294002和SB-3CT对PI3K/Akt/MMP-9的抑制增强芬太尼的抗癌作用。提示芬太尼通过抑制PI3K/Akt/MMP-9通路来抑制胃癌细胞的增殖、侵袭和迁移，对胃癌的治疗可能非常有效。

Zhong 等[29] 为研究地佐辛对 HepG2 和 Hep 3B 肝癌细胞系生长和糖酵解的影响，以及背后的分子机制。通过 CCK8、划痕实验和 Transwell 试验测定 HepG2 和 Hep 3B 细胞活力和迁移，细胞外酸化率（extracelluler acidification rate，ECAR）用于指示肝癌细胞的有氧糖酵解，蛋白质印迹法分析显示细胞中的蛋白质表达水平。结果显示，地佐辛以浓度依赖的方式在 HepG2 和 Hep 3B 细胞活力和迁移中起相反的作用（$P < 0.01$）。对有氧糖酵解具有多种作用，并调节 Akt1- 糖原合酶激酶 -3β（GSK-3β）通路。提示地佐辛作为一种广泛应用于临床的镇痛药物，以浓度依赖的方式对 HepG2 和 Hep 3B 细胞的活力和迁移发挥逆转作用，其作用是靶向 Akt1/GSK-3β 通路，然后是糖酵解通路。Song 等[30] 为研究地佐辛对树突状细胞和 T 细胞及肿瘤治疗的影响，通过比较小鼠腹膜内施用不同剂量的地佐辛（0.75 mg/kg、1.25 mg/kg 和 2.0 mg/kg）。然后从骨髓中分离出小鼠骨髓来源的树突状细胞（bone marrow-derived dendritic cell，BMDC）。BMDC 表面标志物通过流式细胞术进行评估。通过羧基荧光素琥珀酰亚胺酯测定评估 T 细胞增殖。结果显示，在人脐带血和小鼠外周血中，地佐辛处理增加成熟树突状细胞的数量，表明地佐辛促进 BMDC 的成熟。地佐辛处理的 BMDCs 促进 CD8[+] T 细胞增殖和细胞毒性，而地佐辛处理抑制小鼠的肿瘤转移。提示地佐辛的给药通过提高 CD8[+] T 细胞增殖和细胞毒性来促进 BMDC 成熟并抑制肿瘤转移。

Wang 等[31] 为研究是否可以通过使用乌司他丁（UTI）减少由传统 Whipple 手术（TWP）引起的血管内皮糖萼层（EGL）脱落，通过比较 60 例接受 TWP 的患者，在手术前（T0）、接近结束（T1）和手术后 1 h（T2），血液内 syndecan-1、ICAM-1、VCAM-1、IL-6、C 反应蛋白、血栓调节蛋白、Hbg 和血清白蛋白的水平，结果显示，与 T0 相比，对照组在 T1 和 T2 时 IL-6 水平显著升高，但 UTI 组未升高。Syndecan-1 水平在对照组的 T1 和 T2 显著升高，但与 T0 相比，UTI 组仅在 T2 升高。提示在 TWP 期间发生全身炎症反应和 EGL 降解。围术期 UTI 治疗可以减轻这种 EGL 脱落，并可能减轻血浆白蛋白泄漏。

Zhang 等[32] 为研究术前口服碳水化合物是否会影响接受 NAC 和手术治疗的子宫颈癌患者术后 T 细胞（CD4[+] 和 CD8[+]）和自然杀伤（NK）细胞的百分比，通过比较接受根治性子宫切除治疗的子宫颈癌患者，将患者分为 NAC 组（2 个周期，1 个月后手术）、NAC＋CHO（化学治疗和手术方法与 NAC 组相同，但在手术前 2 h 口服 300 ml 碳水化合物）和非 NAC（单独手术）。NK 细胞、CD3[+] 细胞、CD4[+] 细胞和 CD8[+] 细胞的百分比在第 1 次入院后的第 2 天、手术前、气管导管拔除后立即和手术后的第 2 天，通过流式细胞术评估细胞。结果显示，在术后，所有组 NK 细胞、CD3[+] 细胞和 CD4[+] 细胞的百分比降低和 CD8[+] 细胞的百分比增加（所有 $P < 0.05$）。NK 细胞、CD3[+] 细胞、CD4[+] 细胞和 CD8[+] 细胞的变化，NAC-CHO 组的细胞百分比降低（与其他 2 个组相比，$P < 0.05$），提示术前口服碳水化合物可提高 NAC 和手术治疗子宫颈癌术后 NK 细胞和 T 细胞的数量。Weng 等[33] 为研究禁食对结直肠癌（colorectal cancer，CRC）中葡萄糖代谢和恶性肿瘤的影响，结果显示，在抑制 CRC 细胞有氧糖酵解和增殖过程中，禁食会上调胆固醇基因法尼基二磷酸法尼基转移酶 1（FDFT1）的表达。此外，FDFT1 的下调与 CRC 的恶性进展和不良预后相关。此外，FDFT1 在 CRC 中充当关键的肿瘤抑制因子。从机制上讲，FDFT1 通过负调节 Akt/mTOR/HIF-1α 信号传导来发挥其肿瘤抑制功能。此外，mTOR 抑制剂可以与禁食协同抑制结直肠癌的增殖。这些结果表明 FDFT1 是禁食反应的关键下游目标，可能参与 CRC 细胞葡萄糖代谢。提示禁食对于 CRC 有治疗意义且可能与胆固醇生成和糖酵解相

关基因有关。

Li 等[34]为研究潜在的微小 RNA（miRNA）和探索 *ANRIL* 基因在 PTC 中的下游机制，通过比较正常甲状腺上皮细胞（Nthy-ori 3-1）和 PTC 细胞（TPC-1、FTC-133、K1 和 BCPAP）中检测 ANRIL 表达，结果显示，ANRIL 在 TPC-1 和 BCPAP 细胞中上调。miR-320a 靶向 HMGB1，ANRIL 与 miR-320a 结合。在 TPC-1 和 BCPAP 细胞中，si-ANRIL 阻止 PTC 细胞的恶性行为，并灭活 Wnt/β-catenin 和 NF-κB 通路；而 si-ANRIL＋miR-320a 抑制显示出相反的趋势。过表达 miR-320a 促进 TPC-1 细胞的恶性行为。在 6 μg/ml 丙泊酚处理的 TPC-1 细胞中，miR-320a 抑制减弱丙泊酚对 PTC 细胞生长的抑制作用。ANRIL 抑制后，异种移植肿瘤的体积和重量减少。提示丙泊酚通过下调 ANRIL 和灭活 Wnt/β-catenin 和 NF-κB 通路，上调 miR-320a 并降低 HMGB1，从而防止 PTC 细胞的恶性行为。

睡眠剥夺会损害学习和记忆能力，增加炎症细胞因子的水平，同时增加海马组织中的血脑屏障（BBB）通透性和活化星形胶质细胞。老年人经常发生睡眠剥夺，这会导致其出现谵妄或认知功能障碍。CD44 是血脑屏障的一种重要调节分子，然而 CD44 是否参与睡眠剥夺在认知功能障碍的作用暂不明确。Sun 等[35]通过 RNA 测序鉴定差异表达基因（differentially expressed gene，DEG），在体外 BBB 模型中将 CD44 过表达以评估 CD44 的作用和机制，同时制作睡眠剥夺小鼠模型与对照组进行比较。海马组织的 RNA 测序显示，与对照小鼠相比，睡眠剥夺诱导的小鼠中有 329 个基因上调，147 个基因下调。基因通路表明，这些 DEGs 主要参与 BBB 通透性和星形胶质细胞活化，包括神经系统发育、神经元发育和大脑发育，以及神经活性配体－受体相互作用。此外，PCR 分析显示，在诱导睡眠剥夺的小鼠中 CD44 显著增加。CD44 在星形胶质细胞中的过表达在体外促进 BBB 通透性并诱导下游基因 *NANOG* 的表达。该研究结果表明，睡眠剥夺上调海马组织中 CD44 的表达，并增加 BBB 通透性，导致认知功能障碍。

SIN3A 的表达与电针治疗东莨菪碱诱导的遗忘症（scopolamine induces amnesia，SIA）的疗效密切相关，但其潜在机制仍有待于进一步探索。Ye 等[36]通过 qRT-PCR 分析候选微 RNA（miRNA）和 SIN3A mRNA 在 SIA 大鼠模型中的表达，通过蛋白质印迹法以评估 SIN3A 蛋白在不同情况下的差异表达，通过荧光素酶测定用于探索某些 miRNA 在 SIN3A 表达中的抑制作用。并通过新奇物识别（novelty recognition，NOR）试验评估接受电针治疗的 SIA 大鼠的记忆功能。最后进行免疫组织化学以评估 SIN3A 在 SIA 大鼠海马中的表达。结果显示，在电针治疗的 SIA 大鼠中，Rno-miR-183-5p、rno-miR-34c-3p 和 rno-miR-210-3p 显著上调。此外，rno-miR-183-5p 和 rno-miR-210-3p 对 SIN3A 表达有抑制作用。SIA 大鼠的电针治疗有效地恢复 rno-miR-183-5p、rno-miR-210-3p 和 SIN3A 的失调表达。电针（EA）治疗还促进 SIA 大鼠海马中神经元 IEG 的抑制表达，包括 Arc、Egr1、Homer1 及 Narp。另外，NOR 实验也证实电针治疗对 SIA 大鼠记忆力改善的影响。该研究表明，东莨菪碱诱导的健忘症与 miR-210/miR-183 的表达下调和 SIN3A 的表达上调有关。此外，电针治疗减轻东莨菪碱诱导的大鼠健忘症，并与 miR-210/miR-183 的表达上调和 SIN3A 的表达下调有关。

大多数血管性认知障碍模型是通过单侧或双侧闭塞颈动脉以减少脑血流量来模拟慢性脑缺氧来建立的。由于突然的血流中断，不能完全模仿颈动脉逐渐变窄。为建立轻度认知功能障碍和轻度白质改变的双侧颈动脉狭窄模型来模拟血管性痴呆患者，Wang 等[37]对老年 Wistar 大鼠（18 个月龄）行双侧颈总动脉狭窄（bilateral carotid artery stenosis，BCAS）组或闭塞（bilateral carotid artery occlusion，

BCAO）组手术或假手术（对照组），使用多普勒血流仪测量额叶皮质的脑血流量。手术后 30 d，用 Morris 水迷宫实验确定认知功能障碍；进行脑磁共振成像以检测各向异性分数的变化以评估白质损伤，并进行组织学研究。实验结果显示，与 BCAO 组大鼠相比，BCAS 组老年大鼠的脑血流量减少更缓慢，死亡率更低（11%）。Morris 水迷宫实验显示，与 BCAO 大鼠相比，BCAS 大鼠对空间学习和记忆的影响更大。扩散张量成像检测到 BCAS 大鼠海马和大脑皮质的白质损伤。特别是 BCAO 组和 BCAS 组大鼠外侧体感皮质的一小部分神经纤维存在显著差异。BCAS 组海马 CA1 区的微观结构在 30 d 后略有变化，并持续出现轻微的线粒体嵴裂缝。荧光染色表明，BCAS 组大鼠脑中 GFAP 阳性细胞数量增加，这种现象在 BCAO 组更为明显。与对照组相比，BCAS 大鼠海马中 hnRNPA2/B1 和 GABAAR-α1 的表达水平显著降低。该研究结论表明，严重的双侧颈动脉狭窄导致老年大鼠大脑轻度认知功能障碍和轻微结构改变。至此，成功建立了慢性脑低灌注模型。

阿尔茨海默病（Alzheimer's disease，AD）是最常见的痴呆症，由于其高发病率和不断上升的死亡率，它日益成为社会的重大负担。Ryanodine 受体（RyRs）是位于内质网（ER）膜上的 Ca^{2+} 释放通道，在细胞和突触功能中起重要作用，在 AD 患者和动物模型中异常增加，而 RyR 的调制已被认为是一种新的 AD 治疗方法。丹曲林是 RyR 的拮抗剂，是已知治疗恶性高热的唯一有效药物。Shi 等[38] 对 5×FAD 和野生型（WT）B6SJLF1/J 小鼠用鼻内或皮下注射丹曲林（5 mg/kg，每周 3 次）或载体治疗，并使用嗅觉（埋藏食物测试）、运动功能（旋转棒）和认知（恐惧条件反射、Morris 水迷宫实验）评估行为，检查肝组织学（苏木精－伊红染色）和功能、突触蛋白和脑淀粉样蛋白免疫组织化学。在鼻内或皮下给药后，在单独的队列中测定血浆和脑丹曲林浓度，比较 5×FAD 阿尔茨海默病小鼠鼻内和皮下注射丹曲林的有效性和安全性。实验结果表明，丹曲林治疗对 5×FAD 小鼠的淀粉样蛋白负荷或突触蛋白没有显著变化，对死亡率、嗅觉、运动或肝功能无显著不良反应。在 5×FAD 小鼠出现 AD 症状之前或之后，鼻内丹曲林治疗显著改善记忆丧失，该研究为阿尔茨海默病患者的治疗提供了新的思路。

探讨缺血性脑水肿发生过程中，罗哌卡因纳米颗粒对血脑屏障内皮细胞的保护作用及其对内皮细胞死亡的影响。Wang 等[39] 选用雄性 Wistar 大鼠 42 只，随机分为罗哌卡因纳米颗粒组、生理盐水对照组及假手术组 3 组。与对照组相比，经罗哌卡因纳米颗粒处理的大鼠毛细血管内皮细胞膜完好，细胞水肿减轻，脑损伤程度也较轻。研究发现缺血半暗带凋亡细胞数量增加，但在缺血处理后 6 h 和 24 h，罗哌卡因纳米颗粒组凋亡细胞数量减少。另外，罗哌卡因纳米颗粒组的凋亡细胞数量明显低于生理盐水对照组。因此，得出结论罗哌卡因纳米颗粒对脑缺血血管内皮细胞和血脑屏障具有显著的保护作用。

miRNA 的异常表达与脊髓损伤（spinal cord injury，SCI）相关，但其潜在机制尚不清楚。为了观察电针（EA）对 SCI 大鼠 miRNA 表达谱的影响并探讨其可能的机制，Zhou 等[40] 将 SD 大鼠分为假手术组、SCI 组和 SCI＋EA 组（$n=6$）。3 组大鼠皮质组织用苏木精－伊红染色，并使用 Basso、Beattie and Bresnahan（BBB）对其评分，评估术后 21 d EA 治疗后脊髓恢复情况。行为评分表明，SCI-EA 组后肢运动功能改善。此外，与 SCI 组相比，SCI＋EA 组细胞凋亡指数降低。为了研究差异 miRNA 分析，6 只大鼠随机被分为 SCI 组和 SCI＋EA 组（每组 $n=3$），并使用高通量测序技术进行检测，发现 2 组间有 168 个 miRNAs 差异表达，其中 SCI＋EA 组有 29 个上调 miRNAs、139 个下调 miRNAs。miRNA 表达的变化参与 SCI 的病理生理，包括炎症和凋亡。其中对 5 个候选 miRNAs（rno-miR-219a-5p、rno-miR-486、rno-miR-136-5p、rno-miR-128-3p 及 rno-miR-7b）进行 qRT-PCR 检测，与 RNA 测序数据一致。通路分析表明，MAPK、Wnt 和 NF-κB 信号通路参与 EA 介导的 SCI 恢复。本研究评估 EA 处理的 SCI 大鼠中相关的 miRNA 表达谱，并证明 miRNA 在大鼠 SCI 中的潜在机制和功能作用。

睡眠剥夺导致的记忆障碍和相关的代偿信号通路的机制仍未清楚。Ma 等[41] 假设急性睡眠剥夺后基底前脑脑源性神经营养因子（BDNF）表达增加是维持恐惧记忆表现的一种代偿机制。通过剥夺成年雄性 Wistar 大鼠 6 h 的总睡眠，研究其睡眠剥夺对基底前脑 BDNF 蛋白表达及下游原肌球蛋白受体激酶 B（TrkB）/磷脂酶 C-γ1（plc-γ1）信号激活和恐惧记忆巩固的影响。在大鼠基底前脑双侧注射 BDNF 或选择性下游 TrkB 受体拮抗剂 ANA-12，观察 BDNF/TrkB 信号通路的调节对恐惧记忆巩固的影响。结果显示，剥夺 6 h 睡眠会导致大鼠短期和长期的恐惧记忆障碍。睡眠剥夺后基底前脑 BDNF 蛋白表达及 TrkB 和 PLCγ1 磷酸化水平增加。基底前脑微注射 BDNF 可部分逆转睡眠剥夺引起的恐惧记忆缺陷，并伴有 BDNF 蛋白水平和 TrkB/PLCγ1 激活。ANA-12 微注射后，睡眠剥夺诱导的 BDNF/TrkB 通路激活被抑制，恐惧记忆巩固的损害进一步加重。研究发现，急性睡眠剥夺诱导基底前脑 BDNF 表达的代偿性增加。基底前脑微注射 BDNF 通过激活 TrkB/PLCγ1 信号，减轻睡眠剥夺引起的恐惧记忆障碍。

围术期神经认知障碍被认为是手术后常见的不良事件。衰老是认知结果恶化的最重要的独立危险因素之一，而这种恶化与老年大脑中小胶质细胞介导的神经炎症恶化有关。在病理刺激下，小胶质细胞能够极化促炎 M1 及抗炎 M2 表型。Zhang 等[42]* 研究衰老如何影响手术后的小胶质细胞反应和神经炎症。研究选用胫骨骨折或假手术后成年（2～3 月龄）、老年（18 月龄）雄性 C57/BL6 小鼠。其中，老年小鼠海马中 TNF-α 和 IL-1β 水平较高，老年小鼠脑中 SYP 的表达也明显减少。成年和老年小鼠 M1 小胶质细胞极化（CD16/32）显著增加。相比之下，胫骨骨折手术使老年小鼠脑 M2 小胶质细胞极化（CD206、Ym1/2、Arg1）减少，而成年小鼠脑 M2 小胶质细胞极化增强。与成年小鼠相比，老龄小鼠的电压门控质子通道（Hv1）和 NADPH 氧化酶亚基表达上调。在胫骨骨折手术后的老年小鼠中，CD16/32 阳性 M1 小胶质细胞与 Hv1 抗原的比例较高。因此，老年小鼠大脑中 Hv1/NADPH 氧化酶的上调可能改变小胶质细胞激活向 M1 极化的动态平衡，并增加外周手术干预后的神经炎症反应。

丙泊酚是一种静脉麻醉药物，会引起显著的神经细胞凋亡。据报道，miRNAs 参与丙泊酚介导的神经毒性的调节。miR-215 作为 miRNAs 之一，被发现调节神经细胞存活，但其调控丙泊酚介导的神经毒性的机制仍不清楚。Tang 等[43]* 发现用丙泊酚处理后大鼠海马神经元中 miR-215 表达下调。在新生大鼠海马神经元中，miR-215 模拟物可促进细胞活力并减少凋亡。miR-215 模拟物也能抑制氧化应激，其表现为抑制 ROS、MDA 和 LDH 水平，以及增加 SOD 水平。此外，研究发现大肿瘤抑制因子 2（LATS2）是 miR-215 的靶点，miR-215 模拟物降低丙泊酚处理的新生大鼠海马神经元的 LATS2 水平。LATS2 过表达抑制 miR-215 对丙泊酚诱导的新生大鼠海马神经元凋亡和氧化应激的影响。通过该研究发现 miR-215 通过靶向 LATS2，减轻丙泊酚诱导的新生大鼠海马神经元的凋亡和氧化应激，这表明 miR-215 可能为治疗丙泊酚暴露诱导的神经毒性提供一种新的药物选择方向。

临床上分娩镇痛的治疗主要是在椎管内使用局部麻醉药和 / 或阿片类药物。由于缺乏动物模型，分娩疼痛的机制目前尚未完全阐明。脊髓小胶质细胞可在多种疼痛状态下被激活或动员，Lei 等 [44] 探讨大鼠在急性子宫颈扩张（uterine cervical distension，UCD）的状态下，脊髓小胶质细胞是否被激活。实验建模及步骤如下：①观察子宫颈扩张的肌电图（electromyogram，EMG）反应。24 只大鼠随机被分为 3 组：标准组、假手术组和 UCD 组（$n=8$）。分别在子宫颈扩张后 30 min、60 min 和 120 min 记录对 UCD 的肌电反应。UCD 60 min 时可见脊髓小胶质细胞的激活。第一部分后分组（$n=4$），4 只大鼠在子宫颈扩张 60 min 后灌注，取出 $T_{12} \sim L_2$ 脊髓段进行免疫组化分析。②鞘内导管置入成功后，36 只大鼠被随机分为 PBS 组、米诺环素组和 UCD 组（$n=12$）。记录腹胀前、腹胀后 30 min、60 min、120 min 的肌电反应（$n=8$）。每组 4 只大鼠于子宫颈扩张后 60 min 灌注，取出 $T_{12} \sim L_2$ 脊髓段进行免疫组化分析。③36 只大鼠被随机分为电针组、非针组和 UCD 组（$n=12$）。在子宫颈扩张后的 30 min、60 min 和 120 min 记录对 UCD 的肌电反应。每组 4 只大鼠于子宫颈扩张后 60 min 处死，取 $T_{12} \sim L_2$ 脊髓段进行免疫组化分析，观察合谷、三阴交针刺电刺激对脊髓小胶质细胞活化的影响。结果显示，①假手术组、标准组、UCD 组 EMG 基础值比较，差异均无统计学意义（$P > 0.05$）。UCD 后 30 min、60 min、120 min 时 EMG 变化明显，与基本值比较（$P < 0.05$），其中 60 min 时 EMG 变化最为明显（$P < 0.05$）。UCD 60 min，与假手术组和标准组比较，UCD 组肌电图明显升高（$P < 0.05$），标准组与假手术组比较无明显差异（$P > 0.05$）。与假手术组比较，UCD 后 60 min 胸、腰脊髓（$T_{12} \sim L_2$）中 Iba1（小胶质细胞标志物）阳性细胞数量增多（$P < 0.05$），其中腰脊髓背角Ⅳ～Ⅴ层和Ⅹ层 Iba1 标记细胞表达最多。②UCD 组、PBS 组、米诺环素组 EMG 基值差异无统计学意义（$P > 0.05$）。UCD 60 min，与 PBS 组、UCD 组比较，米诺环素组 EMG 明显降低（$P < 0.05$），PBS 组与 UCD 组比较无差异（$P > 0.05$）。UCD 30 min、120 min，UCD 组、PBS 组、米诺环素组 EMG 差异无统计学意义（$P > 0.05$）。与 PBS、UCD 组比较，米诺环素组胸、腰脊髓 Iba1 阳性细胞数量明显减少（$P < 0.05$）。PBS 组与米诺环素组比较差异无统计学意义（$P > 0.05$）。③电针组、非针灸组、UCD 组 EMG 值无差异（$P > 0.05$）。UCD 60 min，与非针灸组和 UCD 组比较，针灸组 EMG 明显降低（$P < 0.05$），但 UCD 组与非针灸组比较无差异（$P > 0.05$）。研究结论表明，脊髓小胶质细胞的激活参与子宫颈扩张引起的急性内脏痛的形成，电针合谷、三阴交可减轻疼痛，其可能机制是抑制急性子宫颈扩张大鼠脊髓小胶质细胞的激活。

兰诺定受体（RyRs）的过度激活和由此造成的钙稳态受损与阿尔茨海默病相关的病理生理学相关。Wang 等 [45] 假设，将来自阿尔茨海默病患者诱导多能干细胞的神经元前体细胞暴露于丹曲林中，可以增加其存活、增殖、神经再生和突触发育。研究分别从健康受试者、家族型及散发型阿尔茨海默病患者的皮肤成纤维细胞中获得的诱导多能干细胞。采用生化法和免疫组化法测定丹曲林对这些细胞活力、增殖、分化及钙动态的影响。与对照组相比，散发型和家族型阿尔茨海默病患者的细胞分化成基底前脑胆碱能神经元分别显著减少 10.7% [（32.9%±3.6%）vs.（22.2%±2.6%），$N=5$，$P=0.004$] 和 9.2% [（32.9±3.6%）vs.（23.7±3.1%），$N=5$，$P=0.017$]。家族细胞系中丹曲林抑制其生长，其中散发型的皮质神经元突触密度明显减少 58.2% [（237.0±28.4）vs.（99.0±16.6）任意单位，$N=4$，$P=0.001$]，家族型的减少 52.3% [（237.0±28.4）vs.（113.0±34.9）与任意单位，$N=5$，$P=0.001$]。与对照组相比，三磷酸腺苷（30 μmol/L）显著提高散发型阿尔茨海默病患者细胞系中细胞内钙浓度

的峰值 [（84.1%±27.0%）*vs.*（140.4%±40.2%），$N=5$，$P=0.049$]，丹曲林预处理可消除这一影响。丹曲林可抑制阿尔茨海默病患者溶酶体空泡型 H=-ATP 酶的减少和自噬活性的损害。研究指出丹曲林可改善神经发生和突触发生的损伤，与恢复细胞内 Ca 稳态和生理自噬、细胞存活和诱导多能干细胞及其来源神经元的增殖有关。

Oka 等[46]研究自噬在 5 mmol/L 氟化钠（NaF）引起的口服毒性作用。通过将培养的人成牙骨质细胞（HCEM-2）暴露于 5 mmol/L NaF 中 5 min，分别用 MTS 法和 annexinv-FITC/PI 凋亡检测试剂盒检测细胞活力和细胞凋亡。qRT-PCR 和蛋白质印迹法检测自噬、凋亡和氧化应激标志物的表达水平。将抗衰老（SAMR1）小鼠暴露于饮用水中 5 mmol/L NaF 中 12～58 周。用显微 CT 测量牙槽骨的变化，用免疫组织化学和免疫荧光染色检测其蛋白表达水平。结果显示，暴露于 5 mmol/L NaF 的 HCEM-2 细胞自噬水平降低，如 ATG5、Beclin-1 及 LC3-Ⅱ表达水平降低，诱导细胞凋亡、氧化应激和炎症，表现为 Bax、切割的 caspase-3、SOD1 和磷酸化 NF-κB 水平升高。用 5 mmol/L NaF 处理小鼠可导致牙周组织的组织学异常，诱导过度氧化应激和细胞凋亡，并减少自噬。显微计算机断层扫描分析显示，与对照组相比，5 mmol/L NaF 导致小鼠骨面积减少。暴露于 5 mmol/L NaF 诱导的 RANKL（NF-κB 配体的受体激活剂）和组织蛋白酶 K 表达，而 ATG5 和 Beclin-1 表达被 5 mmol/L NaF 取消。研究结果表明，5 mmol/L NaF 会引起口服毒性，导致过度细胞凋亡、氧化应激和自噬缺陷，从而加剧牙周组织损伤。

Tang 等[47]使用基因表达综合数据库（gene expression ominibus，GEO）提取和分析单侧输尿管梗阻（unilateral ureteral obstruction，UUO）引起的肾纤维化（renal fibroosis，RF）模型小鼠中涉及的假定 miRNA 和 mRNA。各种生物信息学分析显示 miR-342-5p 是 RF 中一个强有力的候选调节因子，并预测 miR-342-5p 靶向调控 Ptch1，而 FoxO3 是 Ptch1 的转录因子。进一步实验观察到 TGF-β1 上调 miR-342-5p 的表达，并抑制 TCMK-1 细胞中 FoxO3 和 Ptch1 的表达。miR-342-5p 的下调逆转 TGF-β1 对 TCMK-1 细胞中 Ptch1 表达的抑制作用，而 FoxO3 的下调则促进 TGF-β1 对 Ptch1 表达的抑制作用。此外，Ptch1 的下调增加 TGF-β1 诱导的自噬。提示 Ptch1 表达受 miR-342-5p 负调节和 FoxO3 的正调节，并且抑制 Ptch1 可以通过激活 TGF-β1 诱导的自噬来促进肾纤维化。

Li 等[48]探讨自体红细胞输注对炎症和免疫抑制的影响。研究发现自体输注长期储存的红细胞可促进巨噬细胞极化为 M2 表型，并上调其表面蛋白 CD68 和 CD200R 的表达。炎症细胞因子 TNF-α、IL-6、IL-1β 和 IL-18 受到抑制，血清中 NOS 亚型（iNOS）的分泌减少；相反，IL-10 和 CCL22 的产生增加。HO-1、Arg-1 和 NOS2 蛋白位于细胞质中，HO-1 和 Arg-1 蛋白在巨噬细胞中高表达，而 NOS2 蛋白低表达。此外，Nrf2、HO-1 和 Arg-1 蛋白在接受长期储存红细胞输血后在巨噬细胞中上调。结论表明，自体输注长期储存红细胞可促使巨噬细胞表型向 M2 巨噬细胞分化，并通过 IL-10-NRF2-HO-1 信号诱导免疫抑制作用。

Yu 等[49]探讨 proBDNF 在抑郁症相关胃肠道疾病中的作用。研究发现，抑郁小鼠外周血 CD11b⁺ 细胞 proBDNF 及其受体 pan 神经营养素受体 75（p75NTR）的表达明显高于对照组；UCMS 术后胃肠动力下降，而氟西汀可部分逆转；proBDNF/p75NTR 在肠固有层巨噬细胞中高表达；上调的 proBDNF/p75NTR 和激活的细胞因子，包括白细胞介素 -1β、IL-6、IL-10 和 IFN-γ，与抑郁症和胃肠道疾病呈正相关，氟西汀治疗可抑制。这表明 UCMS 可上调外周血和肠固有层单核 / 巨噬细胞

proBDNF 和 p75NTR 的表达，可能参与抑郁症相关胃肠道疾病的发病机制。氟西汀逆转抑郁小鼠胃肠功能障碍、巨噬细胞浸润和 proBDNF 的信号上调。

Liu 等[50] 研究 Brefeldin A 抑制的鸟嘌呤核苷酸交换因子 1（BIG1）在败血症发病机制中的作用及其潜在机制。研究发现，骨髓细胞特异性 BIG1 敲除（BIG1 cKO）显著降低脂多糖和 CLP 诱导的多微生物败血症小鼠模型的死亡率和器官损伤。BIG1 cKO 小鼠血清 TNF-α、IL-6、IL-1β、IL-12 等炎症细胞因子的浓度和 mRNA 表达明显降低。在骨髓来源的巨噬细胞或 THP-1 细胞中，BIG1 缺乏导致 ARF3 激活受抑制，从而降低 PI（4，5）P2 合成和 TIRAP 通过抑制脂多糖诱导的 PIP5K 活化而向质膜募集，最终导致 TLR4-MyD88 信号通路的抑制活性。这些结果揭示 BIG1 在调节巨噬细胞炎症反应中的重要新作用，并为 BIG1 作为脓毒症的潜在治疗靶点提供证据。

Chen 等[51] 研究自噬在半乳糖凝集素 -3（Galectin-3）和三联基序蛋白 16（TRIM16）对人骨髓间充质干细胞（human bone marrow mesenchymal stem cells，hBMSCs）成骨分化的调节中的作用和机制。结果发现 Galectin-3 或 *TRIM16* 基因敲除均导致成骨诱导的骨髓间充质干细胞中 ALP 活性降低、钙沉积减少、成骨标志物表达下调及自噬抑制。然而，Galectin-3 或 TRIM16 的过度表达促进骨髓间充质干细胞的成骨分化，然后受到自噬抑制。Co-IP 实验证明 TRIM16 通过 ULK1 与 Galectin-3 结合。同时，成骨诱导增强 TRIM16 和 ULK1 或卷曲螺旋肌球蛋白样 Bcl-2 相互作用蛋白（Beclin1）之间的结合，并且 TRIM16 增加 ULK1 和 Beclin1 的稳定性。此外，TRIM16 或 ULK1 敲低抑制 Galectin-3 的促成骨作用，这说明 Galectin-3 介导的成骨分化至少部分依赖于 TRIM16 和 ULK1。该研究结论表明，Galectin-3 和 TRIM16 至少部分通过增强自噬作用共同调节骨髓间充质干细胞的成骨分化，为骨质疏松症的治疗提供了一条有前景的途径。

Wang 等[52]* 研究高血糖诱导的 PKC β₂ 激活是否会导致自噬异常并损害糖尿病中的 IPostC 心脏保护作用。结果发现糖尿病大鼠比对照组出现更高的心脏 PKC β₂ 激活和更低的自噬。然而，心肌缺血再灌注损伤进一步增加 PKC β₂ 激活并促进糖尿病大鼠的自噬。IPostC 显著减轻缺血后梗死面积和 CK-MB，伴随着 PKC β₂ 活化和自噬降低，但在糖尿病大鼠中则不然。用 PKC β₂ 的选择性抑制剂 CGP53353 预处理可减轻心肌缺血再灌注诱导的心肌梗死和自噬，恢复 IPostC 介导的糖尿病心脏保护作用。同样，CGP53353 可以恢复缺氧后处理（HPostC）对缺氧 / 复氧损伤的保护作用，表现为 LDH 释放和 JC-1 单体细胞减少，细胞活力增加。CGP53353 的这些有益作用可被自噬诱导剂西罗莫司逆转，但可以被自噬抑制剂 3-MA 模拟。结论表明，选择性抑制 PKC β₂ 可能通过调节糖尿病中的自噬来减轻心肌缺血再灌注损伤并恢复 IPostC 介导的心脏保护作用。

Peng 等[53]* 研究一种用于治疗糖尿病并发症的药物 α- 硫辛酸（LA）对肺癌生长的影响。研究结果发现，LA 限制异种移植小鼠的肺癌生长并降低肺癌 A549 细胞的活力。人肺癌中的自噬激活，而 LA 可抑制 A549 细胞中的自噬活化。此外，LA 激活哺乳动物西罗莫司靶标（mTOR）/p70S6K 信号通路，用西罗莫司抑制 mTOR 可逆转 LA 诱导的自噬失活，并消除 LA 对 A549 细胞活力抑制。结论表明 LA 通过 mTOR 介导的自噬抑制发挥抗肺癌作用。

Jiang 等[54] 探讨西罗莫司是否可以通过抑制 mTOR 和激活海马自噬来改善手术引起的认知功能障碍。成年和老年 C57BL/6J 小鼠均接受西罗莫司［10 mg/（kg·d）］腹腔注射，每周 5 d，持续 1.5 个月。然后在全身麻醉下对小鼠进行部分肝切除术。在术后第 3 天、第 7 天和第 14 天评估行为表现。

在每个时间点检查海马自噬相关（Atg）-5、磷酸化 mTOR 和磷酸化 p70S6K。脑源性神经营养因子、突触素和海马 tau 蛋白过度磷酸化（T396）。结果显示，手术创伤和麻醉加重老年小鼠术后第 3 天和第 7 天的空间学习记忆障碍。肝部分切除后，海马中磷酸化 mTOR、磷酸化 70S6K 和磷酸化 tau 的水平均升高。BDNF 和突触素也相应下降。西罗莫司治疗恢复手术小鼠海马自噬功能，减弱 tau 蛋白的磷酸化，增加 BDNF 和突触素的表达。此外，手术和麻醉引起的空间学习和记忆障碍也被西罗莫司逆转。提示自噬受损和 mTOR 过度激活与手术诱导的行为缺陷有关。西罗莫司通过抑制 mTOR 信号通路维持自噬降解、抑制 tau 过度磷酸化、增加突触素和 BDNF 的表达，成功地改善了手术相关的认知障碍。

Wang 等[55] 为了探讨不同储存时间下红细胞变化情况，收集 30 例健康献血者的血液。观察在不同储存时间下红细胞有效摄氧量（Q）、P50、2，3-DPG、Na^+-K^+-ATP、红细胞形态，并检测红细胞膜蛋白 EPB41、S1P、GLTP、SPPL2A 的表达变化。结果发现，不同时间储存后红细胞膜表面膜蛋白 EPB41、S1P、GLTP、SPPL2A 的表达均降低，影响红细胞的有效携氧能力。

Hu 等[56] 为探讨受体相互作用蛋白激酶（RIPK）1 和 RIPK3 及 caspase-3 介导的坏死性凋亡和细胞凋亡在缺氧缺血性脑病（hypoxic ischemic encephalopathy，HIE）中的作用。给予新生后第 7 天 SD 大鼠行右颈动脉结扎加缺氧，以及神经胶质瘤（H4）细胞缺氧 24 h。结果发现，缺氧缺血性损伤后，损伤半球海马齿状回区域的 RIPK1 和 RIPK3 表达均显著增加。然而，在损伤半球的海马角 1 区域中 caspase-3 活化显著增加。H4 细胞缺氧损伤后也发现 RIPK1 和 RIPK3 的表达。RIPK1 和 RIPK3 的增加被 RIPK1 抑制剂 necrostatin-1 抑制。这些结果表明，在 HIE 模型中海马的不同脑区发生细胞凋亡和坏死性凋亡。

Guo 等[57] 探讨一种缺氧诱导蛋白 NDRG1 是如何通过介导缺氧条件下 HCC 细胞线粒体动力学发挥作用的。结果发现，NDRG1 的表达随着氧含量的变化而变化。NDRG1 沉默可显著诱导缺氧条件下的细胞凋亡，而野生型细胞在缺氧条件下与常氧条件下相比无明显变化。进一步分析发现，*NDRG1* 基因沉默导致肝癌细胞凋亡前蛋白 Bax 增加，抗凋亡蛋白 Bcl-2 和 Bclx 减少，导致线粒体损伤。在对线粒体的分析发现 NDRG1 沉默细胞缺氧时释放的细胞色素 C 更多位于胞质内。NDRG1 沉默细胞中线粒体碎片增多，线粒体膜电位被破坏。而 Mdivi1 可以扭转这些趋势。进一步的研究表明，NDRG1 沉默通过有效降低葡萄糖摄取、乳酸输出和 ECAR 值来破坏缺氧诱导的有氧糖酵解。这些结果提供了 NDRG1 驱动的线粒体动力学变化和有氧糖酵解在缺氧时维持肝癌细胞存活的直接证据。

Liu 等[58] 研究 FoxO1 在 1 型糖尿病（type1 diabetes mellitus，T1DM）大鼠的不良血管重塑中的作用及机制。研究发现在链脲菌素（STZ）诱导的 1 型糖尿病大鼠中，FoxO1 表达在糖尿病 8 周时在颈动脉中表达上调，伴随着不利的血管重塑，如壁厚增加，颈动脉内侧横截面积、壁/腔比值和颈动脉腔面积减少。FoxO1 的抑制剂 AS1842856（AS）逆转 1 型糖尿病大鼠的血管重塑。1 型糖尿病的不良血管重塑伴随着炎症因子、黏附因子、细胞凋亡、NLRP3 炎症小体激活和动脉平滑肌细胞表型转换的增加，这些均被 AS 反转。此外，抑制 FoxO1 取消 T1DM 中其上游介质 PDK1 的下调。PDK1 激活剂减少 FoxO1 核易位。这些结果表明 FoxO1 是 1 型糖尿病诱导的大鼠血管重构的关键触发因素，因此抑制 FoxO1 为糖尿病相关的心血管疾病提供了一种潜在的治疗选择。

Long 等[59] 研究基质细胞衍生因子 1α（SDF-1α）和血管内皮生长因子（VEGF）的联合给药是否

对糖尿病伤口愈合具有协同治疗作用。研究将胶原结合域（CBD）与 SDF-1α 特异性融合，成功观察到 2 种重组蛋白在胶原支架上的缓释作用。同时，当 CBD-VEGF 和 CBD-SDF-1α 将共修饰支架置入糖尿病大鼠皮肤创伤模型中，不仅在促进血管生成方面具有协同作用，而且在短期内可减轻炎症反应。此外，长期实验结果显示，共修饰支架还能促进伤口快速愈合，促进血管再生和细胞增殖、再上皮化及细胞外基质积聚。研究结论表明，CBD-VEGF 和 CBD-SDF-1α 共修饰支架通过协调血管生成和炎症，有助于糖尿病伤口的快速恢复。

Zhao 等[60] 探讨阿卡波糖对链脲菌素诱导的糖尿病小鼠胰岛炎的保护作用及其机制。研究结果发现，通过灌胃给予阿卡波糖可降低实验性糖尿病小鼠的胰岛炎严重程度并改善胰岛素水平。ELISA 显示应用阿卡波糖治疗后小鼠胰腺组织中炎症反应标志物 IL-1β 和 TNF-α 的水平降低。离体实验中，阿卡波糖增加暴露于炎症细胞因子的 MIN6 β 细胞的活力，减少细胞凋亡，并改善葡萄糖刺激胰岛素分泌（glucose-stimulated insulin secretion，GSIS）。此外，阿卡波糖处理降低 β 细胞中的 caspase-3 水平和 p-p53/p53 比值。这些结果揭示阿卡波糖在减轻胰岛炎方面的新功能。阿卡波糖在体外和体内引起的保护作用被证明至少部分是通过其抗炎作用介导的。

Wu 等[61] 探讨丘脑底核（STN）神经元在不同的内部状态下如何表现和调节摄食行为。研究结果发现，喂食引起小鼠 STN 神经元的强烈激活（GCaMP6 信号增加 $48.4\% \pm 7.2\%$，$n=9$，$P=0.000\,3$），范围随食物的大小、价格和适口性而变化，但不随重复喂养而变化。能量剥夺增加自发放电率 $[(8.5 \pm 1.5)\,Hz，n=17；(4.7 \pm 0.7)\,Hz，n=18；P=0.03]$ 和去极化诱导 STN 神经元出现尖峰，并增强 STN 对摄食的反应。光遗传学实验显示，在黑暗期进食对 STN 神经元的刺激和抑制分别减少（$11\% \pm 6\%$，$n=6$，$P=0.02$ 和增加 $36\% \pm 15\%$，$n=7$，$P=0.03$）。研究结论表明，能量平衡状态和食物的适口性可影响 STN 神经元被摄食行为激活。

Chen 等[62] 研究 SET8 通过调节 Keap1/Nrf2/ARE 通路在高糖诱导的活性氧（ROS）积累中的作用及机制。研究结果发现，高糖通过上调人脐静脉内皮细胞（human umbilical vein endothelialcells，HUVEC）中的 Keap1 表达来介导细胞活力降低、ROS 积累和 Nrf2/ARE 信号通路抑制。此外，高糖抑制 SET8 和 H4K20me1（SET8 的下游靶点）的表达。SET8 过表达改善高糖介导的 Keap1/Nrf2/ARE 通路抑制和内皮氧化。sh-SET8 与高糖处理的效果相似，都可被 si-Keap1 逆转。其他研究发现 H4K20me1 在 Keap1 启动子区域富集。SET8 过表达减弱 Keap1 启动子的活性和表达，而突变株 SET8R259G 不影响 Keap1 启动子的活性和表达。该研究提示，SET8 负性调节 Keap1 的表达，从而参与高糖介导的 Nrf2/ARE 信号通路抑制和氧化损伤。

Yan 等[63] 探讨心脏 FOXO1 过度激活在 1 型糖尿病的心肌氧化代谢失衡及线粒体和心脏功能障碍中的作用机制。用 FOXO1 选择性抑制剂 AS1842856 治疗链脲菌素诱导的糖尿病（D 组）大鼠，观察心脏功能、线粒体酶 PDK4 和 CPT1 及线粒体功能。从非糖尿病对照组（C 组）和 D 组大鼠分离的原代心肌细胞用 $1\,\mu mol/L$ AS1842856 进行海马实验以确定葡萄糖、棕榈酸和丙酮酸对心肌细胞生物能学的影响。研究结果显示，糖尿病心脏表现为 FOXO1 核易位升高，同时伴有心脏和线粒体功能障碍（表现为线粒体活性氧水平升高和线粒体膜电位降低），以及细胞凋亡增加。糖尿病心肌糖酵解受损，葡萄糖氧化和脂肪酸氧化升高，PDK4 和 CPT1 表达增强。AS1842856 减弱或阻止除糖酵解以外的所有这些变化。提示 FOXO1 的激活，通过刺激 PDK4 和 CPT1，将底物选择从葡萄糖转移到脂肪酸，并引起线粒体和心脏损伤。

Li 等[64] 探讨 NLRP3 介导的凋亡 / 焦亡引起的神经元细胞死亡在糖尿病相关抑郁症中的作用。研究发现链脲菌素诱导的糖尿病小鼠的抑郁样行为与海马 NLRP3 炎症小体激活有关。高血糖增加活性氧的产生，从而导致海马神经元 NLRP3 炎症小体的激活。链脲菌素可诱导海马细胞凋亡和焦亡，表现为切割的 caspase-3 阳性海马神经元、TUNEL 阳性细胞、p53、Bax、Puma 和切割的 GSDMD N 末端片段的蛋白水平增加，所有这些在 NLRP3 缺陷小鼠中均降低。在体外小鼠海马神经元细胞系 HT22 实验中，高糖以 NLRP3 炎症小体依赖性方式诱导细胞凋亡和细胞焦亡。此外，NLRP3 缺乏减轻链脲菌素诱导的糖尿病小鼠的抑郁样行为。这些结果表明，高血糖以 NLRP3 依赖性方式导致海马神经元细胞凋亡和细胞焦亡，这与链脲菌素诱导的糖尿病诱发的抑郁表型有关。

Wang 等[65] 研究 ELF3 在高糖介导的 NLRP3 炎症小体激活中的作用及机制。研究结果发现，糖尿病患者和大鼠的血浆 IL-1β、IL-18、NLRP3 炎症小体和 MARK4 表达增加。离体实验中，高糖会增加 IL-1β 和 IL-18 的表达，并通过上调人脐静脉内皮细胞（HUVEC）中的 MARK4 来激活 NLRP3 炎症小体。同时高葡萄糖增加 ELF3 表达。而 ELF3 下调逆转高糖的影响。因此，过表达 ELF3 与高糖的影响类似，并被 siMARK4 抵消。此外，还发现 ELF3 与 SET8 相互作用。高葡萄糖抑制 SET8 表达和组蛋白 H4 赖氨酸 20 甲基化（H4K20me1），以及 SET8 的下游靶标。SET8 的过表达抑制高葡萄糖诱导的 MARK4 表达和 NLRP3 炎症小体激活。shSET8 的作用与高葡萄糖相似，可被 siMARK4 抵消。随后在机制研究发现 ELF3 和 H4K20me1 在 MARK4 启动子区域富集。si-ELF3 减弱 MARK4 启动子活性，增强 SET8 对 MARK4 启动子活性的抑制作用。此外，在糖尿病患者和大鼠中发现 SET8 下调和 ELF3 上调。从而得出结论，ELF3 与 SET8 相互作用可调节 MARK4 的表达，MARK4 参与高血糖介导的内皮 NLRP3 炎症小体激活。

Zhang 等[66] 探讨二肽基肽酶 4（DPP-4）抑制剂对低于糖尿病诊断阈值的轻度高血糖脑卒中患者的影响。通过腹腔注射链脲菌素制造高血糖小鼠模型，然后进行局灶性脑缺血。发现 DPP-4 抑制剂利格列汀能显著减少脑梗死体积、神经细胞死亡和炎症，改善神经功能缺损。利格列汀可上调 p-Akt 和 p-mTOR 的表达，并调节凋亡因子 Bcl-2、Bax 和 caspase-9。从而得出结论，利格列汀可能通过激活 Akt/mTOR 通路及抗凋亡和抗炎机制发挥神经保护作用，利格列汀可作为治疗轻度高血糖脑卒中患者的一种药物。

Zhu 等[67] 为了研究 HIF-1α 通路在改良自体血回输促进糖尿病伤口愈合中的作用，建立糖尿病小鼠伤口愈合模型，通过灌注培养系统向糖尿病小鼠输注改良的或标准的自体血。测量 VEGF、EGF、HIF-1α 及 HSP-90 的表达来确定改良自体血诱导的 HIF-1α 通路活化。将 HIF-1 转染糖尿病小鼠成纤维细胞 α siRNA，并从伤口愈合、细胞增殖、迁移和细胞周期等方面探讨改良自体血的具体调控机制。结果显示，输注改良自体血的小鼠皮肤组织中 CD31 和 α-SMA 水平升高，TNF-α、IL-1β 及 IL-6 水平降低，表明改良自体血促进伤口愈合能力并减少炎症的释放。输注改良自体血的糖尿病小鼠 HIF-1α 通路活化。HIF-1 的激活可提高成纤维细胞的存活率、增殖和迁移 α 通路。结论表明，改良的血液保存液可通过调节 HIF-1α 通路以提高糖尿病小鼠红细胞的携氧能力和伤口愈合能力。

Zhou 等[68] 为探讨肠道微生物群以及如何影响维生素 A（vitamin A）缺乏饮食喂养小鼠的葡萄糖稳态。通过将 6 周龄雄性 C57BL/6 小鼠随机置于维生素 A 充足（VAS）或维生素 A 缺乏（VAD）饮食 10 周。随后，将 VAD 饮食喂养的小鼠的一个亚类转换为维生素 A 缺陷拯救（VADR）饮食，再持续 8 周。并使用葡萄糖耐量试验和免疫组织化学染色评估小鼠的葡萄糖代谢表型，16S 基因测序评估肠道微生物群的变化。使用组织学染色、蛋白质印迹法、qPCR 和酶联免疫吸附试验评估肠道形态、肠道通透性和炎症反应激活信号通路。结果发现 VAD 饮食喂养的小鼠表现出组织维生素 A 水平降低、葡萄糖激发 AUC 增加、葡萄糖刺激的胰岛素分泌减少及 β 细胞量减少。冗余分析显示，肠道微生物群多样性与葡萄糖激发的 AUC 和 β 细胞量及 NF-κB 信号通路激活显著相关。将膳食维生素 A 重新引入，VAD 饮食喂养的小鼠恢复了组织维生素 A 水平、内分泌激素水平和炎症反应，这与 VAS 控制的肠道微生物群变化后观察到的结果相似。表明肠道菌群可通过控制 VAD 饮食喂养小鼠的肠道炎症表型影响胰岛功能。在 VAD 饮食驱动的小鼠模型中，肠道微生物群的影响可被认为是内分泌功能影响的另一种机制。

Cheng 等[69] 为探讨二甲双胍是否通过激活 PP2A 减少体外高糖诱导的心肌细胞凋亡，采用高糖培养人和大鼠心肌细胞，通过冈田酸抑制 PP2A 活性。然后分别使用 CCK-8 和流式细胞术评估细胞活力和细胞凋亡。ELISA 分析 HMGB1、TNFα 或 IL-6 的释放。测量细胞 ROS 和线粒体超氧化物水平来评估氧化应激。通过丝氨酸/苏氨酸磷酸酶测定系统或通过蛋白质印迹法分析 PP2A 催化结构域（PP2Ac）的 Y307 磷酸化水平及通过共免疫沉淀分析 PP2Ac 和 α4 之间的关联来评估 PP2A 活性。检测 IκBα 的 Ser32 磷酸化水平及通过蛋白质印迹法检测 p65 蛋白的核进入来评估 NF-κB 信号通路的激活。GSK3β/MCL1 信号通路的激活通过检测 GSK3 β 的 Ser9 磷酸化水平和 MCL1 的蛋白质水平来评估。结果发现，二甲双胍预处理减弱高糖刺激诱导的人和大鼠心肌细胞凋亡，HMGB1、TNF-α 和 IL-6 的释放及 ROS 的产生，而冈田酸处理可以阻断二甲双胍的这些作用。二甲双胍降低 PP2Ac-pY307 的上调和 PP2Ac-α4 的结合，而冈田酸对其无影响。二甲双胍预处理抑制高糖引起的人和大鼠心肌凋亡细胞中 NF-κB 的活化，而冈田酸处理可以阻断二甲双胍的这种作用。GSK3 β/MCL1 不是二甲双胍激活 PP2A 抑制心肌细胞死亡的一部分。结论表明，二甲双胍以 PP2A 依赖的方式减少原代人和大鼠心肌细胞的凋亡、ROS 生成和炎症反应。

RNA 中 N6-甲基腺苷（m6A）修饰参与多种生物学过程。然而，目前 m6A 在伤害性调节中的作用知之甚少。Zhang 等[70]* 发现在完全弗氏佐剂（CFA）诱导的慢性炎症性疼痛的小鼠模型中，脊髓 m6A 修饰的水平显著增加，伴随着脊髓中类甲基转移酶 3（METTL3）表达的增加。敲除脊髓 METTL3 可预防和逆转 CFA 诱导的疼痛行为和脊髓神经元致敏。相反，在幼稚小鼠中，脊髓 METTL3 的过度表达会产生疼痛行为和神经元致敏化。此外，该研究还发现 METTL3 在微型蛋白 DiGeorge 的临界 8 区的正向调控 pri-miR-65-3p 通路。该研究揭示了 METTL3 介导的 m6A 修饰在伤害性致敏中的重要作用，并为 m6A 修饰在病理性疼痛发展中的作用提供了新的视角。

Zhu 等[71] 探讨肺癌患者吗啡镇痛剂量与溶质载体家族 6 成员 4（SLC6A4）基因多态性的关系。该研究选择 200 例无癌痛的肺癌患者为无痛组，200 例有癌痛的肺癌患者为癌痛组。采用 VAS 评分进行疼痛分级，癌痛组给予吗啡治疗，记录 24 h 内吗啡用量。从受试者外周血中提取 DNA，检测 SLC6A4 基因 rs1042173 和 rs7224199 多态性。该研究结果显示，SLC6A4 基因 rs7224199 在无痛组和癌痛组的基因型分布存在差异（P=0.004），GG 基因型频率在癌痛组显著高于对照组。癌痛组 rs1042173 杂合子 AC 型和 rs7224199 隐性 GT＋TT 型频率明显低于无痛组（P=0.048，P=0.043）。此外，癌痛组肺癌患者的 *SLC6A4* 基因 rs1042173 和 rs7224199 的 AG 单倍型频率明显低于无痛组（$P=$ 0.000），而 AT 单倍型和 CG 单倍型频率明显高于无痛组（$P=0.000$）。癌痛组中 *SLC6A4* 基因 rs1042173（$P=0.241$）和 rs7224199（$P=0.316$）的基因型在癌痛程度上无显著差异。癌痛组肺癌患者吗啡镇痛剂量与 *SLC6A4* 基因 rs1042173 基因型显著相关。此外，癌痛组中，不同基因型患者在 24 h 内（$P=0.025$）、体重校正后 24 h（$P=0.001$）和体重及体表面积校正后 24 h（$P=0.000$）的剂量有显著性差异，CC 基因型患者的吗啡剂量显著降低。此外，癌痛组 24 h 内（$P=0.047$）、体重校正后 24 h（$P=0.042$）、体重和体表面积校正后 24 h（$P=0.031$）吗啡用量与 *SLC6A4* 基因单倍型显著相关，其中 CT 单倍型患者给予吗啡剂量明显降低。该研究结论提示肺癌患者吗啡镇痛剂量与 *SLC6A4* 基因多态性显著相关。

Li 等[72]通过生物信息学分析与心房颤动患者卒中风险相关的关键基因和 miRNA。该研究从基因表达综合数据库（GEO）下载 GSE66724 微阵列数据，包括 8 例心房颤动合并脑卒中患者和 8 例非脑卒中心房颤动患者的外周血样本。使用 GEO2R 在线工具鉴定伴有和不伴有卒中的心房颤动患者之间的差异表达基因（differentially expressed genes，DEGs）。利用 DAVID 数据库进行功能富集分析。利用 STRING 数据库建立蛋白质－蛋白质相互作用（PPI）网络。从 miRNet 数据库中获得靶向这些 DEG 的 microRNA（miR）。利用 Cytoscape 软件构建 miR-DEG 网络。该研究鉴定出 165 个 DEGs（141 个上调，24 个下调）。富集分析显示某些炎症过程富集。miR-DEG 网络揭示了包括 MEF2A、CAND1、PELI1 和 PDCD4 多个关键基因，以及 miR-1、miR-1-3p、miR-21、miR-21-5p、miR-192、miR-192-5p、miR-155 和 miR-155-5p 多个 miRNA。该研究提示参与炎症的部分基因及 miRNAs 的失调可能与心房颤动患者卒中的高风险相关。评估这些生物标志物可以提高心房颤动患者卒中的预测、预防和治疗。

七氟烷具有抗炎和凋亡调节作用，对急性肺损伤（ALI）具有保护作用。尽管如此，七氟烷的作用机制仍不完全清楚。Yuan 等[73]*探讨七氟烷对 ALI 的作用机制及可能的作用机制。该研究通过静脉注射内毒素脂多糖建立大鼠 ALI 模型。检测 ALI 大鼠肺组织中 miR-34a-3p 及信号转导和转录激活因子 1（STAT1）的表达。筛选七氟烷的最佳吸入浓度，注射 miR-34a-3p 抑制剂，高表达 STAT1，吸入 1.0 最低肺泡浓度（maximum alveolar concentration，MAC）七氟烷，测定大鼠平均动脉压（MAP）、肺湿重/干比和髓过氧化物酶（myeloperoxidase，MPO）活性，大鼠肺组织中的氧化应激和炎症相关因子，以及肺细胞活力和凋亡。该研究结果显示 ALI 大鼠 MiR-34a-3p 表达下调，STAT1 表达上调。选择 1.0 MAC 的七氟烷为最佳吸入浓度。七氟烷（1.0 MAC）可增加 ALI 大鼠肺组织 T3 时 MAP，降低 MPO 活性，减轻病理损伤，抑制细胞凋亡、氧化应激和炎症反应，诱导细胞存活。下调 miR-34a-3p 或上调 STAT 可逆转七氟烷（1.0 MAC）对 ALI 大鼠的作用。该研究结论表明，七氟烷通过上调 miR-34a-3p 和下调 STAT1 表达来降低炎症因子表达，提高肺细胞存活率，抑制肺细胞凋亡，为 ALI 的治疗提供了新的线索。

乳化挥发性麻醉药可以直接注射到血液循环中，通过肺部排出血液。利用乳化挥发性麻醉药独特的药动学，Zhang 等[74]开发了一种创伤较小的方法，将其不同的输送到兔脊髓中。该研究将 16 只新西兰大白兔随机分为异氟烷组和七氟烷组。将导管置入降主动脉中，分别给予乳化异氟烷［8 mg/（kg·h）］和七氟烷［12 mg/（kg·h）］。测定颈静脉和股静脉麻醉药的浓度和分压。结果表明，颈静脉和股静脉的异氟烷分压分别为（3.91 ± 1.11）mmHg 和（12.61 ± 1.60）mmHg（1.0 MAC）（1 mmHg＝0.133 kPa），颈静脉和股静脉的七氟烷分压分别为（3.89 ± 1.00）mmHg 和（9.92 ± 1.84）mmHg（1.0 MAC）。异氟烷组和七氟烷组的颈静脉和股静脉分压差异有显著性意义（均 $P<0.001$）。该研究提示可以用一种简单、微创的方法选择性地向家兔脊髓输送异氟烷和七氟烷。在麻醉药对大脑起作用之前，69% 的异氟烷和 81% 的七氟烷可通过肺部清除。该方法可用于研究挥发性麻醉作用的部位和机制。

Zhang 等[75]* 进行一项动物实验研究，以检测吡哆胺是否能减轻糖尿病神经性疼痛，并探讨这些作用的机制。成年雄性 SD 大鼠被随机分为正常＋无菌水组、糖尿病＋无菌水组、糖尿病＋吡哆胺 100 组、糖尿病＋吡哆胺 200 组、糖尿病＋吡哆胺 400 组、正常＋吡哆胺组。糖尿病＋吡哆胺 100 组、糖尿病＋吡哆胺 200 组、糖尿病＋吡哆胺 400 组和正常＋吡哆胺组大鼠分别灌胃吡哆胺 100 mg/（kg·d）、200 mg/（kg·d）、400 mg/（kg·d）和 400 mg/（kg·d），其他组大鼠每天饮水。吡哆胺通过抑制糖基化终产物 NF-κB/ 细胞外信号调节激酶信号通路脊髓受体的活性，至少部分地减轻糖尿病神经性疼痛；此外，吡哆胺降低血清中糖基化终产物——修饰的低密度脂蛋白、氧化低密度脂蛋白和 IL-1β。免疫荧光染色结果显示，大部分磷酸化 NF-κB 定位于神经细胞而非小胶质细胞或星形胶质细胞；这种模式可能与疼痛相关蛋白的表达上调有关。该研究结论表明吡哆胺治疗糖尿病性神经病理性疼痛前景广大，但需要行进一步的调查以确认吡哆胺的益处。

Dai 等[76] 探讨 SIRT4 在骨关节炎中的作用及其机制。该研究通过从骨关节炎患者软骨中提取总蛋白和 mRNA，分离不同程度退变的软骨细胞进行细胞培养。采用 RT-PCR 和蛋白质印迹法分析组织中Ⅱ型胶原和 SIRT4 的水平。用 SIRT4-siRNA 转染软骨细胞，分别用重组人 SIRT4 蛋白处理 24 h。采用蛋白质印迹法、RT-PCR、免疫荧光、酶联免疫吸附试验（ELISA）或流式细胞术检测聚集蛋白聚糖、Ⅰ型胶原、Ⅱ型胶原、MMP-13、IL-6、TNF-α、SOD1、SOD2 和 CAT 的表达及 ROS 水平。与轻度退变软骨相比，严重退变软骨中的Ⅱ型胶原显著减少，在蛋白质和 mRNA 水平上的 SIRT4 表达两组则类似。严重骨关节炎患者的软骨细胞聚集蛋白聚糖、胶原Ⅱ、SOD1、SOD2、CAT 表达减少，但胶原Ⅰ、活性氧（ROS）、MMP-13、IL-6 和 TNF-α 表达增加。然而，SRIT4 蛋白治疗显著上调聚集蛋白聚糖、胶原Ⅱ（一种抗氧化酶），并抑制 ROS 和炎症反应。进一步的分析显示沉默 SIRT4 会诱导健康的软骨细胞胶原Ⅱ和抗氧化酶表达的减少，ROS 和炎症反应的增加，而 SIRT4 蛋白刺激可以逆转这些表达。该研究结果提示，SIRT4 与骨关节炎的发生发展密切相关，SIRT4 的过度表达有助于抑制炎症反应和氧化应激。

Lu 等[77] 通过在体内和体外研究雄激素对假性变态反应的影响来研究穿心莲内酯的抗假性变态反应。该研究结果显示，雄激素以剂量依赖性方式抑制化合物 48/80（C48/80）诱导的小鼠假变态反应。穿心莲内酯还抑制 C48/80 诱导的小鼠局部炎症反应。体外研究显示，穿心莲内酯减少 C48/80 诱导的肥大细胞脱颗粒。人磷酸激酶阵列试剂盒和蛋白质印迹法显示穿心莲内酯可通过钙信号通路抑制假变态反应。

Han 等[78]* 采用流式细胞术检测 Th1 细胞和 Th2 细胞的含量，采用酶联免疫吸附试验（ELISA）检测血清 IL-4 和 IFN-γ 水平，采用实时定量聚合酶链反应、电泳迁移率转移分析和蛋白质印迹法来研究吗啡诱导 Th2 细胞分化的可能机制。该研究结果显示，吗啡诱导自主 T 细胞后 Th2 细胞亚群和

IL-4 水平均升高。通路测定发现吗啡诱导自主 T 细胞的 PKC-θ 的蛋白磷酸化水平、转录因子 GATA3 的表达及活性增强。此外，吗啡抑制剂（纳曲酮）或 PKC-θ 抑制剂（AEB071）可逆转吗啡诱导的 Th2 细胞分化。这些结果提示，吗啡诱导自主 T 细胞通过 PKC-θ/GATA3 信号通路分化成 Th2 细胞。

Zeng 等[79]通过在脂多糖（LPS）激活的肺泡巨噬细胞中使用选择性 κ 阿片受体（KOR）激动剂来评估 KOR 是否参与肺巨噬细胞的调节。该研究用脂多糖（100 ng/ml）刺激大鼠 NR8383 巨噬细胞，在不同时间点诱导炎症反应。研究 KOR 激动剂 Salvinorin A（SA）和 U50488 对 nitrite、TNF-α、IL-1β、NOS 和 COX-2 等炎症因子的影响。用选择性 KOR 拮抗剂 Nor-binaltophimine 研究 KOR 的特异性作用。该研究结果显示，脂多糖（100 ng/ml）刺激 NR8383 细胞后，与未受刺激的细胞相比，在 1 h、2 h 和 6 h 后，TNF-α 水平明显升高。SA 通过降低 TNF-α 和 IL-1β 水平来减轻脂多糖诱导的炎症反应。SA 协同治疗可降低 LPS 诱导的 NO 水平，并可减轻脂多糖激活后 2 h 内 iNOS 和 COX-2 的过度表达，KOR 拮抗剂 Nor-binaltophimine 可部分阻断这种作用。运用 U50488 也能观察到类似的结果。该研究提示，KORs 可能通过激活巨噬细胞从而在肺部炎症过程中起重要作用。体外试验表明在脂多糖刺激的炎症反应后 1～2 h，运用选择性 KOR 激动剂对肺巨噬细胞有明显的抗炎作用。

Wang 等[80]旨在用游离脂肪酸（free fatty acid，FFAs）对 HepG2 和 Huh7 细胞进行高脂刺激，随后用浓度为 0、4 μg/ml 或 8 μg/ml 的丙泊酚处理这些细胞 24 h 和 48 h 来评估中、长链三酰甘油（MCT/LCT）丙泊酚在高脂血症人群中长期使用是否安全。该研究结果显示，用 2 mmol/L 的 FFAs 加上 12 μmol/L 的 MCT/LCT 丙泊酚处理细胞后，细胞活力明显下降。此外，该研究选择 2 mmol/L 的 FFAs，以及 4 μg/ml 和 8 μg/ml MCT/LCT 丙泊酚用于后续实验。结果显示，4 μg/ml 和 8 μg/ml 的 MCT/LCT 丙泊酚抑制 FFA 诱导的细胞内脂质积聚，并显著逆转乙酰辅酶 A 羧化酶（ACC）活性。MCT/LCT 丙泊酚不仅能显著促进 AMPK 和 ACC 的磷酸化，而且能逆转 FFA 诱导的 AMPK 和 ACC 磷酸化的降低。该研究提示，MCT/LCT 丙泊酚逆转 FFA 对 HepG2 和 Huh7 细胞的负作用，MCT/LCT 丙泊酚可能对脂质代谢有积极的调节作用。

Yang 等[81]旨在观察吗啡联合纳洛酮对家兔肠蠕动及结肠组织 Cajal 间质细胞（ICC）数量的影响。该研究将 30 只家兔随机分为生理盐水对照组（NS 组）、低浓度吗啡组（L 组）、中浓度吗啡组（M 组）、高浓度吗啡组（H 组）、中浓度吗啡与纳洛酮拮抗剂组（NM 组），每组 6 只。5 组家兔分别给予硬膜外穿刺置管并配上硬膜外镇痛泵，连续输注 7 d。观察粪便性状，计算墨水推进率。运用蛋白质印迹法检测 ICC-kit 蛋白在结肠组织中的表达水平。该研究结果显示，L 组、M 组、H 组的大便特征较 NS 组、NM 组严重。此外，L 组、M 组和 H 组的肠道推进率低于 NS 组和 NM 组。与 NS 组和 NM 组相比，L 组、M 组和 H 组家兔结肠 C-kit mRNA 和蛋白表达显著降低。该研究提示，纳洛酮可阻断 C-kit 的 mRNA 和蛋白表达，并改善肠道运动功能。

通过沉默趋化因子（C-C 基序）受体 2（CCR2）表达来减少巨噬细胞募集是一种很有前景的治疗动脉粥样硬化的方法。然而，用 siRNA 转染巨噬细胞通常在技术上具有挑战性。EGFP-EGF1 共轭聚（乳酸-乙醇酸共聚物）（PLGA）纳米颗粒（ENP）对组织因子（TF）具有特定的亲和力。Wu 等[82]研究 ENP 作为将 CCR2-shRNA 靶向递送至巨噬细胞动脉粥样硬化细胞模型的载体的可行性。使用双乳液法合成负载香豆素 6 的 ENP，并采用荧光显微镜和流式细胞术检测来检查细胞模型中负载香豆素 6 的 ENP 的吸收。然后构建对 CCR2 mRNA 特异的 shRNA 序列并将其封装到 ENP 中。评估 CCR2-shRNA 对体外巨噬细胞动脉粥样硬化细胞模型的靶向递送。该研究表明，细胞模型比普通 PLGA 纳米粒子对 ENP 的吸收更多。加载 CCR2-shRNA 的 ENP 有效地沉默动脉粥样硬化巨噬细胞中的 *CCR2* 基因，并对培养的细胞表现出有利的细胞毒性特征。由于其低细胞毒性和有效的药物递送，ENP 可成为将 CCR2-shRNA 靶向递送至炎性单核细胞 / 巨噬细胞以治疗动脉粥样硬化的有用载体。

血管病变引起的高血压和心脑血管疾病常伴有脉压升高。因此，全面了解高脉压的分子基础对于开发潜在的治疗策略至关重要。有报道 BRD4 基因和 *PIN1* 基因参与炎症和血管内皮细胞功能障碍，这可能会导致脉压增加。Qiu 等 [83] 在 666 例高血压患者和 232 例中国汉族血压正常的对照队列中，对总共 4 个单核苷酸多态性（SNP）（BRD4：rs4808278；PIN1：rs2233678、rs2287838 及 rs2233682）进行基因分型。广义多因素降维（GMDR）用于筛选 BRD4 基因和 *PIN1* 基因内的 4 个 SNP 与糖尿病的最佳相互作用组合。进行逻辑回归分析以计算 4 个 SNP 之间关联的优势比（*OR*）、[95% 置信区间（*CI*）]。校正年龄、体重、腰围、饮酒、吸烟、高血压和糖尿病后，BRD4 rs4808278-TT 基因型携带者的高脉压风险显著高于野生基因型携带者（*OR*=0.400，95%*CI*=0.217~0.737，*P**<0.05）。然而 PIN1 中的 rs2233678、rs2287838 和 rs2233682 与高脉压易感性无任何显著关联。GMDR 分析表明，存在显著的 rs4808278、rs2233678 和糖尿病三基因座模型（*P*=0.010 7），三基因座模型的交叉验证一致性为 9/10，检验准确率为 57.47%。该研究表明，BRD4（rs4808278）内的基因突变可能影响中国东南部人群对高脉压的易感性。

肺动脉高压（pulmonary arterial hypertension，PAH）是一种罕见的危及孕妇生命的疾病，其特征是肺动脉压（pulmonary artery pressure，PAP）、肺血管阻力（pulmonary vascular resistance，PVR）、炎症细胞浸润、血管重塑和血栓闭塞等进行性升高，最终导致右心室衰竭、肺动脉高压危象（pulmonary hypertensive crisis，PHC）和死亡。临床数据表明，大多数分娩后 1 周内死亡的患者 PAP 升高，尤其是重度 PAH 或特发性肺动脉高压（idiopathic pulmonary arterial hypertension，IPAH）的患者。理论上，在此期间循环系统逐渐稳定，但 PAP 进一步增加。然而，PAP 进一步增加的具体原因仍然未知。Jing 等 [84] 将雌性大鼠随机分为 2 组：野百合碱（MCT）处理组，大鼠在 7 周龄时注射 MCT（40 mg/kg）；对照组，大鼠在同周龄时注射同体积 0.9% 生理盐水。2 组大鼠均在 9 周龄时交配。于交配成功后第 18 天（T1）和分娩后第 1 天（T2）、第 3 天（T3）和第 7 天（T4）采集 2 组孕鼠的一般情况、血流动力学数据和肺组织。MCT 处理组在每个时间点均表现出比对照组更高的肺动脉平均压（mean pulmonary artery pressure，mPAP）（*P*<0.01）和 Fulton's 指数（*P*<0.01）。MCT 处理组的肺组织显示肺血管增生和闭塞性变化。MCT 处理组的 mPAP 和闭塞肺动脉密度在分娩后增加（*P*<0.01），T3 时与 T2 相比显著增加（*P*<0.05），但在 T4 时没有进一步增加（*P*>0.05）。该研究表明，PAH 妊娠大鼠分娩后 mPAP 升高，同时闭塞肺动脉密度显著增加，这可能是 PAH 妊娠大鼠分娩后死亡率增加的原因。

心搏骤停是导致死亡和残疾的主要原因，美国心脏协会指南推荐的肾上腺素是心搏骤停复苏的一线药物。脂质乳液，包括长链三酰甘油（LCTs）、长链和中链三酰甘油（LCTs/MCTs），目前广泛应用于临床，亲脂性药物通过脂质乳液提取，降低了毒素的组织浓度；而脂质为心肌细胞提供足够的脂肪酸，可被线粒体直接利用，从而对抗心肌缺血和缺氧引起的能量供应障碍。Huang 等 [85] 研究脂质补充剂对基于肾上腺素的治疗在老年大鼠窒息引起的心搏骤停复苏中的功效。在实验 A 中，大鼠进行窒息性心搏骤停和心肺复苏，随机接受肾上腺素和生理盐水（对照组，$n=22$）、肾上腺素和 20% 内脂［长链三酰甘油（LCT）组，$n=22$］或肾上腺素和 lipovenoes 20%［LCT/ 中链三酰甘油（MCT）组，$n=22$］。记录自主循环恢复、复苏后心搏停止复发、血流动力学指标、动脉血气值、神经系统评估评分和肺漏出指标。在实验 B 中，使用相同模型和复苏方案的大鼠随机分为 21 组：Control 0、Control 20、Control 40、Control 60、Control 80、Control 100、Control 120、LCT 0、LCT 20、LCT 40、LCT 60、LCT 80、LCT 100、LCT 120、LCT/MCT 0、LCT/MCT 20、LCT/MCT 40、LCT/MCT 60、LCT/MCT 80、LCT/MCT 100 和 LCT 120（$n=10$，下标以分钟为单位表示各自的观察终点），测定心肌生物能学。实验 A 中，与对照组比较，LCT 组和 LCT/MCT 组恢复自主循环（restoration of spontaneous circulation，ROSC）时间较短（分别为 $P=0.001$ 和 $P<0.001$），存活率较高（分别为 $P=0.033$ 和 $P=0.014$）。与对照组和 LCT 组相比，LCT/MCT 组具有更高的 MAP（分别为 $P<0.001$ 和 $P=0.001$）、心率（分别为 $P<0.001$ 和 $P=0.004$）和心率与收缩压的乘积（rate pressure product，RPP）（分别为 $P<0.001$ 和 $P<0.001$）。在实验 B 中，LCT/MCT 组在 20 min（$P<0.001$）和 40 min（$P<0.001$）时具有比对照组更高的能量电荷。与对照组相比，LCT 组在 40 min（$P<0.001$）和 60 min（$P<0.001$）时具有更高的能量电荷。该研究表明，在老年大鼠体内模型中，与单独使用肾上腺素相比，向肾上腺素中添加脂质乳剂可改善窒息性心搏骤停的复苏结果。LCT/MCT 乳液在基于肾上腺素的复苏中可能优于 LCT 乳液。该研究为改善心肺复苏效果提供了新的思路。

动脉张力受多种配体 - 受体相互作用的调节，其失调涉及缺血性病症，如急性冠状动脉痉挛或急性冠脉综合征。了解血管活性受体在不同动脉上的分布可能有助于指导针对动脉功能障碍的组织特异性血管活性治疗的发展。Liu 等[86] 从冠状动脉、肠系膜动脉、肺动脉、肾动脉和外周动脉（每组 $n=6$）收集组织，并使用人抗体阵列进行检查以确定 29 种血管活性受体和 3 种内皮素配体的表达。在所有类型的动脉中，外径范围从（2.24 ± 0.63）mm 到（3.65 ± 0.40）mm，AVPR1A 是最丰富的受体。AVPR1A 在肺动脉中的表达水平与肾动脉相似，是肠系膜动脉的 2.2 倍，是外周动脉的 1.9 倍，以及冠状动脉的 2.2 倍。Endothelin-1 在肺动脉中的表达水平明显高于外周动脉（8.8 倍）、肠系膜动脉（5.3 倍）、肾动脉（7.9 倍）和冠状动脉（2.4 倍）。ADRA2B 在冠状动脉中的表达明显高于外周动脉。免疫组织化学显示冠状动脉中有丰富的 ADRA2B，尤其是直径 <50 μm 的血管，但未在心肌中发现。相反，ADRA2C 在心肌和血管中均有表达。ADRA2B 在冠状动脉而非心肌中的高表达凸显了进一步表征其功能的必要性。该研究有助于确定不同类型动脉中张力相关受体的分布和相对水平，为指导动脉特异性治疗提供了可能性。

阿托品常用于对抗副交感神经递质乙酰胆碱对心率的影响。然而，个体对阿托品的反应差异很大。SCN10A/ 电压门控钠通道 1.8（NaV1.8）与心脏传导之间存在关联；然而，SCN10A/NaV1.8 在对阿托品的心率反应中的确切作用仍不清楚。Liu 等[87]* 对 1005 例汉族受试者进行回顾性研究。结果显示，rs6795970 与对阿托品的心率反应相关。NaV1.8 基因敲除小鼠对阿托品和氨甲蝶呤的心率反应较低，而对异丙肾上腺素的心率反应与野生型小鼠相似。此外，NaV1.8 阻滞剂 A-803467 减轻野生型小鼠对阿托品的心率反应。该研究揭示了 NaV1.8 在控制对阿托品的心率反应方面先前未知的作用，这是一种可能涉及心脏毒蕈碱乙酰胆碱受体 M2 的推测机制。

目前 miRNA 纳米递送在用于治疗心肌梗死（myocardial infarction，MI）的方面取得了很大进展。然而，梗死内的 miRNA 纳米传递受到微血管阻塞的阻碍，这是一种由微血管中的微血栓形成引起的局部循环障碍。低分子量肝素（low molecular weight heparin，LMWH）可以有效防止微循环中微血栓的形成，Hong 等[88] 开发了一种新型纳米复合物，该复合物由负载树突状多聚 -L- 赖氨酸（DGL）的 miR-1 抑制剂为核心以减少心肌细胞凋亡，LMWH 作为外壳以克服梗死区域的微血管阻塞。结果表明，这种抗凝纳米复合物能减少微血管中微血栓的形成，抑制凝血因子 Xa，从而克服梗死区域的微血管阻塞。此外，它还可以进一步增强梗死灶内 miR-1 抑制剂的摄取，减少心肌细胞凋亡，从而改善心功能，减轻心肌纤维化。该研究结论表明，用低分子肝素修饰装载 DGL 的 miR-1 抑制剂有助于克服微血管阻塞，将药物输送到梗死区，从而为实现更好的心肌梗死治疗效果提供了一种有前景的治疗策略。

高血压是世界上最常见的疾病，而血管的炎症反应被认为是最重要的原因。白介素（IL）是一种多功能细胞因子，对炎症反应具有很强的调节作用，多个白介素家族成员与高血压密切相关。Yang 等[89] 为研究 IL-9 是否影响血管紧张素 Ⅱ（Ang Ⅱ）诱导的小鼠高血压，用 Ang Ⅱ 处理小鼠，并测定 IL-9 的表达。此外，在注入 Ang Ⅱ 的小鼠中观察到 IL-9 敲除（KO）对血压的影响。为了确定 IL-9 对血压的影响是否由信号转导和转录 3（STAT3）途径的激活剂介导，给予 Ang Ⅱ 治疗的小鼠 S31-201。此外，还测量了高血压患者的循环 IL-9 水平。结果表示，Ang Ⅱ 治疗以剂量依赖性方式增加血清和主动脉 IL-9 的表达；IL-9 水平在第 2 周最高，并在治疗后第 4 周继续保持高水平。IL-9 KO 下调炎症细胞因子表达，而上调抗炎细胞因子水平，缓解血管功能障碍，并降低 Ang Ⅱ 输注小鼠的血压。IL-9 还降低平滑肌 22α（SM22α）。该研究表明，IL-9 KO 可减轻炎症反应，防止平滑肌的表型转化，减少血管功能障碍，并通过 Ang Ⅱ 输注小鼠的 STAT3 通路降低血压。IL-9 可能是治疗和预防临床高血压的新靶点。

Guo 等[90] 为探究骨形态发生蛋白 9（bone morphogenetic protein 9，BMP9）基因的不同变异在特发性肺动脉高压（IPAH）发生中的作用，进行一项病例对照研究和功能验证。结果显示，rs3740297（OR 0.72，95%CI 0.59～0.87，$P=7.77\times10^{-5}$）和 rs7923671（OR 0.76，95%CI 0.62～0.93，$P=0.009$）的次要等位基因与降低患 IPAH 的风险有明显相关性。在 IPAH 病例和对照中，rs3740297 和 rs7923671 的次要等位基因与 BMP9 血浆水平升高显著相关（$P<0.001$）。与含有 G 等位基因的等位基因相比，rs7923671 的等位基因显示出更高的相对荧光素酶活性（$P<0.001$）。机制探索发现，转染 rs3740297 C 等位基因构建体、miR-149 模拟物和 antagomir miR-149 的肺动脉平滑肌细胞（pulmonary artery smooth muscle cells，PASMC）细胞系显示出更敏感的相对荧光素酶活性和 BMP9 表达变化。这意味着 rs3740297 的次要等位基因 T 可以显著降低中国人群对 IPAH 的易感性，可能是通过失去 miR-149 结合位点来增加 BMP9 表达。该研究为 BMP9 基因中的 2 个特定变异与 BMP9 的血浆水平、IPAH 的发生之间的遗传关联提供了证据。

肺微血管内皮细胞（pulmonary microvascular endothelial cells，PMVECs）增殖的激活是恢复内皮单层完整性的关键步骤，有助于减轻急性肺损伤（ALI）。据报道，内皮细胞上表达的血小板内皮聚集受体 -1（PEAR1）可抑制血管内皮细胞的增殖和血管生成。然而，对其在 ALI 血管内皮疾病中的作用和机制知之甚少。Zhan 等[91] 测试肠道缺血再灌注（I/R）诱导的 ALI 模型中 WT 小鼠肺中 PEAR1

的表达水平。原代人肺微血管内皮细胞（human lung microvascular endothelial cells，HPMEC）在体外受 1 mg/L 脂多糖刺激，并合成 siPEAR1 和 Flag-PEAR1 质粒，以验证 PEAR1 在脂多糖条件下对 HPMECs 增殖的调控作用，并探索相关信号通路。结果显示，肠道 I/R 诱导的 ALI 中 PEAR1 的表达水平显著升高。PEAR1 敲除增强 HPMECs 的增殖水平，然而，它被 PEAR1 过表达抑制。PEAR1 敲除在稳态和脂多糖条件下激活 PI3K/Akt 通路。PI3K 抑制剂 LY294002 可逆转脂多糖攻击后 PEAR1 诱导的 HPMEC 增殖水平的增加和细胞进展。该研究表明，PEAR1 在 ALI 模型中通过 PI3K/Akt 通路在 HPMECs 增殖中起负调节作用。

Wang 等[92] 使用血管生成和生化分析法测定七氟烷的抗血管生成活性，研究七氟烷对血管生成和多种肿瘤细胞的直接影响。结果显示，低剂量的七氟烷抑制毛细血管网络的形成。七氟烷抑制 VEGF 和 bFGF 刺激的内皮细胞迁移、黏附和生长，并诱导细胞凋亡。七氟烷仅在高剂量时抑制肿瘤细胞的生长和迁移，表明七氟烷在内皮细胞和肿瘤细胞之间的不同作用。从机制上讲，七氟烷降低生长因子诱导的 Ras 和 Rac1 激活，并抑制 Ras 和 Rac1 信号传导。该研究证明了七氟烷的抗血管生成作用，并为七氟烷可能对癌症生长和转移产生负面影响的潜在机制提供了临床前证据。

硅沉着病是肺尘埃沉着病中最常见的一种，发展最快，危害最严重。目前，对硅沉着病仍缺乏有效的治疗。硅沉着病发病的分子机制非常复杂，尚不完全清楚。Lei 等[93] 的研究通过基因表达 Omnibus 数据库的微阵列数据，确定硅诱导肺纤维化的关键长链非编码 RNA（lncRNA）-mRNA 网络。其中包括人类肺上皮细胞 Beas-2B，并连续暴露其于 5 μg/ml 无定态二氧化硅纳米颗粒 40 代。通过"DESeq2" R 包计算不同表达基因。然后选择不同表达的 mRNA（DEmRNAs）和不同表达的长链非编码 RNA（DElncRNAs）数据，利用加权基因共表达网络分析（WCGNA）构建 lncRNA-mRNA 共表达网络。共鉴定出 DEmRNA 1140 个，DElncRNA 1406 个，其中 DEmRNA 上调 20 个，下调 1120 个；DElncRNA 上调 213 个，下调 1193 个。研究结果显示，lncRNA AK131029 在硅沉着病中特异性过表达。功能缺失试验表明，沉默 AK131029 可抑制人肺成纤维细胞的增殖。综上所述，本研究初步提示 lncRNA AK131029 可能在肺纤维化中发挥作用。

百里醌（thymoquinone，TQ）是黑种草籽的主要活性成分，具有抗氧化、抗炎、抗肿瘤等作用。最近的研究表明，TQ 有助于抑制肝纤维化。然而，TQ 的抗纤维化作用是否通过抑制异常活化的上皮 - 间质转化（EMT）发生尚不清楚。在本研究中，Geng 等[94] 发现 TQ 可以改善四氯化碳（CCl$_4$）小鼠的肝纤维化和胶原积累。在体外，TQ 抑制星状细胞的活化，包括减少增殖、α- 平滑肌肌动蛋白和胶原蛋白。此外，TQ 显著抑制 EMT 过程，E- 钙黏蛋白增强，肌间线蛋白减少。EMT 主转录因子蜗牛家族转录抑制因子 1（Snai1）在体内外均受到 TQ 的明显抑制。进一步研究表明，Snai1 是 miR-30a 的靶标，该靶标被 TQ 上调。有趣的是，TQ 对星状细胞活化和 EMT 的影响几乎被 miR-30a 抑制剂所抑制。该研究发现 TQ 通过调控 miR-30a 和 Snai1，至少部分地抑制星状细胞的活化。TQ 上调 miR-30a 的表达，导致 Snai1 水平降低及 EMT 过程失活，这有助于抑制星状细胞的激活。TQ 可能是治疗肝纤维化的潜在药物。

miRNAs 的异常表达与 2 型糖尿病（type 2 diabetes mellitus，T2DM）的病理生理学有关。然而，它们在逼尿肌纤维化并发症中的潜在作用仍未明确。因此，Li 等[95]* 研究旨在通过预测靶基因 I 型胶原 α2（CoL1A2）检测 miR-363 在链脲菌素（STZ）诱导的 T2DM 大鼠逼尿肌纤维化中的潜在功能相关性。免疫组化分析发现逼尿肌组织中Ⅲ型胶原α1（CoL3A1）和Col1α2阳性表达增加，而miR-363表达降低。该研究进行了获得和失去功能的实验，以阐明miR-363和Col1A2对膀胱逼尿肌细胞活动的影响。值得注意的是，miR-363和CoL1A2之间的结合亲和力通过双荧光素酶报告基因检测和RNA免疫沉淀（RIP）检测来验证。上调miR-363抑制CoL1A2的表达，导致b细胞淋巴瘤2（Bcl-2）和Smad7的表达增加，细胞活力加快，细胞凋亡减少，CoL3A1、Bcl-2相关X蛋白（Bax）、转化生长因子（TGF）-β1和Smad4的表达。综上所述，miR-363上调通过靶向CoL1A2抑制TGF-β1/Smad信号通路减少链脲菌素诱导T2DM大鼠逼尿肌纤维化。该研究为T2DM新治疗靶点的开发提供了新思路。

肺纤维化（pulmonary fibrosis，PF）是一种发病机制复杂、预后不良的慢性肺部疾病。研究表明，长链非编码RNA（lncRNAs）在纤维化的发展中发挥重要作用。Zhang等[96]探讨NEAT1在PF进展中的作用。研究观察到在PF组织和TGF-β1诱导的细胞中，NEAT1显著上调，而miR-9-5p下调。在PF组织中，NEAT1和miR-9-5p的表达呈负相关。TGF-β1诱导的细胞中p-Smad2蛋白水平升高。此外，在TGF-β1诱导的细胞中，NEAT1下调增加E钙黏蛋白的表达，而N钙黏蛋白、波形蛋白、胶原蛋白Ⅰ、胶原蛋白Ⅲ和α-平滑肌动蛋白（α-SMA）的表达下降。NEAT1可直接靶向miR-9-5p调控TGF-β1诱导的PF。miR-9-5p过表达抑制TGF-β1和p-Smad2的表达，而NEAT1过表达减弱这一作用。此外，NEAT1抑制增强博来霉素处理后E钙黏蛋白的表达，减少TGF-β1、p-Smad2、N钙黏蛋白、胶原蛋白Ⅰ、胶原蛋白Ⅲ、α-SMA和波形蛋白的表达。综上所述，该研究结果表明，NEAT1敲低通过调控miR-9-5p和TGF-β信号抑制上皮-间质转化（EMT）来减弱肺纤维化，并可能为肺纤维化患者提供新的治疗靶点。

上皮-间质转化（EMT）是肺纤维化发生发展的重要机制。因此，确定调控EMT过程的关键靶分子被认为是预防和治疗肺纤维化的一个重要方向。谷氨酰胺转移酶2（TG2）最近被发现在炎症的调节和细胞外基质的生成中发挥重要作用。Wang等[97]*研究TG2在肺纤维化和EMT中的作用。首先采用蛋白质印迹法、免疫组化等方法来检测博来霉素诱导肺纤维化小鼠中TG2及EMT相关标志物E-cadherin、Vimentin、α-SMA的表达。利用MLE12细胞体外研究抑制TG2对EMT的影响。最后，研究TG2抑制剂GK921对博来霉素诱导的小鼠肺纤维化的预防和治疗作用。研究结果显示，博来霉素成功诱导小鼠肺纤维化，TG2表达增加，EMT和Akt活化增加。通过siRNA技术在MLE 12细胞（小鼠肺泡上皮细胞系）和GK921（TG2的抑制剂）中敲除TG2均抑制EMT过程，但Akt的激活因子SC79挽救上述抑制。GK921能减轻博来霉素诱导的小鼠肺纤维化。研究结果表明，阻断TG2可通过抑制EMT减少博来霉素诱导的小鼠肺纤维化。

（王　晟　张加强　韦锦锋）

参 考 文 献

[1] Zhang Y, Zhu S, Yuan Z, et al. Risk factors and socio-economic burden in pancreatic ductal adenocarcinoma operation: a machine learning based analysis. BMC Cancer, 2020, 20 (1): 1161.

[2] Zhu B, Shen J, Jiang R, et al. Abnormalities in gut microbiota and serum metabolites in hemodialysis patients with mild cognitive decline: a single-center observational study. Psychopharmacology (Berl), 2020, 237 (9): 2739-2752.

[3] Li W, Li Z, Zhang H, et al. Acupoint catgut embedding for insomnia: a meta-analysis of randomized controlled trials. Evid Based Complement Alternat Med, 2020, 2020: 5450824.

[4] Liu Y, Zhang L, Chen W, et al. Subthalamic nucleus deep brain stimulation improves sleep in Parkinson's disease patients: a retrospective study and a meta-analysis. Sleep Med, 2020, 74: 301-306.

[5] Wu H, Li H, Shi Z, et al. Association between NMD3 and symptoms of Parkinson's disease in Chinese patients. BMC Neurol, 2020, 20 (1): 19.

[6] Xue H, Wu Z, Yao J, et al. Cerebral oxygen changes in neonates during immediate transition after birth and early life: an observational study. Drug Des Devel Ther, 2020, 14: 4703-4715.

[7] Ni C, Masters J, Zhu L, et al. Study design of the DAS-OLT trial: a randomized controlled trial to evaluate the impact of dexmedetomidine on early allograft dysfunction following liver transplantation. Trials, 2020, 21 (1): 582.

[8] Cui X, Zhu C, Chen P, et al. Effect of pectoral nerve block type II under general anesthesia on the immune function of patients with breast cancer. Am J Surg, 2020, 220 (4): 938-944.

[9] Yang MC, Meng JW, Xiao YX, et al. Coronary angiography or not after cardiac arrest without ST segment elevation: A systematic review and meta-analysis. Medicine (Baltimore), 2020, 99 (41): e22197.

[10] Pan CY, Tian M, Zhang LL, et al. lncRNA signature for predicting cerebral vasospasm in patients with SAH: implications for precision neurosurgery. Mol Ther Nucleic Acids, 2020, 21: 983-990.

[11] Hu Y, Guo Y, Wang X, et al. Effects of the incidence density of fever (IDF) on patients resuscitated from in-hospital cardiac arrest: a mediation analysis. Front Med (Lausanne), 2020, 7: 86.

[12] Wang B, Li Y, Shen Y, et al. Butorphanol inhibits the malignant biological behaviors of ovarian cancer cells via down-regulating the expression of TMEFF1. Onco Targets Ther, 2020, 13: 10973-10981.

[13] Yan Y, Pan J, Chen Y, et al. Increased dopamine and its receptor dopamine receptor D1 promote tumor growth in human hepatocellular carcinoma. Cancer Commun (Lond), 2020, 40 (12): 694-710.

[14] Hu N, Yu T, Chen J, et al. Oxycodone stimulates normal and malignant hematopoietic progenitors via opioid-receptor-independent-β-catenin activation. Biochem Biophys Res Commun, 2020, 533 (4): 1457-1463.

[15] Yu Y, Li D, Duan J, et al. The pro- and anti-cancer effects of oxycodone are associated with epithelial growth factor receptor level in cancer cells. Biosci Rep, 2020, 40 (2): BSR20193524.

[16] Wang D, Xing N, Yang T, et al. Exosomal lncRNA H19 promotes the progression of hepatocellular carcinoma treated with Propofol via miR-520a-3p/LIMK1 axis. Cancer Med, 2020, 9 (19): 7218-7230.

[17] Zhou Q, Wu H, Liu Y, et al. Effects of different doses of propofol on the growth and expression of PCNA, CD34 and pAKT proteins in xenografted tumor of BALB/C mice with liver cancer. Clin Transl Oncol, 2020, 22 (10): 1741-1749.

[18]* Wu X, Li X, Xu G. Propofol suppresses the progression of non-small cell lung cancer via downregulation of the miR-21-5p/MAPK10 axis. Oncol Rep, 2020, 44 (2): 487-498.

[19] Huang Y, Lei L, Liu Y. Propofol improves sensitivity of lung cancer cells to cisplatin and its mechanism. Med Sci Monit, 2020, 26: e919786.

[20] Ai L, Wang H. Effects of propofol and sevoflurane on tumor killing activity of peripheral blood natural killer cells in patients with gastric cancer. J Int Med Res, 2020, 48 (3): 300060520904861.

[21] Zhang YF, Li CS, Zhou Y, et al. Effects of propofol on colon cancer metastasis through STAT3/HOTAIR axis by activating WIF-1 and suppressing Wnt pathway. Cancer Med, 2020, 9 (5): 1842-1854.

[22] Zhang YF, Li CS, Zhou Y, et al. Propofol facilitates cisplatin sensitivity via lncRNA MALAT1/miR-30e/ATG5 axis through suppressing autophagy in gastric cancer. Life Sci, 2020, 244: 117280.

[23] Yu X, Shi J, Wang X, et al. Propofol affects the growth and metastasis of pancreatic cancer via ADAM8. Pharmacol Rep, 2020, 72 (2): 418-426.

[24] Zhu G, Zhang L, Dan J, et al. Differential effects and mechanisms of local anesthetics on esophageal carcinoma cell migration, growth, survival and chemosensitivity. BMC Anesthesiol, 2020, 20 (1): 126.

[25] Zheng Q, Peng X, Zhang Y. Cytotoxicity of amide-linked local anesthetics on melanoma cells via inhibition of Ras and RhoA signaling independent of sodium channel blockade. BMC Anesthesiol, 2020, 20 (1): 43.

[26] Liu Z, Cheng S, Fu G, et al. Postoperative administration of ketorolac averts morphine-induced angiogenesis and metastasis in triple-negative breast cancer. Life Sci, 2020, 251: 117604.

[27] Li C, Li L, Qin Y, et al. Exogenous morphine inhibits the growth of human gastric tumor in vivo. Ann Transl Med, 2020, 8 (6): 385.

[28] Li C, Qin Y, Zhong Y, et al. Fentanyl inhibits the progression of gastric cancer through the suppression of MMP-9 via the PI3K/Akt signaling pathway. Ann Transl Med, 2020, 8 (4): 118.

[29] Zhong ZW, Zhou WC, Sun XF, et al. Dezocine regulates the malignant potential and aerobic glycolysis of liver cancer targeting Akt1/GSK-3β pathway. Ann Transl Med, 2020, 8 (7): 480.

[30] Song Q, Liu G, Liu D, et al. Dezocine promotes T lymphocyte activation and inhibits tumor metastasis after surgery in a mouse model. Invest New Drugs, 2020, 38 (5): 1342-1349.

[31] Wang JW, Wu AS, Yue Y, et al. Perioperative ulinastatin helps preserve endothelial glycocalyx layer in periampullary carcinoma patients undergoing traditional whipple procedure. Clin Hemorheol Microcirc, 2020, 75 (2): 135-142.

[32] Zhang F, Yao M, Lin Z, et al. The effects of preoperative oral carbohydrate on frequency of T and NK cells in patients with cervical cancer treated using neoadjuvant chemotherapy and surgery: a prospective cohort study. Biomed Res Int, 2020, 2020: 2101480.

[33] Weng ML, Chen WK, Chen XY, et al. Fasting inhibits aerobic glycolysis and proliferation in colorectal cancer via the Fdft1-mediated AKT/mTOR/HIF1α pathway suppression. Nat Commun, 2020, 11 (1): 1869.

[34] Li M, Qu L, Chen F, et al. Propofol upregulates miR-320a and reduces HMGB1 by downregulating ANRIL to inhibit PTC cell malignant behaviors. Pathol Res Prac, 2020, 216 (4): 152856.

[35] Sun J, Wu J, Hua F, et al. Sleep deprivation induces cognitive impairment by increasing blood-brain barrier permeability via CD44. Front Neurol, 2020, 11: 563916.

[36] Ye F, Tian S, Hu H, et al. Electroacupuncture reduces scopolamine-induced amnesia via mediating the miR-210/SIN3A and miR-183/SIN3A signaling pathway. Mol Med, 2020, 26 (1): 107.

[37] Wang J, Yang C, Wang H, et al. A new rat model of chronic cerebral hypoperfusion resulting in early-stage vascular

cognitive impairment. Front Aging Neurosci, 2020, 12: 86.

[38]　Shi Y, Zhang L, Gao X, et al. Intranasal dantrolene as a disease-modifying drug in Alzheimer 5XFAD mice. J Alzheimers Dis, 2020, 76 (4): 1375-1389.

[39]　Wang D, Liu Y, Liu W, et al. Effects of ropivacaine nanoparticles on the apoptosis of cerebral vascular endothelial cells. J Nanosci Nanotechnol, 2020, 20 (12): 7299-7304.

[40]　Zhou Z, Li H, Li H, et al. Comprehensive analysis of the differential expression profile of microRNAs in rats with spinal cord injury treated by electroacupuncture. Mol Med Rep, 2020, 22 (2): 751-762.

[41]　Ma T, Zhang H, Xu ZP, et al. Activation of brain-derived neurotrophic factor signaling in the basal forebrain reverses acute sleep deprivation-induced fear memory impairments. Brain Behav, 2020, 10 (4): e01592.

[42]*　Zhang ZJ, Zheng XX, Zhang XY, et al. Aging alters Hv1-mediated microglial polarization and enhances neuroinflammation after peripheral surgery. CNS Neurosci Ther, 2020, 26 (3): 374-384.

[43]*　Tang F, Zhao L, Yu Q, et al. Upregulation of miR-215 attenuates propofol-induced apoptosis and oxidative stress in developing neurons by targeting LATS2. Mol Med, 2020, 26 (1): 38.

[44]　Lei W, Jiang J, Huang Y, et al. Acupuncture inhibits the activation of spinal microglia in the acute uterine cervical distension rats. Ann Palliat Med, 2020, 9 (3): 1180-1186.

[45]　Wang Y, Liang G, Liang S, et al. Dantrolene ameliorates impaired neurogenesis and synaptogenesis in induced pluripotent stem cell lines derived from patients with Alzheimer's disease. Anesthesiology, 2020, 132 (5): 1062-1079.

[46]　Oka S, Li X, Zhang F, et al. Oral toxicity to high level sodium fluoride causes impairment of autophagy. J Physiol Pharmacol, 2020, 71 (5): 10.

[47]　Tang S, Wang Y, Xie G, et al. Regulation of ptch1 by miR-342-5p and FoxO3 induced autophagy involved in renal fibrosis. Front Bioeng Biotechnol, 2020, 8: 583318.

[48]　Li ZZ, Zhang ZW, Wang H, et al. Autologous transfusion of "old" red blood cells-induced M2 macrophage polarization through IL-10-Nrf2-HO-1 signaling complexes. Adv Clin Exp Med, 2020, 29 (7): 833-840.

[49]　Yu YQ, Zhang YL, Wang Z, et al. Involvement of proBDNF in monocytes/macrophages with gastrointestinal disorders in depressive mice. Neurotox Res, 2020, 38 (4): 887-899.

[50]　Liu L, Zhang S, Wang Y, et al. BIG1 controls macrophage pro-inflammatory responses through ARF3-mediated PI (4, 5) P2 synthesis. Cell Death Dis, 2020, 11 (5): 374.

[51]　Chen WT, Zhang F, Zhao XQ, et al. Galectin-3 and TRIM16 coregulate osteogenic differentiation of human bone marrow-derived mesenchymal stem cells at least partly via enhancing autophagy. Bone, 2020, 131: 115059.

[52]*　Wang Y, Zhou L, Su W, et al. Selective inhibition of PKCβ2 restores ischemic postconditioning-mediated cardioprotection by modulating autophagy in diabetic rats. J Diabetes Res, 2020, 2020: 2408240.

[53]*　Peng P, Zhang X, Qi T, et al. Alpha-lipoic acid inhibits lung cancer growth via mTOR-mediated autophagy inhibition. FEBS Open Bio, 2020, 10 (4): 607-618.

[54]　Jiang Y, Zhou Y, Ma H, et al. Autophagy dysfunction and mTOR hyperactivation is involved in surgery: induced behavioral deficits in aged C57BL/6J mice. Neurochem Res, 2020, 45 (2): 331-344.

[55]　Wang H, Wei HW, Shen HC, et al. To study the effect of oxygen carrying capacity on expressed changes of erythrocyte

membrane protein in different storage times. Biosci Rep, 2020, 40 (6): BSR20200799.

[56] Hu C, Huang Y, Wu L, et al. Apoptosis and necroptosis occur in the different brain regions of hippocampus in a rat model of hypoxia asphyxia. Int J Neurosci, 2020, 2020: 1-11.

[57] Guo DD, Xie KF, Luo XJ. Hypoxia-induced elevated NDRG1 mediates apoptosis through reprograming mitochondrial fission in HCC. Gene, 2020, 741: 144552.

[58] Liu J, Xie X, Yan D, et al. Up-regulation of FoxO1 contributes to adverse vascular remodelling in type 1 diabetic rats. J Cell Mol Med, 2020, 24 (23): 13727-13738. doi: 10. 1111/jcmm. 15935.

[59] Long G, Liu D, He X, et al. A dual functional collagen scaffold coordinates angiogenesis and inflammation for diabetic wound healing. Biomater Sci, 2020, 8 (22): 6337-6349.

[60] Zhao B, Wu F, Han X, et al. Protective effects of acarbose against insulitis in multiple low-dose streptozotocin-induced diabetic mice. Life Sci, 2020, 263: 118490.

[61] Wu H, Yan X, Tang D, et al. Internal states influence the representation and modulation of food intake by subthalamic neurons. Neurosci Bull, 2020, 36 (11): 1355-1368.

[62] Chen X, Qi J, Wu Q, et al. High glucose inhibits vascular endothelial Keap1/Nrf2/ARE signal pathway via downregulation of monomethyltransferase SET8 expression. Acta Biochim Biophys Sin (Shanghai), 2020, 52 (5): 506-516.

[63] Yan D, Cai Y, Luo J, et al. FOXO1 contributes to diabetic cardiomyopathy via inducing imbalanced oxidative metabolism in type 1 diabetes. J Cell Mol Med, 2020, 24 (14): 7850-7861.

[64] Li DX, Wang CN, Wang Y, et al. NLRP3 inflammasome-dependent pyroptosis and apoptosis in hippocampus neurons mediates depressive-like behavior in diabetic mice. Behav Brain Res, 2020, 391: 112684.

[65] Wang J, Shen X, Liu J, et al. High glucose mediates NLRP3 inflammasome activation via upregulation of ELF3 expression. Cell Death Dis, 2020, 11 (5): 383.

[66] Zhang G, Kim S, Gu X, et al. DPP-4 inhibitor linagliptin is neuroprotective in hyperglycemic mice with stroke via the AKT/mTOR pathway and anti-apoptotic effects. Neurosci Bull, 2020, 36 (4): 407-418.

[67] Zhu NN, Lu MJ, Chen YQ, et al. Autologous blood transfusion stimulates wound healing in diabetic mice through activation of the HIF-1α pathway by improving the blood preservation solution. FASEB J, 2020, 34 (5): 6038-6054.

[68] Zhou Y, Zhou J, Zhang Y, et al. Changes in intestinal microbiota are associated with islet function in a mouse model of dietary vitamin a deficiency. J Diabetes Res, 2020, 2020: 2354108.

[69] Cheng G, Li L. High-glucose-induced apoptosis, ROS production and pro-inflammatory response in cardiomyocytes is attenuated by metformin treatment via PP2A activation. J Biosci, 2020, 45: 126.

[70]* Zhang C, Wang Y, Peng Y, et al. METTL3 regulates inflammatory pain by modulating m^{6}A-dependent pri-miR-365-3p processing. FASEB J, 2020, 34 (1): 122-132.

[71] Zhu XL, Han X, Xin XF, et al. Correlations of analgesic dosage of morphine with SLC6A4 gene polymorphisms in patients with lung cancer. Eur Rev Med Pharmacol Sci, 2020, 24 (9): 5046-5052.

[72] Li Y, Tan W, Ye F, et al. Inflammation as a risk factor for stroke in atrial fibrillation: data from a microarray data analysis. J Int Med Res, 2020, 48 (5): 300060520921671.

[73]* Yuan J, Zhang Y. Sevoflurane reduces inflammatory factor expression, increases viability and inhibits apoptosis of lung cells in acute lung injury by microRNA-34a-3p upregulation and STAT1 downregulation. Chem Biol Interact, 2020, 322: 109027.

[74] Zhang P, Li Y, Xu T. Development of a simple method for differential delivery of volatile anesthetics to the spinal cord of the rabbit. PLoS One, 2020, 15 (2): e0223700. Published 2020 Feb 24.

[75]* Zhang X, Xu L, Chen W, et al. Pyridoxamine alleviates mechanical allodynia by suppressing the spinal receptor for advanced glycation end product-nuclear factor-κB/extracellular signal-regulated kinase signaling pathway in diabetic rats. Mol Pain, 2020, 16: 1744806920917251.

[76] Dai Y, Liu S, Li J, et al. SIRT4 suppresses the inflammatory response and oxidative stress in osteoarthritis. Am J Transl Res, 2020, 12 (5): 1965-1975.

[77] Lu ZF, Min J, Wu XC, et al. Andrographolide inhibits secretagogue-induced pseudo-allergic reaction. J Asian Nat Prod Res, 2020, 22 (11): 1065-1077.

[78]* Han C, Lei D, Liu L, et al. Morphine induces the differentiation of T helper cells to Th2 effector cells via the PKC-θ-GATA3 pathway. Int Immunopharmacol, 2020, 80: 106133.

[79] Zeng S, Zhong Y, Xiao J, et al. Kappa Opioid Receptor on Pulmonary Macrophages and Immune Function. Transl Perioper Pain Med, 2020, 7 (3): 225-233.

[80] Wang LY, Wu J, Gao YF, et al. Medium- and long-chain triglyceride propofol reduces the activity of acetyl-coenzyme A carboxylase in hepatic lipid metabolism in HepG2 and Huh7 cells. Korean J Physiol Pharmacol, 2020, 24 (1): 19-26.

[81] Yang H, Jin XJ, Luo H, et al. Effects of morphine on interstitial cells of cajal in rabbit colon and small intestinal transit: an experimental study. Curr Mol Med, 2020, 20 (3): 240-246.

[82] Wu Z, Chen C, Luo J, et al. EGFP-EGF1-conjugated poly (lactic-co-glycolic acid) nanoparticles as a carrier for the delivery of CCR2- shRNA to atherosclerotic macrophage in vitro. Sci Rep, 2020, 10 (1): 19636.

[83] Qiu JJ, Yang RZ, Tang YJ, et al. BRD4 and PIN1 gene polymorphisms are associated with high pulse pressure risk in a southeastern Chinese population. BMC Cardiovasc Disord, 2020, 20 (1): 475.

[84] Jing H, Jin M, Li Y, et al. Postpartum pulmonary circulation in pregnant rats with monocrotaline-induced pulmonary arterial hypertension. J Thorac Dis, 2020, 12 (10): 5475-5484.

[85] Huang L, Ren Q, Yu S, et al. Supplement of lipid emulsion to epinephrine improves resuscitation outcomes of asphyxia-induced cardiac arrest in aged rats. Clin Interv Aging, 2020, 15: 1701-1716.

[86] Liu X, Luo D, Zhang J, et al. Distribution and relative expression of vasoactive receptors on arteries. Sci Rep, 2020, 10 (1): 15383. Published 2020 Sep 21.

[87]* Liu B, Li N, Zhang J, et al. The role of voltage-gated sodium channel 1. 8 in the effect of atropine on heart rate: evidence from a retrospective clinical study and mouse model. Front Pharmacol, 2020, 11: 1163.

[88] Hong T, Wei Y, Xue X, et al. A novel anti-coagulative nanocomplex in delivering miRNA-1 inhibitor against microvascular obstruction of myocardial infarction. Adv Healthc Mater, 2020, 9 (11): e1901783.

[89] Yang Y, Tang S, Zhai C, et al. Interleukin-9 deletion relieves vascular dysfunction and dDecreases blood pressure via the STAT3 pathway in angiotensin II-treated mice [published correction appears in Mediators Inflamm. 2020 Oct 30; 2020:

8537832]. Mediators Inflamm, 2020, 2020: 5741047.

[90] Guo K, Xu L, Jin L, et al. Bone morphogenetic protein 9, and its genetic variants contribute to susceptibility of idiopathic pulmonary arterial hypertension. Aging (Albany NY), 2020, 12 (3): 2123-2131.

[91] Zhan Q, Ma X, He Z. PEAR1 suppresses the proliferation of pulmonary microvascular endothelial cells via PI3K/AKT pathway in ALI model. Microvasc Res, 2020, 128: 103941.

[92] Wang X, Yao Y, Gao J. Sevoflurane inhibits growth factor-induced angiogenesis through suppressing Rac1/paxillin/FAK and Ras/Akt/mTOR. Future Oncol, 2020, 16 (22): 1619-1627.

[93] Lei X, Qing A, Yuan X, et al. A landscape of lncRNA expression rofile and the predictive value of a candidate lncRNA for silica-induced pulmonary fibrosis. DNA Cell Biol, 2020. doi: 10. 1089/dna. 2020. 5531.

[94] Geng W, Li C, Zhan Y, et al. Thymoquinone alleviates liver fibrosis via miR-30a-mediated epithelial-mesenchymal transition. J Cell Physiol, 2020, doi: 10. 1002/jcp. 30097.

[95]* Li XF, Zhang SH, Liu GF, et al. miR-363 alleviates detrusor fibrosis via the TGF-β1/Smad signaling pathway by targeting Col1a2 in rat models of STZ-induced T2DM. Mol Ther Nucleic Acids, 2020, 22: 1142-1153.

[96] Zhang Y, Yao XH, Wu Y, et al. LncRNA NEAT1 regulates pulmonary fibrosis through miR-9-5p and TGF-β signaling pathway. Eur Rev Med Pharmacol Sci, 2020, 24 (16): 8483-8492.

[97]* Wang K, Zu C, Zhang Y, et al. Blocking TG2 attenuates bleomycin-induced pulmonary fibrosis in mice through inhibiting EMT. Respir Physiol Neurobiol, 2020, 276: 103402.

第十二章　中国麻醉学研究精选文摘与评述

一、危重症麻醉医学研究进展

文选 1

【题目】　血浆 miR-212-3p 可作为肺动脉高压急性右侧心力衰竭的生物标志物（**Plasma MIR-212-3p as a biomarker for acute right heart failure with pulmonary artery hypertension**）

【来源】　Ann Transl Med，2020，8（23）：1571

【文摘】　肺动脉高压（PAH）合并急性炎症的患者发生右侧心力衰竭的死亡率很高。目前为止，对于 PAH 并发急性右侧心力衰竭患者，尚无有效的药物治疗或监测指标。需要对可用来监测 PAH 急性右侧心力衰竭患者的生物标志物进一步研究。本研究用野百合碱建立大鼠 PAH 模型，并用腹腔注射脂多糖模拟急性炎症。采用 Agilent 大鼠 miRNA 芯片、基因本体论（GO）分析和京都基因与基因组百科全书（KEGG）分析等方法检测 PAH 大鼠的 miRNA 表达，发现 PAH 急性右侧心力衰竭大鼠血浆中 33 个 miRNAs 表达上调，7 个 miRNAs 表达下调。根据 GO 和 KEGG 分析，选择 7 个与心功能相关的 miRNA（miR-494-3p、miR-127-5p、miR-29a-3p、let-7d-3p、miR-212-3p、let-7f-5p 和 miR-106b-5p）进行验证。用实时荧光定量聚合酶链反应（qRT-PCR）检测 PAH 急性右侧心力衰竭患者血浆中 miRNAs 的表达，仅在患者血浆中检测到 miR29a-3p 和 miR-212-3p，其余均未检测到。然后进行 Wilcoxon 配对检验和受试者操作特征（ROC）曲线分析。结果表明，PAH 患者血浆 miR-212-3p 水平与 NT-proBNP 水平呈负相关，ROC 曲线下面积为 0.751。该结果提示血浆 miR-212-3p 可能是心力衰竭的潜在生物标志物和 PAH 心功能减退患者的有用标志物，可作为反映肺动脉高压患者心功能下降程度的一种新的早期诊断指标和治疗靶点。　　　　　　　　　　　　　　　（张芳玲）

【评述】　临床中肺动脉高压患者容易出现由急性炎症引起的急性右侧心力衰竭，且患者死亡率很高。然而，针对此类患者目前尚无有效的药物治疗或监测指标。miRNA 能抑制 mRNA 的翻译，并诱导特定 mRNA 的降解，以调控转录后水平的基因表达。在过去的几年里，已有研究证明循环中 miRNA 可作为生物标志物用于疾病的诊断和预后，包括一些心脏特异性的 miRNA，如 miR-195-3p、miR-302b-3p 可能是心力衰竭潜在生物标志物。最近的一项研究还表明，血清 miR-150 水平与急性心肌梗死独立相关，是预测急性心肌梗死后心力衰竭的新生物标志物。但迄今为止，对于肺动脉高压合并急性右侧心功能不全患者仍缺乏有效的生物标志物。本研究检测分析了肺动脉高压合并急性右侧心功能不全的大鼠和患者模型血浆中 miRNA 的表达情况，发现合并急性炎症的 PAH 大鼠和患者血浆中的 miR-212-3p 水平均低于对照组，且血浆 miR-212-3p 的水平随着 NT-proBNP 的升高而显著降低。这些结果表明，血浆 miR-212-3p 可能是心力衰竭的一种潜在生物标志物，可反映 PAH 患者心功能降低的程度，有望成为一种新的早期诊断标志和治疗靶点应用于临床。不足的是，该研究患者样本量较少，今后还需要大规模的研究进行验证，关于 miR-212-3p 下调的机制也有待于进一步的研究。

（陈雯婷　刘克玄）

文选 2

【题目】　氢气通过 mTOR- 自噬依赖通路调控小胶质细胞极化减轻脓毒症诱导的神经炎症（Molecular hydrogen attenuates sepsis-induced neuroinflammation through regulation of microglia polarization through an mTOR-autophagy-dependent pathway）

【来源】　Int Immunopharmacol，2020，81：106287

【文摘】　脓毒症相关脑病（SAE）是脓毒症导致的认知功能障碍，具有很高的发病率和死亡率。近期氢气已被很多研究证实能够缓解 SAE，吸入氢气有望成为治疗 SAE 的新手段。然而氢气发挥治疗 SAE 的具体机制未明，阐明其相关的作用机制，对氢气的推广应用意义重大。小胶质细胞的活化是 SAE 的主要发病机制，氢气是否参与调控小胶质细胞的活化目前仍不清楚。Zhuang 等采用小鼠盲肠结扎穿刺法（CLP）建立小鼠脓毒症模型，并通过 Mirro 水迷宫实验评估小鼠的认知功能。他们发现氢气吸入能显著改善脓毒症小鼠的认知功能障碍，并且通过免疫荧光及 ELISA 检测发现氢气吸入能抑制小鼠小胶质细胞炎症细胞因子 HMGB1、TNF-α、IL-6 的表达和小胶质细胞 M1 的极化，促进抗炎因子 IL-10、TGF-β 的表达和 M2 极化。并通过蛋白质印迹法检测 mTOR- 自噬相关蛋白的表达，结果发现氢气吸入能减低 p-mTOR、p62 的表达并促进自噬标志蛋白 LC3-Ⅱ/LC3-Ⅰ 的比值。同时，Zhuang 等通过脂多糖刺激 BV-2 构建体外脓毒症模型，同样发现氢气治疗能抑制 BV-2 细胞炎症细胞因子 HMGB1、TNF-α,、IL-6 表达，促进抗炎因子 IL-10、TGF-β 表达，抑制其 M1 极化，促进 M2 极化，并发现 mTOR 抑制剂 MHY1485 能消除氢气的保护效应，进一步提示 mTOR- 自噬相关通路参与了氢气对 SAE 保护机制。

（周柏伟）

【评述】　现有的动物研究已表明吸入氢气或注射富氢水可减轻脓毒症相关的器官损伤，但其保护机制仍不明确。SAE 的病理机制也未完全探明，目前认为小胶质细胞的激活极化与认知功能密切相关，M1 极化主要分泌炎症细胞因子，介导炎症反应加重神经功能损害，而 M2 极化则抑制炎症促进损伤修复。近年来的研究还发现调节 mTOR 和自噬可以调节小胶质细胞的极化。该研究在动物实验中观察到氢气对 SAE 的保护作用，还通过细胞实验探讨了氢气通过 mTOR- 自噬信号通路调控小胶质细胞极化的作用，为探明氢气改善 SAE 的机制提供了一种思路。

（廖欣鑫　刘克玄）

文选 3

【题目】　线粒体移植可通过促进小胶质细胞 M2 极化从而减轻脓毒症诱导的脑功能障碍（Mitochondrial transplantation attenuates brain dysfunction in sepsis by driving microglial M2 polarization）

【来源】　Mol Neurobiol，2020，57（9）：3875-3890

【文摘】　小胶质细胞活化和线粒体功能障碍是脓毒症相关脑功能障碍发病机制的 2 个主要因素。线粒体功能障碍会改变小胶质细胞的免疫表型并促进炎症。线粒体移植是一种新兴的线粒体靶向治疗方法，在各种中枢神经系统损伤或疾病中具有相当大的治疗潜力。然而，线粒体移植对脓毒症后小胶质细胞极化和神经保护的影响尚不清楚。本研究利用 LPS/IFN-γ 和 IL-4/IL-13 来诱导产生不同的小胶质细胞 BV2 表型。黄文芳等观察发现 IL-4 / IL-13 刺激的小胶质细胞内线粒体的含量和功能明显增强。通过体外实验发现，线粒体治疗通过促进小胶质细胞 M1 型向 M2 型极化并抑制小胶质细胞来源相关炎症因子的释放，从而产生神经保护作用。此外，黄文芳等构建 CLP 的小鼠脓毒症模型，采用侧脑室内注射外源性的功能线粒体，观察小胶质细胞的表型和评估行为学实验。在脓毒症发生 24 h 后，线粒体移植可诱导小胶质细胞 M2 极化，而非 M1 极化。在 CLP 发病 10 d 后，线粒体移植可以增加避暗实验的潜伏期及减少旷场实验的水平得分数和垂直得分数，从而改善行为缺陷。这些发现表明，线粒体移植可以促进小胶质细胞的表型转化，从而改善脓毒症幸存者的认知功能障碍。本实验进一步为外源性线粒体移植治疗的潜在应用提供理论支持，这可能是治疗脓毒症相关脑功能障碍的潜在机会。

（黄文芳）

【评述】　近年来，脓毒症的机制研究与治疗已经取得实质性进展。然而，对脓毒症首先受累的中枢神经系统及引起的脑功能障碍知之甚少。传统观点认为，促进 M2 型小胶质细胞介导的抗炎作用，减少 M1 型小胶质细胞相关的促炎介质可能有助于解决失控的炎症并改善脓毒症相关脑功能障碍。已有研究表明，小胶质细胞免疫表型的改变与线粒体功能障碍相关。而线粒体移植可恢复线粒体功能和控制线粒体质量，被认为是治疗各种神经系统疾病的"万能钥匙"。然而，外源性线粒体能否诱导 M2 型小胶质细胞极化发挥脑保护作用尚不清楚。该研究通过建立 CLP 小鼠脓毒症模型证实，线粒体移植可诱导小胶质细胞 M2 极化，而非 M1 极化。在 CLP 发病 10 d 后，增加避暗实验的潜伏期及减少旷场实验的水平得分数和垂直得分数从而改善行为缺陷。提示线粒体移植可以促进小胶质细胞的表型转化，从而改善脓毒症幸存者的认知功能障碍。研究结果为脓毒症相关脑功能障碍的机制研究与治疗提供新的理论依据。

（郭培培）

文选 4

【题目】　神经调节蛋白 -1β 通过激活 PI3K/Akt 通路抑制氧化应激和炎症反应保护脓毒症大鼠膈肌功能（Neuregulin-1β protects the rat diaphragm during sepsis against oxidative stress and inflammation by activating the PI3K/Akt pathway）

【来源】　Oxid Med Cell Longev，2020，2020：1720961

【文摘】　脓毒症引起的膈肌功能障碍（sepsis-induced diaphragm dysfunction，SIDD）是一种以膈肌收缩力下降为主要特征的疾病，已被证实对患者造成极大的危害。乙酰胆碱酯酶（acetylcholinesterase，AChE）活性是膈肌运动的一个重要物质。神经调节蛋白 -1β（neuregulin-1β，NRG-1β）在某些炎症性疾病中发挥器官保护作用，但对脓毒症膈肌运动改善的潜在作用知之甚少。Liu 等主要通过评估膈肌的收缩力和 AChE 的活性，探讨 NRG-1β 对脓毒症大鼠 SIDD 的治疗作用。动物实验中通过盲肠结扎穿孔法建造模型，分为对照组、脓毒症模型组及脓毒症 NRG-1β 干预组，比较血清中炎症细胞因子、肌肉损伤标志物，膈肌的收缩力、AChE 活性、炎症细胞因子、氧化应激参数、组织形态、TUNEL 染色检测细胞凋亡及膈肌中 PI3K/Akt 信号通路蛋白的表达。体外实验中，利用脂多糖刺激 L6 大鼠骨骼肌细胞分别加入或不加入 Akt 抑制剂 MK-2206 预处理后进行 NRG-1β 干预并检测 ROS。结果显示，NRG-1β 减少大鼠血清炎症细胞因子释放，减少肌肉损伤标志物升高，改善膈肌功能，AChE 活性也明显下降。同时，NRG-1β 在脓毒症大鼠中通过激活 PI3K/Akt 信号通路，减轻膈肌的炎症反应、氧化应激、病理损伤及细胞凋亡。体外实验中 NRG-1β 能下调脂多糖刺激 L6 大鼠骨骼肌细胞的 ROS 水平，而 Akt 抑制剂 MK-2206 能阻断 NRG-1β 这一作用。研究结论表明，NRG-1β 能通过激活 PI3K/Akt 信号通路，降低大鼠循环中的炎症细胞因子水平，从而下调膈肌中炎症细胞因子水平，减轻膈肌氧化损伤及细胞凋亡，最后改善膈肌功能。　　　　（卢纯华）

【评述】 脓毒症是通过激活一系列炎症反应而导致多器官功能障碍的综合征，可诱发 SIDD，导致呼吸衰竭，机械通气脱机失败，延长患者 ICU 住院时间，甚至导致死亡。脓毒症时 SIDD 的病理生理过程极为复杂，AChE 活性是衡量膈肌运动的一个重要物质。NRG-1β 最早在神经细胞和癌细胞中发现，关于其在脓毒症期间对膈肌收缩力和 AChE 活性的影响尚未探索。Liu 等的研究通过外源性给予 NRG-1β 减少脓毒症大鼠血清炎症细胞因子释放和肌肉损伤标志物的升高，明显降低 AChE 活性，改善膈肌功能。该研究发现 NRG-1β 能通过激活 PI3K/Akt 信号通路，降低大鼠循环中炎症细胞因子水平，从而下调膈肌中炎症细胞因子水平，为 SIDD 的临床治疗提供了新的方向。　　　　（刘绮虹）

文选 5

【题目】 川芎嗪通过保护血脑屏障、破坏炎症及氮氧化物系统，减轻脂多糖诱发的大鼠脓毒症（Tetramethylpyrazine ameliorates lipopolysaccharide-induced sepsis in rats via protecting blood-brain barrier, impairing inflammation and nitrous oxide systems）

【来源】 Front Pharmacol, 2020, 11: 562084

【文摘】 Huang 等研究川芎嗪（TMP）对脂多糖诱导的脓毒症模型大鼠的影响，通过检测血脑屏障、炎症和一氧化氮合酶系统相关变化探讨其潜在机制。该研究将 SD 大鼠分为对照组、脂多糖造模组、脂多糖造模＋TMP 治疗组，通过尾静脉注射给予 TMP，治疗脂多糖诱导的脓毒症模型大鼠。结果显示，14 d 的 TMP 治疗显著降低脓毒症大鼠的体重损失，显著提高大鼠的生存率。肺和脑组织病理切片显示，经 TMP 治疗的大鼠肺和脑组织炎症细胞浸润减少，细胞、组织损伤减轻。ELISA 检测外周血炎症因子 TNF-α、IL-1b 及 IL-6 的表达水平，发现外周血炎症性细胞因子 TNF-α、IL-1b 及 IL-6 在 TMP 治疗后显著降低。荧光素钠染色法检测血脑屏障的完整性分析表明，TMP 降低血脑屏障通透性，对基底层和大脑皮质有保护作用。通过免疫组化、蛋白质印迹法检测脑组织紧密连接相关蛋白和氧化应激相关蛋白的表达，发现 TMP 显著增加脑组织中紧密连接相关蛋白 claudin-5 和 occludin 的表达，抑制氮氧化物系统降低 iNOS 和 eNOS 的水平。脑组织 qPCR 结果同样显示 TMP 治疗显著增加 ZO-1、Occludin 及 Claudin-5 基因的表达，表明 TMP 治疗减轻脓毒症对大鼠血脑屏障的破坏。此外，TMP 显著降低血清 MDA 和 NO 的水平。这些研究结果表明，TMP 通过保护血脑屏障、抑制炎症反应及氮氧化物系统减轻脓毒症损伤，揭示了 TMP 在脓毒性脑病中具有良好的保护作用，提出在临床中通过 TMP 治疗致死性脓毒症的方法。　　　　　　　　　　　　　　　　　　　　　　（罗偲丹）

【评述】　关于脓毒症激活炎症反应导致多器官功能障碍的机制研究与治疗是近年来的一大热点。脓毒症首先受累的是中枢神经系统，表现为脑功能障碍，具有很高的发病率与死亡率高。因此，探索脓毒症中具有脑保护作用的有效药物具有十分重要的意义。川芎嗪是中药川芎的主要活性成分，长期被用于治疗心脑血管疾病。目前，在动物（大鼠）实验中证实，在经川芎嗪治疗后的大鼠外周血炎症性细胞因子的表达水平显著降低，细胞、组织损伤减轻；实验中对血脑屏障完整性的检测亦表明，川芎嗪能降低血脑屏障通透性，对基底层和大脑皮质有保护作用。因此得出结论，川芎嗪通过保护血脑屏障、抑制炎症和氮氧化物系统，减轻脂多糖诱发的脓毒症，尤其在脓毒性脑病中具有良好的保护作用。该研究为临床中通过川芎嗪治疗致死性脓毒症提供了充足的理论依据。　　　　　　（裴有铭）

文选 6

【题目】　通过琥珀酸脱氢酶介导的 HIF-1α 的激活调控创伤 / 失血性休克（T/HS）致急性肺损伤的发生发展（Activation of hypoxia-inducible factor-1α via succinate dehydrogenase pathway during acute lung injury induced by trauma/hemorrhagic shock）

【来源】　Shock，2020，53（2）：208-216

【文摘】　Li 等通过 T/HS 大鼠动物模型和 CALU-3 人气道上皮细胞或 A549 人肺上皮细胞研究 HIF-1α 对 T/HS 诱导急性肺损伤的影响。在动物实验部分，T/HS 诱发的大鼠肺损伤模型中可观察到严重的肺损伤，肺内出现广泛的间质水肿、白细胞浸润和红细胞充血，且蛋白质印迹法结果显示，T/HS 诱导的急性肺损伤过程中 HIF-1α 正常激活。使用棘霉素（echinomycin）预处理 T/HS 大鼠，可抑制 HIF-1α 的表达及其转录活性，阻止 HIF 依赖的肺 HIF 靶基因 *LDHA* 转录水平的诱导，并减少急性肺损伤期间肺内中性粒细胞的聚集，延长大鼠存活时间，研究结果表明，抑制 HIF-1α 减轻 T/HS 诱导的急性肺损伤的肺水肿和肺炎症。在细胞实验部分，利用 HIF-1α 报告质粒转染肺上皮细胞（A549）并暴露于 T/HS 淋巴中的研究显示，HIF-1α 转录活性被激活。并且，对照转导的肺上皮细胞暴露在 T/HS 淋巴刺激下，对乳酸脱氢酶 A（LDHA）的转录水平有很强的诱导作用，而针对 HIF-1α 的干扰 RNA 可取消这种效果，表明 HIF-1α 有控制糖酵解酶转录的作用，提示 T/HS 淋巴刺激过程中 HIF-1α 的激活具有功能性后果。此外，T/HS 淋巴刺激引起其上清液中乳酸水平的增加或糖酵解通量的增加依赖于 HIF-1α，更进一步证明了在体外 T/HS 淋巴刺激人肺上皮细胞过程中，HIF-1α 被激活，并揭示了 HIF-1α 的转录和功能后果。Li 等通过建立含有琥珀酸辅酶 A 连接酶 siRNA 的细胞，当 SDH 抑制导致琥珀酸积累和琥珀酸引起的脯氨酸羟化酶（PHD）抑制时，琥珀酸 - 辅酶 A 连接酶（SUCLG）缺失会阻止琥珀酸 - 辅酶 A 转化为琥珀酸，从而降低琥珀酸水平，在 siRNA 介导的 SUCLG 干扰下，T/HS 淋巴诱导的 SDH 活性抑制被取消，从而提示 T/HS 诱导的琥珀酸对人肺上皮细胞 HIF-1α 的诱导作用。综上所述，本研究证明了 HIF-1α 的激活在 T/HS 诱导的急性肺损伤后炎症反应的调节中起着关键作用。　　　　　　　　　　　　　　　　　　　　　　　　　　（邓文涛）

【评述】　HIF-1α 最初被确定为细胞对缺氧反应的主要调节因子。最近，HIF-1α 已成为免疫细胞功能的关键调节剂，能够将细胞内代谢变化与特定细胞类型的转录输出结合在一起。HIF-1α 可以通过巨噬细胞的活化和分化使细胞代谢发生变化，这种激活对于产生炎症细胞因子（如 IL-1β）具有重要意义。已有研究表明，急性肺损伤会触发线粒体 ROS 的产生，影响 HIF-1α 的稳定和促进糖酵解，这一过程引起的单核细胞代谢变化可直接抑制 T 细胞反应并降低上皮细胞存活率。现有的研究结论均提示炎症免疫失调是创伤性失血性休克（traumatic hemorrhagic shock，THS）所致急性肺损伤的主要机制之一，该研究初步探讨 HIF-1α 在 THS 所致的急性肺损伤中的作用，发现抑制 HIF-1α 的表达及其转录活性能够减少急性肺损伤期间肺内中性粒细胞的聚集，延长大鼠存活时间，提示 HIF-1α 在 THS 所致急性肺损伤后炎症反应的调节中起着关键作用。以后进一步深入的研究可为临床转化研究提供新的理论依据。

（董一女）

文选 7

【题目】 大麻素 2 型受体激活通过抑制炎症介质的释放促进自噬减轻脓毒症肺损伤（Cannabinoid receptor 2 activation alleviates septic lung injury by promoting autophagy via inhibition of inflammatory mediator release）

【来源】 Cell Signal，2020，69：109556

【文摘】 脓毒性肺损伤是重症患者死亡率高的主要原因之一。抑制过度炎症反应被认为是脓毒症肺损伤的有效策略。大麻素 2 型受体（CB2R）是一种 G 蛋白偶联受体，在免疫抑制中发挥重要作用。CB2R 是否可以作为脓毒性肺损伤的治疗靶点尚不清楚。该研究探讨 CB2R 在脓毒症中的作用及其潜在机制。首先，采用 CLP 构建脓毒症小鼠模型，并在造模后 15 min 给予 CB2R 激动剂 HU308 即 CLP＋HU308 组。与单纯 CLP 组比较，CLP＋HU308 组肺组织损伤、氧合指数得到明显改善，小鼠存活率明显提高；接下来应用自噬抑制剂 3-MA 在造模后 15 min 处理小鼠，15 min 后再给予 HU308 称为 CLP＋HU308＋3-MA 组，通过 RT-PCR、蛋白质印迹法、免疫组织化学、免疫荧光对肺组织中炎症因子（TNF-α、IL-18 和 IL-1β）、自噬相关分子（LC3B-Ⅱ、LC3B-Ⅰ、Beclin1、Atg5、p62）检测发现，与 CLP 组、CLP＋HU308＋3-MA 组相比，CLP＋HU308 组炎症因子释放减低、Atg5、LC3B-Ⅱ/LC3B-Ⅰ 比值和 Beclin1 显著升高，p62 的表达显著降低，证实 CB2R 激动剂诱导的保护作用进一步被自噬抑制剂 3-MA 阻断。其次，体外实验脂多糖处理 RAW264.7 巨噬细胞亦得到类似的结果，CB2 激动剂通过促进自噬，进而减轻细胞损伤，改善细胞活力及降低炎症因子表达。这些结果表明，CB2R 作为脓毒症肺损伤的保护性靶点，其减轻炎症反应的作用与增强自噬相关。

（赵 瑾）

【评述】 脓毒症是一种常见的多器官功能障碍综合征，其特征是系统性感染时促炎因子和抗炎因子之间不平衡。肺是脓毒症最脆弱的靶器官之一，脓毒症相关的急性肺损伤表现为炎症细胞浸润、内皮细胞损伤及肺水肿，目前还没有有效的预防策略或治疗方法。内源性大麻素系统具有免疫调节特性，已成为包括炎症性疾病、神经退行性疾病和代谢综合征在内的许多疾病的治疗靶点。CB2R 是内源性大麻素系统主要的受体之一，其激动剂已用于多种疾病的治疗。自噬是细胞成分降解和再循环的主要途径之一，参与多种应激反应中细胞生存过程的调节，维持细胞内环境稳定，通过调节炎症、抑制细胞凋亡和抑制免疫反应在多器官损伤中起保护作用。Liu 等发现CB2R通过加强机体自噬发挥抗炎作用，进而减轻脓毒症相关肺损伤，为临床使用 CB2R 激动剂治疗脓毒症相关的急性肺损伤提供理论依据。

（姚志文）

文选 8

【题目】　胸椎旁阻滞减轻乳腺癌患者术后慢性疼痛：一项随机对照试验（Thoracic paravertebral blockade reduces chronic postsurgical pain in breast cancer patients: a randomized controlled trial）

【来源】　Pain Medicine，2020，21（12）：3539-3547

【文摘】　外科手术可导致术后慢性疼痛（CPSP），指术后 3 个月持续或复发的疼痛。乳腺癌术后慢性疼痛发生率高达 60%。超声引导下胸椎旁阻滞可以为乳腺癌手术患者提供良好的围术期镇痛效果，但对术后慢性疼痛的影响还有待评估。该研究采用随机对照的方法，2 组患者分别在全身麻醉复合椎旁阻滞（椎旁阻滞组：$n=109$）或单纯全身麻醉（对照组：$n=109$）下接受乳腺癌手术。主要结局是术后 6 个月慢性疼痛的发生率；次要结局包括 48 h 内疼痛评分，住院时间、30 d 内并发症的发生率，术后急性疼痛程度，以及术后 6 个月、12 个月的神经病理性疼痛发生率。结果显示，术后 6 个月椎旁阻滞组慢性疼痛发生率明显低于对照组 [12.5%（13/104）vs. 24.0%（25/104），$RR=0.52,95\%CI\ 0.28\sim0.96，P=0.031$]。48 h 内静息和活动时疼痛评分椎旁阻滞组均明显低于对照组（分别为 $P=0.006$ 和 $P<0.001$）；术后 6 个月、12 个月神经病理性疼痛发生率椎旁阻滞组也均低于对照组 [6 个月：10.6%（11/104）vs.23.1%（24/104），$P=0.016$；12 个月：10.9%（11/101）vs.22.3%（23/103），$P=0.028$]。因此，对于接受乳腺癌手术的患者，麻醉期间复合椎旁阻滞可能有助于减少术后慢性疼痛的发生。

（崔　凡）

【评述】　术后慢性疼痛的发生会严重影响患者的生理恢复和生活质量，还可能消耗医疗资源、增加支出。但椎旁阻滞能否减少乳腺癌手术后慢性疼痛的发生仍有争议。本随机对照研究为椎旁阻滞在预防乳腺癌术后慢性疼痛方面的作用提供了进一步的证据。

（王东信）

文选 9

【题目】　中心静脉压升高与危重患者死亡率和急性肾损伤增加相关：一项荟萃分析（Elevated central venous pressure is associated with increased mortality and acute kidney injury in critically ill patients: a meta-analysis）

【来源】　Crit Care，2020，24（1）：80

【文摘】　中心静脉压（CVP）是由静脉回流与心功能相互作用决定的血流动力学参数，常用于评估危重患者液体治疗时的容量状态和容量反应性。但近年来 CVP 在危重患者容量评估中的有效性受到质疑。该荟萃分析的目的是明确 CVP 升高与成年危重患者死亡率和急性肾损伤（AKI）风险的关系。该研究检索包括 PubMed 和 Embase 在内的电子数据库，最终共纳入 15 项队列研究（6 项前瞻性队列研究，9 项回顾性队列研究），所涉及重症疾病的范围广泛（主要是脓毒症）。研究结果显示，作为 2 变量分析时，高 CVP 伴随死亡率（3 项研究，969 例患者；*OR* 1.65，95%*CI* 1.19～2.29）和 AKI 风险增加（2 项研究，689 例患者；*OR* 2.09，95%*CI* 1.39～3.14）；作为连续变量分析时，高 CVP 仍然伴随死亡率（5 项研究，7837 例患者；*OR* 1.10，95%*CI* 1.03～1.17）和 AKI 风险增加（6 项研究，5446 例患者；*OR* 1.14，95%*CI* 1.06～1.23）。对脓毒症患者的分析也得出同样结果。因此得出结论，对于收住 ICU 的成年危重患者，CVP 升高与死亡率和 AKI 风险增加相关。

（崔 凡）

【评述】 随着围术期监测技术的发展，CVP 作为传统血流动力学指标在监测危重患者容量状态和容量反应性方面的意义已大为降低。该研究结果提示，应用 CVP 指导液体治疗可能是危险的。或许应该将 CVP 作为停止液体复苏的标准，而不是作为液体复苏的目标。该研究对临床工作具有一定的指导意义。

（王东信）

二、疼痛与麻醉学研究进展

文选 10

【题目】 在伤害性感觉传入中，痛觉相关背根神经节区域刺激选择性阻断痛觉传入（Analgesic dorsal root ganglionic field stimulation blocks conduction of afferent impulse trains selectively in nociceptive sensory afferents）

【来源】 Pain，2020，161（12）：2872-2886

【文摘】 背根神经节区域刺激（GFS）对缓解动物神经病理性疼痛有效，但其机制尚未确定。Chao 等通过 GFS 刺激胫神经损伤大鼠的腰背根神经，以单体记录的方式分析从外周至中枢传递过程中不同传导速度的神经纤维对动作电位（APs）的影响。在 C 型传导纤维中，GFS（20 Hz）形成的 APs 在 20 s 以上逐渐减弱，在 Aβ 中持续不变，而在 Aδ 中呈现中间模式。电刺激坐骨神经和点状机械刺激感受野（无毛皮肤）所产生的外周电活动在 C 型、Aδ 亚群纤维中 20 s 内被 GFS 完全阻断，而 Aβ 受影响最小。TNI 动物模型中，点状机械刺激（von Frey）诱发 APs 阈值降低，而 GFS 导致的 APs 改变则可被逆转至正常，表明是 C 型纤维，而非 Aβ 纤维参与了损伤后的机械和热敏反应，提示在伤害感受处的神经节区域刺激可呈使用依赖性的阻断 AP 串传入。

（张志发）

【评述】 在背根神经节（DRG）水平电刺激节段性感觉神经元是一种治疗疼痛的有效方法。Chao 等基于前期开发的临床模型，测试 GFS 对感觉神经元轴突触发 AP 的影响。GFS 产生镇痛作用的机制复杂，但 GFS 不会增加脊髓背侧 γ- 氨基丁酸（GABA）的释放。结果表明，DRG 在其中发挥着主导作用。该研究证实 GFS 可以激活所有类型的 DRG 神经元，GFS 刺激神经元胞体产生的 APs 可传递到 T 形连接处，导致使用依赖性的 T 形连接处的自然过滤功能增强抑制脉冲的传递，引起 GFS 诱导的 APs 串可导致低通量 APs 串的滤波升高，阻止脉冲串继续传递到脊髓，从而产生镇痛作用，以上结果为研究 DRG 水平电刺激节段性感觉神经元产生镇痛效应的现象提供了新的理论。

（梅 伟）

文选 11

【题目】　背根神经节刺激减轻神经损伤和骨关节炎大鼠的疼痛（Dorsal root ganglion stimulation alleviates pain-related behaviors in rats with nerve injury and osteoarthritis）

【来源】　Anesthesiology，2020，133（2）：408-425

【文摘】　刺激背根神经节是一种治疗慢性神经病理性疼痛的有效手段，但其作用机制尚不清楚。Yu 等通过神经节刺激或脊髓刺激的方法，以患有创伤性神经病变（胫神经损伤）或骨关节炎的大鼠为研究对象，测试大鼠疼痛相关的自反行为、功能及情感性特征。结果表明，在神经损伤的大鼠模型中，相对于单次刺激 L_4、L_5 神经节，多水平刺激 L_4 和 L_5 神经节可显著降低大鼠伤害性机械刺激的超敏反应，但单次 L_4、L_5 神经节刺激以及多水平 L_4 和 L_5 神经节刺激也可诱发自发的疼痛样行为。多节段刺激骨关节炎大鼠 L_3、L_4 神经节更能降低膝关节运动的敏感性，且分别对 L_3、L_4 单次刺激或对 L_3 和 L_4 的多个神经节刺激也显示出镇痛作用。以上结果表明刺激背根神经节是治疗神经病变和骨关节炎大鼠疼痛的有效方法。　　　　　　　　　　　　　　　　（张志发）

【评述】　背根神经节刺激是指在没有麻醉的情况下，通过放置在椎间孔神经节附近的电极产生镇痛作用，已被证明是治疗慢性神经性疼痛和非神经性疼痛的有效方法。但如何设计模拟临床神经节刺激模型的平台是当前研究的难点。该研究的目的是设计背根神经节刺激的动物模型，其关键数据包括与脊髓刺激的直接比较、性别的影响，以及不同操作方法对神经节刺激的有效性（承重和条件位置偏好）分析。此外，神经节刺激在临床中通常应用于多个神经节水平，以保证完全覆盖疼痛区域。因此，本研究还比较了单个和多个神经节刺激水平以确定有效性和是否完整覆盖疼痛区域，并进一步通过临床骨关节炎模型补充以上研究结果，对下一步开展神经节刺激产生镇痛的具体机制、相关参数的优化（刺激强度和比较多个刺激水平的有效性）及减少后续动物实验的数量有较大的帮助。　　　　　　　　　　　　　　　　　　　　　　　（梅　伟）

文选 12

【题目】　超保守非编码转录子 RNA uc.153 参与神经病理性疼痛的调控（Transcribed ultraconserved noncoding RNA uc.153 is a new player in neuropathic pain）

【来源】　Pain，2020，161（8）：1744-1754

【文摘】　超保守区域转录子是一类新型的长链非编码 RNA，参与哺乳动物多种生物进化过程，但目前对其在疼痛调节中的作用知之甚少。Zhang 等发现在慢性压迫性损伤（CCI）的神经病理性疼痛模型中，脊髓超保守区转录子 uc.153 的表达水平显著增加。脊髓 uc.153 的敲除可预防和逆转慢性压迫性损伤引起的疼痛和脊髓神经元的敏化，而过表达脊髓 uc.153 则可逆转上述表现，其机制可能与 uc.153 负向调控 pre-miR-182-5p 的方式有关。以上结果表明，uc.153 在疼痛调节中发挥着重要作用，为治疗神经病理性疼痛提供了新的靶点。　　　　　　　　　　　　　　　　（张志发）

【评述】　长链非编码 RNA（lncRNAs）是一种转录本长度超过 200 个核苷酸的内源性 RNA。一些 lncRNA 已被证明与神经病理性疼痛的发生和发展有关，转录超保守区（T-UCR）是一类新的包含 200～779 基因片段的 lncRNA 核苷酸。T-UCR 的高度保守性表明它在病理或生理方面具有重要的生物学功能，而当前尚无 T-UCR 功能障碍和疼痛的相关性报道。该研究使用 T-UCR 微阵列技术证明 T-UCR 在神经性疼痛发生后的显著改变，并进一步证实 T-UCR uc.153 可靶向 pre-miR-182-5p 调节神经病理性疼痛，对提高神经病理性疼痛发生机制的认识具有一定的意义。 （梅 伟）

文选 13

【题目】 非凋亡半胱天冬酶 3 逆转扣带回长期的抑制状态可缓解外周痛觉过敏（Restoration of cingulate long-term depression by enhancing non-apoptotic caspase-3 alleviates peripheral pain hypersensitivity）

【来源】 Cell Rep，2020，33（6）：108369

【文摘】 躯体感觉通路中的神经损伤可能导致神经病理性疼痛，而体感通路的长期兴奋性突触传递增强易形成神经病理性疼痛。Caspase-3（Casp-3）在海马中发挥非凋亡作用，它参与调节 α- 氨基 -3- 羟基 -5- 甲基 -4- 异唑丙酸受体（AMPAR）亚基的内化作用，但 Casp-3 - AMPAR 相互作用是否参与神经损伤后外周痛觉超敏反应尚不清楚。Wang 等证实神经损伤抑制长时程抑制（LTD）和下调前扣带回皮质（ACC）Casp-3 的表达。干扰 Casp-3 与 AMPAR 亚基之间的相互作用或抑制 ACC 中 Casp-3 活性可抑制 LTD 发生，引起外周超敏反应。Casp-3 过表达可恢复 LTD，抑制神经损伤后的外周超敏反应，揭示 Casp-3 通过调节 LTD 的方式参与神经病理性疼痛的发生。 （张志发）

【评述】 兴奋性突触传递的长时程增强（long-term potentiation，LTP）和外周超敏反应间的联系已被广泛研究，而 LTD 可能与疼痛感知有关。虽然断尾模型证实可阻断 LTD，但兴奋性突触传递的 LTD 是否参与维持外周超敏反应仍不清楚。该研究结合病毒载体介导的基因过表达 / 干扰、膜片钳电生理、免疫电镜、免疫共沉淀、行为学等多种技术手段发现，Casp-3 通过与 AMPA 受体亚基的相互作用参与前扣带回皮质 LTD，Casp-3 的下调抑制 ACC 中的 LTD 发生，导致痛觉过敏；而过表达 Casp-3 可降低神经损伤后的外周痛觉过敏现象。该研究系统地阐明了 caspase-3 分子的非凋亡功能与前扣带回皮质 LTD 在神经病理性疼痛中的调控机制，为治疗神经病理性疼痛提供新的策略。 （梅 伟）

文选 14

【题目】 Microglia 通过 CXCR7 / PI3K / Akt 通路诱导慢性术后疼痛中 A1 / A2 反应性星形胶质细胞的转化（Microglia induce the transformation of A1/A2 reactive astrocytes via the CXCR7/PI3K/Akt pathway in chronic post-surgical pain）

【来源】 J Neuroinflammation，2020，17（1）：211

【文摘】 活化的星形胶质细胞在 CPSP 发挥着重要作用。最近的研究表明反应性星形胶质细胞分为 A1 表型和 A2 表型，但它们在 CPSP 中的确切作用仍然未知。Li 等主要研究脊髓 A1 和 A2 表型星形胶质细胞的作用及其在 CPSP 中的角色。结果发现，在皮肤／肌肉切开和回缩（SMIR）早期的脊髓中小胶质细胞被激活，IL-1α、TNF-α 和 C1q 表达水平均增加。在 SMIR 之后的 14 d，脊髓星形胶质细胞被激活；以上改变主要发生于 A1 表型星形胶质细胞和少量 A2 表型星形胶质细胞。鞘内注射米诺环素可缓解 SMIR 引起的机械性痛觉超敏，促进 A1/A2 表型星形胶质细胞的比例恢复。SMIR 可抑制 CXCR7 和 PI3K/Akt 信号，但米诺环素可逆转上述改变。此外，鞘内注射 AMD3100 也可缓解 SMIR 诱导的机械性痛觉超敏，恢复 A1/A2 表型星形胶质细胞的比例，并激活 PI3K/Akt 信号通路，效果与米诺环素产生的作用相似，但鞘内注射 AMD3100 并没有增加米诺环素的镇痛作用。另外，LY294002 抑制米诺环素和 AMD3100 产生的镇痛作用，并影响 A1 表型星形胶质细胞 /A2 表型星形胶质细胞比例的恢复。以上结果表明小胶质细胞通过抑制 CXCR7/PI3K/Akt 信号通路的方式诱导脊髓星形胶质细胞转换至 A1 表型，促进 CPSP 的形成。 （张志发）

【评述】 CPSP 是指发生在手术区或手术区域周围持续 3 个月以上的疼痛，10%～50% 的患者术后会发生持续性疼痛，严重影响患者术后的康复及生活质量。但因 CPSP 的发生机制不明，导致对其的治疗和预防尚无有效方法。脊髓胶质细胞在疼痛发生和维持中发挥着重要作用，而进一步的研究表明活化后分为 A1 和 A2 表型的星形胶质细胞与多种疾病的慢性疼痛密切相关。该研究探究了 A1 表型星形胶质细胞和 A2 表型星形胶质细胞与 CPSP 形成的关系。研究结果首次表明 A1 表型星形胶质细胞有助于 CPSP 的发展，A2 表型星形胶质细胞有利于缓解 CPSP，而小胶质细胞可通过 CXCR7/PI3K/Akt 信号通路诱导星形胶质细胞向 A1 表型的转化。以上结果对证实 CPSP 非神经损伤相关性疾病提供一定的证据，但 A1 表型和 A2 表型星形胶质细胞在调节 CPSP 中的确切机制需要进一步研究。 （梅 伟）

文选 15

【题目】 下调的微胶质膜联蛋白 A3 通过抑制 HIF-1α／血管内皮生长因子信号通路缓解骨癌痛（Microglial annexin A3 downregulation alleviates bone cancer-induced pain through inhibiting the HIF-1α/vascular endothelial growth factor signaling pathway）

【来源】 Pain，2020，161（12）：2750-2762

【文摘】 骨癌性疼痛（BCP）是一项具有挑战性的临床问题，因为传统的治疗方法并不能完全缓解骨癌痛。Annexin A3（ANXA3）在脊髓小胶质细胞中高表达，在 BCP 中表达上调，但其在 BCP 的发育和维持中的作用及其分子机制尚不清楚。Zhang 等以肺转移的 BCP 小鼠为模型，在骨癌诱导前 14 d 和诱导后 7 d 鞘内注射腺苷相关病毒 shANXA3（AAV-shANXA3），通过测量机械刺激缩足反应阈值（PWMT）、热刺激缩足反应潜伏期（PWTL）及自发性后肢抬高来评估相关疼痛行为。进一步用慢病毒转染法（LV-shANXA3）下调小胶质细胞 N9 中 ANXA3 蛋白的表达，测定 ANXA3、HIF-1α、VEGF 的表达水平及 ANXA3 调控的 HIF-1α 转录活性。结果表明，小胶质细胞中存在 ANXA3 的表达，且在 BCP 中表达明显增加。敲低 ANXA3 可缓解小鼠的疼痛。此外，敲除 ANXA3 可显著降低 HIF-1α 和 VEGF 在体内外的表达水平，而过表达 HIF-1α 或 VEGF 可阻断 AAV-shANXA3 对 BCP 的影响。敲低 N9 细胞中 ANXA3 可显著降低共培养神经元中 p-PKC 蛋白的表达，而 ANXA3 过表达则可显著提高 293T 细胞的 HIF-1α 转录活性。以上结果表明小胶质细胞 ANXA3 可通过抑制 HIF-1α/VEGF 信号通路缓解 BCP。 （张志发）

【评述】 约 45% 的骨癌痛患者由于阿片耐受及其相关不良反应如便秘、镇静、瘙痒、恶心及呕吐而无法有效控制疼痛，因此，急需寻求新的治疗方法以缓解骨癌痛。该研究将 Lewis 肺癌细胞注入成年 C57BL/6 雄性小鼠右后肢股骨建立骨癌痛模型，采用腺相关病毒 AAV-shANXA3 和慢病毒 LV-shANXA3 分别敲减脊髓和小胶质细胞系 N9 细胞中 ANXA3 蛋白表达，以观察脊髓 ANXA3 对骨癌痛疼痛建立与维持的作用；在体和离体实验检测 ANXA3 对 HIF-1α 和血管内皮生长因子表达的调控及对神经元活性的影响，从而探究脊髓小胶质细胞 ANXA3 参与骨癌痛疼痛维持的分子机制，结果揭示了 ANXA3 在骨癌痛发展发生中的重要作用，对进一步理解骨癌痛的分子机制和为骨癌痛临床转化治疗提供新的靶点。 （梅 伟）

文选 16

【题目】 小剂量白介素 -2 逆转多种头痛症小鼠的行为敏化（Low-dose interleukin-2 reverses behavioral sensitization in multiple mouse models of headache disorders）

【来源】 Pain，2020，161（6）：1381-1398

【文摘】 早期研究表明许多促炎免疫细胞参与头痛的发生，鉴于 Treg 细胞在维持免疫稳态中的重要作用，该研究拟通过构建慢性偏头痛小鼠模型观察 Treg 细胞对头痛的治疗作用。Zhang 等用低剂量白介素 -2（ld-IL-2）处理小鼠以扩增和激活内源性 Treg 细胞，其不仅抑制 NTG 诱导持续敏化，也完全逆转重复 NTG 给药所导致的特定面部皮肤超敏反应。ld-IL-2 的效用与小鼠性别和 / 或品系无关。ld-IL-2 治疗不会改变小鼠对伤害性的反应，反复使用不会诱导耐受性，但 ld-IL-2 的治疗作用可因 Treg 的耗竭而无效，也可因 Treg 的过继输入而恢复。此外，应用 ld-IL-2 治疗轻度颅脑损伤后 1～7 d 的小鼠，可有效预防和逆转与急性或慢性创伤性头痛有关的异常行为。而在一个药物过度使用所致头痛模型中，ld-IL-2 完全逆转反复给药苏氨曲坦引起的皮肤超敏反应。以上结果表明，ld-IL-2 是一种不同于现有预防多发性头痛的药物，具有一定的应用前景。 （张志发）

【评述】 许多促炎免疫细胞，包括肥大细胞、巨噬细胞、树突状细胞和 T 细胞参与偏头痛和创伤后疼痛的发生和维持过程。Tregs 是 CD4+ T 细胞的一个特殊亚群，其高表达 Foxp3 转录因子和高亲和力 IL-2 受体 CD25。本项目揭示慢性偏头痛与 Treg 介导的免疫稳态缺陷有关，而 ld-IL-2 治疗可特异性扩增和活化 Treg，且不伴效应 T 细胞活化，其效应和风湿性关节炎、强直性脊柱炎、系统性红斑狼疮、银屑病等免疫性治疗的临床效果相似，耐受性良好，证实 Treg 细胞可能是治疗慢性偏头痛的一个靶点，是区别于现有头痛治疗的新方法。 （梅 伟）

文选 17

【题目】 将触觉转换为痒觉的脊神经回路（A spinal neural circuitry for converting touch to itch sensation）

【来源】　Nat Commun，2020，11（1）：5074

【文摘】　触觉和瘙痒感对于唤起防御和情绪反应至关重要，轻触觉可能诱发不愉快的瘙痒感，但脊髓内触觉－瘙痒转换的神经机制仍不清楚。Chen 等报道表达 Tachykinin2-Cre（Tac2Cre）的脊髓间神经元直接接受 Aβ 低阈值机械感受器（low threshold mechanoreceptor，LTMR）输入，并与胃泌素释放肽受体（gastrin releasing peptide receptor，GRPR）神经元形成单突触连接。烧蚀或抑制上述信号可显著减少机械性，但非急性的化学性瘙痒和有害触觉的信息传递。在小鼠慢性干性皮肤瘙痒模型中，化学遗传学抑制可消除 Tac2Cre 神经元的表达。而 GRPR 神经元（对传递化学瘙痒必不可少）的消融也可抑制机械性瘙痒。以上结果表明，无害触摸和化学瘙痒信息共同汇聚在 GRPR 神经元上，映射出一个新的可将无害触摸转化为刺激瘙痒的信息回路。　　　　　　　　　　　　　　　　（张志发）

【评述】　虽然从外周到大脑的痒和触觉是通过不同的神经通路传导，但触摸和痒都可引起防御反应。胃泌素释放肽（gastrin releasing peptide，GRP）是一种瘙痒特异性肽感觉神经元，可以激活其脊髓中的 GRPR 受体，将非组胺性瘙痒信息传递到大脑，而神经调节蛋白 B（NMB）及其受体（NMBR）介导组胺诱发的瘙痒则通过 GRPR 神经元调节。GRP-GRPR 神经元通路是一种瘙痒特异性通路，负责组胺能和非组胺能瘙痒传递。表达速激肽 2（Tac2）的脊髓中间神经元位于 LTMR 接收区，具有编码神经激肽 B（NKB）的能力。该研究测试 Tac2 神经元是否参与机械性瘙痒。其结果证实，椎板ⅢoTac2 神经元是接收和编码无害刺激的关键触点，GRPR 神经元可通过 Tac2-GRPR 单突触神经元连接的方式进行调节，它是化学刺激和机械瘙痒信号的汇聚节点，其为我们揭示了一种以前未知的脊髓信号通路，补充了触觉到痒的转换分子机制。　　　　　　　　　　　　　　　　（梅　伟）

文选 18

【题目】　逆转高活性丘脑底回路可明显减轻帕金森病小鼠的痛敏表型（**Reversal of hyperactive subthalamic circuits differentially mitigates pain hypersensitivity phenotypes in Parkinsonian mice**）

【来源】　Proc Natl Acad Sci USA，2020，117（18）：10045-10054

【文摘】　疼痛是帕金森病（PD）的一种常见症状，但发病机制不清。考虑到基底节与痛觉有关，突触输出由丘脑底核（STN）控制，该研究假设 STN 可能在帕金森病痛觉过敏中起关键作用。Luan 等建立单边大脑黑质多巴胺能神经元中度损伤的帕金森病小鼠模型。STN 神经元的光遗传学抑制可逆转痛觉过敏，而 STN 的过度活跃引起对照组小鼠痛觉过敏。另外，研究也进一步证明 STN 可通过投射黑质网状部（SNr）和内部神经的苍白球段（GPi）/腹侧苍白球段（VP），呈差异性地调节热痛阈和机械痛阈。STN-GPi/STN-VP 和 STN-SNr 投射的光遗传学抑制可差异性升高帕金森病小鼠的机械性痛阈和热痛阈。综上所述，在生理和帕金森病条件下，STN 及其发散性投射在疼痛过程中起着重要的调节作用，抑制单个 STN 投射可能是一种减轻不同症状帕金森病疼痛表型的治疗策略。　　　　　　　　　　　　　　　　（张志发）

【评述】　临床研究表明，丘脑底核深部脑刺激可缓解帕金森病患者的疼痛症状，但其发挥治疗作用的神经环路机制尚不清楚，阐明 STN 神经元调控疼痛的神经环路可为帕金森病慢性疼痛的治疗和临床研究提供理论依据。该研究应用单侧帕金森病小鼠模型，系统地阐述了该模型小鼠双侧 STN

神经元和痛觉中枢环路的高反应性，以及双侧机械痛觉和热痛觉过敏的行为学反应。采用光遗传学干预，首次证实 STN 神经元的高反应性是帕金森病小鼠痛觉中枢敏化和痛觉过敏的主要诱因，并通过神经示踪和光遗传学技术，进一步揭示 STN 神经元的不同神经投射通路对疼痛感知和疼痛辨别中枢的影响存在差异，而抑制这些投射可缓解帕金森病小鼠的热痛觉和机械痛觉过敏。该研究为 STN 神经元调控双侧肢体对不同性质疼痛的反应提供了直接证据，而逆转其高反应性可能是 STN 深部脑刺激治疗帕金森病疼痛的有效策略。

（梅　伟）

三、麻醉药理研究进展

文选 19

【题目】　丙泊酚麻醉过程中的信息整合和大脑皮质连通性（Information integration and mesoscopic cortical connectivity during propofol anesthesia）

【来源】　Anesthesiology，2020，132：504-524

【文摘】　丙泊酚麻醉期间皮质的信息整合和皮质连通性关系到丙泊酚诱导全身麻醉状态的关键机制，但目前并不清楚。该研究从宏观的头皮脑电和微观的棘波或局部场电位 2 个方面研究丙泊酚引起意识丧失的神经生理学机制。研究者收集 9 例手术患者在丙泊酚诱导意识丧失期间记录的皮质脑电数据，并使用一种新的信息度量方法——真排列交互信息法，分析皮质脑电跨电极耦合在不同脑区（额区、顶区、颞区，以及颞区和顶区之间）的电极距离变化。使用聚类系数、路径长度和节点效率测量来研究麻醉过程中皮质网络在结节和全局水平的变化。结果发现，在觉醒和无意识状态下，所有皮质区域的真实排列交互信息及真实连接的百分比随着距离的增加而降低，特别是在 3 cm 左右。在所分析的大脑皮质区域，节点网络指标（节点聚类系数和节点效率）从清醒状态下降到无意识状态。相反，与清醒状态相比，意识丧失早期整体皮质网络指标略有增加。综上所述，真实排列交互信息可以在大脑皮质尺度上反映丙泊酚诱导的耦合变化。意识丧失与信息整合模式的重新分布有关，在此过程中，有效的全脑信息传输能力丧失，但皮质网络中的局部功能分离增加。

（赵鑫鑫）

【评述】　全身麻醉可以引起可逆的意识丧失。然而，由于麻醉对中枢神经系统影响的复杂性，全身麻醉药物如何影响意识状态并不清楚。本文利用皮质脑电技术探究丙泊酚诱导意识丧失期间的皮质信息整合变化，分析不同脑区上不同间隔距离的电极之间的实时排列交互信息，并用局部和全局网络度量进行分析。美国哈佛大学麻省总院 Emery Brown 教授团队曾发现丙泊酚麻醉后出现"皮质碎片化"。该研究发现与之前的研究结果一致，即证实丙泊酚引起意识丧失的同时全脑有效信息传输能力亦丧失，但皮质网络中的局部功能分离增加，信息整合的减少与网络复杂性降低有关。该研究阐明了通过皮质脑电信号测量神经活动的功能意义，并且为理解丙泊酚引起意识丧失的微观（局部场电位）和宏观（脑电图）水平之间架起了桥梁。

（董海龙）

文选 20

【题目】　大脑糖原动态变化参与异氟烷麻醉－觉醒调控作用（Dynamic variations in brain glycogen are involved in modulating isoflurane anesthesia in mice）

【来源】　Neuroscience Bulletin，2020，36（12）：1513-1523

【文摘】　脑糖原（brain glycogen）是脑内最大的能量储存形式，主要存在于星形胶质细胞而非神经元中。脑糖原是否在调节麻醉－觉醒中发挥关键作用尚不得而知。通过糖原定量结合麻醉行为学方法，研究异氟烷麻醉不同状态下皮质、海马、丘脑、纹状体等脑区糖原含量的动态变化；使用分子生物学方法研究糖原代谢酶谱的表达变化；使用神经药理学结合转基因模式动物方法，研究干预糖原代谢对异氟烷麻醉状态的影响。结果发现，在异氟烷诱导的清醒－深度麻醉过程中，各脑区糖原含量呈上升趋势；而深度麻醉－觉醒过程中，各脑区糖原含量呈下降趋势。糖原合成代谢酶 GS 活性下降及糖原分解代谢酶 GP 活性升高共同参与异氟烷麻醉下糖原含量的调节。此外，特异性抑制糖原分解能够延长麻醉－觉醒时间；特异性激活糖原分解除缩短麻醉觉醒时间外，还可延长麻醉诱导时间。由此证实，异氟烷诱导的麻醉－觉醒状态受脑糖原代谢水平的调控。

（樊　泽）

【评述】　全身麻醉引起的大脑代谢产物变化已被诸多研究报道。糖原作为星形胶质细胞特异性代谢产物中的一种，是否在麻醉－觉醒调控中发挥关键作用尚不清楚。该研究通过分子生物学、神经药理学、行为学等技术，证实异氟烷麻醉过程中伴随着糖原代谢的动态变化，且干预糖原代谢水平能够调控麻醉－觉醒行为学改变。该研究从代谢角度，尤其是星形胶质细胞参与的代谢角度入手，揭示了异氟烷麻醉－觉醒的潜在机制，为临床上调控麻醉－觉醒提供了新的干预靶点。

（董海龙）

文选 21

【题目】　全身麻醉药异氟烷对神经元兴奋性的双向调节作用（The general anesthetic isoflurane bilaterally modulates neuronal excitability）

【来源】　iScience，2020，23：100760

【文摘】　挥发性麻醉药在麻醉诱导过程中可引起肢体活动增加，而在高浓度时产生麻醉效应，同时还双向调节许多神经功能。然而，其神经机制尚不清楚。本研究分析异氟烷对小鼠急性脑片钠通道电流的影响，包括钠漏电流（NALCN）和电压门控钠通道电流（NAV）。结果发现，亚麻醉浓度的异氟烷可增加 CA3 区锥体神经元的自发放电频率，增强 NALCN 的电导，且对电流的抑制作用最小。而麻醉浓度的异氟烷可降低 CA3 区锥体神经元的自发放电频率、抑制电流和动作电位幅度。此外，低浓度异氟烷可诱导体内的高活性，而在 NALCN 基因敲除的小鼠体内这种高活性减弱。综上所述，异氟烷对 NALCN 的增强作用有助于其对神经元兴奋性的双向调节和诱导过程中的兴奋性亢进调节。

（赵鑫鑫）

【评述】　挥发性麻醉药可在全身麻醉诱导和恢复阶段诱导多动，但在较高浓度下可导致意识丧失和静止。众所周知，全身麻醉药在哺乳动物中枢神经系统中不仅产生抑制作用，还能产生兴奋性活动。然而，目前尚不清楚挥发性麻醉药如何对神经元兴奋性进行双向调节。本实验通过分析异氟烷对小鼠急性脑片钠通道电流的影响发现，异氟烷在亚麻醉浓度下激活海马 CA3 区锥体神经元的 NALCN 电导，在麻醉浓度下抑制 NAV 电流。这些效应可能与异氟烷对神经元兴奋性的双向调节有关。此外，异氟烷的兴奋作用可能促进麻醉诱导期间的行为亢进。本研究为进一步理解挥发性麻醉药的作用机制提供了新的思路。

（董海龙）

文选 22

【题目】 患者自控性应用右美托咪定控制睡眠法用于治疗慢性顽固性睡眠障碍的可行性研究（Feasibility of patient-controlled sleep with dexmedetomidine in treating chronic intractable insomnia）

【来源】 Nat Sci Sleep，2020，12：1033-1042

【文摘】 右美托咪定是一种 α_2 受体激动药，广泛用于镇静、抗焦虑和辅助性镇痛。研究者借鉴患者自控式镇痛泵工作原理，采用患者自控式应用右美托咪定的模式以调节睡眠（患者控制性睡眠：patient-controlled sleep，PCSL），评估这种新方法治疗慢性顽固性失眠的可行性。采用匹兹堡睡眠质量指数（Pittsburgh sleep quality index，PSQI）、90 项症状自评量表（symptom check-list-90，SCL-90）、汉密尔顿焦虑量表（Hamilton anxiety scale，HAMA）、汉密尔顿抑郁量表（Hamilton depression scale，HAMD）对 20 例慢性顽固性失眠患者治疗前后进行评定。15 例完成试验的患者中有 12 例患者在治疗后睡眠质量立即改善，其中 7 例患者在随访中睡眠质量持续改善，且逐渐减少右美托咪定剂量后未出现耐受性及躯体依赖性，该研究证实自控性应用右美托咪定控制睡眠法为一种有效的治疗慢性顽固性失眠的方法。

（吴志新）

【评述】 右美托咪定通过选择性激活蓝斑突触前和突触后 α_2 肾上腺素受体来发挥催眠作用。它抑制蓝斑源的去甲肾上腺素神经传递到腹外侧视前核（VLPO），从而解除 VLPO 的抑制，引起皮质兴奋核的抑制。右美托咪定引起的觉醒状态改变在神经生理学上接近自然睡眠，被称为"仿生"睡眠。右美托咪定的药动学特性，特别是它的快速再分布和产生仿生睡眠的药理作用，使它适合患者控制性睡眠疗法。此外，患者自控镇痛（PCA）是一种"按需"给药系统，允许患者自行小剂量静脉注射药物，研究者借鉴 PCA 工作原理，以右美托咪定替换镇痛药物，让患者可以自主控制睡眠，形成患者控制仿生睡眠治疗模式。

（杨谦梓）

文选 23

【题目】 右美托咪定对电惊厥后谵妄具有预防作用：一项随机对照研究（Preventive effect of dexmedetomidine on postictal delirium after electroconvulsive therapy: A randomised controlled study）

【来源】 Eur J Anaesthesiol，2020，37（1）：5-13

【文摘】 术后谵妄是电惊厥治疗（electro-convulsive therapy，ECT）后比较常见的并发症。研究者采用在电惊厥治疗前给予 0.5 µg/kg 右美托咪定预防性干预措施，以丙泊酚进行不插管麻醉，以琥珀胆碱进行肌肉松弛。采用 CAM-ICU 谵妄评分量表评估是否发生谵妄。评估在电惊厥治疗整个过程中每一个疗程谵妄的发生率。结果发现，右美托咪定干预组术后谵妄发生率显著下降，且康复期间未出现心动过缓、低血压或呼吸抑制等不良反应。该研究证实预先给予右美托咪定可显著降低电惊厥治疗后谵妄的发生率，右美托咪定可作为预防电惊厥后谵妄的一种有效方法。　　　　　　　　（吴志新）

【评述】　术后谵妄持续时间一般为 1 h 以内，且可自行缓解。对于顽固性术后谵妄，传统静脉注射苯二氮䓬类（如咪达唑仑）或麻醉镇静药物（丙泊酚），但可导致意识混乱，特别是导致老年患者发生认知障碍或呼吸抑制等风险。右美托咪定是一种中枢性 α_2 肾上腺素受体激动药，与其他镇静药物不同，它不拮抗多巴胺受体或乙酰胆碱受体，亦不会激动 γ- 氨基丁酸受体，因此，预防性给予右美托咪定，可显著降低电惊厥治疗后谵妄的发生率。　　　　　　　　（杨谦梓）

文选 24

【题目】　水溶性速释丙泊酚前体药的设计、合成及活性研究（Design,synthesis,and activity study of water-soluble,rapid-release propofol prodrugs）

【来源】　J Med Chem，2020，63（14）：7857-7866

【文摘】　丙泊酚是临床上应用最广泛的静脉镇静、催眠麻醉药。然而，其脂质乳剂的特性可引起许多严重的不良反应。该研究前期开发合成了水溶性丙泊酚，有效地解决了脂质乳剂的局限性。合成的新型水溶性丙泊酚类药物命名为 HX0969W。该研究对这种新型水溶性丙泊酚类药物进行临床前药理研究。该研究测定 HX0969W 的丙泊酚释放速率和药效学特性。发现插入乙醇酸作为丙泊酚和环氨基酸之间的连接剂，可以加速丙泊酚从前体药释放到血浆中，同时保持其安全性。在动物实验中，前体药（3e、3g、3j）在安全性、起病时间及麻醉持续时间方面均显著优于磷丙泊酚二钠（临床上唯一使用的水溶性丙泊酚前体药）。它们的摩尔剂量、起效时间及麻醉持续时间与丙泊酚相当，有助于维持丙泊酚的临床疗效。实验结论表明，水溶性丙泊酚前体药等化合物具有开发潜力。　　　（张芸芸）

【评述】　全身麻醉效应需要几种药物共同完成，包括镇静催眠药、镇痛药和肌肉松弛药，从而在手术或其他医学检查前使患者处于睡眠状态。丙泊酚是临床实践中使用最广泛的静脉镇静催眠麻醉药。然而，许多严重的不良反应与脂质乳剂有关，如乳剂不稳定、注射疼痛、高脂血症、感染、脂肪代谢紊乱和丙泊酚相关输注综合征等。采用前药设计方法有利于开发新型水溶性丙泊酚，从而避免其脂质乳剂制剂的局限性。该研究前期合成了新型水溶性丙泊酚前药 HX0969W，并已证实其具有有效的镇静催眠作用和较小的全身毒性风险。该研究进一步比较 HX0969W 和已有的水溶性丙泊酚制剂磷丙泊酚二钠。证实 HX0969W 和磷丙泊酚二钠都可代谢为丙泊酚，产生镇静催眠作用。两者药动学差异不大，但 HX0969W 释放的丙泊酚的 C_{max} 与母体药物丙泊酚相似，高于磷丙泊酚二钠释放的丙泊酚。　　　　　　　　　　　　　　　　　　　　　　　　　　　　　　　（杨谦梓）

文选 25

【题目】　丙泊酚通过调控 miR-21/PTEN/AKT 通路影响非小细胞肺癌细胞生物学行为（Propofol

affects non-small-cell lung cancer cell biology by regulating the miR-21/PTEN/AKT pathway in vitro and in vivo）

【来源】 Anesth Analg，2020，131（4）：1270-1280

【文摘】 本研究探讨丙泊酚对非小细胞肺癌（NSCLC）的作用。体外实验中，使用丙泊酚（0、2 g/ml、5 g/ml 和 10 g/ml）处理 A549 细胞 1 h、4 h 和 12 h，并使用 Cell Counting Kit-8（CCK-8）检测增殖情况。应用流式细胞术检测细胞凋亡。用 miR-21 模拟或阴性对照核糖核酸（RNA）双链体和磷酸酶和张力蛋白同源物 [10 号染色体上删除的小干扰核糖核酸（PTEN）（siRNA）或阴性对照] 转染 A549 细胞。应用蛋白质印迹法检测 PTEN、磷酸化蛋白激酶 B（pAkt）和蛋白激酶 B（Akt）的表达，采用 RT-PCR 检测 miR-21 的表达。在体实验中，裸鼠注射 A549 细胞生长异种移植瘤，8 d 后小鼠腹腔注射丙泊酚（35 mg/kg）或大豆油。然后收集小鼠的肿瘤，并通过免疫组化和蛋白质印迹法进行分析。研究表明，丙泊酚抑制体外 A549 细胞生长，通过 miR-21/PTEN/Akt 通路加速其凋亡，从而抑制 NSCLC 肿瘤细胞生长，促进体内凋亡。 （张芸芸）

【评述】 肺癌是患者数量最多的癌症之一，其中有 80% 的患者死于非小细胞肺癌。部分患者需要进行手术治疗，而围术期众多因素都被证明与肺癌的进展有关，因此，探讨围术期麻醉药物对肺癌的作用对于手术患者或开发相关治疗药物具有重要意义。该研究表明，丙泊酚在体外通过 miR-21/PTEN/Akt 通路加速凋亡、抑制 NSCLC 肿瘤细胞生长。该研究不仅为证明肺癌患者在围术期使用丙泊酚提供了有利依据，也为揭示其抑制肿瘤增殖的机制提供新的证据，同时为丙泊酚在非小细胞肺癌治疗中的作用提供了新的理论基础。 （杨谦梓）

文选 26

【题目】 右美托咪定通过脾 TFF2 减轻睡眠限制介导的老年小鼠术后免疫抑制恶化（Dexmedetomidine alleviates sleep-restriction-mediated exaggeration of postoperative immunosuppression via splenic TFF2 in aged mice）

【来源】 Aging（Albany NY），2020，12（6）：5318-5335

【文摘】 腹部主要手术可引起免疫系统功能障碍，导致术后免疫抑制。睡眠障碍与免疫功能受损有关。然而，术后睡眠障碍对术后免疫功能的影响尚不清楚。该研究发现术后睡眠限制（sleep restriction，SR）增加脾重量和脾中骨髓源性抑制细胞（MDSCs）的百分比，并抑制脾 $CD8^+T$ 细胞的活性，通过抑制膈下迷走神经（subphrenic vagus nerve，SVN）介导的三叶因子 2（trefoil factor 2，TFF2）在老龄小鼠脾中的表达。右美托咪定可通过调节肠道菌群来缓解 SR 诱导的这些变化。此外，Wang 等发现脾 TFF2 在减轻 SR 致大肠埃希菌（E. coli）肺炎中的作用。TFF2 可降低 IL-4 和 IL-13 在肺中的表达，抑制肺泡巨噬细胞向 M2 转化，促进肺泡巨噬细胞的吞噬能力。右美托咪定通过脾 TFF2 减轻 SR 所致大肠埃希菌肺炎，这可能与其调节肠道菌群 /SVN，改善肺泡巨噬细胞吞噬能力，降低 IL-4 和 IL-13 在肺中的表达有关。综上所述，右美托咪定诱导脾 TFF2 表达增加可减轻 SR 所致的术后免疫抑制恶化。 （张芸芸）

【评述】 创伤严重的大手术及麻醉与术后免疫抑制密切相关，这种免疫抑制在手术后几个小时内出现，持续数天，并可能增加感染和肿瘤转移的风险。尽管近年来对术后免疫抑制的认识和治疗取得了进展，但大手术后，尤其是老年患者术后免疫抑制的发生率仍然很高，抗免疫抑制的策略还不完善。在医院里，与疾病相关的症状、环境因素及医疗操作，包括术后疼痛、噪声、持续的光照及频繁的生命体征测量和检查都会导致睡眠障碍。睡眠对于启动有效的适应性免疫反应尤为重要，睡眠障碍可能会引起免疫功能障碍、抗感染能力受损等情况。该研究表明，手术后睡眠不足可通过肠道微生物群抑制脾 TFF2 的表达增加脾中的 MDSCs，降低脾 CD8$^+$T 细胞的活性。右美托咪定通过改善肠道菌群，进而通过 SVN 增加脾 TFF2 的表达，可能是一种缓解术后睡眠障碍介导的免疫抑制过度的良好药物。这对于围术期选择合适的麻醉药降低术后睡眠障碍及免疫抑制提供了很好的思路和基础。

（杨谦梓）

文选 27

【题目】 **HDAC6 对于氯胺酮诱导的 GABAergic 投射神经元的树突和脊柱生长损伤至关重要（ HDAC6 is critical for ketamine-induced impairment of dendritic and spine growth in GABAergic projection neurons ）**

【来源】 Acta Pharmacol Sin，2021，42（6）：861-870

【文摘】 氯胺酮广泛用于婴儿和儿童的麻醉；麻醉和亚麻醉剂量的氯胺酮已被报道优先抑制 GABA 能神经元。中棘神经元（MSNs）、纹状体中的 GABA 能投射神经元很容易受到麻醉暴露的影响。树突的生长需要一种去乙酰化酶来去除生长锥中微管蛋白中的乙酰基，从而使微管蛋白不稳定。组蛋白去乙酰化酶 6（HDAC6）影响微管动力学，而微管动力学与神经突的伸长有关。该研究使用人诱导多能干细胞（induced pluripotent stem cells，iPSCs）来源的纹状体 GABA 神经元系统来研究氯胺酮对 HDAC6 和中棘神经元（MSNs）的形态发育的影响。Li 等发现氯胺酮（1～500 μmol/L）暴露延缓 MSNs 的树突状生长、分叉及树突棘的形成，且呈时间和浓度依赖性。Li 等发现氯胺酮治疗浓度依赖于抑制 HDAC6 的表达或异常易位的 HDAC6 进入细胞核。氯胺酮对 HDAC6 的抑制导致 α- 微管蛋白的高乙酰化，从而增加微管的稳定性，并延缓中棘神经元（MSNs）的树突状生长。最后，Li 等发现单剂量暴露对中棘神经元的影响具有可逆性，并至少持续 10 d。 （张芸芸）

【评述】 氯胺酮是一种非竞争性的 N- 甲基 -D- 天冬氨酸（NMDA）受体拮抗剂，在儿童和成人中被广泛用作麻醉药。氯胺酮在小剂量下可优先作用于 GABA 神经元上的 NMDA 受体，从而抑制 GABA 能神经元。氯胺酮还可调节树突及其突触，从而影响神经元的活性。中棘神经元（MSN）的树突和棘突较多。在新生大脑中，MSN 神经元在麻醉药暴露后易死亡或失能。而以往报道 MSN 的异常，包括树突和脊柱的异常可引起神经视交叉疾病或神经发育障碍，如智力残疾、精神分裂症、癫痫、智力低下及自闭症等。该研究发现氯胺酮浓度依赖性地抑制 HDAC6 的表达或异常地将 HDAC6 转运到细胞核中。氯胺酮对 HDAC6 的抑制作用导致 α- 微管蛋白高乙酰化，从而增加微管的稳定性，延缓 MSNs 的树突生长。单剂量氯胺酮暴露对 MSN 的影响具有可逆性，至少可持续 10 d。本研究揭示了 HDAC6 作为氯胺酮诱导的单核细胞微囊泡形态发育缺陷的新的调控作用，并为氯胺酮临床应用的预防和治疗提供了一种创新的方法。

（杨谦梓）

文选 28

【题目】 海马小胶质细胞触发神经毒性特异性星形胶质细胞反应并介导依托咪酯诱导的长时程突触抑制（**Hippocampal microglial activation triggers a neurotoxic-specific astrocyte response and mediates etomidate-induced long-term synaptic inhibition**）

【来源】 J Neuroinflammation，2020，17（1）：109

【文摘】 越来越多的证据强调小胶质细胞和星形胶质细胞反应在术后认知功能障碍（POCD）病理发展中的重要性。然而，相关的机制还没有充分揭示。Li 等应用依托咪酯建立围术期神经认知功能障碍（PND）小鼠模型，采用 Morris 水迷宫实验和新物体识别测试评价小鼠的认知功能。记录兴奋性和抑制性突触后电流，分析神经元活性。此外，通过磁活化细胞分选分离小胶质细胞和星形胶质细胞，并通过定量聚合酶链反应鉴定这些细胞中被激活的基因。Li 等观察到 18 个月大的小鼠在使用依托咪酯后 1 周和 3 周出现明显的认知障碍。海马分离的小胶质细胞和星形胶质细胞在病理早期（即注射依托咪酯后 1 周）表现出显著的小胶质细胞活化，在病理晚期（即注射依托咪酯后 3 周）表现出 A1 特异性星形胶质细胞反应。此外，在注射依托咪酯前清除小胶质细胞后，A1 特异性星形胶质细胞激活反应显著降低，认知功能得到改善。然而，当应用依托咪酯去除小胶质细胞后，星形胶质细胞的活化和认知功能无明显改变。此外，在注射镇静剂量依托咪酯后立即激活小胶质细胞，显著增加 A1 特异性星形胶质细胞的激活和认知功能障碍。

（张芸芸）

【评述】 全身麻醉可导致 POCD 或 PND，且主要发生在老年患者中，其特点是认知缺陷、记忆丧失和生活质量下降。目前认为全身麻醉效应与突触抑制密切相关，其中必要的抑制可能与术中意识丧失和制动相关，而不必要的抑制可能与认知障碍和记忆丧失有关。持续的突触抑制可能是由于星形胶质细胞分泌的细胞因子产生的复杂效应。然而，对于触发神经毒性星形细胞反应的初始原因知之甚少。在 PND 的早期病理阶段，小胶质细胞的激活创造了一个炎症环境，并在病理晚期（18 个月大小鼠）刺激 A1 特异性星形胶质细胞的反应。这最终导致持续的突触抑制和认知缺陷。这些结果增强人们对 PND 发病机制的理解，并强调小胶质细胞-星形胶质细胞串扰在早期病理阶段的重要性。

（杨谦梓）

文选 29

【题目】 丙泊酚和七氟烷对患有 2 型糖尿病的胃癌患者的血糖、血流动力学和炎症因子的影响（**Effects of propofol and sevoflurane on blood glucose，hemodynamics，and inflammatory factors of patients with type 2 diabetes mellitus and gastric cancer**）

【来源】 Oncol Lett，2020，19（2）：1187-1194

【文摘】 研究表明糖尿病是胃癌（GC）患者胃切除术后并发症发生率的独立预测因素之一，且同时患有 2 型糖尿病（T2DM）和 GC 的患者的数量在逐年增加。目前手术仍然是 GC 的一线治疗方法，麻醉药对合并 T2DM 的 GC 患者的影响至关重要。本研究主要研究丙泊酚和七氟烷对患有 T2DM

的胃癌患者的血糖、血流动力学及炎症因子的影响。研究纳入从 2017 年 1 月至 2018 年 12 月就诊的 110 例患有 T2DM 的胃癌患者，随机分为丙泊酚组（60 例）和七氟烷组（50 例）。比较 2 组在麻醉前（T0）、插管后 2 min（T1）、建立气腹后 5 min（T2）、手术后 60 min（T3）时的血糖、血流动力学参数和炎症因子水平的差异，比较 2 组间麻醉前、手术后 6 h（T4）、手术后 72 h（T5）的简易精神状态检查表（MMSE）的得分。研究结果显示，术前 2 组间基本信息差异无统计学意义。手术开始后炎症因子水平先增加然后减少，逐渐恢复至初始水平（IL-1β、IL-6、TNF-α 在 T1 时升高，从 T2 开始下降，而 IL-10 从 T3 开始下降），虽然 2 组炎症因子水平变化趋势相同，但丙泊酚组明显低于七氟烷组。从 T1 到 T3，2 组间血糖水平较术前均升高，且七氟烷组明显高于丙泊酚组（$P<0.05$）。在 T4 时，2 组 MMSE 评分较术前均降低，但七氟烷组 MMSE 得分明显低于丙泊酚组（$P<0.05$）。丙泊酚组自主呼吸恢复时间、对语言指令做出反应的时间、睁眼时间、拔管时间较七氟烷组均明显缩短（$P<0.05$）。2 组间心率、脉搏氧饱和度、血压等血流动力学参数差异无统计学意义。丙泊酚组恶心、呕吐、咳嗽等不良反应发生率较低（$P<0.05$）。

（刘畑畑）

【评述】　胃癌是一种常见病，发病率居世界第 5 位，是全球第三大死亡原因。每年约有 95.2 万例新发胃癌病例，2018 年约有 78.3 万例死于胃癌。既往研究表明，糖尿病是胃癌术后并发症的独立预测因素之一，其潜在机制可能与血糖水平失衡、氧化应激及不良炎症反应有关。手术作为胃癌的一线治疗方法也会导致组织损伤等不良反应。因此，研究麻醉药对 2 型糖尿病合并胃癌患者的影响，对改进治疗方法、减少并发症具有重要意义。该研究比较丙泊酚和七氟烷对患有 2 型糖尿病的胃癌患者的血糖、血流动力学和炎症因子的影响。该研究从葡萄糖代谢的角度发现丙泊酚产生的影响更小，并且丙泊酚所引起的其他作用（如认知功能改变、麻醉觉醒、炎症等）更弱，因此更适合用于并存 T2DM 的胃癌患者的手术麻醉。

（董海龙）

文选 30

【题目】　七氟烷通过增加胶原蛋白沉积和抑制炎症反应，防止载脂蛋白 e 敲除小鼠的斑块破溃（Sevoflurane prevents vulnerable plaque disruption in apolipoprotein E-knockout mice by increasing collagen deposition and inhibiting inflammation）

【来源】　Br J Anaesth，2020，125（6）：1034-1044

【文摘】　七氟烷可能会减少手术患者中主要心血管不良事件（major adverse cardiovascular events，MACCEs）的发生，但机制不明。该研究假设七氟烷通过抑制炎症和增强丙酰基 -4- 羟化酶 a1（P4Ha1）来稳定动脉粥样硬化斑块。对载脂蛋白 e 敲除小鼠（ApoE⁻/⁻）建立脆弱动脉斑块模型，进行高脂饮食及每日抑制 / 噪声压力，接触 / 不接触七氟烷 6 h（1%～3%；每组 $n=30$）。体外研究在接触 / 不接触七氟烷的情况下，将平滑肌细胞（smooth muscle cells，SMCs）与 TNF-α 一起孵育。结果表明，在 ApoE⁻/⁻ 小鼠中，与单独接受约束应力的对照小鼠相比，6 h 内吸入七氟烷 1%～3% 的主动脉斑块大小减少 8%～29%；这与巨噬细胞浸润减少和斑块中脂质浓度降低有关。与对照组相比，七氟烷降低炎症细胞因子（69%～75%）和基质金属蛋白酶（39%～65%）的基因转录和蛋白表达水平。七氟烷剂量增加可增强 P4Ha1 蛋白表达，增加 Ⅰ 型和 Ⅲ 型胶原蛋白沉积。因此得出结论，七氟烷剂量依赖地增加胶原蛋白沉积和抑制炎症，降低 ApoE$^{-/-}$ 小鼠斑块破溃的发生率。而这些机制可能会导致七氟烷降低 MACCE 整体发生率。 （刘　杨）

【评述】　本项研究首次提供七氟烷剂量依赖地防止 ApoE$^{-/-}$ 小鼠易损斑块被破坏的证据，并显示七氟烷保护作用的理论机制。七氟烷剂量依赖地减缓动脉粥样硬化斑块的生长，并通过增加胶原蛋白沉积和抑制炎症，在 ApoE$^{-/-}$ 小鼠中将不稳定的斑块转变为稳定的斑块表型。该研究结果显示，七氟烷与动脉粥样硬化相关的围术期并发症发生率降低相关，包括可能由动脉粥样硬化斑块破裂引起的卒中和心肌梗死。该研究推动了对麻醉药物心血管功能保护作用的机制认识，为进一步探索临床应用的可能性提供了依据。 （董海龙）

文选 31

【题目】　**Tau 参与七氟烷诱发新生小鼠神经认知损伤（Tau contributes to sevoflurane-induced neurocognitive impairment in neonatal mice）**

【来源】　Anesthesiology，2020，133：595-610

【文摘】　七氟烷麻醉可诱导新生小鼠 Tau 蛋白磷酸化和认知障碍，但在成年小鼠中的表现却不显著。该研究探索新生小鼠和成年小鼠之间线粒体 - 三磷腺苷（ATP）-Nuak1-Tau 活性的差异导致七氟烷对认知功能的年龄依赖性影响。应用 6 日龄和 60 日龄的雌性和雄性小鼠，用 3% 七氟烷麻醉 2 h，持续 3 d。采用生化方法来测量大脑皮质和海马体中的 Tau 蛋白、磷酸化 Tau 蛋白、Nuak1、ATP 浓度及线粒体代谢量。用 Morris 水迷宫实验评估新生小鼠和成年小鼠的认知功能。结果显示，在基线条件下，与 60 日龄小鼠相比，6 日龄小鼠的大脑皮质中 Tau 蛋白和 Tau 低聚体的含量较高，ATP 量和线粒体代谢较低。与基线条件相比，七氟烷麻醉诱导 6 日龄小鼠丝氨酸 202/ 苏氨酸 205 残基处的 Tau 蛋白磷酸化，但 60 日龄小鼠则没有。七氟烷诱导的新生小鼠 Tau 蛋白磷酸化和认知损伤均被 Nuak1 的抑制和维生素 K$_2$ 的治疗而减弱。因此得出结论，与成年小鼠相比，新生小鼠的 Tau 蛋白浓度较高、脑线粒体代谢较低，可导致七氟烷麻醉后发生年龄依赖性认知功能障碍。 （刘　杨）

【评述】　尽管单次接触麻醉和手术可能对幼儿的神经发育影响不显著，但多次接触麻醉和手术的幼儿可能会经历较大的神经认知障碍风险。最近的一项前瞻性研究表明，多次接触麻醉或手术的儿童智力并未显著下降，但在处理速度和精细运动能力方面出现障碍。在临床前研究中，有报道称麻醉药可诱导幼年动物神经系统中 Tau 蛋白的磷酸化，但该现象在成年小鼠中并不显著。本研究进一步发现，与成年小鼠相比，新生小鼠大脑线粒体 Tau 蛋白浓度和 ATP-Nuak1-Tau 磷酸化级联的活性较低，可能是小鼠使用七氟烷麻醉后发生年龄依赖性 Tau 蛋白磷酸化和认知障碍的潜在机制。该研究发现七氟烷麻醉导致的发育期认知功能障碍可能存在雌雄差异，然而，此次研究未观察到 Tau 蛋白、Nuak1 和 Tau-PS356 含量及大脑中 ATP 和线粒体代谢浓度的性别依赖性变化。但这项研究仍为七氟烷对认知功能的年龄依赖性影响提供了新的机制见解，为预防或治疗此类损伤找到了新的探索方向。 （杨谦梓）

文选 32

【题目】 甲基转移酶抑制剂（地西他滨）减轻新生儿接触七氟烷麻醉的代际影响［A methyltransferase inhibitor（decitabine）alleviates intergenerational effects of paternal neonatal exposure to anesthesia with sevoflurane］

【来源】 Anesth Analg，2020，131：1291-1299

【文摘】 新生大鼠接触七氟烷可导致暴露的雄性大鼠（F0代）的神经行为和神经内分泌异常，以及雄性后代（F1代）的神经行为，而不是神经内分泌的异常。七氟烷的这些作用与F0代精子和F1代雄性下丘脑中的高甲基化神经元特异性 K$^+$-2Cl$^-$（Kcc2）Cl$^-$ 出口基因相伴随，而该基因在F0代和F1代下丘脑中的表达降低。该研究将出生后5 d（P5）的SD大鼠用2.1%七氟烷麻醉5 h，在P90时与对照组雌性大鼠交配生后代。在七氟烷暴露前30 min，给予非选择性甲基转移酶抑制剂地西他滨（腹腔注射0.5 mg/kg）。结果表明，父代接触七氟烷会导致声音惊吓反应的脉冲前抑制受损，加剧F0代雄性皮质酮反应，损伤F1代雄性惊吓反应的脉冲前抑制。这些效应在两代中都分别伴随着下丘脑Kcc2表达减少和Dnmt3a/b表达增加。地西他滨抑制父代接触七氟烷在F0代和F1代雄性中的影响。因此得出结论，类似地西他滨的敏感机制调节多种基因的表达，参与接触七氟烷的子代及他们未来未暴露的雄性后代的神经行为异常的调节。 （刘 杨）

【评述】 本研究结果以及该团队最近发表的父代精子和雄性后代大脑中高甲基化 Kcc2 的发现表明，父代早期接触七氟烷诱导的 DNA 甲基化改变可能有助于介导麻醉药代际效应的初始机制。多种基因中类似地西他滨敏感性变化也可参与到子代七氟烷暴露诱导的暴露的父系及其未来雄性后代的神经行为异常的调节中。子代接触七氟烷不仅可能导致暴露的动物本身，而且可能在未来未暴露的雄性后代中导致长期异常。这一研究结果初步揭示了七氟烷暴露对发育期雄性大鼠亲子两代造成影响的机制，为进一步阐明麻醉药物在遗传物质层面可能造成的影响提供了研究方向。 （杨谦梓）

文选 33

【题目】 七氟烷通过调节细胞内钙稳态调节乳腺癌细胞的存活（Sevoflurane modulates breast cancer cell survival via modulation of intracellular calcium homeostasis）

【来源】 BMC Anesthesiology，2020，20：253-261

【文摘】 一些回顾性和体外研究表明全身麻醉药影响乳腺癌复发和转移。该研究比较全身麻醉药七氟烷和丙泊酚对体外乳腺癌细胞存活率、增殖和侵袭的影响。研究集中在细胞内 Ca^{2+} 稳态作为全身麻醉介导影响乳腺癌细胞生存和转移的机制。研究采用雌激素受体阳性（MCF7）和雌激素受体阴性（MDA-MB-436）人乳腺癌细胞系及正常乳腺组织（MCF10A）。细胞以临床相关剂量或极端剂量持续接触七氟烷或丙泊酚，以进行剂量或时间依赖性研究。结果显示，与异氟烷相比，七氟烷以剂量、时间及细胞类型依赖的方式影响乳腺癌细胞生存率。七氟烷以临床相关剂量（2% vs. 2 μmol/L），显著提高所有 3 种细胞的生存率。细胞质 Ca^{2+} 的螯合显著降低乳腺癌系的存活率。抑制 TRPV1 受体显著降低所有细胞类型的存活率，这种效应被等效七氟烷部分逆转。因此得出结论，七氟烷在临床相关的浓度和持续时间下增加乳腺癌细胞的体外存活率，但对细胞增殖、迁移或 TRPV1 的表达没有影响。乳腺癌细胞比正常的乳腺组织需要更高的细胞质 Ca^{2+} 水平才能生存。七氟烷通过调节细胞内 Ca^{2+} 稳态来影响乳腺癌细胞的生存率。 （刘　杨）

【评述】　麻醉技术可能会影响乳腺癌手术干预后的长期复发和结果。关于乳腺癌发生中 Ca^{2+} 信号失调的新兴研究，以及 Ca^{2+} 通道麻醉调节的研究导致 Ca^{2+} 稳态可能是一种潜在机制的假设。该研究探索全身麻醉药对乳腺癌细胞功能的影响，并描述 Ca^{2+} 稳态在这种关系中的作用。七氟烷在临床相关浓度和持续时间下提高乳腺癌细胞存活率，而丙泊酚则没有这样的效果。虽然这种体外研究有助于阐明麻醉药对乳腺癌细胞功能作用的机制，但还需要进一步的前瞻性随机对照试验来验证这些机制以获取转化效果。 （杨谦梓）

文选 34

【题目】　一种能逆转罗库溴铵和维库溴铵作用的新药物——奥美克松钠，在健康志愿者中的安全性、耐受性和药动学研究（Safety，tolerability，and pharmacokinetics of adamgammadex sodium，a novel agent to reverse the action of rocuronium and vecuronium，in healthy volunteers）

【来源】　Eur J Pharm Sci，2020，141：105134

【文摘】　该研究评估了健康志愿者单次静脉注射奥美克松钠的安全性、耐受性及药动学。研究纳入 52 例健康志愿者（26 例男性，26 例女性），开展一项单中心、随机、双盲的安慰剂对照研究。通过静脉注射奥美克松钠或安慰剂，观察志愿者药动学相关指标。首先该研究受试者未发生严重不良反应。奥美克松钠总的不良反应发生率与安慰剂相似，且奥美克松钠没有特异性不良反应。所有受试者均未经任何治疗或干预而恢复正常。在药动学研究中，奥美克松钠半衰期、T_{max} 和清除率与对照组相比无明显变化，对于阿达美得的剂量比例分析，斜率估计接近 1，与给药后的 1 无显著差异 [$AUC_{0-\infty}$ 0.996 5（90%CI 0.946 8～1.046）；C_{max} 0.946 2（90%CI 0.880 0～1.012）]，C_{max} 和 $AUC_{0-\infty}$ 剂量增加的比例相似。奥美克松钠在血浆中的暴露量随剂量增加而增加。尿液是奥美克松钠重要的排泄途径，通常在 8 h 左右完成。本研究结果提示，奥美克松钠可能是一种新型安全的神经肌肉阻滞拮抗药。 （王　凯）

【评述】　神经肌肉阻滞药选择性阻断神经肌肉传递过程中的运动神经元 N_2 烟碱受体，使骨骼肌麻痹，主要用于气管插管和外科手术。临床上需要快速逆转以避免深部阻滞，缩短恢复时间。奥美克松钠是一种改进的 γ- 环糊精衍生物，由亲脂核和亲水外端组成，与罗库溴铵和维库溴铵的自由分子形成一个非活性的紧密包裹物。该研究对奥美克松钠的安全性、耐受性及药动学方面进行分析，通过半衰期、达到最大肌肉松弛效果所需要的量和时间、清除率、曲线下面积等指标评估，发现奥美克松钠与舒更葡糖钠具有相似的疗效和较少的不良反应。因此，该研究提示奥美克松钠在临床有着较好的应用前景，为逆转深度肌肉阻滞、加快肌肉松弛恢复提供新的药物选择。 （董海龙）

文选 35

【题目】 高糖环境中抑制 Ku70 加重布比卡因诱导的背根神经节神经毒性（Inhibition of Ku70 in a high-glucose environment aggravates bupivacaine-induced dorsal root ganglion neurotoxicity）

【来源】 Toxicology Letters，2020，318：104-113

【文摘】 布比卡因是临床上常用的局部麻醉药，具有一定的神经毒性。此前有研究发现，高糖环境会加重布比卡因对神经细胞的 DNA 损伤，而 Ku70 是 DNA 损伤修复酶 DNA-PK 的亚基。因此，Wang 等观察布比卡因对高血糖情况下小鼠背根神经节（DRG）神经元凋亡和 DNA 损伤的影响。未处理的 DRG 细胞和经 DNA-PK 抑制剂 NU7441 预处理的 DRG 细胞在正常培养条件下或在 50 mmol/L 葡萄糖中培养 3 d 后，用布比卡因处理细胞 3 h。该研究采用彗星实验检测细胞 DNA 损伤，Annexin V-FITC/PI 染色检测早期和晚期凋亡细胞的比例，CCK-8 检测细胞活力；免疫荧光法或蛋白质印迹法检测 DNA-PK、Ku70、Bax、Bcl-2 及 γH2ax 的蛋白表达水平。结果显示，与正常培养条件下相比，布比卡因处理导致高糖条件下培养的 DRG 细胞存活率下降，DNA 损伤加重。高糖条件下 DRG 细胞凋亡率、γH2Ax 表达、Bax/Bcl-2 比值均升高。此外，Ku70 的表达受到抑制。NU7441 可显著抑制 DNA-PK 和 Ku70 的表达，同时进一步加重布比卡因诱导的细胞凋亡和高糖条件下 DNA 损伤。因此，高血糖可能通过抑制 DNA 修复蛋白 Ku70 而增强布比卡因的神经毒性和 DNA 损伤。 （赵鑫鑫）

【评述】 糖尿病患者的神经系统往往对局部麻醉药的毒性更敏感。临床和实验证据都已表明局部麻醉药可引起氧化损伤，从而导致神经毒性和细胞凋亡。然而，高糖条件下局部麻醉药神经毒性增强的机制尚未完全清楚。随着糖尿病患者数量的增加，探究这一机制显得尤为重要。该研究通过彗星实验、染色技术及免疫荧光和蛋白质印迹法等技术，揭示高糖环境不利于布比卡因引起的 DRG 细胞 DNA 损伤的修复。其原因可能是高浓度葡萄糖抑制参与布比卡因诱导的 DRG 细胞 DNA 损伤修复的 2 个关键酶（Ku70 和 DNA-PK）的表达水平。高糖浓度抑制 Ku70 表达的具体机制值得进一步的研究，但以上结果为糖尿病患者布比卡因神经毒性的防治提供了新的研究方向。 （曹君利）

文选 36

【题目】 静脉注射利多卡因在肥胖患者无痛结肠镜检查中的应用：一项前瞻性、随机、双盲、对照研究（Application of intravenous lidocaine in obese patients undergoing painless colonoscopy: a prospective，randomized，double-blind，controlled study）

【来源】 Drug Des Devel Ther，2020，14：3509-3518

【文摘】 该研究是一项前瞻性、随机、双盲、对照研究，验证静脉注射利多卡因可以改善丙泊酚引起的肥胖患者呼吸抑制。该研究纳入 90 例接受无痛结肠镜检查的肥胖患者，并随机给予利多卡因（L 组）和等量生理盐水（N 组）。检查时采用丙泊酚镇静。主要观察指标是氧饱和度下降的次数，次要观察指标是呼吸暂停发作次数、丙泊酚总用量、首次缺氧发作的时间、苏醒时间、不良事件、麻醉后监护病房（PACU）停留时间、医师和患者的满意度。结果显示，L 组氧饱和度下降（1.49±1.12）

次较 N 组（2.11±1.32）次减少 0.622 次（$P=0.018$），呼吸暂停次数减少 0.533 次（$P<0.001$）。Kaplan-Meier 曲线显示，L 组丙泊酚总用量、苏醒时间、PACU 停留时间均明显减少，而 2 组不良事件发生率无显著性差异（均 $P>0.05$）。L 组医师和患者满意度均高于 N 组（$P<0.001$）。因此，静脉输注利多卡因可明显减少肥胖患者无痛结肠镜检查时氧饱和度下降和呼吸暂停事件的发生。　　　　（赵鑫鑫）

【评述】 大部分胃肠镜检查都是在中度或深度镇静下进行。丙泊酚由于其起效时间短、恢复快，是目前最常用的镇静药。然而，丙泊酚镇静可引起低氧血症，这一问题仍不可忽视。丙泊酚镇静引起的低氧血症问题成为近年来的关注热点，但在临床实践中仍缺乏统一的共识。而该研究通过随机对照的双盲实验，验证了与单纯丙泊酚镇静相比，利多卡因可减少氧饱和度下降和呼吸暂停次数，减少丙泊酚总用量，缩短意识消失时间、苏醒时间和 PACU 停留时间。静脉注射利多卡因还可以减轻疼痛，避免恢复期过度镇静，提高医师和患者的满意度评分。此外，不增加利多卡因相关不良反应。综上所述，在肥胖患者无痛结肠镜检查中静脉注射利多卡因的方法值得临床推广。　　　　（曹君利）

文选 37

【题目】 吗啡通过 EGFR 信号激活促进人结直肠癌的肿瘤发生和西妥昔单抗耐药性（Morphine promotes tumorigenesis and cetuximab resistance via EGFR signaling activation in human colorectal cancer）

【来源】 J Cell Physiol，2021，236（6）：4445-4454

【文摘】 吗啡是 MOR 受体激动剂，吗啡和抗癌药同时给药已被广泛用于治疗晚期癌症疼痛，特别是癌症转移患者。然而有证据表明，吗啡可能是促进肿瘤恶性潜能的危险因素。该研究发现吗啡治疗可以激活 MOR，并促进 HCT116 和 DLD1 结直肠癌细胞呈时间 - 浓度依赖性地增殖和迁移，而通过敲除 MOR 或加入 MOR 受体拮抗剂纳美芬可以逆转这一过程。此外，吗啡也可导致西妥昔单抗的耐药性。西妥昔单抗是一种广泛用于通过诱导表皮生长因子受体的激活来治疗晚期结直肠癌的靶向药物，进一步分析发现，吗啡可选择性诱导 EGFR 反式激活，而 EGFR 反式激活可导致 ERK1/ERK2 和 Akt 的激活。因此，吗啡通过 MOR 诱导 EGFR 的反式激活，激活下游信号通路 Akt-MTOR 和 RAS/MAPK，增加增殖、迁移和侵袭，并促进结直肠癌细胞系对 EGFR 抑制剂的抗性。此外，本实验还验证了西妥昔单抗的 EGFR 抑制作用在体内外可强烈逆转吗啡的促肿瘤作用。　　　　（许　帅）

【评述】 晚期结直肠癌患者可使用阿片类药物缓解剧烈疼痛。先前已有研究表明阿片类药物可能与肿瘤进展有关，包括肿瘤生长、血管生成、转移和抗癌药物耐药性，该研究表明，阿片受体激动药具有促进肿瘤发生和西妥昔单抗耐药作用。MOR 属于 G 蛋白耦联受体（GPCR），GPCRs 和受体酪氨酸激酶（RTK）是 2 种主要的膜受体，均介导重要的信号转导，并参与包括细胞生长、分化在内的多种复杂生理过程。这项研究证实 MOR 激活可以导致 EGFR 的反式激活，并通过其下游途径 Akt-mTOR、RAS/MAPK 通路诱导结直肠癌细胞对西妥昔单抗的耐药性。该研究提示，在肿瘤患者中使用阿片类药物应考虑潜在的促进肿瘤的风险。然而该研究还存在一个局限是未能探索 GPCR 反式激活 EGFR 的确切机制及探索除吗啡外的其他 MOR 激动剂是否有类似效应。　　　　（杨谦梓）

文选 38

【题目】　舒芬太尼对老年冠状动脉粥样硬化性心脏病患者气管插管所致心肌应激的缓解作用优于芬太尼（**Sufentanil blunts the myocardial stress induced by tracheal intubation in older adult patients with coronary heart disease better than equipotent fentanyl**）

【来源】　Ann Palliat Med，2020，9（6）：3909

【文摘】　全身麻醉下的喉镜和气管插管刺激会导致血压升高、心率增快，这种血流动力学改变可能会导致心肌耗氧量和供氧量之间的不平衡，尤其对于老年冠状动脉粥样硬化性心脏病患者更是如此。芬太尼和舒芬太尼均广泛用于控制气管插管引起的心血管反应，然而其在心血管功能异常患者中的疗效尚未进行比较。本试验采用前瞻、随机、双盲研究方法，将 50 例全身麻醉下行非体外循环冠状动脉旁路移植术（CABG）的冠状动脉粥样硬化性心脏病患者随机分为 2 组，分别接受 0.4 μg/kg 舒芬太尼（$n=35$）或 4 μg/kg 芬太尼（$n=36$）的治疗。在麻醉诱导前、插管前、插管时和气管插管后 1 min、3 min、5 min 记录平均动脉压、心率和速率压力乘积（RPP）［由收缩压（SBP）乘以心率（HR）计算得出］，探讨舒芬太尼和芬太尼对冠状动脉粥样硬化性心脏病患者气管插管时心血管应激的不同影响。研究结果发现，芬太尼组的患者显示出与气管插管相关的平均动脉压、心率和 RPP 值显著增加。然而，舒芬太尼组气管插管引起的心血管刺激减弱。从而得出结论，喉镜和气管插管可能引起老年冠状动脉粥样硬化性心脏病患者循环改变，导致心肌耗氧量增加、氧供失衡，出现心肌缺血；而舒芬太尼比芬太尼能更好地减弱心血管插管反应。　　　　　　　　　　　（许　帅）

【评述】　喉镜检查和气管插管通常会导致交感神经兴奋，并引起血压和心率增加。短暂的血流动力学变化可能对健康个体没有影响。然而，它们对患有高血压、心肌功能不全或脑血管疾病患者具有风险。截至目前，临床上已使用几种药物来控制这些血流动力学变化，包括低剂量的芬太尼、局部麻醉药、α 肾上腺素拮抗药、β 肾上腺素拮抗药及其他血管扩张药。已有文献报道舒芬太尼比芬太尼对血流动力学的影响小，因此，有望降低心肌耗氧量，改善心肌氧平衡。本研究从该假设及现实存在的临床问题出发，得出应用舒芬太尼 0.4 μg/kg 的麻醉诱导比应用芬太尼 4 μg/kg 更能减弱心血管插管反应的结论，为解决老年冠状动脉粥样硬化性心脏病患者的气管插管应激问题的解决方案提供了更充足的证据。　　　　　　　　　　　（杨谦梓）

四、麻醉方法研究进展

文选 39

【题目】　反比通气联合肺保护通气对接受手术的严重烧伤患者肺功能的影响（**Effects of inverse ratio ventilation combined with lung protective ventilation on pulmonary function in patients with severe burns for surgery**）

【来源】　Libyan J Med，2020，15（1）：1767276

【文摘】 Yang 等探究反比例通气联合肺保护通气策略对接受手术的严重烧伤患者肺功能及炎症因子的影响。该研究共纳入 80 例严重烧伤患者，随机分成对照组（CG，$n=40$）及试验组（EG，$n=40$）。各组采用咪达唑仑（0.04 mg/kg）、依托咪酯（0.3 mg/kg）、芬太尼（2 μg/kg）、维库溴铵（0.1 mg/kg）进行麻醉诱导；插入气管导管后以丙泊酚、瑞芬太尼及七氟烷进行麻醉维持。CG 组采用传统的通气模式，即潮气量（V_T）7 ml/kg，呼吸频率 13 次/分，吸呼气时间比为 1∶2。EG 组吸呼气时间比为 2∶1，设置呼气末正压（PEEP）0.49 kPa（5 cmH$_2$O）。手术开始之前时间记为 T0，手术开始 1 h 时间记为 T1，手术结束时记为 T2。各组与 T0、T1、T2 时间点记录氧合指数、二氧化碳分压（PaCO$_2$）、V_T、气道峰压（P_{peak}）、平均气道压（P_{mean}）、动态肺顺应性（C_{ldyn}）、肺泡-动脉血氧分压差（$P_{A-a}O_2$）数值，并于各时间点检测血中乳酸（Lac）、IL-6、IL-10 含量，并记录肺部并发症的发生情况。该研究发现，在 T1、T2 时间点，EG 组氧合指数、P_{mean} 及 C_{ldyn} 值明显高于 CG 组，EG 组 V_T、P_{peak}、$P_{A-a}O_2$、IL-6、IL-10 明显低于 CG 组。手术结束时 EG 组 Lac 水平明显低于 CG 组［（1.28±0.19）mmol/L vs.（1.40±0.23）mmol/L］。手术后 24 h CG 组低氧血症（27.5% vs. 10.0%）、咳痰（45.0% vs. 22.5%）及肺渗出增加量（37.5% vs. 17.5%）明显高于 EG 组。该研究结论提示，反比例通气结合小潮气量肺保护通气可以降低严重烧伤手术患者的 P_{peak}，增加 P_{mean} 及 C_{ldyn}，改善患者氧合并降低炎症因子表达。 （邓 萌 魏 恺）

【评述】 严重烧伤的患者通常并发多器官功能障碍，其中肺功能障碍通常很早就发生。烧伤创面和皮肤移植的择期手术可能进一步引起一系列病理生理变化并加剧肺损伤。反比通气，即吸∶呼（I∶E）比值与正常的 I∶E 比值截然相反，吸气时间＞呼气时间。其优点是在潮气量一定的情况下，可降低吸气气流速度，降低平均气道压，并使气体在肺内的分布更加均匀。由于呼气时间缩短，气体在肺内滞留产生自动 PEEP（内源性 PEEP），可以稳定肺泡和使萎陷的肺泡复张，从而改善氧合。本研究发现，反比例通气结合小潮气量肺保护通气可降低严重烧伤手术患者的 P_{peak}，增加 P_{mean} 及 C_{ldyn}，改善患者氧合并降低炎症因子表达，改善患者肺功能，为医务人员在烧伤患者管理方面提供了新的思路。 （王英伟）

文选 40

【题目】 在小/中手术中使用羟考酮作为唯一的阿片类药物诱导和维持全身麻醉的可行性：一项前瞻性、观察性、描述性研究（Feasibility of using oxycodone as the sole opioid for induction and maintenance of general anaesthesia in minor/moderate surgery: a prospective, observational, descriptive study.）

【来源】 J Int Med Res，2020，48（10）：300060520957500

【文摘】 Bao 等探究羟考酮在小/中手术中作为全身麻醉的唯一阿片类药物的可行性。该研究共纳入 62 例患者，ASA 分级为 Ⅰ～Ⅱ级，年龄 18～64 岁，手术时间预计在 4 h 以内。所有患者均在使用丙泊酚（2 mg/kg）及罗库溴铵（0.8 mg/kg）进行麻醉诱导前 5 min 静脉注射羟考酮（0.2～0.37 mg/kg）。气管插管在麻醉诱导结束后 2 min 后进行。在手术开始之前给予氟比洛芬酯注射液 50 mg。手术过程中若麻醉医师判断镇痛不完善则额外给予羟考酮 0.03 mg/kg。术中常规监测心率、血压等。记录拔管时间（停止使用丙泊酚至拔除气管导管时间）、不良事件发生情况。记录患者进入 PACU 时

Ramsay 镇静评分。采用 NRS 记录患者在 PACU 及术后 4 h、8 h、24 h 的疼痛情况。该研究结果显示，在所有患者中，羟考酮使用的平均剂量为（0.316±0.05）mg/kg。该剂量可以维持手术期间的血流动力学稳定性和良好的术后镇痛效果。此外，羟考酮可引起深度的镇静（有 9 位患者 Ramsay 镇静评分≥4 分），导致呼吸抑制并延长患者在 PACU 的时间。此外，拔管时间随着羟考酮使用的剂量增加而增加。该研究表明，在小/中手术中，羟考酮可作为唯一的阿片类药物诱导和维持用药，但要注意其强大的镇静作用。

（邓　萌　魏　恺）

【评述】 阿片受体有 μ、κ、δ 及孤啡肽 4 种亚型。羟考酮为纯阿片 μ 和 κ 受体激动药，静脉注射羟考酮起效迅速（2～3 min），作用时间约为 3.5 h。羟考酮阿片类药物的不良反应较轻，可用于轻度到重度肝、肾功能损害，对伤害性疼痛、内脏痛及神经病理性疼痛有较好的治疗作用，也可与非甾体抗炎药等联合应用，是多模式镇痛的基础用药。本研究在中/小手术中（手术时间＜4 h），在麻醉诱导时给予羟考酮能否提供手术中足够的镇痛作用，发现羟考酮可以用作全身麻醉时的唯一阿片类药物，并可以维持血流动力学稳定，但同时要注意羟考酮的深度镇静作用。这项研究为麻醉诱导提供了新的选择方案。

（王英伟）

文选 41

【题目】 全身麻醉与局部麻醉在腰椎椎间腔镜手术中的效果比较（Comparison of the effects of general and local anesthesia in lumbar interlaminar endoscopic surgery）

【来源】 Ann Palliat Med，2020，9（3）：1103-1108

【文摘】 Ye 等探究在全身麻醉或局部麻醉下行经皮内镜下腰椎间盘摘除术（percutaneous endoscopic lumbar discectomy，PELD）的效果。该研究共纳入 60 例腰椎间盘突出患者，随机分为全身麻醉组（GA 组）和局部麻醉组（LA 组）。纳入标准为 $L_4 \sim S_1$ 存在 1 个或 2 个节段的腰椎间盘突出。排除标准为脊柱肿瘤、腰椎局部或有全身性感染的患者等。LA 组采用 0.5% 利多卡因和 0.25% 罗哌卡因进行局部浸润麻醉。GA 组采用丙泊酚 2～3 mg/kg、舒芬太尼 0.2 μg/kg、顺阿曲库铵 0.2 mg/kg 进行麻醉诱导和气管插管。采用 2%～3% 七氟烷进行麻醉维持。记录患者的基本临床资料、患者体验、腰椎 Oswestry 功能障碍指数评分（ODI）、VAS 评分及术后患者满意度。该研究发现，在手术时间和住院天数方面，GA 组明显高于 LA 组，差异具有统计学意义。在术后 ODI、VAS 评分和术后 3 个月、6 个月、12 个月 ODI 及 VAS 评分方面，2 组无统计学差异。GA 组有 1 例患者出现神经损伤并发症。在手术满意度方面，LA 组有 50% 的患者表示很惧怕手术，而 GA 组患者无一惧怕手术。该研究表明，局部麻醉或全身麻醉下均可以完成 PELD，但全身麻醉下行 PELD 患者的手术体验更好。

（邓　萌　魏　恺）

【评述】 经皮内镜下腰椎间盘摘除术是治疗腰椎间盘突出的标准技术。因为神经损伤发生率更低，大多数的外科医师常在局部麻醉下行 PELD。但局部麻醉下行 PELD 同样存在一定的缺点，譬如手术焦虑和麻醉引起的应激反应、免疫抑制及炎症反应等。在全身麻醉下行 PELD 能很大程度上减轻患者的焦虑程度，提高患者的满意度，但由于全身麻醉下感觉神经被阻滞，术中很难检测到马尾神经和神经根的损伤。本研究从患者体验、腰椎 Oswestry 功能障碍指数评分、VAS 评分及术后患者满意度等方面比较全身麻醉或局部麻醉下行 PELD 的优劣势，发现在患者舒适度及满意度方面，全身麻醉下行 PELD 更胜于局部麻醉，2 组在其余指标的差异无统计学意义。本研究的局限性在于样本量较小及缺乏较长时间随访的反馈，需要更大的样本量和更长的随访时间进行进一步研究。（王英伟）

文选 42

【题目】 全身麻醉复合硬膜外阻滞与全身麻醉对行腹腔镜结直肠癌根治术的老年患者康复质量的影响：一项前瞻性随机试验（Effects of epidural combined with general anesthesia versusgeneral anesthesia on quality of recovery of elderly patients undergoing laparoscopic radical resection of colorectal cancer: A prospective randomized trial）

【来源】 J Clin Anesth，2020，62：109742

【文摘】 Liu 等探究全身麻醉复合硬膜外阻滞与单纯全身麻醉这两种不同的麻醉方式对老年患者康复质量的影响。该研究共纳入 70 例、年龄 65～79 岁、ASA 分级为 Ⅱ～Ⅲ 级，在腹腔镜下行结肠癌根治术的患者，随机分成全身麻醉组（G 组）和硬膜外阻滞＋全身麻醉组（E＋G 组）。2 组患者采用 1.5～2 mg/kg 丙泊酚、3 μg/kg 芬太尼、0.6 mg/kg 罗库溴铵进行麻醉诱导。E＋G 组在麻醉诱导之前在 L_1～L_2 水平进行硬膜外穿刺置管，给予 2% 利多卡因 3 ml。E＋G 组在麻醉诱导之后硬膜外给予 0.67% 罗哌卡因 6～8 ml，手术过程中每小时给予 0.67% 罗哌卡因 5 ml。2 组采用 1.0%～3.5% 七氟烷进行麻醉维持，术中每间隔 30min 静脉注射芬太尼 0.2 μg/kg。手术开始时间记为 T0，手术开始后 24 h、72 h 时间记为 T1、T2，术后第 7 天记为 T3。在每个时间点记录 2 组患者恢复质量 -15（QoR-15）问卷的得分情况。此外，记录 2 组患者麻醉药的使用剂量、自主呼吸恢复时间、拔管时间、排气时间、恶心呕吐的发生率、镇吐药和镇痛药的使用剂量及住院时间。该研究发现 E＋G 组 T1、T2 时间 QoR-15 得分明显高于 G 组，差异具有统计学意义。QoR-15 对术后恢复质量的评估包括 5 个维度：生理舒适度、生理独立性、心理支持及情感及疼痛。与 G 组相比，在 T1 时间点 E＋G 组生理舒适度、生理独立性、疼痛和情绪维度显著改善；在 T2 时间点 E＋G 组生理舒适度和疼痛显著改善。该研究表明，硬膜外阻滞联合全身麻醉可改善老年患者腹腔镜根治性结直肠癌切除术后的早期恢复情况。（邓 萌 魏 恺）

【评述】 硬膜外阻滞复合全身麻醉的临床优势和安全性已有很多研究报道，但这些研究报道大多数是以临床医师为中心的结果。对于麻醉和手术后患者的体验与恢复质量的研究报道较少，该研究通过恢复质量 -15（QoR-15）问卷，评估硬膜外阻滞复合全身麻醉下腹腔镜结直肠癌根治术患者的麻醉恢复质量。该研究表明，从患者的角度出发，硬膜外阻滞结合全身麻醉可以改善老年患者腹腔镜根治性结直肠癌切除术后的早期恢复情况。该研究找到了一种提高麻醉手术后患者体验与恢复质量的途径，值得临床进一步推广。 （王英伟）

文选 43

【题目】 术中连续输注甲氧明对老年胃肠道肿瘤手术患者术后肾功能的影响：一项随机对照试验（Effect of continuous intraoperative infusion of methoxamine on renal function in elderly patients

undergoing gastrointestinal tumor surgery: a randomized controlled trial）

【来源】　BMC Anesthesiol，2020，20（1）：148

【文摘】　Guo 等探究术中持续泵注甲氧明对老年胃肠肿瘤手术患者术后肾功能及预后的影响。该研究纳入择期在全身麻醉下行胃肠道肿瘤手术患者 162 例，年龄＞65 岁，ASA 分级为 Ⅰ～Ⅲ级。采用数字表法随机分为 2 组：甲氧明组（M 组）于诱导前 2 min 以 2 μg/（kg·min）泵注甲氧明，生理盐水组（N 组）诱导前无预防性用药，于诱导前 2 min 泵注生理盐水。记录入室时（T0）、诱导前 2 min（T1）、插管后 10 min（T2）、手术开始时（T3）和手术开始后 30 min（T4）、60 min（T5）、120 min（T6）及术毕（T7）的收缩压（SBP）、舒张压（DBP）、平均动脉压（MAP）、心率（HR）、心排血量（CO）。记录术中不良事件发生次数及血管活性药物使用情况。记录术中液体用量、出血量、尿量。记录术后并发症发生率，首次排气、排便时间，术后住院天数和 30 d 全因病死率。根据改善全球肾病预后组织（KDIGO）指南评估急性肾损伤（AKI），术后 1 d、2 d 和 7 d 测量肌酐，术后 6 h、12 h 和 24 h 测量尿量。该研究发现，T2、T4～T7 时 M 组平均动脉压明显高于 N 组（$P<0.05$）。M 组术中低血压持续时间、液体总量、麻黄碱用量明显低于 N 组（$P<0.05$）。M 组低血压发生次数及术中低血压持续时间明显低于 N 组（$P<0.05$）。M 组排气时间、排便时间明显低于 N 组（$P<0.05$）。两组患者术后住院天数和术后 30 d 病死率差异无统计学意义。M 组术后急性肾损伤发生率明显低于 N 组（7.5% vs. 18.3%，$P<0.05$）。术前肌酐、术中低血压发生次数是导致术后急性肾损伤发生的共同危险因素。该研究表明，与术中持续输注生理盐水比较，术中持续泵注 2 μg/（kg·min）甲氧明可降低老年胃肠道肿瘤手术患者术后急性肾损伤的发生率，从而改善患者预后。　　　（邓　萌　魏　恺）

【评述】　老年患者由于术前存在基础疾病和对手术和麻醉刺激的耐受性较差，术后易发生各种并发症。血压波动易导致重要脏器灌注不足，虽然肾在一定血压范围内可以维持自身调节，但是在老年人群中阈值可能已经发生改变，因此使用适当的血管活性药可以维持一定的有效滤过压。然而，既往研究表明血管收缩药可能会增加肾血管阻力，减少肾血流量。甲氧明作为一种高选择性 $α_1$ 受体激动药，仅作用于 $α_1A$ 和 $α_1B$ 受体。既往研究发现。冠状动脉血管上主要分布的是 $α_1D$ 受体，因此甲氧明不会引起冠状动脉血管收缩，从而起到心肌保护作用。该研究发现，与术中持续输注生理盐水比较，术中持续泵注 2 μg/（kg·min）甲氧明可降低老年胃肠道肿瘤手术患者术后急性肾损伤的发生率，改善患者预后。同时，该研究也具有一定的局限性，研究中参与的老年男性患者居多，术前可能存在前列腺增生，本研究并未行泌尿系统彩色超声检查进行筛选，可能影响 AKI 的诊断结果。其次，本研究为单中心的临床随机对照研究，研究结果不具有普适性，尚需开展多中心、大样本量的研究来证实。　　　（王英伟）

文选 44

【题目】　比较清醒开颅手术中中度镇静患者采用的 2 种气道管理策略：一项单盲随机对照试验（Comparing two airway management strategies for moderately sedated patients undergoing awake craniotomy: A single-blinded randomized controlled trial）

【来源】　Acta Anaesthesiol Scand，2020，64（10）：1414-1421

【文摘】 Deng 等观察在采用中度镇静方案行清醒开颅手术的患者中，经鼻置管至会厌下（导管尖端位于会厌与声门之间）与鼻咽通气道（通过经鼻置管至会厌上进行模拟，导管尖端位于会厌与软腭游离缘之间）这 2 种气道管理策略在维持上呼吸道通畅方面的效用。选取拟择期行清醒开颅术患者 60 例，随机分为经鼻置管至会厌下组（$n=30$）或会厌上组（$n=30$）。采用中度镇静联合头皮神经阻滞方案进行麻醉，即在清醒开颅手术的唤醒前、后阶段，采用丙泊酚、瑞芬太尼及右美托咪定对患者实施中度镇静（警觉与镇静评分，即 OAA/S 评分达到 2~3 分）。在患者中度镇静后、放置体位前，采用视频气管插管软镜辅助置管：检查患者鼻腔，选择较通畅的一侧，给予麻黄碱收缩、利多卡因表面麻醉鼻腔黏膜。使用水溶性润滑剂充分润滑鼻插异形气管导管尖端。患者处于去枕平卧位，将鼻插异形气管导管经准备过的鼻腔置入，通过视频气管插管软镜检查并调整导管尖端的位置，使导管尖端位于会厌与声门之间（会厌下组），或会厌与软腭游离缘之间（会厌上组）。检查通气良好后固定并接麻醉机，吸氧（氧流量 3 L/min）。主要观察指标为置管后上呼吸道梗阻缓解率（置管后上呼吸道梗阻缓解数 / 置管前上呼吸道梗阻总数）。次要观察指标为经导管监测的潮气量和呼气末二氧化碳（$EtCO_2$）、唤醒阶段患者语言功能是否受导管影响。结果显示，会厌下组的上呼吸道梗阻缓解率较会厌上组更高，差异有统计学意义。在唤醒前阶段，会厌下组经导管监测的潮气量更大；在去除骨瓣时，会厌下组经导管监测的 $EtCO_2$ 更高，与会厌上组相比，差异皆有统计学意义。在唤醒阶段，经鼻置管至会厌下或会厌上皆不影响患者的语言功能。2 组皆未发生与置管相关的严重不良事件。该研究结论表明，在采用中度镇静方案行清醒开颅手术的患者中，相较于鼻咽通气道，经鼻置管至会厌下能更有效地解除上呼吸道梗阻，维持气道通畅。 （邓 萌 涂梦云）

【评述】 对于接近功能区的病变切除，清醒开颅术是一种能够有效地定位并保护语言、运动等重要功能区的治疗方案。然而，清醒开颅术的麻醉方案目前多种多样，各有利弊。对于唤醒前、后期采用中度镇静并保留自主呼吸，从而使患者能够相对舒适、安静地度过这 2 个阶段麻醉方案而言，如何避免可能出现的上呼吸道梗阻等不良事件显得尤为重要。该研究从上呼吸道梗阻的解剖学原理出发，提出了一种新的气道管理方案（即经鼻置管至会厌下声门上），并在行清醒开颅术的患者中验证了该方案在解除上呼吸道梗阻、维持气道通畅方面的有效性和安全性。未来，这种气道管理方案可尝试在其他需行中度镇静并保留自主呼吸、面临上呼吸道梗阻风险的患者中尝试验证使用。 （王英伟）

文选 45

【题目】 甲状腺手术中柔性加强型喉罩与气管内插管的气密性的比较：一项随机对照研究（Performance of air seal of flexible reinforced laryngeal mask airway in thyroid surgery compared with endotracheal tube: a randomized controlled trial）

【来源】 Anesth Analg，2020，130（1）：217-223

【文摘】 Gong 等研究柔性加强型喉罩（FLMA）应用于甲状腺手术时，可能存在的喉罩漏气和移位等问题。选择择期行甲状腺切除术的患者，随机分为气管内插管（ETT）组或 FLMA 组。麻醉诱导为靶控输注丙泊酚（效应室浓度为 3~3.5 μg/ml），静脉注射芬太尼 2 μg/kg 和罗库溴铵 0.6 mg/kg；麻醉维持为持续输注瑞芬太尼和靶控输注丙泊酚。对患者进行机械通气，潮气量为 8 ml/kg，调节呼吸频率，使 $PetCO_2$ 维持在 $4.67\sim6.67\,kPa$（$35\sim50\,mmHg$）。术中患者体位为传统的甲状腺位，即仰卧位，头部垫头圈，肩下垫枕头，充分暴露颈部甲状腺。主要结局指标为漏气量、气道峰压和 $PetCO_2$。漏气量是指麻醉机设定的潮气量和患者呼出的潮气量之差。主要结局指标的数据分别于 ETT/FLMA 置入后、切皮时和术中每隔 $10\,min$ 等时间点进行采集。漏气量、气道峰压和 $PetCO_2$ 的非劣效界值分别为 $10\,ml$、$0.49\,kPa$（$5\,cmH_2O$）和 $1.33\,kPa$（$10\,mmHg$）。采用使用线性混合效应模型来评估主要结果中 FLMA 对 ETT 的非劣效性。术前、术后皆评估 FLMA 的位置，并记录气道相关并发症。最终，研究纳入 132 例患者（ETT 组 65 例，FLMA 组 67 例）。混合效应模型结果显示，FLMA 组漏气量较 ETT 组更高，2 组患者的漏气均主要发生在切皮后 $10\sim30\,min$；FLMA 组在气道峰压和 $PetCO_2$ 指标上皆不劣于 ETT 组。术后 FLMA 组在光纤直视下的位置评分较术前增高，差异有统计学意义。FLMA 组无严重移位、喉罩密封失效、反流或误吸。FLMA 组有 1 例患者出现短暂但迅速控制的喉痉挛。研究结果显示，甲状腺手术中，尽管 FLMA 在术中可能发生轻至中度的移位，其在气道峰压和 $PetCO_2$ 方面的表现并不劣于 ETT。此外，尚无证据表明 FLMA 的使用较 ETT 会引起更多的并发症。

（邓　萌　涂梦云）

【评述】　既往研究表明，相较于气管内插管，喉罩有很多优点，包括置管和拔管时血流动力学参数更为平稳、术后咽后部不适症状发生率更低等。然而，对于术中操作引起喉罩漏气和移位的担忧，限制了其在甲状腺手术这类手术患者当中的应用。该研究通过恰当的研究设计和观察指标的设置，说明在甲状腺手术中，尽管在术中可能发生轻至中度的移位，喉罩的应用在气道峰压和 $PetCO_2$ 方面并不逊于气管内插管，具有一定的临床应用价值。然而，喉罩移位的发生率和移位程度与术中甲状腺活动度（手术医师操作）有关。因此，不同中心的结果可能有较大差异，需要进行大规模的多中心临床试验来更好地验证此问题。

（王英伟）

文选 46

【题目】　基于环状软骨环直径和左主支气管直径的组合预测亚洲女性左双腔支气导管的型号：一项前瞻性、随机对照试验（Predicting the size of a left double-lumen tube for asian women based on the combination of the diameters of the cricoid ring and left main bronchus: a randomized, prospective, controlled trial）

【来源】　Anesth Analg，2020，130（3）：762-768

【文摘】　Liu 等探究在亚洲女性中，通过基于环状软骨环横径（TD-C）和左主支气管等价直径（ED-LMB）的组合来预测左双腔支气导管（DLT）型号的准确性。选择年龄 $18\sim80$ 岁，拟择期行胸科手术，需要进行左 DLT 置管及单肺通气的亚洲女性。共纳入 80 例患者，随机分为联合组（依据 TD-C 和 ED-LMB 组合预测选择导管型号）和 LMB 组（仅依据 ED-LMB 预测选择导管型号）。术前 1 d，由放射科医师对每位患者的术前胸部 CT 进行多平面重建和校正，并测量 TD-C 和 ED-LMB。在环状软骨下缘测量其 TD-C 和前后径（APD-C）。在隆突下方 $1\,cm$ 处测量 LMB 的横径（TD-LMB）和前后径（APD-LMB）。在 TD-LMB 和 APD-LMB 的基础上，采用椭圆的周长公式，其中 a 是较大的半径，b 是较小的半径，以及圆的周长公式计算 ED-LMB。根据置管时导管在声门下遇到的阻力来评估导管尺寸在主气管段是否合适。置管时无阻力或轻度阻力时，导管尺寸在主气管段是合适的；置管时中度或重度阻力时，导管尺寸在主气管段是过大的。根据支气管套囊容量和压力来评估导管尺寸在支气管段是否合适。当支气管套囊所需充气容积为 0 时，导管尺寸在支气管段过大；当支气管套囊充气压力＞2.94 kPa（30 cmH$_2$O）时，导管尺寸在支气管段过小；其他情况则认为导管尺寸在支气管段合适。DLT 型号总体准确是指在主气管段和气管段尺寸皆合适；DLT 尺寸偏大是指在主气管段或支气管段尺寸偏大；DLT 尺寸偏小是指在支气管段尺寸偏小。该研究的主要结局指标为比较联合组和 LMB 组预测选择左 DLT 型号的总体准确性。比较 2 组所选导管型号分别在主气管段和左主支气管段准确性。观察并记录患者术后声嘶和咽痛的情况。研究结果显示，在选择左 DLT 型号方面，联合组较 LMB 组总体准确性更高，差异有统计学意义。联合组所选导管型号与主气管段相符合的准确性高于 LMB 组，差异有统计学意义。2 组所选导管尺寸与左主支气管段相符合的准确性相似，差异无统计学意义。LMB 组术后 24 h 咽痛程度明显高于联合组（$P=0.001$）。结论表明，在亚洲女性中，通过基于环状软骨环和左主支气管等价直径（ED-LMB）的组合来选择左 DLT 的型号更为准确。

（邓　萌　涂梦云）

【评述】 双腔支气管导管是胸科手术中常用的肺隔离装置。临床实践中，亚洲女性因其相对矮小的身材，在选择合适尺寸的双腔支气管导管上相对较难，常出现因术前导管尺寸选择不当而反复调整置管乃至更换导管的情况，增加导管相关并发症发生的可能。本研究提出，在亚洲女性中，通过基于环状软骨环和左主支气管等价直径（ED-LMB）的组合来选择左 DLT 的型号更为准确。尽管为单中心的临床研究，该研究设计合理、观察指标设置得当，其结论对临床指导意义较大。　　　（王英伟）

文选 47

【题目】 超声引导下多节段胸椎旁神经阻滞在原发性乳腺癌手术麻醉中的应用（Ultrasound-guided multilevel thoracic paravertebral block and its efficacy for surgical anesthesia during primary breast cancer surgery）

【来源】 J Pain Res，2020，13：1713-1723

【文摘】 目前胸椎旁神经阻滞（TPVB）联合静脉镇静已成为原发性乳腺癌手术（primary breast cancer surgery，PBCS）的主要麻醉方式。超声引导下（ultrasound-guided，USG）的 TPVB 技术已有大量报道，但在 PBCS 手术中的应用却不明确。该前瞻性观察研究的主要目的是确定在 T$_1$～T$_6$ 椎体水平（6M TPVB）进行 USG 多节段 TPVB 的可行性，次要目的是评估其在 PBCS 手术麻醉中的效果。共选取 25 例女性 PBCS 患者，采取 T$_1$～T$_6$ 椎体水平超声引导下的 TPVB，在每个椎体水平注射 0.5% 罗哌卡因 4 ml（复合肾上腺素 1∶200 000），同时静脉输注右美托咪定用于清醒镇静。25 例患者均成功应用 USG 6M-TPVB，但仅 20%（5/25）的患者为有效麻醉，其余 20 例患者仍在乳腺与胸大肌及其筋膜分离时和 / 或在手术结束时用温生理盐水冲洗手术伤口时出现疼痛或不适，需使用小剂量氯胺酮静脉滴注作为辅助镇痛方能完成手术。因此，尽管 USG 6M-TPVB 在技术上可行，但对胸大肌及其筋膜的手术切除不能提供完全有效的麻醉。由此得出结论，不受 USG 6M-TPVB 影响的部分胸神经，可能与传入伤害性感觉有关。　　　（宋　芬）

【评述】　该研究较前沿地将超声引导下的多节段胸椎旁神经阻滞运用于乳腺癌手术中，并发现研究病例中大多数（80%）患者需要氯胺酮辅助镇痛才能完成手术，与之前一些 TPVB 被单独成功用于 PBCS 的研究相矛盾，虽然这种差异的原因尚不清楚，但每个椎体水平（T_1～T_6）都是在超声引导和超声检查证实胸膜移位和椎旁间隙内局部麻醉药的扩散，且患者中没有在切皮或腋窝清扫淋巴结时感到疼痛的病例，因此该研究认为术中疼痛的原因不是由于 6M-TPVB 本身的失败，可能是由于由胸内、外侧神经支配的乳房的一个区域即胸大肌及其筋膜的传入伤害性感觉不受 6M-TPVB 的影响所致，而本研究中 20% 的病例单纯 6M-TPVB 麻醉下完成手术的原因是多因素的，不能排除这些病例有广泛硬膜外扩散的可能。此外，胸神经携带伤害性、本体感受和节后交感神经纤维并非通常认为的纯运动神经，因此未来应进一步研究胸神经阻滞是否能改善 6M-TPVB 在涉及胸廓清扫的 PBCS 中的麻醉效果。但是该研究是非随机、缺乏对照组且纳入研究的患者 BMI 均较低，因此研究存在局限性，而且可能并不适用于肥胖患者。　　　　　　　　　　　　　　　　　（顾小萍）

文选 48

【题目】　超声引导下胸椎旁神经阻滞与肋间神经阻滞在保留自主呼吸麻醉下电视胸腔镜手术的效果比较（Comparison of the effect of ultrasound-guided thoracic para-vertebral nerve block and intercostal nerve block for video-assisted thoracic surgery under spontaneous-ventilating anesthesia）

【来源】　Rev Assoc Med Bras（1992），2020，66（4）：452-457

【文摘】　Zheng 等研究比较 2 种不同神经阻滞方法在电视胸腔镜手术（VATS）中的胸神经阻滞效果。该研究为前瞻性随机对照研究，排除标准包括：局部麻醉药物过敏、注射部位感染、凝血功能障碍、神经肌肉功能障碍、BMI≥25 kg/m²、估计手术时间＞3 h、术中可能发生大出血、严重心肺并发症、脊柱或胸椎畸形、呼吸阻塞等，最终将符合标准的 100 例 ASA 分级为Ⅰ～Ⅱ级、年龄为 18～50 岁的拟行保留自主呼吸电视胸腔镜肺结节切除术的患者纳入研究。采用计算机生成的随机方案将患者分为超声引导下胸段椎旁神经阻滞组（TPVB 组）P 组和肋间神经阻滞组（ICNB 组）I 组，比较 2 种方法的临床有效率、阻滞时间及并发症，结果显示，2 组神经阻滞的临床效果差异无统计学意义。ICNB 组中有 2 例患者因严重纵隔扑动转为全身麻醉，但 TPVB 组出现 1 级纵隔扑动的人数明显高于 ICNB 组，除此之外未观察到其他严重并发症。结论表明，在超声引导下保留自主呼吸的电视胸腔镜肺叶切除术的麻醉方法，TPVB 更优于超声引导下 ICBN。　　　　　　　　　　（宋　芬）

【评述】　传统的胸腔镜下肺结节切除术使用全身麻醉下双腔气管插管通气，对镇静、镇痛及肌肉松弛的需求非常大，可能造成术后气道损伤、呼吸和心脏并发症及全身麻醉药物的残留等不良反应，妨碍患者术后早期康复，尤其术后肺部并发症是延长住院和 ICU 停留时间的主要原因，而神经阻滞可降低肺部并发症的发生率，也是确保胸腔镜手术患者术后迅速恢复的必不可少和至关重要的麻醉技术。既往常用于保留自助呼吸胸腔镜手术的神经阻滞技术有硬膜外阻滞、椎旁神经阻滞、肋间阻滞及局部切口麻醉等，随着过去 10 年超声应用神经阻滞技术的进步使保留患者自主呼吸的胸腔镜手术得以更好地实施。该研究比较 TPVB 和 ICNB 2 种神经阻滞技术在保留自主呼吸的胸腔镜肺结节手术术中的效果，结果显示，ICNB 不能保证患者在切开皮肤时有良好的镇痛效果，而 TPVB 能取得良好的镇痛效果。该研究结论表明，TPVB 更好的术中麻醉和术后镇痛效果是因为在超声引导下将局部麻醉药直接注射到椎旁间隙，间隙内注射药物不仅可阻断相应水平的椎旁神经，还可扩散到相邻的椎旁神经和硬膜外间隙，具有更大的优越性。然而 Zheng 等观察到纵隔扑动是由镇痛不足等多种因素引起，而该研究用纵隔扑动的幅度来反映神经阻滞效果的好坏，且研究样本量较小，因而研究结果存在偏差。

（顾小萍）

文选 49

【题目】 竖脊肌平面阻滞仅导致同侧后胸皮肤感觉丧失：一项前瞻性观察性志愿者研究（The erector spinae plane block causes only cutaneous sensory loss on ipsilateral posterior thorax: a prospective observational volunteer study）

【来源】 BMC Anesthesiol, 2020, 20（1）: 88

【文摘】 超声引导下竖脊肌平面（ESP）阻滞技术现已广泛应用于背部、胸部、腹部手术的围术期镇痛，但这一区域的范围和分布仍存在争议。Zhang 等为探讨超声引导下 ESP 阻滞的镇痛范围，进行前瞻性观察性研究。本研究选取 12 例健康志愿者，在超声引导下于左侧 T_5 横突顶点处给予 0.5% 罗哌卡因 20 ml 行竖脊肌平面阻滞，在阻滞后的不同时间点使用冷刺激测量皮肤感觉丧失区（CSLA）和皮肤感觉衰退区（CSDA）直至其消失，通过棘突水平和外侧延伸来描述阻滞范围，测定并记录每个志愿者的有效阻滞时间。结果显示，冷感觉丧失从 T_3 棘突向下到 T_{12} 棘突，最集中在 $T_6 \sim T_9$ 棘突，冷感觉衰退从 T_1 棘突向下到 L_4 棘突，集中在 $T_4 \sim T_{11}$ 棘突。阻滞向左侧的侧向扩散未穿过腋后线，向右侧达后正中线左侧 1 cm 处。皮肤感觉丧失面积为（172±57）cm^2，感觉衰退面积为（414±143）cm^2。皮肤感觉减退持续时间为（586±28）min。研究结果显示，超声引导下使用 0.5% 罗哌卡因 20 ml 行 ESP 阻滞可在背后广泛阻滞皮肤感觉，但不能到达前胸、侧胸或腹壁。该研究中的志愿者在阻滞过程及后续测量过程中一般情况良好，未出现局部麻醉药中毒或恶心、呕吐等并发症，研究结论表明，在竖脊肌平面向 T_5 横突左侧注射 0.5% 罗哌卡因 20 ml 可导致同侧背侧皮肤的显著感觉阻滞。冷感觉阻滞范围是从 T_1 到 L_4 棘突，集中在 $T_4 \sim T_{11}$ 棘突、后正中线和腋后线之间，前胸壁、侧胸壁和腹壁未受影响。

（宋 芬）

【评述】 目前大多数临床研究结论支持后胸、胸部、腹部手术的术后镇痛中使用 ESP 阻滞，其在超声引导下注射局部麻醉药到竖脊肌的浅表或深部，然后通过肋横突孔进入脊神经区域，从而阻滞脊神经的背侧支和腹侧支。该方法简单、安全且适合使用留置导管延长术后镇痛时间，在临床治疗中的运用越来越多。有研究认为 ESP 阻滞在许多临床情况下具有替代椎旁阻滞（PVB）的潜力。该研究通过健康志愿者的前瞻性观察性研究，非常明确地观察到竖脊肌平面阻滞的实际效果，并证实在竖脊肌平面注射 0.5% 罗哌卡因将导致同侧背侧皮肤显著的感觉阻滞，横向效应延伸到后正中线和腋后线之间，而前胸壁、侧胸壁和腹壁不受影响，为先前的临床研究提供了一项有力的证据。该研究未观察到志愿者出现竖脊肌平面阻滞相关并发症，说明 ESP 阻滞单次阻滞可安全应用于临床，但该研究的样本量有限，有待更多的解剖及大样本的临床研究提供更多的循证医学证据。

（顾小萍）

文选 50

【题目】 不同剂量布比卡因联合舒芬太尼用于硬膜外麻醉的镇痛时间和不良反应的随机对照比较（A randomized controlled comparison of epidural analgesia onset time and adverse reactions during labor with different dose combinations of bupivacaine and sufentanil）

【来源】 Clin J Pain，2020，36（8）：612-617

【文摘】 Wang 等通过随机对照试验研究比较 3 种不同剂量布比卡因联合舒芬太尼用于硬膜外麻醉的镇痛效果和不良反应，确定增加局部麻醉药物浓度和增加舒芬太尼剂量中哪种方法能加快镇痛起效时间且不良反应最小，根据纳入排除标准 169 例孕妇被纳入试验，并被随机分为 3 组：B1S5 组使用 0.1% 布比卡因＋5 μg 舒芬太尼 15 ml，B125S5 组使用 0.125% 布比卡因＋5 μg 舒芬太尼 15 ml，B1S10 组接受 0.1% 布比卡因＋10 μg 舒芬太尼 15 ml。3 组孕妇均采用硬膜外自控镇痛（PCEA）进行硬膜外（EPL）维持输注（输液浓度为 0.075% 布比卡因＋0.3 μg/ml 舒芬太尼，泵速为 8 ml/h，负荷剂量 4 ml，锁定间隔 20 min），并于分娩后 24 h 进行观察。主要观察指标是镇痛起效时间，次要观察指标是分娩方式、产妇满意度、产妇和新生儿的不良反应，包括瘙痒、低血压、镇静、运动阻滞、胎心降低、发热及影响母乳喂养等。研究结果表明，与 B1S5 组相比，B125S5 组方案中初始 EPL 负荷剂量，起效时间更快，首次 PCEA 剂量延迟更长。在不良反应方面，B1S10 组轻度困倦和发热的发生率明显高于 B1S5 和 B125S5 组，而 3 组在产妇满意度、分娩方式、胎心率下降、瘙痒、低血压、运动阻滞、布比卡因总剂量和母乳喂养评分等方面差异均无统计学意义。因此，该研究认为作为硬膜外镇痛的初始剂量，B125S5 组合优于 B1S5 组合和 B1S10 组，该方案可实现快速有效的镇痛且不良反应最小。 （宋　芬）

【评述】 硬膜外间隙阻滞是一种技术成熟的神经轴麻醉，也是目前临床上应用最广泛的分娩镇痛形式。然而，EPL 常存在起效缓慢的特点，临床上以最小的不良反应快速镇痛对于迫切需要疼痛管理的孕妇是至关重要的，因此，如何通过局部麻醉药物与阿片类药物适当的协同作用，缩短镇痛起效时间是当前研究的热点。该研究结果表明，布比卡因所需的最小浓度随着芬太尼剂量的增加呈显著的负相关。但该研究存在局限性，测试的组合中仅使用 2 种浓度的布比卡因／舒芬太尼，量效关系尚未完全验证，所有纳入的患者均为亚洲人，亚洲人阿片受体 A118G 单核苷酸多态性等位基因频率高于柯萨斯人，因此该研究结果是否适用于非亚裔人尚不能确定，未来的研究应致力于 EPL 镇痛的完全量效关系及其与不良反应的关系，特别是舒芬太尼的镇静和发热作用，并且有必要进一步增加样本量以支持本研究的结论。 （顾小萍）

文选 51

【题目】 罗哌卡因联合舒芬太尼用于硬膜外麻醉与腰硬联合麻醉分娩镇痛的比较（Comparison of ropivacaine combined with sufentanil for epidural anesthesia and spinal-epidural anesthesia in labor analgesia）

【来源】 BMC Anesthesiol，2020，20（1）：1

【文摘】 为比较罗哌卡因复合舒芬太尼用于连续硬膜外麻醉（CEA）与腰硬联合麻醉（CSEA）在分娩镇痛中的应用及效果，回顾性选择 360 例要求分娩镇痛的产妇，按不同麻醉方法分为 CSEA 组和 CEA 组，所有受试者均使用罗哌卡因联合舒芬太尼。观察分娩时间、VAS 评分、新生儿 Apgar 评分、不良妊娠结局及药物不良反应。结果显示，2 组镇痛前 VAS 评分无显著性差异。CSEA 组第一产程、第二产程、第三产程中的 VAS 评分明显低于 CEA 组，且麻醉起效时间更快。CSEA 组第一产程及总产程时间明显短于 CEA 组，第二产程、第三产程时间无明显差异。2 组不良妊娠结局及新生儿出生后 1 min、5 min、10 min 的 Apgar 评分差异无统计学意义。CSEA 组药物不良反应发生率明显低于 CEA 组，且产妇满意度更高。因此，本研究结论提示，罗哌卡因联合舒芬太尼用于 CSEA 较 CEA 起效时间短、产程短、镇痛效果显著、不良反应发生率低、受试者满意度高，值得临床推广应用。 （宋 芬）

【评述】 随着麻醉技术的发展，腰硬联合麻醉因结合硬膜外麻醉和蛛网膜下腔阻滞的优点而被越来越多地应用于分娩镇痛，然而，关于其具体麻醉方法和用药方案仍无明确报道。本研究证实在罗哌卡因联合舒芬太尼方案下，腰硬联合麻醉显示出更多优势，如镇痛起效快、效果显著、药物剂量较低、不良反应较少等，同时从罗哌卡因和舒芬太尼的药理学方面解释了这一结果。 （顾小萍）

文选 52

【题目】 腹横肌平面阻滞联合喉罩通气在原发性肝癌患者实施 ERAS 治疗中的应用：一项随机对照试验（Combined use of transversus abdominis plane block and laryngeal mask airway during implementing ERAS programs for patients with primary liver cancer: a randomized controlled trial）

【来源】 Sci Rep，2020，10（1）：14892

【文摘】 我国对原发性肝癌手术患者实施加速康复外科（ERAS）的具体措施尚不明确，区域阻滞联合全身麻醉被强烈推荐为开放性腹部手术的最佳麻醉方案。腹横肌平面阻滞（TAPB）是近 10 年迅速发展并被广泛使用的区域阻滞技术，可被应用在含有 ERAS 程序的腹部手术中，喉罩（LMA）是一种声门上通气装置，对气道的有害刺激很小，可增加全身麻醉后患者的舒适度。为评估原发性肝癌患者实施 ERAS 计划时联合使用 TAPB 和喉罩通气的有效性和安全性，该研究共纳入 96 例 LMA 置入无困难、ASA 分级为Ⅰ～Ⅲ级的患者随机分为对照组（气管插管全身麻醉）和 TAPB＋LMA 组，2 组患者均接受相同的 ERAS 方案，对照组麻醉诱导后气管插管通气，术前用 40 ml 生理盐水作对照，术后用 40 ml 罗哌卡因溶液 3 mg/kg＋地塞米松 0.1 mg/kg 局部浸润创面，而 TAPB＋LMA 组患者在诱导后置入双管 LMA 进行通气，用 40 ml 罗哌卡因 3 mg/kg＋地塞米松 0.1 mg/kg 溶液进行 TAPB，术后用 40 ml 生理盐水局部浸润创面。主要观察指标是术后准备出院的时间，次要观察指标是术后疼痛强度、首次排气时间、恢复质量（QoR）-15 问卷、并发症和总医疗费用。结果显示 TAPB＋LMA 组术后阿片药物用量和首次排气时间均低于对照组，术后的康复评分明显高于对照组，术后住院时间明显短于对照组，治疗总费用低于对照组，两组患者并发症发生率无明显差异。该研究证实，TAPB 和 LMA 联合使用可用于原发性肝癌患者的 ERAS 手术，能减轻手术应激，加速患者术后康复，降低医

疗费用，是一种简单、安全的麻醉方法。 （宋 芬）

【评述】 原发性肝癌的发病率在各类恶性肿瘤中居第 4 位，死亡率居第 3 位。肝癌肿瘤切除是肝癌综合治疗中最关键的部分，然而开腹肝切除术通常会引起严重的应激反应，延迟术后恢复，增加并发症和医疗费用。国际 ERAS 学会 2016 年颁布的 ERAS 指南建议将周围神经阻滞（非硬膜外阻滞）作为开放性肝切除术的麻醉和镇痛方式，以减轻应激反应并促进术后恢复。该研究证实 TAPB 联合 LMA 的麻醉方案可以安全地应用于 ERAS 方案的开放性肝切除术，在减轻应激和疼痛、促进康复、提高住院期间舒适度和降低医疗费用方面取得了满意的效果，但该研究局限于使用常规右上腹反向"L"形切口的肝癌开放手术，且受试者局限于临床Ⅰ～Ⅱ期患者，因此，TAPB＋LMA 方案用于其他术式的肝癌手术及复杂肝癌和 / 或超大肿瘤手术治疗的结果和安全性尚不清楚，将来需要进一步研究来验证。 （顾小萍）

文选 53

【题目】 超声引导下单次股三角阻滞与内收肌管阻滞用于全膝关节置换术术后镇痛的比较：一项随机、双盲试验（Comparison of the ultrasound-guided single- injection femoral triangle block versus adductor canal block for analgesia following total knee arthroplasty: a randomized，double-blind trial）

【来源】 J Anesth，2020，34（5）：702-711

【文摘】 为比较单次注射股三角（FT）阻滞和内收肌管（AC）阻滞在全膝关节置换术（TKA）术后多模式镇痛的镇痛效果和动态结果，Song 等选取 98 例 ASA 分级为Ⅰ～Ⅲ级、年龄为 50～85 岁、布比卡因腰硬联合麻醉下行 TKA 的患者，随机分为术前在超声引导下行 FT 阻滞或 AC 阻滞，局部麻醉药均为 0.5% 罗哌卡因 20 ml。如无禁忌证，2 组患者围术期多模式镇痛方案均应用至术后 48 h，该标准化的镇痛方案包括术前 FT 阻滞或 AC 阻滞，术中关节周围浸润和静脉镇痛药（帕瑞昔布和右美托咪定），静脉患者自控镇痛（PCA）装置，术后口服、静脉和局部镇痛药至术后 48 h。手术后立即给予 PCA 装置，以 1 ml/h 的基础输注、2 ml 静脉注射和 5 min 的锁定时间输送舒芬太尼 1.25 μg/ml。术后每 12 小时静脉注射氟比洛芬 100 mg 1 次；口服曲马多 50 mg，每 12 小时 1 次；双氯芬酸凝胶给药 48 h。对于 PCA 装置无法缓解的突发性疼痛，可根据患者的疼痛强度皮下注射吗啡 5～10 mg 进行补救镇痛。主要观察指标是术后 24 h 内运动时的平均疼痛评分（NRS 评分），次要观察指标包括术后预定时间点休息时和运动时的疼痛评分、口服吗啡等效物的累计阿片类药物消耗量、计时起立 - 行走测试（time up and go test，TUG）测量的功能活动度和下肢肌力。研究发现，术后 24 h 内，FT 组患者在运动和安静时的中位疼痛评分低于 AC 组［1.3（1.0～3.3）vs. 3.0（1.7～4.3），中位数差异 -1.0，调整后的 95%CI -1.7～-0.3，P ＝ 0.010］，2 组患者术后 12 h 和 24 h 的静息和运动时疼痛评分存在显著差异（分别为 P＝0.008 和 P＝0.005），术后第 1 天、第 2 天累计吗啡用量、TUG 测试反映的患者功能活动度及下肢肌力在两组间无显著差异，术后 48 h，FT 组和 AC 组患者对镇痛的满意度无显著性差异（P＝0.083）。研究结论认为，与 AC 阻滞相比，术前 FT 阻滞为围术期多模式镇痛背景下的 TKA 患者提供更好的镇痛效果，且不影响患肢的活动，有利于患者术后早期功能锻炼。 （宋 芬）

【评述】 以往的研究认为对于多模式镇痛背景下的 TKA 术后患者 AC 阻滞因阻滞腘神经丛可提

供比股三角阻滞更好的镇痛，然而另一些研究比较 FT 阻滞和 AC 阻滞的镇痛效果，结果并不一致。最新的尸体和神经解剖学研究发现，在 FT 内走行的股内侧神经（NVM）为膝关节囊提供终末神经支配，对膝关节有重要的神经支配作用。该研究在解剖结构的基础上，认为术前超声引导下单次注射 FT 阻滞使隐神经、NVM 和股内侧皮神经等终末感觉神经得到更完善的阻滞，因而可以比 AC 阻滞为 TKA 患者提供更完善的镇痛效果，且不影响患者术后的运动能力，为膝关节乃至下肢手术患者的围术期多模式镇痛提供有力的临床证据和指导意义，有望在临床得以推广。　　　　　（顾小萍）

文选 54

【题目】 围术期持续股神经阻滞可降低股骨颈骨折高危患者术后认知功能障碍：一项回顾性倾向匹配研究的证据（Perioperative continuous femoral nerve block reduces postoperative cognitive dysfunction of high-risk patients with femoral neck fracture: evidence from a retrospective propensity-matched study）

【来源】 Med Sci Monit，2020，26：e919708

【文摘】 老年患者常出现术后认知功能障碍（POCD），增加患者死亡率、其他疾病发病率和医疗负担。股骨颈骨折是老年患者常见的损伤，需要骨科手术治疗如内固定、关节成形术和髋关节置换术，这是 POCD 的危险因素，大幅增加股骨颈骨折患者的死亡率、发病率和医疗负担。为了探讨持续股神经阻滞（cFNB）对股骨颈骨折低危及高危患者 POCD 发生率的影响，Wu 等进行一项回顾性倾向评分匹配研究，选择 2012 年 6 月至 2018 年 6 月期间 172 例年龄＞65 岁、ASA 分级为 Ⅰ～Ⅱ级择期行股骨颈骨折手术患者分为 cFNB 组（$n=86$）和对照组（患者自控静脉镇痛，$n=86$），收集和比较年龄、体重、教育程度等人口统计学数据和临床资料，包括 VAS 评分、吗啡用量及 POCD 发生率。通过 MMSE 和 Mini-Cog 评分评估认知功能，手术前和手术后每天测量 MMSE，与基线水平相比，评分下降 2 分被诊断是 POCD。术前评估 Mini-Cog 评分，将患者分为高危亚组（Mini-Cog 评分≥2 分）和低危亚组（MiniCog 评分≥3 分）。结果显示，匹配后 2 组患者基线特征具有可比性，与对照组相比，cFNB 组术后 3 d VAS 评分和吗啡用量均显著降低，Kaplan-Meier 生存曲线显示，cFNB 组高危患者的 POCD 发生率显著低于对照组（$P=0.005$），而全部患者和低危患者的 POCD 发生率与对照组相比无统计学差异。多因素 Cox 风险回归分析显示，采用 cFNB 对 POCD 具有保护作用（HR 0.556，95%CI 0.316～0.981，$P=0.043$）。因此得出结论，对于股骨颈骨折患者，围术期使用 cFNB 可有效降低 POCD 的发生率，特别是对于 Mini-Cog 评分≤2 分的高危患者，同时该研究发现年龄和手术类型与 POCD 的发生亦密切相关。　　　　　（宋　芬）

【评述】 该文针对围术期持续股神经阻滞是否可降低股骨颈骨折高危患者术后认知功能障碍进行回顾性倾向匹配研究。POCD 因其较高发病率及死亡率引起全世界的关注，目前认为手术疼痛致大脑受体敏化是其潜在的机制之一，而多项研究表明，股神经阻滞可阻断疼痛向脊髓的传递，降低与认知功能有共同通路的脊髓和脑痛觉感受器的敏化，从而降低 POCD 的发生率。Wu 等回顾性研究发现围术期 cFNB 有助于预防股骨颈骨折手术患者的 POCD，尤其是 Mini-Cog 评分≤2 分的高危患者，同时还证明了年龄和手术类型与 POCD 的发生密切相关。但作为回顾性研究仍存在非随机化分组、组间影响不确定等缺陷，且用于评价 POCD 的 MMSE 量表存在一定不足。未来应进行多中心、大样本的前瞻性研究，从而得到更多切实有效的预防或治疗措施，为术后 POCD 的防治提供更可靠的临床参考。

（顾小萍）

文选 55

【题目】　通过使用改良双注射技术比较超声引导下锁骨上和肋锁臂丛神经阻滞：一项随机非劣效性试验（Comparison of ultrasound-guided supraclavicular and costoclavicular brachial plexus block using a modified double-injection technique: a randomized non-inferiority trial）

【来源】　Biosci Rep，2020，40（6）：BSR20200084

【文摘】　超声引导的肋锁骨阻滞（CC 入路）是近年来提出的一种臂丛神经阻滞（BPB）方法，也是锁骨上（SC）入路的一种替代方法，超声显像上 2 种入路的相关声像解剖学在臂丛和动脉之间有着相似的联系，Karmakar 等首创的肋骨锁骨（CC）入路，臂丛的 3 个束支都聚集在腋动脉的外侧，解剖位置上 3 条束支相对恒定地排列，内侧束位于最内侧，尺神经也是完全来自内侧束的最大分支，而 SC 入路臂丛的干和分支在锁骨上窝紧贴锁骨下动脉的上外侧。Luo 等假设使用改良双注射（MDI）技术时 2 种入路可产生类似的神经阻滞效果，选取 112 例患者并随机分为采用 MDI 技术的 SC 入路组和 CC 入路组。在超声引导和神经刺激器验证下，CC 组将药物 50% 剂量注射至靠近臂丛内侧束，剩余 50% 药物靠近外侧束注射，SC 组同样采用 MDI 技术操作。所有 4 个末梢神经的感觉和运动阻滞均采用 3 分制评定。结果显示，2 组患者在注射局部麻醉药 15 min 后完全感觉阻滞的比例、30 min 内 2 组单个神经的起效时间、完全运动阻滞时间及阻滞相关的严重不良事件均无统计学差异。该研究的结论是，MDI 技术在肋锁骨和锁骨上阻滞中具有相似的阻滞效果，当考虑使用多点注射时，MDI 可能是一种非常有前景的替代技术。

（宋　芬）

【评述】　超声引导锁骨上（SC）和锁骨下（IC）入路已成为上肢手术中越来越常见的臂丛神经阻滞，实时超声引导使神经阻滞起效更快、安全性更高。近期研究提出使用改良双注射技术用于 SC 入路可以获得更好、更快的感觉运动阻滞。该随机研究的结果表明，在完全感觉、运动阻滞和起效时间而言，MDI 技术在肋锁骨 BPB 与锁骨上阻滞具有相似的阻滞效果，虽然与 SC 入路相比，可能是由于骨接触、针刺方向和可视化不佳使 MDI 技术在 CC 入路时进针次数更多，然而，并未因穿刺较多导致气胸、血管穿刺或神经损伤等并发症，相反 SC 组中 29% 的患者发生 Horner 综合征而 CC 入路组中无患者发生 Horner 综合征，这可能是由于肋锁间隙的神经远离颈交感神经，且 LA 的容积较小、扩散能力有限。因此，MDI 技术在肋锁臂丛神经阻滞时被证明是一种有效的上肢神经阻滞的方法，甚至在特殊情况下，如患者颈部粗短等使 SC 入路超声成像较差、气胸发生率可能较高时，建议 CC 入路替代 SC 臂丛神经入路。

（顾小萍）

文选 56

【题目】　单剂量星状神经节阻滞预防癌症患者胸腔镜手术术后心律失常：一项随机对照双盲研

究（A single-dose of stellate ganglion block for the prevention of post -operative dysrhythmias in patients undergoing thoracoscopic surgery for cancer: A randomised controlled double-blind trial）

【来源】 Eur J Anaesthesiol，2020，37（4）：323-331

【文摘】 疼痛、心律失常和睡眠障碍是胸外科肿瘤患者手术后患者常见且严重的症状，心血管系统与睡眠质量的关系被认为是一个双向的环节，睡眠质量在心血管调节中起重要作用，而心血管系统亦与生理睡眠联系在一起，术后心律失常与睡眠质量之间的因果关系在以往的研究中尚不清楚，Wu 等研究发现在胸腔镜肺切除术患者中上胸椎旁阻滞能降低术后室上性心动过速（SVT）的发生率，为评价单次星状神经节阻滞（SGB）预防胸外科肿瘤患者术后发生心律失常的有效性，采取随机、双盲对照研究，最终选取符合纳入标准的 90 例 ASA 分级为 Ⅰ～Ⅲ级的肺癌或食管癌患者，随机分为 SGB 组和对照组。SGB 组患者在全身麻醉诱导前行超声引导下 SGB，使用单剂量的 0.5% 罗哌卡因 5 ml，2 组患者术后均接受常规的疼痛管理，采用 PCA 泵用于术后镇痛，术后 3 d 常规给予帕瑞昔布（40 mg）治疗，每 12 小时 1 次，必要时给予镇痛药物。术后 48 h 内患者行连续心电图动态监测和睡眠状态监测。结果显示，SGB 组术后 48 h 室上性心动过速发生率显著低于对照组，且术后前 2 晚的总睡眠时间延长、睡眠质量改善，术后第一晚 SGB 组 N2 期睡眠持续时间较对照组更长，2 组患者术后第一晚 N1、N3 期睡眠持续时间和术后第二晚 N1、N2、N3 期睡眠持续时间差异无统计学意义。因此该研究结论认为，术前 SGB 能有效预防胸外科肿瘤患者术后室上性心动过速的发生，改善患者的睡眠质量。

（宋 芬）

【评述】 接受微创开胸手术的患者术后常出现室上性心动过速和睡眠障碍，术中对自主神经系统的直接刺激或损伤可能是开胸手术术后心律失常的原因。此外，睡眠调节系统与自主神经系统密切相关，因此，神经干预可以平衡心脏自主神经系统，防止术后心律失常和睡眠障碍的发展。由于心脏交感神经系统在胸部手术后心律失常的发生和维持中的重要作用，心脏交感神经系统的介入治疗已被广泛接受，心脏的交感神经通路包括颈神经节（$C_1 \sim C_7$）、星状神经节（$C_5 \sim T_3$）及胸神经节（$T_2 \sim T_6$），而星状神经节阻滞常被作为治疗复发性、难治性室性心律失常的有效方法。该研究前沿地证明了超声引导下的单剂量 SGB 对预防因癌症接受胸部手术的患者术后心律失常和睡眠障碍的有效性，分析认为 SGB 在预防术后 SVT 和改善睡眠质量方面的作用可能与自主神经系统的平衡有关，且与胺碘酮、β 受体激动药等药物治疗相比其不良反应更少。但该研究存在一定局限性：为了减少其他自主神经阻滞对心律失常的影响没有使用传统的多模式镇痛方案如硬膜外阻滞或椎旁神经阻滞，导致结果存在潜在的偏差；研究包括不同的手术入路，混杂因素未有效控制，样本量亦较小，因此，未来需要更大规模、设计周密的随机试验深入研究。

（顾小萍）

文选 57

【题目】 颈迷走神经联合多节段胸椎旁阻滞在胸腔镜下肋骨内固定术的应用（Combined cervical vagus nerve and multilevel thoracic paravertebral blocks in the internal rib fixation and thoracoscopic exploration）

【来源】 Minerva Anestesiol，2020，86（12）：1363-1365

【文摘】　肺、气管和支气管主要受迷走神经和 $T_2 \sim T_5$ 或 $T_2 \sim T_6$ 交感神经分支的肺丛支配，咳嗽反射的传入神经为迷走神经，传出神经为脊神经、迷走神经及其分支喉返神经，根据这些神经肌肉解剖，Gong 等推测颈迷走神经联合多节段胸椎旁阻滞（TPVB）应用于清醒下肋骨内固定和胸腔镜探查具有可行性，选取 10 例受试者在 TPVB 联合颈迷走神经阻滞下进行手术。TPVB 是在 $T_2 \sim T_5$ 水平，每个节段注射 0.5% 罗哌卡因 5 ml，超声引导迷走神经阻滞是将高频线性探头横向放置于颈部 $C_4 \sim C_7$ 椎体的胸锁乳突肌上，在颈总动脉和颈内静脉之间的圆形声像图附近平面内进针，回抽无血后注射 0.5% 罗哌卡因 5 ml。迷走神经阻滞后患者立刻出现声嘶，TPVB 后 $20 \sim 30$ min 肋间皮节 VAS 评分为 0，手术开始，肋骨内固定手术 $90 \sim 120$ min，胸腔镜探查术 $20 \sim 30$ min，术中血氧饱和度维持在 90%～100%，无疼痛、咳嗽、躁动等不良反应发生。术后每 6 h 静脉注射 1 次帕瑞昔布 40 mg，共注射 3 次。患者回到病房便能缓慢行走，恢复正常饮食，术后 $6 \sim 8$ h 声嘶消失，出院时生命体征稳定，无手术相关并发症。因此，该研究结论认为，颈迷走神经联合多节段胸椎旁阻滞可有效应用于肋骨内固定及胸腔镜探查手术，且可以有效避免术中咳嗽等不良反应的发生。　　　　　（宋　芬）

【评述】　目前胸外科手术仍普遍采用气管插管全身麻醉，尽管近年来有报道称胸腔镜手术可在清醒麻醉下进行，但术中低氧血症和咳嗽等并发症常限制其临床应用。由于胸椎皮肤和肋间肌主要由肋间神经支配，肺、气管和支气管主要由 $T_2 \sim T_5$ 或 $T_2 \sim T_6$ 迷走神经和交感神经分支衍生的肺丛支配，而咳嗽反射传入神经为迷走神经，传出神经为脊神经、迷走神经及其分支喉返神经。该研究结果证明了颈迷走神经与多节段胸椎旁阻滞联合应用于清醒麻醉下肋骨内固定和胸腔镜探查的可行性，给未来的临床麻醉方法提供了新的思路，但该研究样本量较少，尚待后续进一步大样本的研究使其临床应用更加安全、有效和实用。　　　　　（顾小萍）

文选 58

【题目】　超声引导下前锯肌平面阻滞（SAPB）联合右美托咪定对接受电视胸腔镜手术（VATS）患者的安全性和有效性：一项随机对照研究［The safety and efficacy of ultrasound-guided serratus anterior plane block（SAPB）combined with dexmedetomidine for patients undergoing video-assisted thoracic surgery（VATS）：A randomized controlled trial］

【来源】　J Pain Res，2020，13：1785-1795

【文摘】　电视胸腔镜手术（VATS）与传统方式相比可以显著减轻创伤和疼痛，但术后疼痛发生率仍高达 30%～50%。该项研究的目的是探讨超声引导下前锯肌平面阻滞（SAPB）与右美托咪定（Dex）联合治疗 VATS 患者的安全性和有效性。Li 等选取 80 例患者随机使用 0.5% 罗哌卡因 20 ml＋右美托咪定 0.5 μg/kg（D1 组）或 1 μg/kg（D2 组）。结果显示，与 D1 组相比，D2 组术后 24 h、48 h 的疼痛 VAS 评分显著降低，平均动脉压和心率显著下降。D2 组七氟烷、瑞芬太尼、地塞米松用量及苏醒时间明显减少，需要额外镇痛的患者数量、首次镇痛处理的时间及镇痛药总用量显著降低。本研究结果表明，在维持稳定的血流动力学的情况下，对于接受单次 SAPB 的 VATS 患者来说，右美托咪定（1 μg/kg）是罗哌卡因的有益佐剂。　　　　　（宋　芬）

【评述】　尽管胸腔镜手术属于微创手术，但术后患者疼痛评分依然很高，患者常出现术后镇痛不足甚至转化为慢性疼痛的可能。随着神经阻滞的广泛开展，用以改善神经阻滞效果、延长阻滞时间的局部麻醉药佐剂的使用虽然是超说明书使用，存在很多安全性、作用机制等方面的争议，但依然是目前区域麻醉领域的研究热点。该研究选择局部麻醉药复合右美托咪定进行前锯肌阻滞用于患者 VATS 的术后疼痛的研究，结果发现右美托咪定（1 μg/kg）是罗哌卡因的有益佐剂。 　　　　（顾小萍）

文选 59

【题目】　右美托咪定与芬太尼作为罗哌卡因硬膜外阻滞的佐剂：系统回顾和 meta 分析（Dexmedetomidine versus fentanyl as adjuvants to ropivacaine for epidural anaesthesia: A systematic review and meta-analysis）

【来源】　Int J Clin Pract，2020，2020：e13772

【文摘】　关于右美托咪定与芬太尼作为罗哌卡因硬膜外阻滞的佐剂的效果，各项研究结果存在矛盾。为了评估右美托咪定和芬太尼作为罗哌卡因硬膜外阻滞佐剂的效果和安全性，Qian 等纳入 9 项随机对照试验，共 672 例患者，用 meta 分析的方法评估右美托咪定和芬太尼作为罗哌卡因硬膜外阻滞佐剂的效果和安全性。研究结果显示，与芬太尼相比，右美托咪定组的平均镇痛时间明显增加，而感觉阻滞平均时间和最大运动阻滞时间明显减少；虽然口干的发生率明显增加，但恶心、呕吐及寒战的发生率亦显著降低。所以，该研究认为右美托咪定作为罗哌卡因硬膜外阻滞佐剂的效果优于芬太尼，其具体机制尚需进一步的研究来进行验证。 　　　　（宋　芬）

【评述】　阿片类药物联合局部麻醉药用于硬膜外镇痛时具有显著的协同作用，可增强镇痛效果、延长镇痛时间、降低局部麻醉药浓度和用量，提高患者的满意度。但阿片类药物与局部麻醉药合用也可引起恶心呕吐、皮肤瘙痒、尿潴留等不良反应，患者耐受性差。右美托咪定具有外周神经和中枢神经的镇痛作用，也有一定的抑制炎症反应作用。右美托咪定和芬太尼作为罗哌卡因硬膜外阻滞佐剂的一些随机对照研究较多，但其结果相互矛盾。该 meta 分析的结果肯定了右美托咪定作为硬膜外阻滞佐剂的效果优于芬太尼，也分析了几种可能的作用机制。需要注意的是，硬膜外阻滞使用右美托咪定是否会造成低血压、尿潴留或心动过缓等不良反应，本研究数据不足，部分纳入的研究质量不高且结果存在异质性，应慎重对待。因此，未来的研究需要严格的设计和更大的样本来进一步确定右美托咪定和芬太尼作为罗哌卡因硬膜外阻滞佐剂的作用。 　　　　（顾小萍）

文选 60

【题目】　腹横肌平面阻滞联合腹直肌鞘阻滞用于缓解脾切除手术后疼痛：一项随机试验（The combination of transversus abdominis plane block and rectus sheath block reduced postoperative pain after splenectomy: a randomized trial）

【来源】　BMC Anesthesiol，2020，20（1）：22

【文摘】　目前脾切除手术多采用弧形切口，患者术后疼痛严重。为探讨腹横肌平面阻滞（TAPB）和腹直肌鞘阻滞（RSB）对缓解脾切除手术后疼痛和恢复的影响，Zhu 等进行一项随机对照研究，将150例患者随机分为对照组（C组）、左旋布比卡因组（L组）和左旋布比卡因联合吗啡组（LM组）。C组采用自控镇痛，L组、LM组采用左旋布比卡因或左旋布比卡因联合吗啡行腹横肌平面阻滞和腹直肌鞘阻滞。记录所有受试者术中阿片类药物用量、术后疼痛评分、第1次使用镇痛药的时间及术后恢复资料，包括首次排气次数、排便次数、口服次数、下床活动次数、术后恶心呕吐发生率、镇吐药使用情况及满意度评分。该研究结果显示，神经阻滞组术中阿片类药物用量减少，LM组患者术后疼痛评分、阿片类药物用量、恶心呕吐发生率、镇吐药用量更低，恢复时间更短，满意度更高。由此得出结论，左旋布比卡因联合吗啡用于腹横肌平面阻滞和腹直肌鞘阻滞可减轻脾切除手术术后疼痛，减少镇痛药用量，一定程度上有效缓解脾切除手术术后疼痛，并促进术后的恢复。（宋　芬）

【评述】　脾切除手术多采用经剑突下沿左肋下缘至腋前线的弧形切口，导致腹直肌、腹外斜肌、腹内斜肌和腹横肌等肌肉严重损伤，是术后患者严重疼痛的主要原因，而充分的术后镇痛与术后并发症的预防、慢性疼痛的发展、术后康复及更短的住院时间等密切相关。虽然理论上 TAPB 可以阻滞 $T_6 \sim L_1$ 神经，但单独 TAPB 并不能阻滞肋缘以外的神经，且 TAPB 的失败率为 10%～12%，其疗效仍存在争议，因此，该研究开发了一种新的 TAPB 方法来提高脾切除手术术后镇痛和恢复的成功率和有效性具有新颖性。但该研究使用吗啡作为局部麻醉药佐剂，通过药物的协同或叠加效应延长术后镇痛的持续时间。虽然该研究中并未发现吗啡引起的神经系统并发症，但大多数局部麻醉药均为超说明书使用，因此吗啡的安全性、作用机制及药物用量还需要进一步研究来确定。　　　　　　（顾小萍）

文选 61

【题目】　颈动脉内膜切除术中冠状位的视神经鞘直径的减少与术后认知功能障碍发生率的下降相关（Decrease of coronal optic nerve sheath diameter is associated with postoperative cognitive decline in patients undergoing carotid endarterectomy）

【来源】　Cardiothorac Vasc Anesth，2020 11.006；doi: 10.1053/j.jvca.2020.11.006

【文摘】　行颈动脉内膜切除术（CEA）的患者发生术后认知功能障碍（POCD）的概率高。术后的 POCD 可能是由钳夹颈动脉时的低血压或是由术后的高血压所引起。视神经鞘直径（ONSD）与有创的颅内压监测相关性良好。该研究以存在 POCD 高风险性行颈动脉内膜切除术的患者为研究对象，密切监测 ONSD 以验证冠状位的 ONSD 的降低与 POCD 发生率的关系。这项研究最终选取 84 例患者，术后 2 d 发生 POCD 的概率为 28.6%。研究结果发现，冠状位 ONSD 的降低和全凭静脉麻醉是 POCD 独立的危险因素。冠状位 ONSD 的改变与 POCD 发生率的敏感性为 66.7%，特异性为 66.7%。从而得出结论，超声测量冠状位视神经鞘直径的降低和全凭静脉麻醉，与术后认知功能障碍的发生密切相关。冠状位视神经鞘直径的变化是预测术后认知功能障碍发生的中度敏感指标。　　　　　　（吴　瑶）

【评述】　缺血性脑卒中占脑血管意外的 75%～90%，颈动脉内膜切除术是预防缺血性脑卒中的重要手段，术后发生认知功能障碍的比例较高，其根本原因：①颈动脉狭窄作为一种老年病，多发生于50 岁以上的中、老年人；②术中管理为防止阻断期低血压针对性升高血压的方案，以及阻断开放后反跳性高血压的血压控制方案，患者的血压波动易造成颅内压的变化影响脑灌注。以往的研究表明视神经鞘直径与颅内压力密切相关，该研究中发现超声下的冠状位视神经鞘直径是预测 CEA 术后发生 POCD 的中度敏感指标，ONSD＞0.05 cm 是 POCD 的预警指标。提示超声引导下视神经鞘直径作为无创的围术期监测手段对于与颅内压相关的中枢神经功能监测中具有价值。

（顾小萍）

文选 62

【题目】 一项单中心的回顾性研究：比较脑电双频指数（BIS）指导下的个体化全身麻醉和标准化全身麻醉对老年食管切除患者术后发生认知功能障碍和谵妄发生的影响（Comparison of bispectral index-guided individualized anesthesia with standard general anesthesia on inadequate emergence and postoperative delirium in elderly patients undergoing esophagectomy: A retrospective study at a single center）

【来源】 Med Sci Monit，2020，10（26）：e925314

【文摘】 老年患者较年轻患者对全身麻醉药物更加敏感。在丙泊酚输注达到意识消失时，老年患者脑电双频指数（BIS）值较年轻患者更高。过量的全身麻醉药物暴露会导致术后谵妄等不良反应。该研究比较用在 BIS 监测下个体化全身麻醉与标准化全身麻醉在老年食管癌手术后对术后谵妄的影响。161 例行食管癌切除术的老年患者被纳入这项回顾性研究，所有数据采集自电子病历。个体化全身麻醉的方案是维持患者 BIS 值在比意识消失降低 10 的水平上，标准化全身麻醉方案是将患者 BIS 值维持在 40～60，继而进行 2 组倾向得分匹配的统计分析，进一步在队列中进行单变量和多变量的逻辑分析。研究结果显示接受个体化麻醉的患者在外科手术中的 BIS 值较标准化麻醉的患者高，丙泊酚用量较标准化组少。术后急性认知功能不全和谵妄的发生率分别是 37.9% 和 18%。逻辑回归分析显示，谵妄的独立危险因素是功能性脑病。从而得出结论，在老年食管癌切除患者中以 BIS 为导向的个体化麻醉与标准化麻醉相比，并不能减少术后急性躁动和谵妄的发生率。术后谵妄的独立危险因素包括功能性脑病和急性躁动。

（吴　瑶）

【评述】 由于年龄及对麻醉药物反应性不同，部分患者围术期可能产生神经认知功能改变。手术和麻醉被认为是引起围术期神经认知功能障碍（PND）的主要危险因素，全身麻醉下的特征性脑电变化对患者 PND 的发生、发展有重要的提示意义。脑电双频指数（BIS）测定脑电图线性成分（频率和功率），分析成分波之间的非线性关系（位相和谐波），通过标准化和数字化处理建立一种反映镇静水平的量化指标。本研究通过回顾性研究，将行 BIS 监测下的个体化麻醉（BIS 控制在比患者意识消失值降低 10 的水平上）和标准化麻醉（BIS 维持在 40～60）进行倾向得分匹配，发现 BIS 监测下的个体化麻醉并不能减少急性神经功能障碍的发生率，提示 PND 的预防需要 BIS 联合其他监测指标共同完成。

（顾小萍）

文选 63

【题目】 脑电图和局部性的脑血氧饱和度监测对围术期神经认知功能的影响：一项系统回顾和荟萃分析（Effects of electroencephalography and regional cerebral oxygen saturation monitoring on

perioperative neurocognitive disorders: a systematic review and meta-analysis）

【来源】 BMC Anesthesiol，2020，20（1）：254

【文摘】 围术期神经认知功能障碍（PND）是术后常见并发症，包括：术后谵妄（postoperative delirium，POD）、术后认知功能障碍（POCD）和术后认知功能恢复延迟。术中应用脑功能监测是否可以减低 PND 的发生率目前尚有争议。本研究是以随机对照设计方法评价不同的脑功能监测［脑电图（EEG）和局部脑氧饱和度（$rScO_2$）监测］对 PND 的影响。用明确的关键词搜索了几大网络数据库，包括 Ovid MEDLINE、PubMed、Embase 和 Cochrane Library database，时间节点到 2020 年 4 月。优势比或平均数 ±95%*CI* 被用来评估数据。分析研究的异质性进行卡方检验。22 项涉及 6356 例患者的随机对照试验被收录到最终的数据分析。其中 12 项研究纳入 4976 例患者的数据被用来评估 EEG 相关的全身麻醉与 PND 的关系。结果显示，在 EEG 指导下的全身麻醉可以减少非心脏手术的 POD，但对心脏手术的患者无效。术中 EEG 的监测可以减少术后 3 个月患者 POCD 的发生率，但对术后早期 POCD 的发生率没有影响。剩下的 10 项研究纳入 1380 例患者比较 $rScO_2$ 监测和常规监测对 PND 发生率的影响。结果显示，术中用 $rScO_2$ 监测可以降低 POCD 的发生率，但对 POD 的发生无显著的影响。从而得出结论，术中用 EEG 和 / 或 $rScO_2$ 可以降低 PND 的发生率。 （吴 瑶）

【评述】 患者全身麻醉后发生神经认知功能障碍是术后常见的并发症，包括术后谵妄、术后认知功能减退及术后认知功能恢复延迟。局部脑氧饱和度（$rScO_2$）监测是运用近红外光谱学方法，对大脑局部区域混合血液进行氧饱和度监测，藉以评估脑组织氧代谢状况的一种非创伤性监测技术。术中采用 $rScO_2$ 监测可以降低术后认知减退的发生率，表明脑灌注也许与术后认知功能减退的发生率密切相关。本项研究提示 $rScO_2$ 监测联合 EEG 监测可以更有效地保护患者的脑功能。 （顾小萍）

文选 64

【题目】 肺部超声在评估术后发生肺部并发症的低氧血症患者的可行性：前瞻性试验（**Feasibility and efficacy of lung ultrasound to investigate pulmonary complications in patients who developed postoperative Hypoxaemia-a prospective study**）

【来源】 BMC Anesthesiol，2020，20（1）：220

【文摘】 Xie 等分别对全身麻醉后发生低氧血症的患者行床旁肺部超声检查和 CT 检查，以此分析超声在低氧血症病因诊断的可行性、敏感性和精确性。在麻醉恢复病房，将吸空气状态下氧饱和度持续低于 92% 达 30 s 以上的患者诊断为低氧血症，共纳入研究 113 例（男性 61 例），其中普外科 45 例（39.8%）、胸科 31 例（27.4%）、骨科 17 例（15.0）、神经外科 10 例（8.8%）及其他外科手术 10 例（8.8%），诊断为低氧血症后，由 2 名有经验的麻醉医师共同行床旁超声检查后，1 h 内行胸部 CT 检查。结果显示，肺部超声对肺不张的诊断敏感性、特异性和精确性上分别是 98.0%、96.7%、97.2%；对气胸的诊断敏感性、特异性和精确性上分别是 90.0、98.9%、96.7%；对胸腔积液的诊断敏感性、特异性和精确性分别是 92.9%、96.0%、95.1%。研究结论表明，肺部超声在明确不同病因导致的低氧血症的诊断上具有良好的可行性、精确性和敏感性。 （吴 瑶）

【评述】 术后发生的肺部并发症和低氧血症严重影响患者术后的康复速度，增加围术期患者发病率及死亡率。目前 CT 检查大多位于手术室外，且转运过程耗时耗力，病情严重者甚至危及患者生命安全。该项研究表明床旁肺部超声检查，在明确不同病因导致的低氧血症的诊断上具有良好的可行性、精确性和敏感性，可以作为临床可行的肺部并发症的有效诊断工具在临床推广。（顾小萍）

文选 65

【题目】 超声在预测先天性脊柱侧弯儿童的气管插管尺寸的研究（The accuracy of ultrasound to predict endotracheal tube size for pediatric patients with congenital scoliosis）

【来源】 BMC Anesthesiol，2020，20（1）：183

【文摘】 Hao 等通过超声评估在脊柱侧弯患儿手术中所需气管导管的型号。研究纳入 50 例全身麻醉手术患儿并分为 3 组：颈椎侧弯组、胸椎侧弯组及腰椎侧弯组。应用超声测量患者环状软骨直径，并据此选择初始气管导管型号，依据漏气试验确定最佳气管导管型号，将两者数据进行一致性评价分析。结果显示，由超声预测的初始气管导管型号与漏气试验确定的最佳气管导管型号之间存在强相关性，在胸椎侧弯组（$r\,0.93$，$P<0.001$），腰椎侧弯组（$r\,0.94$，$P<0.001$），颈椎侧弯组（$r\,0.83$，$P<0.001$）；其中颈椎侧弯的患儿所需气管导管内径小于超声检测结果（偏移 0.73 mm，精度 0.42 mm，可信区间 0.08～1.38 mm）。因此，得出研究结论，在胸椎及腰椎侧弯患儿中，可以根据超声预测结果选取所需的气管导管内径；在颈椎侧弯患儿中，选取的气管导管内径要小于超声预测结果。（吴　瑶）

【评述】 儿童气管导管型号的选择是临床的重要问题，虽然采取年龄、身高、指节直径等方案，但都不能精确预测气管导管型号。脊柱侧弯患儿由于脊柱三维立体的扭曲，伴随主气管的扭曲和移位，尤其是颈椎侧弯和胸椎侧弯的患儿。而环状软骨平面是儿童气道最狭窄的部位，是影响最佳气管导管选择的最重要影响因素。本研究表明，通过测量环状软骨内径可以评估全身麻醉所需的气管导管内径，同时明确了在胸椎侧弯及腰椎侧弯患儿中，可以根据超声预测结果选取所需的气管导管内径，在颈椎侧弯患儿中，选取的气管导管内径要小于超声预测结果。因此，无创的环状软骨内径超声预测值可以作为脊柱侧弯患儿麻醉期气管导管型号选择的依据。（顾小萍）

文选 66

【题目】 通过超声测量视神经鞘和眼球的直径比评估其在颅脑外伤患者发生颅内高压的预测作用：前瞻性试验（Ratio of optic nerve sheath diameter to eyeball transverse diameter by ultrasound can predict intracranial hypertension in traumatic brain injury patients: A prospective study）

【来源】 Neurocrit Care，2020，32（2）：478-485

【文摘】 Du 等分别统计超声和 CT 测量的视神经鞘和眼球的直径比、视神经鞘直径、侧脑室直接测得的颅内压，通过相关性分析明确超声在预测颅内高压中的作用。研究纳入 52 例因颅脑外伤需行开颅手术的患者，通过侧脑室放置的探针直接测量颅内压（ICP）大小，将颅内压>2.67 kPa（20 mmHg）的患者在 24 h 内分别行超声和 CT 检查，获得视神经鞘和眼球的直径比和视神经鞘直径。其中 49 例（94%）患者完成了超声检查，25 例（48%）患者同时完成了超声和 CT 两项检查。结果显示，超声下 ONSD/ETD，CT 下 ONSD/ETD 和 ICP 相关性分别是 0.613、0.498 和 0.688（$P<0.05$），曲线下面积分别是 0.920（95%CI 0.877～0.964）和 0.896（95%CI 0.856～0.931），敏感性和特异性分别是 0.25（敏感性 90%，特异性 82.3%）和 0.25（敏感性 85.7%，特异性 83.3%）。研究结果表明，利用超声检查患者的视神经鞘和眼球的直径比可以有效预测颅脑外伤患者的颅内高压。

（吴　瑶）

【评述】 创伤性脑损伤在所有的创伤患者中占比 17%～23%，致残率和死亡率在所有创伤患者中占比最高。颅内压升高是创伤性脑损伤的严重病理表现，是不良预后的预警因素。超声测量视神经鞘直径（ONSD）作为一种非侵入性的、便捷的检查，可以为预测颅内高压提供依据，但目前存在以下3 个问题：①影响 ONSD 的因素尚不明确；②诊断颅内高压的 ONSD 的标准不确定；③ONSD 诊断的可靠性仍需要进一步提高。本项研究以侧脑室直接测量的颅内压为标准，提示超声测定视神经鞘和眼球的直径比可以有效预测颅脑外伤患者的颅内高压。

（顾小萍）

文选 67

【题目】 超声评估儿童摄入高糖类（碳水化合物）液体后胃排空情况：随机交叉研究（ Ultrasonographic evaluation of gastric emptying after ingesting carbohydrate-rich drink in young children: A randomized crossover study ）

【来源】 Paediatr Anaesth，2020，30（5）：599-606

【文摘】 Zhang 等通过用超声测量胃排空情况和口渴饥饿评分量表，分析儿童摄入高糖类液体后胃的排空情况。研究纳入 16 例儿童（3～7 岁），经过 12 h 的禁食、禁饮后，随机分为 2 组，分别给予 5 ml/kg 的高糖类液体和 5% 葡萄糖溶液，1 周后，相同条件下，同一受试对象给予另一种液体。试验方法是液体摄入前及摄入后的 120 min 内，通过超声测量胃窦横截面积，计算胃排空时间；通过视觉模拟评分量表评估口渴饥饿程度。结果显示，在 5% 葡萄糖溶液组，胃窦横截面积和胃内容物水平于口服后 30 min 恢复至基线水平；在高糖类组，胃窦横截面积均值分别是 {［3.69（2.64～5.15；1.83～8.93）］cm^2 vs.［2.41（2.10～2.96；1.81～4.37）］cm^2，$P<0.001$}，胃内容物平均值分别是［2.54（2.30～2.79）ml vs. 2.12（1.94～2.30）ml，$P=0.048$］，60 min 后仍处于高水平，90 min 后才恢复至基线水平；高糖类组的口渴、饥饿程度高于 5% 葡萄糖溶液组。因此，研究结论为高糖类会延缓胃的排空。

（吴　瑶）

【评述】 缩短儿童的术前禁食、禁饮时间对于减轻患儿的焦虑和饥饿感非常重要。美国麻醉学会在 2017 年建议择期手术患儿术前禁饮 2 h，中华医学会麻醉学分会建议液体量为 5 ml/kg（总量不超过 400 ml），禁饮 2 h。最新的欧洲共识建议儿童术前禁饮的时间可缩短至 1 h，液体总量为 3 ml/kg，但在儿童患者中缺乏充足的临床研究证据。目前术前清饮料多选择高糖类饮料，可能意味着更长的胃排空时间是否能保证禁饮 1 h 的安全性？本研究表明在高糖类组，胃内容物在 60 min 后仍处于高水平，90 min 后才恢复至基线水平。提示应根据不同的液体种类确定禁饮时间，不可一概而论。

（顾小萍）

文选 68

【题目】 用肺部超声评估递增的 PEEP 通气策略在儿童心脏病手术中的作用研究（Lung ultrasound evaluation of incremental PEEP recruitment maneuver in children undergoing cardiac surgery）

【来源】 Pediatr Pulmonol，2020，55（5）：1273-1281

【文摘】 Sun 等通过肺部超声检查，探索递增的 PEEP 通气策略在先天性心脏病手术中的作用。研究纳入 36 例患儿，于术前及术后分别按（0-5-10-15 cmH_2O）（1 cmH_2O＝0.098 kPa）的速度递增或递减呼气末正压的 PEEP 值，观察肺不张的发生率、肺不张发生区域、肺部超声评分、动脉血氧分压、肺动态肺顺应性。其中 92%（33/36）的患儿进行术前递增的 PEEP 通气策略，71%（24/34）的患儿完成术后递增的 PEEP 通气策略。结果显示，术前肺不张的发生率由 76% 降至 15%，术后肺不张的发生率由 92% 降至 38%（$P<0.001$）；术前应用递增的 PEEP 通气策略后，肺不张区域、肺部超声评分为［32.5（0～128.1）mm^2 vs. 0（0～0）mm^2］和［8（3～12）vs. 2（0～4）］，氧分压和动态肺顺应性为 243（129～275）mmHg vs. 278（207～323）mmHg（1 mmHg＝0.133 kPa）和 0.6（0.4～0.7）ml/（cmH_2O·kg）vs. 0.8（0.6～1.0）ml/（cmH_2O·kg）；术后应用递增的 PEEP 通气策略后肺不张区域、肺部超声评分为［45.7（13.1～115.8）mm^2 vs. 0（0～34.7）mm^2］，［9（6～12）vs.3（0～5）］，氧分压和动态肺顺应性亦得到改善。因此，该研究提示在先天性心脏病的患儿中使用递增的呼气末正压 PEEP，可以有效减少肺不张发生率，改善动脉血氧分压及动态肺顺应性。 （吴 瑶）

【评述】 机械通气、外科手术类型和体位是麻醉相关肺不张的影响因素。先天性心脏病手术患儿是手术后肺不张的高发人群，发生率高达 41%～71%。严重的肺不张不仅影响气体交换，并且由于延长的机械通气和肺部炎症影响患儿的长期预后。适当的肺保护策略可以降低肺不张的发生，其中呼气末正压是改善呼吸机支持患者肺损伤和呼吸衰竭的有效方法。该研究显示实时超声监测下在先天性心脏病手术行体外循环的患儿，术前行递增的 PEEP 通气策略可以将肺不张的发生概率从 76% 降至 15%，术后行递增的 PEEP 通气策略可以将肺不张的发生概率从 92% 降至 38%，提示实时超声监测是评估肺通气的有效手段，递增的 PEEP 通气策略可以为先天性心脏病患儿提供有效的肺保护。 （顾小萍）

五、麻醉安全与麻醉并发症

文选 69

【题目】 基于体重调整去甲肾上腺素输注对预防剖宫产蛛网膜下腔阻滞后低血压的一项随机双盲剂量反应研究（A randomised double-blind dose-response study of weight-adjusted infusions of norepinephrine for preventing hypotension during combined spinal-epidural anaesthesia for Caesarean delivery）

【来源】 Br J Anaesth，2020，124（3）：e108-e114

【文摘】 去甲肾上腺素作为去氧肾上腺素的有效替代品，可有效预防和治疗剖宫产围术期的低血压，但去甲肾上腺素的最佳给药方案尚未确定。Feng 等对 80 例剖宫产的产妇进行一项随机双盲试验，患者被随机分配至以 4 种固定速率接受去甲肾上腺素输注：0.025 μg／（kg·min）（N1 组），0.05 μg／（kg·min）（N2 组）、0.075 μg／（kg·min）（N3 组）或 0.10 μg／（kg·min）（N4 组）。在腰硬联合麻醉诱导完成后，立即开始输注去甲肾上腺素。主要结局为是否发生低血压，低血压定义为收缩压低于基线值≥20% 或降至≤12 kPa（90 mmHg）。研究结果显示，在 N1、N2、N3 组和 N4 组中，低血压的发生率分别为 11/20（55%）、6/20（30%）、2/20（10%）和 1/20（5%），随着去甲肾上腺素输注剂量的增加，发生低血压的受试者比例下降（$P < 0.000\ 1$）。通过剂量-反应曲线计算出，输注去甲肾上腺素预防低血压的 ED_{50} 为 0.029 μg／（kg·min）（95%CI 0.002~0.043），ED_{90} 为 0.080 μg／（kg·min）（95%CI 0.065~0.116），反应性高血压的发生率随着去甲肾上腺素剂量的增加而增加（$P = 0.002$）。该研究结论表明以 0.08 μg／（kg·min）输注去甲肾上腺素可有效预防 90% 的患者发生术中低血压，为去甲肾上腺素的临床应用提供指导。

（雷少青）

【评述】 在蛛网膜下腔阻滞下行剖宫产术，由于心动过缓和心排血量减少，可优先选用去甲肾上腺素而非去氧肾上腺素来控制低血压。去甲肾上腺素是防治剖宫产术中蛛网膜下腔阻滞期间低血压较理想的一种血管活性药物，因为去甲肾上腺素不但具备强大的 α 肾上腺素受体激动作用，而且还具备温和的 β 肾上腺素受体激动作用。该研究采用基于体重调整的、固定速率输注去甲肾上腺素，通过剂量-反应曲线计算出，输注去甲肾上腺素预防低血压的 ED_{50} 为 0.029 μg／（kg·min），ED_{90} 为 0.080 μg／（kg·min），遵循了个体化给药原则，能够更好地控制产妇围术期血压。研究也证实增加去甲肾上腺素输注速率可降低血压的发生率，且并未增加心动过缓的发生率。在维持血流动力学稳定方面，去甲肾上腺更具优势，但本研究并没有证据表明去甲肾上腺素对产妇或胎儿的预后方面更好，需要进一步的深入研究。

（夏中元）

文选 70

【题目】 益生元通过调节肠道菌群可减轻手术刺激引起的 APP/PS1 小鼠认知功能障碍（Prebiotics regulation of intestinal microbiota attenuates cognitive dysfunction induced by surgery stimulation in APP/PS1 mice）

【来源】 Aging Dis, 2020, 11（5）：1029-1045

【文摘】 Han 等使用 APP/PS1 小鼠在七氟烷麻醉下进行部分肝切除手术，建立术后认知功能障碍模型。将小鼠随机分为 5 组：Con（对照组）、麻醉组、手术（S 组）、益生元（低聚木糖，Xylooligosaccharides，XOS）组和 XOS＋手术（XOS＋S）组。S 组和 XOS＋S 组小鼠行七氟烷麻醉 0.5 h＋部分肝切除术；XOS 组和 XOS＋S 组的动物在手术前 5 周和手术后 1 周的上午 9 时灌喂 10%XOS（150 μl/d），Con 组、麻醉组和 S 组小鼠灌喂 PBS。使用 Morris 水迷宫实验评估小鼠认知功能，研究结果显示单纯七氟烷麻醉对结果无显著影响，但 S 组小鼠术后第 2 天和第 3 天的逃避潜伏期显著延长，术后第 3 天穿越平台次数明显减少（$P < 0.05$），表明是手术而不是麻醉会损害 APP/PS1 小鼠的空间记忆。手术刺激诱发海马和肠道组织中炎症介质表达增加（与 Con 组相比，S 组小鼠 IL-1β、

IL-6 和 IL-10 表达水平升高），紧密连接蛋白（ZO-1 和 Occludin）水平降低。16S rRNA 基因测序显示手术后肠道微菌群丰富度和 β 多样性发生改变，S 组 *Rodentibacter*、Bacteroides、*Ruminococcaceae_UCG_014* 3 属丰度增加，*Faecalibaculum* 属丰度下降，family *Eggerthellaceae* 科增加而 *Muribaculaceae* 科降低。益生元干预可改善肠道菌群，保护肠道屏障和血脑屏障，减弱炎症反应，有效减轻手术引起的认知功能障碍。本研究表明肠道菌群的改变、炎症反应参与术后认知功能障碍的病理生理过程，而益生元预处理可能是一种潜在的治疗方法。

（雷少青）

【评述】 近年来研究表明，"肠道菌群－肠脑轴"介导的"肠脑对话"作为肠道菌群与脑的双向通讯，在神经系统中发挥重要的调控作用。老年患者肠道菌群多样性和稳定性明显降低，且手术操作加剧肠道菌群的失调。该研究建立 POCD 模型，发现是手术改变小鼠肠道菌群，破坏肠道屏障和血脑屏障的完整性，并引发外周和中枢炎症反应，XOS 干预可以通过调节肠道菌群减轻炎症反应，逆转 APP/PS1 小鼠的 POCD。然而，益生元用于临床治疗的具体剂量、治疗时机及其潜在的作用机制需要深入研究。

（夏中元）

文选 71

【题目】 脑脊液胆碱能生物标志物与行全髋／膝关节置换术老年患者术后谵妄相关性的一项前瞻性队列研究（Cerebrospinal fluid cholinergic biomarkers are associated with postoperative delirium in elderly patients undergoing Total hip/knee replacement: a prospective cohort study）

【来源】 BMC Anesthesiol，2020，20（1）：246

【文摘】 Xu 等探讨老年患者脑脊液（cerebrospinal fluid，CSF）中胆碱能生物标志物的表达水平与术后谵妄（POD）发生发展的关系。研究纳入 2018 年 12 月至 2019 年 12 月接受腰硬联合麻醉下全髋／膝关节置换术＞65 岁的 492 例患者。术前使用 MMSE 评估患者术前基线的认知功能，每位患者在 PACU 和术后第 1 天、第 2 天、第 3 天及第 7 天（或出院前）进行随访。使用 CAM 量表评估 POD，使用记忆谵妄评估量表（memory delirium assessment scale，MDAS）评估 POD 严重程度。通过 ELISA 测定术前脑脊液和血浆胆碱乙酰转移酶（ChAT）、乙酰胆碱酯酶（AChE）、丁酰胆碱酯酶（BuChE）、IL-6 及 TNF-α 水平。研究结果表明，11.4%（51/447）的患者发生 POD。Spearman 相关分析显示脑脊液和血浆中的 AChE、BuChE、ChAT、TNF-α 及 IL-6 浓度具有较高的一致性。POD 患者术前脑脊液和术前、术后血浆中，AChE、BuChE 浓度和活性下调，ChAT、IL-6、TNF-α 浓度增加，术前脑脊液 BuChE 下降最为明显。Logistic 分析显示，校正性别、年龄、受教育年限、身高、体重、体重指数（BMI）、ASA 分级后，脑脊液中 ChAT、AChE、BuChE 活性与 POD 相关。ROC 曲线分析，发现 BuChE 活性具有最准确的诊断价值。研究结果提示，术前脑脊液中 AChE、BuChE 和 ChAT 活性的变化与老年患者 POD 的发生有关，其中 BuChE 的诊断价值最大。

（雷少青）

【评述】 中枢胆碱能神经系统对意识的调控具有重要意义，乙酰胆碱作为中枢神经系统最重要的兴奋性神经递质，其信号传导与认知及学习记忆密切相关。该研究评估 447 例行全髋关节置换术的老年患者 POD 的发生与 AChE、BuChE、ChAT、TNF-α 及 IL-6 的浓度及术前脑脊液和术前、术后血浆中 AChE、BuChE 和 ChAT 活性的相关性。研究结论提示，脑脊液中 AChE、BuChE 及 ChAT 活性与 POD 发生密切相关。这一研究为围术期 POD 的防治提供了科学参考意义，但该研究仅关注了 AChE、BuChE 和 ChAT 具有一定的局限性，可能有更多的胆碱能生物标志物预测 POD 的发生发展。

（夏中元）

文选 **72**

【题目】　儿童脊柱侧弯手术患者机械通气时潮气量对术后肺部并发症的影响（**Association of tidal volume during mechanical ventilation with postoperative pulmonary complications in pediatric patients undergoing major scoliosis surgery**）

【来源】　BMC Anesthesiol，2020，20（1）：246

【文摘】　Ren 等评估儿童脊柱侧弯矫形术后肺部并发症是否与潮气量设置有关。在这项回顾性队列研究中，从医院电子病历中收集 2016—2018 年接受后路脊柱融合术的儿科患者（<1 岁）的数据。通过多变量逻辑回归和分层分析评估潮气量和临床结果之间的关联。符合纳入标准的 254 例患者中有 41 例（16.1%）发生术后肺部并发症。潮气量与肺部并发症风险升高相关［潮气量每增加 1 ml/kg 理想体重（IBW）的调整 OR 1.28，95%CI 1.01～1.63，P=0.038］。在亚组分析中，潮气量与 3 岁以上患者肺部并发症的风险增加相关，但在 3 岁以下患者中未观察到类似现象。因此，在接受脊柱手术的儿科患者中，高潮气量与术后肺部并发症的风险升高有关。然而，潮气量对年龄≤3 岁与年龄>3 岁患者肺结局的影响不同。这些信息可能有助于在临床中优化不同年龄儿童的通气策略。　　　（雷少青）

【评述】　近年来，研究表明低潮气量可以防止术后肺部并发症，减少术后有创通气的发生率，降低医疗费用，而高潮气量是器官衰竭和延长重症监护室住院时间的风险因素。该研究进一步揭示处于不同生长发育阶段的儿科患者（≤3 岁与>3 岁）可能对机械通气的潮气量有不同反应。在>3 岁的儿童脊柱手术患者中发现潮气量和术后肺部并发症之间呈正相关，但在 3 岁或更小的儿童中则无发现，这表明他们可能不会从低潮气量中受益。但这一结果仍需要进一步的随机对照试验来评估不同年龄组小儿患者术中通气策略和长期预后之间的关系。　　　（夏中元）

文选 **73**

【题目】　阿米舒必利对术后恶心呕吐的疗效：系统回顾和荟萃分析（**Efficacy of amisulpride on postoperative nausea and vomiting: a systematic review and meta-analysis**）

【来源】　Eur J Clin Pharmacol，2020，76（7）：903-912

【文摘】　术后恶心呕吐（PONV）是接受麻醉的手术患者术后并发症的一个重要临床问题。阿米舒必利（amisulpride）在欧洲已广泛应用于抗精神病治疗。大量文献表明，它可能是预防 PONV 的一种潜在的替代方法。阿米舒必利是一种非典型的 D2/D3 拮抗药，除过量使用外，其延长 QT 间期的可能性很低，因此围术期低剂量静脉注射阿米舒必利预防 PONV 安全有效。该研究通过系统回顾和 meta 分析来评估阿米舒必利预防和治疗 PONV 的有效性和安全性。研究结果显示，与安慰剂相比，阿米舒必利的完全缓解发生率得到显著改善（RR 1.30，95%CI 1.20~1.41，$P<0.000\ 01$，$I^2=0$）。特别是 5 mg 剂量的阿米舒必利比安慰剂效果显著（RR 1.28，95%CI 1.18~1.39，$P<0.000\ 01$，$I^2=4\%$）。而阿米舒必利的不良事件与安慰剂相似。相关的共识指南表明，阿米舒必利可用于与不良心血管事件无关的 PONV，但不建议使用超过监管关注阈值的治疗剂量，因为其可能会延长 QT 间期。在该研究中，无 QT 间期延长发生的报道，这表明 5 mg 或 10 mg 阿米舒必利对于预防和治疗 PONV 具有安全性，但阿米舒必利的最佳剂量还未确定。　　　　　　　　　　　　　　　　　　　　　　　（彭　科）

　　【评述】　存在危险因素的接受全身麻醉的患者（如既往 PONV 或运动病、习惯性非吸烟状态、女性等）更容易发生 PONV，临床上已有不少药物和方法防治 PONV，如 5-羟色胺（5-HT_3）受体拮抗药、糖皮质激素、D2 拮抗药、抗组胺药和抗胆碱能药物等。作用于不同受体的多种药物对 PONV 的发生具有相加性而非协同效应。该研究为 PONV 的治疗和预防提供了新的选择，但纳入的研究数量相对较少，并且这些研究给药的时间和给药剂量不统一，可能导致异质性。而且需要进一步的研究来探索其最佳剂量和使用时机。　　　　　　　　　　　　　　　　　　　　　（嵇富海）

文选 74

　　【题目】　良性指征子宫切除术后肠梗阻发生率及危险因素分析（Incidence and risk factors of postoperative ileus after hysterectomy for benign indications）

　　【来源】　Int J Colorectal Dis，2020，35（11）：2105-2112

　　【文摘】　良性指征行子宫切除术是世界范围内最常见的妇科手术之一。有研究表明，0.12%~1.1% 接受良性子宫切除术的患者发生小肠梗阻，这是手术干预最严重的术后肠梗阻（postoperative ileus，POI）亚型。该研究通过回顾性分析因良性指征行子宫切除术的患者的临床病历资料，来评估其术后 POI 的发生率，并研究 POI 的发生与患者特征和手术因素的关系，以确定 POI 的危险因素。在单因素分析中显示与 POI 相关的变量（$P<0.1$）考虑纳入模型，包括手术时间、BMI、ASA 分级麻醉类型、机械通气、PCA、粘连溶解、癌变病史、腹部手术史、痛经。多因素分析发现 POI 的 5 个独立危险因素：麻醉类型（全身麻醉 vs. 硬膜外联合脊髓麻醉）（OR 2.662，95%CI 1.533~4.662，$P=0.001$），粘连溶解 [OR 1.818，95%CI 1.146~2.885，$P=0.011$]、病程（OR 1.005 95%CI 1.001~1.010，$P=0.029$）、癌病史 [OR 4.789，95%CI 1.232~18.626，$P=0.024$]、痛经史（OR 1.859，95%CI 1.182~2.925，$P=0.007$）。比较 2 组手术效果发现，POI 组患者住院时间更长 [（9.15±3.20）d vs.（8.42±2.62）d，$P=0.013$]，术后并发症风险增加（39.4% vs. 29.1%，$P=0.040$），术后输血风险增加（8.5% vs. 3.8%，$P=0.030$）。在这些因素中，只有麻醉类型是可以干预的。有研究已经证实，硬膜外阻滞通过抑制手术应激反应对胃肠恢复产生有益作用。另外，由于阿片类药物对胃肠道的抑制作用，该研究发现基于阿片类药物的 PCA 与 POI 风险增加相关，因此，术后镇痛应用如非甾体抗炎药、外周神经阻滞和硬膜外镇痛以减少阿片类药物的使用，应密切监测暴露于这些因素的患者并加强护理，防治其发展为 POI。　　　　　　　　　　　　　　　　　　　　（彭　科）

　　【评述】　术后肠梗阻为术后胃肠道运动的短暂抑制，POI 的发生与住院时间延长和术后并发症风险增加显著相关。已发表的文献中，有关 POI 发生率、危险因素及对术后恢复的影响，多见于结肠、直肠手术或需要切除和重建胃肠道手术的患者。该研究是为数不多地描述了 POI 妇科人群，指导临床加强监测和护理术后 POI 的发生，可降低术后发病率和住院时间，降低医疗费用。然而，该研究中 POI 的定义是基于病历记录的临床表现，这可能存在患者和记录者的主观性而存在偏差，并且数据来源于单个中心，不能代表一般人群。另外，由于该研究时间跨度较长，围术期管理可能存在一定程度的差异，使结果受到一些混杂因素的影响。

（嵇富海）

文选 75

【题目】 预防性复温对腹腔镜子宫切除术患者术后恶心呕吐的影响：一项前瞻性随机临床研究 〔 The effect of prophylactic rewarming on postoperative nausea and vomiting among patients undergoing laparoscopic hysterectomy: a prospective randomized clinical study 〕

【来源】 Sao Paulo Med J，2020，138（5）：414-421

【文摘】 PONV 的发病机制复杂，有学者认为肠道中迷走神经刺激可以激活呕吐中枢，触发化学感受器，从而导致发病时的一系列反应。也有学者认为 PONV 与患者的心理状态有关。术中皮肤复温是一种常见且快速的方法，不仅可以防止体温过低，而且可以提高术后舒适度。围术期温度保护通过增加皮肤血流量和热传递，降低对镇痛药的要求，获得更高的康复质量，间接减少 PONV 的发展。该研究采用充气式加温器（FAW）与温热液体相结合来维持围术期的温度波动，采用 VAS 评分评估术后整体 PONV 发生情况和 QoR-40 问卷来测量康复质量。结果发现，术后 6 h，FAW 组 PONV 发生率为 53.3%（16/30），对照组为 63.3%（19/30），其中呕吐率为 20%（6/30），对照组为 23.3%（7/30）。而 VAS 评分的差异无统计学意义（$P=0.258$）。术后 24 h，FAW 组 PONV 发生率为 6.7%（2/30），对照组为 30%（9/30），2 组呕吐率相当，均为 3.3%（1/30）。对照组的 VAS 评分明显高于 FAW 组（$P=0.035$）。术后 48 h，2 组 PONV 发生率相同，均为 3.3%（1/30），2 组患者均未出现呕吐。2 组患者术后 48 h VAS 评分比较，差异无统计学意义（$P=0.981$）。此外，FAW 组需要使用镇吐药缓解 PONV 的患者比例为 46.7%（14/30），对照组为 56.7%（17/30）。该文指出，预防性复温可缓解 PONV，提高术后恢复质量。

（彭　科）

【评述】 手术室内温度下很难保持正常体温。有研究报道，全身麻醉约减少代谢热量产生的 30%。围术期加热装置可以补偿这一点，提高患者的舒适度。良好的身体状况和平和的心理状态可望加速康复。有学者通过功能磁共振成像（fMRI）表明，压力、情绪和恐惧条件反射的存在与大脑中不断增加的恶心感有关。该文提到的加强围术期温度保护，以保证患者一个良好的身体状况和平和的心理状态，有助于缓解 PONV 的病情，提高术后恢复质量。然而，该研究没有检测任何血清生化指标来反映患者对恶心呕吐的机体内在反应，只是维持正常体温。其次，也未检验 PONV 的强度量表，来进一步补充说明预防复温与 PONV 之间的关系。

（嵇富海）

文选 76

【题目】 主动脉弓手术中深低温停循环与中度低温停循环对术后肾功能的影响：系统性综述与

meta 分析〔Effect of deep hypothermic circulatory arrest versus moderate hypothermic circulatory arrest in aortic arch surgery on ostoperative renal function: A systematic review and meta-analysis〕

【来源】 JAHA, 2020, 9 (19): e017939

【文摘】 深低温停循环 (deep hypothermic circulatory arrest, DHCA) 技术在主动脉弓手术中是一种公认的经典技术, 它是指在术中将体温降低至 20 ℃ 以下, 以求达到降低机体代谢、保持或延缓细胞活动的目的。近年来, 研究者发现术中使用中度低温停循环 (moderate hypothermic circulatory arrest, MHCA) 联合选择性顺行脑灌注 (selective anterograde cerebral perfusion, SACP) 或逆行脑灌注技术, 可以延长主动脉弓重建时间, 并有效避免术后深低温的发病率。目前, 大多数研究都集中在比较 MHCA 与 DHCA 的神经系统结局上, 对于肾功能的影响尚未得出结论。该研究以术后肾衰竭为主要结局, 术后肾替代治疗为次要结局, 首次对使用 MACA 或 DACA 的主动脉弓手术患者术后肾功能的结局进行 meta 分析。该研究通过纳入和排除标准, 最终纳入 14 项观察性研究, 包含 4142 例患者, 其中 MHCA 组 1709 例, DHCA 组 2433 例。研究结果显示, 与 DHCA 相比, MHCA 显著降低肾衰竭及肾替代治疗需要的发生率。另外, 在亚组分析中, 研究者发现当停循环时间 < 30 min 时, MHCA 组肾衰竭发生率显著降低, 当停循环时间 > 30 min, 2 组肾功能衰竭发生率无显著差异。由此证实相较于深低温停循环来说, 中度低温停循环技术对于术后肾功能有保护作用。该研究者推测, 可能是中度低温时肾器官保护的时间窗长于心搏骤停的时间, 减少降温和复温所需的体外循环时间, 避免了深低温引起的有害影响, 从而改善术后肾功能的结局。 (彭 科)

【评述】 深低温停循环是主动脉手术麻醉中的重要技术, 但其与术后短期死亡率和术后并发症相关, 可能会导致术后神经功能损伤和肾衰竭。该研究对比了深低温 (14.1～20 ℃) 停循环与中度 (20.1～28 ℃) 低温停循环对术后肾功能的影响, 探索改善深低温是否会对术后肾功能有保护作用。该研究结果揭示了中度低温停循环联合选择性顺行脑灌注能够为主动脉弓手术患者提供肾保护, 为心脏手术术后肾衰竭提供了新的预防思路, 为中度低温停循环技术的发展提供了依据。但该研究纳入的文献均为观察性研究, 存在一定的偏倚, 该结果需要更多的高质量随机对照试验来验证。 (嵇富海)

文选 77

【题目】 体外循环心脏手术患者肝素敏感性与术后失血的关系〔Heparin sensitivity and postoperative blood loss in patients undergoing cardiac surgery with cardiopulmonary bypass〕

【来源】 Eur J Anaesthesiol, 2020, 37: 162-169

【文摘】 术后出血是心脏手术体外循环 (CPB) 术后最常见的并发症之一, 其与多种因素有关, 包括年龄、肾功能、CPB 时间、低体温、围术期凝血障碍。肝素是目前 CPB 过程中最常用的抗凝药它起效快、安全性能高, 可以通过全血活化凝血时间 (ACT) 来监测, 且抗凝作用能够被鱼精蛋白拮抗。在临床过程中, 肝素相关的凝血功能障碍时有发生, 原因可能是肝素通常以标准剂量 (3 mg/kg) 使用, 而忽略了不同患者肝素敏感性之间的差异, 未能进行个体化肝素抗凝。该研究通过一项前瞻性对照临床试验, 共纳入 195 例择期接受心脏瓣膜置换术的成年患者, 比较不同肝素敏感性患者术中及 24 h 术后失血量, 来探索需体外循环的心脏手术患者术前肝素敏感性与术后失血之间的关系。由于不能提前知道每例患者对肝素敏感性，该试验的分组在使用 2.5 mg/kg 标准化肝素后。根据 ACT 的值将患者分为：A 组，不敏感组（ACT<480 s）；B 组，敏感组（ACT 480～750 s）；C 组，超敏感组（ACT>750 s）。分组结果为 A 组 32 例患者、B 组 108 例患者、C 组 55 例患者，各组患者术前人口统计学指标无显著性差异。研究结果显示，B 组即肝素敏感组术后失血率较 A、C 2 组低 20%～25%。此外，在次要结局中，研究者发现 A 组到 C 组抗凝血酶 AT-Ⅲ mRNA 水平与肝素敏感性呈正相关，凝血 X 因子 mRNA 水平与肝素敏感性呈负相关。目前临床上用于 CPB 的最佳 ACT 范围仍未统一，临床上普遍采用的肝素 ACT 的安全范围为 300～600 s。本研究结论表明，敏感组即 ACT 480～750 s 的术后失血量最低，为对肝素敏感的患者提供了围术期抗凝治疗的临床决策方案。　　　　（彭　科）

【评述】　肝素相关凝血功能障碍是需体外循环心脏手术患者术后出血的重要原因。目前，术前肝素敏感性与术后出血之间的关系尚不清楚。该研究在肝素初始给药（2.5 mg/kg）后，根据全血活化凝血时间分为不敏感组、敏感组和超敏感组。分别观察 3 组术中及术后 24 h 失血量，抗凝血酶 AT-Ⅲ和凝血 X 因子 mRNA 的水平，血浆中 AT-Ⅲ和 X 因子水平之间的差异得出科学结论。该研究表明术后失血量与肝素敏感性相关，肝素敏感组即 ACT 480～750 s 的术中、术后失血量比不敏感组和超敏感组显著降低。既往有研究显示个体化的肝素抗凝治疗可以改善 CPB 患者的临床结局，该研究的结果为肝素敏感患者个体化抗凝策略提供了新的思路。但该研究的样本量较小，且并没有随机进行分组，可能存在一定的选择偏倚，其结果需要样本量更大的随机对照研究来验证。　　　　（嵇富海）

文选 78

【题目】　低温缺血再灌注心律失常大鼠心室肌细胞 microRNA 表达的变化

【来源】　中华麻醉学杂志，2020，11：1362-1366

【文摘】　再灌注心律失常是体外循环下心脏手术复搏时的常见并发症之一，主要表现为心肌组织再灌注后出现心肌损伤及功能恶化，诱发心肌细胞坏死和凋亡加重的现象。有研究表明，miRNA 在心肌缺血再灌注损伤中起着重要作用。本研究通过观察低温缺血再灌注心律失常大鼠心室肌 miRNA 表达的变化，试论证 miRNA 在低温缺血再灌注心律失常中的作用。该实验将 16 只雄性 SD 大鼠随机平均分为对照组（C 组）和低温缺血再灌注损伤组（I/R 组），根据术中平衡灌注 30 min（T0）、再灌注 15 min（T1）和再灌注 30 min（T2）时的心电图（ECG）与平均动脉压（MAP），进行心律失常评分后将 I/R 组分为低危（I/R-L）和高危（I/R-H）亚组。再灌注结束后取左心室心肌组织，提取 miRNA 后利用高通量基因测序技术筛选差异表达的 miRNA，再将获取的 miRNA 及其靶基因与大鼠基因组数据库和 miRNA 数据库中的基因序列进行比对、功能注释和分类。研究结果显示，大鼠心室肌 miRNA 的表达谱发生显著性改变。与 C 组相比，I/R-L 组表达上调的 miRNAs 有 437 个，表达下调的 miRNAs 有 242 个，I/R-H 组表达上调的 miRNAs 有 419 个，表达下调的 miRNAs 有 260 个；且与 I/R-L 组相比，I/R-H 组表达上调的 miRNAs 有 392 个，表达下调的 miRNAs 有 287 个。在利用 Gene Ontology 数据库的富集分析中发现，钾离子跨膜转运生物学过程靶基因富集数量多；利用 KEGG 数据库中的通路进行功能分析发现，心肌细胞肾上腺素受体信号通路靶基因富集程度高。何幼芹等推测这些与心肌缺血再灌注损伤相关的差异表达的 miRNA 可能主要通过调控钾离子通道影响钾

离子跨膜转运，从而导致心室肌复极化的异常，而心肌细胞肾上腺素受体信号通路可能是主要的调控途径。 （彭　科）

【评述】 体外循环低温再灌注期间，可能并发各种类型的心律失常，特别是复杂室性心律失常包括频发室性期前收缩、室性心动过速是再灌注损伤的常见表现，且与心功能关系密切。肾上腺素受体信号介导的心肌信号转导系统在调节心肌收缩功能起着重要作用。然而，心肌细胞肾上腺素受体信号的长期激活可导致心功能障碍、心肌肥厚、心肌重构等病理生理改变。该研究通过对比心肌细胞平衡灌注模型和心肌低温缺血再灌注模型中 miRNA 的测序发现，miRNA 的差异性表达参与低温缺血再灌注心律失常的发生发展，其机制可能是通过心肌细胞肾上腺素受体信号通路调控钾离子跨膜转运实现。研究再灌注损伤致心律失常的机制，对临床工作具有指导意义，而对于肾上腺素受体信号通路是通过何种具体调控机制来影响钾离子跨膜转运，未来还有待其他研究者继续进行。 （嵇富海）

文选 79

【题目】 术前嚼口香糖对声门上气道装置全身麻醉后咽喉痛的影响：一项随机对照试验（Effects of preoperative gum chewing on sore throat after general anesthesia with a supraglottic airway device: A randomized controlled trial）

【来源】 Anesth Analg，2020，131（6）：1864-1871

【文摘】 术后咽喉痛（postoperative sore throat，POST）是术后常见的主诉，目前有一些药物和非药物措施来缓解 POST，但都有不同的局限性。以往研究表明，口香糖中的 xyli-tol 可能抑制变形链球菌的生长、代谢及多糖产生，且变形链球菌在口腔中占天然菌群的最高比例。随后的生物膜形成减少可能导致一些细菌数量减少。口香糖能促进唾液腺分泌，有润滑和清洁口腔的作用。该研究观察术前咀嚼口香糖对使用简化型咽通气道内衬（SLIPA）进行宫腔镜手术的患者 POST 的影响，将 140 例患者随机分为口香糖组（G 组，$n=70$）和对照组（C 组，$n=70$），评估术后 24 h 内咽喉痛的发生率和严重程度。该研究结果显示，G 组（10.1%）术后 24 h 内中、重度 POST（NRS 评分>3）的发生率明显低于 C 组（40.6%）。G 组中有 20.3% 患者在 SLIPA 上有血渍，显著低于 C 组的数量（37.7%）（$P=0.024$）。在有血渍的患者中，POST 的发生率（G 组>3）（14.3%）显著低于 C 组（73.1%）（$P<0.001$）。由此得出结论，术前咀嚼口香糖可有效减少宫腔镜手术患者因使用声门上气道器械引起的术后咽喉痛，尤其是咽部黏膜损伤的患者。 （彭　科）

【评述】 造成 POST 的原因可能如下：首先，在插入 SGA 器械的过程中，患者咽喉部可能受损。其次，由于手术应激和麻醉的影响，手术期间患者的免疫功能受到一定程度的抑制，口腔咽部的细菌异常繁殖，从而对口腔咽部黏膜造成损伤，甚至可能发生溃疡，进而引起咽喉痛。目前临床上用于缓解 POST 的方法包括使用激素、局部麻醉药等药物及其他非药物方法。本研究观察到术前嚼口香糖对咽喉痛的显著缓解作用，为临床提供了一种新思路。但该研究主要涉及宫腔镜手术，手术和麻醉干预的平均持续时间均约为 10 min。所以咀嚼口香糖能否随着手术时间的延长和麻醉的干预而降低 POST 仍需进一步研究。咀嚼口香糖的最佳持续时间尚不清楚，因此其应用到临床前仍需要进行大量的研究论证。 （嵇富海）

文选 80

【题目】　超声引导下喉上神经内支阻滞治疗全身麻醉拔管后咽喉疼痛的临床研究

【来源】　国际麻醉学与复苏杂志，2020，2：177-181

【文摘】　术后咽喉疼痛（POST）是全身麻醉拔管后常见的并发症，患者常主诉咽喉部疼痛、声嘶等不适，影响患者术后恢复。考虑到喉上神经内支对咽、会厌、舌根以及声门裂以上的喉黏膜的感觉支配作用，以及喉上神经内支（ibSLN）阻滞在纤维支气管镜检查、喉内镜手术、困难气道清醒插管等相关研究中体现的优势，王美容等将全身麻醉拔管后出现中、重度 POST 的 60 例患者随机分为利多卡因＋布地奈德雾化吸入组（L 组）及喉上神经内支阻滞组（S 组），记录多个时间点 POST 的 VAS 评分、镇痛显著有效率及其他不良反应。研究结果发现，在治疗全身麻醉拔管后 POST 方面，相比较于传统局部麻醉药＋激素疗法，超声引导下双侧 ibSLN 阻滞镇痛效果更强，效率更高，不良反应少，以及患者满意度高。　　　　　　　　　　　　　　　（彭　科）

【评述】　以往研究表明全身麻醉患者在拔管后 POST 的发生率达 24%～70%，给患者术后苏醒带来极大不适。目前，在对 POST 的治疗上采用较多的是局部麻醉药＋激素，对于轻度疼痛患者，此种疗法效果较好，但是，对于重度疼痛患者的效果则不尽人意。该研究中将 ibSLN 阻滞与传统局部麻醉药＋激素治疗相比较，结果发现，在治疗中、重度 POST 患者方面，ibSLN 阻滞所表现出的镇痛效果更好，镇痛有效率更高。该研究为临床上今后治疗中、重度 POST 患者提供了一种有效的方法。但是，该研究所采用的神经阻滞药为短效局部麻醉药利多卡因，其他局部麻醉药的作用效果尚不清楚，且该研究样本量较小，在临床上应用此方法仍需要大量研究。　　　　　　　（嵇富海）

文选 81

【题目】　记录母亲声音对接受双侧眼科手术的儿童出现躁动的影响：一项随机对照试验（Effect of recorded maternal voice on emergence agitation in children undergoing bilateral ophthalmic surgery: A randomised controlled trial）

【来源】　Paediatr Child Health，2020，56（9）：1402-1407

【文摘】　全身麻醉苏醒期躁动（EA）是麻醉苏醒期间出现的一种主要表现为兴奋、躁动及定向障碍的一种状态，其发生率＞20%，人群中以小儿多见。据报道，接受眼科手术，手术后眼睛被敷料覆盖的患者 EA 发生率较高。而对黑暗的恐惧和眼睛与周围接触的丧失可能是眼科手术后即刻儿童 EA 发生率较高的主要因素。药物和非药物方法被广泛尝试来减少儿童 EA。然而，随着日间手术的逐步开展，非药物方法变得更适应需求。既往有研究表明，术前或术后录制母亲的声音可减少患儿术前焦虑或术后躁动。Yang 等将 127 例 2～8 岁接受双侧眼科手术的儿童患者随机分为 T 组（治疗组，通过耳机听母亲录下的声音）或 C 组（对照组，佩戴耳机，没有听觉刺激）。主要研究结局为躁动的发生率。次要结局为苏醒时间、PACU 停留时间。该研究结果显示，T 组儿童出现躁动的发生率明显低于 C 组，且苏醒时间较短，PACU 停留时间和住院时间缩短。由此得出结论，记录母亲声音是减少

双侧眼科患儿出现躁动的有效方法。 （彭　科）

【评述】 全身麻醉苏醒期躁动是临床上常见的现象，尤其是学龄前儿童在接受七氟烷麻醉后。EA 可导致包括需要额外护理、延迟 PACU 出院，甚至长期不适应行为改变等不良后果。其危险因素包括快速苏醒、术后疼痛、吸入剂麻醉维持、术前焦虑及家庭分离焦虑等。虽然药物治疗可以减少躁动，但也会带来包括延长住院时间在内的其他不良结局。该研究通过术后苏醒期间给患者听母亲的录制声音，让儿童在苏醒期间感受母亲的陪伴，减少了苏醒期间的躁动，缩短了住院时间。此方法不但简便、无创、无任何不良反应，而且效果好，值得在临床上推广。 （嵇富海）

六、围术期器官保护研究进展

文选 82

【题目】 N⁶- 甲基腺苷去甲基化酶 Alkbh5/Fto 调节脑缺血再灌注损伤（N⁶-methyladenosine demethylases Alkbh5/Fto regulate cerebral ischemia-reperfusion injury）

【来源】 Ther Adv Chronic Dis，2020，11：1-15

【文摘】 N⁶- 甲基腺苷（m⁶A）在不同的生物学过程中起着非常重要的作用，但其在大脑中的功能尚未得到充分研究。因此，Xu 等研究 RNA 脱甲基酶 Alkbh5 / Fto 在脑缺血再灌注损伤中的作用。实验采用大鼠模型和原代神经元细胞培养方法，研究 m⁶A 和 Alkbh5 / Fto 在脑缺血再灌注损伤后大脑皮质缺血区域中的作用。使用 Alkbh5-shRNA 和 Lv-Fto（体外）调节 Alkbh5 / Fto 的表达，以明确其在大脑皮质中对 m⁶A 的调节及对缺血再灌注损伤后脑功能的影响。研究结果发现，大脑中动脉闭塞大鼠大脑皮质和缺氧 / 复氧后的原代神经元中，RNA m⁶A 的水平随着 Alkbh5 表达的增加而增加。敲低 Alkbh5 可以加剧神经元损伤，其机制是由于 Alkbh5 和 Fto 的脱甲基作用，选择性地使 Bcl-2 转录物脱甲基，防止 Bcl-2 转录物降解并增强 Bcl-2 蛋白表达。结论表明，脱甲基酶 Alkbh5 / Fto 共同调节 m⁶A 脱甲基在脑缺血再灌注损伤中起着至关重要的作用。 （李依泽）

【评述】 脑缺血再灌注损伤仍然是当前临床研究比较热门的话题之一。自由基的生成、细胞内钙离子过载、兴奋性氨基酸毒性作用及炎症反应等都参与脑缺血再灌注损伤中脑功能障碍的过程，而早期发现脑缺血再灌注损伤成为防治脑功能障碍的主要策略。RNA 甲基化是近几年的研究热点，本实验探究了 m⁶A 和 Alkbh5 / Fto 在脑缺血再灌注损伤后大脑皮质缺血区域中的作用及其相互调节的机制，发现脱甲基酶 Alkbh5 / Fto 共同调节 m⁶A 脱甲基，减少神经元损伤，从而起到脑保护作用。由此可见，m⁶A 和 Alkbh5 / Fto 的表达是脑缺血再灌注损伤的重要因素之一，直接影响脑功能。该试验也提示 Alkbh5 的缺乏可能成为脑缺血再灌注脑功能障碍的重要指标，m⁶A 和 Alkbh5 / Fto 可能成为脑缺血再灌注损伤监测的新手段，为治疗提供了新的方向。 （于泳浩）

文选 83

【题目】 L- 乳酸预处理通过增强大鼠创伤性脑损伤模型中的 GPR81 信号传导促进可塑性相关蛋

白的表达并减少神经功能损伤（L-lactate preconditioning promotes plasticity-related proteins expression and reduces neurological deficits by potentiating GPR81 signaling in rat traumatic brain injury model）

【来源】　Brain Res，2020，1746：146945

【文摘】　目前，创伤性脑损伤（TBI）尚无有效的药物治疗方法。既往研究表明，L-乳酸预处理对脑缺血显示出良好的神经保护作用。L-乳酸通过激活 GPR81 在中枢神经系统疾病（如 TBI 和脑缺血）中发挥神经保护作用。Zhai 等的研究发现 L-乳酸预处理对 TBI 的影响并探讨其潜在机制。mNSS 测试显示，L-乳酸预处理减轻大鼠 TBI 引起的神经功能缺损。与假手术组相比，L-乳酸预处理显著增加 TBI 后 24 h 皮质和海马中 GPR81、PSD95、GAP43、BDNF 和 MCT2 的表达。研究结果显示，L-乳酸预处理是 TBI 后恢复神经功能的有效治疗方法。　　　　　　　　　　（李依泽）

【评述】　TBI 是一种发病机制明确的临床疾病，可导致创伤性的结构损伤或脑功能障碍。临床上已采用多种方法以期缓解患者的紧张情绪和恢复神经系统功能，如多休息、对症性心理治疗及药物治疗，但临床效果因人而异、因损伤部位而异，并且对闭合性脑损伤消极治疗甚至会加重进一步的神经功能损伤。L-乳酸具有左旋特性，具有很好的生物相融性且直接参与人体代谢。有研究表明 L-乳酸对于脑缺血具有积极影响，提供了良好的神经保护作用。该研究探究 L-乳酸预处理对 TBI 影响及其潜在机制，发现 L-乳酸预处理可减轻 TBI 引起的神经功能障碍，且增加 TBI 后 24 h 皮质和海马中 GPR81、PSD95、GAP43、BDNF 和 MCT2 的表达，从而提供脑保护作用。鉴于 L-乳酸预处理在 TBI 中的重要作用，针对 TBI 高发人群实施 L-乳酸治疗可能为临床上预防 TBI 引起脑功能障碍提供新的思路，但针对 L-乳酸在脑组织中的作用机制尚需进一步的研究。　　　　　　　（于泳浩）

文选 84

【题目】　催化失活的 RIP1 和 RIP3 缺乏通过抑制坏死性凋亡和神经炎症来预防急性缺血性脑卒中（Catalytically inactive RIP1 and RIP3 deficiency protect against acute ischemic stroke by inhibiting necroptosis and neuroinflammation）

【来源】　Cell Death Dis，2020，11（7）：565

【文摘】　坏死性凋亡由受体相互作用蛋白激酶 1 / 受体相互作用蛋白激酶 3 / 混合谱系激酶结构域样蛋白（RIP1/RIP3/MLKL）信号通路介导，是急性缺血性脑卒中发展的关键过程。然而，目前尚不清楚坏死性凋亡如何促进急性缺血性脑卒中的发病机制。Zhang 等的研究中探讨坏死性凋亡功能缺失，RIP1 缺陷小鼠、RIP3 缺陷小鼠及 MLKL 缺陷小鼠如何在急性缺血性脑卒中后免受脑损伤。研究结果发现，在小鼠的脑梗死区域均检测到不溶性 RIP1、RIP3 及 MLKL，表明坏死性凋亡激活。2 种类型的 RIP1 激酶死亡突变小鼠（Rip1$^{K45A/K45A}$ 或 Rip1$^{\Delta/\Delta}$）被用来表明催化失活的 RIP1 可以减少梗死体积并改善 MCAO/R（大脑中动脉闭塞 / 再灌注）后的神经功能。Rip3$^{-/-}$ 小鼠和 Mlkl$^{-/-}$ 小鼠均受到保护而免于急性缺血性脑卒中。此外，坏死性凋亡功能丧失小鼠在梗死区域显示较少的炎症反应。因此，坏死性凋亡及其伴随的炎症反应可导致缺血性脑卒中后的急性损伤。研究为急性缺血性脑卒中的发病机制提供了新的见解，并提出了潜在的神经保护治疗靶点。　　　　　　　（李依泽）

【评述】　急性缺血性脑卒中是由于脑血管闭塞导致的脑梗死，是现代社会中致残率、死亡率较高的中枢神经系统疾病。其临床症状主要表现为迅速进展的神经功能障碍和认知障碍，从而导致患者预后不良。脑组织缺血区域细胞坏死性凋亡与急性缺血性脑卒中发生发展密切相关，以恢复缺血区域血供及减缓坏死性凋亡的发生为治疗急性缺血性脑卒中的主要思路。本实验探讨了由 RIP1/RIP3/MLKL 信号介导的坏死性凋亡促进急性缺血性脑卒中的发病机制，发现 RIP1/RIP3/MLKL 调控坏死性凋亡过程，且坏死性凋亡及其伴随的炎症反应可导致缺血性脑卒中的急性损伤。由此可见，坏死性凋亡参与急性缺血性脑卒中的发生为其发病机制的研究提供了新的思路，且 RIP1/RIP3/MLKL 的发现也为急性缺血性脑卒中的治疗提供了新的靶点。

（于泳浩）

文选 85

【题目】 MiR-410-3p 过表达改善缺氧缺血性脑损伤大鼠的神经功能缺损（MiR-410-3p overexpression ameliorates neurological deficits in rats with hypoxic-ischemic brain damage）

【来源】 Brain Res Bull，2020，162：218-230

【文摘】 新生儿缺氧缺血性脑病（HIE）是新生儿死亡或长期神经发育障碍的主要原因，已成为目前临床面临的重大现实问题。然而，其病理生理学和潜在的分子机制尚不清楚。miRNA 参与神经元细胞的正常生长和发育。Xiao 等的研究探讨 miR-410-3p 在缺氧缺血后神经功能缺损、神经元损伤和神经元凋亡中的作用和相关机制。实验建立缺氧缺血性脑损伤（HIBD）模型和氧糖剥夺（OGD）模型。应用 Zea-longa 评分和 TTC 染色检测 HIBD 后的急性脑功能障碍。qPCR 验证显示，HIBD 后 24 h 大鼠及 OGD 后 PC12、SY5Y 细胞和原代皮质神经元的 miR-410-3p 表达显著下调。为了进一步确定 miR-410-3p 的功能，在体内和体外应用慢病毒介导的过表达病毒进行行为测试，包括 Morris 水迷宫实验、旷场实验、Y 迷宫测试、神经严重程度评分和旋转杆测试，以评估 HIBD 后 1 个月大鼠的长期行为学改变。结果表明，OGD 后细胞数量和轴突长度均减少，而在上调 miR-410-3p 后细胞数量和轴突长度增加。同时，miR-410-3p 过表达抑制神经元凋亡并增强神经元存活。此外，miR-410-3p 过表达的 HIBD 大鼠的长期运动和认知功能显著恢复。总之，miR-410-3p 在保护神经元生长及促进 HIBD 新生大鼠的运动和认知功能恢复方面发挥着关键作用，该研究为开发用于治疗 HIBD 的 miR-410-3p 激活剂提供了重要理论基础。

（李依泽）

【评述】 新生儿缺氧缺血性脑病是新生儿缺氧窒息导致的脑缺氧缺血性损害所表现出的一系列的神经系统表现，成为围生期新生儿致残率和死亡率升高的最常见病因之一。临床上多以明显的围生期窒息史作为诊断的主要依据，主要表现为神经系统功能障碍，其病情发展迅速，所以延缓神经系统损伤、恢复神经系统功能成为临床治疗的当务之急。而 miRNA 在神经元内具有多种重要的调节作用，且与靶基因的调节有密切联系。本研究探究 miR-410-3p 在缺氧缺血后神经功能缺损、神经元损伤及神经元凋亡中的作用及其机制，发现 miR-410-3p 过表达抑制神经元凋亡并增加神经元存活率，对行为与认知功能恢复有积极作用。鉴于 miR-410-3p 在缺氧缺血性脑病中的重要作用，研制靶向 miR-410-3p 激活剂为临床治疗新生儿缺氧缺血性脑病开辟了新的篇章。同时，miRNA 的多个靶点对神经系统的调节及其相关机制也可以成为 HIE 研究的新机遇，且多通路共同调节也为深入探索 HIE 机制提供了新的思路。

（于泳浩）

文选 86

【题目】 长期 OVX 小鼠的雌激素对海马损伤的疗效丧失与海马局部雌激素产生和雌激素受体降解减少有关（Loss of estrogen efficacy against hippocampus damage in long-term OVX mice is related to the reduction of hippocampus local estrogen production and estrogen receptor degradation）

【来源】 Mol Neurobiol，2020，57（8）：3540-3551

【文摘】 绝经后妇女患神经退行性疾病的风险更高，包括认知障碍和缺血性脑卒中。许多临床前研究表明，雌激素替代疗法（ERT）可能对这些神经系统疾病提供保护作用。Ma 等的研究探讨 ERT 对短期［卵巢切除（ovariectomization，OVX）1 周］和长期（OVX 10 周）雌激素剥夺的小鼠认知能力下降和全脑缺血（GCI）诱导的海马神经元损伤的影响。研究还进一步探讨循环和海马中 17β-雌二醇（E_2）的浓度以及芳香酶和雌激素受体（ERα、ERα-Ser118 及 ERβ）的表达。结果发现，与 OVX 1 周小鼠相比，ERT 对海马体损伤的神经保护作用在 OVX 10 周小鼠中完全不存在。有趣的是，OVX 10 周小鼠海马 E_2 的浓度不可逆地降低，这与海马中芳香酶表达的降低有关。此外，长期雌激素剥夺（LTED）导致海马体中雌激素受体蛋白的减少。因此，研究得出结论，在 LTED 小鼠中，ERT 对海马体损伤的神经保护作用丧失与海马体 E_2 产生和雌激素受体降解的减少有关。 （李依泽）

【评述】 绝经后妇女可出现卵巢功能不全、闭经、骨质疏松等一系列的临床症状。近期研究表明，中枢神经系统疾病在绝经后妇女风险增加，临床表现为认知功能障碍和缺血性脑卒中。而雌激素对内分泌系统、代谢系统及骨骼的生长发育等有重要作用，其降低是绝经后妇女激素水平变化的主要表现，可能对神经退行性疾病起关键作用，故雌激素替代治疗可能为神经系统损伤提供保护作用。本研究探讨 ERT 对短期（OVX 1 周）和长期（OVX 10 周）雌激素剥夺的小鼠认知能力下降和脑缺血诱导的海马神经元损伤的影响及其循环和海马中雌激素及雌激素受体的表达，发现 ERT 对短期海马体损伤具有神经保护作用，且其作用丧失与海马体 E_2 产生和雌激素受体降解的减少有关。该研究提示雌激素替代治疗对神经系统可能存在的保护机制，为绝经后妇女的神经退行性疾病的研究提供了新的证据，但还需要进行多中心、大样本的研究来支持此观点。同时，脑缺血后海马体 E_2 产生及雌激素受体降解仍需要进一步的研究来明确相关发生机制。 （于泳浩）

文选 87

【题目】 七氟烷通过 miR-219a/AIM2/TLR4/MyD88 轴减轻小鼠心肌缺血再灌注损伤介导的心肌细胞凋亡（Sevoflurane attenuates cardiomyocyte apoptosis by mediating the miR-219a/AIM2/TLR4/MyD88 axis in myocardial ischemia/reperfusion injury in mice）

【来源】 Cell Cycle，2020，19（13）：1665-1676

【文摘】 该研究在小鼠中建立 miR-219a 过表达及七氟烷吸入模型，研究心肌缺血再灌注期间七氟烷在 miR-219a 介导的 AIM2 和 TLR4/MyD88 缺失通路中的机制。该研究利用 ucifase 检测 miR-219a 是否靶向 AIM2，并检测心肌组织中 miR-219a 和 AIM2 的表达。结果表明，七氟烷处理后小鼠心肌组织中 miR-219a 显著增加，心肌梗死面积和心肌细胞凋亡减少。miR-219a 抑制剂逆转七氟烷的作用。此外，过表达 AIM2 或诱导 TLR4 通路加重心肌缺血再灌注损伤，miR-219a 减轻心肌缺血再灌注损伤。综上所述，在心肌缺血再灌注模型中，七氟烷可上调 miR-219a 的表达，通过靶向 AIM2 阻断 TLR4 通路，减少心肌细胞凋亡。 （杨永妍）

【评述】 心肌梗死是全球范围内导致死亡和残疾的重要原因。减轻急性心肌缺血损伤的主要治疗方法是心肌再灌注，而这可能导致相关的心肌细胞死亡。七氟烷是目前临床最常用的吸入麻醉药物，具有较高的安全性，在心脏外科手术中得到广泛的应用，其在减轻心肌损伤方面的有益作用目前有所报道，但其中的机制仍不明确。该研究探讨七氟烷对心肌缺血再灌注损伤的作用及其分子机制，结果显示，七氟烷通过 miR-219a/AIM2/TLR4/MyD88 轴减轻小鼠心肌缺血再灌注损伤介导的心肌细胞凋亡，为未来吸入麻醉药的心肌保护研究提供了新的策略方向和靶点。 （于泳浩）

文选 88

【题目】 长托宁通过 ATP 敏感钾通道及 Akt/GSK-3β 和 Akt/mTOR 信号通路保护心肌细胞缺氧 / 复氧损伤〔Penehyclidine hydrochloride protects against anoxia/reoxygenation injury in cardiomyocytes through ATP-sensitive potassium channels，and the Akt/GSK-3β and Akt/mTOR signaling pathways〕

【来源】 Cell Biol Int，2020，44（6）：1353-1362

【文摘】 该研究应用长托宁、PI3K/Akt 抑制剂 LY294002H9c2、ATP 敏感 K^+（KATP）通道阻滞剂 5-HD、PHC/KATP 通道开放剂 DZ 预处理 H9c2 细胞，并建立心肌细胞缺氧 / 复氧损伤模型。检测细胞存活率和凋亡率，测定心肌损伤程度，测定细胞内 Ca^{2+} 水平、活性氧（ROS）生成、线粒体膜电位（ΔΨm）和线粒体通透性过渡孔（mPTP）。检测 Cyt-C、Bax、Bcl-2、cleaved caspase-3、KATP 通道亚基（Kir6.2 和 SUR2A）及 Akt/GSK-3β 和 Akt/mTOR 信号通路成员的水平。研究结果发现，长托宁预处理通过提高缺氧 / 复氧损伤细胞的细胞活性，降低 CK 和 LDH 活性，抑制细胞凋亡，从而减轻缺氧 / 复氧损伤。此外，长托宁预处理可改善细胞内 Ca^{2+} 超载和 ROS 产生，同时抑制 mPTP 开放和 Cyt-C 向细胞质释放，并维持线粒体膜电位。长托宁预处理激活线粒体 KATP 通道，调控 Akt/GSK-3β 和 Akt/mTOR 信号通路。用 DZ 治疗后，观察到类似的效果。LY294002 或 5-HD 预处理阻断长托宁的作用。提示长托宁预处理对缺氧 / 复氧损伤的保护作用可能与线粒体 KATP 通道以及 Akt/GSK-3β 和 Akt/mTOR 信号通路有关。 （杨永妍）

【评述】 急性心肌梗死是全球人类死亡的主要原因之一，其危险因素包括吸烟、肥胖、糖尿病、血脂异常和高血压等。再灌注治疗可以降低心肌梗死患者的死亡率，然而，缺血区再灌注可能导致继发性心肌损伤，对患者造成二次损伤。长托宁是一种新的抗胆碱能药物，最近的研究报道，长托宁对包括心脏在内的不同器官的缺血再灌注损伤具有保护作用，而其机制目前尚不清楚。KATP 通道的激活可以保护心肌细胞免受缺血再灌注损伤，而 PI3K/Akt 信号通路在细胞存活、分化和自噬中发挥重要作用。GSK-3β 和 mTOR 是 PI3K/Akt 通路的 2 个主要下游介质。最近越来越多的证据显示，激活 PI3K/Akt/mTOR 或 PI3K/Akt/GSK-3β 信号通路对多器官缺血再灌注损伤具有保护作用。该研究发现长托宁预处理对心肌缺氧 / 复氧损伤具有保护作用，而这种作用可能与线粒体 KATP 通道及 Akt/GSK-3β

和 Akt/mTOR 信号通路有关。

（于泳浩）

文选 89

【题目】　丙泊酚对 2 型糖尿病大鼠心肌缺血再灌注损伤中 LC3Ⅱ和 mTOR/p-mTOR 表达的影响（Effects of propofol on LC3II and mTOR/p-mTOR expression during ischemia-reperfusion myocardium injury in rats with type 2 diabetes mellitus）

【来源】　Exp Ther Med，2020，19（4）：2441-2448

【文摘】　该研究为探讨丙泊酚对 2 型糖尿病大鼠心肌缺血再灌注的影响，建立成年雄性大鼠缺血再灌注模型，并给予不同剂量的丙泊酚输注，记录心率（HR）、左心室收缩压（LVSP）及收缩期左心室压升高率（±dp/dt max）。通过检测超氧化物歧化酶（SOD）、丙二醛（MDA）、自噬标记蛋白 LC3Ⅱ、mTOR/磷酸化 mTOR 和心肌肌钙蛋白 T（cTnT）水平来研究自噬的作用，应用光镜和电镜观察心肌形态学特征。结果显示，丙泊酚组（低度剂量、中度剂量、高度剂量）的 HR、LVSP、＋dp/dt、－dp/dt 水平均显著升高。中度剂量丙泊酚组心肌细胞轻度水肿，SOD、cTnT、MDA、mTOR 表达水平显著降低，磷酸化 mTOR 表达水平显著升高。本研究证实了丙泊酚对出现心肌缺血再灌注损伤的 2 型糖尿病大鼠的保护作用，在输注速率为 12 mg/（kg·h）时保护效果最佳。此外，丙泊酚可显著降低血清 LC3Ⅱ和 mTOR 水平，抑制心肌细胞自噬。

（杨永妍）

【评述】　2 型糖尿病和与其相关的冠状动脉粥样硬化性心脏病的发病率逐年增加，越来越多的需要手术治疗的患者合并糖尿病和冠状动脉粥样硬化性心脏病，对于这些患者，围术期麻醉药物的选择和应用十分重要。目前的研究结果显示，自噬与 2 型糖尿病、心肌缺血再灌注损伤密切相关。自噬关键的调控因子包括 mTOR，磷酸化-mTOR/mTOR 信号通路在多种细胞自噬过程中发挥作用；而 LC3Ⅱ与自噬小体发育和成熟有关，用于监测自噬活性。丙泊酚是一种广泛使用的静脉麻醉药，据报道其具有心肌保护作用。然而其对糖尿病合并心肌缺血再灌注损伤的影响尚未见报道。该研究探讨丙泊酚对 2 型糖尿病大鼠心肌缺血再灌注损伤的影响，并通过测定 LC3Ⅱ、mTOR 及 p-mTOR 等因子的水平研究自噬在其中的关键作用。丙泊酚作为最常用的静脉麻醉药之一，其心肌保护作用具有较高的研究价值和前景。

（于泳浩）

文选 90

【题目】　IL-9 通过激活 STAT3 信号通路加重异丙肾上腺素诱导的心力衰竭（Interleukin-9 aggravates isoproterenol-induced heart failure by activating signal transducer and activator of transcription 3 signalling）

【来源】　Can J Cardiol，2020，36（11）：1770-1781

【文摘】　该研究通过慢性异丙肾上腺素灌注建立心力衰竭模型，测定小鼠及离体培养心肌细胞 IL-9 水平。此外，异丙肾上腺素处理小鼠接受重组小鼠 IL-9 或抗小鼠 IL-9 单克隆抗体注射，以研究 IL-9 对心功能、心肌肥厚和纤维化的影响。研究结果表明，经异丙肾上腺素处理后，小鼠及心肌细胞中 IL-9 水平显著升高。IL-9 治疗导致心功能障碍加重，心肌肥厚和纤维化放大，而重组小鼠 IL-9 或抗小鼠 IL-9 单克隆抗体注射治疗改善心功能障碍，减少心肌肥厚和纤维化。此外，IL-9 可加重异丙肾上腺素灌注诱导的心脏炎症和心肌细胞凋亡，而抗 IL-9 单克隆抗体可抑制心脏炎症和心肌细胞凋亡。IL-9 不激活 STAT1 或 STAT5，但在异丙肾上腺素诱导的心力衰竭模型中诱导 STAT3 磷酸化。此外，STAT3 特异性抑制剂 S31-201 显著抑制 IL-9 介导的异丙肾上腺素诱导的心功能障碍、心肌肥大及纤维化的增加。综上所述，IL-9 通过激活 STAT3 信号通路加重异丙肾上腺素诱导的心力衰竭模型中的心功能障碍、心肌肥大和纤维化。

（杨永妍）

【评述】 既往研究表明，炎症与心力衰竭的发生发展密切相关。作为炎症相关的细胞因子，IL-9 已被报道参与心血管疾病的发生发展。然而，IL-9 在响应异丙肾上腺素刺激导致的心力衰竭中的作用研究较少。本研究探讨 IL-9 是否参与心力衰竭及其可能的相关机制。研究结果表明，IL-9 可加重异丙肾上腺素灌注诱导的心脏炎症和心肌细胞凋亡，该过程通过激活 STAT3 信号通路引起的。因此，阻断 IL-9 可能是治疗慢性 β 肾上腺素受体激活导致的心肌肥厚和纤维化、抑制心力衰竭加重的新的药物治疗策略。

（于泳浩）

文选 91

【题目】 右美托咪定减轻多柔比星诱导的心肌细胞的炎症反应和凋亡（Dexmedetomidine reduces the inflammation and apoptosis of doxorubicin-induced myocardial cells）

【来源】 Exp Mol Pathol，2020，113：104371

【文摘】 该研究建立多柔比星（DOX）诱导的心肌损伤体外模型，H9c2 细胞分别用 DOX、DEX/DOX、Compound C 和 Compound C/DEX/DOX 处理，并监测炎症、细胞凋亡相关蛋白、细胞因子。研究结果表明，右美托咪定可促进细胞活性，抑制炎症反应、氧化应激及细胞凋亡。右美托咪定抑制牛磺酸、TXNIP、NLRP3、ASC、caspase-1 的表达，激活 p-AMPK 和 p-GSK3β 的表达。上述变化可通过 Compound C 逆转。综上所述，研究结论表明右美托咪定可以通过激活 AMPK-GSK3β 信号通路来减轻多柔比星诱导的心肌细胞的炎症反应和凋亡。由于右美托咪定的上述作用，它可能对有心脏问题的手术患者有益。

（杨永妍）

【评述】 随着人口老龄化的进程发展，老年患者数量增加，有心血管疾病的手术患者逐年增多。而心力衰竭是心血管疾病中死亡的主要原因，已成为危害公众健康和经济利益的慢性疾病之一。多柔比星是蒽环类抗生素中的一员，作为化学治疗药物广泛应用于各种肿瘤的治疗。多柔比星因其心脏毒性和引起严重心力衰竭的不良反应，临床应用受到限制。虽然研究表明多柔比星是心脏凋亡的关键刺激因子，但尚未发现治疗多柔比星引起的心脏毒性和心力衰竭的有效方法。因此，寻找一种有效的治疗方法为临床应用提供理论基础十分重要。右美托咪定是一种高选择性的 α_2 肾上腺素受体激动药，是一种常用的镇静药物，用于麻醉、镇静和抗焦虑中。研究表明，右美托咪定对心脏问题患者有益，但右美托咪定是否能够缓解心力衰竭及其潜在机制并不清楚。该研究结论表明右美托咪定可通过激活 AMPK-GSK3β 信号通路减轻多柔比星诱导的心肌细胞炎症和凋亡，对心肌有保护作用，该研究为心脏病患者的治疗和麻醉处理提供了新的见解。

（于泳浩）

文选 92

【题目】 骨髓间充质干细胞衍生的外泌体通过抑制巨噬细胞中的糖酵解来调节巨噬细胞极化，从而减弱脂多糖诱导的 ARDS（Bone marrow mesenchymal stem cell-derived exosomes attenuate LPS-induced ARDS by modulating macrophage polarization through inhibiting glycolysis in macrophages）

【来源】 Shock，2020，54（6）：828-843

【文摘】 巨噬细胞在脓毒症诱导的急性呼吸窘迫综合征（ARDS）的发展中起关键作用。骨髓间充质干细胞（BMSCs）可通过分泌外泌体减轻脓毒症引起的肺损伤，并具有强大的免疫调节和免疫抑制特性。Deng 等探究骨髓间充质干细胞释放的外泌体对脂多糖诱导的小鼠急性肺损伤的抗炎作用及其体内外机制。结果发现，骨髓间充质干细胞通过释放外泌体抑制 M1 极化，促进 M2 极化的小鼠肺泡巨噬细胞系（MH-S 细胞），并且骨髓间充质干细胞分泌的外泌体通过抑制细胞糖酵解来调节脂多糖处理的 MH-S 细胞的极化。同时，发现气管内传递骨髓间充质干细胞来源的外泌体可有效下调脂多糖诱导的小鼠肺组织糖酵解。结论表明，骨髓间充质干细胞来源的外泌体通过抑制 HIF-1α 下调糖酵解相关蛋白的表达，改善脂多糖诱导的炎症和肺病理损伤。 （秦　超）

【评述】 脓毒症相关性肺损伤至今仍是危重病患者死亡的主要原因。巨噬细胞在脓毒症诱导的急性呼吸窘迫综合征的发展中起关键作用。近年来，间充质干细胞来源的外泌体的研究成为治疗危重病脏器保护的焦点。该研究发现骨髓间充质干细胞通过释放外泌体抑制 M1 极化，促进 M2 极化的 MH-S 细胞，并且骨髓间充质干细胞分泌的外泌体通过抑制细胞糖酵解来调节脂多糖处理的 MH-S 细胞的极化。同时，发现气管内传递骨髓间充质干细胞来源的外泌体可有效下调脂多糖诱导的小鼠肺组织糖酵解。从而证实骨髓间充质干细胞来源的外泌体通过抑制 HIF-1α 下调糖酵解相关蛋白表达，改善脂多糖诱导的炎症和肺病理损伤，为脓毒症相关的肺损伤发病机制和防治研究奠定了理论基础，并且为靶向技术干预脏器保护开辟了新的路径。 （于泳浩）

文选 93

【题目】 脂氧素 A4 可减少大容量机械通气大鼠的呼吸机引起的肺损伤（Lipoxin A4 reduces ventilator-induced lung injury in rats with large-volume mechanical ventilation）

【来源】 Mediators Inflamm，2020，2020：6705985

【文摘】 机械通气相关性肺损伤（VALI）是需要机械通气支持的患者不可避免的严重并发症。脂氧素 A4 是一种内源性抗炎和抗氧化介质。Wang 等测定脂氧素 A4 对 VALI 的影响，通过采用 PaO_2/FiO_2、肺湿/干比和肺蛋白水平评估毛细血管通透性；通过检测血清和肺组织的细胞因子、NF-κB 的表达和活性及磷酸化肌球蛋白轻链来评估 VALI 诱导的炎症反应。观察肺组织的氧化应激反应、肺组织损伤和凋亡情况，并检测凋亡蛋白的表达。结果显示，脂氧素 A4 显著抑制肺组织氧化应激反应和凋亡以及平衡凋亡蛋白水平。结论，脂氧素 A4 通过抗炎、抗氧化和抗凋亡作用来保护 VALI。（秦　超）

【评述】 机械通气性肺损伤是临床患者不可避免的严重并发症，但具体发病机制及治疗防治措施尚不清楚。脂氧素 A4 是一种内源性抗炎和抗氧化介质，若能作为特异性干预治疗方法使临床症状得到转归，将会有很大的临床转化价值。该研究在在体动物水平测定脂氧素 A4 对 VALI 的影响，通过采用 PaO_2/FiO_2、肺湿 / 干比和肺蛋白水平评估毛细血管通透性；通过检测血清和肺组织的细胞因子、NF-κB 的表达和活性及磷酸化肌球蛋白轻链来评估 VALI 诱导的炎症反应。结果显示，脂氧素 A4 显著抑制肺组织氧化应激反应和凋亡及平衡凋亡蛋白水平。在动物水平证实脂氧素 A4 通过抗炎、抗氧化和抗凋亡作用来保护 VALI。此研究项目为临床转化奠定了坚实的理论基础，为应用于临床患者开辟了新的切入点，加速了转化医学应用的发展。 （于泳浩）

文选 94

【题目】 脂联素通过抑制内质网应激保护肥胖大鼠免受加重的急性肺损伤（Adiponectin protects obese rats from aggravated acute lung injury via suppression of endoplasmic reticulum stress）

【来源】 Diabetes Metab Syndr Obes，2020，13：4179-4190

【文摘】 内质网（ER）应激是介导肥胖致急性肺损伤（ALI）的易感性。Wei 等研究内质网应激在脂联素（APN）对脂多糖诱导肥胖大鼠肺损伤中的作用。采用大鼠喂食正常饮食和高脂饮食的方法随机分组进行研究。通过检测灌注脂多糖后 24 h 支气管肺泡灌洗液（BALF）细胞计数、肺组织炎症程度、肺水肿、上皮细胞凋亡及内质网应激标志物的表达蛋白质。结果显示 78-kDa 葡萄糖调节蛋白（GRP78）与 C/EBP 同肥胖大鼠肺组织中 CHOP 蛋白质表达上调，上皮细胞凋亡水平升高。内质网应激标志物蛋白的表达在瘦动物中均增加。肥胖大鼠的肺组织中 TNF-α、IL-6 和 IL-10、中性粒细胞计数均增加，肺湿 / 干比升高。在 ALI 过程中，瘦鼠和肥胖大鼠内质网应激标志物蛋白的表达相似地增加，而在肥胖上皮细胞中 Mitofusin 2（MFN2）明显下调。结论表明，APN 可能通过减轻内质网应激对肥胖大鼠加重的肺损伤发挥保护作用。 （秦 超）

【评述】 众所周知，肥胖对呼吸生理功能产生严重影响。近年来研究证实，内质网应激是介导肥胖致急性肺损伤的易感性，但具体机制尚不清楚。脂联素是一种胰岛素增敏激素，近来发现其具有抗糖尿病、抗动脉粥样硬化及炎症潜力。Wei 等的研究中评价内质网应激在脂联素对脂多糖诱导肥胖大鼠肺损伤中的作用。研究结果显示，内质网应激标志物蛋白的表达在瘦鼠中均增加，肥胖大鼠的肺组织中 TNF-α、IL-6 和 IL-10、中性粒细胞计数均增加，肺湿 / 干比升高。在 ALI 过程中，瘦鼠和肥胖大鼠内质网应激标志物蛋白的表达相似地增加，而在肥胖上皮细胞中明显下调。研究证实 APN 可通过减轻内质网应激对肥胖大鼠加重的肺损伤发挥保护作用。此研究为脂联素的临床应用开辟了新方向，并且从细胞器水平探究了肥胖作为肺损伤易感因素具体机制，为临床研究奠定了坚实的理论基础。 （于泳浩）

文选 95

【题目】 靶向 MALAT1 和 miRNA-181a-5p 用于干预急性肺损伤 / 急性呼吸窘迫综合征（Targeting MALAT1 and miRNA-181a-5p for the intervention of acute lung injury/acute respiratory distress syndrome）

【来源】 Respir Med，2020，175：106210

【文摘】 ALI/ARDS 是一种严重的肺损伤，导致难治性呼吸困难，具有较高的发病率和死亡率。靶向长链非编码 RNA（MALAT1）和 miR-181a-5p 可能是 ALI/ARDS 干预的潜在选择。Liu 等研究 MALAT 和 miR-181a-5p 在 ALI/ARDS 的发病机制，并测试靶向 MALAT 的治疗效果和 miR-181a-5p 用于体外 ALI/ARDS 干预。通过测量 ALI/ARDS 血浆中的 MALAT1 和 miR-181a-5p 水平；体外人肺微血管内皮细胞（HPMEC）脂多糖处理诱导损伤，通过检测细胞凋亡和血管炎症。结果显示，在 ALI/ARDS 中 MALAT1 上调和 miR-181a-5p 下调。MALAT1 敲低增加 miR-181a-5p 的表达。敲减 MALAT1 和 miR-181a-5p 均可改善 ALI/ARDS 大鼠的预后。结论表明，MALAT1 拮抗或 miR-181a-5p 可能是 ALI/ARDS 的潜在治疗策略。在机制上，miR-181a-5p 直接抑制 Fas 和凋亡，并减少炎症反应。MALAT1 负调控 miR-181a-5p。

（秦　超）

【评述】 ALI/ARDS 是一种严重的肺损伤，导致难治性呼吸困难，具有较高的发病率和死亡率，至今仍无有效的治疗和预防措施。非编码 RNA 指不编码蛋白质的 RNA，虽不翻译蛋白，但可在 RNA 水平上发挥生物学功能，近年来成为研究的热点之一。有研究发现靶向长链非编码 RNA（MALAT1）和 miRNA（miR-181a-5p）可能是 ALI/ARDS 干预的潜在选择，但具体机制尚不清楚。该研究探究 MALAT 和 miR-181a-5p 在 ALI/ARDS 的发病机制，并测试靶向 MALAT 的治疗效果和 miR-181a-5p 用于体外 ALI/ARDS 干预。结果证实，在 ALI/ARDS 中 MALAT1 上调和 miR-181a-5p 下调。MALAT1 敲低增加 miR-181a-5p 的表达，敲减 MALAT1 和 miR-181a-5p 均可改善 ALI/ARDS 大鼠的预后。结论表明，MALAT1 拮抗或 miR-181a-5p 可能是 ALI/ARDS 的潜在治疗策略；在机制上，miR-181a-5p 直接抑制 Fas 和凋亡，并减少炎症反应，MALAT1 负调控 miR-181a-5p。此研究结果为 ALI/ARDS 的治疗与防治开辟了新的路径，由核酸信息水平探究了新的机制，为根治 ALI/ARDS 肺损伤奠定了坚实的理论基础。

（于泳浩）

文选 96

【题目】 一氧化碳释放分子 3 可减轻出血性休克和复苏模型中的急性肺损伤：p38MAPK 信号通路的作用（Carbon monoxide-releasing molecule-3 ameliorates acute lung injury in a model of hemorrhagic shock and resuscitation: roles of p38MAPK signaling pathway）

【来源】 Shock，2021，55（6）：816-826

【文摘】 研究证实失血性休克复苏（HSR）后立即给予一氧化碳释放分子 -3（CORM-3）可改善 HSR 诱导的急性肺损伤（ALI）。然而，其对 HSR 诱导的 ALI 保护作用的具体机制尚不清楚。Bai 等采用出血性休克法，使大鼠平均动脉血压 4.0 kPa（30 mmHg），45 min 后经左静脉输血复苏。HSR 后分别给药 CORM-3。术后 12 h，采用肺湿 / 干比、苏木精 - 伊红染色、肺超声检测肺损伤程度。采用免疫荧光染色法检测巨噬细胞的凋亡和焦亡情况，蛋白质印迹法检测 p-p38MAPK 和总 p38MAPK（t-p38MAPK）的表达。腹腔注射 p-p38MAPK 特异性抑制剂 SB203580，评估 p38MAPK 在 HSR 诱导的 ALI 中的作用。结果显示，HSR 术后 B 线评分、肺损伤评分及肺湿 / 干比升高，提示 ALI 发生。HSR 后 12 h，CORM-3 显著降低 B 线评分、肺损伤评分、肺湿 / 干比、凋亡和焦亡巨噬细胞及 p-p38MAPK 的表达。此外，SB203580 不仅降低 HSR 诱导的 ALI，而且增强 CORM-3 对 ALI 的保护作用。结论表明，确定 CORM-3 对 HSR 诱导的 ALI 的保护作用，其机制可能与肺巨噬细胞抑制 p38MAPK 信号通路有关。

（秦　超）

【评述】　失血性休克是临床常见事件，随着医疗条件的完善，纠正失血性休克已不再困难，然而复苏后相关肺损伤的发生机制尚不清楚。有研究证实失血性休克复苏后立即给予 CORM-3 可改善 HSR 诱导的急性肺损伤，但具体机制不明。该研究采用出血性休克法给予 CORM-3，采用肺湿 / 干比法、苏木精 – 伊红染色、肺超声检测肺损伤程度；采用免疫荧光染色法检测巨噬细胞的凋亡和焦亡情况，蛋白质印迹法检测 p-p38MAPK 和 t-p38MAPK 的表达。并且腹腔注射 p-p38MAPK 特异性抑制剂 SB203580，评估 p38MAPK 在 HSR 诱导的 ALI 中的作用。结果显示，CORM-3 显著降低 B 线评分、肺损伤评分、肺湿 / 干比、凋亡和焦亡巨噬细胞及 p-p38MAPK 的表达。而 SB203580 不仅降低 HSR 诱导的 ALI，而且增强 CORM-3 对 ALI 的保护作用。该研究结论证实 CORM-3 对 HSR 诱导的 ALI 具有保护作用，其机制可能与肺巨噬细胞抑制 p38MAPK 信号通路有关。该研究结果为 CORM-3 改善 HSR 诱导的急性肺损伤具体机制提供了理论基础，确定了具体的信号通路调控作用，为临床转化奠定了坚实的理论基础。

（于泳浩）

文选 97

【题目】　右美托咪定通过抑制 p75NTR 介导的氧化应激和细胞凋亡减轻脂多糖诱导的急性肾损伤（Dexmedetomidine alleviates lipopolysaccharide-induced acute kidney injury by inhibiting p75NTR-mediated oxidative stress and apoptosis）

【来源】　Oxid Med Cell Longev，2020，2020：5454210

【文摘】　氧化应激和细胞凋亡在脓毒症相关性急性肾损伤（AKI）的发病机制中起关键作用。右美托咪定对脓毒症可能具有肾保护作用。因此，该研究探讨右美托咪定在炎症性近曲小管上皮细胞模型和脂多糖诱导的小鼠 AKI 中的抗氧化作用及其机制。该研究评估小鼠的肾功能（肌酐、尿素氮）、组织病理学、氧化应激［丙二醛（MDA）和超氧化物歧化酶（SOD）］及细胞凋亡（TUNEL 染色和切割的 caspase-3）。该研究结果显示，右美托咪定能显著改善脂多糖诱导的 AKI 小鼠的肾功能和肾损伤，并能逆转 MDA 浓度的显著升高和 SOD 酶活性的降低。同时，右美托咪定处理也降低脂多糖诱导的细胞凋亡和 caspase-3 的表达。p75NTR 在 AKI 小鼠肾组织中表达增加，而在右美托咪定治疗后表达降低。在培养的人肾小管上皮细胞系（HK-2 细胞）中，右美托咪定抑制脂多糖诱导的细胞凋亡和 ROS 的产生，而 p75NTR 的过度表达则逆转这一点。此外，右美托咪定预处理显著下调脂多糖刺激的 HK-2 细胞中 JNK 和 p38MAPK 的磷酸化，这种作用被 p75NTR 的过度表达所消除。综上所述，该研究表明右美托咪定通过调节 p75NTR/p38MAPK/JNK 信号通路部分降低氧化应激和细胞凋亡，改善败血症小鼠 AKI。

（宋程程）

【评述】　急性肾损伤是脓毒症最严重的并发症之一，是一种与炎症和氧化应激相关的快速肾功能不全。腹腔注射脂多糖诱导脓毒症是一种常用的动物模型。脂多糖是一种经典的 TLR4 激动剂，能诱导强烈的炎症反应，从而刺激人类败血症中固有免疫系统的激活。这种模式最显著的优点是使用的技术简单且易于复制。该研究结果显示，右美托咪定治疗可显著减轻脂多糖诱导的氧化应激和细胞凋亡，从而减轻肾功能不全。p75NTR 的过度表达增强自噬、ROS 的产生和 p38MAPK-JNK 通路的磷酸化，但最终逆转右美托咪定对脓毒症相关 AKI 的保护作用。该研究结果从氧化应激的角度阐明了右美托咪定在脓毒症相关 AKI 中的保护作用及其分子机制，为今后的临床研究提供了理论基础。

（于泳浩）

文选 98

【题目】 十一转位甲基胞嘧啶双加氧酶 2 缺乏加重肾缺血再灌注损伤（Ten-eleven translocation methyl-cytosine dioxygenase 2 deficiency exacerbates renal ischemia-reperfusion injury）

【来源】 Clinical Epigenetics，2020，12（1）：98

【文摘】 11 位甲基胞嘧啶双加氧酶（包括 Tet1/2/3）介导的 5mC 氧化和 DNA 去甲基化在胚胎发育和成体组织稳态中起重要作用。Tet2 基因和 Tet3 基因在成年小鼠肾中的表达相对丰富，而 Tet1 基因的表达水平较低。尽管 Tet3 基因已被证明能抑制肾纤维化，但 Tet2 基因在肾生理和肾缺血再灌注损伤中的作用仍不清楚。该研究结果显示，Tet2$^{-/-}$ 与野生型小鼠相比，小鼠肾形态和肾功能正常，而紧密连接和黏附连接相关基因的表达受损。肾缺血后 24 h，Tet2$^{-/-}$ 与野生型小鼠相比，小鼠表现出更高的 SCr 和 BUN 水平、更严重的肾小管损伤及肾中 Kim1 基因和 Ngal 基因表达的升高。此外，转录组分析显示 Tet2$^{-/-}$ 组小鼠的肾炎症反应增强。综上所述，该研究结果显示 Tet2$^{-/-}$ 小鼠在基线状态下对肾的发育和功能是不必要的，可能通过抑制炎症反应来保护肾免受缺血再灌注损伤，该研究结论提示，Tet2 可能是缺血再灌注诱导的急性肾损伤（AKI）干预的一个潜在靶点。

（宋程程）

【评述】 在肾缺血再灌注损伤过程中，氧化应激诱导内皮细胞或上皮细胞坏死，导致无菌性炎症和扩大急性肾损伤。与更严重的 AKI 相一致，该研究显示 Tet2$^{-/-}$ 小鼠的缺血再灌注损伤肾中促炎基因和免疫细胞标志物的表达水平更高。据报道，Tet2 敲除巨噬细胞对脂多糖诱导的 IL-6 产生更为敏感。然而，目前尚不明确这种更强的免疫反应在缺血再灌注损伤的 Tet2$^{-/-}$ 小鼠中，是因为缺少 Tet2 对免疫系统的直接作用，还是由严重的肾小管损伤导致的结果。总之，该研究结论表明 Tet2 缺乏会损害小鼠肾细胞连接相关基因的表达，并增加对肾缺血再灌注损伤的易感性。这些发现强调了 Tet2 在肾对缺血再灌注诱导的 AKI 的保护作用，提示 Tet2 可能是围术期 AKI 预防和治疗的一个潜在靶点。

（于泳浩）

文选 99

【题目】 缺血后处理通过 Nrf2 调节的自噬、抗氧化和抗炎作用减轻小鼠肠缺血再灌注后急性肾损伤（Ischemic postconditioning attenuates acute kidney injury following intestinal ischemia-reperfusion through Nrf2-regulated autophagy，anti-oxidation，and anti-inflammation in mice）

【来源】 FASEB J，2020，34（7）：8887-8901

【文摘】 肠缺血再灌注（II/R）经常发生在主要的心血管或肠道手术期间及术后，并导致包括肾在内的重要器官损伤。该研究探讨肠缺血后处理（IPo）对 II/R 诱导的急性肾损伤的保护作用及 Nrf2/HO-1 信号转导机制。研究结果显示，IPo 显著减轻 II/R 引起的肾损伤。此外，IPo 显著增加肾细胞核 Nrf2 和 HO-1 的表达，上调自噬水平并抑制 II/R 诱导的炎症反应，降低氧化应激。Nrf2 抑制剂（Brusatol）或 Nrf2-siRNA 可消除 IPo 的保护作用。相反，Nrf2 激活剂 t-BHQ 具有与 IPo 相似的保护作用。该研究结果表明，IPo 可抑制 II/R 诱导的肾损伤，其机制可能与 Nrf2/HO-1 通路有关。（于泳浩）

【评述】 Nrf2 是合成氧化产物和氧自由基的最重要因素之一。已有文献证明，Nrf2 抗氧化途径在保护包括肺损伤在内的各种器官方面非常重要。在应对各种病理生理应激时，Nrf2 在特定 Nrf2 丝氨酸和 / 或苏氨酸的磷酸化后通过激活数个上游激酶从 Keap1 释放。然后转移到细胞核，从而导致抗氧化基因，特别是 HO-1 和 NQO-1.9 的转录激活。有确凿的证据支持 HO-1，在细胞中起到抗氧化防御作用，作为控制氧化应激诱导细胞损伤的一个潜在靶点。最近的报道也表明，肾内 Nrf2 的活性导致细胞保护蛋白的诱导，其中 HO-1 与之一致。该研究表明，Nrf2 及其下游效应器 HO-1 可能对 II/R 所致的肾损伤有一定的抑制作用，且上调 HO-1 是保护冷缺血所致肾移植损伤的关键机制之一。

（于泳浩）

文选 100

【题目】 内皮细胞钙蛋白酶基因敲除对脂多糖诱导的急性肾损伤的保护作用（Protective role of endothelial calpain knockout in lipopolysaccharide-induced acute kidney injury via attenuation of the p38-iNOS pathway and NO/ROS production）

【来源】 Exp Mol Med, 2020, 52（4）: 702-712

【文摘】 该研究探讨钙蛋白酶及其信号通路在脂多糖诱导的急性肾损伤（AKI）中的作用，采用内皮特异性 Capn4 基因敲除小鼠（TEK/Capn4$^{-/-}$）。该研究以小鼠肺微血管内皮细胞（PMECs）为模型，用脂多糖刺激，检测肾功能、肾诱导型一氧化氮合酶（inducible nitric oxide synthase, iNOS）和内皮型一氧化氮合酶（endothelial nitric oxide synthase, eNOS）的表达、细胞凋亡、血浆和肾一氧化氮（NO）和活性氧（ROS）水平及 MAPK 家族成员（p38、ERK1/2 及 JNK1/2）的磷酸化。此外，还使用钙蛋白酶抑制剂、钙蛋白酶抑素过表达腺病毒和 MAPK 抑制剂。脂多糖刺激可引起 TEK/Capn4$^{-/-}$ 小鼠和 Tg-CAST 小鼠肾功能损害，而 LYZ/ Capn4$^{-/-}$ 组无损伤。内皮细胞 Capn4 基因敲除也能抑制脂多糖诱导的肾 iNOS 表达、caspase-3 活性和凋亡的增加，以及血浆和肾 NO 和 ROS 水平的升高，但对肾 eNOS 表达无明显影响。此外，脂多糖增加 calpain 和 caspase-3 的活性，只有 iNOS 在 PMECs 中的表达伴随着 p38 和 JNK 磷酸化的增加。抑制 calpain 活性或 p38 磷酸化可减轻脂多糖诱导的 iNOS 表达增加、NO/ROS 生成和细胞凋亡。这些结果表明，内皮钙蛋白酶通过抑制 p38 磷酸化，从而抑制 iNOS 的表达，进一步减少 NO 和 ROS 过量产生诱导的内皮细胞凋亡，对脂多糖诱导的 AKI 具有保护作用。

（宋程程）

【评述】 钙蛋白酶激活对脓毒症小鼠和脂多糖处理的培养细胞（包括心肌细胞、内皮细胞、膈肌细胞和骨骼肌细胞）具有促凋亡作用。由于钙蛋白酶是一种蛋白酶，其促凋亡作用主要归因于其降解特性。Calpain 部分切割一些凋亡相关蛋白，包括 caspase-3、caspase-9 和 Bcl-2，这些蛋白可能激活或失活假定的基质。该研究结果表明，Calpain 的促凋亡作用与 caspase-3 激活有关，因为 *Capn4* 基因敲除消除肾组织中 caspase-3 的活化和 DNA 片段化。该研究发现这种促凋亡作用与 p38 的磷酸化有关，MAPK 是丝氨酸 / 苏氨酸激酶家族，ERK、JNK 和 p38 通路是哺乳动物中 3 种经典的 MAPK 通路，介导各种细胞过程，包括细胞增殖、凋亡和应激反应。此外，该研究发现 p38 的磷酸化参与脂多糖诱导的 PMEC 凋亡。尽管在脂多糖处理的 PMECs 中观察到 JNK 的磷酸化增加，但 JNK 磷酸化抑制剂并不影响 caspase-3 的活性。然而，JNK 磷酸化可能参与脂多糖刺激反应的其他过程有待进一步研究。

（于泳浩）

文选 101

【题目】　中性粒细胞膜包裹纳米粒对小鼠肾缺血再灌注损伤的改善作用（Neutrophil membrane-enveloped nanoparticles for the amelioration of renal ischemia-reperfusion injury in mice）

【来源】　Acta Biomater，2020，104：158-166

【文摘】　缺血再灌注（I/R）损伤引发并加重一系列的氧化和炎症事件，导致高发病率和高死亡率。尽管近年来抗疟药物的临床应用取得了一些进展，但 I/R 损伤治疗的有效率仍不尽如人意。该研究展示了中性粒细胞膜包裹辅酶 Q（N-NPCoQ10）纳米颗粒治疗 I/R 损伤的策略。该研究验证纳米粒的理化和生物学重复性，并测试 N-NPCoQ10 对氧糖剥夺 / 再灌注模型和肾 I/R 损伤小鼠模型的保护作用。N-NPCoQ10 纳米粒对 I/R 损伤具有协同保护作用，能显著降低体内外氧化损伤，抑制肾细胞凋亡，减轻肾 I/R 损伤模型的炎症反应，最终改善 I/R 损伤小鼠的肾功能。N-NPCoQ10 纳米粒给药提供了一种有效的途径，在肾 I/R 损伤过程中释放抗氧化剂，抑制氧化损伤和中和炎症细胞因子，这可能是治疗急性肾损伤的一种潜在策略。

（宋程程）

【评述】　线粒体功能障碍相关的氧化应激以及随后的全身炎症反应和细胞凋亡是肾损伤的关键原因。一些研究表明，抗氧化剂可以减少氧化应激引起的肝、大脑、肌肉及肾疾病。因此，精确、有效地向损伤组织输送抗氧化剂已成为研究热点。细胞膜包裹的纳米颗粒由天然细胞膜和合成核心制成，它们与源细胞具有相似的抗原性，并作为诱饵中和目标病理分子。Thamphiwatana 等开发了巨噬细胞样纳米颗粒通过将聚合物核心包裹在来自巨噬细胞的细胞膜上，以结合和中和败血症级联反应中的内毒素。该研究应用中性粒细胞膜包裹的纳米颗粒在 I/R 损伤模型中释放抗氧化物（CoQ10），并证明了这种策略的有效抗氧化和抗炎作用，为肾急性损伤的治疗铺平了道路。

（于泳浩）

文选 102

【题目】　MiR-103a-3p 靶向介导 HMGB1 减轻脓毒症肝损伤（miR-103a-3p could attenuate sepsis-induced liver injury by targeting HMGB1）

【来源】　Inflammation，2020，43（6）：2075-2086

【文摘】　肝是脓毒症期间最脆弱的器官之一。目前的研究证明，miRNA 在损伤和炎症中起着重要作用。本研究旨在探讨 miR-103 在脓毒症肝损伤中的作用。采用 CLP 建立小鼠脓毒症模型。

然后将小鼠分为4组：正常组、脓毒症组、脓毒症＋miR-103a-3p组及脓毒症＋阴性对照组。经苏木精－伊红染色和电镜观察肝损伤情况。应用TUNEL法检测脓毒症诱导的肝组织细胞凋亡。用酶联免疫吸附测定试剂盒测定肝组织中炎症细胞因子的水平。用生物信息学算法预测miR-103a-3p在细胞内的靶基因，并用双荧光素酶报告基因分析进行验证。用实时定量聚合酶链反应和蛋白质印迹法检测miR-103a-3p、HMBG1及凋亡相关蛋白的表达。脓毒症动物肝组织中miR-103a-3p表达下调。MiR-103a-3p可减轻肝损伤，包括组织损伤和线粒体损伤，抑制炎症因子的分泌，减少肝细胞凋亡。高迁移率族B1（*HMGB1*）在脓毒症中过度调节，是miR-103a-3p的下游靶基因。抢救实验结果证实miR-103a-3p通过靶向*HMGB1*对脓毒症肝损伤具有保护作用。综上所述，*HMGB1*是miR-103a-3p靶基因之一，在脓毒症损伤中起作用。这些数据可能为确定脓毒症肝损伤的新靶点和治疗策略提供新的见解。　　　　　　　　　　　　　　　　　　　　　　　　　　　（贾真）

【评述】　肝损伤是脓毒症的常见并发症，可导致多器官功能障碍综合征和患者死亡。脓毒症肝损伤治疗的理想靶点是抑制炎症反应，防止细胞凋亡，并维持肝功能。然而，脓毒症肝损伤的分子机制尚不清楚，这极大地限制了脓毒症肝损伤诊断标志物的筛选。许多研究强调miRNAs参与包括脓毒症在内的病理和生理过程。MiR-103a-3p位于5q34，与肿瘤、帕金森病及妊娠相关并发症相关。MiR-103a-3p作为一种关键的多功能miRNA，可通过负调控靶基因发挥生物学功能。本研究通过腹腔注射miR-103a-3p，探讨miR-103a-3p在脓毒症小鼠脓毒症肝损伤中的作用及其可能机制。结果表明，miR-103a-3p通过首次靶向HMGB1，抑制炎症反应和细胞凋亡，从而减轻脓毒症肝损伤。本研究可能为脓毒症肝损伤的发病机制之一和脓毒症肝损伤的治疗靶点提供依据。　　　　（于泳浩）

文选 103

【题目】　PINK1激活和移位到线粒体相关膜介导有丝分裂和保护肝缺血再灌注损伤（PINK1 activation and translocation to mitochondria-associated membranes mediates mitophagy and protects against hepatic ischemia/reperfusion injury）

【来源】　Shock, 2020, 54（6）：783-793

【文摘】　肝缺血再灌注损伤是肝外科的主要问题。线粒体是组织损伤，尤其是缺血再灌注损伤的重要靶点或来源。有丝分裂是自噬的一种选择性形式，是去除受损或不需要的线粒体以进行线粒体质量控制的基本过程，但它在肝缺血再灌注损伤中的作用尚不清楚。该研究通过PTEN诱导的假定激酶1（PINK1）来研究有丝分裂在肝缺血再灌注损伤中的作用。将10周龄小鼠肝和原代肝细胞分别进行活体肝I/R和体外缺氧－复氧（H/R）处理。氧化应激、蛋白质印迹法和ATP生成分析表明，肝缺血再灌注导致线粒体损伤。功能障碍的线粒体促进ROS的产生和细胞凋亡。肝缺血再灌注导致线粒体蛋白COX4、TOM20和线粒体DNA减少，自噬相关指标LC3和P62升高，表明肝缺血再灌注促进有丝分裂。研究者发现缺血再灌注还导致内质网应激，内质网应激通过线粒体相关膜（MAM）与线粒体进行频繁的信号交流。结果表明，肝缺血再灌注时吞噬相关蛋白Parkin、Beclin、Optineurin表达增强，PINK1无明显变化，但移位到MAMs区域启动吞噬。在原代培养的肝细胞中，shRNA沉默PINK1降低H/R诱导的有丝分裂吞噬水平，导致H/R过程中功能障碍的线粒体聚集，增加ROS的产生，线粒体诱导细胞凋亡，最终导致肝细胞死亡。综上所述，这些发现表明PINK1介导的有丝分裂吞噬在I/R期间线粒体质量控制和肝细胞存活中起关键作用。
（贾　真）

【评述】　缺血再灌注（I/R）是血液再灌注加重缺氧引起的细胞和组织损伤的一种病理现象。肝缺血再灌注损伤是肝手术（如肝切除和肝移植）中常见的严重并发症。肝缺血再灌注是导致死亡和残疾的主要原因。这种损伤通常被认为是ROS产生过多、钙超载、内质网应激、线粒体损伤的结果。由于其复杂的动态发病机制，目前只有有限的治疗方法可用。线粒体是组织损伤的关键靶点或来源，特别是在缺血再灌注损伤中。肝缺血再灌注可导致线粒体嵴丢失，线粒体膜电位降低，线粒体通透性转换孔（MPTP）开放增强，导致线粒体损伤。受损的线粒体表现出功能障碍，并产生过多的ROS。在正常生理条件下，肝细胞能够耐受基础水平的ROS，而ROS是正常细胞代谢的副产品。然而，缺血再灌注损伤过程中过量的ROS可刺激DNA、蛋白质及脂质等细胞分子的进一步损伤，最终导致肝细胞死亡。PINK1已被证明可以抑制线粒体衍生小泡的形成，是免疫细胞中线粒体抗原呈递所必需的。最近的研究表明，心脏缺血再灌注时PINK1的含量不同，这可能是由于不同的缺血再灌注时期所致。研究者证明了PINK1介导的有丝分裂吞噬减轻肝缺血再灌注诱导的线粒体损伤，从而防止线粒体的进一步损伤，最终导致不可逆转的细胞损伤和细胞死亡。目前的研究表明，缺血再灌注损伤发生在不同的时间点（缺血时间从几分钟至几小时，再灌注时间从几分钟至几小时、几天等），产生不同程度的细胞损伤，导致不同的细胞结果，如坏死、凋亡、细胞衰老或完全恢复。多个缺血时间点将有助于确定PINK1介导的有丝分裂在缺血再灌注中的动态变化和影响。该研究首次证明了PINK1参与缺血再灌注引起的线粒体损伤的调控，其途径是移位到MAM，启动有丝分裂。这些结果揭示了线粒体吞噬在肝缺血再灌注损伤时线粒体功能调节中的分子机制。此外，PINK1介导的有丝分裂吞噬和功能障碍的线粒体清除可能是保护肝缺血再灌注损伤的新的治疗靶点。
（于泳浩）

文选 104

【题目】　丙泊酚对肝缺血再灌注损伤大鼠骨骼肌胰岛素受体的影响（Effect of propofol on the skeletal muscle insulin receptor in rats with hepatic ischemia-reperfusion injury）

【来源】　J Int Med Res，2020，48（4）：300060519894450

【文摘】　该研究探讨丙泊酚对肝缺血再灌注损伤（HIRI）后骨骼肌胰岛素受体及其底物表达和磷酸化的影响。将健康Wistar大鼠60只随机分为丙泊酚组（P组）和缺血再灌注组（I/R组）。P组大鼠在缺血前和再灌注后120 min内输注丙泊酚。测定血糖和胰岛素浓度，胰岛素信号转导蛋白胰岛素受体（IR）β单位（IRβ）和IR底物1（IR-1）的表达水平。此外，还测量了骨骼肌中这些蛋白的酪氨酸磷酸化水平。该研究结果显示，两组再灌注后2 h血糖水平（T2）均高于暴露肝门后2 h血糖水平（T1）。I/R组血糖水平高于P组，T2时胰岛素水平低于P组。此外，IRβ和IR-1的磷酸化酪氨酸水平分别降低了32.1%和22.4%。从而得出结论，丙泊酚可增加IRβ和IRS2的磷酸化酪氨酸水平，从而减轻HIRI后血糖的升高。
（贾　真）

【评述】　肝缺血再灌注损伤是肝切除、肝移植等外科手术过程中常见的病理生理过程，可对机体产生一系列生理效应。既往研究表明，HIRI可引起血糖严重升高，导致高血糖，进而导致肝代谢和免疫功能障碍，对术后恢复有负面影响。葡萄糖控制与胰岛素信号转导途径直接相关。既往研究表明，HIRI 和丙泊酚都能影响胰岛素信号通路，诱导胰岛素抵抗。此外，丙泊酚对肝缺血再灌注损伤的作用是相互矛盾的。即住有研究表明，HIRI 和丙泊酚均可影响胰岛素信号转导通路，诱导胰岛素抵抗。因此，该研究采用大鼠肝缺血再灌注模型，研究丙泊酚对血糖和肝胰岛素信号转导通路的影响。手术应激引起的神经和内分泌改变是导致 2 组大鼠血糖升高的原因。丙泊酚可降低 HIRI 引起的血糖升高。假设丙泊酚通过调节 IRβ 和 IRS 磷酸化水平来改善血糖水平。研究结果表明，丙泊酚可能是预防和治疗 HIRI 所致高血糖的一种有吸引力的治疗选择。 （于泳浩）

文选 105

【题目】 缝隙连接蛋白 32 缺乏对肝缺血再灌注损伤的保护作用（Connexin 32 deficiency protects the liver against ischemia/reperfusion injury）

【来源】 Eur J Pharmacol，2020，876：173056

【文摘】 肝缺血再灌注损伤是临床常见的并发症。我们先前的研究表明，连接蛋白 32（Cx32）在肾缺血再灌注损伤中起重要作用，但 Cx32 在肝缺血再灌注损伤中的作用尚不清楚。采用原位肝移植（OLT）患者的肝组织和血清标本，评价 Cx32 在原位肝移植再灌注损伤中的作用。然后建立 Cx32 基因敲除小鼠和野生型小鼠肝部分缺血再灌注模型。检测肝损伤标志物。应用 Cx32 小干扰 RNA 和 p53 抑制剂 Pifithin-α、Tenovin-1 在 BRL-3A 和小鼠原代肝细胞缺氧／复氧（H/R）模型中检测 Cx32 与 p53/PUMA 信号转导通路的关系。与肝损伤相对应，Cx32 在人肝移植和小鼠部分肝缺血再灌注过程中均有显著表达。Cx32KO 小鼠与对照组相比肝损伤较轻。Cx32 缺乏可显著抑制 p53/PUMA 通路和肝细胞凋亡。在 BRL-3A 和小鼠原代肝细胞 H/R 模型中也观察到类似的结果。丙泊酚通过抑制 Cx32 对原位肝移植再灌注损伤和肝细胞凋亡起保护作用。综上所述，Cx32 是一种新的肝缺血再灌注损伤调节因子，主要通过 p53/PUMA 信号通路调节肝细胞凋亡和损伤。 （贾 真）

【评述】 Cx32 在肝组织中大量表达。在大鼠部分肝缺血再灌注模型中，Cx26 和 Cx32 的表达水平在缺血期间降低，但在再灌注早期升高。既往的研究表明，Cx32GJ 功能增强是肾缺血再灌注损伤的主要机制，抑制 Cx32GJ 功能可以保护肾免受 H/R 损伤。根据文献，药物诱导的肝损伤（一种急性形式的肝损伤）的进展是 GJ 依赖的，Cx32 在放大损伤方面起着至关重要的作用，使 Cx32 成为理想的肝保护治疗靶点。该研究观察到患者和小鼠肝缺血再灌注后 Cx32 蛋白表达上调，这与大鼠肾缺血再灌注损伤的结果一致，表明 Cx32 在肝缺血再灌注损伤后也是一种应激感受器。然而，肝缺血再灌注损伤诱导 Cx32 表达的机制尚不清楚，需要进一步研究。此外，通过人工改变 Cx32 的表达，研究确定了 Cx32 在加速肝缺血再灌注损伤所致肝损伤中的作用。综上所述，Cx32 是一种新的肝缺血再灌注损伤调节因子，主要通过 p53/PUMA 信号通路调节肝细胞凋亡和损伤。此外，这些发现也拓宽了人们对直接性研究的理解。 （于泳浩）

文选 106

【题目】　基于 iTRAQ 技术的氢气对小鼠脓毒症肠道蛋白质组学的定量分析（iTRAQ-Based quantitative proteomic analysis of intestines in murine polymicrobial sepsis with hydrogen gas treatment）

【来源】　Drug Des Devel Ther，2020，14：4885-4900

【文摘】　Jiang 等采用 iTRAQ（isobaric tags for relative and absolute quantitation）为基础的定量蛋白质组学分析，研究氢气（H_2）对脓毒症肠道损伤的影响。使用雄性 C57BL/6 小鼠采用 CLP 法制备脓毒症模型。测定小鼠 7 d 生存率。采用 4-kd 荧光素异硫氰酸酯耦联右旋糖酐（FITC－右旋糖酐）血药浓度测定，结合苏木精－伊红染色和蛋白质印迹法，研究 H_2 对脓毒症相关肠道损伤的影响。采用基于 iTRAQ 的液相色谱－串联质谱（LC-MS/MS）分析研究 H_2 治疗对肠道损伤相关的蛋白质组学的影响。结果显示 H_2 能显著提高脓毒症小鼠的 7 d 生存率。血液和腹腔灌洗细菌负荷增加，H_2 处理可显著降低其负荷。CLP 小鼠有明显的肠道损伤，吸入 2% 的氢气可以明显减轻这种损伤。定量所有 4194 个蛋白，其中 199 个差异表达蛋白与 H_2 对脓毒症的阳性作用相关。功能富集分析表明，H_2 可能通过影响甲状腺激素合成和氮代谢信号通路减轻脓毒症小鼠肠道损伤。蛋白质印迹法结果显示，在脓毒症小鼠中，H_2 通过下调恶性脑肿瘤缺失 1 蛋白（DMBT1）、胰岛素受体底物 2（IRS2）、N-myc 下调基因 1（NDRG1）和血清淀粉样蛋白 A-1 蛋白（SAA1）的表达而降低肠损伤。该研究认为，在脓毒症肠道保护中有 199 个与 H_2 相关的差异蛋白，这些蛋白在以下信号通路中富集，包括甲状腺激素合成信号通路、氮代谢信号通路、消化吸收信号通路（维生素、蛋白质和脂肪）。H_2 通过下调 SAA1、NDRG1、DMBT1 和 IRS2 的表达，减轻脓毒症小鼠的肠道损伤。　　　　　　（王瑶琪）

【评述】　氢气是一种新的医疗气体，国内外大量研究显示氢气对多种器官的多种疾病都具有一定的保护作用，目前研究显示氢气具有抗炎、抗氧化、抗凋亡和调节线粒体等功能，但是氢气对疾病发挥治疗作用的具体机制和作用靶点尚不明确。脓毒症是危重症患者死亡的主要原因，研究报道氢气对脓毒症引起的多器官的损伤具有保护作用。该研究通过 iTRAQ 技术探讨氢气治疗脓毒症肠道损伤后蛋白质组学的差异，结果显示 H_2 通过下调 SAA1、NDRG1、DMBT1 和 IRS2 的表达，减轻脓毒症小鼠的肠道损伤。该结果为脓毒症器官损伤的治疗提供了新的靶点，为氢气治疗脓毒症器官损伤的机制提供了新的研究方向。　　　　　　（于泳浩）

文选 107

【题目】　Rac1 的双向效应：抑制放射治疗导致的肠道损伤，同时抑制肿瘤（A bidirectional effect of Rac1 inhibition-Protects radiation-induced intestinal injury while inhibits tumor）

【来源】　Life Sci，2020，240：117105

【文摘】　An 等使用 Rac1 特异性抑制剂 NSC23766，探讨抑制 Rac1 是否能减轻放射治疗导致的肠损伤，同时对肿瘤无潜在的保护作用。各组小鼠分别给予 NS 组（$n=9$）生理盐水、低剂量组（$n=9$）2.5 mg/kg 的 NSC23766、高剂量组（$n=9$）5 mg/kg 的 NSC23766 腹腔注射。经全身刺激

（10 Gy）后，收集小肠组织进行苏木精-伊红染色和末端脱氧核苷酸转移酶介导的 dUTP 末端标记（TUNEL）。利用肠上皮细胞和肿瘤细胞系 MODE-k 和 CT-26 进一步研究 Rac1 抑制放射治疗导致肠损伤的作用。流式细胞术检测活性氧产生、细胞周期和线粒体膜电位的变化，并用荧光显微镜检测线粒体膜电位。蛋白质印迹法检测细胞凋亡和细胞周期相关蛋白表达的变化。结果显示，与 NS 组相比，高剂量组肠绒毛高度和隐窝深度更高（$P<0.01$），细胞凋亡率更低（$P<0.01$）。放射治疗后，Rac1 抑制预处理能提高 MODE-k 细胞的活力（$P<0.01$）和减少细胞凋亡（$P<0.01$），而对 CT-26 细胞的活力和细胞凋亡无影响，同时 Rac1 抑制预处理减少 MODE-k 细胞产生 ROS（$P<0.01$），而对 CT-26 细胞产生 ROS（$P<0.01$）无影响。研究结论表明，抑制 Rac1 可减轻肠道损伤，同时增加放射治疗对肿瘤细胞的杀伤作用。 （王瑶琪）

【评述】 Rac1 是细胞内一类重要的信号转导分子，与恶性肿瘤发生、发展关系密切，具有促进肿瘤血管生成、抑制肿瘤细胞凋亡、促进肿瘤的侵袭和转移等作用。放射治疗是利用放射线治疗肿瘤的一种局部治疗方法，但是放射治疗对正常组织和器官会造成一定的损伤。该研究探讨抑制 Rac1 对放射治疗后肠道损伤的保护作用，结果显示抑制 Rac1 后放射治疗引起的肠道损伤明显减轻，不会引起肠上皮细胞的凋亡和氧化损伤，而且对肿瘤细胞的凋亡和氧化损伤有促进作用。该研究显示了 Rac1 的双重正面效应，为减轻临床放射治疗患者的肠道损伤提供了新的保护策略。 （于泳浩）

文选 108

【题目】 不同浓度的丙酮酸-腹膜透析液对肠道损伤的影响（Effect of peritoneal dialysis solution with different pyruvate concentrations on intestinal injury）

【来源】 Exp Biol Med（Maywood），2020，245（7）：644-653

【文摘】 Zhang 等探讨不同浓度的丙酮酸-腹膜透析液（Pyr-PDS）直接腹膜复苏联合静脉复苏对失血性休克大鼠酸碱失衡及肠缺血再灌注损伤的影响。将 60 只大鼠随机分为 SHAM 组、静脉复苏组、NS（生理盐水）组、LA［乳酸-PDS（Lac-PDS）］组、PY1［低浓度 Pyr-PDS（Pyr-PDS1）］组、PY2［高浓度 Pyr-PDS（Pyr-PDS2）］组。失血性休克和复苏后 2 h，测量动脉血 pH、氧分压、二氧化碳分压（PCO_2）、碱过剩和碳酸氢盐离子浓度（HCO_3^-）。检测肠道黏膜损伤指数、细胞间黏附分子 1（ICAM-1）、TNF-α、IL-6、occludens-1、claudin-1、occludin 水平。研究结果显示，复苏后 2 h，PY2 组的平均动脉压、pH、氧分压、动脉血碱过剩高于 PY1 组，而 PCO_2 低于 PY1 组（$P<0.05$）。PY2 组 TNF-α 和 IL-6 水平显著低于 PY1 组（$P<0.05$）。PY2 组 occludins -1、claudin-1、occludin 表达水平显著高于 PY1 组（$P<0.05$）。该研究结论表明，Pyr-PDS2 直接腹膜复苏联合静脉复苏可增强大鼠血流动力学，改善酸碱平衡，减轻失血性休克复苏后肠缺血再灌注损伤。其机制可能包括纠正酸中毒、抑制炎症反应、增强全身免疫状态、调节肠上皮通透性和维持肠黏膜屏障功能。 （王瑶琪）

【评述】 失血性休克是创伤后或手术中危及生命的情况。酸碱失衡和肠缺血再灌注损伤是其发病过程和多器官功能障碍的 2 个重要原因。因此，寻找一种有效的复苏方法，以扭转酸碱失衡、保护器官功能是当务之急和必要的。该研究证实了腹膜丙酮酸复苏联合静脉复苏对失血性休克大鼠缺氧酸中毒及肠缺血再灌注损伤的保护作用。而含有高浓度丙酮酸的腹膜透析液在此过程中起着至关重要的作用，为失血性休克复苏后减轻脏器损伤、保护脏器功能及改善临床预后提供了新的思路和可能的方向。

（于泳浩）

文选 109

【题目】　丙酮酸通过抑制失血性休克大鼠的 JAK/STAT 信号通路保护肠道损伤（Pyruvate protects against intestinal injury by inhibiting the JAK/STAT signaling pathway in rats with hemorrhagic shock）

【来源】　J Surg Res，2020，248：98-108

【文摘】　Zhang 等探讨 Janus 激酶 / 信号转导和转录激活因子（JAK/STAT）信号通路在丙酮酸 - 腹膜透析液（PY-PDS）腹膜复苏（peritoneal recovery，PR）保护大鼠失血性休克（hemorrhagic shock，HS）肠道损伤中的作用。该研究将 64 只大鼠分为 8 组：SHAM 组、静脉复苏（VR）组、生理盐水（NS）组、乳酸 - 腹膜透析液（LA）组、PY（PY-PDS）组、二甲基亚砜（DMSO）组、西罗莫司（RPM）组、AG490（Tyrphostin B42）组。结果显示，失血性休克复苏后 2 h，PY 组、RPM 组、AG490 组大鼠血液中二胺氧化酶、15- f2t - 异前列腺素、血栓素 B2、内皮素 -1 水平和肠黏膜凋亡指数、caspase-3 水平均低于 VR 组、NS 组、LA 组和 DMSO 组。与 VR 组、NS 组、LA 组相比，PY 组丙二醛和髓过氧化物酶水平更低，超氧化物歧化酶水平更高。PY 组、RPM 组、AG490 组和 LA 组的磷酸化 JAK2 和磷酸化 STAT3 水平低于 VR 组、NS 组和 DMSO 组。该研究认为，PY-PDS 联合静脉复苏对腹膜复苏的保护机制与大鼠失血性休克及复苏过程中抑制 JAK/STAT 信号通路有关。其过程可能包括抑制氧化应激、减少中性粒细胞浸润、调节微循环及抑制细胞凋亡。

（王瑶琪）

【评述】　失血性休克是创伤后或手术中危及生命的情况。酸碱失衡和肠缺血再灌注损伤是其发病过程和多器官功能障碍的 2 个重要原因。该研究不仅证实腹膜丙酮酸复苏联合静脉复苏对失血性休克大鼠缺氧酸中毒及肠缺血再灌注损伤具有一定的保护作用，并探讨了 JAK/STAT 信号通路在丙酮酸腹膜透析中的作用，为失血性休克复苏后减轻脏器损伤、保护脏器功能、改善临床预后提供了新的思路和可能的方向，并为失血性休克复苏后器官损伤的机制研究提供了方向。

（于泳浩）

文选 110

【题目】　κ- 阿片受体激动剂可能通过抑制 NF-κB/HIF-1α 通路减轻体外循环大鼠肠道损伤（κ-opioid receptor agonists may alleviate intestinal damage in cardiopulmonary bypass rats by inhibiting the NF-κB/HIF-1α pathway）

【来源】　Exp Ther Med，2020，20（1）：325-334

【文摘】　Zhang 等探讨 κ- 阿片受体（KOR）受体激动剂对接受体外循环的大鼠肠屏障功能的保护作用，以及对 NF-κB 和 HIF-1α 信号通路的影响。该研究将 50 只大鼠随机分为 5 组（$n=10$）：假手术（Sham）组、体外循环（CPB）组、KOR 激动剂＋CPB（K）组、KOR 激动剂＋ KOR 抑制剂＋CPB（NK）组、KOR 激动剂＋NF -κB 通路特定抑制剂＋CPB（NF）组。使用苏木精 - 伊红染色法观察大鼠肠道组织损伤情况；ELISA 法检测血清 IL-1β、IL-6、IL-10 和 TNF-α，氧化应激因子超氧化物歧化酶、丙二醛和一氧化氮，以及肠损伤标志物 d 乳酸、二胺氧化酶和肠脂肪酸结合蛋白水平；蛋白质印迹法检测紧密连接蛋白 zonula occludens-1 和 claudin-1 的表达水平，NF-κB/HIF-1α 信号通路相关蛋白的表达水平；免疫组化检测肠道损伤。苏木精 - 伊红染色结果显示，KOR 激动剂减轻 CPB 模型大鼠的肠道损伤。这种作用被添加 KOR 拮抗剂逆转。通过 ELISA 进一步研究炎症和氧化应激因子发现，KOR 激动剂减轻 CPB 模型大鼠肠道组织中的炎症和氧化应激反应。肠道损伤标志物的 ELISA 结果和紧密连接蛋白表达的蛋白质印迹法结果提示，KOR 激动剂治疗可减轻 CPB 模型大鼠的肠道损伤。蛋白质印迹法和免疫组化结果提示，KOR 激动剂可能降低 CPB 中 NF-κB、p65 和 HIF-1α 的表达水平。该研究认为，KOR 激动剂可通过抑制 NF-κB/HIF-1α 信号通路相关蛋白的表达水平，改善 CPB 大鼠肠道屏障功能障碍。

（王瑶琪）

【评述】 体外循环是利用一系列特殊人工装置将回心静脉血引流到体外，经人工方法进行气体交换，调节温度和过滤后，输回体内动脉系统的生命支持技术。随着临床医学的发展，体外循环应用范围不断扩展，虽然体外循环目前已能为外科医师提供比较好的安全时间和安全程度，能够用之进行很多种心脏手术，但灌注对机体的影响仍不可完全避免。体外循环下的手术需要使用大量的阿片类药物，常用的阿片类药物如舒芬太尼等主要通过 μ 受体发挥作用，同时通过 μ 受体产生呼吸抑制等作用，而 κ- 阿片受体的激动在发挥镇痛的同时能减少相关的不良反应。该研究显示 κ- 阿片受体激动能减轻体外循环后肠道组织的损伤，减轻炎症反应和氧化应激，减轻肠黏膜屏障的损伤；另外，该研究还探讨了 NF-κB/HIF-1α 信号通路在 KOR 在肠道保护中的作用。该研究为接受体外循环手术的患者术中阿片类药物的选择提供了新的思路和支持，对体外循环后患者的恢复有重要意义。 （于泳浩）

文选 111

【题目】 右美托咪定对肝切除术后缺血再灌注损伤的保护作用：一项前瞻性随机对照研究（Dexmedetomidine exerts a protective effect on ischemia-reperfusion injuryafter hepatectomy: A prospective, randomized, controlled study）

【来源】 J Clin Anesth，2020，61：109631

【文摘】 Zhang 等进行前瞻性、单盲研究探讨右美托咪定对肝切除术后肝缺血再灌注损伤的保护作用，将 58 例接受肝切除术的患者随机分为 2 组，右美托咪定组（D 组）负荷剂量为 0.5 μg/kg 10 min，保持 0.5 μg/（kg·h），直至肝叶切除。对照组（C 组）给予生理盐水，剂量和输注速率与 D 组相同。分别测量 2 组患者血清 α- 谷胱甘肽 S- 转移酶（α-GST）水平，观察比较术后肝功能、肾功能、凝血功能、血流动力学改变、恢复指标及与麻醉和手术相关的并发症发生率。研究结果发现，D 组术后 0.5 h 的血清 α-GST 明显低于对照组 [（9.1±3.4）ng/ml $vs.$（15.8 ± 6.5）ng/ml；$P<0.01$]。术中 D 组肝血流阻断 11 例，C 组 14 例，进一步亚组分析显示，无论术中有无肝血流阻断，D 组患者术后 0.5 h 的 α-GST 也显著降低 [有阻断：D 组，（9.6±1.6）ng/ml；C 组，（20.3±6.7）ng/ml，$P<0.01$；未阻断：D 组，（8.7±4.1）ng/ml；C 组，（11.6±2.3）ng/ml；$P=0.02$]。D 组未阻断血流和阻断血流者的 α-GST 无明显差异，C 组中未阻断血流者的 α-GST 浓度明显低于阻断血流者，右美

托咪定与未阻断血流具有交互作用（$P<0.01$）。此外，在肝切除术后 24 h，2 组患者的血清 IL-6 和 TNF-α 差异有统计学意义。在平均动脉压、心率、脑电双频指数方面，D 组均显著低于 C 组（$P<0.05$）。比较 2 组患者在术后 2 h、24 h ALT、AST 的差异有统计学意义。但在肾功能、恢复指标、凝血功能方面无显著性差异。2 组均未发现与手术麻醉有关的严重并发症。结论表明，右美托咪定对肝切除术后缺血再灌注损伤有保护作用。

（仓 静 凌晓敏）

【评述】 该研究立题合理，研究设计严谨，阐明了右美托咪定在肝切除术中确实具有减少肝缺血再灌注损伤的作用。然而，该研究也存在一定的局限性。首先，本研究的观察时间仅为 72 h，观察指标也以血液生化指标为主，但是对于临床研究而言，患者的短期 / 长期的预后更有指导价值。考虑到药物的短效性，随着右美托咪定喷鼻剂型的上市，今后的研究方向可以更倾向于药物在围术期的使用对患者带来的获益。其次，对于肝手术而言，肝本身的状态，包括是否合并肝硬化及肝硬化程度等都是影响术后肝功能的因素。因此，如果能在本研究的基础上纳入更多数量的患者，对术前肝状态进行分层分析，其结果将更有助于发现高危患者并在相应人群中进行推广使用。最后，右美托咪定作为一种镇静药物，具有一定的解交感神经作用，并且对应激免疫也产生影响。然而，该研究并未考虑到右美托咪定这一效应在其保护缺血再灌注损伤中的作用。

（薛张纲）

文选 112

【题目】 最佳呼气末正压肺保护通气策略对腹腔镜下结直肠癌根治术患者氧合功能的影响

【来源】 临床麻醉学杂志，2020，36（6）：548-551

【文摘】 周建伟等探讨最佳呼气末正压通气（PEEP）肺保护通气策略对腹腔镜下结直肠癌根治术患者围术期氧合功能的影响。纳入择期行腹腔镜下结直肠癌根治术患者 54 例，随机分为传统组（T 组）和保护组（P 组），每组 27 例。T 组设置潮气量为 9 ml/kg 且无 PEEP 和肺复张（RMs）；P 组通过动态肺顺应性（C_{ldyn}）滴定患者的最佳 PEEP 值，设置低潮气量 7 ml/kg 联合最佳 PEEP，每 30 分钟肺复张 1 次。记录麻醉诱导后 10 min（T1）、每次肺复张后 30 min（T2、T3、T4）的 C_{ldyn} 及气道平台压（P_{plat}），在 T1～T4、拔管后 30 min（T5）及术后第 3 天（T6）采集动脉血样本，计算氧合指数，记录术前和 T6 时的改良临床肺部感染评分（mCPIS）。结果显示，与 T 组相比较，T3、T4 时 P 组 C_{ldyn} 明显升高（$P<0.05$），T4～T6 时 P 组氧合指数明显升高（$P<0.05$），T6 时，P 组 mCPIS 明显降低（$P<0.05$）。结论表明，最佳 PEEP 联合低潮气量和肺复张的肺保护通气策略可改善腹腔镜结直肠癌根治术患者围术期氧合，降低 mCPIS。

（仓 静 凌晓敏）

【评述】 腹腔镜辅助下结直肠癌根治术手术时，由于气腹及体位的影响，会造成膈肌上移、肺顺应性下降，导致肺损伤。根据以往临床经验设置 PEEP 来减轻肺损伤的发生，比较盲目而且不够精确。该研究利用肺复张后根据最佳肺顺应性来确定最佳 PEEP，是个体化精准滴定 PEEP，能够有效预防肺萎陷，改善围术期氧合，减少肺损伤。肺复张方法有 3 种：控制性肺膨胀法、PEEP 递增法及压力控制法（PCV）。周建伟等选用控制性肺膨胀法、PEEP 递增法和容量递增法。将 3 种方法结合应用效果更佳，其中最常用和最有效的方法是 PEEP 递增法。最佳 PEEP 的选定十分重要，其可定义为在最大氧合、最佳 C_{ldyn}、最低肺泡无效腔量和较少引起血流动力学波动时的 PEEP。以往保护性通气策略中 PEEP 的设置常根据临床经验设置，鲜有采用最佳 PEEP 应用于腹腔镜结直肠癌根治术的报道。该研究采用动态肺顺应性来确定腹腔镜结直肠癌根治术患者最佳 PEEP，结合低潮气量、每 30 分钟进行一次肺复张的保护性通气策略，改善了围术期患者氧合，具有一定临床意义，值得临床推广应用。 （杭燕南）

七、港澳台地区麻醉医学研究进展

文选 113

【题目】 比较术中补液与血管升压药输注对肠道微循环的影响（Comparing effects of intraoperative fluid and vasopressor infusion on intestinal microcirculation）

【来源】 Sci Rep，2020，10（1）：19856

【文摘】 多项研究表明，血管升压药可能更适合治疗术中低血压和预防高容量血症。本研究比较输注血管升压药和补液对术中低血压患者肠道微循环的影响。32 只大鼠被随机分为 4 组：浅麻醉组（应用 0.8%～1% 异氟烷）、深麻醉组（应用 1.5%～1.8% 异氟烷）、液体 DA 组（应用 1.5%～1.8% 异氟烷＋补液）、去甲肾上腺素 DA 组（应用 1.5%～1.8% 异氟烷＋去甲肾上腺素输注）。在 240 min 时，液体 DA 组和去甲肾上腺素 DA 组灌注小血管密度（PSVD）无显著差异（26.2 mm/mm² *vs.* 28.9 mm/mm²，$P=0.077$），液体 DA 组中黏膜组织氧饱和度低于去甲肾上腺素 DA 组（48% *vs.* 57%，$P=0.02$）。在 240 min 时，去甲肾上腺素 DA 组中浆肌层的总小血管密度（TSVD）和灌注小血管密度均高于液体 DA 组。液体 DA 组中补液量高于去甲肾上腺素 DA 组（66 μl/g *vs.* 9 μl/g，$P=0.001$）。该研究结论表明去甲肾上腺素可以复苏术中低血压相关的微循环改变，避免液体超负荷。 （王贤冬）

【评述】 术中麻醉相关低血压是常见的。麻醉相关低血压的病理生理机制包括血管舒张、交感神经系统的损伤、压力反射的功能损害。使用大量晶体溶液以维持正常血容量可导致毛细血管灌注压和组织氧分压降低。积极的液体治疗会致使心脏充盈压升高，从而导致利钠肽的释放，而这些肽会显著破坏内皮糖萼的结构和功能，导致血管漏出增加。并且，液体治疗的复苏效果可能是有限或不持久的，而去甲肾上腺素可以减弱血管舒张。该研究结果显示，去甲肾上腺素的充分使用可以显著降低补液量。与补液量相比，去甲肾上腺素可以较少的液体量改善肠黏膜的组织氧合和终末浆肌层的微循环，而液体超负荷可能会损害肠道浆肌层的微循环。结论表明，去甲肾上腺素可以安全地用于恢复术中麻醉相关的低血压。在今后研究围术期低血压复苏时，应进一步考虑复苏对微循环的影响。同时，需要进一步研究微循环变量和其他全身血流动力学变量（如心排血量、尿量）或实验室指标（如乳酸水平）的一致性。 （薄禄龙）

文选 114

【题目】 不同炎性标志物对非小细胞肺癌外科手术切除后肿瘤结局预测的比较：一项 2066 例患者的验证分析（A comparison of inflammation markers for predicting oncological outcomes after surgical

resection of non-small-cell lung cancer: a validated analysis of 2066 patients）

【来源】　Sci Rep，2020，10（1）：19523

【文摘】　临床和病理预测指标已被证明不足以识别肿瘤切除术后发生复发的高危患者。该研究比较不同炎性标志物在肺癌手术切除患者中的预测能力。连续纳入 2005—2015 年在该中心接受手术切除的 2066 例Ⅰ～Ⅲ期非小细胞肺癌患者。研究评估预后营养指数（PNI）、中性粒细胞与淋巴细胞比率（NLR）、血小板与淋巴细胞比率（PLR）及其围术期变化。研究人员进行了逐步向后变量消除和内部验证，以比较所选标志物对术后无复发生存率和总生存率的预测性能。术前中性粒细胞与淋巴细胞比率独立预测无复发生存率（HR 1.267，95%CI 1.064～1.509，P＝0.007 9）和总生存率（HR 1.357，95%CI 1.070～1.721，P＝0.011 7，以－2 为对数基数）。其预测复发（敏感性 46.1%，特异性 66.7%）和死亡率（敏感性 84.2%，特异性 40.4%）的临界值为 2.3。较高的术前 NLR 与晚期肿瘤、低分化肿瘤和神经周围浸润的发生显著相关。该研究结论表明，在预测非小细胞肺癌手术切除患者的术后复发和死亡率方面，术前中性粒细胞与淋巴细胞比率优于预后营养指数和血小板与淋巴细胞比率。

（王贤冬）

【评述】　先前的研究已报道在非小细胞肺癌中，术前 NLR、PLR 和 PNI 已被证明可预测肿瘤切除后的癌症复发或死亡率。然而，现有的文献中很少有证据表明这些炎性标志物在预后价值上的优越性。该项研究具有样本量大、共变量收集详细、各种炎性标志物的综合分析和模型验证的优势。在该研究中，分析了包括术前 NLR、PLR 和 PNI，以及术后指标和逐步模型选择过程中的动态变化。其结果表明，术前 NLR 可独立预测非小细胞肺癌手术切除后的术后肿瘤复发率和全因死亡率，而 PLR 或 PNI 无此作用。此外，术前 NLR 在预测全因死亡率方面比肿瘤复发方面有更好的表现。较高的术前 NLR 反映了肿瘤晚期，更差的分化和更大的侵犯。总之，该研究为非小细胞肺癌患者的术前风险分层、术后个体化抗肿瘤治疗和监测提供了有价值的证据。

（薄禄龙）

文选 115

【题目】　一种监测电子病历以识别脓毒症患者的新方法：中国香港地区的一项单中心回顾性研究（A surveillance method to identify patients with sepsis from electronic health records in Hong Kong: a single centre retrospective study）

【来源】　BMC Infect Dis，2020，20（1）：652

【文摘】　现存的监测方法可能无法准确反映真实的脓毒症感染情况，包括较为常用的 Angus 法和 Martin 法。遗憾的是，很多国家和地区缺乏脓毒症流行病学的研究，如中国香港地区脓毒症发病情况仍是未知。该研究使用中国香港地区电子病历系统（EHR）中的临床资料建立一种监测脓毒症发生率的新方法。本文利用一个回顾性队列评估此新方法对脓毒症的诊断性能，并将其诊断准确性与 Angus 法和 Martin 法相比较。研究对中国香港地区某医院成年患者进行脓毒症的监测识别，再由 2 名临床医师独立审查患者临床记录诊断出脓毒症患者作为"金标准"。采用敏感性、特异性、阳性预测值、阴性预测值及曲线下面积评价 Angus 法、Martin 法和该新方法的诊断性能。结果显示，2018 年 1 月 1 日至 2 月 28 日，采用该方法诊断的 1352 例疑似感染的住院患者中，38.9%（95%CI 36.3～41.5）

患有脓毒症。在 490 例患者的验证队列中，2 名临床医师在加权 Kappa 为 0.75 时诊断无并发症感染患者或脓毒症具有良好的一致性（95%*CI* 0.69～0.81）。经验证，新方法诊断的敏感性为 0.93（95%*CI* 0.89～0.96），特异性为 0.86（95%*CI* 0.82～0.90），AUC 为 0.90（95%*CI* 0.87～0.92）。而 Angus 法和 Martin 法 AUC 仅为 0.56（95%*CI* 0.53～0.58）和 0.56（95%*CI* 0.52～0.59）。研究结论表明，这样一种基于香港电子病历系统客观数据的脓毒症监测方法比通用的方法更准确，其可用于评估香港地区脓毒症人群发病率和结局。 （纪文焘）

【评述】 脓毒症是现代医学面临的重要临床问题，全球发病率和致死率居高不下，对人类生命健康构成严重威胁。但目前，脓毒症的流行病学研究数量少、范围小，且还存在监测方法不科学、不统一，诊断标准不一致等诸多问题。近年来，随着电子病历系统的广泛普及，使用电子病历数据库进行脓毒症监测的研究逐渐增多，惯用的方法包括 Angus 法和 Martin 法。该研究应用中国香港地区电子病历系统建立的新监测方法，从结果上看，对于脓毒症的诊断性能明显优于 Angus 法和 Martin 法。尽管 Angus 法和 Martin 法存在一些缺陷，但历经多年考验而沿用至今。该研究建立的新方法对于中国香港地区以外的病历监测是否适用、是否准确，仍需要实践的检验，但无疑其为脓毒症诊断和研究提供了一种新方法和新思路。 （邓小明）

文选 116

【题目】 基于机器学习的重症监护病房入住后 24 h 内气管内插管预测（Predicting the need for intubation in the first 24 h after critical care admission using machine learning approaches）

【来源】 Sci Rep，2020，10（1）：20931

【文摘】 气管内插管对于危重症患者的气道管理和保护，以及有效实施机械通气至关重要，但紧急插管的风险显著高于计划性插管。早期、准确地预测患者是否需要气管内插管可以为临床医师提供更多的决策和准备时间，避免延迟插管风险，保障患者生命安全。该研究评估机器学习能否利用患者入 ICU 时的床旁和实验室常用检测指标预测患者入 ICU 后 24 h 内是否需要气管内插管。研究从 2 个重症监护数据库（MIMIC-Ⅲ 和 eICU-CRD）提取检测数据，计算机自动编码补充缺失值，将所提取数据的 60% 作为训练集，40% 作为验证集。研究比较逻辑回归模型和随机森林模型对于危重症患者气管内插管的预测性能。去除存在治疗限制和数据缺失的患者，此回顾性队列共纳入 17 616 例危重症患者。其中，2292 例患者入 ICU 24 h 内需要气管内插管，15 324 例患者未进行气管内插管。血气参数（PaO_2、$PaCO_2$、HCO_3^-）、格拉斯哥昏迷评分、呼吸参数（呼吸频率、SpO_2）、体温、年龄及氧疗用于气管内插管的预测。随机森林模型的 AUC 为 0.86（95%*CI* 0.85～0.87）；逻辑回归模型的 AUC 为 0.77（95%*CI* 0.76～0.78）。对气管内插管风险进行校正，随机森林模型的敏感性为 0.88（95%*CI* 0.86～0.90），特异性为 0.66（95%*CI* 0.63～0.69）。研究结果表明，机器学习可以利用常用的床旁和实验室监测参数对危重症患者是否需要气管内插管进行监测。 （纪文焘）

【评述】 气管内插管是临床最常见的气道管理技术之一，与危重症患者的生命安全密切相关。气管内插管作为常用的临床技能在临床广泛应用，但紧急状态下的气管内插管存在高风险，临床医师往往需要平衡紧急插管和延迟插管的风险，故插管的决定和时机非常重要。为了便于决策，临床上使用可以预测急性呼吸衰竭患者在无创通气或高流量氧疗失败时是否需要机械通气的评分系统，但这些评分系统依赖对 PaO_2/FiO_2 的准确评估，且尚未被证实适用于需要插管保护气道的无呼吸衰竭患者。此项研究利用重症监护医疗数据库 MIMIC-Ⅲ 和 eICU-CRD 建立患者入 ICU 24 h 内气管内插管的预测模型，经验证集检验，模型的预测性能良好。若此预测模型适用性可以通过临床实践检验，或许可以帮助临床医师实时预测 ICU 患者是否需要气管内插管。

（黑子清）

文选 117

【题目】 0.5% 罗哌卡因用于超声引导下肋锁间隙臂丛神经阻滞的最小有效容积：一项剂量探索研究（Minimum effective volume of 0.5% ropivacaine for ultrasound-guided costoclavicular brachial plexus block: A dose finding study）

【来源】 Eur J Anaesthesiol，2020，37（9）：780-786

【文摘】 肋锁间隙臂丛神经阻滞（CC-BPB）是一种相对新颖的区域麻醉技术，目前缺乏 0.5% 罗哌卡因用于超声引导下 CC-BPB 的 90% 最小有效容积（MEV$_{90}$）的相关数据。该研究针对这一问题，采用前瞻性升降序贯分配方法，于 2016 年 3 月至 2017 年 12 月共纳入 48 例就诊于中国香港大学教学医院，并在 CC-BPB 下接受择期前臂或手部手术的患者，ASA 分级为 Ⅰ～Ⅲ 级，年龄≤70 岁。每例患者的罗哌卡因用量基于前一例患者的结局：若前一例患者阻滞失败，则下一例患者的用量增加 2 ml；若阻滞成功，则后一例患者纳入研究，当概率为 $b=0.11$，该患者用药量减少 2 ml，当概率为 $1-b=0.89$，则用药量不变。注射罗哌卡因后 45 min 使用感觉和运动阻滞评分（共 16 分）来评估阻滞效果，评分≥14 分为阻滞成功。阻滞成功 45 例后即停止纳入。结果显示，0.5% 罗哌卡因用于超声引导下 CC-BPB 的 MEV$_{90}$ 为 20.9 ml（95%CI 20.7～21.8），阻滞后可行手术的准备时间 mean±SD 为（31.4±12.6）min。

（黄 捷）

【评述】 该研究首次报道 0.5% 罗哌卡因用于肋锁间隙臂丛神经阻滞，并满足外科手术要求的 MEV$_{90}$，其值为 20.92 ml。虽然没有同类的研究数据进行对比（这也令该研究的方案设计与统计学方法值得借鉴），但根据临床经验，该值与各类臂丛神经阻滞的罗哌卡因用量（很少超过 25 ml）一致。Sotthisopha 等在类似的研究中采用 1.5% 利多卡因，其 MEV$_{90}$ 为 34 ml，这与局部麻醉药种类、阻滞效果评估时间及注射速度等多种因素相关。值得注意的是，采用 MEV$_{90}$ 阻滞后，手术等待时长约为 30 min，这似乎对繁忙的临床工作不够友好；但这里也存在着如何定义"阻滞起效""可进行手术"等问题。该研究中，进行神经阻滞操作的医师年资与经验不同，也可能影响最终结果。随着超声等可视化技术的普及，"用最少的药物实现最佳的疗效"或成为神经阻滞的临床趋势。

（黑子清）

文选 118

【题目】 脊椎麻醉下剖宫产期间使用去甲肾上腺素或去氧肾上腺素：新生儿结局的随机双盲实用非劣效性研究（Norepinephrine or phenylephrine during spinal anaesthesia for Caesarean delivery: a randomised double-blind pragmatic non-inferiority study of neonatal outcome）

【来源】 Br J Anaesth，2020，125（4）：588-595

【文摘】 去甲肾上腺素是在脊椎麻醉（简称腰麻）下剖宫产中有效的血管升压药，但在全面推广之前应排除该药可能对新生儿造成的不良反应。该研究意欲验证的假设为，使用去甲肾上腺素治疗低血压后的脐带动脉血气 pH，至少与使用去氧肾上腺素持平（非劣效）。该项随机双盲双组平行非劣效试验共纳入蛛网膜下腔阻滞或腰硬联合麻醉下的择期 / 非择期剖宫产 668 例。麻醉医师根据临床情况，预防性 / 治疗性地输注 / 推注 6 μg/ml 的去甲肾上腺素或 100 μg/ml 的去氧肾上腺素，以维持动脉血压。主要结局为脐动脉血 pH，非劣效性界值为 0.01 单位。研究结果显示，共 664 例完成研究（择期 531 例，非择期 133 例），去甲肾上腺素组 332 例中共采集 351 份血样，去氧肾上腺素组 332 例共 343 份血样。脐动脉血 pH 显示，去甲肾上腺素（7.289； 95%CI 7.284～7.294）相较去氧肾上腺素（7.287； 95%CI 7.281～7.292）具有非劣效性（组间均数差 0.002； 95%CI −0.005～0.009； P=0.017）。亚组分析显示，择期手术中去甲肾上腺素仍显示出非劣效性，而非择期手术中未能得出非劣效性结论。以上结果为去甲肾上腺素用于产科麻醉对于胎儿的安全性提供了高质量证据。

（黄　捷）

【评述】 麻黄碱对 α 受体和 β 受体都有激动效应，曾是治疗产妇脊椎麻醉后低血压的首选药物，但有研究发现小剂量麻黄碱升压效果并不理想，大剂量又会加重胎儿酸中毒。去氧肾上腺素是高选择性 α₁ 受体激动药，近年来被认为是一线用药，但会引起反射性心率和心排血量下降。去甲肾上腺素是一种强效的 α₁ 受体激动药，还有微弱的 β 受体激动作用，在升压的同时不降低母体心率及心排血量，此优势使其成为研究热点。但血管活性药物可能会影响胎盘血流，因此在推广前要确定其对新生儿和胎儿的安全性。脐动脉血 pH 是目前公认的反映新生儿出生状态的指标，该值可以反映新生儿酸碱代谢及氧供需平衡状态。该研究将去甲肾上腺素运用于产科手术麻醉，从产妇血流动力学、不良反应发生率以及新生儿结局等多个方面，发现去甲肾上腺素可能是更适用于产科麻醉的血管活性药物。

（卞金俊）

八、其他相关研究进展

文选 119

【题目】 丙泊酚通过下调 miR-21-5p/MAPK10 轴抑制非小细胞肺癌的进展（Propofol suppresses the progression of non small cell lung cancer via downregulation of the miR 21 5p/MAPK10 axis）

【来源】 Oncol Rep，2020，44（2）：487-498

【文摘】 Wu 等通过采用 Starbase V3.0 项目分析非小细胞肺癌（NSCLC）患者的肿瘤及邻近正常组织中 miR-21-5p 和丝裂原激活蛋白激酶 10（MAPK10）的表达水平，以及 NSCLC 组织中 miR-21-5p 和 MAPK10 表达水平的相关性。应用 GEPIA 软件对 MAPK10 的表达水平与非小细胞肺癌无病生存期（DFS）的相关性进行分析。采用 qRF-PcR 和蛋白质印迹法对 miR-21-5p 和 MAPK10 在非小细胞肺癌患者肿瘤及邻近正常组织中的表达进行评估。分别采用 Cell Counting Kit - 8 检测细胞活力和流式细胞术检测细胞凋亡。miR-21-5p 与 MAPK10 的相互作用通过在线软件 TargetScan/miRanda 进行预测，并通过双荧光素酶实验进行验证。采用 qRT-PcR 和蛋白质印迹法检测丙泊酚对 NSCLC 细胞系中 miR-21-5p 和 MAPK10 表达的调控作用。Starbase V3.0 项目及本研究结果显示，相比于正常组织，肿瘤组织的 MAPK10 水平呈显著降低而 miR-21-5p 水平升高，在 NSCLC 患者肿瘤组织中，miR-21-5p 表达与 MAPK10 表达呈负相关。此外，miR-21-5p 靶向于 MAPK10 的 3'-非翻译区。相比于 BEAS-2B 细胞，在 NSCLC 细胞系 A549 和 H1299 中，miR-21-5p 的表达较高，MAPK10 的表达较低，而这可以被丙泊酚逆转。综上所述，丙泊酚通过下调 miR-21-5p/MAPK10 轴抑制 NSCLC 细胞活力，促进 NSCLC 细胞凋亡。　　　　（王　婕）

　　【评述】　丙泊酚是一种常用的静脉麻醉药物，丙泊酚可以抑制各种癌症的癌细胞增殖、迁移和侵袭性已有报道。本研究中，丙泊酚通过靶向 miR-21-5p/MAPK10 轴抑制 NSCLC 细胞增殖，促进 NSCLC 细胞凋亡。通过在线软件 miRanda 和 TargetScan，发现 MAPK10 的 3' 端的互补位点的 miRNA，选择并确定 *miR-21-5p* 为靶向 MAPK10 的致癌基因。对所收集的来自 31 个 NSCLC 患者的组织样本及对 TCGA 数据集（TCGA-LUAD 和 TCGA-LUSC）进行分析，发现相比于正常组织，肿瘤组织的 MAPK10 水平呈显著降低而 miR-21-5p 水平升高。最近的一项研究报道了 miR-21-5p 和 MAPK10 在乳腺癌中的相关性，并进一步证实本研究的发现。在其他疾病中，丙泊酚与 MAPK10 之间的关联尚未见报道。本研究首先证实了丙泊酚增加 NSCLC 细胞系中 MAPK10 的表达，而 NSCLC 细胞系中 MAPK10 的表达降低，miR-21-5p 靶向 MAPK10 的 3' 端。miRNAs 是 NSCLC 的新的生物标志物，最近的一些研究描述了一种基于 miRNAs 的 NSCLC 患者的新治疗策略，丙泊酚通过作用于 miRNA 抑制肿瘤进展，为丙泊酚在临床上的应用提供了理论依据。　　　　（张加强）

文选 120

　　【题目】　衰老改变 Hv1 介导的小胶质细胞极化并增强外周手术后的神经炎症（Aging alters Hv1-mediated microglial polarization and enhances neuroinflammation after peripheral surgery）

　　【来源】　CNS Neurosci Ther，2020，26（3）：374-384

　　【文摘】　围术期神经认知障碍被广泛认为是手术后常见的不良事件。衰老是认知结果恶化的最重要的独立危险因素之一，而这种恶化与老年大脑中小胶质细胞介导的神经炎症恶化有关。在病理刺激下，小胶质细胞能够极化向促炎 M1 表型和抗炎 M2 表型。Zhang 等研究衰老如何影响外周手术后的小胶质细胞反应和神经炎症。成年（2～3 月龄）和老年（18 月龄）雄性 C57/BL6 小鼠胫骨骨折或假手术。老年小鼠海马中 TNF-α 和 IL-1β 水平较高。老年小鼠脑中突触蛋白突触素（SYP）的表达也明显减少。成年和老年小鼠 M1 小胶质细胞极化（CD16/32）显著增加。相比之下，胫骨骨折手术使老年脑 M2 小胶质细胞极化（CD206、Ym1/2、Arg1）减少，而成人脑 M2 小胶质细胞极化增强。与成年小鼠相比，老年小鼠的电压门控质子通道（Hv1）和烟酰胺腺嘌呤二核苷酸磷酸（NADPH）氧化酶亚单位表达上调。在胫骨骨折术后的老年小鼠中，CD16/32 阳性 M1 小胶质细胞与 Hv1 抗原的比例较高。因此，老年患者大脑中 Hv1/NADPH 氧化酶的上调可能改变小胶质细胞激活向 M1 极化的动态平衡，并增强外周手术干预后的神经炎症反应。　　　　（王　婕）

　　【评述】　小胶质细胞介导的神经炎症在 POD 和 POCD 的发病机制中起着关键作用。该研究发现，与成年小鼠相比，老年小鼠的 Hv1 和 NADPH 氧化酶亚单位的表达均上调，而胫骨骨折手术未导致成年或老年小鼠大脑中 Hv1 和 NADPH 氧化酶亚单位表达的进一步升高，提示在 Zhang 等的实验模型中，脑中 Hv1/NADPH 受衰老病理生理变化的影响远大于外周手术的干预。Hv1 是导致年龄依赖性脑缺血损伤加重的重要影响因素之一。本研究的一个新发现是，老年小鼠胫骨骨折手术后，Hv1 标记的 CD16/32 阳性 M1 小胶质细胞的百分率高于成年小鼠。该研究发现 Hv1 可能是调节老年人脑小胶质细胞 M1/M2 极化的潜在靶点，为临床治疗和预防 POCD 提供了重要依据。但是该研究中所用的异氟烷在非手术动物中对衰老的影响已被证明，可能会对实验结果进行干扰。若 Zhang 等可在麻醉药物的选择上有所改变，研究将更具说服力。

（张加强）

文选 121

【题目】 通过靶向 LATS2，上调 miR-215 可以减轻丙泊酚诱导的神经元凋亡和氧化应激（Upregulation of miR-215 attenuates propofol-induced apoptosis and oxidative stress in developing neurons by targeting LATS2）

【来源】 Mol Med，2020，26（1）：38

【文摘】 丙泊酚是一种静脉麻醉药物，通常会引起显著的神经细胞凋亡。据报道，miRNAs 参与丙泊酚暴露介导的神经毒性的调节。MiR-215 作为 miRNAs 之一，可调节神经细胞存活。然而，miRNA 调控丙泊酚暴露介导的神经毒性的机制仍不清楚。Tang 等研究发现丙泊酚处理后大鼠海马神经元中 MiR-215 表达下调。在丙泊酚处理的新生大鼠海马神经元中，MiR-215 模拟物可促进细胞活力并减少凋亡。MiR-215 模拟物也能抑制氧化应激，其表现为抑制 ROS、MDA 及 LDH 水平，以及增加 SOD 水平。此外，研究发现肿瘤抑制因子 2（LATS2）是 miR-215 和 miR-215 的靶点，miR-215 模拟降低丙泊酚处理的新生大鼠海马神经元的 LATS2 水平。此外，LATS2 过表达抑制 miR-215 对丙泊酚诱导的新生大鼠海马神经元凋亡和氧化应激的影响。

（王　婕）

【评述】 丙泊酚诱导 miR-215 的下调和 LATS2 的上调。miR-215 过表达可通过靶向 LATS2 减轻丙泊酚诱导的新生大鼠海马神经元凋亡和氧化应激。活性氧生成和清除之间的相互作用在氧化应激中非常重要，并对数种疾病具有保护或损伤作用。miR-215 可以降低丙泊酚处理的新生大鼠海马神经元的 ROS、MDA 及 LDH 水平，并增加 SOD 的生成，这表明 miR-215 可以负向调节丙泊酚诱导的新生大鼠海马神经元的氧化应激。该研究结果提示，miR-215 可能为治疗发育中丙泊酚诱导的神经元凋亡提供一个新的治疗靶点。

（张加强）

文选 122

【题目】 PKCβ2 的选择性抑制通过调节自噬在糖尿病大鼠中恢复缺血后适应介导的心脏保护作用（Selective inhibition of PKCβ2 restores ischemic postconditioning-mediated cardioprotection by modulating autophagy in diabetic rats）

【来源】 J Diabetes Res，2020，2020：2408240

【文摘】　Wang 等研究确定高血糖诱导的 PKCβ2 活化是否导致糖尿病中的自噬异常和 IPostC 心脏保护功能受损。结果显示对照组中 IPostC 减少的心肌缺血再灌注损伤，但在糖尿病大鼠中却没有；IPostC 减少的心肌缺血再灌注诱导的 PKCβ2 激活和自噬在对照组中而不是在糖尿病大鼠中；用 CGP53353 选择性抑制 PKCβ2 可恢复 IPostC 介导的糖尿病大鼠的心脏保护作用；CGP53353 对糖尿病大鼠心肌自噬状态的影响；CGP53353 对 PKCβ2 的选择性抑制恢复 HPostC 对缺氧 / 复氧（HR）诱导的细胞损伤的保护作用；自噬在 H9C2 细胞中 CGP53353 恢复的 HPostC 保护中的作用；CGP53353 对暴露于 HR 和 HPostC 的 H9C2 细胞中线粒体膜电位的影响。综上所述，Wang 等的研究结果表明，对 PKCβ2 激活的选择性抑制可将自噬调节至中等水平，以发挥有益作用。IPostC 受损的心脏保护作用与过度激活 PKCβ2 激活有关，这可导致自噬功能障碍。选择性抑制 PKCβ2 可能通过调节自噬状态来恢复 IPostC 心脏保护。因此，PKCβ2 阻断可能是减轻心肌缺血再灌注损伤并保持 IPostC 有效性的有用方法。

（王　婕）

【评述】　缺血性心脏病（ischemic heart disease，IHD）是围术期最常见的并发症之一，尤其是在糖尿病患者中，具有高死亡率和致残性。对 IHD 而言，最有效的治疗方法是恢复缺血性心肌的血液灌注，但这可能会导致心肌缺血再灌注损伤。自噬发生在基础水平，对于通过去除受损的细胞器和错误折叠的蛋白质来维持细胞的稳态至关重要。糖尿病表现出自噬异常，心肌缺血再灌注损伤加剧自噬功能障碍。在糖尿病情况下，心脏更容易受到心肌缺血再灌注损伤，而对 IPostC 没有反应，但其潜在机制仍不清楚。此研究通过假设高血糖诱导的 PKCβ2 激活涉及自噬异常，探究选择性抑制 PKCβ2 是否可以通过抑制糖尿病的自噬而减轻心肌缺血再灌注损伤并恢复 IPostC 的心脏保护作用的机制。这是第一个研究 PKCβ2 和自噬在 IPostC 中及其在糖尿病中的相对作用的研究，可能代表了自噬在糖尿病情况下心肌缺血再灌注损伤的心肌保护作用方面具有一定的前景。

（王　晟）

文选 123

【题目】　α- 硫辛酸通过 mTOR 介导的自噬抑制作用抑制肺癌的生长（Alpha-lipoic acid inhibits lung cancer growth via mTOR-mediated autophagy inhibition）

【来源】　FEBS Open Bio，2020，10（4）：607-618

【文摘】　Peng 等通过在裸鼠中植入人肺癌 A549 细胞建立肺癌模型，验证 α- 硫辛酸（LA）是否会影响完整个体肺癌的生长。研究结果显示，LA 处理的 A549 细胞中细胞周期相关蛋白（c-Myc 和细胞周期蛋白 D1）上调，并发现 LA 激活 Akt；人肺癌具有更高的自噬活性，这反映在 LC3-Ⅱ 丰度增加和 p62 蛋白含量降低。相比之下，在 LA 处理的 A549 细胞中检测到自噬减少，这表现为 LC3-Ⅱ 生成减少、LC3 标点减少、VPS34 和 ATG13 表达减少及 p62 蛋白水平增加；LA 暴露后 A549 肺癌细胞中 mTOR 及其下游靶标 p70S6K 的激活，表明 LA 可能以 mTOR 依赖性方式抑制自噬体的形成；LA 在早期抑制自噬。在用雷帕霉素（mTOR 选择性抑制剂）抑制 mTOR 后，LA 诱导的自噬抑制和细胞活力降低被逆转。此外，Peng 等研究发现 LA 与自噬抑制剂氯喹对 A549 细胞活力的抑制具有协同作用。综上所述，该研究的数据表明 LA 通过以 mTOR 依赖性方式抑制自噬来抑制肺癌细胞活力。

（王　婕）

【评述】 肺癌是全世界人类与癌症相关的死亡的主要原因，为了提高肺癌患者生存率，需要进行更多的研究，以确定用于肺癌治疗的新型有效治疗方法。自噬是一种进化上保守的分解代谢过程，是主要的细胞内降解系统。在正常细胞中，自噬已被证明可以抑制恶性转化。因此，自噬被认为是一种很有前途的癌症治疗候选方法。α-硫辛酸（LA）是人类饮食中发现的一种化合物，已被用于治疗人类变异性疾病。然而，关于 LA 是否会影响完整个体肺癌的生长还知之甚少。为了解决这个问题，该研究探讨 LA 通过抑制自噬来抑制肺癌细胞活力的机制。总之，该研究提供了来自体内和体外实验的明确证据，即 LA 抑制肺癌生长和肺癌细胞可行性。LA 的这种抗肺癌作用是由 mTOR 介导的自噬抑制介导的。考虑到 LA 已被用于治疗人类糖尿病并发症多年，并且没有发现明显的不良反应，因此，LA 可能代表了人类肺癌的一种有意义的治疗方法。

（张加强）

文选 124

【题目】 **METTL3 通过调节 m6A 依赖的 pri-miR-365-3p 对炎性疼痛发挥调控作用（METTL3 regulates inflammatory pain by modulating m6A-dependent pri-miR-365-3p processing）**

【来源】 FASEB Journal，2020，34（1）：122-132

【文摘】 RNA 中的 N6-甲基腺嘌呤（m6A）修饰涉及多种生物过程。然而，目前对其在疼痛调节中的作用知之甚少。Zhang 等发现在完全弗氏佐剂（CFA）所诱发出现慢性炎性疼痛小鼠的脊髓中 m6A 修饰水平显著升高，并且伴随脊髓中甲基转移酶样蛋白 3（METTL3）水平的升高。同时，Zhang 等还发现敲减小鼠脊髓中的 METTL3 可以预防并逆转 CFA 所诱导的疼痛行为及脊髓神经元敏化，而脊髓 METTL3 的过表达可诱发正常小鼠表现出疼痛行为和神经元敏化。此外，该研究还发现 METTL3 可以正向调节 pri-miR-65-3p 通过微处理器蛋白质 DGCR8 依赖性的方式。Zhang 等的发现揭示了 METTL3 介导的 m6A 修饰在伤害感受中的重要作用，并为 m6A 修饰在病理性疼痛发生中扮演的角色提供了新的视角。

（杨倚天）

【评述】 m6A 是 RNA 最为常见的修饰之一，其参与多种生物学机制，包括决定性别、肥胖、能量代谢以及肿瘤发生等。现有研究证实，m6A 也高度参与神经生物学与神经病理学的诸多机制，比如神经元发育、学习记忆和神经系统疾病等。目前，关于 m6A 在疼痛机制中的研究依旧有限。该研究在经典炎性疼痛动物模型的基础上通过一系列的生物分子学技术对 METTL3-m6A 调节 pri-miR-365-3p 参与炎性疼痛的作用机制进行了较为详尽的阐述。近年来，表观遗传学成为新的研究热点，在疼痛领域也不例外。现有研究证实，表观遗传修饰与疼痛发病机制紧密相连，但依然存在不少的未知。该研究在证实 METTL3-m6A 参与慢性炎性疼痛的同时，在表观遗传学的领域为人们进一步研究慢性疼痛的作用机制提供了新的思路。

（张加强）

文选 125

【题目】 **七氟烷通过上调 miRNA-34a-3p 和下调 STAT1 降低急性肺损伤中的炎性表达，并增强肺部细胞的活性和抑制其凋亡（Sevoflurane reduces inflammatory factor expression，increases viability**

and inhibits apoptosis of lung cells in acute lung injury by microRNA-34a-3p upregulation and STAT1 downregulation）

【来源】　Chem Biol Interact，2020，322：109027

【文摘】　有研究表明，七氟烷对急性肺损伤（ALI）具有保护作用，这或许与七氟烷具有抗炎和调节细胞凋亡的活性有关。目前，针对七氟烷对 ALI 的保护作用依然存有许多未知。Yuan 等通过静脉注射脂多糖建立大鼠 ALI 模型，且发现在 ALI 大鼠肺组织中可以检测到 miR-34a-3p 和信号转导与转录激活子 1（STAT1）的表达。随后，研究筛选了最佳的七氟烷的吸入浓度，并给 ALI 大鼠注射 miR-34a-3p 抑制剂，过表达 STAT1 并吸入 1.0 最低肺泡有效浓度（MAC）七氟烷，测定大鼠的平均动脉压（MAP），大鼠肺湿/干比、髓过氧化物酶（MPO）活性、氧化应激和炎症相关因子，以及肺细胞活性和凋亡情况。研究结果显示，ALI 大鼠 miR-34a-3p 明显下调而 STAT1 明显上调；1.0 MAC 的七氟烷增加大鼠 T3 时的 MAP 并降低 MPO 活性，同时可以减轻 ALI 大鼠肺组织的病理损伤，并抑制细胞凋亡、氧化应激和炎症，并诱导肺细胞的活性。通过下调 miR-34a-3p 或上调 STAT1 可以逆转 1.0 MAC 的七氟烷对 ALI 大鼠的影响。总的来说，Yuan 等研究证实通过 miR-34a-3p 的上调和 STAT1 的下调，七氟烷可降低 ALI 大鼠的炎症因子表达，增加肺细胞活力并抑制肺细胞凋亡，为 ALI 的治疗提供新的线索。

（杨倚天）

【评述】　急性肺损伤和急性呼吸窘迫综合征（ARDS）是指由心源性以外的肺内外致病因素所导致的急性进行性缺氧性的呼吸衰竭，该类患者往往预后较差，且死亡率较高。然而，尽管人们对 ALI 和 ARDS 病理生理学有了一定的了解，但目前为止，控制 ARDS 发病率和死亡率的有效手段依然有限。七氟烷是临床上常用的吸入麻醉药物之一，现已被发现可能对 ALI 患者具备一定的保护作用。该研究通过建立 ALI 大鼠模型，并验证七氟烷对 ALI 的保护作用，同时提出七氟烷可能通过上调 miR-34a-3p，下调 STAT1，抑制炎症因子表达，调节氧化应激，抑制肺细胞凋亡等方式参与对 ALI 的保护作用。以上结果表明，针对 ALI 患者麻醉使用七氟烷可能使其获益，但依然需要更多的临床研究进一步支持该论点。

（张加强）

文选 126

【题目】　吡哆胺通过抑制脊髓晚期糖基化终产物－核因子–jB 的受体/细胞外信号调节激酶信号通路减轻糖尿病大鼠的机械性异常性疼痛（Pyridoxamine alleviates mechanical allodynia by suppressing the spinal receptor for advanced glycation end product——nuclear factor-jB/extracellular signal-regulated kinase signaling pathway in diabetic rats）

【来源】　Mol Pain，2020，16：1744806920917251

【文摘】　糖尿病所导致的神经病理性疼痛是糖尿病患者的常见并发症，有很多糖尿病患者都饱受神经痛的困扰。吡哆胺是晚期糖基化及脂肪过氧化终产物的抑制剂。现有基础研究和临床研究已证实，吡哆胺可以抑制糖尿病引起的器官损伤，并具有减轻某些类型的神经性疼痛的作用。然而，人们对吡哆胺能否对糖尿病神经病理性疼痛发挥作用尚未可知。Zhang 等通过动物实验来验证吡哆胺是否可以缓解糖尿病所导致的神经病理性疼痛，并探讨其潜在机制。研究中将成年雄性 SD 大鼠随机分为正常＋无菌水组、糖尿病＋无菌水组、糖尿病＋吡哆胺 100 组、糖尿病＋吡哆胺 200 组、糖尿病＋吡哆胺 400 组和正常＋吡哆胺组。糖尿病＋吡哆胺 100 组、糖尿病＋吡哆胺 200 组、糖尿病＋吡哆胺 400 组和正常＋吡哆胺组，大鼠分别接受吡哆胺灌胃剂量为：100 mg/（kg·d）、200 mg/（kg·d）、400 mg/（kg·d）和 400 mg/（kg·d）。其他组的大鼠每天仅接受无菌水灌胃。研究发现，吡哆胺可以部分减轻糖尿病神经病理性疼痛，这或许与其抑制晚期糖基化终产物——核因子 -jB/ 细胞外信号调节激酶信号通路有关。此外，吡哆胺还可以降低血清中、晚期糖基化末端产品修饰的低密度脂蛋白、氧化的低密度脂蛋白和 IL-1β 水平。免疫荧光结果显示，大多数的磷酸化核因子 -jB 定位于神经元细胞，而不是小胶质细胞或星形胶质细胞，这或许与疼痛相关蛋白的表达上调有关。上述研究结果表明，吡哆胺有望成为临床治疗糖尿病神经病理性疼痛的选择之一。　　　　　（杨倚天）

【评述】 糖尿病神经病变是糖尿病导致神经系统发生病变的总称，它是糖尿病患者最常见的并发症之一，而在糖尿病患者中有 11%～21% 的患者伴有神经病理性疼痛。之前有研究表明，这或许与蛋白质的晚期糖基化有关。目前，针对糖尿病神经病理性疼痛的治疗主要为控制血糖和药物干预。吡哆胺是一种具备维生素 B_6 作用的自然物质。同时，吡哆胺也具备抑制晚期糖基化终产物（AGE）和高级脂肪氧化终产物的作用。有研究证实，系统性地服用 B 族维生素（维生素 B_1、维生素 B_6 及维生素 B_{12}）可有效减少脊髓缺血再灌注损伤后的疼痛。另外，有临床试验表明 AGE 抑制剂可以减少骨关节炎的疼痛和炎症。因此，吡哆胺具备防治神经病理性疼痛的潜质。本研究通过构建糖尿病神经病理性疼痛大鼠模型，并在模型的基础上验证了吡哆胺不同剂量的有效性，以及讨论其发挥作用的潜在机制。在该研究的基础上，我们也期待早日能有进一步的临床研究确认吡哆胺对糖尿病神经病理性疼痛患者的益处。

　　　　　（张加强）

文选 127

【题目】 吗啡通过 PKC-θ-GATA3 通路来诱导 T 辅助细胞向 Th2 效应细胞的分化（细胞漂移）（ Morphine induces the differentiation of T helper cells to Th2 effector cells via the PKC-θ-GATA3 pathway ）

【来源】 Int Immunopharmacol，2020，80：106133

【文摘】 Han 等通过酶联免疫吸附试验（ELISA）检测血清 IL-4 和 IFN-γ，通过流式细胞术检测 Th1 细胞和 Th2 细胞的含量，进而探讨吗啡诱导 Th2 细胞分化的基础。Han 等还采用实时定量聚合酶链反应（RT-PcR）、电泳迁移率转移分析和蛋白质印迹法。结果显示，吗啡可诱导幼稚 T 细胞 Th2 细胞亚群和 IL-4 水平的升高，以及 CD4$^+$T 细胞中 IL-4 和 GATA3 的表达，最终导致 Th2 细胞的分化。其次，通路测定发现 PKC-θ 蛋白磷酸化水平和转录因子 GATA3 的活性在受到吗啡刺激的幼稚 T 细胞中也有所增强。为了确定吗啡的作用是否通过经典的阿片受体介导，在体外应用吗啡抑制剂（纳曲酮）对细胞进行预处理，接着用吗啡处理后诱导 Th2 细胞分化。流式细胞术分析表明，纳曲酮显著抑制吗啡诱导的 Th2 细胞分化，而对 Th1 细胞分化没有影响。另外，通过 ELISA 和 RT-PCR 实验表明吗啡通过阿片受体依赖机制诱导 Th2 细胞分化，而纳曲酮可以抑制 IL-4 和 GATA3 的表达、磷酸化水平和转录因子的活性。Han 等还探讨吗啡对 Th2 细胞分化的增强是否为 PKC-θ 依赖性，在存在或不存在 PKC 抑制剂（AEB071）的情况下，将幼稚 CD4$^+$T 细胞与吗啡（50 ng/ml）一起温育。结果显示 IL-4 和 GATA3 的产生被显著抑制，而干扰素的表达没有受到影响。结果还显示吗啡通过 PKC-θ 蛋白质诱导 T 细胞分化成 Th2 细胞，其诱导 Th2 细胞分化的能力取决于 PKC-θ 蛋白质，以上结果也进一步支持吗啡通过 PKC-θ 蛋白质磷酸化来促进 GATA3 转录调节进而诱导 Th2 细胞移位的观点。最终得出结论，吗啡通过 PKC-θ-GATA3 通路来诱导 T 辅助细胞向 Th2 效应细胞的分化。　　　　（王　婕）

【评述】　免疫功能受损，特别是 Th2 细胞的发育，可增加肿瘤患者术后转移和复发的风险。吗啡被认为是临床上用于缓解癌症患者和术后患者疼痛最有效的镇痛药，其通过与经典阿片样物质结合，在体外和体内的研究中可选择性地将 T 细胞导向 Th2 细胞分化。吗啡诱导的 Th2 细胞转换可能会降低癌症患者的免疫功能和预后。Th2 细胞分化可能损害 Th1 细胞介导的细胞免疫，增加癌症患者术后感染、转移和复发的风险。在既往的研究中，虽已知吗啡可促进 Th2 细胞的分化，但吗啡诱导分化的剂量－效应关系仍不清楚，PKC-θ 磷酸化的机制也依然未知，且 μ 受体激活 PKC-θ 的具体机制还有待阐明。因此，探索 Th2 细胞分化的机制至关重要。GATA3 是 Th2 细胞分化的主要转录因子，其可以通过调节 Th2 细胞因子基因座处的遗传表观修饰并且直接结合不同区域的 IL-4 基因座以影响 IL-4 表达。高水平 IL-4 的产生反过来增强 GATA3 表达，构建正反馈环，进一步诱导 Th2 细胞分化。GATA3 的体外缺失限制 Th2 细胞的生长，但不限制 Th1 细胞的生长，提示 GATA3 是决定 Th1/Th2 细胞反应的主要开关。在 T 淋巴细胞中，PKC-θ 的激活被认为是 GATA3 激活的上游事件。研究结果表明，PKC-θ 的磷酸化在吗啡诱导的 Th2 细胞分化中起重要作用，提示 PKC-θ 可能是治疗 T 细胞介导的自身免疫性疾病的潜在干预目标，为减轻吗啡诱导的免疫抑制损害提供了潜在的干预目标。该研究探讨了吗啡诱导 Th2 细胞分化的潜在机制，证明吗啡通过 PKC-θ-GATA3 途径诱导幼稚 T 细胞向 Th2 细胞的分化。为了解吗啡诱导 Th2 细胞分化和免疫抑制的机制奠定基础。未来研究的目标是通过敲除、阻断或过度表达转录因子来检测 GATA3 的表达及其活性，以探索 PKC-θ 激活 GATA3 的潜在机制。　　　　（王　晟）

文选 128

【题目】　电压门控钠通道 1.8 在阿托品对心率影响中的作用：来自回顾性临床研究和小鼠模型的证据（The role of voltage-gated sodium channel 1.8 in the effect of atropine on heart rate: evidence from a retrospective clinical study and mouse model）

【来源】　Frontiers in Pharmacology，2020，11：1163

【文摘】　Liu 等通过对 1005 例汉族受试者术前心电图进行回顾性研究，探讨 SCN10A 对心率的影响。基因表型关联性分析结果显示，rs6795970 表型与心率对阿托品的反应有关。在 *NaV1.8* 基因敲除小鼠中，心率对阿托品和选择性 M_2 受体拮抗剂美索曲明的反应性较低，而异丙肾上腺素的心率反应与野生型小鼠相似。NaV1.8 特异性阻滞剂 A-803467 则可降低野生型小鼠心率对阿托品的反应。NaV1.8 在控制阿托品的心率反应中发挥了未知的作用，推测机制可能与心脏毒蕈碱受体 M_2 有关。　　　　（许晓东）

【评述】　在围术期，阿托品常被用来对抗乙酰胆碱对心率的作用，快速增加心动过缓患者的心率，但不同个体对阿托品的反应差异巨大，其具体机制不明。近年来，不断有研究发现，神经型钠通

道基因 *SCN10A* 及其编码的 Nav1.8 通道不仅参与疼痛感知的传导，还与心脏电传导及多种心律失常有关。该研究利用人和动物实验，进一步扩展了 NaV1.8 在阿托品引起的心率反应中的潜在功能，并推测 NaV1.8 可能通过调节心肌 M 胆碱受体 M_2 来调节心脏对阿托品的反应。然而，该推测还需要进一步的研究来证实。这些结果则更新了人们对心脏钠通道的认识，为临床心律调节药物的药理研究提供了新的思路和干预靶点。

（王　晟）

文选 129

【题目】 在 STZ 诱导的 T2DM 模型中，miR-363 通过 TGF-β1/Smad 信号通路靶向 CoL1α2 减轻逼尿肌纤维化（miR-363 Alleviates Detrusor Fibrosis via the TGF-b1/Smad Signaling Pathway by Targeting Col1a2 in Rat Models of STZ-Induced T2DM）

【来源】 Mol Ther Nucleic Acids，2020，22：1142-1153

【文摘】 Li 等通过免疫组化分析发现逼尿肌组织中Ⅲ型胶原 α1（CoL3α1）和Ⅰ型胶原 α2（CoL1α2）的表达增加，其中 miR 363 表达降低。通过敲低和升高 miR-363 和 CoL1α2 的表达来阐明 miR-363 和 CoL1α2 对膀胱逼尿肌细胞活性的影响。miR-363 和 CoL1α2 之间的结合亲和力通过双荧光素酶报告基因方法和 RNA 免疫沉淀（RIP）方法来验证。结果显示上调的 miR-363 抑制 CoL1α2 表达，导致 B 细胞淋巴瘤 2（Bcl-2）和 Smad7 表达增加，细胞活力升高，以及细胞凋亡减少，CoL3α1、Bcl-2 相关 X 蛋白（Bax）、TGF-β1 和 Smad4 表达下降。本研究发现 miR-363 的高表达通过靶向 CoL1α2 抑制 TGF-β1/Smad 信号通路来缓解链脲菌素（STZ）诱导的 T2DM 模型中逼尿肌纤维化。

（朱瑞楼）

【评述】 微小 RNA（miRNAs 或 miRs）的失调在 2 型糖尿病（T2DM）的进程中发挥重要作用。然而，它们在逼尿肌纤维化中的潜在作用仍然知之甚少。因此，本研究旨在通过预测的靶基因 *CoL1α2* 检测 miR-363 在 STZ 诱导的 T2DM 大鼠逼尿肌纤维化中的潜在功能。Li 等利用 STZ 诱导大鼠 T2DM 模型，发现 CoL3α1 和 CoL1α2 在 T2DM 大鼠中表达升高，但 miR-363 表达降低，进一步的研究结果显示 *CoL1α2* 是 miR-363 的靶基因，通过上调 miR-363 和下调 CoL1α2 能抑制 TGFβ1/Smad7 信号通路，进而缓解 T2DM 模型中的逼尿肌纤维化。该研究为治疗 T2DM 寻找新的潜在靶点。但 Li 等需要进一步研究 CoL1α2 是如何影响 TGF-β1/Smads 的 mRNA 转录和蛋白活性，以此来丰富完善这一机制研究。

（张加强）

文选 130

【题目】 阻断 TG2 可通过抑制 EMT 来减轻博来霉素诱导的小鼠肺纤维化（Blocking TG2 attenuates bleomycin-induced pulmonary fibrosis in mice through inhibiting EMT）

【来源】 Respir Physiol Neurobiol，2020，276：103402

【文摘】 Wang 等通过蛋白质印迹法、免疫组化及其他一些检测方法来确定转谷氨酰胺酶 2（TG2）及 EMT 相关标志物如 E-cadherin、Vimentin 和 α-SMA 的表达来探讨博来霉素是否引起小鼠肺纤维化。利用 MLE12 细胞系验证抑制 TG2 的表达能预防由于博来霉素导致的小鼠肺纤维化。EMT 是肺纤维化发生发展的中心机制。因此，鉴定调节 EMT 过程的关键靶分子是预防和治疗肺纤维化的重要方向。最新研究发现（TG2）在炎症的调节和细胞外基质的产生中起重要作用。此研究集中在 TG2 在肺纤维化和 EMT 中的作用。博来霉素引起小鼠肺纤维化，同时伴随 TG2 的高表达以及 EMT、Akt 信号的活化。通过 siRNA 技术下调 MLE12 细胞中 TG2 的表达能抑制 EMT 进程，并且 TG2 的抑制剂 GK921 能缓解由于博来霉素导致的肺纤维化。　　　　　　（朱瑞楼）

【评述】　肺纤维化以实质细胞减少和纤维结缔组织增生为突出特点，逐渐导致肺组织结构破坏和功能下降，最终导致肺衰竭，严重威胁患者的健康。在世界范围内，组织纤维化的发病率和死亡率非常高。相关统计数据显示肺纤维化患者的死亡率非常高，被诊断为特发性肺纤维化后仅有 2～5 年的生存时间，5 年生存率更是低至 20%。但是，导致肺纤维化的具体机制非常复杂，之前的研究显示炎症因子失调、细胞外基质密度增加及氧化应激都参与其中。最新研究表明 EMT 在其中发挥重要作用，肺泡上皮细胞在肺纤维化的发展过程中经历了 EMT，最终导致肺间质纤维增加，因此靶向 EMT 进程成为寻找治疗肺纤维化方法的重要机制。该研究通过博来霉素处理小鼠引起肺纤维化，发现 TG2 的表达明显升高以及 EMT 被活化。TG2 抑制剂 GK921 能预防和治疗由于博来霉素导致的小鼠肺纤维化，为肺纤维化治疗提供理论依据。　　　　　　　　　　　　（王　晟）